CLINICAL WISDOM AND INTERVENTIONS
IN ACUTE AND CRITICAL CARE
A THINKING-IN-ACTION APPROACH | SECOND EDITION

P. Benner / P. Hooper Kyriakidis / D. Stannard

ベナー
看護ケアの臨床知
行動しつつ考えること
第2版

著
パトリシア ベナー
パトリシア フーパー―キリアキディス
ダフネ スタナード

監訳 井上智子　国立看護大学校長

訳（五十音順）

阿部恭子	千葉大学医学部附属病院
牛久保美津子	群馬大学大学院教授・保健学研究科
大川宣容	高知県立大学教授・看護学部
北村直子	岐阜県立看護大学教授
齋藤やよい	城西国際大学教授・看護学部
佐々木吉子	東京医科歯科大学大学院教授・保健衛生学研究科
田口智恵美	千葉県立保健医療大学講師・看護学科
寺島久美	宮崎県立看護大学教授
前田仮名子	前東京医科歯科大学大学院保健衛生学研究科
眞嶋朋子	千葉大学大学院教授・看護学研究科
水野道代	筑波大学教授・医学医療系
森本悦子	高知県立大学准教授・看護学部

医学書院

Authorized translation of the original English language edition,
"Clinical Wisdom and Interventions in Acute and Critical Care:
A Thinking-in-Action Approach, Second Edition", ISBN 978-0-8261-0573-8,
Patricia Benner, Patricia Hooper Kyriakidis, Daphne Stannard
Copyright © 2011 by Springer Publishing Company, LLC, New York, New York 10036.
All Rights Reserved. The original English language work has been published by Springer
Publishing Company, LLC. No part of this publication may be reproduced, stored in a
retrieval system, or transmitted in any form or by any means (electronic, mechanical,
photocopying, recording or otherwise) without prior permission from the publisher.
© Second Japanese edition 2012 by Igaku-Shoin Ltd., Tokyo

Printed and bound in Japan

ベナー 看護ケアの臨床知―行動しつつ考えること

発　行　2005年 1 月15日　第 1 版第 1 刷
　　　　2011年 5 月 1 日　第 1 版第 4 刷
　　　　2012年11月15日　第 2 版第 1 刷
　　　　2018年 8 月 1 日　第 2 版第 4 刷

著　者　P. ベナー，P. フーパー・キリアキディス，D. スタナード
監訳者　井上　智子
発行者　株式会社　医学書院
　　　　代表取締役　金原　俊
　　　　〒113-8719　東京都文京区本郷 1-28-23
　　　　電話　03-3817-5600（社内案内）

印刷・製本　アイワード

本書の複製権・翻訳権・上映権・譲渡権・貸与権・公衆送信権（送信可能化権
を含む）は株式会社医学書院が保有します．

ISBN978-4-260-01634-6

本書を無断で複製する行為（複写，スキャン，デジタルデータ化など）は，「私
的使用のための複製」など著作権法上の限られた例外を除き禁じられています．
大学，病院，診療所，企業などにおいて，業務上使用する目的（診療，研究活
動を含む）で上記の行為を行うことは，その使用範囲が内部的であっても，私的
使用には該当せず，違法です．また私的使用に該当する場合であっても，代行
業者等の第三者に依頼して上記の行為を行うことは違法となります．

JCOPY　〈出版者著作権管理機構　委託出版物〉
本書の無断複製は著作権法上での例外を除き禁じられています．
複製される場合は，そのつど事前に，出版者著作権管理機構
（電話 03-3513-6969，FAX 03-3513-6979，info@jcopy.or.jp）の
許諾を得てください．

第 2 版 監訳者の序

　早いもので，本書の初版発行から 8 年近い月日が流れた。

　本書の初版では，哲学的とも言える Benner 博士の文章の翻訳に思いのほか時間を要し，発行までに時間がかかってしまったが，日本の多くの読者に Benner 博士の「臨床知」を知っていただけたことはとても嬉しいことであった。原書第 2 版は，初版（1999 年）から 12 年目の 2011 年に出版された。本書第 2 版は，前回の経験を活かし，幸いにも原書出版から 1 年あまりで発行にこぎ着けることができた。

　それは，あの震災からひと月を経ずして渡米した際のことであった。行く先々で，多くの人々の励ましと支援を受けたが気分は晴れないなか，何気なく手に取った新刊紹介チラシに原書の second edition の広告を見つけたときは，思わぬ希望を見いだしたような気がした。早速，訪問大学の購買部に出かけたところ，ひと回り大きくなった真っ赤な表紙の本書第 2 版が，いわゆる平置きと棚 3 段分のディスプレイとして一番目を引くコーナーに飾られていた。米国においても Benner 博士の人気のほどが伺われた。帰国して間をおかず，本書の担当編集者からも連絡を受け，第 2 版の翻訳に着手した次第であった。

　ところで第 2 版では，新たな章として「13 章　教育方法と提言（Educational Strategies and implications）」が書き起こされている。Benner 博士らが形あるものとして見いだした「臨床知」は，次世代に教育され，引き継がれてこそその真価を発揮する。ところがその教育方法に関しては，初版では appendix にとどまっており，理論的解説までには至っていなかった。

　さらに驚くべきことであるが，すべての章に緻密な加筆がなされ，特にナラティブな事例や場面の豊富さと，丁寧なナラティブの解説のわかりやすさは一層輝きを増している。本書に収載されている事例はクリティカルケア看護師の語りに基づくが，その内容は看護全般に通じるものであることを改めて申し添えたい。

また初版の前書きでも触れたが，第1章は本書全体の梗概の役割を担っており，正直なところ少々難解である．後半の気になる章からでも，ぱらぱらと捲るなかで出会った事例からでも，どこからでも少しずつ読み進めていただければと思う．

　米国と同様，日本でも絶大な支持者を持つBenner博士であるが，この8年の間にも数回にわたってわが国を訪れ，そのたびに新鮮な研究成果をもたらしてくれている．またカリフォルニア大学サンフランシスコ校を退職され名誉教授となられた後も，よきパートナーである夫君と共に，臨床看護師，看護教育者へ送る篤いメッセージは変わらない．

　本書第2版の発行にあたっては，米国Nurse Practitioner課程を修了した前田仮名子さんに新たに翻訳陣に加わってもらった．原書第2版がひと回り大きくなったため，本書も初版より150ページほどの増量となったが，装丁と製本の工夫で初版とほぼ同じ体裁にとどめることができた．また初版同様，医学書院の多くの方々の，一段とパワーアップした支援をいただいた．なかでも藤居尚子氏，そして元医学書院の石井伸和氏のお名前をここに記して心からの謝意を表したい．

　2012年10月

監訳者　井上智子

推薦文 I

　本書は，クリティカルケア看護について学んでいる看護学生や大学院生，クリティカル・シンキングを教授している教育者，およびケアシステムや臨床実践でのリーダーシップの向上について模索している人々を対象としている。それでも，本書が示す概念は，流動的な患者ケアの状況で臨床推論と行動という複雑で大変な集中力を要する状況に立ち向かっているすべての人から共感を受けることだろう。本書は，教科書のように，急性・クリティカルケア看護について事実を正確にまとめたものではないが，熟練看護師になるための本質を惜しみなく詳述した手引き書である。

　ここでは，クリティカルケア看護師たちの民族誌学的研究に基づいていて，さらにPatricia Bennerらの先行する多くの業績が土台となっている。多くの看護学書や医学書とは構成が異なり，本書は「看護師の物語」に見られる詳細な内容や複雑な筋書きを用いている。それぞれの章は実在する事象で溢れていて，それらは危機的な疾患の患者や家族に対するケアに特有な，複雑な考えや多義性を示すために用いられている。看護師や医師，それ以外の医療従事者は自分たちの仕事を表現し説明するために，いつも物語を話す。私は歴史学者として，そのような物語が病人のケアをする人々の日々の実践を理解するうえで非常に貴重であることを知った。本書は，ケア提供者と学習者によって語られた物語を，看護の知識と実践を理解するための著者の概念枠組みのなかに編み込んでいる。「熟練のクリティカルケア看護師は常に意味深いストーリーに身をおき，臨床状況の意味と重要性について最新の臨床的かつ人間的な把握をもち続ける」ことを主張しながら，著者らは本文中にリアルタイムの概念をはめ込むことによって，また現実の実践場面でのあらゆる複雑な問題を取り上げながら，「行動しつつ考えること」や「推移を見通すこと」を説明している。

　本書は，クリティカルケア看護を学習しやすくするために，原理を単純化したり，簡略化したりしていない。その代わりに，学習者がクリティカルケア看護とは実際どのようなものかを思い描き，クリティカルケア看護師に寄

せられる期待を理解できるよう，驚くほど完全な光景を提示している．そのよい例の1つが，第9章の「死と向き合うこと：終末期ケアと意思決定」である．そこでは，文章と「看護師の物語」によって，いかに病い体験が互いに意思決定をし合うものとしてみなされないかが示されている．その一方，あらゆる疾病においては，疾病に対する患者の理解とケア提供者の理解，そして家族の理解が時間とともに進展している．その意味では，熟練した実践を学ぶことはしばしば不十分な知識で前進する方法を探っていくことと似ている．患者の死が間近なとき，クリティカルケア看護師は患者にふさわしいケアの構想を，治療的な行為から苦痛緩和的な行為へと建て直す必要がある．著者は，ケア提供者が実際にケアを控えたり行ったりする人たちと直面するという問題に立ち向かっている．クリティカルケア状況での死はほとんど論議されないため，このすぐれた章はこのような不足した部分を補ううえでおおいに役に立つことと思われる．

　本書では，熟練看護師たちによって見いだされ，説明された実践の方法や形式に2つの章をあてて，臨床把握と探究，および臨床における先見性のより広い概念について十分に説明している．それに続く章では，共通する臨床目標や関係事項について編成した9つの実践領域に基づいている．それぞれの章末では，学習者の手引きとなるよう，本文の意図を要約している．

　本書は3人の著者によるものだが，連携はスムーズで，大変読みやすくなっている．多くの臨床家や教育者たちが，クリティカルケア看護を実践しているか，もしくは教えているかにかかわらず，興味をもって本書を読んでいただけるものと私は信じている．また本書は，一般の読者も利用しやすいように，大変明解に書かれている．ケア提供者がどのように考え，仕事をしているのか，またクリティカルケアでは何が起こっているのかを理解したいと思う医療記者の誰もが，本書を読むことで恩恵を受けられると思う．

　おそらく，本書の最も重要な業績は，クリティカルケア看護のすべての要素を組み入れることにこだわったことだと思われる．すなわち，臨床推論と先を考えること，患者や家族へのケア提供，倫理的・道徳的問題，ブレイクダウンや科学技術による危害への対応，関係者全員とのコミュニケーションや交渉，教育と指導（コーチング），より大きなシステムと個々の患者との結びつきの理解といった要素である．さらに本書では，クリティカルケア看護

の理解を導き，さらには実践する方法として，分類学や単純なカテゴリー化，もしくはプロトコルに頼るには限界があることを繰り返し示している。そうするよりむしろ最も適切な答えを得るためには，熟練者たちが「不確かな環境での臨床状況の最も的確な説明」をしなくてはならないと，著者らは主張している。個々の具体的な状況をふり返りながらナラティヴを理解することで，ケア提供者はその時，その場所，そのケア状況に応じた科学的知識を用いることができ，ひいてはすぐれた臨床的な学問となる。

　大変すぐれた本書は，多くの教育者や熟練臨床医の本棚に置かれる価値があるものだと信じている。ときに，とりわけすぐれた本が現れるものだが，本書がまさにその本にあたる。私はこの書評の機会を与えられて光栄に思う。読者の方々へ本書を推薦する。

Joan E. Lynaugh, PhD, RN, FAAN
Professor Emerita, University of Pennsylvania School of Nursing
Philadelphia, Pennsylvania

推薦文 II

　1999 年に『Canadian Journal of Nursing Research（CJNR）』の編集者であった私は，評価のために『Clinical Wisdom and Intervention in Critical Care：A Thinking-in-Action Approach（看護ケアの臨床知：行動しつつ考えること）』を受け取った。書名が私の好奇心を駆り立てた。比較的なじみのある「臨床における理解 clinical understanding」や「行動のふり返り reflection-on-action」ではなく，「臨床知 clinical wisdom」や「行動しつつ考えること thinking-in-action」といった言い回しを目にしたのは，看護では初めてのことであった。無論，Patricia Benner 博士が第一著者であることはよく知っていた。私は Benner 博士のこれまでの著書や多くの文書など，彼女の学識の高さをいつも変わらず深く尊敬してきた。そのため，大きな期待を胸に私はその本を手に取り，読み始めた。

　失望などしなかった。今でさえ，約 11 年経ったが，私は各章を読みながら感動したことを思い出すことができる。私が手にしたこの画期的な本によって，看護師がどのように看護をしているのかを新たに理解することになるだろうと確信した。著者らがとらえたことは，看護の本質であり，臨床判断や意思決定の背後にある思考であった。著者らは看護師の仕事，つまり臨床判断に関わる思考や意思決定のプロセスや道徳的・倫理的ふるまいの本質，クリティカルケアの実践の世界ではケアリングがどのようにみえるのか，を明確に詳述した。さらに著者らは，思わず引き込まれるような物語，観察，ビグネット（寸描），看護師のナラティヴを通して，気づかれず，認められず，正しく評価されてこなかった看護行動にまつわる複雑さをもとらえていた。著者らは行動に言葉を与え，これまで説明が理解できなかった経緯を正確に描写した。さらに，刻一刻と変わる日常的な看護の行動を鮮やかに詳しく表現する，ナラティヴの力を発見したのであった。本書では，解釈的現象学が看護の現象に関する知識を生み出す妥当な方法論としてすぐれていると考え，関連する学識の厳しさによりこのやり方の信頼性をもたらしている。

当時から私は，本書が臨床家や教育者，管理者さえにも重要な書籍になると信じていた。その後の数年間，私はさまざまな目的で資料として活用しながら，定期的に本書に戻っている自分に気づいた。本書は私に語りかけ続け，読み返すたびに新しい意味を発見した。そこに含まれたメッセージは時宜を得ていて時代を超えていた。そのため，第2版の発行を知ったとき，数年間で著者らが見つけた新しい洞察について是非知りたいと思った。

新しい版は変わりゆく医療システムの環境と事情を考慮し，看護の発展を反映している。この10年間，多くのことが起こった。著者らが指摘しているように，急性期ケアとクリティカルケアの医療システムの境界ははっきりしなくなり，多くの病院が，安定しているクリティカルから先端的なクリティカルまでさまざまな層のクリティカルケアを提供している。なかでも第三次医療施設はテンポが速くてきついクリティカルケア施設である。そこでは，高いレベルの不確かで，曖昧で，予測不能な臨床状況や急速に展開する臨床経過，複雑な患者状況に対処するために，能力のある賢明な看護師が必要とされている。看護は流動的な変わりゆく実践環境のなかで遂行されていて，ほかの看護師や医師，スタッフを含む多くの人々からのニーズや要求に応える必要がある。これらすべてが問題を特定し，解決し，管理するための洗練された技術にこれまで以上に依存している環境のなかで起こっているのである。来る日も来る日も看護師たちがプレッシャーとストレスを感じていることは容易にわかる。このような状況のなかで，看護師の役割は，患者を人として理解し，損傷に対する患者個々の反応のしかたを認識し，理解や知識，英知に基づくケアを提供するために患者を擁護しながら，患者をケアの中心に据えることである。

臨床知という言葉は引き続き私の関心を引き付けている。臨床知は臨床における理解や臨床の知識とどう違うのだろうか？ Belenky, Clinchy, Goldberger, そして Tarule (1986) の今では名著となっている『Women's Way of Knowing』がいくつかの見識を示している。理解とは人や物事をある程度知っている，わかっていることである。一方，知識はただ理解しているということ以上のものである。知識には人や物事に共感をもってつながることによって，あるいは自らの目以外の別のレンズで状況を見ることによってのみ得られる理解や造詣が含まれている。最も成熟した知識人とは熱意と

広い人脈をもった参加者である。英知はさらに知るプロセスを推し進める。ことわざにもあるように，「知識は行き来するものであるが，英知は存在していくものである」(Baird, 2000)。著者らが示したように，臨床知は看護師が熱心な知識人になり，理解や知識を臨床知に変えたときに現れる。それは臨床実践の理解や熟知から生じる原理・原則のなかで表現される。それは看護師の倫理的・道徳的ふるまいの中心であり，最終的に看護のすばらしさを規定している。本書を通じて，私たちは幸運にも看護師の臨床知とその獲得方法に触れることができる。そのプロセスのなかで，私たちは著者らの英知に感謝するようになる。

　初版と同様に，著者らは引き続き目に見えないものを見えるように，手の届かないものを届くようにしている。著者らは臨床判断や臨床における意思決定に内在するプロセスを明確に説明し，分類している。また，このうえなくすばらしい徹底的な正確さで，看護実践の9つの領域での思考と行動の習慣を説明している。さらに，刻一刻と変化する臨床でのアセスメントと判断の間に生じることや日々のすぐれた実践方法にも触れている。著者らは看護師の頭のなかで起こっていることを浮き彫りにしたのである。著者らは私たちを看護師の解釈的な意思決定の世界に入るよう促している。すなわちその世界には，知覚の鋭さと同調，重要なことを選び出すこと，心を開くこと，エビデンスに基づく研究の一般的な知識の使用から一般的な患者の知識を特定の患者に応用する方法へと発展することの重要性が示されている。著者らは行動しつつ内省することと，行動について内省することの考えを見いだし明らかにしている。著者らは私たちに，難題を理解し解決するという，看護の難問の究明に興味をもち続けることの重要性を教えてくれている。本書は，看護師が状況と状況の間や状況のなかで出来事を比較することによって，そして一般化できる知識を身につけることによって，どのように患者の反応のパターンを学習しているのかを示している。著者らは私たち読者に，物語を語った看護師から得られたナラティヴを通して，行動しつつ考えることの複雑さを理解できるよう支援することに成功したのである。

　看護師の豊かで詳細なナラティヴは，各章の核となっているが，それらは本書に特性と深みを与え，いずれもずば抜けている。どの物語にも主役と脇役がいて，多くのキャラクターがいるテレビの台本よりもずっと説得力があ

る。ここには，看護師の当たり前の意見がある。看護師たちは自分たちの実践の範囲と自分たちの仕事の本質について話している。私たちは本書のなかで最前線の医療従事者として看護師がしていること——彼らが立ち向かっている課題，彼らが直面しているジレンマや不確実なこと，不安や失望，失敗や成功を体験する。私たちは看護の実践の世界に入り，看護師が学んできたことから学んでいる。

　物語も著者らの説明も，患者を害から守ること，患者の要求やニーズを確実に聴きとること，患者の尊厳を保持すること，患者や家族の代弁者となること，経験のない医師や看護師などによるニアミスから患者を救うことといった看護師が果たしている中心的役割をいきいきと描いている。物語ではさらに，看護師は患者24人に対し7人いることから，医療システムにおける看護師のもつ力もとらえている。そして，なぜ看護師が医療システムを機能させ，維持する接着剤となっているのかを説明している。また，熟練看護師が仕事をするうえで必要とする知識の深さと幅について，そしてなぜ看護では絶え間ない注意力が求められる危機やドラマ，構想や流れに対処するために，賢明で優秀で経験豊富で洗練した人が必要なのかについて描き出している。そのような物語はページをめくり，読み終えるたびに私たちを啓発しつづける。それらは2つの役目をもっている。著者らは臨床知と行動しつつ考えることを説明しながら看護について伝えると同時に，看護師にとって学習のためのすぐれた教育ツールとなっている。

　物語はそれぞれある目的をもって選ばれ，その後に注釈が付けられている。著者らは最高の教育者である。彼らは物語の際立っている点や感動的なところに私たちの目が向くようにしている。また，物語を使って形式知と実践知を結びつけるようにしているため，理論と実践が統合されている。著者らは臨床知を見いだし，明確な言葉によって理論的概念が実践の世界でいきるようにしている。さらに，看護師の仕事の深みと理解を書き加えるために，異なる視点で物語を解釈したり，さまざまな学問領域——哲学や社会学，心理学などから知識を引き出したりすることによって新しい見識を提示している。また，どうあるべきか，どうするべきかを提案すると同時に，道徳的・倫理的なケアリングの枠組みとして，原理や原則を示している。すべての章はこのような構成となっているが，第8章「技術的環境での危険防

止」と第9章「死と向き合うこと：終末期ケアと意思決定」はこの方法を見事に示している。

　第2版(本書)は，未経験の看護師が状況に基づく経験的学習を通して実践のなかで専門技能を身につけていくのを支援するために，教育的手法を組み込んでいる点で，初版を超えている。本書はBenner, Sutphen, Leonardそして Days (2010)のこれからの看護師教育に関する研究からの洞察をまとめており，各章に織り込まれている教育的方策によって看護師の生涯学習へのニーズに焦点をあてながら，教室から臨床現場までの彼らの洞察を取り上げている。教育の重要性は第13章「教育方法と提言」を追加することによって強調されている。すばらしい方法で，本書は熟練の倫理的なケアリングの実践とは何か――それは何か，どのように生じるのか，どのような経験がそれを身につけるうえで役立っているのかを理解し，発見し，説明しようとした Benner の職業的探究と結びついている。その遍歴は36年前，名著『From Novice to Expert (ベナー看護論)(Benner, 1984)』で臨床能力と技能の獲得の段階を記した Benner の画期的な研究から始まり，『Expertise in Nursing Practice (Benner, Tanner & Chesla, 1996, 2009)』に広がった。この最新の書である第2版は，Benner 博士がさまざまな共同研究者とともに得てきた40年以上の経験と見識の集大成である。

　本書はすべての看護師――看護の方法を初めて学ぶ学生や新人看護師，高度な実践をめざす看護師，熟練臨床家が学べる書である。どの看護師も際立った感覚――問題を特定し明確にしながら最も急を要するものや最も重要なことを認識する能力を身につける必要がある。そのプロセスは知覚と関わりの技能が関連するため複雑である。どの状況も感情が満ちていて，知覚や思考，それに伴う判断に影響を与える。しかし，臨床把握(理解)の中心となるのは認識であり，際立った感覚の習得である。それが健全な臨床的意思決定の根幹となる。

　著者らは教育方法や指導ツールとしてナラティヴを使用するために感動的な症例を引き出している。彼らは臨床における学習が物語として体験されると信じている。看護師自らの物語によって，あるいはほかの看護師のナラティヴを聴く(本書の場合は読む)ことによって，未経験の看護師だけでなく経験のある看護師も専門技能を身につけられる。実践の物語を話したり内省

したりするなかで，看護師は臨床問題，すなわち特定の患者や状態からさまざまな患者集団や別の現場で生じる可能性のある課題について学ぶ。看護師が最善の看護実践を特定し明確にする方法を学んだり，状況に応じた看護を実践したり，道徳的葛藤を見いだしたり，視点や想像力が可能性を見いだしたり機会を認識したりするのにどれほど役立つのかを評価するようになったりするうえで，物語は役に立つ。著者らは分類システムや規範のリスト，エビデンスに基づくプロトコルなどの使用に反論している。そのようなやり方は患者や家族の体験をとらえるために設計されていないからである。そのようなシステムの昨今の使用は「万能な」アプローチであり，実際，専門的な看護では——誰も望んでいないが各患者や家族，彼らの状況や既往歴，体験や環境の特殊性を尊重した状況に応じたアプローチが求められている。

　初版で，著者らは足跡を残した。この第 2 版で，彼らはさらに深い足跡を残した。彼らは私たちに臨床実践での専門技能を身につけるための知識と言葉と方法とツールを与えてくれた。今，私たちは彼らの英知に関心を寄せ，彼らの足跡をたどって，看護師が知識と情熱をもって患者や家族をケアする社会契約を果たせるよう支援する必要がある。

Laurie N. Gottlieb, RN, PhD
Professor
Flora Madeline Shaw Chair of Nursing
Editor, CJNR
Nurse-scholar in residence, Jewish General Hospital
McGill University, School of Nursing
Montreal, Canada

● 参考文献

Baird, D. (2000). *A thousand paths to wisdom*. London: MQ Publications.
Belenky, M. F., Clinchy, B. M., Goldberger, N. R., & Tarule, J. M. (1986). *Women's ways of knowing: The development of self, voice, and mind*. New York, NY: Basic Books.
Benner, P. (1984). *From novice to expert: Excellence and power in clinical nursing practice*. Menlo Park, CA: Addison-Wesley.
　井部俊子（監訳）：ベナー看護論　新訳版—初心者から達人へ．医学書院，2005.

Benner, P., Sutphen, M., Leonard, V., & Day, L. (2010). *Educating nurses: A call for radical transformation*. San Francisco, CA: Jossey-Bass.
　早野 ZITO 真佐子(訳)：ベナー　ナースを育てる，医学書院，2011.
Benner, P., Tanner, C. A., & Chesla, C. A. (1996). *Expertise in nursing practice: Caring, clinical judgment, and ethics*. New York, NY: Springer Publishing Company.
Benner, P., Tanner, C. A., & Chesla, C. A. (2009). *Expertise in nursing practice: Caring, clinical judgment, and ethics* (2nd ed.). New York, NY: Springer Publishing Company.

原著者の序

　本書は，臨床実践での探究や推論，判断，経験的学習についての考え方を示している。つまり，看護の実践における人間らしい専門技能や英知についてであり，臨床的・道徳的な想像力とすぐれた実践の多様な領域を述べている。私たちは，本書を読んだ看護師が，「著者たちは，私たちの実践で，自分はすでに知っていたが，表現したことがなかったことを言葉に表したのだ」と感じてくれることを期待している。実践における経験的学習とは，自分自身の力で臨床の知識を知り身につける方法であり，臨床家はいつも自らの実践のなかで言葉にできる以上に多くのことを知っている (Polanyi, 1958/1962)。看護師は自らの実践のなかで時間をかけて学んできた潜在的な，しかし実証できる知識を身につけている。そのような知識は理論のなかで明確に述べられておらず，科学においても十分説明されていない (Gallagher, 2009; Hooper, 1995; Polanyi, 1958/1962; Sunvisson, Haberman, Weiss & Benner, 2009)。

　実践におけるこの「隠された知識」，すなわち知識が公表されない理由の1つに，知識を全体の臨床状況で比較してきたことがある。しかし，臨床家は具体的な臨床状況のなかで自らの知覚の鋭さや臨床実践知，患者の変化のすぐれた臨床推論，潜在的な知識，質的な違いをつける能力を増大させている。これにより看護師（および熟練臨床家）は患者の状態の変化の早期警戒を認識し (Benner, 2000)，臨床実践のなかで行動しつつ考えることができる。要するに，読者に看護の臨床知を自ら発見する感覚を体験していただきたいと願っているのである。本書はクリティカルケアと救急治療の看護の実践についての書であるが，主として看護の知識や実践についての書である。その点において，看護師は実践をともにする臨床家と並んで，専門職種間と専門職種内の対比についての議論も含めて，共通の事柄と意味の核心に気づくだろう。

　本書は，これまで意思決定の教育のために用いられてきた，静的な形式モデルではとらえられない，臨床理解と推論について示している。本書はBennerとTanner, Chesla (2009) の前提の上に導き出された。その前提と

は，ある時点での蓋然性の評価に基づく形式的な意思決定モデルでは臨床判断や推論ができない，というものである。『Expertise in Nursing Practice』(Benner et al., 2009)では，ある患者についての時間経過による推論や，患者の状態の変化を推論することの得失が実践家の状況理解を養う，と論じられている。Aという状況からBという状況への移行で，熟練実践家は，患者の状態の変化の流れに特有の理解や意味の得失を考慮に入れる。ほとんどの臨床判断や患者の状態の理解は，状況の現実的な方向性や推移を理解することに基づいている。このような特定の患者について，「行動しつつ考えること」や「推移を見通すこと」は，当事者中心の倫理的・臨床的な推論の理解を必要とする。

　臨床推論は実践的推論の1つの形である。看護師は特定の臨床状況にあり，その状況の意味を理解し(Gallagher, 2009; Lave & Wenger, 1991; Weick, 2009)，行動する。カーネギー財団全米看護教育研究では(Benner et al., 2010)，看護教員も看護学生も一様に臨床推論とクリティカル・シンキングを1つに融合していた。内省的なクリティカル・シンキングはあらゆる専門の臨床家に不可欠であるが，クリティカル・シンキングは特定の患者についての時間をかけた状況に基づく臨床推論に置き換わることはできないため，臨床家には十分ではない。たとえば，患者の蘇生という状況においては，二次救命処置(ACLS)のアルゴリズムや標準的実践を，必要であれば患者の具体的な臨床状況や反応にそって調整する。(前もってわかっていたり危機の間に発覚した)特定の薬物に対する患者の感度や不耐性との関連は別にして，蘇生した時点で徹底的にACLSのアルゴリズムを見直す時間はない。危機のなかで行動しながら考え，その瞬間の特定の患者に対する最善の臨床的問題解決にとりくむ。危機が過ぎ去るまで後ろに立って事の成り行きを批判的に内省的に考えている時間は通常ない。臨床推論はすぐれた実践の確立された基準に関して科学と理論を活用する。クリティカル・シンキングは破綻した状況での実践に必要であり，そこでは実践の容認された基準を新しい知識や科学に基づいて問うたり見直したりする必要がある。たとえば，帰還した傷病兵など新しい臨床的特徴を有する慣れない患者集団のケアをするには，クリティカル・シンキングと創造的な臨床的想像力が求められる。看護師は別のアプローチや評価基準が求められる状況で多様な形の推論を活用するとき，

さらに効果的に実践しているのである(Benner et al., 2010)。

　賢明で倫理的・臨床的な判断は，「行動しつつ考え」続けるとともに，看護師や医師と患者・家族との関係を築くうえで重要である。患者の所見を定められた枠組みにあてはめたり，人工知能を応用したりすることは，意思決定の支援にはなるが，状況の流れに基づいて判断した臨床家の倫理的・臨床推論の代わりになるものではない。

　人工知能の研究者で，このことに異論がある者はほとんどいないと思うが，私たちの教材のほとんどは意思決定分析技法によって導き出されるのと同じように，まるで臨床家が倫理的・臨床的な判断をしたかのように展開されている(Dreyfus, 1992)。私たちは本書を臨床判断やクリティカル・シンキングを教えるために欠くことのできない相補的なアプローチとしてみなしているが，それは本書が熟練の臨床家(Benner et al., 2009)の用いる実践論理(Bourdieu, 1990)を描いているからである。さらに，本書は看護や医療での臨床実践と臨床判断が，どんなに便利なモデルであったとしても抽象的な意思決定モデルよりも，いかに出来事の時間経過にそった臨床家や患者・家族中心の推論を常に必要としているかについて明らかにしている。たとえば，最善の実践(例：エビデンスに基づく実践)について集められた科学的証拠を活用する場合，臨床家はいまだに頭の中で患者の特殊性に応じた介入を慎重に決断し，科学的証拠を思慮深く批判的に評価する必要がある。

　本書の筆頭著者は，著書『From Novice to Expert』(Benner, 1984)以来，臨床教育および学習のための「ドレイファスの技能習得モデル」(Dreyfus & Dreyfus, 1986)の示唆について，看護教育者たちとの対話を続けている。また『Expertise in Nursing Practice』(Benner et al., 2009)では，本書で紹介されている多くの教育についての意味を示している。本書では，看護師の行動しつつ考えることと推移を見通すことでの濃密な記述をすることで，教育的な示唆を説明しようと努めている。本書は，看護実践における専門技能の習得で必要とされる経験的学習の核心につながる窓口となるだろう。本書のいたるところに，専門技能の習得に向かう看護師たちを支援するため，数多くのさまざまな示唆や事例を配している。熟練した推論と判断を必要とする患者ケアと熟練看護師が提供できるケアのレベルには相当なギャップがあるため(Burritt & Steckel, 2009)，私たちは経験的学習が最適なベッドサイドでの状況に基づ

く教育やコーチングのさまざまな実践的方法を強調している。

　実践者は，目の前の最も関連のある所見や変化，もしくは事柄などに重点をおくことで，短期間の記憶やいつでも利用できる大量の情報を処理している（臨床経験から直接得られた際立った感覚）。しかし，熟練者の判断は常に状況によって左右される。その結果，最も重要な問題を明らかにすることが，適切な優先順位の設定や臨床判断にとって重要となる。看護過程（科学的な問題解決プロセスを用いたもの）を教える場合，最初の問題の特定よりも，問題解決プロセスに重点がおかれている。最も顕著で重要な問題や事柄にはほとんど注意が払われていない。それでも熟練看護師は，一番身近で顕著な事柄に対して「行動しつつ考えること」や，問題解決を位置づけることから情報管理と行動の戦略を立てている。この臨床判断の方法と「行動しつつ考えること」について記述することが，臨床家たちが実践でどのように考え行動しているかをより綿密に再現することになると信じている。そのようなものとして，第2章と第3章では，思考と行動に関して普及している2つの習慣，すなわち臨床把握と臨床における先見性について記し，第4章から第12章までで，「印象深い状況」と呼ばれる9つの実践領域について記した。このような記述は，学習者や教師を支援し，リーダーたちがすぐれた実践を提供できるような環境を作り出すのに役立つだろう。「印象深い状況」や臨床の看護実践の領域には実践の「目的因」つまり狙いが含まれる。すなわち，「最善の実践の科学的証拠を目的に，あるいは治療に対する患者・家族の心配事や選択を目的に，XをおこないYを成し遂げるために」ということである。文脈のない抽象的概念や形式的理論のなかでのみぼんやりと相対的にとらえられる実際の特定状況のなかに常に実践はある。

　ここで提示している臨床状況で使われる具体的な薬物療法は必ずしも「最善」とも「不変的なやり方」とも考えられない。実践の基準や新しい薬物療法，介入に関する臨床的証拠は絶えず変化するため，私たちは特定の臨床状況で使われた具体的な行動や治療法をそっくりそのまま読者に従ってもらおうというつもりはない。状況のなかにある症例から得られるものは明らかである。それは看護師の状況を把握する力，臨床における先見性，批判的・創造的思考能力，すぐれたノウハウ，患者・家族や医療チームの関心事や意図である。読者には，似たような状況でどんな行動をするのかを予行演習しな

がら，想像力を駆使して事例を読んでいただきたい。「理想的」な状況というものは1つもない。それらは看護師が実際の同僚や患者・家族と協働する状況のなかで起こりうることに基づいている。もちろん，本書に示した治療法は，自らの有する臨床的想像力を高めたい学生の看護師や臨床家にとっては非常に役立つ。

　私たちは，すべての専門領域からの271の新しい事例を検討した際，実践領域の明確な表現が新たに帰納的に生み出されたことに気づいた。私たちは必要に応じて，以前使用した事例を更新する際や新しい事例に新たな洞察を加えるときに，新しい事例を選んだ。本書(第1版)が最初に発行された11年前のいくつかの実践はその後，時代遅れとなったり劇的に変化したりした。私たちはそのような事例をすべて置き換えようとした。しかし，事例のポイントが主に看護師の創造性や困難な状況に対する反応性についてであったり，豊かな洞察力を示すものであったりした場合は，細かい点を更新しながらその事例を残した。実践はすぐに変わってしまうため，どんな実践の説明も最新情報で保つことは無理である。Weick (2009) が指摘したように，組織は"永続しない"。私たちは，看護師に提示された課題に関しては不変的な物語や，そのとき熟練した看護実践を示した物語に浮き彫りにしている。今から30年後に，本書は2010年頃の臨床看護実践の"歴史的説明"として使われるようになるかもしれない。

■本書の読者対象

　本書は，現在活躍しているクリティカルケア看護師，そして急性・慢性の重症患者とその家族に関わる仕事に携わりたいと希望している看護学生(学部学生・大学院生)を対象にまとめた。本書では，急性期の重症患者に対する看護実践の主要な領域を網羅している。その領域は，すばらしいコミュニケーションやケアリングの実践，関わりの技能を例示しているだけでなく，看護実践の目的や目標も含んでいる。その事例は，経験的学習についての手引き書であり，学生の経験的学習を手助けする数多くの体験報告を示している。本書は，施設が実践と教育とのギャップや教室での指導と臨床との違いを埋めるために役立つ。また，本書は急性・クリティカルケア看護の実践を指導している看護教育者や，看護実践における臨床推論やクリティカル・シ

ンキング，臨床判断を教授している看護教育者も対象としている。プリセプターや病院の看護教育者や高度実践看護師は，新人を手助けするための多くの実践的なアプローチを見つけられると思う。また有能な臨床家は，自らが実践の中堅や達人レベルへと成長するのに有用な方策とともに，実践の達人や熟練者の段階に移ろうとしている有能な臨床家に役立つ方策を見いだすであろう。

　本書は，高度実践看護師，看護管理者，クリニカルリーダー，看護実践の組織的なシステムや，情報の構造基盤の開発や改革に関心のある人にも使ってもらえるはずである。第11章では，熟練看護師たちによって日々企画され，改革されている最前線のシステムについて，第12章では，卓越した臨床実践を導き方向づけることに基づくリーダーシップの概要について述べている。この章は，ケア提供システムを企画・開発し改革する人が，卓越した看護実践と好ましい成果との関連について理解する必要があることを示しており，この最前線の記述はこの過程での第一段階であると言える。いかによい看護成果が出ているのかをうまく理解できるよう，ナラティヴのなかで手段と患者成果は結びついている。第13章では教育的な意図が示されており，看護の教育現場と臨床現場の両方において本書が使用されている。

　私たちは実務に就こうとしている医師にとっても本書が有用であると信じているが，それは本書が急性・クリティカルケア実践の実態を写実的に記述しているからである。また，いかなる臨床家でも熟練者になるために身につけなければならないすぐれたノウハウは同じであるため，経験の浅い医師にとって習慣や領域の説明は役立つと思う。本書では，さまざまな職種やさまざまな経験レベルの人同士の意思疎通についての，多くの実践的な方針も示している。医師の読者には，看護師が医師に対して主張することを描写している実例や，看護師と医師との葛藤や協働を描いた実例にある，医師の実践や教育に関する多くの肯定的な事例についても注目していただきたい。コミュニケーションがうまくいった事例や，反対にうまくいかなかった事例は，看護師と医師とのコミュニケーションや協調の向上を願いながら記されたものである。

　最後に，私たちは，医療倫理についての議論や協議が，本書に示された倫理的・臨床推論の実践に基づいた教育法を取り入れることで促進されると信

じている．本書は，倫理的推論と臨床推論とがどのような関連があるかを豊富に例証し，また看護や医療の臨床実践に深く組み込まれた概念を明確に示している．このように本書には，すぐれた実践を模索している臨床家が──ジレンマや実践の破綻での倫理に焦点をあてるよりも日々の倫理的ふるまいに目を向けた，倫理に対する不可欠な提言が紹介されている．さらに道徳的な理解や識別，行動，人間関係における感情の役割についての洞察も示している．事例は患者・家族の擁護する多面的な倫理だけでなく，脆弱さや思いやり，責任の倫理（Martinsen, 2006）も示している．それはアリストテレスの伝統を受け継いだものであるが，キルケゴール（Dreyfus, Dreyfus & Benner, 1996; Rubin, 2009）とLøgstrup（1997）の伝統を引き継ぐ対人関係倫理を受けたものでもある．また，Taylor（Benner et al., 1996; Rubin, 1996; Taylor, 1985a, 1985b, 1989, 1993）の著書に追随して，本書は質的な対比や変化を見通す方法がいかに倫理的・臨床推論の中心となっているかも例証している．私たちは本書が学生や活動している臨床家の熟練した実践の習得を向上させ，教育者が知識の習得と実践での状況に基づく活用（Eraut, 1994）を統合するために採用する教育的方策を強化し，本物の文脈のなかでの状況に基づいたコーチングや学習を高めることを願っている．本書には，管理者が実践現場で熟練した臨床知識の獲得を支援するために必要な方法と，管理者や臨床家が臨床実践に影響する意思決定をうまく伝えるために優秀なクリニカルリーダーの臨床知を探し出すために必要な方法が明確に，そして詳細に記されている．

Patricia Benner
Patricia Hooper Kyriakidis
Daphne Stannard

●参考文献

Benner, P. (1984). *From novice to expert: Excellence and power in clinical nursing practice*. Menlo Park, CA: Addison-Wesley.
　井部俊子（監訳）：ベナー看護論　新訳版─初心者から達人へ，医学書院，2005.
Benner, P. (2000). *From novice to expert: Excellence and power in clinical nursing practice, Commemorative Edition*. Menlo Park, CA: Addison-Wesley.

Benner, P., Sutphen, M., Leonard, V., & Day, L. (2010). *Educating nurses: A call for radical transformation.* San Francisco, CA: Jossey-Bass.
  早野 ZITO 真佐子（訳）：ベナー ナースを育てる，医学書院，2011.
Benner, P., Tanner, C. A., & Chesla, C. A. (1996). *Expertise in nursing practice: Caring, clinical judgment, and ethics.* New York, NY: Springer Publishing Company.
Benner, P., Tanner, C. A., & Chesla, C. A. (2009). *Expertise in nursing practice: Caring, clinical judgment, and ethics* (2nd edition). New York, NY: Springer Publishing Company.
Bourdieu, P. (1990). *The logic of practice.* Stanford, CA: Stanford University Press.
Burritt, J., & Steckel, C. (2009). Supporting the learning curve for contemporary nursing practice. *Journal of Nursing Administration, 39*(11), 479-484.
Chan, G., Brykczynski, K., Malone, R. E., & Benner, P. (2010). *Interpretive phenomenology in health care research: Studying social practice, lifeworlds, and embodiment.* Indianapolis, IN: Sigma Theta Tau International.
Dreyfus, H. L. (1992). *What computers still can't do: A critique of artificial reason.* Cambridge, MA: MIT.
Dreyfus, H. L., & Dreyfus, S. E. (1986). *Mind over machine: The power of human intuition and expertise in the era of the computer.* New York, NY: Free Press.
  椋田直子（訳）：純粋人工知能批判―コンピュータは思考を獲得できるか，アスキー出版局，1987.
Dreyfus, H. L., Dreyfus, S. E., & Benner, P. (1996). Implications of the phenomenology of expertise for teaching and learning everyday skillful ethical comportment. In P. Benner, C. Tanner, & C. Chesla (Eds.), *Expertise in nursing practice: Caring, clinical judgment, and ethics* (pp. 258-279). New York, NY: Springer Publishing Company.
Eraut, M. (1994). *Developing professional knowledge and competence.* Philadelphia, PA: Falmer Press, Taylor and Francis, Inc.
Gallagher, S. (2009). Philosophical antecedents of situated cognition. In P. Robbins & M. Aydede (Eds.), *The Cambridge handbook of situated cognition* (pp. 35-52). Cambridge, MA: Cambridge University Press.
Hooper, P. L. (1995). *Expert titration of multiple vasoactive drugs in post-cardiac surgical patients: An interpretive study of clinical judgment and perceptual acuity.* Doctoral dissertation, University of California at San Francisco, San Francisco School of Nursing.
Lave, J. & Wenger, E. (1991). *Situated learning: Legitimate peripheral participation.* New York, NY: Cambridge University Press.
  佐伯 胖（訳）：状況に埋め込まれた学習―正統的周辺参加，産業図書，1993.
Løgstrup, K. E. (1997). *The ethical demand.* Notre Dame, IN: University of Notre Dame Press.
Martinsen, K. (2006). Nurse-philosopher makes a serious case for COMPASSION as a primary value. Retrieved June 5, 2010, from http://www.publicchristian.com/?p=423
Polanyi, M. (1958/1962). *Personal knowledge: Towards a post-critical philosophy.* London, England: Routledge.
  長尾史郎（訳）：個人的知識―脱批判哲学をめざして，ハーベスト社，1985.
Rubin, J. (2009). Impediments to the development of clinical knowledge and ethical judgment in critical care nursing. In P. Benner, C. A. Tanner, & C. A. Chesla (Eds.), *Expertise in nursing practice: Caring, clinical judgment, and ethics* (pp. 171-198). New York, NY: Springer Publishing Company.
Sunvisson, H., Haberman, B., Weiss, S., & Benner, P. (2009). Augmenting the Cartesian medical discourse with an understanding of the person's lifeworld, lived body, life story, and social identity. *Nursing Philosophy, 10,* 241-252.
Taylor, C. (1985a). *Human agency and language: Philosophical papers 1.* (Vol. 1). Cambridge, MA:

Cambridge University Press.
Taylor, C. (1985b). *Philosophy and the human sciences: Philosophical papers II*. (Vol. 2). Cambridge, MA: Cambridge University Press.
Taylor, C. (1989). *Sources of the self: The making of the modern identity*. Cambridge, MA: Harvard University Press.
　下川　潔, ほか(訳): 自我の源泉―近代的アイデンティティの形成, 名古屋大学出版会, 2010.
Taylor, C. (1993). *The quality of life*. Oxford, UK: Clarendon.
Weick, K. (2009). *Making sense of the organization: Volume 2: The impermanent organization*. West Sussex, UK: John Wiley & Sons.

謝辞

　まず，この研究に参加してくださった205人のスタッフおよび高度実践看護師に，また場所を手配し，研究に必要な大規模な被験者の観察を許可してくださったことでデータ収集にご貢献いただいた，多くの看護部長，看護師長および看護管理者の皆様にお礼を申し上げます。本来の研究プロジェクトは本書の初版でデータが集められましたが，第2版で研究を進めるうえで271名もの新しい事例を集めてこられたのは，Patricia Hooper Kyriakidis のおかげです。多くの看護師たちが参加して自分たちの物語を打ち明けてくれたことに心から感謝いたします。私たちが最初の研究のほかに寄稿された物語も含めた際，看護師の名前は使わせていただきましたが，労働環境を明かさないことによって患者情報の機密を守るという細心の注意を払いました。私たちは物語の詳細を明らかにするうえで多くの点に変更を加えました。参加した看護師たちは，それぞれがその専門分野での熟練者でした。彼らの名前を挙げさせていただきます。Elizabeth Allee, Laura Alter, Beth Baldwin, Mary Ann Bennett, Anne Benson, Katherine Cameron, Julia Chappo, Jackie Cunningham, Corinne Cyr Pryor, Girish Dang, Tracy Hegg Davis, Michael DeMello, Emily Dever, Andrea Edmands, Patricia Ferencz, Laurie Foran, Suzan Foy, Tammy Freehling, Susan Gagne-Rego, Kathy Giannelli, Jennifer Harley, Barbara Hidde, Sandra Kennedy, Sally Kerchner, Luigina Maniscalco, Lisa Mayer, Nancy McClorey, Rosemary Melton, Mary Nottingham, Lucille Raia, Clara Reagan, Paula Reiss, Debra Richards, Cynthia Rogers, Judy Rumensky, Lisa Salines, Carol Samuels, Amanda Savage, Brenda Silvia, Stacey Steuerwald, Priscilla Stoddard, Janice Vincent, そして Robin Watson（敬称略）。また，模範例を提供してくれた大学4年の看護学生である Martina Skibola 氏に感謝しています。この研究を支援し，国立教育研究所の1施設で高度実践看護師にインタビューする機会を設けてくださった，米国クリティカルケア看護連盟（American Association of Critical-Care Nurses）にも

感謝いたします。また，Helene Fuld Health Trust の継続的な支援と寛大な貢献にも謹んで敬意を表します。さらに Phase One Team (Expertise in Nursing Practice)，特に Christine Tanner 氏と Catherine Chesla 氏の尽力と貢献に感謝申し上げます。この研究はこの方たちなくしてはなしえませんでした。

サンフランシスコのカリフォルニア大学の，博士課程と修士課程の多くの学生の方々も，この研究に貢献してくれました。Jan Boller 氏，Lisa Day 氏，Maria Gudmundsdottir 氏，Colleen O'Leary Kelley 氏，Lori Madden 氏，そして Kay Ramsdell 氏には，データの収集とコード化を支援していただきました。さらに，Sara Weiss 博士には，インタビューや被験者の観察でご助言いただき，Weiss 博士と Joe Merighi 博士には，データ収集過程での博士課程の学生への指導や助言，さらにデータのコード化で援助していただきました。Weiss 博士，Joe Merighi 博士，Andrew Brosnan 氏，Loretta Brady-Visser 氏，Pam Ellingson 氏，Margarita Klein 氏，そして Lori Madden 氏からは，有能なスタッフの支援をいただきました。

大勢の看護師(看護師，高度実践看護師，管理者，教育者，研究者および学生)や医師，それ以外の方々が，ていねいに各章をレビューしてくださり，私たちの見解をさらに磨いてくださいました。Pat と Tom Ahrens 夫妻，Mary Jane Barnes，Richard Benner，Jan Boller，David Boyd，Catherine Chesla，Marianne Chulay，Deborah Cline，Maria Connolly，Dorothy Corona，Lisa Day，Yoshimi Fukuoka，Chris Kinavey，Erick Kyriakidis，Claudia Ladwig，Lori Madden，Ruth Malone，Joe Merighi，Kathleen McCauley，Beau Simon，Carey Simon，Sara Weiss，そして Fay Wright (敬称略)による詳細なレビューと思慮深い論評にはとりわけ感謝を申し上げます。そして膨大な時間と努力をこの本全体の校閲のために費やしてくださった Joan Vitello-Cicciu 氏にも感謝を捧げたいと思います。第 2 版の編集では，最新の臨床介入を見直して私たちを支援してくれた看護師や医師の熟練した臨床知と相談に深く感謝しています。彼らの名前を挙げさせていただきます。Corinne Cyr Pryor，Tracy Hegg Davis，Joan Dorr，Andrea Edmands，Brooke Hooper，Michael Hooper，Erick Kyriakidis，Sharon Levine，Lisa McKibban そして Amanda Savage(敬称略)。

謝辞

　研究チームの中心メンバーである Patricia Benner，Patricia Hooper Kyriakidis そして Daphne Stannard は互いに協力しながらそれぞれの章にとりくみ，著述しました。しかし，特定の章の初稿と最終稿については，それぞれが主な責任を負っています。したがって質問は，第1，3，6，9，10，および11章については Patricia Benner へ，第2，4，5，12および13章については Patricia Hooper Kyriakidis へ，第7，8章および付録については Daphne Stannard へお願いします。この第2版の作業においては，Patricia Benner と Patricia Hooper Kyriakidis が編集し，全章と付録の最終校正を行っています。

　最後に力強く支えてくれた私たちの家族，Richard と John と Lindsay Benner，Erick と Annie と Seth Kyriakidis，そして Beau と Dylan Simon へ，彼らの愛情と激励，そして揺るぎない忍耐に対して心からの感謝を贈ります。最後になりますが，とても大切なこととして，この執筆活動の最終的な書式設定や修正，原稿編集に際しての Brandee Woleslagle Blank 氏の熟練した技と不断の努力と鋭い目に感謝申し上げます。

Patricia Benner
Patricia Hooper Kyriakidis
Daphne Stannard

目次

第1章 行動しつつ考えることと推移を見通すこと：概観　1

研究の背景　7
対象と方法　9
臨床でのふるまいと卓越した判断と思考の技能　12
際立った感覚を養うこと　17
状況に基づく学習：知識の習得と知識を使うこととを統合する　18
（想定される）推移を見通すこと　19
熟練したノウハウ　22
反応に基づく実践　23
発動力　25
鋭敏な知覚と関わりの技能　26
倫理的推論と臨床推論の統合　30
情動と判断とナラティヴによる説明のつながり　32
経験的学習におけるナラティヴの役割　33
臨床的・道徳的想像力の育成　34
実践の論理とナラティヴによる教育法　34
まとめ　38

第2章 臨床把握と臨床探究：問題の特定と臨床での問題解決　43

質的な識別をすること　51
臨床状況を追究し，探索的思考し，その難問を解くこと　65
臨床的重要性の変化を認識すること　76
特定の患者群に関する臨床知識を深めること　79
臨床把握と患者の反応に基づく実践　92
臨床把握，推移を見通すこと，および探索的思考の教育と学習　102
まとめ　106

第3章 臨床における想像力と先見性：
潜在的な問題を予測し予防する　109

先を考えること　116
特別な疾患や傷害についての臨床における先見性　124
特別な疾患や傷害のある患者の危機や危険，脆さを予測すること　130
予想外の出来事を発見すること　139
まとめ　140

第4章 急性期で状態が不安定な患者の
生命維持機能の診断と管理　143

診断とケアの深いつながり　145
緊急で命に関わる状況を診断し管理すること　152
診断し，モニターし，見極め，状態の不安定な患者に迅速な
　ケアを提供して，生体機能と身体的安定を維持すること　178
重要だが緊急でない身体機能の不安定さを診断し，
　モニターし，予防し，管理すること　206
同時に行われる複数の治療・処置を調整し管理すること　235
生命維持装置から離脱する患者を指導し支援すること　258
まとめ　273

第5章 熟練を要する危機管理能力　277

危機を管理するための環境を整えること　278
危機に対応するために迅速で多様な治療の実務を
　順序よく管理すること　296
危機のなかでチームを編成し，
　チームメンバーの行動を調整すること　301
医師がいる場合，患者の管理をするうえで
　経験に基づいたリーダーシップを発揮すること　309
医師が不在の場合，危機管理に必要な医療行為を行うこと　320
臨床能力と熟練の臨床家を見極め，特殊な状況に配備すること　328
情緒的反応を調整し，職場の雰囲気を円滑にすること　341
まとめ　355

第6章　急性期の重症患者を安楽にすること　357

安楽の源としての身体的ケア　366
人間関係やつながりを通じて安楽にすることと
　患者を人間として認識すること　377
邪魔にならないようにしながら
　適度な刺激や気晴らし，休息を提供すること　389
先端医療の環境をやわらげること　396
でしゃばらずに応じること　403
鎮痛・鎮静薬の使用や緩和ケアの手段について
　倫理的な側面を考慮すること　405
痛みを伴う処置の影響を抑えることとリラクセーション技法や
　視覚化，気晴らし，楽しみを活用すること　421
日々の日課や習慣が安楽をもたらすこと　435
まとめ　438

第7章　患者の家族へのケアリング　441

家族が患者と一緒にいられることを保証すること　450
家族に情報や援助を提供すること　469
家族がケアに参加できるようにすること　484
まとめ　494

第8章　技術的環境での危険防止　499

実践的な技術アセスメントを行うこと　504
安全措置を行うこと　526
機器を活用することとその性能を理解すること　539
まとめ　554

第9章　死と向き合うこと：終末期ケアと意思決定　557

意思決定のポイントと移行　562
ケアの妥当なレベルをアセスメントし計画すること　566
治癒から緩和ケアへの移行を認識し伝えること　573
思いやりのある緩和ケアを計画し実行すること　586
死と向き合うこと　606
終末期医療と意思決定についての現在の倫理的議論　618
まとめ　621

第10章　論理的に述べること：
臨床評価の共有とチームワークの改善　627

臨床的な移行を伝えること　638
臨床経過のなかで予測の逸脱や予想外の変化を伝えること　645
実践を変えることと新たな臨床知識を身につけること　647
実験的な治療についての臨床知識を身につけること　649
チームを作ること：
　　注意深く，有能で，協調性のある集団を育成すること　652
まとめ　670

第11章　患者の安全：質のモニタリングと
実践のブレイクダウンの予防と管理　673

実践のブレイクダウンを管理する際の仲介者の役割　680
最前線での質の改善とモニタリング，危機管理　689
差し迫ったブレイクダウンと実際の実践のブレイクダウンを
　　立て直すこと　694
実践のブレイクダウンが生じているなかでのチームの構築　699
今後の実践のブレイクダウンを予防するために
　　システムを改善したり設計し直したりすること　703
事例の比較：大きな困難に立ち向かい
　　実践のブレイクダウンを受け止めること　706
不安定な職場環境で医療システムの欠陥を最小にすること　708
適切な看護ケアや社会サービスのないところで
　　高度な医療を提供すること　721
まとめ　729

第12章　道徳的なクリニカルリーダーシップの
すぐれたノウハウと
他者を指導し助言すること　741

他者の臨床的成長を促すこと　751
患者の経過を解釈・予測し，対応するなかで
　　他者をコーチングすること　768
患者ケアのギャップを埋めること　791
怒っていたり要求の多い患者や家族との対立（コンフリクト）に
　　折り合いをつける：管理からつながりや理解へ　811

協力関係を築き，維持させること　848
　　　ケア提供システムを作り変えること　856
　　　まとめ　867

第13章　**教育方法と提言**　871
　　　看護師への知能的・技術的・倫理的実践の教育の課題　872
　　　状況下での学習：
　　　　患者とその家族のケアをするさなかでの学習　875
　　　行動しつつ考えること：講義と臨床教育の統合　895
　　　実践についての内省　899
　　　看護のナラティヴを書く際のガイドライン　901
　　　ナラティヴを評価する　904
　　　学問としての講義と臨床学習との統合の提案　905
　　　まとめ　908

　付録　911
　　　研究デザインおよびデータ分析について　911
　　　手順　912
　　　データの分析　916

用語解説　917

略語一覧　923

索引　927

第1章
行動しつつ考えることと
推移を見通すこと：概観

　クリティカルケア看護実践は，知的側面においても感情面においても，努力を要するがやりがいのある仕事であり，過ちのほとんど許されない生命の危機的状況下で，迅速な判断と対応とが求められる。そのようなすぐれた専門的技能を身につけるには，急性期やクリティカルな実践のなかでの経験的学習と，行動しつつ考えること(thinking-in-action：状況が変わっていくなかで，行動しながら考えていくこと)を必要とする。以前は救急，軽症，重症ケアを区別することは容易であった。しかし，入院期間が短くなるにつれ，救急と重症ケアの境界線が薄れ，今日の病院では比較的落ち着いた重症患者から超重症の患者まで，幾層にも分かれたクリティカルケアを行っている。ところがクリティカルケアの卓越した看護実践についての記述は，ほとんど見あたらない(Benner, Tanner & Chesla, 2009)。クリティカルケアの領域では，事態に即応した治療法(例：血行動態のモニタリングと管理)や患者の反応に基づく治療法が発見・開発されているが，このような治療の「滴定」モードに必要な臨床判断の洞察力は病院のいたるところで見いだされる。Hooperの業績(1995)を除いて，複数の血管作用薬の滴定，抗不整脈薬のモニタリングと評価や，中毒や副作用の徴候と症状など，患者の反応に即した治療法に必要とされる臨床判断についての記述は，数えるほどしかない。クリティカルケア看護実践における科学や技術の上手な使い方に関するプロトコルや手順説明書，解説書は，簡略なものなら存在する。しかし，クリティカルケアのすぐれた臨床看護実践は急速に変化し続けているのである(Day, 2009)。

　本書の初版では，救急搬送・院内・救急・周麻酔期の看護でのクリティカ

ルケアに焦点をおいた．しかし，入院期間の短縮や，救急および重症・外傷・救急搬送・周麻酔期の複雑化に伴い，クリティカルケア患者がどこで看護ケアを受けるかの境界線はなくなりつつある．そこで，この改訂版では，救急病院で行われているすべてのクリティカルケアに焦点をおいた．確かに筆者らは，理論によって説明できることよりも多くのことを実践において知っている(Polanyi, 1958/1962)．しかし実際は，クリティカルケアはさまざまな場面で行われ，複雑に入り組んでいるので，そこでの判断や技能を明確に表現することは困難である．それは，クリティカルケアでの対処が事態即応的であり，状況の流れにおおいに左右され，かつその解釈は至近の臨床経過(軌跡や傾向)上の出来事，対処，患者の反応，問題に即して変化するものだからである．

　筆者らは臨床判断と対処，そしてこの両者の結びつきをより深く理解するために，新人看護師から熟練看護師(高度実践看護師を含む)までを対象に，クリティカルケア看護実践について，あるがままの姿を記述する民族誌的研究を行った．そこでは，このような作業で明確に示される臨床状況のもつ意味と内容に焦点をあてた．この点で本書は，クリティカル領域での重要な課題や，患者や家族ケアの際にクリティカルケア看護師が直面する臨床的特徴についての，記述報告とみることができよう．行動しつつ考えることの実際を記述することによって，筆者らは臨床での学びをひもとき，臨床判断や臨床知の開発を目に見えるものにしたいと願っている．複雑な看護実践においては，幅広い知識の習得と状況に即した知識の応用が不可欠である(Eraut, 1994; Benner, Sutphen, Leonard & Day, 2009)．筆者らは，看護学生や看護スタッフが急性期外傷のクリティカルケアの場面で，それぞれの臨床状況に応じた知識に基づいて実践する能力を身につけるための，最先端の統合教育の内容を明らかにすることもめざしている．知識労働者である看護師たちは，もはや個別の臨床状況に用いる知識から看護学・自然科学・社会科学および人文科学を切り離すことはできない．また，看護教育者が，知識は統合され実践の場で用いられなければならないことを指摘することなく，原理や抽象的な概念だけに焦点をおくことは，教育学上健全ではない．看護学生や新人看護師は，複雑で次々と展開する臨床状況を理解するに至る前に，状況の単純な側面をまず学ばなければならない．臨床状況の本質を認識することこそが，

表1-1 急性・クリティカルケア看護実践における思考と行動の習慣と実践領域

思考と行動の習慣
■ 臨床把握と臨床探究：問題の特定と臨床での問題解決
■ 臨床における先見性：潜在的な問題を予測し予防すること
実践領域
■ 急性疾患の患者や状態が不安定な患者の生命維持のための身体機能の診断と管理
■ 熟練を要する危機管理能力
■ 急性期重症患者を安楽にすること
■ 患者の家族へのケア
■ 医療機器の危険防止
■ 死と向き合うこと：終末期ケアと意思決定
■ 自分の考えを主張すること：さまざまな見方があることを伝え，話し合うことでチーム力を強化する
■ 患者の安全：質のモニタリングとブレイクダウン(状況の破綻，うまくいかなかった状況)の予防と管理
■ 臨床的で倫理的なリーダーシップのすぐれたノウハウと他者へのコーチングと助言

すぐれた臨床推論と対処の要となるのである。筆者らは，臨床推論を実践的推論の1つ，すなわち患者の状態の推移におけるその時々の推論，臨床家の理解，またはその両方として説明する。

表1-1に，クリティカルケア看護師の臨床判断，臨床知の開発，日々の熟練したふるまいの様相を示すものとして，思考と行動の2つの習慣と，看護実践の9つの領域を示した。思考と行動の習慣は，典型的なアプローチを構成する実践・思考・行動のさまざまな様式に関するもので，一方9つの実践領域は，共通の臨床目標や関心によって系統づけられた一連の印象深い状況を示していると考えてよい。

第2章と第3章では，思考と行動の広くいきわたった2つの習慣，すなわち臨床把握と臨床における先見性について述べている。第2章では，行動しつつ考えることと推移を見通すことに集中することが，重大な臨床上の問題を的確に見極めるに際して思考を方向づけるものとして強調されている。第3章では，臨床における先見性とは考え方の1つの習慣であり，それが集中した思考と行動を形づくることが示されている。また，実践領域のそれぞれは重複し，かつ同時に生起するが，各々の領域は看護師の注意や行動を方向づける核として働き，ある場合は高い優先性を備えていても，ほかの場合は

裏面へと後退することもある。これらの領域は総合すると，特定の臨床場面にいることが臨床の判断・思考・行動をどのように導くかを明らかにしている。Bourdieu（1990）が指摘しているように，状況の本質を認識することは，実践の論理の中核である。このような実践領域はいずれも，行動しつつ考えることと推移を見通すことが，実践でのすぐれた臨床判断を保証する目安となっている。また理解の欠如や不安感，難解だと感じること，あるいは困惑でさえも，問題を探り，推移について考えることを促すのであり，これが実践における臨床・倫理的推論の特徴となっている。起こりそうな事態を予見すれば，看護師は心構えができ，行動しつつ考える思考様式を形成できる。

　本書で筆者らは，臨床・倫理的推論に積極的に関わることの本質を述べている。積極的に推論するには，臨床家がその状況に身をおかなければならない。特定の臨床状況の本質を把握するために，新人看護師は経験を通して，常に変化する臨床状況のなかで何が最も重要で何が重要でないかを学ぶ必要がある。看護教育において特徴的な教授法の1つは，学生や研修中の看護師が臨床状況で最も重要なこととそうでないことが認識できるよう指導することである(Benner, Sutphen, Leonard & Day, 2010)。ナラティヴな報告や実際の臨床場面におけるインタビューの抜粋，看護師の実践の観察を通して，その状況で最も際立ったことは何か，そして刻々と変化する臨床状況に必要な行動しつつ考えるということに焦点をあてた。行動しつつ考えるということは，患者や家族への対応や，有効なスタッフ配置，看護師やほかの医療従事者に早急に求められることなど状況の本質に直接結びつく思考・行動のパターンと習慣のことである。筆者らは卓越した臨床家の技(craft)に関心があるが，その技が身につくのは何よりも，刻々と変化する状況に実際に身をおくときにほかならない。これは，状況に埋め込まれた学習としてLaveとWenger（1991）が述べたことである。クリティカルケア看護師の毎日の知的な活動を明らかにするために，筆者らはあらゆるレベルの実践を取り上げた。それは初学者がより高いレベルの実践に到達するときに，卓越した実践に関わる問題の核心が，時に姿を現すからである。加えて，困った状況や人の指示を仰ぐ状況のなかから，より卓越した実践レベルが目に見えるようになる。筆者らは，姉妹本『Expertise in Nursing; Caring, Ethics and Clinical

Judgment 2nd Ed.（看護における卓越性；ケアリング，倫理，臨床判断　第2版）』(Benner, Tanner & Chesla, 2009)で技能の習得段階に焦点をあてている。卓越した実践は，ブレイクダウンの様子をよく見ると，より明らかになる。それは，欠けていることや不適切な実践が明白になるからである。その意図するところ，すなわち，何をよしとするかに関する誤った考え，卓越性の基準に関する誤った考えが，正しい考えがないためにかえって目に見えてくる。しかしまた，成功例や適切に行われた実践例，すなわち看護師がすばらしい実践と認め，ナラティヴな記述がその主張を裏づけるようなさまざまな状況も示した。

　筆者らは，医療的介入や薬剤投与などの特定の「出来事」を最高水準や最良の実践モデルとして扱わないようアドバイスしている。それは最新の特異的な治療法や個々の臨床状況など特定の状況下での行動の回顧的報告は，何を考えどのように行動したのかを提示することが不可能だからである。むしろこれらの事例は，臨床的・倫理的想像力を刺激し，もてる知識のすばやい応用や行動しつつ考える予行練習に適していると考えている。筆者らは，個々のプロトコルや最先端の根拠に基づく実践ではなく，巧妙に，状況性をもって，また集中して行動しつつ考えることに焦点をおいているのである。よって，このアプローチは，個々の状況での根拠に基づく知識の応用を超えるものでも置き換えるものでもない。これらのサンプルは，看護学生や看護スタッフが，彼ら自身が実践の場で直面する状況と類似している部分を見いだすことによって，どのように行動すべきかの臨床的・倫理的想像を構築することにつなげることができる。

　筆者らがここでいう思考は，看護師が積極的に行動しつつ考えるときの内省(reflection)とは異なるものかもしれないが，書き記されている事例は時間を止めているため読者はじっくりと状況を検討することができる。筆者らが示したいのは，看護師が実践で積極的に行動しつつ考える様子であり，それに基づいて事後に内省が行われることである。読者の方々には，想像力を駆使してナラティヴに示された状況のなかに身をおき，危険や曖昧さを感じとり，提示された臨床問題に対して自分自身の行動しつつ考える対応を作り出すようにお願いしたい。本書に示した臨床的なナラティヴは，すべて一人ひとりの患者の臨床場面の個別性や経過を説明している。筆者らが選んだ臨

床状況には，個別的なことと一般的なことの両方が含まれている(Logstrup, 1995)。また臨床的な思考は，情報を個々のカテゴリーに整理する以上のものでなければならないというのが，筆者らの主張である。Logstrup（1995）は情報の分類やカテゴリー化を，包括すなわち事物をカテゴリーに包括することとみなしているが，この考えに従えば物や事象を一般的なカテゴリーに整理または割り当てることは，創造的な思考というよりむしろ，合理的な計算や分類の形式と言える。

> 応用や包括は，創造的なプロセスではない。それらは理解や認識を前提としているが，それ自体は理解でも認識でもない。せいぜい理解と認識の制御でしかない……。私たちは包括よりも知識を軽んじる傾向にある……。包括は，それにふさわしい場所をもっている。私たちは包括しないわけにいかないし，包括することなしに管理することもできない。とかくするうちに，私たちは創造的な意味での認識(思考)を放棄してしまった。包括は認識ではなく，むしろ私たちが知るに至ったことの応用であり，私たちの認識が正しいかどうかを試す応用であると言える。(pp.140-141)

多くの学生は，知識を身につけることは語彙の習得や知識のかけらの分類に過ぎないと勝手に想像し，正規の教育から離れ去ってしまう。正規の専門分野の教育は，看護について学ぶことばかりを重要視しているが，看護をどう実践するか，つまり看護師として働くことを学ばなければ成り立たない。体験的な臨床学習と状況のなかでのコーチングは，看護師が実践に必要な技術，鋭い知覚，知識，そして人間関係のうえで大切な資質を形成するための中心的な教育法である。形成というと，熟練看護師，セラピスト，ダンサー，ソーシャルワーカー，教師などになるために必要な長く大変な過程を想像するかもしれない。しかし，形式にとらわれたり，思慮のない慣例などに従う必要はない(Benner, Sutphen, Leonard & Day, 2010; Benner, 出版準備中)。

情報をコード化したり検索するのに分類法が有用なのと同じ意味で，（看護診断や看護介入のような)分類法が有用であると示すことと，その分類法が言及する論点や臨床場面について，その人が積極的に考える力をもっていることとは同じではない。これらの方法では，病気やその体験者として分類

された患者や家族に対し，生産的な思考や想像力をもって接することはできない（Bowker & Star, 1999 を参照）。分類された看護の知識や，整理と検索のための情報システムを学ぶだけでは，看護について学んでいるだけであり，看護師になることを学んではいない。

　この研究は，看護師が卓越した臨床実践能力を身につけられるようになるための１つの教育計画書となる。重要なのは文脈のなかに埋もれているノウハウを読み解くことである。したがって，読者には，ここで語られる話の文脈をとらえながらよく考えてほしいと願っている。この研究によって，有能な実践レベルから専門的な実践レベルへと看護師が向上できるようになると筆者らは信じている。またこの研究は初学者の看護師にとっても指針となるであろう。経験的学習ということを理解し，手引きする方法となるからである。本書は，実践の場での体験を本人が"実況する"形で事例を提示しているため，看護教育者が新しい統合的教育方法としての知識の習得と応用，講義と臨床の統合などを考案する際の助けになるであろう。本書は学生や初心者に必要な技術的な手順の解説書の代わりはできない。また，臨床家にとって先端科学の現状に遅れないための，絶えず発展し批判的に評価されるべき科学的研究に代わるものでもない。そうではなく，本書はなによりも，卓越した技能の育成のためにどのような実践が求められているかを明確に示している。さらに詳細な教育方法と提言については，第13章に記した。

■研究の背景

　この研究は，『Expertise in Nursing Practice（看護実践の卓越した技能）』（Benner, Tanner & Chesla, 1996）や『From Novice to Expert（ベナー看護論　初心者から達人へ）』（Benner, 1984）で始めた明確化の試みを引き継ぐものである。明確化という言葉で筆者らが意味しているのは，当たり前とみなされている実践知，熟練したノウハウ，すぐれた看護実践の概念を，記述し，描写し，それに言葉を与えるということである。本書は，卓越したクリティカルケア看護実践の「濃密な」民族誌的記述を提示している（Geertz, 1987）。「濃密な」という言葉で言いたいのは，筆者らは単に看護実践の具体的目標だけでなく，記述した出来事の意義を把握しようとしている，ということであ

る。筆者らは，さまざまな解釈が可能な，かつ歴史的な臨床知のあり方，言い換えれば何が試みられたのか，患者とその家族がどんな反応を示したのか，そして次に期待されることは何かということから決して離れることのない臨床知のあり方に正直でありたいと心がけた。すぐれた実践には，患者や家族の方向転換，すなわち物事の重要性の変化を認識しそれに対応するという特徴がある。クリティカルケア看護という実践領域を説明するために，観察に基づくインタビューと臨床のナラティヴが用いられている。語り手は，経験の意義と経時的な観点から話している。一方，本書の臨床のナラティヴを読みながら読者は，話の意味がどのように明らかになっていくかを，自分でいろいろ問うことができる。なぜこれが話の始まりだったのか？ なぜこういう論点とこのような細部の描写が含まれているのか？ なぜ話はここで始まりここで終わったのか？ この話のなかに見当たらないのは誰の意見や説明か？ 何が忘れられているのか？

　このように話を内省的に読むことは，実践をふり返り実践から学ぶうえで格好の訓練になる。また自分自身を話のなかにおくことも，実践の予行練習となり，自身の臨床的想像力と，状況に必要な知識を引き出す能力を伸ばすことができる。

　科学的な推論，すなわち論理と基準に基づく推論は，確実性を追究するものである。科学的な問題解決法は「正」「否」の絶対的な判断をもたらす。クリティカルケア看護も正確な判断を求められるが，臨床判断は必ずしも科学的な実験のようには予測できないしコントロールもできない。ある臨床状況について，それを最も的確に説明できるようになり，その結果，不確実な環境下で最善の臨床判断が可能になることは，1つの解釈的なプロセスにほかならない(Benner, 1994c; Hooper, 1995; Benner, Tanner & Chesla, 2009)。不確かな環境での臨床状況の最も的確な説明が，最善の判断を生み出す。確実性は求められてはいるが，現実の実践で達成されることはまれである。安易な判断，視野の狭さ，一般化のし過ぎ，特定の問題への固執などはここでは取り上げないが，いずれも不十分な判断の原因になりうる。臨床から学ぶ人たちは，どうしても過去に経験的に学んだことを一般化し過ぎるきらいがあり，そのため，かつて学んだ知識を誤ってあてはめてしまう。筆者らは看護師たちに，印象深く学んだ出来事や，何か新しいことを教えてくれたり，臨床のパ

ターンを認識させてくれたりするような模範的な事例を記録しておくように勧めている。ナラティヴの話の筋や推論を内省的に考えることにより，新たな洞察や理解だけでなく，視野の狭さや安易な判断などの誤った論理も明らかになるからである。

■対象と方法

　この研究は，1990〜1996年まで，ヘレン・ファルド(Helene Fuld)財団の研究助成を受けた「看護実践における卓越性の研究」の一部として開始された。この研究は，8か所の医療機関の130人のクリティカルケア病棟に対して行われた小グループインタビューに基づくオリジナルデータと，130人中48人について行われた観察と個別インタビューによるオリジナルデータを含んでいる。この第1次調査から筆者らは，クリティカルケア看護師の実践に関する民族誌を開発した。しかし，マネジドケアや医療の民営化市場モデルの広範な導入によって，臨床実践は急激に変化しており，クリティカルケアの看護実践の境界線も変化しつつあった。筆者らは，ほかのクリティカルケア(救急部門，フライトナーシング，在宅ケア，手術室，術後回復室)領域の収載，そして高度実践看護師に関するサンプルの増加をめざしたデータ収集の拡大のために(1996〜1997年)，再度ヘレン・ファルド財団の研究助成を受けた。第2次調査のデータ収集が始まったとき，筆者らの研究はすでにかなり進んでおり，クリティカルケア看護師の実践に関する濃密な民族誌的記述を得ていた。その結果，理解が難しい点やかみ合わない点がどの領域にあるかをすでに把握していた。そこで筆者らは，その領域で必要とされる事項を満たすことによって研究を進めていった。

　第1次と第2次の調査の，データの収集と分析を組み入れている5つの目的は，以下のとおりである。

　　1. 卓越した実践に埋め込まれている実践知を記述すること
　　2. クリティカルケア看護実践での技術習得の本質を記述すること
　　3. 看護実践における専門技術の習得に対するシステム上の障害と習得のための資源を明確にすること

表1-2　グループ別の経験年数(N=130)

	新人			中堅			経験者			熟練者		
	平均値	SD	Md	平均値	SD	Md	平均値	SD	Md	平均値	SD	Md
基礎看護教育からの年数	0.8	0.7	0.5	5.4	5.3	4.2	12.1	4.3	11.8	12.8	4.7	11.6
BSNからの年数	0.7	0.4	0.5	4.3	2.8	3.9	10.2	4.7	9.5	8.0	5.7	9.0
現在の病棟での年数	0.5	0.3	0.4	2.1	0.8	1.9	7.5	4.0	7.0	7.6	4.6	7.0

BSN；看護学士課程，SD；標準値，Md；中央値
Expertise in nursing practice: Caring, clinical judgment, and ethics (p.373), by P. Benner, C. A. Tanner, & C. A. Chesla, 1996, New York: Springer より．Copyright 1996 by Springer Publishing Company.

表1-3　グループ別の経験年数(N=75)

	看護師(N=43)			高度実践看護師(N=32)		
	平均値	SD	Md	平均値	SD	Md
クリティカルケア看護の年数	14.47	6.92	14.00	13.19	7.66	14.50
看護の年数	16.30	7.07	16.00	17.28	5.74	17.50

SD；標準値

　　4．専門技術の習得を促す教育方法を明確にすること(Benner, Tanner & Chesla, 2009)
　　5．クリティカルケア看護の知識と実践の本質を明確にすること

　第1次調査と第2次調査は別個のものだが(**表1-2，1-3**)，この2つの研究から得られた質的なテキストを，本書では1つにして示した(**表1-4**)．改訂版を執筆するにあたり，筆者らは幅広い専門分野から，より最新の熟練した範例を新たに集めた(**表1-5**)．この改訂では新たな研究を行ったわけではないので，最初の実践領域にとどまった．そして，筆者らの解釈にニュアンスや新たな洞察を加えた．本書の初版と，『Expertise in Nursing Practice』(Benner, Tanner & Chesla, 2009)の改訂版の執筆以降，筆者らは文献や筆者らのナラティヴのなかで，卓越した看護における関わりの技能の役割を認識した．そこで特定の臨床状況と患者の日常生活への懸念に深く関わる技能とそ

表1-4 第1次調査と第2次調査：グループ別の所属病棟

病棟	看護師 (N=173)		高度実践看護師 (N=32)*		総計 (N=205)*	
	n	%	n	%	n	%
熱傷 ICU	4	2.3	0	0	4	2.0
心／冠状動脈 ICU	25	14.5	6	18.8	31	15.1
心血管外科 ICU	0	0	5	15.6	5	2.4
救急部	6	3.5	3	9.4	9	4.4
内科／外科 ICU	20	11.6	5	15.6	25	12.2
内科 ICU	16	9.2	3	9.4	19	9.3
外科 ICU	22	12.7	2	6.3	24	11.7
神経／神経外科 ICU	4	2.3	1	3.1	5	2.4
呼吸器 ICU	0	0	1	3.1	1	0.5
ヘリコプター外傷	6	3.5	0	0	6	2.9
外傷 ICU	0	0	6	18.8	6	2.9
新生児 ICU	32	18.5	1	3.1	33	16.1
小児 ICU	10	5.8	3	9.4	13	6.3
手術室	7	4.0	1	3.1	8	3.9
麻酔後ケア病棟	4	2.3	2	6.3	6	2.9
亜急性／中間	0	0	4	12.5	4	2.0
在宅ケア	0	0	3	9.4	3	1.5
HIV／AIDS 外来クリニック	0	0	2	6.3	2	1.0
非 ICU 病棟	7	4.0	0	0	7	3.4
その他	10	5.8	0	0	10	4.9

*多くの高度実践看護師が1つ以上の病棟で働いているため，パーセンテージの総計は100％にならない．

れを妨害するものの明確化に焦点をあてることにした(Sunvisson, Haberman, Weiss, & Benner, 2009)。

　また，この研究は全般にわたって，Patricia Hooper (1995)と Daphne Stannard (1997)のそれぞれの博士論文によって内容を充実させた。筆者らは，この2つの博士論文のデータを特に利用したわけではないが，ほかの専門領域で出版されるであろうこれらの博士論文から得られた知見により，この研究の内容がよりよいものになったことについて感謝したい。また2つの博士論文から，考察の視点や洞察の源として多くの示唆を得た。改訂版には，Lisa Day (1999)，Marilyn Oakes Greenspan (2007)と，Lori Rodriguez (2007)，Susan McNiesh (2008)の博士論文の成果を加えた。しかし，この研

表1-5　各専門領域からの急性・クリティカルケア事例

専門科	看護師(N=104)*		事例数(N=271)*	
	n	%	n	%
外来診療	1	1.0	2	0.7
麻酔科，看護師*	2	1.9	2	0.7
骨髄移植	1	1.0	1	0.4
心臓カテーテル検査	1	1.0	3	1.1
外来手術	2	1.9	4	1.5
eICU	1	1.0	4	1.5
救急部	8	7.7	19	7.0
血液科／腫瘍科クリニック	3	2.9	9	3.3
高リスク分娩	1	1.0	2	0.7
ホスピス	1	1.0	5	1.8
ICU，新生児	2	1.9	3	1.1
ICU，小児*	3	2.9	3	1.1
ICU，小児神経科	1	1.0	2	0.7
ICU，成人	9	8.7	25	9.2
ICU，熱傷／外傷	1	1.0	1	0.4
ICU，神経科／神経外科	1	1.0	1	0.4
出産・分娩／産科	4	3.8	10	3.7
授乳(指導)	1	1.0	3	1.1
助産／育児	4	3.8	12	4.4
内科	7	6.7	12	4.4
内科外科	4	3.8	13	4.8
内科外科，小児	3	2.9	9	3.3

(つづく)

究は看護実践の内面をさらに掘り下げることを意図しているため，オリジナルデータの表現はそのままにしている。

■臨床でのふるまいと卓越した判断と思考の技能

　実践領域のそれぞれでは，臨床判断と熟練したふるまいの多くの側面が強調されている。ここでは，次のような看護師としてのあり方や考え方の9つの面に焦点をあてる。①際立った感覚を養うこと，②状況に埋め込まれた学習と知識の習得・利用の統合，③積極的に推移を見通すこと，④熟練したノウハウ，⑤反応に基づく実践，⑥発動力(agency)，⑦鋭敏な知覚と患

(つづき)

専門科	看護師(N=104)*		事例数(N=271)*	
	n	%	n	%
新生児室,特別ケア	3	2.9	8	3.0
腫瘍科	3	2.9	22	8.1
腫瘍科クリニック	2	1.9	10	3.7
手術室	6	5.8	8	3.0
PACU	5	4.8	15	5.5
疼痛外来	1	1.0	9	3.3
小児救急移送	1	1.0	2	0.7
小児血液腫瘍科	2	1.9	4	1.5
小児内科	1	1.0	1	0.4
出生前クリニック	1	1.0	1	0.4
精神科,閉鎖型	1	1.0	4	1.5
外来患者,心臓リハ	1	1.0	3	1.1
リハビリテーション	1	1.0	1	0.4
放射線腫瘍科	3	2.9	13	4.8
学生	1	1.0	1	0.4
外科	1	1.0	1	0.4
遠隔(医療)	7	6.7	18	6.6
創傷ケア	2	1.9	4	1.5
負傷兵	1	1.0	1	0.4

eICU；電子集中治療室，PACU；麻酔後回復室
*多くの高度実践看護師が1つ以上の病棟で働いているため，パーセンテージの総計は100％にならない．

者との対人的関わり，そして⑧臨床推論と倫理的推論のつながり，⑨臨床的想像力の習得。それぞれの実践領域における臨床状況の積極的な内省の指針を示すために，臨床判断と熟練したふるまいの決定的に重要な側面について以下の章で説明する。実践における積極的な内省というこの方法は，診断や治療に関する臨床判断のモデルよりもはるかに的確に，卓越した臨床判断や熟練したふるまいの本質をとらえることができると筆者らは考えている(Benner, Tanner & Chesla, 2009)。診断を示してそれに適合した対処を選択することは，卓越した実践におけるダイナミックな推論を示すモデルとしてよりも，情報を分類・検索するのに適した静的なモデルである。筆者らが示す方法は，Schonの実践におけるすぐれた手腕の概念に近い。Schonの重要な

2つの著書に、『The Reflective Practitioner（内省する実践家）』(1987)と、『Educating the Reflective Practitioner（内省する実践家の教育）』(1991)があるが、この2つは、卓越した実践家になるための合理的な技術モデルによる学習には限界があることを示している。

> 技術的合理性の観点からすれば、「ナース」のように考えるとは、一定の規則に則って探究することだとみなされるに違いない。有能な実践家は、データ収集、推理、仮説の検証にあたり、規則に則ってそれを行うと考えられている。それによって、はじめはまだ明白ではなかった目の前の状況と専門知識体系との関連を、明らかに示すことが可能になる。ほかの専門領域と同じく臨床医学の領域でも現在一般的な「熟練者のシステム」とは、個別の問題事例に専門知識を適用するにあたって、その情報の根拠や規則や手順を明白にしようとする試みである(Kassirer & Gory, 1970)。
> この枠組みには、技術的な専門性に工夫を凝らすといった点を除いて、専門的手腕を発揮する余地はほとんどない。人は、ユニークで不確かな状況の意味がわかる専門的達人（アーティスト）が存在することは認めるであろうが、彼らの専門的手腕が何であるかをうまく説明する方法はもっていない。せいぜい、彼らはまだ明白にされていない規則に従っているのだろうと言えるだけである(Schon, 1991, pp.34-35)。

Schonは続けて、アーティスト（専門的達人）はその場その場で新しい規則を作り出す、と主張する。この点と、専門的達人は潜在的な知識や以前の事例から得た背景の深い理解に従っている(Dreyfus & Dreyfus, 1986)という点において、Schonと筆者らの見解は異なる。達人は、規則に則った思考というより、むしろ状況のナラティヴ的理解に基づいて、創造的に行動しつつ考えると筆者らは主張する。しかし、この「行動しつつ考えること」によって、筆者らが何を意味しているかを明らかにするには、本書の残りのページすべてを必要とする。筆者らは、Schonが用いた「行動しつつ内省する(reflection-in-action)」(Schon, 1987)というフレーズではなくて、「行動しつつ考える」という言葉を選択した。「考える」としたのは、刻々と変化する状況で臨床家が意欲的に思考し、革新的で創造的であるという意味合いが伝わるか

らである。内省は後退すること，あるいは状況の外部にいるという意味をもつ。もちろん，いずれも臨床知を身につけるためには重要である。状況に即した実践家の質の高い技能は，何が現れ，何に気づき，状況のどこに注目したかを明らかにする。筆者らは，行動しつつ考えることと推移を見通すことを説明するために，観察に基づくインタビューとナラティヴを用いることにする。行動しつつ考えることと推移を見通すことはいずれも，臨床推論の事例でもある(Taylor, 1993; Sullivan & Rosin, 2008)。

　この研究は，多様な場面におけるクリティカルケア看護師の大量かつ代表的なサンプルに基づいているが，「熟練(expert)」という言葉は，ある特定の看護師が実践のあらゆる側面に卓越していることを示す意味で用いてはいない。また，高度実践看護師(advanced practice nurse；APN)などの特定の役割を指して，「熟練」という言葉を用いてもいない。もちろん専門的技能の発揮は，経験に富んだ臨床家や高度実践看護師の実践に見ることができる。インタビューで高度実践看護師の場合はそのことを明示したのは，その役割がスタッフ看護師とは根本的に異なるからである。また多くの非臨床的な活動は，やむを得ず本書からは除外した。筆者らはいろいろな役割の臨床的側面に焦点をあてた。そして，特定の印象深い状況での行動しつつ考えることの実際をいきいきと示そうと考えたが，印象深い状況であればそのすべてを取り上げるというわけにはいかなかった。たとえば教育やコーチングに関する臨床家の役割は，看護師のナラティヴのなかに繰り返し出てきたが，それを独立した領域として系統的に記述することはしなかった。筆者らは，本書がクリティカルケア看護師たちを刺激して，クリティカルケアにおける卓越した知識の明確化をさらに推し進めることを望んでいる。

　意図したわけではないが，教育やコーチングに関する方略は，これまでずっとプロセスか内容のどちらかが強調されてきた。本書の目的は，臨床・倫理的推論の実際に見合うように，プロセスと内容を関連づけることである。筆者らは関わりのなかで行われる推論とはどういうものかを読者に伝えたい。また，経験的学習を促す実践について考察するための方略を示したい。筆者らは学習者が，自分もまた提示された臨床的な出来事の一部であると，積極的に想像してくれることを望んでいる。危ないと思った感覚を鏡に写すようにとらえ直してみたり，起こりそうな反応を想像してみたりするこ

とは，提示された臨床問題の顕著な論点を記憶するのに役立つだろう。このような積極的なリハーサルによって，読者は自身の臨床的かつ倫理的な想像力を膨らませることができる。経験的学習は積極的な参加なくしては生じないし，時間が経てば達成されるといったものでもない。それは，常に状況への積極的な関与を必要とし，新たな学習や，先入見からの「方向転換」，パターンの認識，あるいは問題の探索を促す不安や困惑の源に対する感受性を必要とする(Benner, 1984/2000; Gadamer, 1960/1975)。経験的学習のプロセスは，関連する臨床的・倫理的な論点や，自らが学んだ事例のなかで重要であるがゆえに記憶される情動的な感覚といった，ナラティヴな記憶をよび起こすのである。ナラティヴな記憶は，看護師がこの先出会う類似した状況下で，より熟練した行動がとれるよう支援してくれるに違いない。

　筆者らは，3つの異なる年代のクリティカルケア看護師を代表し，また，自らの実践と自分たちが研究の対象としてきた実践の双方を検討したうえで，以下のように言うことができる。クリティカルケア看護師は，膨大な量の患者の生理学的データを継続的に管理し，そのデータに対応して治療を瞬時に調整し，さらに，本質的なケア実践を継続している。集中治療室の技術は現代の巨大な飛行機の操縦席のそれに匹敵する。もしデータが示すままにあらゆる情報を検討しようとすれば，アルゴリズムを用いてデータを形式的に関連づけるために，人工知能のシステムが使用される。しかし，最も迅速で最新の人工知能のシステムであっても，その領域の研究者が「フレームの問題」とよび，哲学者が「形式主義の限界」(Dreyfus, 1992; Dreyfus & Dreyfus, 1986)とよぶものにぶつかる。なぜならコンピュータは，人工知能プログラムによる要素ごとの状況分析を，「全体像」との関連でデータを秩序づけ解釈するための背景的知識を一切もたないまま行うからである。

　このような実践をうまく教えるにはどうしたらよいのだろうか？　確かに筆者らは，ほかのクリティカルケア看護師，医師，医療チームのメンバーの手によって実践へと導かれる。筆者らはこのことを実証できる。また，従来の成書に見られるような，クリティカルケア実践の単なる合理的・技術的説明によって何が見落とされているか，筆者らはその証人になれる。本書は，最良のクリティカルケア看護実践の倫理的展望と可能性を備えた，看護実践を学ぶためのナラティヴアプローチを提供している。筆者らはいくつかの欠

陥については，まさにクリティカルケアの危うさを知らしめるものとして，そのままにしておいた。本書は，技術を単独に取り上げて教えようとするものではない。確かに技術の多くは記述したそばから，すぐに時代遅れになる。そうではなく，本書はクリティカルケア実践に求められている知的活動すなわち行動しつつ考えることについて述べている。

カーネギー財団全米看護教育研究が終了した（Benner, Sutphen, Leonard & Day, 2009）。この影響力のある研究は，カーネギー財団100周年として行われた医学研究「フレクスナー報告書」の一部であり，聖職者やエンジニア，法律家，医師，看護師などの専門家を対象とした。研究では，専門性の相違による教育でのいわゆる"徒弟制"教育としての3つの本質について提示している。

1. 科学，科学技術，理論，そして文献探索における「認知的徒弟制」とは，専門家にとって，知識に富み，開示的で，実践者としての自己啓発をもたらすものである。
2. 「認知的徒弟制」では，知識の活用の仕方や状況に即応した熟練したノウハウの獲得方法，さらに形式的な科学的推論と同様に実践的推論の働かせ方などを学ぶ。
3. 「認知的徒弟制」は構成要素を有しており，特定状況での専門的実践では倫理的要素として善の概念をもつ。

看護教育に関するこの最新の報告書は，筆者らの改訂版執筆に大きな影響を与えた。臨床知についての本書で，筆者らはエキスパートの実践について，これまでの教育学では触れられていないことを記述しようと思う。

■際立った感覚を養うこと

複雑な臨床現場では，実践家は豊富な臨床経験に基づく意思決定や，際立った感覚による曖昧な状況への対応を身につけなければならない。これらこそ重要であり焦眉の急の課題であるが，看護師の思考，推論，判断や介入の可能性などを具体的指針として明文化することは困難である。際立った感

覚に乏しいと，経験の少ない学習者はすべての事柄を単独なもの，あるいは等しく重要なものとして扱ってしまうため，それは根源的な問題となる。このことはスポーツにおいても同様である。テニスを習うときはコーチと向き合い，その独特な立ち方やフォーム，動き方を学ぶ。新人看護師は，臨床経験によってこれらのセンスを養うまでは，ガイドラインや基準に注意を払うことが重要となる。これらの指針は，何に注目し，どのように考えるかを明確に記してはいるが，それゆえに限界があり，状況の変化には柔軟に対応できず，丹念に計画を立てたり，思考することができない。これにより，熟練の臨床家が変化する臨床状況のさなかに指南するという状況におけるコーチングがなぜ，学習者にとって極めて重要なのかがわかる。臨床の指導者は，学習者が状況のアセスメントを行った後に，経験の隙間を埋めるよう指導する。

■状況に基づく学習：
　知識の習得と知識を使うこととを統合する

　科学や看護理論，哲学書の利用などのすべての側面を統合することは不可能であるが，授業における教育的方略として，看護の科学的知識，自然，人間に関する知識を指摘する道は十分に残されている。形式主義(formalism)の範囲内では，臨床での知識の適切な使用を妨げてしまうが，教室で示される看護の知識の臨床的意義のわずかな範囲でさえも，科学的かつ臨床的な実践的知識を統合する学生の能力を向上させる可能性がある。

　西洋文明は，知識や理論の抽象化に関する教授学習レベルを高めたが，知識の深淵かつ原則的な解釈についても熟慮を促している。この姿勢は，臨床状況における知識の使用への生産的思考につながる。

　知識の獲得と知識の使用は，初学者には区別されるべきである。なぜなら彼らは状況を思い描けるほどの十分な臨床経験をもち合わせてはいないからである(Eraut, 1994)。スキルス・ラボや実習室での演習など，シミュレーションにおける状況設定学習は，知識の使用に関しての学生たちの学びの中心的役割を担う。知識の統合の旅は教室から始めなくてはならないが，そこでは想像力に富んだ教師が人々の様子や臨床状況について，臨場感豊かに伝

えてくれる。Lave と Wenger（1991）は，学習の状況依存性と社会的性質について次のように指摘している。

> 臨床状況を画一的に思い浮かべるのなら，我々は見るべき情景を見失ってしまう。いかに知識を使用するかの単純なひな形や適応モデルでは，状況認識や状況を識別するスキルが取り残されてしまう。知識は社会に貢献するものであり，実際のコミュニティや臨床状況に宿るものである(Lave & Wenger, 1991)。

　実際のあるいは臨床模擬状況での臨場感あふれる学習は，複雑な臨床実践での学びの中心となる。それゆえ模擬状況は，創造的な知識の使用を促し，その臨床状況の特徴の理解や到達可能なゴールの設定などを導き出す。Sullivan と Rosin（2008）は，これらを高等教育での新たな覚え書きと称し，実践的推論（看護師，医師にとっての臨床推論）は，意思決定や思考の新たな分析的モデルとして教えられるだろうと述べた。

■（想定される）推移を見通すこと

　臨床推論は，特定の患者や家族について推移を見通すこと（reasoning-in-transition），つまり状況の変化についての推察を必要とする。推移を見通すこととは，常に変化する終わりのない臨床状況における実践的推論のことである。実践的推論は，人の理解をもっとすぐれたもの，あるいは明瞭なものへと変化させ，矛盾や混乱を解決する。不十分な理解からよりすぐれた理解へと変化することによって，間違いが少なくなり，自分の能力に対する自信が強まり，自分の限界が明らかになる（Taylor, 1989; 1993, Benner, 1994 c）。たとえば，ある心臓手術患者のケースでは，心拍出量の低下は循環血液量の減少に原因があると言ったほうが，それはポンプ作用の障害のせいであると言うよりも，対処や予測される反応を具体的に描くことができる。

　優秀な臨床家は，常に患者の直前の情報に基づいて，目の前の臨床状況を解釈している。疑問は患者の状態がどこへ向かって変化しているかに関するものでなければならない。すなわち患者の意識は明瞭になりつつあるのか？

呼吸努力は増加もしくは減少のいずれの傾向にあるのか？　乳児の興奮が増した原因は何か？　患者は敗血症を起こしているか？　患者のベースラインデータはどうか？　このような疑問への答えは経時的な比較に基づく判断からもたらされる(Taylor, 1993, p.230)。患者の以前とは異なる，あるいは類似した状態や反応について推論することは，熟練の臨床家にとって挑戦的かつ型破りな方法ではある。次々と臨床問題を解決するこの種の手法は，病態生理に焦点をあてた正式のケーススタディやある一時点でのアセスメントで記述されるものよりも，よほど一般的で，患者の安寧のために重要である。正式なケーススタディは，通常外部からの客観的な第三者的視点で記載されるが，この手法ではある患者やある特異な状況への看護師の関与は描けない。看護師(あるいはほかの職種においても)の患者や家族との巻き込まれつつ関わる技能の質や臨床状況に関する問題や関心などは，以前から指摘されていたように看護師が気づき，掘り起こし，そして家族・患者によって決定されていくものなのである。

　エビデンスに基づいた実践の推進は支持するが，臨床での客観的適用や研究結果は批判的に評価されるべきであり，さらには特定の患者への適用は特に注意を必要とする。特定の患者のためのある種の想定される推移の見通しについては，正確な評価と判定が必要である。

　患者ケアの成果について，膨大な人数を対象とする統計学的な研究が用いられる傾向にあるが，そこから特定の患者ケアへの示唆を導き出すのは容易なことではない(Frankford, 1994; Tannenbaum, 1994)。臨床家は成果に関するこのような膨大かつ無作為の調査研究を，特定の患者への適用を考える際に，処方としてではなく，せいぜいガイドラインとして利用できるだけである。医師や看護師にとって，生理学的なメカニズムやパスウェイを明らかにする基礎科学の推論のほうが，大きな集団にとっての予後ないし結果に関する一般化されたデータよりも，個別の患者にあてはめるのは容易である。科学的なプロセスで用いられる場合と同様に，形式的かつ基準に基づく推論は，ある時点での1つのサンプルと別の時点でのもう1つのサンプルとを比較するものであり，推論としては「スナップ写真」に類するものにすぎない。科学的な証拠がすぐれた実践に欠かせないことはもちろんである。しかし臨床家は，連続性や発展性・変化・わずかな違い(ニュアンス)が考慮されるよう

な，動画にも似た推論技能を磨かなければならない。そのためには，時間の経過に応じたナラティヴな理解が求められる。それによって，患者の状態の変化に即した理解が増加したか減少したかを，臨床家は判断できるからである。実践に関してナラティヴによる内省を行う技術を磨くことが，卓越した臨床判断の向上に特に有用であると筆者らが信じている理由はこれである。ナラティヴは，気づき，文脈，順序，病の進行や治療的介入の帰結をとらえることができる(Benner, 1984; Benner & Wrubel, 1989; Charron, 2001)。

　筆者らは，ナラティヴによる内省の多くの実例を示した。読者にはナラティヴのなかに身をおき，臨床状況の展開に伴う曖昧さや緊張を，想像力豊かに感じとってほしいと願っている。筆者らの濃密な記述は，クリティカルケア看護師から得た多くの話から構成されている。クリティカルケアという実践を教えるための，筆者らの行動しつつ考えるという方法は，熟練看護師自身が自らの活動を定めたり促したりするのに使う印象深い実践状況を利用している。たとえば，もし問題点が著しく不安定な血行動態であるとすれば，すべての仕事は患者の血行動態の安定に向けてなされる。印象深い状況を理解できれば，臨床家の実践的かつ状況に身をおく推論の世界を秩序づけてくれる。この方略は，特定の時点におけるケースについて一連の情報を示す伝統的なケーススタディとは対照的なものである。ケーススタディは臨床状況の問題をあまねく考慮するのにはすぐれた方法であるが，時間経過に伴って徐々に展開する臨床推論の姿をとらえることはできない。また典型的なケーススタディでは臨床家の意図や関心が含まれない。これに対してナラティヴによる内省は，臨床家にとって手段と目的を相互に関連したもの，また状況の一時的な序列を含む状況の理解に結びついたものにできる。

　解釈に必要な要素をことごとく記述しようとすることは，終わりのない膨大な作業である(哲学用語でいう形式主義の限界または無限後退)。さらに臨床状況に存在したすべての要素を命名することはできない。加えてこの情報は，有用であるためには，ほかの重要で顕著なデータとも関連していなければならない。また，時間に伴って次々と変化する問題，すなわち，推量を生まずにはいられない状況についてその変化をとらえることは困難であるという問題は，人工知能に携わる研究者も指摘している。出来事が次々と起これば必ずやその変化をめぐって推論が起こらざるを得ないからである。しか

しこれはまだ表裏が逆の説明であり，患者の状況の変化をくぐり抜けていくときに身につく洞察の感覚や，自信に満ちた行動をもたらしてはくれない。すべての生理学的データは，患者の身体的状況と人がもつもろもろの関心について意味をなすものでなければならない。臨床状況の表裏が逆の説明や，人工知能によるデータやタスクデマンドの分析は，クリティカルケアの初心者が仕事をどのように経験するかによく似ている。これとは対照的に，熟練のクリティカルケア看護師は常に，患者や家族の状況に関する意味深いストーリーに身をおき，臨床状況の意味と重要性について最新の臨床的かつ人間的な把握をもち続けようと心がけている。熟練の臨床家は，個別の患者や家族について推論できなければならない。たとえば，熱傷患者では大量の体液が偏位することを「知っている」だけでは十分ではない。熟練の臨床家は，個別の患者がどのような臨床状況を示すかに応じて適切な処置を開始するためには，「いつ」「どのように」すべきかを知らなければならない。この種の実践的推論は終わりなく継続されていく。

■熟練したノウハウ

　ケアの実施により，行動しつつ考えることを現実化する可能性が準備される。つまり，実施されたケアに患者が反応するにつれ，看護師は患者に何が生じているのかを，よりはっきりと知ることができる。たとえば心臓手術直後の患者に対して，熟練看護師は，下腿から足の先にかけての体温の変化を感じとることで末梢の体温の回復をアセスメントする。皮膚温の違いを感じとり，体温回復の程度と範囲を感じとることができるのである。この技能を身につけることによって，看護師は患者の血管拡張と体温回復のための電気毛布や血管作用薬投与の影響について，行動しつつ考えられるようになる。

　熟練した行動（熟練したノウハウ）において体が中心的な役割を果たしていることは，観察すればはっきりとわかる。しかし，観察といっても，目に見えない熟練したノウハウも多い。患者の足の体温変化をアセスメントしながら体温回復の程度を感じとるという前述の例を考えればよい。この種の技能を学ぶためには，臨床家は患者自身をアセスメントして体温変化の程度を明らかにし，経験豊かな臨床家がそれをどのように表現するかを通して体温回

復の程度を理解し，さらに／あるいは電気毛布の温度や薬物投与との関連から患者状況の類似点や相違点を比較・対照することが必要となる。熟練したノウハウのある側面は観察しやすく，見よう見まねで学習できる。しかし，技能の模倣とそれを熟練したやり方で実施することとは明らかに異なる。たとえば，無菌操作を学ぶとき，「無菌」と「不潔」といった，触れてはいけない範囲と容認される範囲を，動作のリズムとして身につけるのには時間がかかる。しかし時間が経つにつれて，このような範囲は臨床家にとって意味づけられたものになり，ガウンテクニックや手袋の装着，ガーゼ交換の動作は流暢かつ鋭敏になる。

　患者を観察しモニターするために看護師が臨床場面でどのような位置に身をおくかも，熟練したノウハウの別の形である(Hooper, 1995)。熟練看護師は，記録したり静脈点滴の準備をしたり，患者ケアの間接的側面を実施する間も，ベッドの周囲で患者がよく見えて，患者の声がよく聞こえて，患者に触れやすい場所に身をおいている。看護師がどこにいるかで，患者の状況に合わせたり，五感を通じて状況の変化を認識することがはたしてできるか，あるいはどのようにできるかが，あらかじめある程度決まってくる。たとえば看護師が，患者のリズミックな心拍動を聞こうと意識を集中させていないときであっても，モニターの不規則な音のパターンを耳にすればすぐに不整脈であることがわかる。

　熟練したノウハウとは，すべての実践領域に浸透する体現化された知のあり方であり，これについては以下に続く章のなかで説明する。相手の調子に合わせること，順を追って活動を継続すること，実践すること，このどれをとっても，熟練したノウハウ，すなわち目の前の仕事を果たすための体現化された知が必要である。

■反応に基づく実践

　すぐれた臨床家は，状況のなかに身をおき，状況との対話を続ける。その熟練の証は，状況を読みとり，反応に基づく実践を行う(患者の状況の変化やニードに柔軟に反応する)能力である。看護教育者はこれまで，看護実践とその技術を学生に教えるにあたり，それを実習室での実践に限定すること

が多かった。しかし看護計画と同様，現実の看護実践は実際の臨床の状況から生まれるものである。卓越した実践は反応に基づくものであり，かつ状況を先取りするものである (Benner, Tanner & Chesla, 2009)。

　たとえば，心臓手術を受けた患者が，術後早期に麻酔から覚醒すると，多くの患者は不安になって血圧が上昇する。教科書や治療のプロトコルには，降圧薬を使用するように指示されているが，熟練看護師は，患者の不安やおそれに対する一般的なケアとして，まず，患者に場所や時間を説明したり安心させようとしたりする。多くの臨床家はこのようなケアリングの実践によって，患者の情動による高血圧をやわらげることができることを知っているのである。しかし看護師が，比較的短時間のうちに「患者が落ち着きを取り戻せるように話す」ことができなかったり，高血圧が続いて，たとえば，静脈の移植部位の破裂や出血の増加などの徴候が現れたりした場合は，熟練看護師はすみやかに高血圧をコントロールするために薬物を用いた対処を行う (Hooper, 1995)。同様に，妊婦が事前に自然分娩を強く望んでいることを表明していても，陣痛で疲れ切って「もうこれ以上力めない」と宣言することがよくある。しかし，多くの場合，硬膜外麻酔をするには遅すぎる。そのようなとき，熟練看護師であれば，患者が表出した希望をもとに誘導し，「もうちょっと頑張ってみる」よう指導する。また看護師は，呼吸の仕方やいつ力むのか，どのくらい強く力むのかなどを，少しずつ時間を追って具体的に指導する。そして，数分後，新生児が泣き叫び，歓喜がわき上がるのである。このような例は，患者の個別のニードや選択に応えるためにベッドサイドで求められる注意力のレベルを示し，熟練看護師が状況をどのように読み，患者の反応によってどのような行動をとったかを表している。さらに，卓越した実践のなかに組み込まれている「有害なことはしない」という専門家気質をも明らかにしている。急性・クリティカルケアには，害を及ぼすおそれのある処置が多いため，熟練の臨床家は，最も危険が少なくかつ効果が期待できそうな方法を最初に選択する。

　この研究で筆者らが記録にとどめようとしたものは，個々の患者や家族や状況に対する熟練の臨床家の関係性である。効果的な学習の舞台を作るために，読者には臨床家の関心事に対して想像力を働かせて入り込んできてほしい。高価で危険が高い医療器械や薬物を用いた処置は，熟練の臨床家がケア

リングの実践と患者状況の変化の解釈に積極的に関わることによって安全性が高まり，さらに不必要になることもある．

■発動力

　発動力(agency)とは，道徳心理学や倫理学の分野から借用した言葉で，状況に働きかけたり影響を与える能力を意味している．筆者らは，発動力の感覚も，異なるレベルの発動力あるいは影響力を身につける能力も，ともに熟達のレベルの違いに応じて変わることを明らかにした(Benner, Tanner & Chesla, 2009)．たとえば，熟練看護師は，患者や家族に変化が生じたとき，それに即座に反応できるような発動力を身につけている．多少経験を積んだ新人は，学校で初めて臨地実習に臨んだときと比較すると責任感と発動力において豊かになっているが，実際の発動力は，臨床に関する自分たちの理解，そして特定の臨床状況における体現化されたノウハウに限定されている．中級(一人前)の実践レベルでは，発動力は目標の達成や計画の立案・選択で発揮される．実践家の行為が，現実の状況に対応可能なパターンの認識に基づいて行われるようになるには，経験的学習が必要である．経験的学習を十分に積むことにより，臨床家は状況に順応するようになる．筆者らはこの研究のなかで，熟練看護師たちが状況のなかで自分たちの予測が「一変した」あるいは変化した事例を頻繁に語っていることに気づいた(Benner, Tanner & Chesla, 2009)．状況に身をおいた推論とは，あくまで患者の変化に応じて進められるが，これこそが熟練し卓越した実践の特徴である．経験があるレベルに達したとき，状況が読めるようになり，また，より反応に基づいた，かつ状況に合った発動力が生まれるのだと筆者らは考えている．この道徳的行為者性の視点に立った技能と能力は「道徳的意図」よりも発動力とつながっているが，すばやく効果的に把握し反応する能力がなければ，完璧な道徳的意図でさえもあらゆる実践家の道徳的行為者性を制限してしまうだろう．同調と関わりのスキルが発動力による気づきと識別で特定した事柄を選び出す．再度述べるが，道徳的意図は関与の適切な技能がなければ，高い道徳的行為者性を担保できないだろう．

　Rubin (2009)は，経験豊かであっても卓越した実践家とは言えない看護師

の特徴は，状況における発動力を見たり自ら経験したりしていない点にあることを明らかにした。彼らは自分たちのことを，単に客観的な事実の重さを測定し，そこから定められた手順にそって導かれる結論に達しているのだと考えていた。しかし，状況における自分の影響力や発動力を明確にとらえて，それを頭の中に刻み込むことこそ，すぐれた臨床判断力を身につけるための核となる。臨床家は，文字どおり状況の外に位置したり，問題の静的な事実を客観的に算定したりすることはありえない。なぜなら臨床家は行動や推論，そして患者や家族との関係によって，絶えず状況のなかに身をおいているからである。卓越した臨床実践には，状況の要求を明らかにし，それに応えるという姿勢が求められ (Benner, Tanner & Chesla, 2009)，卓越した実践となる可能性の条件には，熟練したノウハウや鋭敏な知覚と情緒的な関わりの調和が含まれている。

■鋭敏な知覚と関わりの技能

この研究での事例では，問題の解決と並んで問題の明確化について強調したい。最も重要な問題を見落としていたり，問題を誤って受け取っていたりするのなら，すぐれた問題解決者とは言えない。実際，問題の定義の仕方次第でその解決が妨げられることもあれば，問題の再定義 (redefining) や再構成 (reframing) が，新しい解決法を生むこともある。臨床家が認識し解決しようとしている問題を明確にするには，鋭敏な知覚が必要である。特定の臨床に関することや倫理上の論議について適切に理解していても，実際の状況でいつそれが問題になるかを知るための鋭敏な知覚能力＝感性をもち合わせていないことがある。鋭敏な知覚には，問題への情動的関わりと，患者や家族に対する人間としての関わりが不可欠である (Benner & Wrubel, 1982)。したがって筆者らは，率直で鋭敏に反応する情動面での技能を強調するつもりである。そして十分な状況把握ができていないことを示す情動面での特徴とは何かを指摘するつもりである。

知覚するには，問題と人との双方とにうまく関わることが求められる。鋭敏な知覚については判断ほどには研究されていないが，判断が下せるのは知覚したものに関してだけである。したがって，すぐれた臨床判断は巧みな関

わり方によって決まる。問題への関わりの技能と対人関係スキルを身につけるには，経験的学習が必要である。たとえば，臨床家は患者との一体感を抱き過ぎることで，感情におぼれてしまうといった問題が指摘されている。また逆に自分の感情に壁を作り，その結果，相手の調子に合わせることがあまりできなかったり，まったくできなくなったりするのも同じく問題である。新人看護師は，学習の必要性や失敗へのおそれから，漠然とした不安を感じている。この初心者の段階では，情動反応を弱めることにより，不安は軽減し学習と行動は改善される。しかし，だんだんと能力を身につけるにしたがって，情動反応はさらに分化したり適合したりする。

　実践者は自分がよく知って慣れている状況ではうちとけて「くつろいだように」感じるが，よく知らず慣れていない状況では落ち着かなくなる。この情動反応の分化は，顕著な事態をとらえる感覚を身につける端緒であり，また状況に合わせていくことの始まりとなる。中級の段階になると，臨床で学ぶ者は自分の曖昧な情動反応や全面的な情動反応に注意して，それを状況を十分に把握していない証拠とみなすことができるようになる。この時点で彼らは，いつ状況の臨床把握がうまくできているか，いつできていないかについての感覚を養いつつある。状況に対するこのような情動感覚が重要なのは，初期の問題探索や問題の明確化を容易にしてくれるからである。情動感覚は，患者の変化を発見し，早急に警戒を促す情報の源である。情動反応は，他者の窮状を察知したり他者に手を差し伸べようとするときに，重要な役割を果たす(Benner, 1984; Benner & Wrubel, 1989; Stannard, 1997)。

　大学や病院にいるすぐれた臨床指導者は，学生や成長中の看護師に複雑で未確定な臨床状況での適切な識別力についてコーチングする(Benner, Sutphen, Leonard & Day, 2009)。新人看護師や初心者，つまり看護学生は臨床状況の本質，たとえば最初に何に注目しなければならないのか，現時点で何があまり重要ではないのかといったことを把握するのが苦手である。臨床指導者は早い段階から支援を開始し，新人や初心者が臨床状況の本質を組み立てて，最初に何をしなければならないのか，患者のケアで最も重要なことは何かなどの優先順位が決められるようにする。Lisa Day は学生たちにたとえば次のように尋ねている。この患者のケアでは「何が問題なのか」「このような具体的な危機に対する看護師の最も適切な反応は何か」(Benner, Sutphen, Leonard &

Day, 2009, p.133-141）。

　看護教育や臨床現場のいたるところで，状況下でのコーチングが求められている。コーチングの焦点は，臨床状況の本質を把握できるように新人や初心者に質問したり骨格をとらえたりするよう求めながら，時間経過とともに成長させていくことである。成長の後半に至っても物事が期待どおりに進んでいない場合，問題をとらえなおしたり，集中したり，効果的な看護方法を判断できるようにするための，すぐれたコーチングが求められる。

　従来，情動は認知や理性とは相反するものとみなされてきた。しかし次第に，情動は知覚において重要な役割を果たし，また実践を学ぶうえでの道徳的な指針の役割を果たすと考えられるようになってきた（Damasio, 1994; Dreyfus, Dreyfus & Benner, 1996; Noe, 2009）。たとえば中級の段階では，臨床で学ぶ者は，うまく行動できたときや，正しい臨床判断を行うのにつきまとうリスクをくぐり抜けたとき，「うまくいった」と感じる。このレベルの看護師は，患者によくない結果をもたらすような誤った判断をした場合，失望し後悔する（Dreyfus & Dreyfus, 1996）。これは鋭敏な知覚と問題の明確化を身につけるのに不可欠な，美的感覚や倫理に基づく反応である。

　Larry Blum（1994）は，このことを，モラルの発達と道徳心理学に関する研究のなかで次のように記述している。

> 道徳的知覚は道徳的判断と同一ではない，と私は主張する。ある状況において，道徳的知覚は道徳的判断の前の段階で生じ，道徳的知覚は，判断の作業とはまったく関わりなしに，道徳的行動を導くことができる。そして一般的に知覚には，道徳的判断には包含されない道徳的能力が関与する。また，道徳的知覚は1つにまとまった能力と考えるべきではなく，それは種々の道徳的・心理的プロセスを含んでいると私は主張する。(p.31)

　クリティカルケア看護師は，実践のナラティヴのなかで自分の情動反応を公開している。そして，そのような情動的な気づかいや患者・家族との人間関係が，臨床状況の理解や行動を方向づけている。筆者らは，ここに示す看護師の話を読むことによってクリティカルケア看護師の実践について，また注意を払い思いやり深く対応するといった道徳的技法について，多くを学ぶ

ことができる。鮮明で直接的なナラティヴは，状況に身をおいた思考や行動，知識の活用を介して，読者のもつモラルや臨床的想像力を増すことができる。さらに，患者が思いやりのない対応をされている場面からも多くを学ぶことができる。本書は，問題の明確化に関連する知覚の技能やプロセスを明らかにすることにより，またここに記述されている学習の方略を用いることによって，経験的学習が促進されることを意図している。

対人関係と問題への関わりとは，関連はあるが同義ではない。他者の苦悩に立ち会うことは不安を引き起こすため，看護師は自分自身の保護のために距離をおくこともある。もし看護師が，たとえば不整脈や心拍出量など，そのほかの問題以上にある種の問題に特に注意を払えば，その臨床状況の全体に関わることはできなくなる。また不安が注意力や援助関係を混乱させることもある。過度に距離をおくと，看護師は自らの個人的責任や臨床場面における発動力を経験できなくなることもあり，すぐれた臨床判断を発揮できない可能性がある(Rubin, 2009)。このように，本研究を通して筆者らは，巻き込まれつつ関わる技能の問題点と効果的な側面に注目することを試みた。推移を見通すこと，言い換えれば実践的な臨床推論を可能にするために，臨床家は目の前の臨床状況と対人状況に関わる，人間関係の技能を身につけなければならない。筆者らはこれを，関わりの技能とよんでいるが，これは臨床の場面や問題に率直かつ注意深く関わる技能を身につけ，患者や家族といった人間関係に，正確な内容と深さで関わるための技能を身につけるうえで求められている(Benner, Stannard & Hooper, 1996, p.1)。

自己と「他者」との間に安全で効果的な境界をおくことが，他者との過剰な同一化あるいは不十分な同一化を防ぐことになる。Levinas (1985)が指摘しているように，「他者」は自分と同じようにではなく，別の人間として考慮される必要がある。しかし，他者は「まったくの別の人間」と考えられるべきではない。なぜなら，すべての人間は気がかりや弱さ，苦しみ，限界，悲劇の可能性といった共通の人間らしさを共有しているからである。患者と看護師あるいは医師との間にある適切な境界を壊すことは，看護や医学における倫理的ふるまいの誤りとみなされる。患者を理想化したり，患者に心を奪われたり，患者を悪者扱いにしたり，患者から人間性を奪ったりすることは，すべて境界の問題である。また，看護師や医師が自己の権力を拡大した

り偉そうな考えをもったりすることも境界の問題であり破綻である。時には，患者の命を救おうと過剰で攻撃的，しかも無駄な努力を行うこともあるが，それらは乏しい判断や壮大な考えで行われることが多い。筆者らは問題を抱えた「自己-他者」境界の側面を描写するために，「関わりの技能」という言葉を使っているが，調和のとれた効果的な関わりの技能の積極的な習得と発達の必要性を含め，もっと広い意味でその言葉を使いたいと思っている。このような状況下における関わりの技能は熟練したノウハウという形で考えられる。というのも，看護師は経験的学習を通して時間をかけて，適切な情緒的調和と反応を身につけているからである。看護師は，実際の看護師-患者-家族からなる関係のなかで，よい人間関係やそうでない人間関係を経験することによって，人に対して効果的に距離を縮めたり離したりすることを学んでいくのである。

■倫理的推論と臨床推論の統合

　実践において倫理的推論と臨床推論を区別することは不可能である。すぐれた臨床判断はすぐれた臨床実践を反映しているからである。またすぐれた臨床判断をするには，ある特定の状況における患者や家族にとって何がよいとみなされているかを理解していなければならない。Dreyfusら(2009)はこれを，循環ではあるが悪循環ではない企てだと指摘している。

> どんな専門領域であれ，そこで専門家になるためには，ある場面で先輩の専門家が対応するのと同じように対応できなければならない。たとえば，名人レベルのチェスをするためには，名人が見ているのと同じように盤面の配置を見ていなければならない。この基本的な能力とは，その領域における才能があるということである。さらに学習者は，社会が対応の結果に関して，何を十分満足であるとみなしたか，また何を遺憾に思ったかを経験しなければならない。卓越した看護師になるためには，患者や家族の窮状に無頓着であるのではなく，関心をもたなければならない。倫理的な専門性を獲得するためには，したがって，倫理的に卓越した専門家が対応するのと同じような形で，これらの倫理的状況に対応する才能をもたなければならない。また，そ

の行動の成果が満足のいくものであるか遺憾であるかに関する社会的に適切な感覚を経験する敏感さも必要である。(p.259)

　すぐれた臨床判断ができるようになるためには，そしてすぐれた実践家になるためには，経験的学習，内省，患者・家族との会話をそれぞれ継続していくことが求められる。医療の倫理ではこれまで，患者の自律性やインフォームドコンセント，公正，有益性，非有害性，真実を語ることを保証するといった，手続き上の問題に焦点をあててきた(Beauchamp & Childress, 1994)。このような生命倫理の原則はすべて欠くことのできない倫理的な関心事であり，すぐれた実践の具体的な姿に翻訳されなければならないが，実際のところそれだけではすぐれた実践の具体的な姿を作り出すことはできない。善の概念は看護師の行動を導き，臨床場面や倫理面で患者の安寧を脅かすものについての気づきをもたらす。倫理的ジレンマについての言説，あるいは実践が倫理的に破綻したときの道徳規範に加え，看護師は日々のケアの実践や患者との関わりの技能によっても形成され，倫理的に形作られていく必要がある。卓越した実践家は，すぐれた実践を達成する能力によって動機づけられ導かれる。もちろんそれ以外の動機づけも存在する。またすぐれた実践を脅かす要因も数多く存在する。しかし，すぐれた実践を導く倫理的な牽引力はあくまでも内発的動機づけである。すぐれた実践家であるためには少なくとも，すぐれた実践の基準とされるものに基づいて仕事をする必要がある。それ以外の道徳的な資源としては，他者の苦悩をやわらげようとする，あるいは人間存在の1人の仲間として他者に出会おうとする，直接的な人間的牽引力というものがある。看護は，教育や医療，社会福祉，そのほか支援を主とする専門職と同じく，仲間の存在との連帯に，そして傷つきやすく苦悩する人を助ける際の有益性と非有害性という専門職としての基準に，その存立基盤が求められる。そして，このことこそ，各人がその仕事において「すぐれている」ことを意味しているにほかならない。看護の実践に内在する善の概念(MacIntyre, 1981)にも，やはり具体的な臨床状況や事例による教育やコーチングが必要である。日々の倫理的要素を学ぶために，学生や成長中の看護師は自分たちが日々の実践で遭遇する倫理的な懸念や善の概念について統合的な教育を必要としている(Benner, Sutphen, Leonard & Day, 2009)。

■情動と判断とナラティヴによる説明のつながり

　ナラティヴは，臨床状況がどのような情動的色合いを帯びているかを明らかにする。たとえば，ナラティヴに基づく教授法を用いれば，学生は年月を隔てた2つの臨床状況をつなぎ合わせて考えることができる。それは，学生が，道徳的情動や自分の身にふりかかる危険の感覚について，両者に共通するものをそこに見いだすからである。たとえば修士課程のある学生は，その職歴の早い時期に，患者の権利としてインフォームドコンセントを擁護したことを思い出し，この出来事とそれから20年後の政治的活動，すなわち廃止された保健医療サービスを再開させるために患者グループの結成を支援したときの出来事とを結びつける。この後者の場面で学生は，患者を擁護するために，昇進の可能性を危ぶまれるような大きな危険さえもおかした。学生はその行動を，患者の擁護者として自分が強さと発動力を身につけたのだと解釈した。

　情動は，社会的な意味と道徳的な意味の両方をもつ。道徳的能力や情動的能力を強める環境もあるし，それを妨げる環境もある。Vetleson（1994）は，情動の社会的条件についての注意を述べている。

> 　私たちの情動的な能力の発揮は，社会環境と無縁ではない。むしろ，気づかい，あわれみ，同情を引き起こす共感のような才能は，道徳的主体をめぐる社会環境の変化の影響を受けやすい。つまり，社会環境は，実践者が情動的な能力を行使するのを促進したり妨げたりする。この意味で，共感を養う社会環境もあれば，一方，それを蝕む社会環境もある。(p.81)

　ある環境はとても不安定で，時間や資源が不足しているために，もはや看護師がそのシステムを運用することができず，患者の安全が脅かされることがある。このことは，「システムが崩れるに任せること（ブレイクダウン）」（第11章を参照）とよばれる。患者や家族の苦悩は，自己防衛にとらわれ患者や家族から自らを切り離している看護師には見えないと思われたが，実際に見えなかった。Vetleson（1994）は，この種の隔たりや孤立は，必要とされる普遍的な原理・原則を認識できないためではなく，むしろ他者に出会った

り，特定の他者の苦悩を見極める能力が失われてしまったためであると指摘しており，筆者らもそれには同感である。情動的な関わりの能力を失うことを「バーンアウト」とよぶ。いくつかの職場環境では，過剰な労働負荷，安全や責任を支援するための経済的基盤の欠如，患者の善よりもほかの競合するものを優先させる管理上の問題によって，職員のバーンアウトが促進される。個人は社会的状況を構成もするし，社会的状況に構成されもする。患者や家族のために，あらゆる不合理なことに逆らって創造的にこれまでのシステムをくつがえすといった，元気を与えてくれるような看護師の道徳的発動力を発揮した事例がある。しかし，仕事量が非常に多い状況や，患者や家族の安寧よりもコスト管理や利益が重視されるシステムでは，日々の英雄的行為にも限界がある。看護師の物語は，人間性に満ちたケアと基本的社会福祉をめざした医療システムの再構築を命じている。これによって患者や家族の無益な苦悩を防ぎ，医療技術や医療処置を安全なものにする(Weiss, Malone, Merighi, & Benner, 2002)。

　自分の情動を完全に操作できると思うのは間違っている。実際，情動が純粋に，そして完璧に個人の内なる意思に従うとしたら，印象や情緒的雰囲気，微妙な可能性や危険性を読みとるための関係性や知覚の質が損なわれてしまう(Damasio, 1999)。状況における類似点や相違点に対する人間の「曖昧な」認識は，感情的知性と健康状態に左右されるのである(Damasio, 1994)。

■経験的学習におけるナラティヴの役割

　個々の状況での実践を可能にする臨床知は，ナラティヴを通じて理解することが最もわかりやすく身につきやすい(Benner, 1984; Benner, Stannard & Chesla, 2009; Diekelmann, 1989)。つまり臨床における学びは，1つの物語のように経験されるのである。Taylor (1989)やMacIntyre (1981)の研究成果や筆者らの研究から，経験的学習はナラティヴによって構成されると結論づけられる。したがって，経験的学習を理解するにはナラティヴを必要とする。そのナラティヴによって発動力や流動性，そして経験的学習に欠かせない実践的理解が把握されるのである。記憶そのものがナラティヴな構造になっている。それゆえ，すぐれた教授法・学習法とは，臨床で状況を理解することが

できるよう物語の内側に身をおく，あるいは物語とともにあるということである。想像力によって危険を感じとること，またナラティヴを伝え合うことは，臨床知の記憶を確固たるものにする。臨床的で倫理的な関心が，その人の物語を構成するのである（Rubin, 2009）。物語がどこで始まり，何を語り，何が省かれ，どこでどのように物語が終わるかを見れば，物語る人の状況理解に近づくことができる。Robert Coles（1989）によると，物語やナラティヴはモラルを引き起こすが，筆者らは臨場感や想像力ももたらすとつけ加えたい。このような作業の教育的な意義についての詳細は第13章で述べる。

■臨床的・道徳的想像力の育成

すぐれた実践者になるために誰もが自らの想像力を発展させながら実践に取り組んでいる（Dysktra, 1999; Foster, Dahill, Golemon & Tolentino, 2005）。臨床的・道徳的想像力とは，患者の状況に身をおき，患者の身体的および人間的ニーズに直面し，競合する課題を認識し，危険性や不確定要素を感じとり，次々に明らかになる状況の流れに内在する制約や可能性を感じとる能力のことをいう。たとえば経験的学習によって豊かな臨床的想像力を養うことは，臨床家が幅広い臨床状況や人の関心事を予知し反応できるようにすることである。看護師は回復への道しるべを患者から直接学んでおり，この経験的学習によって想像的対応を身につけているのである。もし看護実践がありきたりな技術や方法に集約されるなら，臨床的・道徳的想像力は必要とされない。不確定な実践を教授するには想像的な問題解決，すなわち患者の関心事や状況下のニーズに対応する看護支援を必要とする。すぐれた看護実践の一人称による体験の語りを集めるなかで，筆者らは想像力を膨らませながら看護師の物語に入っていったため，筆者らの看護に対する臨床的・道徳的想像力は高められた。読者にも同じことをしてほしいと願っている。

■実践の論理とナラティヴによる教育法

看護学や医学は，法学や社会福祉，教育学，精神医学のような実践的学問と同様に，科学と技術，実践が奇妙な形で結びついているのが特徴である。

実践は，それを導く科学よりも概念が広く，実際場面で知識や研究，人間関係をうまく機能させることである。実践の論理はBourdieu (1980/1990, pp.11-12) が指摘しているように，科学や構造主義の論理とは異なる。

> 「構造図」は観察された事実を，最も一貫性のある経済的な形にするための論理モデルである。そして，それが実践のための正しい原理として扱われるや否や，それは誤りで危険を伴ったものになってしまう。その結果，実践の論理を過大評価したり，構造図の本当の原理を構成するものを見失うといった事態が同時に生じることになる。
> ……もし完全に意識的な生成規則に従ってなされた実践であれば，実践を実践として明確に定義づけるすべての特徴はなくなってしまう。すなわち実践は，一連の意識的で恒常的な規則ではなく，状況の論理によって変化する実践的図式(それをもつ者には不透明な図式であるが)を原理としているが，このような事実に由来する不確かさや「曖昧さ」がなくなってしまうに違いない。
> ……したがって，実践的論理の方法は，完全に首尾一貫していることはめったになく，また，完全に支離滅裂であることもめったにないのである。

Bourdieuが記述しているのは，文化的・社会的実践についてである。確かに，看護学や医学は，自然科学と人間科学をともに利用しているため複雑になっている。看護学や医学には次のものが必要である。①倫理的推論と臨床推論〔例：個別の事象についての推移を見通すこと(Benner, 1994a)〕，②科学的規範と科学的データの利用，③臨床的理解についての患者や家族，ほかの医療者との調整，④患者や家族との援助関係。このような広範囲の，社会的に組織化された実践は，実践に対して固有の意味や一致を与える。実践は体現化され，体現化された理解は実践の論理に貢献する。Bourdieu (1980/1990, p10) が指摘するように，複雑な社会的実践は次のような形で生じることが多い。

> 明らかになったことだが，組織の意向が何もなければ，一体化された傾向，もっと正確に言えば組織の枠組みに目を向け，指示系統の原則を身につけな

ければならない。そうすることで，無意識的であるが，同時に系統的な形で実践を方向づけることができる（Bourdieu, 1980/1990, p10）。

メニューから選択できる行動一覧や分類情報をすぐれた実践を生み出すものと取り違えることによって，実践の論理の姿を見失う危険性と実践教育を過度に単純化する危険性にさらされているという点に関して，筆者らはBourdieu（1980/1990）やDreyfusら（Dreyfus, 1979; Dreyfus & Dreyfus, 1986）の考えに同意する。記憶のもつ力や分析に基づいて意思決定を支持することは，実践家には有益であるが，それだけでは実践を導くのに十分ではない。すぐれた臨床実践には，判断以上のものが必要である。情報システムや意思決定のための支持を，特定のある時期に有効に利用できる最良の位置にいるのは，すぐれた実践家のみであろう。Bourdieu（1980/1990）が指摘するように，すぐれた実践を行うには，美的感覚や倫理観に基づく理解が必要となる。

> この実践感覚は，よく考えてみると，同一人物，すなわち同一の嗜好が，実践の最も多彩な領域で選択するすべてのものを，文体的に統一するような不思議なものでもなければ，それ以下でもない。つまり，その感覚によって，平凡さと派手さ，退屈さと活発さ，無味乾燥と刺激的といった対比のような識別の枠組みが，魅力や顔色，容姿（もっと正確に言えば，その人の目や顔立ち，美貌）に応用できたり，さらに意見や冗談，スタイル，演劇や絵画などに適用できたりするのである。それは信念が固すぎると同時にあまり信念がない現実の基礎であり，その原則が理解されてきたとしても，芸術作品についてのありきたりな会話と同じくらい不適切で不毛な抒情詩風の文章以外，完全に掌握することはかなり難しい。（p.14）

多くの実例のなかで看護師は，実践でのすぐれた技を倫理観や，美的感覚に基づいてとらえる様子について述べている。筆者らはこれらの実践をめぐる説明を，看護師自身の話し言葉で再現した。ただし，話し言葉を書き言葉に移す際に最小限必要な編集作業を加えてある。

実践の論理をもたらすことに加えて，看護学の教科書にナラティヴをもち込むことのもう1つの理由は，ナラティヴには臨床状況の曖昧さと時間的展

開が含まれているからである。ナラティヴが効果的な学習方法になるためには，読者は想像力を膨らませてこれを読まなければならない。ナラティヴのなかで身の危険を感じたり，自分の力を発揮するチャンスなどを感じると，読者は，臨床状況における自らの発動力や危険を察知する感覚，責任感を試すことができる。危険に対する感覚，チャンスに対する感覚，そして満足感を相互に結びつければ，読者が知覚の鋭敏さや感受性を身につけるのに役立つ実践的課題を指し示す正確なコンパスが生じてくる。ナラティヴによって，実践でよくある不安定さの感触を伴う差し迫った変化の，擬似情動的で曖昧な体現化された認識が引き出される。これに対して学問的な場面では，実際の臨床状況で生じる程度以上に，問題を明確にしようとする誤りをおかしてしまう。しかし，熟練看護師であれば，終わりの見えない未確定の臨床状況を読みとることに精通しているに違いない。

　ケーススタディには，臨床状況を分析するのに必要なすべての情報が含まれているので，本書に収載されているようなナラティヴによってケーススタディを補強し，複雑できちんと判断できない臨床状況に特有な曖昧さに，学習者が直面できるようにしてほしいと筆者らは考えている。このような頭の中でのリハーサルは，道徳的な想像力や発動力の感覚を身につけるのに有効である。道徳的な原則を知るだけでは，それが問題となる場面を知るには十分ではない(Benner & Wrubel, 1982; Blum, 1980; Vetleson, 1994)。たとえば，人種差別には原則的に反対であっても，自分に最も近い人種の患者の治療を優先する，といった人種差別的な態度や行動に無自覚であるということがありうる。ナラティヴのなかでは語り手が，実際の臨床状況で問題に気づいたり，問題を認識することについてドラマティックに説明するので，語り手の感じていることが明瞭になる。語り手は強調するために大げさに語ったり，無関係だと見なした点は割愛することがある。したがって，ナラティヴは，包括的な説明や提案の説明として読むのではなく，経験を通した学習を説明するものとして読まなければならない。合理的で技術的な記述は，実践において科学的で臨床的事実を学ぶのには依然として包括的かつ経済的であるが，ナラティヴによる説明は，教科書の記述と臨床での実際とのギャップの一部に橋を架けるものである。

　本書は，臨床家が身につけるべき必須の科学知識や処置に関する知識に

とって代わることはできない。筆者らは読者に，具体的な行動指針としてナラティヴを文字どおりに読むことがないよう，強く警鐘を鳴らしておきたい。ナラティヴは実践の論理を実践に即して説明するものである。ナラティヴは，倫理的・臨床的そして科学的な推論が，現実の実践の場でどのように相互に結びついているかを示している。

　また読者はナラティヴを読むことで，実践に内在する偶然性や不完全性を伴う，現実の実践がもつ時間性や曖昧性についてあらかじめ備えることができる。実際の臨床状況での可能性だけでなく危険性や曖昧性を感じとることによって，読者は実際の現実に備えつつ，よりよい可能性を思い描けるようになる。読者の一人ひとりが，批判的読解と行動しつつ考えることを通して，書かれていることに新しい解釈やニュアンスを加えたり，その内容を豊かにすることができる。状況に関する臨床家の理解は，状況の前景にあるものと背景にあるものの道案内をしてくれる。このような状況の把握が体現化されているので，状況における注意深さと行動を方向づけてくれる。経験的学習や失敗に勝るものはない。患者の安全は，看護師たちにすべてのシステムや実践の破綻（ブレイクダウン）から学ぶことを求めているため，絶えず自己研鑽が必要となる。間違いは間違いとして始まるのではなく，時間とともに間違いになる（Weick & Sutcliffe, 2001）。人間的に熟達するにあたって学習と失敗に勝るものはないが，そのためには関心をもち続けて失敗から学ぶことに心を開く勇気を必要としている。

■まとめ

　クリティカルケア場面に関するインタビューや観察で示される看護師の業務から，思想や感情をもった繊細な人々に対するケアが，実は不安定な実践であることがわかる。この仕事は，多様な事例にみられる生活世界のさまざまな伝統と道徳の源泉によって，活気づけられる。筆者らは，看護師へのインタビューや観察のなかで明らかになった「思いやりがいたるところに見いだされること」（O'Neill, 1996；第11章を参照）に勇気づけられた。傷つきやすさの保護，安楽と安全の提供，そして思いやりと援助の実施に関する具体的なレポートの数々は，急速に変化する労働環境のさなかでの励みであり，ま

た注目すべき業績と言える．しかし筆者らは，この社会的に重要な仕事が危険な状況におかれていることにも気づいた．可能なこと以上のことを要求され，ケアを提供する十分な時間が保証されない看護師たちの落胆や士気の低下が，警鐘を鳴らしている．患者に十分な注意を向ける時間が保証されないなら，これまでに作り上げられてきた大規模な医療システムが危険なものになってしまう．

●参考文献

Bass, D. C., Dyskstra, C. (2008). *For life abundant: Practical theology, theological education and Christian ministry*. Grand Rapids, MI: Eerdmans.
Beauchamp, T. L., & Childress, J. F. (1994). *Principles of biomedical ethics* (4th ed.). New York, NY: Oxford University Press.
　永安幸正，立木教夫(監訳)：生命医学倫理，成文堂，1997．
Benner, P. (1984). *From novice to expert: Excellence and power in clinical nursing practice*. Menlo Park, CA: Addison-Wesley.
　井部俊子(監訳)：ベナー看護論　新訳版―初心者から達人へ，医学書院，2005．
Benner, P. (1984/2000). *From novice to expert: Excellence and power in clinical nursing practice*. Menlo Park, CA: Addison-Wesley.
Benner, P. (Ed.). (1994a). *Interpretive phenomenology: Embodiment, caring, and ethics in health and illness*. Thousand Oaks, CA: Sage.
　相良-ローゼマイヤーみはる(訳者代表)：ベナー解釈的現象学―健康と病気における身体性・ケアリング・倫理，医歯薬出版，2006．
Benner, P. (1994b). The role of articulation in understanding practice and experience as sources of knowledge in clinical nursing. In J. Tully (Ed.), *Philosophy in an age of pluralism: The philosophy of Charles Taylor in question* (pp.136-155). New York, NY: Cambridge University Press.
Benner, P. (1994c). The role of articulation in understanding practice and experience as sources of knowledge in clinical nursing. In J. Tully (Ed.), *Philosophy in an age of pluralism: The philosophy of Charles Taylor in question* (pp.136-155). New York: Cambridge University.
Benner, P. (2000). The roles of embodiment, emotion and lifeworld for rationality and agency in nursing practice. *Nursing Philosophy*, 1(1), 5-19.
Benner, P. (In Press). Formation in professional education: An examination of the relationship between theories of meaning and theories of the self. *Journal of Medicine and Philosophy*, (In Press).
Benner, P., Stannard, D., & Hooper, P. L. (1996). A "thinking-in-action" approach to teaching clinical judgment: A classroom innovation for acute care advanced practice nurses. *Advanced Practice Nursing Quarterly*, 1(4), 70-77.
Benner, P., Sutphen, M., Leonard, V., & Day, L. (2010) *Educating nurses: A call for radical transformation*. San Francisco, CA: Jossey-Bass and Carnegie Foundation for the Advancement of Teaching.
　早野ZITO真佐子(訳)：ベナー　ナースを育てる，医学書院，2011．
Benner, P., Tanner, C. A., & Chesla, C. A. (1996). *Expertise in nursing practice: Caring, clinical judgment, and ethics*. New York, NY: Springer Publishing Company.

Benner, P., Tanner, C. A., & Chesla, C. A. (2009). *Expertise in nursing practice: Caring, clinical judgment, and ethics*. New York, NY: Springer Publishing Company.

Benner, P., & Wrubel, J. (1982). Clinical knowledge development: The value of perceptual awareness. *Nurse Educator*, 7, 11-17.

Benner, P., & Wrubel, J. (1989). *The primacy of caring*. Menlo Park, CA: Addison-Wesley.
　　難波卓志(訳)：ベナー／ルーベル　現象学的人間論と看護，医学書院，1999.

Blum, L. (1980). *Compassion*. Berkeley, CA: University of California Press.

Blum, L. (1994). *Moral Perception and Particularity*. Cambridge, MA: Cambridge University Press.

Bourdieu, P. (1980/1990). *The logic of practice* (Richard Nice, Trans.). Stanford, CA: Stanford University Press.

Bowker, G. C., & Star, S. L. (2000). *Sorting things out: Classification and its consequences*. Cambridge, MA: MIT University Press.

Charron, R. (2001). Narrative medicine, a model for empathy, reflection, profession and trust. *Journal of American Medical Association*, 286(15), 1897-1902.

Day, L. (1999). *Nursing care of potential organ donors: An articulation of ethics, etiquette and practice*. (Doctoral dissertation, University of California San Francisco, School of Nursing).

Day. L., (2009). Evidence-based practice, rule-following, and nursing expertise. *American Journal of Critical Care*, Sep; 18(5): 479-82.

Damasio, A. (1999). *The feeling of what happens: Body and emotion in the making of consciousness*. New York, NY: Harcourt.
　　田中三彦(訳)：無意識の脳　自己意識の脳—身体と情動と感情の神秘，講談社，2003.

Damasio, A. R. (1994). *Descartes error: Emotion, reason and the human brain*. New York: Putnam.
　　田中三彦(訳)：デカルトの誤り—情動，理性，人間の脳，筑摩書房，2010.

Diekelmann, N. (1989). The nursing curriculum: Lived experiences of students. In *Curriculum revolution: Reconceptualizing nursing education* (pp.25-41). New York, NY: National League for Nursing.

Dreyfus, H., & Dreyfus, S. (1996). The relationship of theory and practice in the acquisition of skill. In Benner, P., Tanner, C. & Chesla, C. (Eds.), *Expertise in nursing practice: Caring, clinical judgment, and ethics* (pp.29-47). New York, NY: Springer Publishing Company.

Dreyfus, H., Dreyfus, S., & Benner, P. (1996). Implications of the phenomenology of expertise for teaching and learning everyday skillful ethical comportment. In Benner, P., Tanner, C. & Chesla, C. (Eds.), *Expertise in nursing practice: Caring, clinical judgment, and ethics* (pp.258-279).

Dreyfus, H. L. (1979). *What computers can't do: The limits of artificial intelligence*. (Revised ed.). New York, NY: Harper & Row.
　　黒崎政男，村若　修(訳)：コンピュータには何ができないか—哲学的人工知能批判，産業図書，1992.

Dreyfus, H. L. (1992). *What computers still can't do: A critique of artificial reason*. Cambridge, MA: MIT University Press.

Dreyfus, H. L., & Dreyfus, S. E. (1986). *Mind over machine: The power of human intuition and expertise in the era of the computer*. New York, NY: Free Press.
　　椋田直子(訳)：純粋人工知能批判—コンピュータは思考を獲得できるか，アスキー出版局，1987.

Dykstra, C. (1999). *Growing in the life of faith: Education and Christian practices*. Louisville, KY: Geneva Press.

Eraut, M. (2004). *Developing professional knowledge and competence*. Philadelphia, PA: Falmer Press, Taylor and Francis Inc.

Foster, C. R., Dahill, L. E., Golemon, L. A., & Tolentino, B. W. (2005). *Educating clergy: Teaching

practices and pastoral imagination. San Francisco, CA: Jossey-Bass.
Frankford, D. M. (1994). Scientism and economism in the regulation of health care. *Journal of Politics, Policy and Law*, 19(4), 773–799.
Gadamer, H. (1975/1960). *Truth and method* (G. Barden J. Cumming, Trans.). New York, NY: Seabury.
轡田　収，ほか(訳)：真理と方法Ⅰ―哲学的解釈学の要綱，法政大学出版局，1986.
Geertz, C. (1987). Deep play: Notes on the Balinese cockfi ght. In P. Rabinow & W. Sullivan (Eds.), *Interpretive social science: A second look*. Berkeley, CA: University of California Press.
Greenspan, M. (2007). *Running toward: Reframing possibility and fi nitude through physicians' stories at the end of life*. (Doctoral Dissertation, Department of Social and Behavioral Sciences, University of California San Francisco).
Hooper, P. L. (1995). *Expert titration of multiple vasoactive drugs in post-cardiac surgical patients: An interpretive study of clinical judgment and perceptual acuity*. (Doctoral dissertation, University of California at San Francisco, San Francisco, School of Nursing).
Kassirer, J., & Gory, G. A. (1970). Clinical problem solving: A behavioral analysis. *Annals of Internal Medicine*, 89, 245–255.
Lave, J., & Wenger, E. (1991). *Situated learning: Legitimate peripheral participation*. New York, NY. Cambridge University Press.
佐伯　胖(訳)：状況に埋め込まれた学習―正統的周辺参加，産業図書，1993.
Logstrup, K. (1995). *Metaphysics*. (Vol.1). Milwaukee, WI: Marquette University.
MacIntyre, A. (1981). *After virtue: A study in moral theory*. Notre Dame, IN: University of Notre Dame Press.
篠崎　榮(訳)：美徳なき時代，みすず書房，1993.
Mc Niesh, S. (2008). *The lived experience of students' formation in an accelerated nursing program: Taking up the existential skills of the practice*. (Doctoral Dissertation, University of California, San Francisco, School of Nursing).
Noe, A. (2009). *Out of our heads: Why you are not your brain, an other lesions from the biology of consciousness*. New York, NY: Hill and Wang.
O'Neill, O. (1996). *Towards justice and virtue, a constructive account of practical reasoning*. Cambridge, MA: Cambridge University Press.
Polanyi, M. (1958/1962). *Personal knowledge: Towards a post-critical philosophy*. Chicago, IL: University of Chicago Press.
長尾史郎(訳)：個人的知識―脱批判哲学をめざして，ハーベスト社，1985.
Rodriguez, L. (2007). *Student and faculty experiences of practice breakdown and error in nursing school*. (Doctoral Dissertation, University of California, San Francisco, School of Nursing).
Rubin, J. (2009). Impediments to the development of clinical knowledge and ethical judgment in critical care nursing. In P. Benner, C. A. Tanner, & C. A. Chesla (Eds.), *Expertise in nursing practice: Caring, clinical judgment, and ethics* (pp.171–198). New York, NY: Springer Publishing Company.
Schon, D. (1987). *The refl ective practitioner: How professional think in action*. New York, NY: Basic Books.
佐藤　学，秋田喜代美(訳)：専門家の知恵―反省的実践家は行動しながら考える，ゆみる出版，2001.
Schon, D. (1991). *Educating the refl ective practitioner: Toward a new design for teaching and learning in the professions*. San Francisco, CA: Jossey-Bass.
Stannard, D. (1997). *Reclaiming the house: An interpretive study of nurse-family interactions and activities in critical care*. (Doctoral dissertation, University of California, San Francisco, San Francisco).

Sullivan, W. & Rosin, M. (2008). *A new agenda for higher education. Shaping the life of a mind for practice*. San Francisco, CA: Jossey-Bass.

Sunvisson, H., Haberman, B., Weiss, S. M., (2009). Augmenting the Cartesian medical discourse with an understanding of the person's lifeworld, lived body, life story and identity. *Nursing Philosophy*. Oct; 10(4): 241-52.

Tannenbaum, S. J. (1994). Knowing and acting in medical practice: The epistemological politics of outcomes research. *Journal of Health Politics, Policy and Law, 19*(1), 27-44.

Taylor, C. (1989). *Sources of the self: The making of the modern identity*. Cambridge, MA: Harvard University Press.
　下川　潔，ほか(訳)：自我の源泉―近代的アイデンティティの形成，名古屋大学出版会，2010.

Taylor, C. (1993). Explanation and practical reason. In M. Nussbaum & A. Sen (Eds.), *The Quality of Life*. Oxford, UK: Clarendon.
　竹友安彦(監修)，水谷めぐみ(訳)：クオリティー・オブ・ライフ―豊かさの本質とは，里文出版，2006.

Vetleson, A. J. (1994). *Perception, empathy, and judgment, an inquiry into the preconditions of moral performance*. University Park, PA: Pennsylvania State University Press.

Weick, K. E., & Sutcliffe, K. M. (2001). *Managing the unexpected: Assuring high performance in an age of complexity*. San Francisco, CA: Jossey-Bass.

Weiss, S. M., Malone, R. E., Merighi, J. R., & Benner, P., (2002). Economism, effi ciency, and the moral ecology of good nursing practice. *Canadian Journal of Nursing Research, 34*(2), 95-119.

第2章
臨床把握と臨床探究：
問題の特定と臨床での問題解決

　臨床判断(clinical judgment)は，確実なものではないがゆえに"判断"とみなされる。曖昧で判断しきれない，予測のつかない状況や，当然と思われる場面つまり予想と明らかに異なる場合には，思考と判断を働かせる必要がある。卓越した臨床実践では絶え間なく変わる臨床場面の展開に応じた対応とタイミングが求められる。看護師は臨床経験を通じて，臨床場面を確実に理解している・把握しているという感覚や，戸惑っている・把握しきれていないという感覚を身につけていく。これは暗黙知の表れの1つであり，その時の状況とよく似た，あるいはまったく異なる過去の状況から学びを得た看護師しか身につけていないものである。熟練看護師は場面を把握できないときに，それが一時的なものであっても，場面を理解し，混乱を解消しようと努める臨床探究を働かせることができる。このようなことは，次にあげる「ケアの負担がかなり大きく難しい」患者に関わっている看護師，ジュリー・シャッポーの例で示されている。

> **看護師**：その日の午前中の担当患者はナイキ(男性)*でした。私は以前，ナイキのケアを手伝ったことがありました。受け持ちの看護師がナイキといさかいを起こし，担当を代わったのです。彼女は，ナイキの世話があまりに大変で，ナイキの満足のいくようにはケアができないと思ったようでした。ナイキはケアの難しい患者で，1つのケアに1人の看護師がかかりきりになる状態でした。私はその日，それぞれ問題を抱えている3人の患者を担当する

＊：本書の事例はすべて，守秘義務のため，人物や場所の名前やそれ以外の人物を特定する情報を変えて載せている。

予定だったので,今日は忙しくなるという心積もりをしていました。私はケアに役立つ情報を得ようと,ナイキのカルテに目を通してみました。そして,ナイキには特に長めの時間を割くように計画しました。

ナイキは38歳で,低酸素症とうっ血性心不全で入院していました。また若年性関節リウマチと長年に及ぶプレドニゾロンによる治療のため多くの合併症を併発していました。常に車椅子が必要で,圧迫骨折を起こした部位が数か所ありました。そのため身長が15cmも縮んでいました。便通障害の既往があり,腸の手術を受けていました。今回の入院では,誤嚥を起こした可能性があること,また,小腸の一部の通過障害が疑われていました。

ある日の朝の訪問時,ナイキは就眠中でしたが,重篤な呼吸困難を起こしていることにすぐ気づきました。酸素吸入器が装着されていましたが,睡眠中であっても呼吸補助筋を使っていました。これは何かがおかしいと思いました。体はやせ細り,腰が曲がり,腹部は膨らんでいました。重度の脊柱後彎がみられました。

ナイキを起こしたところ,私を目にして喜んでいるようでした。そして,その週の週末には私を受け入れてくれるようになりました。呼吸の状態について尋ねたところ,息切れが起こったのは10日前からで,比較的最近のことであることがわかりました。ナイキは,入院前の自宅では酸素吸入器は装着していなかったとのことでした。「このベッドは楽になれない」と訴えていました。そこで相談の結果,車椅子に移してもっと上体を起こすことにしました。息切れがあるわりには呼吸機能は良好でした。便通の状態を尋ねたところ,腹部がいつも膨満しているとのことでした。その前日にも下剤を服用し,浣腸を受けていました。そこに担当医が病室に現れ,医師もナイキが息を切らしていることに気づきました。医師は胸部X線検査と腎・尿管・膀胱のX線検査,そして厳密な絶飲食を指示しました。

ナイキは車椅子を使うようになって,楽になったようでした。呼吸が楽になったので,呼吸練習器具を使うことにして,2人で話し合って目標を設定しました。ナイキはさらに打ち解けるようになり,関節リウマチのことや,その治療をさまざま試みたことを話してくれました。また家族のことも話題になり,兄弟とは近しい関係にあることがわかりました。兄弟の1人とは同居しており,ほかの2人の兄弟は近くに住んでいるとのことでした。3人の

兄弟がもち回りでナイキの面倒をみていました。彼の言葉によれば,「体調がよいときは家族や友人と冗談をとばして,座の中心になっているよ」とのことでした。私はナイキの呼吸状態を綿密にモニターし,呼吸機能を頻回にチェックしました。呼吸音が減弱していました。医師はその日は終日,ナイキの状態を知るため私と連絡を絶やさずにいました。

　ナイキはすぐに疲れてしまうので,すぐにベッドに戻れるようにしていました。少しでも体を動かすと息切れが起こり,回復するのにしばらく時間がかかりました。ベッド上での体位変換は容易ではありませんでした。頸部を常に支えておく必要がありました。「枕を外してください。息ができない」とよく訴えていました。そんなときは枕を外し,肩に手をかけて,楽になったかどうかを尋ねるようにしていました。すると,「ええ」と答えるのですが,それは数分しか続かず,また体位変換が必要になりました。体を楽にして呼吸労作を軽減しようとしてもうまくいきませんでした。私はその日はずっと,担当の看護師との意思疎通を絶やさないようにしました。それは,ほかの患者とのケアの調整を助けてもらう必要があったからです。ナイキは悪化の方向へ向かっていると思わざるを得ませんでした。

　その日遅くなってナイキの状態が急変しました。兄弟から電話がかかってきましたが,息切れが強くて話せない状態でした。電話口の兄弟は心配になり,これから病院へ向かうと言いました。呼吸数は最大36回/分で,会話には非常な努力が必要でした。生理機能は安定していましたが,それは必ずしも最善の数値ではないことはわかっていました。私は医師を呼び,呼吸状態の異変を報告しました。また,尿量が少ないことも報告しました。ナイキは失禁状態でしたが,この4時間,排尿がみられませんでした。腹部があまりに膨満していたため,膀胱の状態をみることができませんでした。そこで超音波で膀胱をスキャンしたところ,尿が1,000 mLも貯留していることがわかりました。医師は動脈血ガス分析とフォーリーカテーテルの挿入を指示しました。カテーテル挿入後,膀胱は空になり,呼吸はいくらか楽になりました。しかし腹部は硬く膨満したままでした。動脈血ガス分析の結果は喜ばしいものではありませんでした。私は医師を呼び,検査の結果とナイキの状態が悪化していることを報告しました。ナイキの兄弟と親しい友人がベッドサイドで見守っていました。医師がすぐに駆けつけました。こんな状態のナイ

キを見ていると怖くなると，ナイキの友人がつぶやいていました。私はその人に，ナイキを励ましに来てくれてありがとうと伝えました。

　医師はナイキとその兄弟に，人工呼吸器の装着が必要になること，また腹部の圧迫を軽減するために胃チューブの挿入が必要になることを話しました。ナイキはこれを聞いて恐ろしくなったようで，手が震えていました。私はナイキの手を握り，もっと綿密な監視ができる病棟へ移ることを説明しました。ナイキは呼吸器についていくつか質問をしてきました。そこで，人工呼吸器は呼吸を楽にするために，必要なときに使われることを伝えました。

　私はその日の夕方，ナイキを重点ケア病棟*に移しました(*ICUに入るほど重症度は高くないが，特定のケアや処置を必要とする患者を集めた病棟)。この転棟はスムースに行きました。前もって計画してあったため，危機的状況に陥らずにすんだのです。ほかの患者のケアとの調整をし，必要なときにはナイキのそばにいることができました。私はその日1日，ナイキの呼吸状態が機能不全の寸前にあると思っていました。ナイキの転棟の数日後，私は担当の医師を訪ね，ナイキの経過について尋ねました。ナイキの状態は改善していました。医師はナイキの状態について説明してくれて，私がナイキを綿密に監視していたことに対して感謝の意を表しました。結論として言えることは，ナイキのケアの負担はかなり大きく難しい患者だと思っていた看護師がいたけれども，私がしたようにナイキを知れば，重い病状のときでもあの人はやさしく接してくれるということです。息切れや頻回な体位変換の要求，不安が，要求が多いと誤解されていたのです。事実は，ナイキは呼吸の危機的状態にあったのです。

　ジュリーはナイキの担当となったが，以前，ナイキのケアをしたことがあった。しかし今回の入院では当初，患者に何が起こっているのかわからなかったため，患者の応答と要求に対する最初の認識は，ほかの看護師によってつくられたものであった。ジュリーは当初，ほかの看護師の情報を中心に計画を立てていたが，その患者は疑いなく呼吸が困難であることにすぐに気づいた。ナイキの呼吸困難を把握したことで，彼のいらつきや不安な様子，横柄な態度を，決して満足することのない"難しい"患者とみるのではなく，苦痛の表れであると正しく理解することができたのである。ナイキの応

答の本質を見抜き深く感じとり，先入観を転換するという偏見のない開かれた態度は，熟練看護師の特性である．生理的な反応と関連して患者の言葉や態度に表れる反応に対して開かれた態度で接し，うまく対応すること，そして疑問を抱くこと（彼女は「何かがおかしい」といぶかしく思った）から問題の探索が起こってくる．臨床の問題解決では，患者のいらついた行動が痛みや不快，生理的な問題から生じている可能性を探るのか，それとも"難しい"患者という有害な決めつけをするのかを見極める倫理的な問題を避けて通ることはできない．これは患者にとってだけでなく，看護師にとっても倫理的な判断となる．ジュリーは自分の認識だけでなくほかの看護師の認識も修正しなければならない．しかし，このようなブレイクダウン（うまく事が運ばない状況）では，その状況に対する看護師の臨床的・倫理的理解が，他者の強硬な意見や批判的な意見，断固で，批判的で，辛らつな意見によって曖昧になりやすい．患者の身体的状態が明らかに悪化してからやっと看護師の判断が訂正され，その不安がよく理解されることになる．

　この看護師の臨床経験についての説明は，緊急状態における臨床的な変化や推移に対応するタイミングや具体的な対策（X線検査，血液ガス値分析，膀胱の超音波検査，フォーリーカテーテルなど）にも現れている．たとえば，患者を初めて楽にすることができた後でも，患者は悪化の可能性があるという彼女の懸念のおかげで，患者が電話で話せなかったときに医師に知らせるという即座の行動をとることができた．この具体例すなわち物語的な記述をみると，看護師が探索的思考（modus operandi thinking）を駆使して，どのように状況をより明確に把握するかがわかる．探索的思考は，臨床家が間違った仮説や診断を認識し，急変の原因をつきとめ，正しい処置へと方向づけるための探偵のような思考である．

　予測される経過や徴候を学ぶことによって，高度実践看護師は何かが欠けていることを認識できるようになる．つまり患者の状況を理解すること，すなわち臨床把握（clinical grasp）を獲得することは認知的技能であり，それによって高度実践看護師は自分が臨床状況をきちんと把握していないことに気づけるようになる．患者の病態の臨床的な変化を認識し，その意味を確実にとらえることで必要な治療・処置が導かれる．したがって，臨床把握を確実なものにするには，経験的学習や理論的知識，微妙な臨床変化をとらえる鋭

表 2-1　臨床把握の 4 つの側面

- 質的な識別をすること
- 臨床状況を追究し，探索的思考し，その難問を解くこと
- 臨床的重要性の変化を認識すること
- 特定の患者群に関する臨床知識を深めること

敏な感覚を身につける必要がある．いずれにせよ，状況について臨床把握を確実に得ているか否かという感覚は，それに続く探究や問題解決，対処への不安や懸念につながる．臨床把握を確実に得ることは，（たとえば，患者の状況が変化しているときの，注意をした結果としての看護師の行動や計画の）方向づけとなる．

　成長中の看護師や，また不慣れな状況に遭遇したときの熟練者の場合は，状況のなかで思考し，患者の状態の推移を見通すことで確実な臨床把握を得ることができる．このような思考と推論の実践を通して，看護師は思考と行動の習慣を身につけていく．ナイキを受け持った看護師は，患者の生理的状態の悪化のただ中での自分の思考と推論についてつぶさに説明している．彼女が正確に把握できるか否かは，種々の処置や検査を実施する際の患者の経時的な反応のモニタリングとその理解にかかっている．その看護師のその後の行動は，それに基づいて決まってくる．臨床状況を比較的よく把握しても，あるいはあまり把握できなくても，行動しつつ考えるようになる．本章では，このような思考の習慣と臨床把握による，つまり思考と推論の 4 つの局面を明確にすることに焦点をおいている．**表 2-1** に，高度な看護実践に浸透している臨床把握の 4 つの局面を列挙する．

　看護師は実践を通じて経験的に学んでいくにつれ，患者の状況の推移がある程度予測できるようになるため，看護師にとって難解な臨床状況が生じることは少なくなる．たとえば，低体温心臓手術を受けた患者の場合，手術直後に体温が上昇し始めたときの血行動態の変化は予測できる．また，そのほかに予測可能な変化は，頭部外傷患者の吸引や体位変換時の頭蓋内圧の急激な上昇も，予測可能な変化である．次に示す例では，看護師が血管形成術後の損傷を受けやすい時期を予測している．

看護師：私は6時にヘパリンを止めました。それはごく標準的なプロトコルです。患者が再閉塞を起こすのは，ヘパリンを止めて1時間以内です。7時10分に患者は胸痛を訴えました。そこで私たちは12誘導の心電図をとり，ヘパリンを再開し，胸痛に対してモルヒネを使用しました。多少軽減しましたが，モルヒネで痛みを取り除くことはできませんでした。その心臓外科医にとっては開胸が必要になった初めてのケースで，患者は8時に手術室に移されました。

　このような予測可能な変化を認識しそれに対処するには，変化を認識し，すみやかに対応し機転をきかす必要がある。看護師が既知のリスクを理解することで，状況に備えて警戒することができる。以下は，小児救急の高度実践看護師が指摘した予測可能な変化と時間枠によって，細菌性ショックの7歳児の治療計画が立てられた例である。

　　高度実践看護師：私の当面の関心は，細菌性ショックに気づいて，それに対応することを看護師たちに確実に理解してもらうことです。というのは，細菌性ショックを目にすることはそう頻繁にあるわけではなく，（細菌性ショックの）患児は重篤な状態には見えないからです……。細菌性ショックを起こしていても，目を覚まして意識がはっきりしていることがあるからです。……（同室の別の子を指差して）あの子のことは容易にわかります。あの子をはじめ心臓手術後の患児は，挿管や胸腔ドレーン，ペースメーカを装着していたり，ドパミンやドブタミン，エピネフリンなどを点滴しているのですぐに重篤な病状だとわかります。重篤な病状の患児はわかりやすいのです。でも（細菌性ショックの子を指して）このような患児を重篤な病状だと認識することは，正直なところ容易ではありません。この子は入院時，血圧が100/35で，血中からはグラム陰性菌が同定され，全身に発疹が認められました。もし私たちが血管を確保し血液ガス分析を行い，抗生物質を投与し，輸液を行い，ドパミンを始める，ということを行わなかったら，つまりほかの子どもにしてきたようにそういったことをどんどん，どんどんしなければ，この子を失っていたかもしれません。この子の心拍数が減少していることに気づいてから応急的に挿管しても，この子を救うことはできなかったで

しょう。このような疾患では，この段階で状況をつかみとらないと不可逆的なアシドーシスと多臓器不全になり，とり返しがつかなくなるのです……。このことを看護師が認識してさえいれば対応できるはずです。（観察に基づくインタビュー）

　この高度実践看護師は，敗血症児の状況と臨床的経過を認識（あるいは把握）する技能が，救命上重要であることを強調した。この状況では多くの場合と同様，認識のタイミングが非常に重要である。患児がまだ覚醒していて意識が清明で，状態が安定している場合は，多臓器の損傷と不全という不可逆的な過程を予防するために，早いうちに気づくことが重要になる。ほかの看護師が救助のための限られた機会を見落とさないよう彼女が用心していることから，把握したことを他者に伝えることが実際には困難だということがわかる。安定した状態に見えるにもかかわらず，危機的状況にある患児を臨床的に十分把握することは，不可逆的で急速かつ切迫した悪化を予防するための積極的な処置を始めるうえで非常に重要である。

　高度実践看護師の場合，患者の状態や反応の予測可能な変化はすぐに認識され，混乱を経験することなく十分に臨床把握を続行することができる。しかし，臨床的な変化が認識されるのは，うまく状況を把握していないことが伝わるほどの明らかな変化やいくつもの微妙な変化を実践者が感じとるときである。このような場合は状況理解がもはや役に立たないので，問題の探索という作業が始められる。問題に対して説得力のある別の説明がすみやかになされれば，熟慮のうえで冷静にみること（距離をおいて，最も妥当で確実な別の見方をすること）によって，もっと明確に問題を理解し，対処のための新しい方向性を導くことができる（Dreyfus & Dreyfus, 1986）。その際，発生率や有病率のデータがあれば，どちらも妥当なように思われるが競合する解釈を見比べることができる。しかし，臨床での徴候や症状に対して説得力のある説明がつかないときは，今の状況の理解の仕方から離れてみる必要がある。つまり，状況を明確にし直したり，とらえ直したり，包括的に問題を分析することが求められる。状況を新たに把握するためには，批判的に思考することと前提を取り除く必要がある。

　看護師は十分な臨床把握を得ることを目標として，臨床状況に臨む。そし

て，第一段階のアセスメントでは，患者の臨床的な状況・反応と傾向について より明確な理解を得る。十分な臨床把握を得るには，患者の状態やニードについて競合する解釈のなかから取捨選択することが大切である。臨床把握は以前に得た理解と，かつて患者のケアで学習した，起こりうる未来予測に支えられている。質的な識別という，状況の関連のなかでのみ行われる患者の特質や変化についての判断を行う識別技能こそが，臨床判断の核心である (Benner, Tanner & Chesla, 2009; Rubin, 2009/1996)。

■質的な識別をすること

目立った特徴を認識し，重要な質的識別を行うためには，経験的学習と関連性を考慮した適切な判断が求められる。質的識別という言葉は，個別の，関連のある，過去の事実に基づく状況でなされる区別を意味している。直前の出来事や関係性の理解，あるいは事情が見過ごされたり除外されたりすると，状況を誤って解釈してしまう。客観視することによって状況が解釈できるわけではないので，識別は質的なものである。つまり状況の側面や特徴を状況にあてはめず，関連するどの変数も測定せず，それでも状況の事実の関連性を理解することなど不可能である。たとえば，患者は自己防衛のために自発的におとなしくなったのか，あるいは意識を失っていたのか？　患者の反応に対する看護師の理解は，患者に重大な頭部外傷がある場合はそれに大きな影響を受けるかどうかに強く影響される。下記の例は，地域の病院から患児を搬送してきたフライトナースによる臨床的観察である。

> **看護師**：心拍数が速くなりました。今は127です。さっきはたったの90でしたが，今は122です。血圧は107/62，CO_2は37，酸素飽和度は100％ですが，また，心拍数は116に落ちました。（観察に基づくインタビュー）

上記の例で，看護師は患児の心拍数が速くなったことに気づいている。患児が挿管時にベクロニウムという麻痺性の薬物を投与されていることを看護師が知っていなければ，心拍数の増加を，ベクロニウムの効果が消失してきた徴候としてではなく，ほかの影響によるものと誤解しやすい。この熟練看

護師の場合は，臨床判断によって患児の状態や変化を，不安定状態や続発的な合併症の症状としてではなく正常なものとしてとらえていた。

　質的識別をすることで，看護師は患者の正常な反応について知るだけではなく，すぐに合併症に気づき，迅速に処置が始められる。次は，60歳の男性が交通事故に遭い，左前腕を失い，ICUで気管切開をしたが，回復して退院したという例である。この男性は数日前からフォローアップのためにクリニックに来ていて，そこで外傷専門の高度実践看護師の援助を再度受けることになっていた。以下は，高度実践看護師と患者のやりとりを観察したときの出来事である。

> **高度実践看護師**：(患者の部屋に入る)こんにちは，Hさん，具合はいかがですか？　覚えていらっしゃるかしら？　私はベスですよ。
> **患者**：私の包帯を替えてくれた……。
> **高度実践看護師**：ええ，包帯を替えました。具合はいかが？
> **患者**：うーん，実は，あまりよくないんです。
> **高度実践看護師**：どうなさったの？
> **患者**：のどに何かひっかかるような，詰まっているような感じです。ぜいぜいというような，詰まるような感じがします。
> **高度実践看護師**：ここ(検査用の台)に座ってください。
> **患者**：息を吸ったり，怒ったり，興奮したりすると……。
> **高度実践看護師**：すぐに医師を呼んできますので，少し待っていてください(外出予定の医師をつかまえるため急いで部屋を出る)。(観察に基づくインタビュー)

　この高度実践看護師に対しては，のちに何を認識したのかについてインタビューが行われた。

> **インタビュアー**：「……具合はいかがですか？」とあなたが聞いたときに，患者は「あまりよくない」と言いました。それから，患者への対応が変わったようですね。
> **高度実践看護師**：そうです。私は患者がいる部屋に入る前からわかっていた

ようにも思います。診察予約を求めたのは患者のほうでした。私が以前患者を診察しに行っていましたので，私に予約を求めたのです。そして，何かが彼に起こっていることを知りました。私たち（外傷部門）が実際に関わったことは気管切開だけです。それ以外の創傷は別の部門によって十分にケアされていたので，私たちが関わる必要はありませんでした。患者が退院する前に私は彼の気管のことが心配でした。

　というのも，カニューレを取り除いたときに，気管口からまだ多量の分泌物があったからです。私は彼がどこかよくないようだと感じました。彼の声を聞けばすぐに，あなたにも彼にどこか悪いところがあるとわかったでしょう。結局，彼は声門下に狭窄があることがわかり，今日（クリニックに来た翌朝）手術を受ける予定になっています。（観察に基づくインタビュー）

　患者の病歴や本来の声を知っていたため，高度実践看護師は重大な合併症が生じていることを迅速に認識すなわち"聞きとり"，問題を明確にすることができた。彼女は"患者に何か大きなことが起こっている"ことを察知して，すぐに医師に連絡をとり，その症状と患者の手術適応の確認を求めた。このような質的な識別には，実践者が患者の反応の意味を理解する際に，情動的な色合いが伴うことがある。気道の完全閉塞による患者の危険性の高さから，高度実践看護師はすみやかに行動し，患者への迅速な手術を促した。

　一人ひとりの患者の反応を時間をかけて知ることによってのみなされる質的識別もある。ここでは，"知ること"とは，体（感覚）を通じて認識される，熟練を要する洞察力のことを示しているが，それを明確に説明することは容易ではない。

　次の事例では，医師が輸液量を減らしたが，熱傷専門看護師は，患者の水分管理を反映する皮膚温について重要な判断を伝えようとした。

　看護師：医師が目標尿量を下げましたが，私は指示が出ない限り輸液量を減らすつもりはありませんでした。そして，プロトコルに従い尿量を維持しようとしたはずです。しかし，医師は目標尿量を下げました。医師が目標尿量を下げたことで，もちろん輸液量を減らすことに同意しました。けれども，わずかなことかもしれませんが，（1時間あたりの）輸液量を1,100 mLから

750 mLに減らしたので，私は注意深く患者を観察しました。それでもその量は大きな違いでした。当初，患者は良好に見え，問題はありませんでした。しかし，私たちは彼を観察し続けました。

インタビュアー：何を観察し続けたのですか？

看護師：心拍数と尿量です。患者の手足は冷たいままでした。患者を見ただけでどのような状況かわかったとしても，受傷後の最初の8時間は毛細血管の損傷が大きいのです。その間，大量の輸液が必要です。そのため基本的には，尿量と心拍数とを観察しました。冷やさなくても患者の手足は冷たくなっていきます。全体的な機能低下にならないようにしておくのが通常です。患者の体は冷たくなりますが，毛細血管が閉じたわけではありません。24時間経ってから毛細血管が閉じ始め，48時間経つと，完全に毛細血管が閉じます。ですから翌日までに完全に体温が高まることは期待できませんが，氷のように冷たくてもいけません。氷のように冷たいときは灌流がないため，乾燥してしまいます。

インタビュアー：あなたは，どこでその区別を学んだのですか？　氷のように冷たい状態と，冷たくなっている状態……，どちらも同じような気がしますが。

看護師：何度も何度も何度も，患者をこの手で触っただけです。新人のオリエンテーションでは，ただ(モニターの)数値を見ていればいいということではないと教えています。手で患者に触れることです。患者に触れることで数値よりも，痛みやこのような熱傷に関する問題をすべて知ることができます。患者の四肢が実際にどれくらい乾燥しているかが伝わってきます。(観察に基づくインタビュー)

　この熟練看護師は，患者に触れることによってのみ認識できた，冷たさと氷のような冷たさとの質的識別について述べている。そして，正しい臨床判断をするには，患者の皮膚温の経時的な変化を追跡するために，患者から"感じとる"ことがいかに重要であるかを指摘している。監視装置による機械的なデータは，多様な身体的変化によってゆがめられるので，体液の状況を示すものとしてモニターの数値だけを信じるのは不十分だが，その数値に臨床家の十分な認識能力を加えることで信じるに足るものとなる。看護師

は，複雑な病態生理学的プロセスを理解し経験することによって，熱傷患者の場合は最初の24時間は皮膚温が冷たいことがふつうであることを学んでいる。しかし，"氷のように冷たい"皮膚は血管内の水分減少を警告するものであり，末梢組織の灌流が低下するので，循環血液量を早急に増やす必要があることを示している。さらに，この看護師はこの区別を知っておくことがなぜ患者にとって重要なのかを語っている。

> **看護師**：もし熱傷部位が非常に深ければ，やがて焼痂となるため，外科的に除去して植皮することになります。けれども，たいがいそのような熱傷部位以外にも，部分的に深いところがあります。もし体液の良好な回復が得られたり，その部位に灌流があれば，熱傷の深達度は進行しないので，実際には2日間ほど熱傷部分を観察すればわかります。患者にわずかな熱傷が数か所ありました。腕の上のほうにもありました。部分的に深いだけか，あるいはⅡ度程度の熱傷かもしれませんが，2日過ぎるまで決めつけてはいけないのです。(観察に基づくインタビュー)

部分的に深い熱傷部位に灌流がなければ，熱傷の深達度が進行する可能性がある。この看護師は，患者の皮膚温の持続的なモニタリングでの警戒によって，必要な処置の種類や範囲と同時に治療結果にも差異が生じることを認識していた。この事例は，臨床把握と処置の直接的なつながりを強調している。

個々の患者を知ることによって多くの識別ができるが，患者群，すなわち似たような臨床状況にある患者群の典型的な反応やパターン，経過や回復軌道，合併症の予測を知ることで別の識別ができる。同じ疾患にかかっている患者は，同じような反応を示すだけでなく，反応の性質も似ている。たとえば，急性うっ血性心不全では咳嗽が見られるが，その咳嗽の特徴は肺気腫や肺炎の患者のものとは質的に異なる。心不全の患者の咳嗽は乾いていて，短い空咳である。肺気腫の場合は長く，痰を伴い(湿性で)，時にぜいぜいするような咳である。熟練看護師も熱傷専門看護師のように，臨床的な観察をしながら高度な質的識別をするようになる。

看護師：私は患者に足の手術が必要かもしれないと思いましたが，その必要はありませんでした．時と場合によるのです．確かに，患者のふくらはぎや腿の深部の変化を調べなければなりませんでした．

インタビュアー：(傷の周囲を見て)あなたの言うとおり何度も何度も見ましたが，私にはわからないのですが……．

看護師：経験ですよ．ピンク色にもいろいろな種類があります．あの色は，悪いピンク色です．患者の足の色はよくないピンク色でした(違いを説明するのに苦心するので苦笑いをしている)．

インタビュアー：できる限り話していただけませんか．よいピンク色と悪いピンク色について説明してください．

看護師：悪いピンク色は青白い色で乾燥しています．乾燥しているのは，一大事です．

インタビュアー：患者の足の下のほうは上のほうより悪かったのですか？光沢があって，赤みが強いのですが……．

看護師：それは，ただのピンク色ではなくて，赤みがかった青白いような色でした．かなり青く見えました．とにかく，何度も何度も見る必要があるのです．(観察に基づくインタビュー)

　この看護師は自分が知っていることを説明するのに苦心しているが，それは科学的知識や知性がないためではなく，このような微妙な質的差異はPolanyi (1962)のいう"超言語的"なもの，すなわち言葉で説明できないものだからである．臨床実践における質的識別は通常，洞察と直観に根ざしており，暗黙の(偶発的，試行錯誤による)学びにより個々人が獲得するが，このような知識は，インタビュアーが上で述べているように，特定の属性 (Polanyi, 1962; Sadler, 1980) に注目することで，時間をかければ人に教えたり指導することができるようになる．この看護師は微妙な違いを明らかにするよう努めることで，自分が暗黙のうちに学びとった知恵を可視化している．すなわち，視覚能力を高めて，灰色がかった赤みのある青白い，乾燥したピンクと光沢のある赤みの強いピンクとを見分けているのである．この区別によって，熱傷が深部に及ぶおそれのある部位がわかってくる．

　この場面では，熱傷の質的な違いを見ることで，色，光沢，そして張りの

差異を視覚的にとらえ，同時に比較している。しかし，違いをとらえるためには時間経過とともに反応パターンが変わることに注意する必要がある。熟練の実践家は，看護師に特定の患者に対してこのような質的な識別をするよう指導したり，処置の意味を教えたりすることに長けていて実に精力的である。たとえば，ある高度実践看護師は心臓外科医から学んだことについて次のように語っている。

高度実践看護師：私が心臓外科患者のケアをし始めたばかりのとき，多くのことを学びました。私は看護師に呼び出され，僧帽弁置換術後に帰室した68歳の女性患者を診てほしいと言われました。患者の肺動脈圧(PA)は非常に高く70/36で，心係数は1.9(低値)でした。看護師は，患者の血圧が高ければニトロプルシド，心拍出量が低ければドパミンを滴定していました。私はこの患者の経過から，術後，肺動脈圧が高くなると予測していました。でも，「どのくらい高いのを高いというのか」が気になっていました。当時，その患者にとって何が「正常」なのかわからなかったのです。私が患者のところへ行くと，ジル(看護師)はかろうじて患者のケアを続けている状態でした。私が手伝い始めると，ジルは患者について，時に急激に血圧が高くなって高濃度のニトロプルシドを必要とするけれど，次の瞬間静脈圧は急落するので，すぐに滴下を遅くしないといけない，と説明してくれました。私は，彼女が患者の血圧を「後追い」していると思いましたが，何が起こっているかはわかりませんでした。その時，偶然外科医がやってきて，ジルは自分の考えを伝えました。医師が患者の循環動態の変化をモニターで注意深く見ていたとき，私は肺動脈圧が周期的に変動しているのに気づきました。

医師はジルに変動がおさまるまでクリスタロイド(細胞外液)を注入するように言いました。私はとても驚いて，「注入するのですか？ 肺動脈圧はどうなりますか？ とても高いのに」と言いました。するとこの医師は，このような経過の患者の数値には基準がないのであまり意味がないと教えてくれました。このような患者の場合は，術後早期は数値の方向性と安定性によって，治療に対する患者の反応を評価するのです。それから医師は，著しい肺動脈圧の変動が見られる場合はほぼ必ずニトロプルシドで血圧を調節するが，この患者はその数値にもかかわらず，循環血液量減少の状態であると指

摘しました。医師が行ってしまうと私はとても不安になりましたが、点滴が半分ほど滴下した頃に患者の肺動脈圧が安定し始め、肺動脈圧も心係数も上昇しました。自分が目にしたことが信じられなかったので、昼も夜も僧帽弁疾患の病態や循環動態について勉強しました。翌日、医師に私が理解したことを確かめ、またジルと私が今認識し理解しているパターンについて昨日の場面をスタッフに情報提供しました。それ以来、私はあの変動パターンは、僧帽弁置換術患者ばかりでなくどんな心臓外科手術患者の場合でも、たいてい循環血液量の減少を意味することを知りました。

　この話は、看護師が臨床判断と巧みな対応を身につけていくうえで、専門医が与えた重要な臨床状況の認識を強調している。刻々と変化する臨床場面での患者の反応の質的識別とパターンを教えることで、熟練の臨床家は処置の意味だけでなく場面の重要性も把握し他者に伝達している。長い間、医師は「医学的知識」としての従来の考えを看護師に教えるうえで一役買ってきたので、看護師は病状が重篤でより複雑な患者の診断と管理を身につけてきた。同様に看護師は、ケアの質を向上したり、不安定な状態を制限したり、不要な介入を抑えたりするために、この臨床知識をほかの看護師や医学生、ほかの医師に教えることによって、引き継いだり広めたりしている。

　Taylor (1985a) も Rubin (2009) も、質的識別をするということについて著述している。また Taylor (1995) は、状況で問題となっていることを倫理的に理解するうえで必要な質的識別を言うのに、「強い評価」(strong evaluation) という言葉を使っている。たとえば、Taylor は強い評価に対して「簡単な評価」(simple weighing) を対比させている。簡単な評価は「最初に、患者の入浴にしますか、それとも輸液ルートの固定を変えましょうか？」のように、患者の好みまたは願望だけを必要とする。強い評価は、何がふさわしいか、または何をすべきかに基づくものである。家族や患者、医療提供者は、急性期の重症患者にとって大切な治療を倫理的に判断するとき、自分たちがふさわしくない治療をして、単に死の前の苦しみを長引かせているだけなのか、それとも提案された治療は、患者の希望どおりに命を救う好機となったのかについて、知らず知らずに強い評価をしている。さらに、強い評価では、患者の命を救う正当な機会であるためというよりも、経済的な理由や疲

労のために治療の継続をあきらめていないかを見る。ジュリーの例では，息切れが強くて患者が電話で話せないことに気づき，患者の呼吸状態が悪化していると言って医師を呼んでいるが，これは患者の苦痛と挿管の必要性とを天秤にかけた瀬戸際の評価である。

　APACHE Ⅲや WPSS，IPSS などの予測評価尺度は，生存率を最も的確に予測できるので，医師の臨床的な判断に用いられることが多い。しかし，このような尺度は，得点が非常に低値か高値の場合でのみ信頼性が高く，生存や回復を予測するのは比較的簡単である。しかし，得点が中間の値の場合は，卓越した人間の認識と判断が求められる (Knaus et al., 1991; LeGall, Lemeshow & Saulnier, 1993; Lemeshow et al., 1993)。したがって，中間値では得点にかかわらず，患者と家族と臨床医は治療が人間味のある高潔なものなのか，それとも無駄で浅はかなものなのか，について強い評価をしなければならない。判断の重要な点は，臨床的にも倫理的にも行うことであり，得点を単純に算定するだけではない。

　臨床判断を高める方法の1つに，実践で行った質的識別を記録することがある。質的識別はごく最近の出来事や関係性の理解，状況の前後関係などに基づいているため，ここで指摘されているような識別を新人看護師が理解するには，臨床場面のこのような側面を記録する必要がある。臨床家であれば，個人であれ集団であれ，質的識別を例示して事例を共有することができる。患者の状態の変化には専門分野を超えた認識と対処が必要であることから，このような識別は学習内容の共通性を高めるために，多数の専門分野による学際的な集団が貢献し，共有する必要がある。

　質的識別は明確に説明できないことが多いが，実際の場面では指摘しやすいので，ベッドサイド教育は学習の強化に有効である。学習者は，観察したことを比較・対照するのを専門家に助けてもらえば，色や温度，におい，音，手触り，トーン，形，サイズの違いを直接経験することができる。この方法は教育と同時に，注意深さや会話，集団学習の文化やコミュニティを築くことができる。

　たとえば，以下のインタビューに見られる質的識別はかなり一般的であるが，よくある観察すなわち患者の感情的な引きこもりと関与の質と意味についてはほとんど述べられていない。看護師は人工換気を必要とした慢性重症

患者について述べている（Benner, Tanner & Chesla, 2009, p.221 でも引用）。ここでは，患者の生きる意志とそのQOLについて，医療チームに疑問を投げかけている。

> *インタビュアー*：あなたは，その患者が生きたいと思っていたことをかなり強く感じていたようですね。どうしてそう感じたのですか？　また，いつそう感じたのですか？
>
> **看護師**：彼は常に生きる意志をもっていたと思います。彼はすごくファイトのある人でした。彼は怒っているか，引きこもっているかのどちらかでした。でも引きこもっているときでも，彼は積極的に引きこもっていました。彼は相手を見ようとしませんでした。彼に話しかけ，彼にその気があれば，彼はあなたとの会話を続けたでしょう。それでも彼はあなたを見ようとはしないでしょうが……。でも彼は生きることから多くの喜びを得ていました。一方，彼を目にした人は，こう言っていました。「（なるべくして）なったも同然で，本当に気の滅入ることです。それに彼だって，かなり落ち込んでいるのに，どうしてこんな状態を続けるのでしょうか？　拷問ですよ」と。けれど，彼はここから出ようとしているのかどうか境界域にはいますが，あなたに会えてうれしかったはずだと思います。彼は野球ファンで，野球を見たがっていて，私には生きることをあきらめたようには見えませんでした。自発的に日々の予定を立てている人は，生きることをあきらめません。そうでなければ，前進する意志をもたないはずです。

　患者の意図を読みとり，患者の感情的な引きこもりのパターンを理解することで，看護師は抑うつや死に備えて人間関係を放棄した消極的な引きこもりと，対人関係をもちながらの引きこもり（"積極的な引きこもり"）とを質的に識別した。この患者を理解するために大切なことは，患者を知ろうとすることである（Tanner, Benner, Chesla & Gordon, 1993）。この具体的な状況と問題を明確にすれば，推移を見通すこと，すなわち変化する状況からの推察を必要とする，質的識別の方向性の基礎が得られる。また探索的思考，すなわち患者が治療や回復の望みをあきらめていないかについて臨床的，倫理的に判断するうえで，看護師が重要な質的識別をするための，出来事や系列やパター

ンを追跡することにもなる。

　看護師が実践の場で最初に身につける識別は，生理的なものであることが多い。それは，通常ケアの優先順位として，患者を生理的に理解し，患者の身体状況を管理することに焦点があてられるからである。しかし熟練するためには，患者や家族とともに，また患者や家族に対して情緒的にも社会的にも，スピリチュアルにもさらには倫理的にも確実な評価をすることを学ばなければならない。この評価は，看護師の臨床での判断と看護行為とが切っても切れない関係にあることを表している。時には患者の生理的なもの以外のニードを優先すべきときもある。また場合によっては，患者のことがわからないのにこのような判断をしなければならないこともある。熟練看護師は似たような例や異なる例を含め過去の多くの事例に基づいて，たとえその患者のことがわからなくても，短時間のうちに重要な識別をするために，患者の情緒的・スピリチュアルな反応で目立った特徴を瞬間的に把握する。次は手術室看護師のジュディ・ルメンスキーの例であるが，患者の優先すべきニードにどのようにして注意を向けたのか，そして，なぜ生理的ニードではなく情緒的・スピリチュアルなニードにまず対応したのかを語っている。

　看護師：この手術室での最悪の一夜でした。8月の暑い夜（外傷の多い季節）で，私は外傷センターで勤務していました。手術室は全部で8室ありますが，どの外科医も順番待ちの救急患者を抱えていました。手があいていたのはCRNA（麻酔看護師）の指導をしている麻酔科医と看護補助者，そして私だけでした。
　興奮した研修医から，患者がICUで急変したのでこれから手術室に連れて行くとの電話がかかってきました。少ない情報によると，患者は42歳の女性で，オートバイ事故による多発外傷でした。彼女は1か月間ICUにいて，気管切開を受け人工呼吸器が装着されていました。その夜に気管切開部周辺から大量の出血が始まり，縦隔偏位が起こっていました。
　私は急いで技師を作業室から連れ出し，一番広い部屋を確保しました。次に看護補助者に人員を集めるよう頼みました。当直の外科医はこの町に転居してきたばかり（最初の夜勤）だったので，私があるだけの胸部手術用器材のパックをすべて開けました。

割れるような鼓針音が聞こえたので，ストレッチャーを押して廊下を走る研修医や看護師の一団と合流するために廊下を走りました。カルテを読もうと手を伸ばしたとき，患者がとてつもない力で私の手をつかみ，「助けて！」という言葉を発しました。患者の目に恐怖の色が見えたので，患者が状況の深刻さを感じていることがわかりました。気管切開部から出血しており，血液がその周辺に広がっていました。患者は確かにそれを目にしたと思います。みんなが部屋に入っても，患者はまだ私の手を放さずにいました。そして私の顔から決して目を離しませんでした。言葉は正確には覚えていませんが，私たちのしていること，すなわち患者のために最善のケアをしていることを伝えて落ち着かせようとしました。

怒鳴り声の指示が聞こえてきました。「血液をもっと持ってこい！ 吸引器はどこだ？ 輸液剤をもっと持ってこい！ 手術着がもっと必要だ！ ガーゼとテープをもっと！」と。私に向かって言われているのはわかっていましたが，私はこの患者の手を放すことができませんでした。彼女は覚醒しており意識は清明で，周囲の混乱状態はわかっていました。私たちは彼女を手術台に移しました。外科医と外科チームは手洗いのために部屋を出ました。麻酔科医はプロポフォールを注入しました。私は患者の手をしっかりと握り，顔を見て，そばに付き添うことを告げました。彼女はやっと眠りにつきました。彼女が最後に見た人は私でした。彼女は手術を最後まで受けることができなかったのです。腕頭動脈が破裂していたのですが，それは心臓が拍動するたびに腕頭動脈が脈動して，気管チューブのカフに当たったため，びらんが生じていました。損傷した動脈をすぐには修復できませんでした。

ただ手を握っていること以上のことは何もできない看護師もいることを彼女が知りながら亡くなったのだと思います。私がそうだったからです。

ここでは，患者は自分の容態がいかに切迫しているか，ある程度わかっている。患者が"とてつもなく強く手を握った"ことや「助けて！」と懇願したこと，目に恐怖の色が見られたことから，これは不安を抱く患者が通常示す反応とは質的に異なることをジュディはすぐさま把握した。そして，患者の死がいかに切迫しているかを見てとったとき，その患者の反応が看護師にとっては心を乱さずに全身全霊を傾けてその場に付き添うという倫理的な要

求となる。患者が見た最後の人に自分はなりたくないけれども，それが現実になった場合には，捨て置けないことを心に留め，それを実際の言動に表す用意があると，熟練看護師は常々口にする。ケアリングこそが一番大事であると……。臨床的に最も重要であったのは，患者が目を閉じたときに求めていた倫理的な判断であった。その部屋にいた人たちは，麻酔薬が効いて患者が眠りに落ちるまでの短い間に，求められた臨床的な要求に応えたのである。

　これまでに述べてきた質的識別はみな，患者の状態（生理的・情緒的・スピリチュアルな状態など）の認知的な把握と関係がある。これとは対照的に，成長中の看護師は難しくて重大な，そして時には逆境的な状況に直面する。このような状況では，看護師としての自分と患者との関係のなかでの自分を倫理的に識別するという課題を負うことになる。この識別は，よい看護師とは何かという考えから生じるので，自分が思いやりをもって提供できるケアにつながる。正しく強い倫理的識別をする能力は，ジャン・ヴィンセントが言っているように事態を変える力をもつ。

　看護師：トムは25歳の既婚男性で，その日は仕事をサボって女友達と過ごしていました。1日中お酒を飲んで過ごした後，大きな自動車事故を起こし，女友達の死という事態を招いたのです。トムは四肢麻痺となりました。彼は背が高くひょろっとしていて，髪と口ひげを長く伸ばしていて，フランク・ザッパ*に少し似ていました（*：1940-1993．アメリカのギタリスト，シンガーソングライター）。前歯が2本欠けていました。一方，奥さんは背が高く物腰の柔らかな話し方をする"読書好き"のタイプに見えました。一人娘は母親によく似ており，母親を小さくしたようでした。トムの両親はいつも几帳面な身なりをしていて，いつも礼儀正しい人でした。トムはその両親の一人っ子でした。

　人工呼吸器に依存し，ハロー牽引をしているトムの身体的ケアは困難を極めました。でも，素敵な奥さんと両親，そして4歳の娘さんに会ってからは，浮気をしていたトムに対する怒りを収めることのほうが私にとって大きな課題となりました……。（長期に及ぶICU入室）の間，トムの不貞が奥さんや両親にとっての問題になることは1度もありませんでした。私はどうしてそうできなかったのでしょうか。頭部外傷を受けた結果，トムは粗雑な言

葉をもごもごと小さな声で話すようになりましたが，そのことで私の気持ちが変わることはありませんでした……私はトムの不貞の問題を抱えていましたが，彼にはできる限り最善の看護ケアを提供すると伝えました。彼は私にとっては不誠実な夫ではなく，患者だったのですから。

トムの入院後1週間は厳しいものでした。"生か死か"という状況が何度も起こり，生きられるかどうか私たちにもわかりませんでした。トムが本当に手の施しようがないとわかったのは，そのころでした。彼の命は文字どおり私の手の中にありました。彼の状態が家族に大きな混乱を与えていることは，見ていて感じました。家族の精神的・感情的な状態はとてももろくなっていました。トムの目前の生か死かに集中するときもあれば，次には長期に及ぶ問題，経済的なことや今後ずっと続くであろうケアのことを心配していました。私の偏見は頭の奥へ引っ込み，私は最優先すべきトムと家族に集中しました。

ジャンは次に，自分とチームが提供した包括的で細心なケアの詳細について語った。どのようにしてトムと親しくなり，トムが好む姿勢や好きな音楽，ジョークに至るまで非常に独特なトムのケアをすべて知ったのかを彼女は述べている。長期に及ぶICU入室の後，トムはやっとリハビリセンターへ転院となった。

看護師：トムは転院し，家族が何回か私の所へ問い合わせてきたので，私はリハビリセンターへ電話をしました。退院の2週間後，トムはゼリーを誤嚥した後，亡くなりました。私は呆然としました。彼の死後，両親がICUへ立ち寄ってくれましたが，何度もトムが受けたすばらしいケアに対してお礼を言っていました。私は不貞に対する自分の個人的な感情を退けることができたし，本当のところはわからないにしろ両親を批判したりしないですみうれしく思いました。私は最初も最後も，そしていつでも看護師なのですから。

トムの不貞に対するジャンの誠実さと反省，そして一見受け入れているかのようなトムの妻の態度を理解しようとする努力，さらにはトムにできるだけ最善のケアを提供することを可能にした彼女(ジャン)の良識は，いかに多

くの看護師が"難しい"患者や家族と折り合いをつけるのに苦労しているかを物語っている。

　臨床教育のなかで話には出るが深く追究されないものに，倫理的葛藤のさまざまな原因をいかに乗り越えていくかということがある。困難で対立する倫理的ジレンマでの意思決定や対話と支援のために倫理学者が容易に得られる場合とは違って，この種の倫理的葛藤，すなわち日常のケアでの倫理は，日々の実践のなかで献身的な人物により実践されることもあれば，職員や患者の解決策とはならず覆い隠されたりすることもある。ナラティヴは良質のケアを混乱させる倫理的葛藤を顕わにしたり，看護師が苦労して行う倫理的識別を目に見えるものにする。また日常の実践の成功を明らかにしたり，臨床現場の職員同士の対話を生むこともできる。このことにより，成長中の看護師は避けがたい重荷によりよく対処する方策を学べるようになり，また新人看護師は強固な倫理的主体者へと成長することができるようになる。

■臨床状況を追究し，探索的思考し，その難問を解くこと

　探索的思考は，特定の場面，場面の展開の仕方，それが起こったときの患者の反応の意味，試みられたこと，患者に影響したこと，もしくは影響しなかったことの軌跡をたどることである。ミスを減らせるか，ミスを生じさせるかについて理解すること(あるいはしないこと)は，推移を見通すことの一種である(Benner, 1994a; Taylor, 1993)。これは実際的な臨床推論の1つで，一般に認められている意思決定モデルとはまったく異なるものである。誰ならば予測できるのか。そして誰ならば想像できるのか。以下の例では，新生児集中治療室の看護師が，治療から撤退する前に試してみる価値のある基本的なケアについて，どのように検討したのかを述べている。

　　看護師：何度も言葉を濁し専門的な助言をした後，医師が唯一指摘できたことは，新生児の肺が発育不全であるということだけでした。しかし，それは解剖せずに診断することはかなり難しいことでした。患児の肺はX線写真では少し小さく見えましたが，それが必ずしも的確な指標とは言えず，私た

ちにとって唯一の指標となるものは，肺の生検でしたが，患児はそれができる状態ではありませんでした。そこで，私たちは数日間，高頻度換気（HFV）の治療を行い，ほぼ1日で離脱させたところ，状態は後戻りし，その後よくなったり悪くなったりし，それが1週間半ほど続きました。倫理委員会が検討する必要があると判断した点は，患児の肺が本当に発育不全なら，長く生きられる可能性は低いので，現在の治療を続けるのが適切かどうかを決める時期である，ということでした。

　私は別の看護師とともにずっと患児のケアをしていたのですが，会議の前にまず2人で話し合いました。私たちは2人ともももう少しよくなるような気がしていました。はっきりと指摘できることは何もありませんでしたが，今は治療を止める時期ではないように感じたのです。そして，私たちは会議でそのことを話しました。第一に，この集中的な治療の全過程でまだ満たされていない基本的なニードがあると感じていました。

　その1つは栄養状態を改善することでした。患児には，しばらく完全静脈栄養（TPN）が行われていましたが，肺水腫の傾向があるため点滴が制限され，十分な栄養が得られていないと思いました。体が成長するにも回復するにも，明らかに栄養は不足していました。私たちはそのことを医師に伝えましたが，栄養管理については取り上げてもらえませんでした。栄養状態が悪ければ回復できません。会議の結果，患児の栄養状態の改善に努めてみることになり，可能であれば間欠的栄養管理が最善であると決まりました。それから，私たちは患児の点滴を外そうとしました。患児にはへその緒からチューブが通されていましたが，私たちはそこから患児に栄養を与えたくありませんでした。そのため点滴を外して，患児に適応できる限り経管栄養（経鼻胃管での栄養管理）を始めようとしました。そして，患児の栄養摂取が増加しているかどうかを観察したのです。

インタビュアー：患児のCO_2は相変わらず問題でしたか？

看護師：それは問題ありませんでしたが，まだ人工呼吸器が必要でした。それでもその時には，患児を高頻度換気から離脱させることができました。（医師は）患児の栄養状態の奇跡的な回復を起こすため，私たちに1週間，時間をくれました……。栄養状態が改善して人工呼吸器から離脱するのに1週間かかるだろうと考え，その週末に再評価して奇跡的に回復できたかどうか

見るつもりでした。そして奇跡的な回復ではありませんが，顕著な回復が見られました。人工呼吸器の設定を少しずつ落としていくことはできましたが，最後の切り札としてのステロイドを始めざるを得ませんでした……。

　その結果，患児は回復しました。患児が予定どおりに栄養補給に応じられなかったので，私たちは栄養補給を完璧には実行できませんでした。しかし患児は人工呼吸器の設定にいくぶん進歩があったので，医師たちは治療の継続を決めました。私は患児がステロイドの後に回復したことは興味深いと思いました。なぜなら，患児の問題が発育不全の肺であったならば，ステロイドではそのようには回復しないからです。それで，なんらかのウイルス感染症か，肺を悪化させる何かのために，患児が重篤な炎症と損傷を起こしていたのではないかと，私は考えました。ステロイドはそれにある程度の効果をもたらしたのかもしれません。あるいは，患児には（発育不全と感染の）両方が生じていたかもしれません。確かに患児の肺はX線写真では小さく見えていましたから，どちらか見分けるのは難しいと思います。でも，患児が少し回復したことは事実です。

　この例では早くから，医師と看護師が，問題の追究と，急変と多様な臨床的危険性とを追跡するために，一般的に行われる探究作業を行っている。新生児が治療にうまく反応しない場合，その場に最も近くに居合わせる看護師もしくはこの新生児の現実的な可能性に最も深く関わっている看護師は，生命維持装置を止めたり外したりすることを好まない。看護師はその探索的思考によって，「満たされていない基本的なニーズがいくつかあること」や「栄養管理が良好でなければ回復できないこと」を知っていた。何がなされたか，何が必要であったかを追跡することで，看護師は新生児にかなりの（生存の）可能性をもたらす生命維持の治療から早々に手を引かせないよう防いでいる。この場面のように，探索的思考は臨床判断を改善し，患者の状態の成り行きに影響を及ぼしたり軌道修正を加えることができる。

　前述の場面のように，患者の状態の判断や治療の適切さに同意できないとき，臨床家は一般に探索的思考をする。また，患者の反応や，患者の反応についての他者の解釈について混乱すると，探索的思考をするようになる。注意深い臨床家は十分理解できなかったり混乱したりすると，探偵のような探

索的思考を行う。

　以下の話では，高度実践看護師が自らの混乱について述べている。

　　高度実践看護師：救急室へやってきた（15歳の）少女は，ヘマトクリット値が14でした。彼女を運んできた乗用車の後部座席は一面血で染まっていました。彼女は転んでガラスに手を突っ込んだという話でした。それは週末のことでした。私は同僚と一緒に巡回していて，同僚が私にそのことを報告しましたが「大丈夫」ということでした。私が病室に入ると，とても小さくて顔色の悪い少女が臥床していました。まるでベッドが彼女を包み込むように見えましたが，傷は両手首にしかありませんでした。彼女の両手首の内側に傷がありました。そして，私は考えました……
　　インタビュアー：ちょっと待ってください。どういうことですか？
　　高度実践看護師：誰も考えていませんでした。医療チームにとってよい勉強になりました。誰も，誰もこのことについて考えていませんでした。医療チームの誰一人，その話が嘘だとは思っていませんでした。私は意見を闘わせ，ついに医師たちが舌打ちしながら「なるほどね」と言ったことを思い出します。研修医が「いや，あの子は入院しなくてもいいよ」と言ったので，児童精神科医を呼んで入院させようと思い，その理由を考えました。私は「待って，これは自殺がみっともないとされている国の家族の問題です。何か問題があるようだから，この少女には対応する必要があるのです。私たちには彼女の安全を確かめる必要があります。つまり，医学的に安全なのかどうかではなくて，何をする必要があるかを確かめるのです」と言いました。そのためには患者に注意を払ったり，ケアをしたり，助けになってくれる人がいることを伝えるだけでなく，医学的な面についても取り組む必要がありました。医療チームはようやくそのことに目を向け始め，「その話は筋が通るのか？」と問い始めるようになりました。それでも彼らがみんな，次のように考えたことにはかなり驚きました。「つじつまは合っているよ。問題ない。例の女の子は両手首の2か所の傷から出血して，かなり出血するまで家族が病院へ連れてこなかった，ということだよ」と。私たちはこのような事態に何度も対処しているので，声をかけただけで立ち去ることもありますが，このときは違っていました。

インタビュアー：あなたは医療チームと話したのですか？ あなたがしたことをもう少し話してくれますか？

高度実践看護師：確かみんなの前に出て、「あなたたち、正気なの？」と言ったと思います（笑）。

インタビュアー：それでみんなの反応は？

高度実践看護師：「正気さ」でしたが、私は続けて「誰か彼女を診察した人はいるの？」と言ったかと思います。要するにみんな、ただ処置をするだけなのです。ですから、「それで筋が通るの？ 彼女の傷を診察して、状況を理解している人は誰かいないの？」と言いました。彼らは自分たちを弁護しようとしました……。

インタビュアー：そのやりとりを覚えていますか？

高度実践看護師：はい、2年半ほど前のことでした。彼らが弁解しようとしても説得力がなかったと思います。でも、「あぁ、でも父親が彼女を連れてきましたよ。父親が唯一私たちと話をした人物ですよ」といった感じでした。そこで私はその発言者を見て、「父親があなたに状況を話したのですね？」と尋ねました。つまり、父親は恥じ入っており、子どもがしたことを隠そうとしている、私は医師たちにそのことを認識してほしい、と伝えたかったのです。

　この例は、看護師の行動しつつ考えることを例示している。すなわち状況のなかで考えて、部分を詳細に関連づけて全体の意味をとらえているのである。ほかの身体上の傷がないのに手首だけに傷があることは、もはや転んでガラスに手を突っ込んだのではないことが明らかであり、この看護師は探偵のように、「彼女の傷をよく見て。状況を理解している人は誰かいないの？」という思考と疑問をもち、研修医の対応には不満を感じた。研修医が患者を家へ帰そうとしているのを聞いて、この看護師はすぐに少女の身の危険と、研修医の決断に倫理的な間違いがあるとわかった。彼女が声を大にして医師に質問をしたことで、彼らは状況をより明確に理解するようになった。

　上記の状況で、高度実践看護師は転んでガラスに手を突っ込んだ人に見られる可能性のある裂傷の形状について、仮説つまり先入観（予見）をもっていることがわかる。

高度実践看護師：彼女にはたくさんの傷があったわけではありません……，死にそうなほど出血している人が，父親の車の後部座席に乗せられて連れてこられたという話は理解できません。私が唯一わかったことは，彼女のヘマトクリット値が低下していて，出血が多く，どこかにかなり大きな傷があるのではないか……といったことだけです。

時間の経過とともに同様の状況を経験するうちに仮説が生まれてくる。そして，熟練の臨床家は考える習慣や認識する習慣を体得するようになる（Hooper, 1995）。同じような2つの傷は，看護師が予測していたことと一致しなかったので，問題の探究を促した。

すぐれた認識の習慣がある看護師は"知るために見る"，すなわち気づくため，把握するため，気を配るため，そして予期するための観察の用意ができている（Hooper, 1995; Merleau-Ponty, 1964）。考える習慣や気づく習慣によって，間違った仮説や予期していない反応をとらえられるようになる。別の例では，看護師は，母親と14歳の子どもが語った幼児の熱湯による熱傷が，事故であったかどうかに対する懸念について話している。

看護師：さて，あれは大きな事件でした。14歳の男の子が逮捕されるはずだったのですが，母親が14歳であることを理由にしたので，逮捕はされませんでした。母親は別の子が浴槽につかっているときに，14歳の子が蛇口をひねったのだと言いました。この話の鍵は，その子たちには円周性の熱傷があったのに，湯が飛び散った形跡がまったくなかったということです。つまり，2〜3歳の子どもなら簡単に浴槽から飛び出すことができたのに，その子たちは腰から下に熱傷を負っていた，ということです。浴槽の外に出ようとした徴候はほんのわずかもありません。1人は1歳半で，つまり，歩けるという意味です。虐待をにおわすものがわかれば，この子たちがそうであることが明白になります。

インタビュアー：虐待ではない状況とどう違うのですか？

看護師：まず円周性の熱傷など見られませんね。たくさんの湯が飛び散った形跡があり，子どもが外へ出ようとしてもがいたのであれば，通常それは局所的か，あるいは……

インタビュアー：変則的にあちこちに跡が見られるでしょうね。

看護師：ん〜……どこで子どもが熱傷を負ったのかによりますね。話を聞いて，子どもの熱傷を調べなければなりません。そして，熱傷を見たら，次のように行動するようにならなければいけません。つまり実際に，「もし子どもがこの浴槽につかっていたのならば」と反射的に頭の中で考えるのです。まず，熱傷が円周性かどうかを考えます。通常それは，子どもが外に出られないような状況を強いられていたことを意味します。1歳半であれば，もし熱い湯に入ったとしたら，そこから出ようとしてもがくでしょう。つまり強いられたことはかなり明白で，かなりひどい状況だったということです。

　子どもの熱傷のパターンと，仮説に照らし合わせて矛盾に気づくと，看護師はすぐに状況の偶発性に対して疑問を抱き始める。そして，湯が飛び散った形跡がないので，子どもは力ずくで熱湯の中に入れられたのだと気づく。このような先見がなければ，この状況を事故ととらえて児童保護に依頼することもなく，子どもを危険な家庭環境に帰していたにちがいない。同時に看護師は，家族の不必要な分断を避けるため，熱傷のパターンの説明として考えられる別のことにも心を開いておく必要がある。

　臨床の複雑な状況下では，こうした患者の個別の反応と状態について理解したこととを関連させて経過を追うことができない。そこで，わかったことを追跡して，臨床状況を継続的に理解していくことになる。理解できる状況と理解できない状況を明確にする必要がある。探索的思考は状況に応じた考え方の1つで，患者の状況，変化の経緯，反応や回復状態，機能停止などを考慮した推論である。

　ほかのチームメンバーが即座に，同時に対応するときや，あるいは看護師が患者の反応を変えるような処置をいくつも同時に行う必要があるときには，複雑に展開する状況を見失いがちになるものである。このような状況では，どの処置が患者の状態を改善したのか，あるいは効果がなかったのか，逆に妨げになったのかを理解することは困難である。患者の状況がある程度は安定したことはわかるだろうが，どの処置が効果的だったのか，その結果次に何をすべきかがわからなくなる。このような混乱を避けるために，熟練の臨床家であれば同じような患者に効果がある治療を見つけて，1回に行う

治療を1つにする（Hooper, 1995）。たとえば心臓手術患者では，多数の血管作用薬によって循環動態の指標が変わる。把握しそこなうことがないよう，ある看護師は次のように述べている。

> **看護師**：いっぺんに多くのことを動かし始めると，何が起こっているのか，何が最も効果的なのかがわからなくなります。したがって，ほかのことをし始める前に，1つのものを変えて，それがどうなったかを確認するのがよいでしょう。

必ずしもできるわけでも賢明なことでもないが，「1回につき1つのものを変える」という格言は，探索的思考を身につけようとしている経験の浅い看護師の助けとなるものである。また，比較的経験豊富な看護師が状況の前後関係にそって行う専門性の高い具体的な処置の効果と，患者の反応について学ぶことも効果的である。

探索の作業に関わり，臨床の難問を解決するには，すなわち，生理的な問題だけでなく，患者の状態に影響する心身の最善の状態のいかなる側面に対しても開かれた態度で向かう必要がある。開かれた態度は常に必要である。経験豊富な人でも，予測もしなかったことが患者の病気や苦痛に影響していて驚いたり，そこから学ぶことがあるからである。ホスピス看護師のリズ・チョウ・アリーは，神経芽腫で亡くなった男性の問題探索を通して，想像力を働かせて関わり考えることについての物語を語ってくれた。

> **看護師**：ある日の夜，私の勤務中に，疼痛がコントロールできず対処の難しい患者（ラリー）がいました。私はこの患者を含めて6人の患者を受け持っていました。申し送りの後，最初に私の歩みを止めたのはラリーでした。
>
> 　廊下のずっと奥のほうで彼がうなり声をあげているのが聞こえました。部屋に入ってみると，とても心配そうな顔つきをした奥さんが，ご主人のそばに従順そうに立っていました。彼女はご主人の手をさすりながら，静かに話しかけていました。「大丈夫よ，ここにいますから，あなた。愛しているわ。大丈夫」。娘さんが部屋の隅で椅子に腰掛けていましたが，誰にも気づかれないように，ひっそりと泣いていました。2人とも「この状態をなんと

かしてほしい」とでも言いたげな顔つきで私を見上げました。私は自己紹介をしてラリーの肩に手を置きました。彼は目を開けましたが，相変わらずうなり続けていました。すぐに，次々と質問が私に向けられました。「こんなに痛みが強いなんて普通なんでしょうか？」「今していること以外に私たちにできることが何かないでしょうか？」「私たちがまだ尋ねてないことで，ほかの家族の方はどんなことを質問しますか？」そこで私は次のように言いました。「痛みは患者さん一人ひとりで違います。痛みを全然感じない患者さんもいれば，ひどい痛みを感じる患者さんもいます。部屋を静かにして照明を下げて，できるだけ刺激を与えないようにするといいですよ」私は次にラリーのほうへ顔を向けて，話し始めました。ラリーは自分の痛みを10段階のスケールの10と評価しました。どこが痛むのか尋ねたところ，体全体が痛いということでした。私は，困惑しました。

　ラリーは神経芽腫と診断されていました。腫瘍は全部で4か所ありました。神経芽腫は通常，疼痛，特に全身に及ぶ疼痛はほとんどないはずです。ベッドのそばにおいてある記録に目を通したところ，モルヒネの点滴は28 mg/時で行われていましたが，それはその日の午前中に20 mg/時から増加されたものでした。私はモルヒネの滴下量を30 mg/時に増やしました。このほかにロラゼパムが4時間ごとに2 mg静注されていましたが，ほとんど効果はありませんでした。スタッフに体位変換を手伝ってくれるよう頼み，アセスメントを行った後，私は部屋から出て同僚と話しました。ラリーはどうしてこんなにも痛みを感じるのか，私たちは困惑していました。

　彼の病歴を見直してみましたが，別の病的状態や骨，他臓器への転移を示唆する記載は見られませんでした。私は患者の担当医に電話をしましたが，不在だったので向こうからの電話を待ちました。医師が戻ってきて電話をかけてきたので，患者の現在の状態について話し合い，現状を打開するような薬剤を処方してくれるよう頼みました。医師は打開策としてDilaudid®（麻薬性鎮痛薬）を指示しました。これは，この薬物の相乗効果を期待してのものでした。私はDilaudid®を用意して再び患者の病室へ行き，再度，ラリーと話しました。彼は相変わらずベッドでうなっていました。私は母親と娘さんに話し，またラリーとも話しました。ラリーは，こんな痛みは今まで経験したことがないと言い，"体の芯"まで痛むようでした。Dilaudid®の静注

後，ラリーは少し眠くなったようでしたが，うなり声は続いていました。奥さんはベッドのそばにずっと付き添っていて，ラリーの手をさすっていました。娘さんが廊下まで私の後に付いてきて，差し支えなければ下へ降りていって軽食をとりにいってもよいかと尋ねました。休憩をとるのはよいことだけれど，家族の人が立ち去ると患者の状態が変化したり悪化したりすることがよくあることは知っておいてほしいと話しました。また，万一そのようなことが起こっても罪悪感を抱く必要はないことも伝えました。

　私は香料の入ったローションを手にして部屋へ戻りました。ラリーは左側臥位で寝ていました。私はローションを温め，彼に話しかけてみました。背中をやさしくさすり，彼の家族のことを話しました。痛みについて尋ねたところ，「まだ体全体が痛い」という答えが返ってきました。そして突然，抑えきれずにすすり泣きを始めました。私はベッドに近寄り，ラリーのそばに腰掛けました。彼が手を伸ばしてきたので，私は彼が泣いている間，手を握っていました。彼は次に，私に話しかけてきました。「私には，痛みなしでいられる資格がないんです。私は去年，妻に対して不貞を働きました。私にはその資格がないのに，妻は入院中ずっとそばにいてくれています」。このことを誰かに話したかどうか尋ねたところ，彼は「いいえ」と答えました。彼はまだ誰にも話していなかったのです。病院付き牧師に来てもらうことを提案したところ，彼はそうすると答えました。牧師が到着したとき，私はラリーのことについて牧師と話し合いました。牧師がラリーと会っている間，私はほかの患者たちを看ていました。牧師が45分後に戻ってきて，ラリーは奥さんに話して許しを請うことに決めたと伝えてくれました。「ラリーはかなり落ち着いたようですよ」と牧師は言いました。

　部屋へ戻ってみると，彼はリラックスしていました。痛みのことを尋ねると，「今は痛みはありません。少し不安はありますが」と答えました。私はジアゼパムを少し静注しました。私はベッドのそばに少し長めに腰掛け，バイタルサインと疼痛をアセスメントしました。彼はさらに楽になったようでした。そこで私は部屋を出て別の患者のケアを続けました。家族たちが戻ってきて，私にラリーのところに来てほしいと言いました。部屋に入ると，ラリーは気持ちよく寝ているようでした。しかし，意識レベルが落ちていて，起こしても目を覚ましませんでした。私は，これは悪化の徴候であることを

説明し，もう1度，牧師を呼びました。ラリーは私の勤務時間のちょうど終わりに亡くなりました。痛みがない状態で，平穏な死を迎えたのです。私はその日，ホスピスの患者に対しては身体的な健康と同時にスピリチュアルな安寧もアセスメントすることが大切だということがわかりました。今では受け持った患者一人ひとりにスピリチュアルな側面のアセスメントを行い，痛みの問題を取り上げるときにはそのことを考慮するようにしています。

神経芽腫の患者では，このように困難な疼痛管理の問題を示すことはあまりない。その難問を解く鍵として，この患者の痛みには目立った特徴が2つあった（異例な全身痛の存在のみならず，その強さと性状）。すなわち，モルヒネのかなりの大量投与にタイミングよく反応しなかったこと，そして多剤療法に対する反応が見られなかったことである。それ以来このような問題が起こると，リズは慣れ親しんだ日常の仕事から距離をとり，一種の休憩の状況をつくって優秀な看護師がするように信頼のおける同僚と話し合う。それと同時に，リズはこの患者の特別な反応を通してだけでなく，以前の神経芽腫患者の反応とその経過を通して推論し，前の状況とどこが同じでどこが違うのか明らかにしている。リズは処置をするたびに，患者の反応と，その有無とタイミングを追跡している。それにより，何も手立てがないように見える状況をよく知ることができた。疼痛管理についてはどこの病院でもベストプラクティスのガイドラインが広く採用されているが，この患者の問題に糸口を与えてくれる臨床ガイドラインは1つもない。看護師は探索的な仕事と探索的思考を駆使して，苦痛を生じている複雑な問題，時には隠れた問題を実際に解決しているし，今後もそうしていく必要がある。

　この語り（ナラティヴ）による説明は思考しつつ行動することと，推移を見通すこと，そして多くの看護師の教育背景の違いを知ることのよい例である。とはいえ，最善の探索的な仕事であっても，それだけで常に問題を明らかにできるわけではないことのよい例でもある。リズが患者を人として見ることに強くこだわり，熟練の技能とケアリングをもって関わったことで，患者の手に負えない痛みと生きるうえでの（実存的な）苦痛の原因と特徴という難問を解き明かすことができたのである。望ましい探索的作業にまつわる実践的な知識は一般的に実践の“なか”で習得され，試行錯誤の学習を通して

苦労して獲得される。しかし，このような特別な思考や推論を身につけてもらうために学生や新人看護師に教えることは，以下のようにコーチングすることによって可能となる。ナラティヴを通して似たような状況に関わり，想像力をもってその状況に入ること，患者の手がかりを綿密に調べること，関心をもって粘り強く自らの直感を探ること，心を開いた状態で患者の心配事を注意深く傾聴し対応すること，可能性のある理解や介入について学習者同士で対話をすること，そして何を学んだのか，自らの知覚や予測，実践がどのように変わったのかについて内省すること（Hooper, 1995; Kyriakidis & Vitello, 出版準備中）。

■臨床的重要性の変化を認識すること

　臨床的重要性の変化の認識は経験的に習得される技能であり，それによって，繰り広げられる場面で，重要なものとそうでないもの，そして患者の臨床的可能性の文脈と変化によって，徴候と症状，治療法の変化に対する反応の重要性の意味が違ってくることを見極めることができる（Dreyfus & Dreyfus, 1986）。さまざまな徴候や症状の変化の重要性を認識したり，臨床場面での転機や推移を認識したりすることは，臨床判断の微妙な局面である。着目点が変わると臨床家は臨床的データを異なって（たとえば，重みや力点を変えて）解釈するが，それが堪能で卓越した臨床実践の証なのである。以下の例では，心臓手術患者の体液バランスは回復したが，看護師は患者が予想以上に不穏な状態であることに気づき，疼痛管理に注意を向けている。

> **看護師**：そのとき私は考えて，「ちょっと待って，彼はお酒好きよ」と言いました。患者は自分を落ち着かせるものを必要としていたのです。私は，彼がモルヒネ以外に必要とするものを知っていました。それで彼ら（医師）にそのことをそれとなく話しました。結局，ICUの医師が来て，「あの患者には何か別のものが必要だな」と言ったので，私はジアゼパムだと思いますと医師に伝えました。すると，医師は「そう，まさにそれだ」と言いました。投与した後，患者はとても落ち着きました……回復途中ではありましたが，尿量が多かったので多量の輸液を必要としていました。補液は厳密に管理され

ておらず，ガイドラインのようなものでしかありません。そのとき私は体液バランスと疼痛管理に注目しました。……午後2時ごろ，大量に排尿があったので，速度を250 mL/時に落としました。けれども午後に外科医たちが巡回に来て，「あ，彼は病棟で管理できるんじゃないかな」と言いました。「待ってください。私はそうは思いません。なぜなら患者は体液バランスの回復途中にあり，疼痛管理が問題だからです」と私は言いました。するとICU（の研修医）は私に共感してくれたので，私は疼痛管理が主な課題であることを医師がわかってくれたと思いました。私は病棟での疼痛管理には限界があると思ったのです。

インタビュアー：ICUの研修医は賛成しましたか？

看護師：ええ。「問題は疼痛管理と，彼がアルコール依存症であることです」と私は言いました。患者は夜中になると不穏傾向が出現し，抗不安薬投与3時間後に目覚めて起き上がり，「外に散歩に出かけていい？」と言うのです。私が「なぜですか？」と問うと，彼は「たばこを吸いたい」というので，私は「いいえ，だめです」と言いました。すると彼は従うのですが，まったく落ち着きませんでした……。そこで，私は看護ケアプランに，「問題＃1：潜在的なDT（振戦せん妄）」と書きました。

　この看護師の話から，患者のニーズに関する看護師の理解が，最初は体液バランス，次に疼痛管理，そしてアルコール離脱症状の管理へと移行していったことが裏づけられた。問題の1つで立ち往生すると，判断が鈍り，おそらくDTの合併症予防に必要な治療を妨げたり遅らせたりしてしまうことになる。

　重要性の変化の認識は時に，状況を理解しきれていない，状況にうまく対応しきれていないという感覚によってもたらされることもある。そうなると，臨床的な問題を予測したり，何が臨床的に重要なのかを考えることは適切なやり方ではなくなる。したがって，臨床的予測とは合致しないような，重要な証拠に気づくという形で説明される。重要性の変化を認識する能力は熟達性の始まりを示す。つまり，期待される臨床的な目標や過程，結果を状況と照らし合わせるのではなく，状況自体の条件と個別性に基づいて言葉と感性で状況を読みとれるようになってきていることを示しているのである。

臨床的重要性の変化を認識する技能は，専門性を身につけるには不可欠であるため，この技能の習得のために教育的な努力を注ぐ必要性が非常に高い。しかし臨床的重要性の変化を認識することは，知覚的・体得的な能力であるため，単なる知識や事実の伝達以上のことが求められる。また，状況の変化に応じて観察し考察する訓練を必要とする。救急部の看護師はこの技能の重要性を指摘している。

> **看護師1**：だから，私はたくさんの患者のトリアージを行います。その患者は私のところにやって来て，「医師に診察してもらいたい」と言いました。私は患者が座るのを見ながら，座ることができるか，ここで診察できるか，クリニックに移送すべきか，ストレッチャーか何かに乗せて搬送すべきか，を理解するのに数秒とかかりません。だいたい5年くらい経験すると，この看護師レーダーのようなものが得られるようです。確かにすぐにはできません。それがどんなものか，本当のところはわかりません。それ以上，説明できないものなんです。……ただ見てわかるだけです。不思議なものです。
> **看護師2**：私も以前に比べると，ずっと見る目ができてきました。
> **看護師1**：私もそうです。
> **看護師2**：みんな，早いですよ。ほかのことではもっと時間がかかるのに。呼吸音を聞くのに聴診器をあてて，バイタルサインを測るのに15秒はかかりますが，目で見れば本当に早くわかるのです。本当に見るべきものをすばやく見ることができます。

知覚的な鋭さや体得的な技能を習得するには，体や感覚を通して身につける必要がある。具体的には，注意深さや思考，行動の新たな習慣を身につけることである。かなりの時間をかけて，そして（悪くなったりよくなったりの）試行錯誤を重ねながら，臨床的重要性の変化を認識することなど体得的な技能を自分で習得している人が多いが，革新的で実用的な教育方法を使えば，この種の学習と推論に対するレディネスと集中力を促進することができる。

熟練した体の動きと"見る（把握する）"能力は，患者の状況が変化するなかでこそ身につくものである。したがって，熟練の臨床家の指導下でベッドサイドで学習したり，対話型の視聴覚の学習モジュールを用いることが，最

もよい学習方法と言える。Benner, Tanner および Chesla (1992/2009) の指摘によると, かつては「(職人)仕事の世界」で習得してきたこのような技能を身につけると, 学習者の関心が患者のケアリングの別の局面に向け直される傾向があるという。変化を"見る"ために, 臨床家は変化の前の患者の状態を知っておいたり, 学習者に指摘しておく必要がある。つまり, 熟練の臨床家・教師は, 起こったと同時に気づいた変化を可能な限り指摘し説明しなければならない。この技能を教える別の方法は, 自分より上級の臨床家(たとえば, 同僚, 臨床の専門家, 医師, 教師)が患者を回診し変化を予想するときに, 自分の予想する変化について説明することがある。したがって, この流れのなかで学習者の注意力が形成される。すぐれた臨床実践には必ず状況に応じた認識が必要になる (Lave & Wenger, 1991)。この認識を身につけるには, 時間をかけて, 同様の患者や異なる患者を観察したものと個々の患者の反応とを比較・対照しながら, 患者の一般的な反応と個別的な反応に注意を向ける必要がある。

■特定の患者群に関する臨床知識を深めること

臨床知識は概して, 特定の患者群(たとえば, 心臓手術患者)やその下位の患者群(たとえば, 弁置換術の患者)との関わりのなかで向上する場合が多い。臨床知識とは, 科学的知識と経験による学習から生まれた実践的知識とのゆるやかな統合であると筆者らは考えている。まったく同じかあるいは同じような状況におかれた患者のケアをしばしば経験するうちに, 同じ状況にある患者や同じ治療を受ける患者, 同じ合併症を併発する患者の異なる反応を比較・対照して条件を手に入れられるようになる。ただしそれには, 注意力と過去の個々の事例における試行錯誤による学習の記憶が必要である。非常に少ない特定集団に焦点を当てることで, より個別の対応ができ, また患者が必要としていることの認識や思考, 推論, 難問の解決, 予測, 管理, 擁護についてのより高い技能を身につけることができる。実際, Kyriakidis と Vitello (出版準備中) は, 新人(資格を取得したばかりの)看護師の臨床能力の向上を最初の2年間にわたって調査している。その結果, 実践をある専門領域で始めた場合, あるいは人数の少ない特定の患者群の学習やケアに焦点化

して実践を始めた場合は，臨床知識と技能が向上していることがわかった。過去の多くの判断に基づけば，特定の患者群の典型的な反応や軌跡を学習することができるからであろう。このような報告があるのだから，特殊な患者群がほとんどみられない一般的な内科・外科病棟でキャリアを始めることに関して，新人看護師に通常与えられるアドバイスを再考する必要がある。さまざまな課題はあるが，安全なケアが(自立して)できるようになる前に学んでおくべき臨床状況の範囲を狭める専門病棟や準専門病棟は，新人によりよい成長の道筋を提供してくれよう。一般病棟に勤務する看護師は，特定のタイプの患者(たとえば心不全の患者，混乱した高齢者，腹部手術の患者)のケアに繰り返し焦点をあてることで恩恵を受けることができる。そしてその後に，さまざまな状態の患者のケアを受け持つことになる。これと同様に，一定の患者を受け持つことで新人は"患者を知り"，その状態を知ることができるので，患者にも，また毎日さまざまな患者グループを断片的に受け持つことが多い看護師にも大きな恩恵がある。

　上にあげたような問題の多くは，次の抜粋にみることができる。これは現在実施中の研究で，イラクとアフガニスタンでの作戦で負傷した兵士をケアしている看護師を対象にしたものである(Benner，出版準備中)。リハビリテーション看護師のルシール・ライラは，このような特殊な患者群における感染の非定型的な発生に遭遇したときの新しい臨床知識の獲得を垣間見せてくれる。

> **看護師**：私は臨床経験は豊富にありますが，一般リハビリテーション病棟では新人で，その病棟は多発外傷病棟に急激に変わりつつありました。そこは，イラクとアフガニスタンから帰ってきた軍人をケアするための病棟でした。これは退役したばかりの軍人をケアするようになった初期のころの経験です。スタッフやチーム，そして施設も，この患者たちの身体的・精神的な損傷の現れ方はもとより，その広がりと深さがよくわかっていませんでした。家族や重要他者が医療チーム，特に看護師に示す態度や満足感，権限，期待，そして時には怒りのため，患者ケアは複雑なものになりました。
>
> 　21歳の若い兵士(G氏)は，腹部損傷と骨折を含む多発外傷，外傷性脳損傷を負っていました。この患者のリハビリテーションの経過は，原因不明の

軽度の発熱が続く以外は特に問題はありませんでした。G氏は杖で歩けるようになり，母親のいる自宅へ退院する予定になっていました……ある日の夜，G氏は疲れていて動きが緩慢な様子でした。母親によれば，G氏は腹部の痛みを訴えて，ずっと目を覚ましていたとのことでした。G氏は衰弱が進行しており，発熱が依然として続き，歩行には明らかに変化が見られました。

医師が来て，腸閉塞と感染を確定するために感染症科と外科医への相談と，検査とX線撮影の指示を出しました。しかし，G氏は悪化の一途をたどり，傾眠傾向となりました。G氏はベッドに寝たままだったので，看護師は目を覚まさせようとしました。私がG氏の部屋に入ると，発作が始まっていました。何の応答もみられなかったので，救急蘇生チームを呼びました……気管挿管が行われ，状態は安定しました。そしてG氏はICUへ転送されましたが，2日後，G氏は細菌性髄膜炎で亡くなりました。病原体はイラク由来のもので，G氏はイラクで負傷していました。また，最初に負傷したとき，G氏は髄膜炎の治療を受けていましたが，スタッフはそのことを知りませんでした……。スタッフは自分たちの行ったアセスメントと処置を再考しました……残念なことに，このような重症患者に対する私たちの学習曲線はもっと短くなければなりませんでした…このような患者は，これまでの復員軍人庁のリハビリテーションでの(物体としての)股関節や膝関節などの問題ではなく，これまでほかの患者が示したものとは異なる，最近重傷を負ったばかりの人たちなのです。

この看護師は，経験したことのない新しい病状や病原体，患者群を相手に仕事をする場合に認識したこと，すなわち的確な判断を下すことの限界を指摘している。多発外傷病棟の看護師や，イラクとアフガニスタンで重傷を負って戦場や輸送中，また米国で兵士をケアする医療者にとって，要求される知識の範囲と深さは日に日に増している(Benner，出版準備中)。兵士のケアは，最近の戦争でも過去の戦争でも多くは同じであるが，私たち看護師は現在，多発外傷の兵士を過去の戦争の兵士よりもずっとたくさん救う能力を身につけている。これが一般の人々による抗生物質の乱用により生じた新しい細菌や多剤耐性菌の広がりによる感染と組み合わさって，新しい臨床知識

は緊急かつ急速に進展し，以前の治療・処置とリハビリテーションのタイプとは量的にも質的にも変化が起こっている。たとえば，蘇生のしすぎは腹部のコンパートメント症候群を引き起こし，ほとんど致命的になるということを看護師は認識していたが，結果的には重傷兵士の体液バランスの深刻な変化を招いてしまった(Colonel N. Molter, 私信, March 23, 2010)。また，多くの兵士が感染していた多剤耐性菌に対する抗生物質の使用が，あまりに慎重で限られていたという例もある。

　上述のとおり，一見，外傷も，また複数のあるいは複数回の四肢切断がまったくないのに，何度も爆風にさらされたり爆破装置による外傷性脳損傷(TBI)が予想外に兵士に発症したことで，上に述べた新しい課題は複雑なものになった(Benner, 出版準備中)。こうしてみると，新しい知識の開発に対する要望は，身体の物理的なリハビリテーション以上のものであることがわかる。それらの声は次第に大きくなり，新しい知識の早急な開発とその要望，避けることのできた合併症発症の回避，たとえば受けた爆風の方向，"汚れた"爆弾などによる複数回の感染など，特定の損傷に頻発する合併症のアセスメントについての必要性が高まった。このような最先端の学習の必要性を頭においておくことで初めて，看護師や医師はもっと鋭敏な臨床観察能力と臨床判断能力を身につけることができる。深刻な事例のナラティヴ(語り)と上に述べたような学びによって，看護師の臨床ケアや問題解決能力，合併症の予測，そして初期の警告サインの把握が向上する。この知識を蓄積し，臨床での探究や研究，患者ケアの向上に役立てるためには，このような体得した知識を目に見えるものにして公表していかなければならない。それらは共通の知識になる必要があるのである。

　負傷兵士と同様，新しい患者群(たとえば顔面や臓器の移植，AIDS流行の初期)や新しい状況におかれた既知の集団(たとえば新しい多剤耐性菌)の治療を始めたときには，臨床での学習曲線は急なカーブを描く。専門能力を身につけるには，臨床家は患者の新しい反応や新しい患者群，ほかの臨床家の実践に基づき，より大きなシステムの変化に応じて実践を常に学び向上させなければならない。また，公表されたこのような知識を検証して新しい臨床研究を開発し，さらにこの知識を検証して発展させることもできる。たとえば，薬物依存の母親から生まれた子どもに関する臨床的な学習は，そのよ

うな子どもの出生率が高まるにつれて増加している。次の看護師は，新生児禁断症候群の薬物依存の新生児を治療することが増え始めた頃の，病棟の同僚の活発な臨床的な学習の一部を記録している。

> **看護師1**：薬物依存の母親から生まれた赤ちゃんは非常に神経過敏で，腕をよく動かします。
>
> **看護師2**：そう。モロー反射の亢進と呼ばれているものです。赤ちゃんのスコアをつけるにあたり，もう1つ義務づけられていることですが，問題があると思われる赤ちゃんには，ほかの病院で使っていたものを修正したスコアシートを使います。さらに新生児のスコアのつけ方をわかりやすく説明しているビデオも使ってきました。そのため（この赤ちゃんに対するスコアは）主観的なものではありません。この赤ちゃんはよく泣くし，神経過敏だと思いました。一般新生児病棟にもよく泣く赤ちゃんはいますが，悪いところがあるわけではなく，ただよく泣くだけです。一方，便が軟らかくてモロー反射が過敏で，哺乳が十分ではなく，吐き戻しが多く，よく泣いている赤ちゃんもいます。すぐリストを出して出生時のスコアが15点かそれ以上であることを確認します。つまり，何か問題があるのです。

このインタビューは教訓的である。というのは，健康な新生児と，さまざまな依存性薬物から離脱しつつある新生児の神経学的な反応との，泣き方のパターンを識別するという臨床的な学習を示しているからである。新生児の薬物依存症状の発現に関する数多くの研究論文を読むことに加えて，臨床家はこれらの発現が臨床実践では実際にどのように見えるか，そしてそれらがほかの状態の変化とどのように区別されるかを学ばなければならない。依存症ではないがよく泣く「標準的な」新生児も，甲高い声で泣いたり，慰めようがないほど泣いたりして，神経学的過敏性の発現がある依存症の新生児もおり，臨床の実践ではバリエーションが多い。

同様に，ますます複雑で多面的な問題をもつ患者のケアを始めると，新しい臨床知識が開発される。たとえば，ある種の手術患者は病棟や看護師にとってなじみがあるが，時に患者の病態が複雑になり，混乱や煩雑さ，治療に対する患者の反応の差異が生じる場合がある。また，ますます外来で侵襲

的な手術が行われるようになり，急性期医療の場からできる限り早く退院させようという高まる要求により，絶えず臨床知識が開発されるようになっている。患者の在院日数減少への「圧力」で，医学的処置や治療が変わり，同様に患者の経過や期待される反応，外来患者や在宅ケアも変わってきた。

　臨床家が特定の患者群の特有な臨床状況や期待される経過を理解することにより臨床判断が導かれる。以下の例では，新生児集中治療室(NICU)の看護師が正期産児と早期産児の相違を話している。

> **看護師**：正期産児へのアプローチは早期産児とは異なると思います。早期産児は刺激にとても過敏なので，(正期産児よりも)やさしく接します。正期産児は病気であってもどんなふうにも触れることができます。ただ音に注意すること，そして，触れるとき，向きを変えるとき，採血や点滴を開始するとき，そのほかの処置をするときなど，いずれの場合も慎重を要します。
> **インタビュアー**：(早期産児の場合)触れ方が看護ケアではかなり重要なのですね。
> **看護師**：はい。どのように新生児に接するかによって，よい変化がもたらされるかどうかの違いが生じるのです。リッキー(赤ちゃん)を長い時間泣かせると，その後リッキーを落ち着かせることが困難になります。泣き声が聞こえたらみんなに知らせ，すぐに，「誰かこの子を見てちょうだい。私はリッキーのところに行くから」と私は言っていました。昼も夜も少し大変でしたが，明日，この子は家に帰る予定です。

　リッキーに対する看護師の理解は，早期産児と正期産児とのパターンや反応の一般的な違いの理解に基づく。早期産児は，より技術的に高度な接触と刺激を必要とする。この話の核は，看護師がこの新生児についてよく理解するようになったことであり，看護師たちがリッキー特有のパターンについて知ることや反応することが，回復に不可欠であるということである。

　臨床知識は多義的であり，最適な治療に対する考え方もさまざまなので，臨床知識を説明したり，話し合う必要があり，場合によっては議論することもある。そのためには，明確な研究も必要になる。臨床における理解を伝えたり，折り合いをつけたりする判断や技能については第10章で述べる。

特定の患者群に関する臨床知識を深めること 85

　次の救急部門の看護師エミリー・ディーヴァの例は，彼女が体得した知識と，ある患者集団に特異的な問題について質的な識別をする能力，そしてすばやいけれども深い思考を伴わない処置について述べている。看護師の臨床知識の獲得の微妙な違いによって，曖昧な部分を解釈したり論議したりすること，問題の探究の終了，そしてこの例では蘇生処置を伴う濃厚な処置の防止の必要性がいかに変わるかを示している。

　看護師：ジョーイは3歳で先天性の心臓欠陥がありました。マイラ（申し送りをした新人看護師）は「その欠陥は右心の発育不全」だと考えていました。少し記憶が曖昧ですが，ジョーイは1か月ほどここに入院していて，気管の狭窄もありました。でも私はその子を1度もケアしたことがなかったのです。「申し送りが終わったら医師の病歴と身体診査の記録を読むことにしよう」と私は心の中で思いながら，マイラの報告を聞いていました。

　ジョーイは前の夜，呼吸困難でここに来ていました。気管挿管と中心静脈ラインが挿入されていました。必要時の鎮静以外には点滴は行われていませんでした。どうしてスパイラルチューブによる気管挿管が始められたのか，看護スタッフは知らなかったようです。中央のモニターに目をやったところ，アラームは鳴っていませんでしたが，ジョーイの心拍数は215もありました。私は席を立ってジョーイの部屋へ行き，どこを観察していたのかとマイラに尋ねました。返ってきたのは，「少し頻脈が出たりひっこんだりしましたが，大丈夫です」という答えでした。マイラはその心拍数に危険を感じなかったようでした。彼女の警告限度がなぜそんなに広範に設定されているのか，私は不思議に思いました。部屋へ向かっていくときに，担当の小児科医が1.5mほど先にいました。私は彼の顔を見て，ジョーイに超音波検査が行われたのかどうか尋ね，強い頻脈があることを話しました。小児科医は「心臓専門医は昨日の夜，超音波検査はしたくなかったのでしょう。でもおそらく，今朝来たときに考えが変わって指示を出したのだと思います」と答えました。

　照明はすべて消えていましたが，その暗闇の中でもジョーイの顔が浅黒く青みがかっているのがわかりました。バイタルサインは回復していませんでした。彼女の体に触れてみて，その理由がわかりました。末梢が氷のように

冷たかったのです。気管挿管が行われていましたが、目を閉じていて、鼻が膨らみ、舌は引っ込んでいました。ベッドのそばでも、喘鳴音が聞こえました。体幹は温かかったので、彼女には脳損傷の既往があるという記憶が呼び覚まされ、そのため体温が不安定なのだということに気づきました。橈骨動脈で脈拍は触れませんでしたが、上腕動脈では容易に触れました。「少なくともひどい低血圧ではないけれど、心拍出量が下がっているのは確かだわ」と私は思いました。私は急いで換気100％のスイッチを押し、呼吸バッグによる換気はしないことにしました。子どもの場合、特に心疾患や気管支肺形成不全の子どもでは、器械を止めて呼吸バッグで換気しようとすると悪化することがあるのです。この子どもたちは換気量には敏感に反応するので、器械との同調から逸脱してしまいうまく働かなくなることがあります。

　ジョーイの場合はこの両方が組み合わさっていたのだと思います……同僚のほうを向いて「すぐに蘇生が必要な状態です」と告げました。私は呼吸療法士（RT）にすぐ来てくれるよう伝えることを事務員に頼み、心臓専門医と電話で話しているB医師のほうへ振り向きました。私はB医師の正面に立って、「先生、すぐ来て下さい。あの子が……！」と叫びました。みんながこれに応えました。

　私はベッドの上のライトのスイッチを入れました。ジョーイの顔色を見て何か悪い予感がしたので、夜勤の救急救命士にかかとからの血糖値を測定してくれるよう頼みました。また、ほかの人に生理食塩水の点滴と薬を用意するよう頼み、一方、私は何が起こっているのかをはっきりさせるために、もう少しアセスメントをしました。B医師が部屋へ入ってきました。私が検体を採取して病態をアセスメントしている間、B医師は3分で指示を出してくれるだろうから、その後にICUの医師を呼ぼうとすでに決めていました。B医師はよくやってくれましたが、救急部の医師は小児科医ばかりで、集中ケアの訓練は十分に積んでいません。B医師はジョーイの顔色が非常に悪いのを認め、「今朝6時半には顔色は悪くなかったんです」と付け加えました。中心静脈ラインから検体を採取するときに顔をあげたところ、ICU担当のM医師が入ってくるのを見え、私は安心してため息をつきました。救急救命士が、かかとから血糖測定のための血液が取れないと言っていましたが、私は結論づけるのはまだ早い、もう1回やってみる価値があると思いま

した。しかしジョーイの状態はあまりに悪すぎました。「もういいです。静脈ラインは簡単につながったので，血液分析器にかけてみます」。私は，この状態は心原性なのか，敗血症性なのか，それともほかの何かなのか，まだ考えていました。M医師は一晩中ジョーイに付き添い，心原性とは思わなかったようでフロセミドは使いませんでした。RTが来て治療が始められました。ジョーイの血圧はドップラー法で80台の半ばでした。私は生理食塩水の急速投与を始め，鎮静のためのロラゼパムとアセトアミノフェンを試してみましたが，吸収されるか疑問でした。腋窩温は39.5℃でした！ 灌流が少なくなって以来体温が上がっているのは知っていました。私は保冷剤を毛布の下の肩甲骨のあたりにおき，咳発作が起こらないよう祈りました。血糖値は20以下だったので，10%ブドウ糖液の急速投与を始めました。これはうまくいきました！「顔色が悪いのが気になったのは，このことだったんだ」と私は思いました。低酸素症による影ではなかったのです。去年1年間で何回か見た，重度の低血糖によるものでした……灰色がかった青で，うまく説明できないのですが，ただただ重苦しい色でした。

　治療と鎮静が功を奏しました。鼻の膨らみと舌の沈下は消失し，喘鳴もなくなりました。ジョーイは十分な空気を取り込んでいました。それが心原性ではないことを裏づけています。2回目の生理食塩水の急速投与をしていたときに，水分と心臓の状態とについて，もう1度考えていました。M医師はその夜は何度か顔を見せ，摂取量と排泄量のバランスシートを見ていました。私にはジョーイのカルテを見る時間さえありませんでした。ジョーイは初めのころはフロセミドがよく効いていたようです。でもそのすぐ後に，心拍数が上がり，水分不足になりました……。

　ジョーイは治療計画にうまく反応しました。(ほかの何よりも)少しの糖と水分が役立ったということは驚くべきことです。ジョーイは回復し，前よりも200%よくなりました。循環動態がよくなり，検査値も改善し，心拍数は170から180の範囲まで下がりました。灌流が改善すると血圧は70台まで下がりました。そのおかげで体液の状態が改善しコントロールが容易になりました。しかし，鎮静したときでも換気を同調させるのには苦労しました。M医師はさまざまな換気モードや呼吸バッグによる投与速度や投与量を試しました。M医師は最後に決断しました。筋弛緩薬を投与して自由を奪え

ば体をよく休めることができるし，換気もよくなるだろうと．私は鎮静薬の量を増やし，鎮静薬の点滴を始めた後で筋弛緩薬の点滴を始めました．私はM医師と話して，残りの筋弛緩薬は必要時投与にすることにしました．今，この状況を乗り越えられるかどうかを見るためでした．筋弛緩薬の投与後，ジョーイはずっとよくなりました．しかしジョーイはとても脆い状態にあります．予備力はまったくないし，ほんの小さなストレスでも渦の中に巻き込まれてしまいます．……苦痛と呼吸不全とで入院を繰り返した後ですから．今回，どうして苦痛が始まったのか，私は今でもわかりません．M医師と私はその理由づけについて話し合いました．

　1時間以内に状態はコントロール下におかれました．私は今度マイラと仕事が一緒になったらマイラに質問してみようと記憶にとどめました．彼女に問題がないことを確かめたかったのです．そして，場合によっては，小児科の「赤旗」(危険信号)であることに気づけるよう助けてあげられると思ったのです．報告後に患者が思っていた状態とはまったく違っていたというのはとても恐ろしいことです．また私はM医師にメールを送り，彼の超人的な時間感覚と救急病棟で巡回をしてくれたことにお礼を言いました．

　ジョーイは難しい患者でした．うまく説明はできませんが，重症の低血糖に伴う"青"と低酸素症のような"青"の状態とは色の違いがあると今でも信じています．青というよりも，灰色がかった紫とでもいうのでしょうか．ジョーイの場合は，私がケアした最初の低血糖の患者でも難しい患者でもなかったことは確かです．低血糖のために特異な色の変化があるとは考えたこともありませんし，すべての患者が同じとは思いません．それはいつも頭にあるけれど，時々問題解決策のリストにまで降りてくるようなものだと思います．それが私のリストを格上げしたのです．私が解決策を口に出したときに，経験豊富な同僚の表情を見るのは楽しいものです．全員が立ち止まって，そのことについてしばらく考えをめぐらせ，笑う人もいれば，ゆっくりうなずいて私の意見に賛同し，「あのね，こんな患者がいたの……」と，自分の経験を語ってくれる人もいます．

　この説明には，過去の経験による学習の現実化と言語化が含まれている．すなわち，その看護師が重度の低血糖をいかに質的に，また即座に認識した

かが述べられている．ほかの医師や看護師がその診断を確認し，さらには，灰色がかった紫色は淡いやわらげられた色で，低酸素症の青とも違うと付け加えている．エミリーの感覚的な把握のすばらしさは，過去の状況の鋭い観察に基づいて暗黙のうちに識別することを学んだだけでなく，彼女は実際にジョーイの顔色の微妙な違いを識別した．別の人ならば，各種の心臓の異常と気管支肺形成異常による低酸素症の青を"前もって見ようとする"のが普通だからである．

　エミリーの熟練した臨床知識，ジョーイに特有な医学的状態に対する判断能力と管理能力に加えて，このナラティヴ（語り）は，どの臨床状態も危機的状況を生むおそれがあり，多くのことが同時に存在するという，曖昧で複雑な困惑の最中にあって，看護師が自分の能力をどのようにして生かしていくかを明らかにしている．その複雑な状況にもかかわらず，彼女は体得していた経験から，灰色がかった紫色に気づいたときに血糖測定値を得ようとした．この状況は複雑であり緊急性があるために，特に明確な関連づけを否定する所見に基づく場合は，時間の余裕はなく選択肢とはならない．そこで，彼女は自分が強く疑っていることを確認するまでに，多くの処置を瞬時に行わざるを得なかった．成長中の看護師の場合，状況を正確に把握することは非常に難しい技能である．それを獲得するためには，集中力と好奇心の持続，熟考，考えを明確に表現すること，そして質的識別の仕方を知っている熟練看護師の考えとをみんなのいる前で比較する必要があるからである．

　エミリーは，ジョーイの危機的状態の最も考えられる原因が，二次的なものとして目につくのかをどう理解したらよいかを教えてくれる．彼女は，自分が行った推論と，"もし……ならば，そのときは……"という思考を含む探索的思考について詳しく説明している．このような先を見越した思考と行動は臨床経験に基づくものであり，また臨床経験によって向上する．探偵のような探索的思考を行うことで，看護師は臨床的予測，すなわち，以前の経験とよく似ていると思われる，次の臨床的状況で起こる可能性の高いことを予測することができる（第3章を参照）．

　このようなプレッシャーがのしかかる状況や，また，曖昧な状況の最中で仕事をし，起こる可能性の高い問題の1つひとつに対していくつもの処置を即座に行うことで，ジョーイを支え血糖値を回復させることができた．多く

の人が"正しい"データと理解している実際の測定は後になったが，低血糖に対するエミリーの直観と，状況に対する暗黙の把握が問題の本質を確認し，子どもの反応とニードを継続的に解釈することを可能にした。

　このような状況で，エミリーがなぜ皮膚の色調の認知的把握に基づいてためらうことなく行動したのか，またどのようにして問題を適切に診断したのか，その好奇心に誰も気づかず口に出すこともなかったということは驚くべきことである。看護師は，暗黙のうちに学んだ言い表せない知識を確信して，そして危険を冒す可能性が高いのに強い意志をもって行動するという課題を経験することがよくある。それは，公式にあるいは科学的に引き出された知識が常に勝っていたり，苦労して獲得した実践的知識を排除するために科学的に引き出された知識が重視されるような環境ではさらに難しい。この例のような質的識別が公表されても，"非科学的な"（測定できない，数量化できない）ものとして無視されることは珍しいことではない。このことは熟練看護師が自己表現の努力をしなくなり，結果的にその知識が臨床実践に広がる機会を失い，さらには科学的エビデンスを証明したり反証したりしなくなる原因となってしまう。事実，エミリーは，「少しの糖と水分が役立つなんて驚きです」という言葉で自分の手柄を当たり前のこととして表現している。

　ある特定の患者群の生理的な状態の管理の仕方を知ることは，患者のケアの一部にすぎない。病気の状態から回復するには，その作業，時には痛みや，そしてセルフケアに移行するのに必要な忍耐力を身につけるための消耗に耐えるという精神的な決意が必要である。熟練看護師は患者の能力とペースを"読む"ことを知っている。患者の回復に加わっているうちに，プッシュすべきときや支えるとき，後戻りしてリラックスするときがわかるようになる。たとえば，看護師はこの特定の患者群がウィーニングにどのように対処しているかを見極めることを知っている。これは，次の例に見られるように，異なる患者の反応について鋭い判断を下し，質的識別をすることで行われる。

　　看護師1：患者をウィーニングさせていて，うまくいかないときは言ってください。（うまくいかないときの）患者は冷感があり，汗ばんでいます。血圧

は上昇し，心拍数も呼吸数も増えます。患者はひどくつらそうに見えます。（血液ガス分析などのような）数値は必要ありません。炭酸ガス分圧が上昇し，酸素分圧が下がって，患者がアシドーシスを起こしていることがわかりますから。

看護師2：そういう症状でわかるのですか？

看護師1：あらゆるCOPD患者を診ているので，患者のことを知るには，数回診るだけでいいのです。

インタビュアー：これらの症状を解釈するための尺度はありますか？

看護師1：あります，もちろん。つまり，空気を必要としているのが明らかですから。患者は呼吸数を上げたり，人工呼吸に戻ったり，安静にしたりする必要があります。患者によって様子は異なります。それには患者の様子がわからなければなりません。発汗や冷感などが出現しない患者もいます。心拍数と血圧が上がって，呼吸数も上がって，具合が悪そうに見える患者もいます。かがむのにテーブルと枕が欲しいという患者もいます。

インタビュアー：テーブルと枕というのは，具合が悪い徴候ですか？

看護師1：ええ，それから気管切開しているときの口すぼめ呼吸もそうです。

このようなインタビューは，熟練看護師が特定の患者に対してケアするときの，一般的な識別を示している。言葉遣いによって，一般的なパターンや徴候，症状や臨床的な識別について深く熟知していることがわかる。特定の患者に対する識別について同僚に語ることは，特定の患者群に対する臨床的な判断力を磨くための学習にきわめて重要である。識別についての言葉による説明は，あることを見るよう警告することはできるが，どのようにしてそのような識別をするかを学ぶには，その患者と前後関係を知る必要がある。

　自分にとって「明白」と思われることを説明するよう同僚に求めることで，臨床家がこれまで明確にしてこなかった識別を顕在化できる。すぐれた臨床的視点を習得するには，過去の成功した事例を必要とする。そのプロセスはあらゆる解釈同様に循環しており，質問によってどのような答えになるかがわかるのである。上記の例のように，初心者は地図が読める人間からその土地を熟知した人間へと変わり，運航指示のために土地や水域についての質的識別をすることに精通していく（Bourdieu, 1980/1990）。新生児集中治療室

の看護師は，低出生体重児の成長のための刺激と安楽のケアについて説明しながら，「ヒューレット・パッカード社が今までに作ったどのモニターよりも性能がいい」と述べている。このことは，数年にわたって低出生体重児をモニターするために直接観察し，ケアすることで生まれた自信を物語っている。看護師は質的識別を行い，低出生体重児の微妙な変化に気づく能力に自信をもっている。

■臨床把握と患者の反応に基づく実践

　前に述べたように，患者の状態に対応し，その反応に基づいてこそ熟達の臨床家のケアと言える。したがって，すぐれた臨床把握は，状況の変化にすばやく応じる能力を身につけるために不可欠である（Benner, Stannard & Hooper, 1996）。つまり，熟練看護師は，どのようなケアがいつ始められたか，そしてどのような方法が用いられたかを即座に理解できるということである。

　前述した重度低血糖の乳児ジョーイについてのエミリー・ディーヴァの例は，乳児の灰色がかった紫色の顔色が，蘇生処置間際の状態にあるとの思考と処置をいかに導いたかを指摘している。エミリーだけがジョーイの皮膚の色調に気づいたときのすばらしさは，皮膚の色調についてのみ立ち止まって考えることなく，即座に反応して血糖測定を指示したことにある。彼女の把握は彼女の反応と密接に結びついているので，筆者らはこれを体得された反応と呼んでいる。重症救急治療室で行われる瞬時のすばやい治療では，変化し続ける複雑な状況を継続して把握する必要がある。このような臨床把握は，質的識別をする経験や探索的思考，さらに患者の臨床的な徴候や症状の変化の認識，特定の患者群における臨床的な経過を知ること，そして，その群のなかの特定の患者を知ることによって習得されるのである。

　経験のない臨床家は，あらゆる問題を認識して準備したり，あらゆる状況に適切に対処することができるわけではないので，必然的に事故の場面で学ぶということもある。経験的学習が厳しい訓練や時間制約のある状況や非常事態によって得られることを，フライトナースの以下のインタビューが示している。

看護師1：私の心にずっと残っていることがあります。それは私がまだ経験が浅かった頃のことです。60歳の男性が高速道路で車に閉じこめられました。私たちが到着したとき，つまりヘリコプターが着陸したとき，まだ救出が続いていて，その時点での看護師の仕事は消防士の邪魔をしないように患者にできることをすばやく行うことでした。けれども負傷者を車から出すために消防士が何人も作業していたので，そのとき私たちにできることは何もありませんでした。私は彼の脚を見ました。脚ははさまれていて，大腿部から多量に出血していましたが，彼には意識があり，気丈で冷静でした。（看護師2に向かって）あなたと私がその場にいたのですが，誰かが車の中で彼を落ち着かせようとしていました。

看護師2：そう，消防士が車の中にいました。

看護師1：消防士は終始彼に話しかけ，気持ちを落ち着かせていました。彼の体を車から外に出すと，大腿骨を骨折しているようでしたが，呼吸は落ち着いていました。それで……

看護師2：消防士が彼の脚の下のほうを引き出そうとしていたので，私たちは彼を動かすことができませんでした……

看護師1：そう，彼は自分の下肢を動かせませんでした。ええ。でも，そのことが救急出動での重要事項として私の記憶に残っているわけではありません。私たちは彼をヘリコプターに乗せて，確か静脈の血管確保を行って……彼は話をしていました。私たちが負傷者と話をするのは珍しいことです。彼はそれ（事故）が自分の落ち度であると思っていました。彼は自分の落ち度であると思い動揺していました。実はそのとき，いつもの私の性分なのですが，「今はそういうことが重要ではないんです。重要なのは，あなたを病院に移送することです。今重要なことはそれだけです。あなたは後でなんでもできますから」と言いました。それから彼に強い背部痛が出現し始めて，痛みが強くなってきたようでした。私は（外傷患者という判断で），輸液を全開で行っていました。血圧は多分140/90くらいで，正常かもしくは少し高い程度でした。血圧が保たれているにもかかわらず，輸液を全開のままにしていました。背部痛はさらに強くなりました。私は，事故で背部の外傷があり下肢が動かせないということ以外，何も関連させて考えてはいませんでした。彼は少し怯え始めました。そして彼はずっと私の手を握っていました。

私は「よくなりますよ。(血圧や脈拍も)非常に安定しています。よくなりますよ」と言い続けました。さらに，「あなたの状態は大丈夫ですよ」と言いました。私は彼にわかりやすい言葉で酸素飽和度について説明しました。彼の呼吸は安定していました。けれども，ひどいことに彼は手術室で亡くなったのです。彼は外傷性の腹部大動脈瘤でした(看護師1は涙ぐむ)。この話から，そして彼(看護師2)の勤務帯での記録から，私は解離性大動脈瘤の徴候と症状を学びました。私は決してそのことを忘れません。血圧が低下しているときにのみ，輸液を全開にするべきです。あなたはご存じですか？ 外傷患者が必ずしも輸液を必要とするわけではないことを。この話は私にとってつらい体験でした。ずっと記憶に残っています(涙ぐむ)。

インタビュアー：このような知識は得がたい教訓で，とても貴重です。

看護師1：私は決して忘れません。

　この経験には，背部痛が悪化する意味を理解していなかったこと，輸液を増やし続けたこと，患者によくなると話したことに対する後悔が含まれている。このようなことは，臨床把握の正確さを感じとるまでの過渡期に見られる。この看護師は初期の推論についてはこと細かに説明できるが，患者の状態が悪化しつつある状況で予測できないことを理解する能力をまだ身につけていなかった。理論的にありうる合併症と現実に起こりうる合併症の種類と重症度を把握する看護師の能力は，ただ経験不足によって制限される。臨床家にとって経験的学習に勝るものはない。看護師は過去に学んだことを取り入れて，状況を臨床的に把握する責任がある。前述の例は，解離性大動脈瘤の患者の臨床像を認識できるようになり，記憶に深く刻み込まれたので，この看護師にとって範例となるケースとなっている。

　毎日の実践のなかで，臨床把握は患者に対する自分の反応を導くだけでなく，看護師は自分の臨床判断を医師に伝える立場にある。医師は物理的にその場にいる場合もあるし，いない場合もあり，またその患者を診たことがないかもしれないからである。よくあることだが，2人の臨床家の間で理解の共有をはかろうとすることは，ある反応や処置を相手に求めることになる。そこには，患者ケアの破綻の大きな原因が潜んでいる。自分の臨床的な見方が受け入れられなければ，あるいは受け入れるべきでないものならば，患者

に必要な処置は開始されない。結果として患者は助からないということが実際に起こりうる。誰もがうすうす感じているだろうが，臨床家がお互いを知らなかったり，あるいは一緒の仕事がうまくいっていない場合，破綻はもっと頻繁に起こる。

　これとは対照的に，最近，複雑で注意を要する治療や処置，手術が行われるようになっており，このような場合，安全に首尾よく実施されるか否かは，ほかの臨床家の熟練した行為を導く臨床家の正確な臨床把握にかかっている。看護師と麻酔科医・医師からなるチームが同一人物であるかのように協働できるようになるには，専門能力と苦労して勝ち得た信頼とが欠かせない。このことは，タミー・フリーリングの例によくみてとれる。タミーは麻酔看護師(CRNA)で，覚醒下開頭術を施行している脳神経外科医と一緒に仕事をしたときの話である。タミーは鎮静のバランスに注意し，言語中枢と運動中枢を侵している脳腫瘍の顕微鏡下の切除の間，傾眠傾向の患者を覚醒していて穏やかで，じっとしていて，しかも応答できる状態に保たなければならなかった。すべての脳腫瘍の患者が開頭術の間，覚醒の対象になるわけではない。そこでタミーは，少し時間をとって，デボラ(患者)は覚醒下開頭術の対象として適していることを説明した。またタミーは，十分なラポールを確立する必要がある。デボラの機能的能力を絶えず"読みとり"，それを脳神経外科医に指標として伝えるには，タミーの要請に対するデボラのあらゆる反応がかかっていることを知っておく必要がある。

麻酔看護師：手術の数週間前にレイ医師(脳神経外科医)が玄関まで見送りに来たのですが，深刻そうでした。覚醒下開頭術の場合，運動機能と言語機能のどちらかを危険にさらすことになります。デボラはまだ26歳で，幼い子どもが2人おり，献身的な妻で，地元の食料雑貨店でレジのパートをしていました。彼女にとって，危険度は特に高いものでした。彼女の言語(表現)障害は6週間前から見られるようになりました。時々どもるだけだったのが，進行して長く途切れるようになり，言葉を出すのに努力が必要になり，そして次には意図しない言葉が出るようになりました。助けが欲しいとレイ医師が言って来ても，麻酔看護師の私にはできることがほとんど何もないのです。看護アセスメントが私のできることのすべてです。言語障害や運動障害

の場合は，カーテンの向こうに対して，番犬のロットワイラーのような警戒心が必要です。何か変化を発見したら，私が大きな声で伝えることをレイ医師は知っています。

手術前（デボラとの接触前），私は彼女の精神的・感情的な状態をおおまかに把握するため，離れた所からちらっと彼女を見てみました。彼女は落ち着いていて，近しい人の両手をつかんでいました。点滴がすでに用意されていて，それが彼女の不安の元になっていました。でも，眉間にしわはよっていません。緊張を示唆する，問題となるような体動は見られませんでした。この先2時間の精神的・感情的な緊張に耐えられる患者を選んだ脳神経外科医を改めて信頼し直しました。レイ医師は通常，覚醒下開頭術の対象には，次のような2つの特性を併せ持っている患者を選んでいます。すなわち，手術の結果は手術中に患者が感じたことを話してくれた内容にかかっていることを理解できる人物で，また，多くの未知のことに直面しても平静を保てる人物です。

今現在の，私の最大の難題はこの先の数時間にあります……信頼関係を築くことです。私たちはあいさつを交わし，自己紹介をして，手術の予定時間を確認しました。

私たちは話し合いを始めました。「それではデボラ，ちょっと時間をとって，前もって考えておくべきことについて話しておきましょう。痛みもなく，また怖がらせることもなくあなたの頭を開けるなんて，いったいどうするのだろうと思っているでしょう。私たちが使う薬は本当にすごいのよ。私たちはこの10年間，脳神経の検査値をチェックしながら"痛みをやわらげる薬"のちょうどよい量を見つけるのに努めてきました。一方に偏ることなく，点滴に入れた薬のおかげでバランスのよいリラックス状態と，不安の緩和の両方が得られるのです……でも，手術室ではどういうことが行われるのか覚えておいたほうがいいと思います。そのために私たちはあなたのそばにいますから，痛かったり不快なことがあったら知らせてください」。患者が尋ねました。「それでは，あなたがそばにいてくれるのですね」。私は彼女に言いました。「M医師（麻酔科医）か私のどちらかがずっといますよ。そして，いつでも直接話ができますよ」。デボラが「それで私は記憶があるのでしょうか」と尋ねました。そこで私は答えました。「ええ，かなり覚えてい

ますよ。手術の間，レイ医師にはあなたの助けと協力が必要なのです。私たちはあなたの動く力と話す力にとても注意を集中します。だから，私たちはあなたに時々やってもらいたいことがあるのです。レイ医師があなたの脳の随意運動野に近づいたときに，私があなたに大きく口を開けて笑うようにお願いします。舌を突き出して，私の指を握って，つま先をくねらせてください。レイ医師が腫瘍を取り除いている間，今話したことを何度も繰り返すよう，私がお願いします。レイ医師はあなたの脳の左側で処置をしていますから，私はあなたの右側の動きと左側の動きを比べるため，間近でしっかり見ています。それから，レイ医師が言語中枢に近づいたら，私はあなたの話すことに注意を集中します……レイ医師があなたの言語中枢の近くで処置をしている間はずっと，あなたの言語能力が影響を受けていないか医師にわかることが大切なのです。それで何か話したいことがあればなんでもお尋ねしますから……あなたは眠くなると思います。ちょっと眠るために1人にしてほしいと思うでしょう。そして，"どうしてこの人たちは休憩をとらせてくれないのだろう"と不審に思うでしょう。でも約束します。手術が終わりになったら，私はすぐにあらゆる機会をとらえてあなたに休憩してもらいますから。脳に処置が施されると眠くなるのは普通のことなのです。それから，気分を楽にするために使った薬のために眠気が増すのです」。

　デボラは「すごく痛いですか」と尋ねました。「正直なところ，手術が進むにつれて頭痛があります。でも大切なことは，レイ医師は少し痛みがあることをわかっていますから，あなたが寝てもいいときになったらちゃんと教えてくれるということです。手術が終わりに近くになったら，あなたには十分寝てもらって，私たちは頭痛を取り除くために鎮痛薬をもっと使うことにしますから」。デボラは少し涙ぐんでいましたが，踏み出す準備ができていました。

　タミーは，この恐怖の時期に安楽と安全の手段を提供するという意図をもって，焦点は絞られているが良好な関係を築き始めている。穏やかに眠りにつくことで穏やかに目覚める可能性が高まる。特に，患者が麻酔科医を知っていて信頼している場合はそうである。開頭術を受けて不安にさいなまれ苦しんでいる患者は，それが可能であっても避けようとするのが普通であ

る。第2に，短い話し合いにより，患者の脳の機能地図のなかに患者の役割を組み入れることができる。第3にタミーは，生存可能な脳組織を絶えず綿密に監視し保護することができることの大切さや，そしてそれが後で行われる連続的な質問や指示とどのような関係があるかを知らせている。

最初の1時間半の間，「レイ医師は左前頭葉を露出させ，シルヴィウス溝と側頭葉が視覚に入るよう神経を集中させました。レイ医師が正常なピンク色の脳から灰色の腫瘍様の粘着物を引き剥がしたとき」，レイ医師はデボラが深い麻酔から目覚めるときの用意ができていた。そして，この手術で一番ストレスの強い時間が始まる。

> **麻酔看護師**：「デボラ，起きて」。私はデボラの肩を揺すりながら言いました。反応がありません。もう1度，同じようにしてみました。反応がありません。「トーマス，待って！」私がレイ医師をファーストネームで呼ぶときは，本当に心配なときだということをレイ医師は知っています。でも，そうすると，患者が私の心配を自分で感じとるのを邪魔してしまいます。レイ医師がやってきました。反応を聴きとろうと待っています。私は"だめです"という意味で首を横に振り，どうしたらよいかわからないことを知ってもらおうとしました。麻酔は何時間もしていないのに，手術の間，患者が眠くなることはよくあります。でも，顔の左右対称や口と舌の動き，声を出すのを見ることができませんでした。レイ医師の腫瘍へのアプローチは，患者の会話能力が損なわれていないときだけ進めることができるのです。私は，患者の言語中枢が誤って喪失されていないかが心配でした。今度はもっと大きな声で，そしてもっと強く揺するのを何度も繰り返してみました。「デボラ，聞こえたら，私の手を握ってみて」。やっと，彼女は強く握ってくれました。心配していたレイ医師は私のほうを向き，デボラが私の指示に従ったことにうなずきました。レイ医師は先に進めるのをまだためらっていましたが，私の話をさえぎって「デエーボラ，大丈夫かい」と大きな明るい声で言いました。デボラは意識をもうろうとさせながら「はあああーい，大丈夫です」と答えました。私は彼女がもがいているのか，それとも自分でゆっくり動かしているのかを知るために意図的に観察していました。そして，彼女が大きな声でぞんざいに，とてもいらいらして「眠くてしょうがない！」と

叫んだとき，私は気分が高まりました。呼び鈴のようにはっきりと，そしてゆっくりとためらうことなく……彼女は自分の思いを伝えたのです。顔面の左右非対称や不明瞭な発語，話す言葉が見つからないなどの症状はみられませんでした。レイ医師は「よくやった，タミー。彼女に話しを続けさせて」と応えました。そして活気に満ちて，「デボラ，万事うまくいっているけど，今はあなたと話したいことがあるの。はっきりと話せるかな」と付け加えました。彼女は目を輝かせて「やってみるわ」と答えました。

言語中枢周囲の腫瘍の切除が終わったとき，レイ医師はすでに次の用意ができていた。

麻酔看護師：「さて，それではタミー，今度は運動機能に進みましょう」。レイ医師はプローブが接続されている神経刺激装置を私に渡しました。これは患者の右脳に運動反応を起こして随意運動野を視覚的に"マップ化"するのに使うものです。レイ医師が神経刺激装置を脳に接触させると，私は自分が見た部位の名称を答えました。「はい，"手"ですね。もう1度お願いします」。レイ医師は前と同じ部位を刺激しました。「はい，確かに"手"です」。随意運動野の位置が確認できたので，事がずっと早く進みました。私の反応の大きさ，すなわち亢進がデボラの反応の強さと相関していました。「"顔"，しかめ面です」。レイ医師はそのたびごとに繰り返しました。私の答えが一貫しているかを確認するためです。「また"顔"です……今度は舌が前に突き出ています」。レイ医師は1つの部位ごとに脳の表面に"A，B，C，……"としるしを付けていきました。とうとう，足まですべての随意運動野のマッピングができました。

レイ医師は顕微鏡を置いて焦点を合わせ直しました。これで腫瘍をもう1度切除する用意ができました。「準備はいい？　タミー」。顕微鏡を使っている間は照明を暗くするので，私は懐中電灯をドレープの下にあてて立つ位置を定めました。「はい，用意ができました」。連続して出される指示に従うようデボラに説明してから，最初の"作業"を始めました。「目を大きく開いて，口を大きく開けて笑って，舌を突き出して，私の手を握って，右腕を挙げて，膝を曲げて，つま先をくねくね動かして。デボラ，上手にできました

ね。さて，これを何度も繰り返しますよ，いいですか？」彼女はうなずきました。レイ医師が私のほうを見たので，私は「うまくいきましたね！」と言いました。レイ医師はまた切除を始めました。「ではデボラ，また頭から始めましょう。目を大きく開いて……はい，いいですね。口を大きく，大きく開けて笑って……はい，上手ですね。舌を突き出して。……正中線はいいですね。デボラ，おなかの両側が触れるように手を回します。もう1度強く手を握って……よくできました！」このような形で進めました。私はデボラの反応に対しては，レイ医師が続けられるよう，彼に合わせて1つひとつ行いました。私たちは運動試験をそれぞれ一定のリズムで進めました。常に，同じ順序で行いました。一定のリズムと順序で行ったことで，レイ医師はすべての随意運動野が確認でき，自信をもって進めることができたと思います。

　デボラが"激しいトレーニング"をしている最中，レイ医師はデボラに，腫瘍はほとんど全部取れたと話しました。そのとき，私はデボラが体を揺らしているのに気づきました。顎が一方へ反り返り，目がくるくると回っていました。「トーマス，彼女は発作を起こしているわ」。私は鼻腔カニューレでの酸素吸入を開始し，下顎挙上法を実施し気道の開通を保ちました。この方法は，術前に確認したやり方です。発作の間も後も，呼吸は自発を保っていました。レイ医師が手術部位に冷やした生理食塩水をかけると発作は治まりました。

　デボラの発作時間は短く，言語能力は5分後に回復しました。見当識がすぐに戻ったのを見て，私は安堵のため息をつきました。発作後，患者によってはパニック状態で目を覚まし，半狂乱になって頭を動かす人もいます。運のよいことに，デボラは私に大丈夫だと言ってくれました。そして，レイ医師は手術を終えました。照明がついてレイ医師が縫合を始めたときは，全員ほっとしました。私はデボラに，賞賛に値する麻酔薬を与えました。すぐにいびきが聞こえました。彼女は今度こそ，邪魔されずに眠れました。

　この麻酔看護師の例では，患者の反応のアセスメントのあらゆる場面で，短く確実な，そして十分な話し合いに基づくコミュニケーションによって，文字どおり脳神経外科医の処置する部位や大きさ，処置のスピード，そして処置を進めるかどうかまでが決まっていったことを垣間見せてくれる。この

5～6時間の手術の間，脳神経外科医は安全な範囲でできるだけ迅速に手術を進めており，望ましくない患者の反応に対しては費やす時間が十分あったが，予測される患者の反応を正確に説明するのに1秒たりともおろそかにできない状況であった。性急さや曖昧さがあったり，ぎくしゃくして止まってしまったり，十分に築かれていたチームのコミュニケーションと協力体制が崩れたりすると，デボラの言語機能と運動機能を損なってしまうおそれがあった。このようなコミュニケーションのパターンは，身近で堅実に仕事をする臨床家の間で経験的に徐々に築かれるものである。一緒に仕事をしたことがなく，お互いを"知ること"なく，相互に理解するというコミュニケーションパターンに欠けていては，この成功レベルに到達することはできないことを，熟練の臨床家は教えてくれている。このようなチームのコミュニケーションスタイルは一見，人間関係上のもののようにみえるが，そのスタイルや雰囲気，気風がデボラにとって危ういものとなって現れてくることがある。責務に対する倫理観を示すことで，円滑に仕事を進める能力を強化するような形で身を処することができる。これには，すべての会話を聞いていて，いつもそれに加わっている患者も含まれる。このようなレベルのコミュニケーションの重要性と，お互いがお互いを"知っている"結束力のあるチームづくりに欠かせない実際的な計画の重要性を認識することは，この種の処置や手術を行う臨床家の計画を立てスケジュールを作る管理者にとって重要な意味がある。

　この麻酔看護師のこのような特別な患者に対する実践には，もう1つ，顕著な違いがある。それは，ケアを左右する臨床判断と看護実践のやりくりである。それには，麻酔薬をうまく使って痛みを緩和し安楽を提供する必要がある。しかし重要なことは，不安の緩和と安楽の大きな源泉として，ある程度の長い期間，熟練した技能をもって積極的に患者と関わることに主要な看護実践を集中させることである。手術室というほかとは異なる場でのこのような一般的でない安楽手段は，意義深い安楽の方法を身につけようとしている人には得るものがある。

■臨床把握，推移を見通すこと，および探索的思考の教育と学習

　大動脈瘤の患者についての前述のインタビューで，彼（看護師2）は臨床把握の方法の1つを述べている。事故の後，彼（看護師2）は看護師1とともに，重度の外傷後の死後所見から，外傷患者は大動脈瘤破裂によって死に至ることがあるということを学び，話し合った。彼はこのことを検討して，ニューズレターに記事を書いた。

> **看護師2**：事故現場で亡くなる患者にトリプルA（解離性腹部大動脈瘤）があるのは珍しくないでしょう。でも事故の負傷者に腹部大動脈瘤があることに，私は気づいていませんでした。私たちが知る限り，彼には下肢の麻痺があって血圧が正常であると理解していたので，腹部大動脈瘤であるとは思いませんでした。私は病院に戻っていくつか調べ，ニューズレターのこの記事を書き終えるまで，彼が腹部大動脈瘤，それも外傷性の腹部大動脈瘤で，実際に麻痺を示しているということを認識していませんでした。私は次に麻痺の患者を目の前にしたら，背部の損傷があるかどうか，腹部大動脈瘤かどうかを，心の中で常に考えることでしょう。
>
> **看護師1**：非常に強い背部痛があって……私たちがそこに到着したとき，彼は背部痛で苦しんでいました。

　このグループインタビューの看護師たちには，よい悪いを別として，その経験をグループのほかのメンバーと共有することによって，集団学習の主体的な習慣が築かれていた。また看護師たちは，多職種からなる医療チームとの会議でも，定期的に困難な場面について検討したり，重要であると考えるケースや学習の追加が必要であるケースについての検討を求めたりしている。このように，協力的なチームメンバーとしての臨床家は，常に同僚の実践を自分自身の実践として学んでいる。

　協働（collaboration）は，臨床把握と専門的判断の育成に重要な役割を果たす（第12章を参照）。しかし，協力的なチームでない場合，時間とともに展開する状況に，自分自身の判断を反映させた認識技術を身につければ，臨床家

は自分の当初の臨床理解を確認したり，あるいは否定できるようになる。自分の臨床把握を確認することと同様に，臨床把握を否定することも，学習者が貴重な知識を習得するのを助ける。不正確な理解から見落としたことを発見することで，学習者は患者の微妙な反応に敏感になり，対応できるようになるだけでなく，反応の重要性と意味を学ぶことができる。

　プリセプター方式(preceptorship)は，臨床判断を身につける方法である。これは，（ほかの領域も含めて）経験豊富な臨床家が，患者の反応やパターン，傾向，識別などを指摘して，経験の浅い人々を指導することである。プリセプター方式は，新人看護師の指導に用いるのが一般的で，雇用後6か月を経過した看護師に用いるのは適切ではない。Benner, Tannerおよび Chesla(2009)によると，新人が初期の課題を達成した後の熟達性の発達時期では，臨床的な学習に質的な違いがみられるという。達人の段階では，学習者は状況の展開を読みとることによって，認識能力を短期間のうちに身につける。したがって，このレベルをめざす看護師は，上級者が似たような状況や対照的な状況にある患者の反応の微妙な質的な違いや早期の変化を指摘してくれるため，プリセプターやコーチ，または指導者との関係などから多くのことを学ぶことができる。このような教育・学習は自由な対話を促進するため，学習者は実際の事例での適切な対応を探究することができる。

　「患者を知ること」がすぐれた臨床把握や，推移を見通すこと，探索的思考の発達の中核であることは明白である。しかし，高度実践看護師はある状況を説明しながら，臨床的理解の基本として「患者を知ること」を継続して教育し，強化することが重要であることを強調している。

> **高度実践看護師**：ある女性が自動車事故で軽傷を負いました。彼女は腹腔内損傷の可能性があると報告され，超音波検査で肝臓に疑わしい所見が見つかりました。彼女には乳癌の既往があり，乳房切除術を受けていました。いつもの常勤医ではない担当医の1人がやってきて，この自動車事故に遭い，重病の末期の女性を突然受け持つことになりました。この女性のリスク，癌の転移の程度，どのような乳房切除術を受けたのかについて，私たちと話し合いがもたれました。すると，「いつ乳房切除術をしたのですか？」「癌はどのような種類でリンパ節転移はいくつあったのですか？」という質問が出まし

たが，医師はこれらの質問に何も答えられませんでした。私は確か立ち上がって（会議室ではみんな座っていたのですが），廊下の向かいにある患者の部屋に入り，「失礼ですけど奥さん，ご自身の乳癌について私にお話しいただけませんか？」と言いました。彼女は「私は乳癌ではありません」と答えました。私は「本当？　では，なぜあなたは乳房切除術を受けたのですか？」と尋ねると，彼女は「医師が間違えたのです。乳癌ではなかったのです。病理組織検査が戻ってきたら，乳癌ではなかったのです」と彼女は答えました。私は「わかりました。ありがとうございました」と言って会議室に戻り，「みなさん，彼女は乳癌ではありませんでした」と伝えました。すると常勤医ではないその医師が振り向き，「どうやってそれを知ったのですか？」と言いました。「患者に尋ねました」と答えました。「そうですか，あなたは患者に聞くべきだとどうして思ったのですか？」と彼は言いました。「その所見は，あるいは，乳癌による肝転移であることが考えられるため，情報を得るべきだと思ったからです。乳房切除術ということだけではこの所見を理解できません。ここにいる誰もその話を知りません」と答えました。すると医師は不機嫌な様子で，「そんなこと誰も知らないですよ」と言い，みんなが非常に驚いたのですが，彼は振り向いて「なんてことでしょう，一体どうやって思いついたんですか？　何でそんなことを思いつくんですか」と言ったのを覚えています。私は医師が「なぜその質問をしようと思ったのですか」と尋ねたことが信じられませんでした。

　看護師は，事故の軽傷患者がなぜ突然死の危険があるほどの重篤な状況になるのかと当惑し，患者の病歴に関するいくつかの基本的な質問や，おそらく入院時既往歴や診察記録に記されている質問を取り上げた。誰も答えを知らなかったことに戸惑うが，医師が「あなたはどうやってそれを知ったのか，なぜその質問を思いついたのか」と言ったことに当惑を覚えた。この看護師は，最も重要で主要な情報源である患者と話すのは当然のことと思っていたからである。しかし，臨床実践のこの重要な事柄を学ぶ必要のある臨床家は多い。これまでにもこのような質問をした研修医や医師について高度実践看護師たちは数多く報告してきた。

　「あなたがたはなぜ私たちが知らないことをみんな知っているのか？」「誰

がああなたにそれを話したのか？」と。ある看護師の答えは以下のとおりである。

> **高度実践看護師**：患者のケアをしている看護師たちと話すのです。だって看護師たちはあなた(医師)を信用していますし，あなたもそうでしょう……。彼らに話しかけて……，そして看護師のこと，看護師の技術レベルのこと，そして誰のアセスメントが信頼できて，誰のがそうでないのかを知るべきです。何よりも重要なことは話をよく聴くことなのです。

この高度実践看護師はさらに，よい臨床家とは「患者の言うことを聴く」ことであると言っている。もっと卓越した臨床家らは，患者に質問する方法と聴く方法に関する役割モデルの必要性について述べている。高度実践看護師はたいてい「事例を用いること」や役割モデルのことを話している(第12章を参照)。事例を用いることには，患者とやりとりを交わすことと，患者が話したことや話さなかったことをもとに，さらに探究することも含まれる。この相互作用による臨床的な学習方法では，学習者がもっと慎重に調べたり患者の話を聴くよう指導している。

さらに，もっと深く探究するための対話は学習者の思考を促す。とりわけ指導者の「もし(こうなら)……なら，それで(何)が……，」という質問が当てはまる。「もし……なら，それで……」という質問は探索的思考の教授・学習の一助となる。またこのような熟達者は，対応に関する意見が異なった場合でも，予想した結果や合併症を新人の臨床家と共有することが実り多いとわかっている。なぜなら予測が現実のものとなると，彼らは学習を受け入れやすくなるからである。

臨床把握について何かを教えるのは，患者がいなければ非常に難しくなる。なぜなら学ぶべき識別がそれぞれの特定の患者の「ベースライン」に関係しているからである。このような識別の多くは身体感覚によってのみ，比較し区別することができる。違いは絶え間ない比較によって認識されていく。

CD-ROMによる臨床場面の能力開発は，臨床の場以外での学習を補助するすぐれた教材であるかもしれない。しかし，鋭敏な感覚を身につけるのに必要な感覚のうち，CD-ROMは視覚と聴覚の情報しか提供できない。嗅覚

を通じての学習の支援には，「こすってにおいを嗅ぐ」ツールがあるので，それまで見逃していた状況が示すにおいや，時には診断さえも可能なにおいの情報が得られる。たとえば，CD-ROMプログラムを用いた教育パッケージには，その一部をあげると新生児メレナ，緑膿菌，腎不全，糖尿病性ケトアシドーシスのにおいなどがあり，体得的な学習を強化することができる。それぞれの学習方法は，学習者が推移を見通すことに，より慎重になることを教えている。

■まとめ

患者の状況に関するすぐれた臨床把握は，専門性の高い臨床的・倫理的な判断の中核をなす。質的な識別をすること，何がなされたか，そして何が行われているかの経過を追うこと，臨床的重要性の変化を認識すること，個々の患者についての臨床知識を向上させる学習は，患者の状況に関する臨床的理解を深めるために不可欠である。このような臨床場面が書かれたものを読むことも学習者に役立つが，実際的な知識を獲得するには，体験を通してでなければ十分に学べない，体得的な知識が必要である。実際患者は，処置には個別的な反応を示すため，卓越した実践には常に状況を把握し，個々の患者のニーズに応じて処置を変更できることが求められる。それと同時に，卓越した臨床家にはこのような技術を他者に教えることも，求められているのである。

● 参考文献

Benner, P. (Ed.). (1994). *Interpretive phenomenology: Embodiment, caring, and ethics in health and illness*. Thousand Oaks, CA: Sage.
Benner, P., Stannard, D., & Hooper, P. L. (1996). A "thinking-in-action" approach to teaching clinical judgment: A classroom innovation for acute care advanced practice nurses. *Advanced Practice Nursing Quarterly, 1*(4), 70-77.
Benner, P., Tanner, C., & Chesla, C. (1992). From beginner to expert: Gaining a differentiated clinical world in critical care nursing. *Advances in Nursing Science, 14*(3), 13-28.
Benner, P., Tanner, C. A., & Chesla, C. A. (2009). *Expertise in nursing practice: Caring, clinical judgment, and ethics*. New York, NY: Springer Publishing Company.
Bourdieu, P. (1980/1990). *The logic of practice* (Richard Nice, Trans.). Stanford, CA: Stanford Uni-

versity.
Dreyfus, H. L., & Dreyfus, S. E. (1986). *Mind over machine: The power of human intuition and expertise in the era of the computer.* New York, NY: Free Press.
椋田直子(訳)：純粋人工知能批判―コンピュータは思考を獲得できるか,アスキー出版局,1987.
Hooper, P. L. (1995). *Expert titration of multiple vasoactive drugs in post-cardiac surgical patients: An interpretive study of clinical judgment and perceptual acuity.* Doctoral dissertation, University of California at San Francisco, San Francisco School of Nursing.
Kelley, P. & Benner, P. (in progress). *Caring for wounded warriors from Iraq and Afghanistan with antibiotic-resistant organisms.*
Knaus, W. A., Wagner, D., Draper, E., Zimmerman, J., Bergner, M., Bastos, P., Sirio, C., Murphy, D., Lotring, T., ⋯ A. Damiano. (1991). The APACHE III prognostic system: Risk prediction of hospital mortality for critically ill hospitalized adults. *Chest, 100*(6), 1619-1636.
Kyriakidis, P. H. (Research field notes, Social and Environmental Conditions that Support or Impede the Development of Expertise, September 2, 2007)
Kyriakidis, P. H., & Vitello, J. (in progress). *Applying Benner's research to entry level registered nurses: An investigation of development and retention.*
Lave, J. & Wenger, E. (1991). *Situated learning: Legitimate peripheral participation.* New York, NY: Cambridge University Press.
佐伯 胖(訳)：状況に埋め込まれた学習―正統的周辺参加,産業図書,1993.
LeGall, J., Lemeshow, S., & Saulnier, F. (1993). A new simplified acute physiology score (SAPS II) based on a European/North American multicenter study. *JAMA, 270*(24), 2957-2963.
Lemeshow, S., Teres, D., Klar, J., Avrunin, J. S., Gehlbach, S., & Rapoport, J. (1993). Mortality probability models (MPM II) based on an international cohort of intensive care unit patients. *JAMA, 270*(20), 2478-2486.
Merleau-Ponty, M. (1964). *Sense and non-sense* (H. Dreyfus & P. Dreyfus, Trans.). Evanston, IL: Northwestern University Press.
滝浦静雄,ほか(訳)：意味と無意味,みすず書房,1983.
Molter, Colonel N. (personal communications, March 23, 2010).
Polanyi, M. (1962). *Personal knowledge: Towards a post-critical philosophy.* Chicago, IL: University of Chicago Press.
長尾史郎(訳)：個人的知識―脱批判哲学をめざして,ハーベスト社,1985.
Rubin, J. (2009). Impediments to the development of clinical knowledge and ethical judgment in critical care nursing. In P. Benner, C. A. Tanner, & C. A. Chesla (Eds.), *Expertise in nursing practice: Caring, clinical judgment, and ethics* (pp. 171-198). New York, NY: Springer Publishing Company.
Sadler, R. (1980). Conveying the findings of evaluative inquiry. *Educational Evaluation & Policy Analysis, 2*(2), 53-57.
Tanner, C. A., Benner, P., Chesla, C., & Gordon, D. R. (1993). The phenomenology of knowing a patient. *Image, 25*(4), 273-280.
Taylor, C. (1985). *Human agency and language: Philosophical papers 1. (Vol. I).* Cambridge, England: Cambridge University Press.
Taylor, C. (1993). Explanation and practical reason. In M. Nussbaum & A. Sen (Eds), *The quality of life.* Oxford, England: Clarendon.
竹友安彦(監修),水谷めぐみ(訳)：クオリティー・オブ・ライフ―豊かさの本質とは,里文出版,2006.
Taylor, C. (1995). *Philosophical Arguments.* Cambridge, MA: Harvard University Press.

第3章
臨床における想像力と先見性：
潜在的な問題を予測し予防する

　臨床における先見性(clinical forethought)とは，臨床家が臨床で起こりうる出来事を予測し，妥当な行動を起こすといった思考の習慣のことである。臨床における先見性には似たような患者ケア状況の経験的学習が必要となる。また，臨床における想像力も必要になる。その時の患者の臨床症状に対して対処を行う際には，「行動しつつ考えること」が求められ，それは予測することで促される。本章を本書のはじめのほうにおいたので，読者はこの後に続く章のなかで随所に現れるこの思考の習慣に気づく。この思考過程の基本となる前提が，「臨床把握(clinical grasp)」(第2章参照)である。そのため，ここに本章をおいたのだが，臨床における先見性は，日常の実践のなかで多く見られるにもかかわらず，正式に言葉にされることはめったにない。しかし，当然それは臨床判断と臨床知の側面を伴っている。

　臨床における先見性は，実践家の臨床把握を規定し，その臨床把握によって規定されてもいるが，臨床状況の即時的な解釈としてとらえられることがある。臨床家が臨床における先見性をもつとき，彼らは通常，特定の患者や家族に生じる，ケアの計画や調整に影響するかもしれない潜在的な臨床の出来事を思い浮かべる。臨床家は臨床に起こりうる出来事を予測することで周囲の準備を整える。このような実践の習慣が「行動しつつ考えること」を導く。臨床における先見性は，常に個別の状況に組み込まれているので，経験とともに思考習慣や，臨床状況に直観的にアプローチする一定のやり方といったものになる。直観的といっても，野性的な勘や超感覚(第六感)を意味するのではない。むしろ筆者らは直観という言葉を，パターン認識や顕著なものに対する感覚，具体的な過去の状況からの経験的な学びに基づいた気遣

いや，高度の注意力を指す言葉として用いている (Benner & Tanner, 1987; Benner, Tanner & Chesla, 2009)。この経験に基づいた知恵によって知覚的な認識が作られる。知覚的な認識とは，明確な根拠なしに，また状況判断の中身をすべて明らかにすることなく，物事を知ることである (Benner, 1984; Benner & Tanner, 1987; Benner, Tanner & Chesla, 2009; Benner & Wrubel, 1982; Dreyfus & Dreyfus, 1986)。熟練看護師なら，おそらく最善の臨床解釈ができるだろうが，そのような解釈は過去の具体的な状況に基づいていたり，患者の全体的な変化を認識したものをもとにして，曖昧であったり，はっきり言い表しにくい場合もある。しかしそれは，実践者は話すこと以上のことを知っているということである (Polanyi, 1958/1962)。これは混乱した，無知な状況理解とははっきり区別される。なぜなら，実践家は明白な証拠をあげ，最も適切な根拠を与え，曖昧さを指摘し，より包括的な観察を行っているからである。以下のインタビューで示されているように，看護師が「目にして」理解したことは見慣れたものであり理にかなっていると考えるため，看護師は直観的な思考を「共通感覚」ととらえることがある。

> **看護師**：まず，すぐれた手術室看護師はみんな，共通感覚をもっています。そして，もう1つ私が26年もの間でわかったことは，「いつも自分の直観に従え」です。直観に従わないと毎回，問題が起こるだろうと思い，こう考えるのです。「外科用スポンジを用意しとかなきゃ。この患者の動脈は裂けるかもしれないから」と。私がそうしておかないと必ず問題が生じます。そして，必ず「そう思っていたのに，なぜ思ったとおりにしなかったの？」と思うのです。さらに，「もしかしたら，うまくいったかもしれないじゃない」となるのです。でもそれでは問題に対して何もしなかったのと同じことなのです。問題はいつも偶然のように見えます。だから，こうだと思ったら常にそうするわけではありませんが，そのように行動するべきなのです。自分の思っていることの95％は正しいことなのですから。

「共通感覚」，すなわち26年の経験に基づいた直観は正しいことが多い。しかし，たとえ正しくなかったとしても，その予測自体は反証も訂正も可能である。臨床における先見性は患者の変化が起こり始めたことを認識するう

えで重要である。というのは，この先見性のおかげで，起こるであろうことが「見え」たり認識できたりし，これらの変化に基づいた行動を促してくれるからである。ERナースのポーラ・ライスは，筆者らがこれまで説明してきた思考と行動のある種の習慣を示す臨床での出来事を伝えてくれた。このような具体例がすばらしいのは，ポーラが患者や母親，医師や看護学生に起こる不測の事態に備えるために，絶えず複合的に把握し，先を考えていることが見てとれるからである。立ち止まって分析的に考えたり計画を練ったりする必要がない場合，この熟練看護師は，この危機に対処するうえでの「共通感覚」として起こっていることに備えるよう，ほかの医療従事者に次々と指導している。

> **看護師**：ERのドアから赤ちゃんを抱えた若い母親が入ってきました。その子を一目見て，ティナと私は飛び上がるほど驚きました。赤ちゃんは蒼白でした。小さな腕に何かが見えました。斑状の何かでかなりぐったりしています。母親は「無呼吸モニターが止まったままで，この子がなかなか目を覚まさないの！」と訴えました。私は「Z先生，すぐ来て診察して。それからアンディ，RT（呼吸療法士）に電話をして」「急いで！！！」と歩きながら伝えました。それからすばやく，けれどやさしく母親と赤ちゃんを広めの救急蘇生室に誘導しました。看護学生の1人も私たちに加わりました。
>
> 　母親はかけがえのない子どもを糊のきいた白いシーツの上に寝かせ，私たちは診察を始めました。ぐったりして皮膚がまだらになった赤ちゃんでした。呼吸は浅く，頻脈で（少なくともその子は自分の中で何かと闘っています），うつろな表情で，そのような小さな瞳を私はこれまで何度も目にしてきました。決して好きな状況ではありませんが。それでも私は「本当にかわいらしい赤ちゃん！」と母親に言いました。「私たちはこの子を元気にできるかどうかを判断するため，早急にいくつかのことを行います。あなたはここにいたいですか？」（小声で，「ティナ，気道を確保したほうがいい？」と言いました）。そして，さらに「いても構いませんよ。今はいたくないというのでも構いません。ここには間違った答えなんてありませんから」と母親に話しました。
>
> 　「ここにいるわ」と母親は言いました。「この子を置いてはいけないわ。決

して離れないとこの子に約束したんです！」私がIV（静脈注射）の刺入部位を探している間にティナはすばやくバッグ・バルブ・マスク（アンビューバッグ）を準備し，小さな顔に固定しました。私はベッドの頭部にいるティナのところにZ医師を案内しました。Z医師は準備された環境では十分に能力を発揮しますが，（ストレスフルな雰囲気の）救急蘇生室では動揺してしまうのです。

　私は看護学生に，研修医ともう1人の看護師を連れてくるよう頼みました。私は笑みを絶やさず，この赤ちゃんのかわいらしさを話しました。冷静であることが大切なのです。学生が部屋に戻ってくると，私は彼女に母親を座らせるために，部屋の隅に（そこでも，母親は状況を見ることができる）椅子を持ってくるよう指示しました。「私たちがここで何をしているのかはお知らせしますので，どうぞお気軽にご質問ください」と私は母親に伝えました。そして学生に「温かい毛布を2枚持ってきてください」と言いました。1枚は赤ちゃん（ジェイコブ）に，もう1枚はこの7月の暑い日なのに震えている母親のために。

　親たちを安心させるために，今何が行われているのかを説明しつつ蘇生を続けることが可能であることは何年も前から知っていました。それは部屋全体に安心感を広め，ほかの医療従事者が必要なことができるようにするためにも重要なことなのです。

　3人目の看護師，エリーとともに研修医もやってきました。私は母親に，これから気管に特別な管を通してお子さんの呼吸を楽にします，と説明しました。研修医がやってきたので，母親にはこの医師と自分とが少し時間をかけて点滴を入れる場所を見つけると説明しました。私はすでにベッドの上にIO（骨内アクセス）を置いていました。私は研修医がすばやくその方針でいく決断をしたなら，研修医は頭の中でその手技をリハーサルする時間が必要だろうと考えていました。研修医は器具を見ながら，「私はIOをしたことがないわ」と囁きました。「私がお手伝いします」と私は囁き返しました。エリーは「聖なる水（つまり緊急用の薬剤）」を並べています。「あなたが印をつけますか（書き込みますか）？」と私は初期のバイタルサインを書いた3インチ（7～8cm）の絆創膏をズボンから取り出しながら聞きました。

　私が手伝わなければ，研修医はIOをしっかりと挿入することはできな

かったはずです。私は気管チューブを手にしているＺ医師のほうに顔を上げました。その間，RT はチューブをテープで固定し，「中心静脈ラインはどうしますか？」と尋ねました。「入れましょう」とＺ医師は答えました。エリーは少しの間席を外し，外科医を呼びに行きました。外科スタッフはすぐにやってきました。私は朗らかに挨拶しながら，これまでの落ち着きと部屋の統率を保つようにしました。緊張でピリピリした外科医なんて必要ありません。「こちらの医師たちは，ジェイコブに点滴をするのに必要なチューブを入れようとしています」と私は母親に説明しました。Ｓ医師(外科医)は微笑んで母親に挨拶をしました。その間，私は中心静脈ラインの物品を用意し，それからボーラス投与を見越して温めた通常の生理食塩水を用意しました。

　気道が確保され，補助換気がなされ，ブドウ糖(グルコース)が満たされ，ボーラス投与がなされたことは，ジェイコブに大変よい結果となりました。顔色は少しですがよくなりました。毛細血管再充満時間は 2 秒になりました。私たちは正しい方向に向かっていました。「ご質問はありますか？」と私はジェイコブの母親に尋ねました。そのとき私は学生がよい仕事をしたことに気づきました。ジェイコブの母親は，若い学生の腕にしっかりと肩を抱かれ包まれていました。私は学生と母親がだいたい同じような年齢であることに気づきました。

　「あの子は一晩，病院にいることになるのでしょうか？」と母親に聞かれたとき，私は考えました。「やるべきことは，この女性の大切な子どもの状態がどのくらい悪いのか，少しずつ伝えること」であると。そして私は，「ええ，お子さんには入院が必要です」と，できるだけ母親がすぐに理解できるように説明しました。それだけが今，彼女が知りたいことであり，私はそのことに配慮しました。覚悟ができたら母親はもっと質問をしてくるでしょう。

　(今のところ)胸部 X 線では問題はありません。緊急に知っておく必要のある検査結果はわかっており，それ以外の結果を待っている状態です。ICU のベッドが用意されたので，私たちはジェイコブと母親を ICU に連れて行きました。

　結局，ジェイコブは代謝系に問題があるということになりました。3 日

後，ジェイコブはピンクの肌をしたご機嫌で活発な男の子になりました。気管チューブや中心静脈ラインはなくなり，かわいい声を出しながら機嫌よく自分のつま先で遊んでいました。本当にかわいらしい子どもです。

　ポーラは経験に基づく知恵で，ジェイコブに必要なさまざまな緊急処置に柔軟に気づき実施したのと同時に，蘇生室にいる人々がいつ何を必要とするのかを予測し準備した。彼女のすぐれた先見性により，各人は重要な役割を果たし，ジェイコブと母親に集中し，さらに冷静さを保って処置を行った。また，彼女は次に起こることを想像しながら，同時に，経験の浅い研修医が処置に困難を抱えた場合にどんな対応策が必要になるのかも想像している。
　臨床における先見性には，これまでの臨床経験と科学的知識を想像的に活用することが求められる。また，それは常に状況に依拠するが，臨床的想像力によって確かなものとなる。
　最も効果的な臨床における先見性は，科学的な理解と臨床での経験的な学びに基づいているが，臨床における先見性は，行動しつつ考えることの実用的な基盤にするために必ずしも正確である必要はない。実用的であるために必要なのは，問題が正しい方向や領域にあること，実際の状況の変化を検証したり精査することによって確証や排除が可能であることだけである。また臨床における先見性が最も有効に働くのは不確かさがあるときと，患者の状態の変化が予期し得ない方向に向かっている場合である。予期していたことや計画していたことに頑なに固執することは，この思考習慣を誤る原因となる。なぜなら，予期していなかったことを発見できなくなるからである。冒頭の手術室看護師は何年もの経験があり，基礎となる幅広い経験があり，そのため心構えをもって状況を見ることができた。そのような心構えの基礎となるものは思考習慣，つまり予測に対して行動しつつ考え，その予測を言葉で表現するという洗練された習慣と，その予測が証明されるかされないかに注意を払うことである。
　すぐれた臨床家は臨床判断に役立つような最良の科学的根拠を引き出し，臨床家として，現場で直接得られた発見を通して科学的知見の発展に貢献できる。彼らの発見は研究課題の優先性を決めるのに役立つ。科学的な研究への多くの疑問や課題は，臨床実践から生じるものである。そのような謎や疑

問を伝えたり，謎を解明するために科学的な研究に直接携わったりすることは，臨床的な知識と実践を進歩させる。科学は臨床で賢明な判断をするために必要であり，その場の臨床状況で行動しつつ考えるうえで重要である。しかし，科学だけでは十分ではない。臨床における効果的な先見性には，経験を通して得られた臨床知と，患者の問題に対する最善の科学的理解が必要である。科学的知見に加えて，臨床家はその患者の臨床での状況を解釈し，臨床の要請と今後の課題にタイムリーに応じようと努めている。患者と家族にとって何が危険で，患者の利益のために何をすべきかを臨床家は感じとらなければならない。看護基礎教育，大学院教育，現任教育，継続教育において，このような思考習慣を身につけることに重きをおく必要がある。

　看護診断と介入，成果を分類し列挙することは，実際の現場でこれらが生み出され相互に関係している様を見落とす危険性がある。熟練看護師は診断の分類に頼って，あらかじめ定められた一般的な成果を得るために，診断とそれに対応した実践を組み合わせるという頭の中で作られた仮説には従わない。Logstrup (1995) が指摘しているように，カテゴリーに包括されたり分類されたりしている事柄は，生産的な思考と同等ではない。分類システムは情報管理や情報検索には有効であろうが，実際の臨床実践に関わる思考習慣や，行動しつつ考えること，推移を見通すことと同等とは言えない。

　どのような場，すなわち医療や法律，看護，教育，福祉の場においても，行動しつつ考えることを身につけるには，まず典型的な状況を学び，それから典型的な状況に実際の経験を肉づけしていくことを基本とする。そうすることで，その典型的な事例は，個別の患者に遭遇するなかで微妙に変化し個別性をもったものになる。この目的を果たすために，行動しつつ考えることと推移を見通すことが，予測によってどのように行われているかを述べる。

　臨床における先見性は，臨床状況の継続的な把握と切り離せない関係にあるが，先見性はそれ自体，述べるに値する別個の思考と行動の習慣である。第2章と第3章では，臨床把握と臨床における先見性を非公式の学問という周辺的な存在から，教育カリキュラムの主流へと引き込むことを目的としている。どちらも患者の状況の推移についての実践的な推論，すなわち臨床家の理解の特徴である。臨床実践の内容と流れにかなりの違いがあるとしても，臨床における先見性と臨床把握の一般的な特徴は，ほかの看護領域に適

表 3-1　臨床における先見性

- 先を考えること
- 特別な疾患や傷害についての臨床における先見性
- 特別な疾患や傷害のある患者の危機や危険，脆さを予測すること
- 予想外の出来事を発見すること

用できると筆者らは考えている。**表3-1**に，臨床における先見性の4つの側面を示す。

　先を考えることは，この実践の論理のカテゴリーのなかで最も範囲の広いカテゴリーである(Benner, 1984)。疾患や傷害についての量・質ともに十分な情報を得たり，患者の反応についての情報を入手したりすることによって，臨床における先見性はさらに具体的になる。

■先を考えること

　先を考えることは，この思考の習慣のなかで何よりも重要な側面である。『From Novice to Expert（ベナー看護論　初心者から達人へ）』で初めて述べられたように，それは看護師に共通する思考の習慣であり，臨床で起こりうる出来事に看護師がすばやく反応できるようにしてくれる(Benner, 1984)。また臨床における先見性は，患者の反応を評価するための問題解決の流れを作る。たとえば，手術後に何を予測し，どのように環境を準備するか(例：物品や輸液，溶液，薬品などの配分)を知ることによって，問題解決の流れを作り，すばやい対応を強化する。このように，臨床における先見性によって，看護師はクリティカルケア，手術室，術後回復室などの複雑な環境を統括したり，必要な検査が確かに指示されているか，必要な物品が利用できる状態にあるかを確認することができる。次の話は手術中によくある臨床における先見性の1つである。

> **インタビュアー**：この患者の場合，物事がどのように進んでいくと予測しますか。注意することは何ですか。
>
> **看護師**：ええ，唯一，看護助手にあらかじめ話しておいたことは，CVP挿

入セットを準備しておいてほしいということでした。それは緊急時のためです。この手術は患者の首の脇の手術で、頸動脈と頸静脈に近いのです。厳密にいえば、この手術は軟部組織の生検です。私たちは最少の器材で、それほど複雑でない手順で手術を行うことを期待しています。しかし血管の手術であるだけに、私は考えられても、看護助手には経験がなくて考えられないことは、出血の問題に遭遇するかもしれないということで、私は彼女に物品を用意させておきたかったのです。つまり、私は緊急事態に部屋を離れて、物品を取りに行きたくなかったのです。そこで私は物品をもう一式準備しておくよう彼女に頼みました。もう1つ私が考えていたことは、手術は頸動脈の近くをさわるので、迷走神経を刺激する可能性があり、そうすると、その場で薬物治療が必要になるかもしれないということでした。そこで薬剤がすでにそこにあることを確認しました、もしもの場合のために。以上が私の考えていることです。

インタビュアー：あなたが考えている薬剤は具体的には何ですか。

看護師：リドカインとアトロピンです。（観察に基づくインタビュー）

　手術に関わる解剖の知識や手術そのものについての知識は、この種の臨床における先見性には不可欠である。しかし、この看護師はすでに、それぞれ医師の診療の準備を果たすレベルにまで達していた。たとえば、物を取りに行くために手のあいた人が誰もいないとわかれば、もっと入念に準備をするようになる。また、それぞれの外科医の好みによって微妙に異なる縫合糸や器材を準備することもある (Hooper, 1995)。

　臨床における先見性によって看護師は、万が一の事態のために環境を整えるだけでなく、起こりうる患者の危機に備える。ここでは、先を考えることの側面が、必要な静脈(IV)ラインを確保しておくという一般的な例で示されている。次に、Benner、Tanner および Chesla の文献 (2009, p.150) から新生児集中治療室での例を示そう。

看護師：その子がちょっとした事態となり、私たちは2～3分ほど胸部を圧迫しました。そのすぐ後、この部分が私の専門家としての臨床判断が実践に現れているところですが、私はこう言いました。「この子に静脈ラインを確

保する必要があります。また同じことが起こった場合に備えて」と。すると，「いや，そうする必要はないよ。この子は大丈夫だよ」と別の2人が言いました。だから私はどうにかしてこっそりと静脈ラインを挿入しました。それは4か月の子どもへの手技としては手軽なものではありませんでした。(これまでさまざまな目的によって静脈ライン確保が行われてきたために)たいていの静脈がだめになっていたからです。ともかく私は静脈ラインを確保しましたが，20分もしないうちにその静脈ラインが必要になりました。なぜなら，その子はまさしく緊急事態となってしまい，静脈からの薬剤投与を必要としたのですから。

"ちょっとした事態"がしばしば不吉な危機の前兆の警告となることを知っておくと，看護師は起こりつつある危機を防いだり，軽減したりするため早めに対処するようになる。同様に，緊急時にすばやく行動する姿勢や態度は，臨床における先見性や，緊急処置後の実践の反省や学びから生まれる。なぜならば，蘇生処置では最良の結果を得ることだけに焦点がおかれているため，この作業に必要なチームワークは，目で見ることができないからである。もともとチームワークがないならば，話は別だが……。

> 看護師1：医師はチームをさほど必要としてないというあなたの意見について，そのとおりだと思います。医師たちはアトロピンと指示して，これもあれも私にさせるけれど，不思議なことに彼らがしたことのように見えるのです。そして，彼らは5人の看護師がそれぞれ何をして，どのように予測しているのかなどまったく考えていません。ただ，5分前にアトロピンが欲しかっただけなのです。それだけが明らかで，彼らは物品がどこからやってくるのか，あるいは誰が持ってきてくれるのか，まったく気づいていません。
> 看護師2：医師らが頼む前に行動するのです。あなたがそれを手にすると，医師が「それをくれ！」と言い，あなたは「了解」と言うだけです。そこではそれが正しいのです。
> 看護師1：さあ，胸腔ドレーンを入れましょう。すでに看護師が準備して待っていますから。

先を考えること　119

　緊急事態のシミュレーションによって，看護師は次に最も考えられる患者処置の準備ができるようになる。しかし，Bourdieu (1980/1990) がチームスポーツで指摘していることが臨床実践にもあてはまる。実際の状況での実践は，時間的制約と患者の反応の変化に応じて，すばやく的確に反応することが求められる。次の手術室の事例では，実際に危機にすばやく反応するために何が必要かを予測することが描かれている。手術室では予測することが即，救命に関わる。

　看護師：私たちにはきわどい状況で判断する能力があります。たとえば，今日私は手術室で器械出しをしました。私の外回り看護師は非常に優秀な人ですが，彼女は私ほど経験がありませんでした。私たちは両肺移植をしていて，患者の左心房にクランプをかけていました。それはその手術では一般的な手順で，患者は徐脈になりました。心音はモニターで聞こえました。彼の心臓は徐々に遅くなりました。私はこれまでのACLSの経験から，そして，長い間心臓手術を介助してきた経験から，このような場合，患者が徐脈性心停止を起こす可能性があることを知っていました。その場合にすることは（胸部が開けられ，ちょうど都合のよい状態になっているからですが），心外膜ペーシングワイヤを埋め込み，ペースメーカとつなぐことです。問題があるときには，この処置は手早く行われます。医師あるいはほかの誰かが徐脈性心停止を見つけ，「徐脈になった」と言います。熟練していない人に対してなら，「さあ，ペーシングワイヤを取って」と指示するかもしれません。それから，その人はペーシングワイヤを手に取ります。でも，ペーシングワイヤを手にして，ペーシングケーブルとつなげるという一連の動作を行うことが理解できません。けれど，重大な判断ができる私のような人間がいれば，そのような事態を省略できます。

　心臓の動きが遅くなり，それがさらにゆっくりになっていると気づいたとき，私は外回りの看護師に向かって，「2本のペーシングワイヤを取って，ペースメーカを持ってきて。ペーシングケーブルも欲しいの。すべてセットしてここに持ってきて。ペースメーカは麻酔医に渡して」と言いました。そのとき，まだ誰もそこまで考えていませんでした。けれど私がすばらしいわけでも，特別な才能があるからでもありません。ただ，私には切羽詰まった

状況で判断する能力があるのです。私は以前にそのことを経験していたので、その行為を知っていました。そして、全体の流れを短縮しただけです。みんなが非常にゆったりしていて、誰も慌てることはありませんでした。もしあと2～3分余計に時間がかかっていたら、みんなバタバタしたでしょう。

　これとよく似たことが先週も起こったのですが、そのときは麻酔の吸入で子どもが徐脈になったのに、静脈ラインをとっていなかったのです。手術を開始して間もないときで、研修医は新人で、誰もが慌てていて、執刀医も混乱していました。その子が徐脈になったとき、やるべきことは医師らにアトロピンを渡すことである、と私は知っていました。彼らは静脈ラインを確保し始めていましたが、彼らが私に何をすべきか伝えるのを待たずに、私はカートまで行ってアトロピンの注射器を見つけ、彼らにそれを手渡しました。すると彼らはすぐに「すばらしい！」と驚嘆の声をあげました。私はただ長年それをしてきたからだけであって、おそらく十分に経験を積んだ私たちのような人間だけがそのように切羽詰まったときの決断能力をもっていて、その能力が物事を円滑にし、状況をわかりやすくするのだと思います。

　以上は、行動しつつ考えることと、臨床における先見性によって筆者らが意味しているもののよい例である。臨床で起こりうる出来事が明らかになると、看護師はその出来事に必要な処置を予測する。看護師は遅くなっていく心拍の意味を巧みにとらえて、心停止が起こる可能性に対して、精神的にも身体的にも準備している。彼女が外回り看護師（この看護師は予測しなかっただろうし、この偶発事故に対しても準備していなかっただろう）より多くの経験を積んでいることを如実に表しているのは、その器械出しの看護師がペーシングワイヤやケーブル、ペースメーカを指示し、それらを外科医に手渡せるように準備させたことである。彼女は「自分がすばらしいわけではない」と主張するが、彼女は実に効果的に経験から学んでいる。パターンを理解することで、看護師は心停止に備え、それを防止するために即座に「先を考えた」のである。

　例にあげた子どもの場合、看護師の予測と即座の処置が命を救った。患者にとっての必要性を予測することに加えて、看護師はほかのチームメンバーに何が必要かを予測し、彼らを落ち着かせ、結果としてスムースに事をやり

遂げていた。

　長年培われた看護師のこのような臨床知は，生命を救う，限られた特異的な知識である。それは臨床における想像力の一例である。次のインタビューでは，ルーチンの臨床試験を指示したり，どんな物品が必要か予測したりなど，高度な医療処置に必要な安全体制を維持するためには，看護師のすばやい反応が不可欠な注意深さとして垣間見える。

　看護師：ええ，私は一覧表をもっています。部屋の中で手近にあるものは何か，すべてのものがどこにあるか，この患者を世話するために必要なものが十分にあるかがわかります。十分な薬と十分な装備があるか，もし患者が低流量のエアベッドに寝ている場合，患者の体の位置を変えるのに十分な体圧分散用のパッドを用意してあるか，確かめられるように整理されているのです。その患者を世話するのに必要なものがすべてあることや，その注文の仕方を知ることです。必要なものがなければ，自分で注文しなければなりません。誰かがやってくれるのを待っていてはいけません。そして，報告を受けたら，ちょっとした質問をするのです。「プロトロンビン時間を測った？　今晩，ワルファリンを使うんだけど」と。ささいなことだけれど……。

　インタビュアー：専門家がいつももち出す別の話ですが，たとえば，指示された検査は意味のあるものですか？　意味のないことであっても，あなたはそれをしますか？　そのことについてほんの少し話をしてみたくはないですか。うっかり忘れていたこと，つまり誰かが採血をしなければならない場合，何もかも指示するつもりかどうか，といったことです。私たちはそういった別の指示を必要としますか。

　看護師：ええ，どんなシステムでも，そして医師でさえ，うっかりと忘れることがある，ということを頭に入れておかなければなりません。私は時々，医師の代わりにリストを作ります。在庫の確認やアセスメントなど，すべてやり終えたら，医師の代わりに問題リストを手にします。その問題リストは，患者へのよりよいケアの提供に役立つ事柄を明らかにするためのものです。たとえば，患者がバルーンパンピングをしているなら，1日2回血小板をチェックしているか，血小板を輸血したら，その1時間後の血小板を調べているか。ささいなことだけど，忘れられてしまうことでもあるからです。

ある事柄が忘れられていないかを確かめるには，直近の需要や資源，制約について考える必要がある。看護師は非公式な監視システムを使って，典型的な治療プロトコルが思いがけず変更されていないかどうかを確認している。このような安全を守る作業に関しては第8章で取り上げられているが，最善の実践がなされていることを確かめるために看護師がしていることは，先を考えるということである。患者のニーズや反応に合った今後のケアを調整する実際的な要求には，常に行動しながら考えることが求められる。それは次の処置を予測するために行われるからである。

設備や物品が使えるよう環境を整えておくことは，家庭のなかではいわゆる伝統的な女性の仕事とされている。患者ケアの場では，この隠れた女性の仕事が高度な技術と緊急性のある環境にまで及んでいる。先を考えることは，処置の時間を予測したり調整したりすることも含み，患者の安楽を最大にし，患者にとって最も都合のよいスケジュールにそうようにすることである。

看護師1：術後の患者を受け入れるとき，私は(鎮痛薬の)与薬の時間を考慮します。そうすれば彼らは邪魔されることはありません。多くの人々がそのようなことを考えていると思います。つまり，与薬の時間を考慮すれば，患者は(休む)時間をもつことができると。
看護師2：早朝3時にガーゼ交換するなんて頭にきちゃうけど。
看護師3：私はリハビリテーション施設で働いていたけど，そこでよくやっていたことは「患者のスケジュールに与薬時間を合わせよう」ということでした。患者は薬を飲むために午前1時に起きるでしょうか？ いいえ。彼らは薬を飲むのに朝5時に起きるでしょうか？ いいえ。そう，看護師の都合ではなく，彼らの都合に合わせないと。
看護師1：もう1つ私がやっていたことは，中心静脈ラインにできるだけ長いチューブを選ぶことです。午前1時に中心静脈ラインを使わなければならないとき，そうしておくとチューブを辿ってそれを探し出せるし，薄暗い中で薬を入れることができます。

小グループでのインタビューでは，臨床における先見性のなかでも，よくある習慣へと話は移行している。それは患者の休息とよりスムーズな家庭生活への移行を引き出すものである。
　患者をある場所から別の場所へ，たとえば診断や治療のためにはX線室に移送させるときに必要とされる物品や移動のための装備を整える，臨床における先見性を必要とする。これは特に空路や陸路での緊急移送では顕著であるが，次に示すように，院内での移送においても同様である。
　以下の例で患者は，曲がってゆるんだ中心静脈チューブの一部を取り去るための心カテーテルを行う準備がなされていた。インタビューのなかで看護師は，移送のための準備と手順について先のことを考えると述べている。

> **看護師**：私は彼が出発する前に抗不整脈薬の投与が必要だと思いました。それ以上投与を遅らせたくなかったのです。私は彼に与える必要があるすべての薬剤について，考え続けていました。しかし，最も重要なことは，出発する前に私が彼に抗不整脈薬を投与することでした。私はそうしたかったのです。そしてそれは実際，本当にスムーズにいきました。それが実際スムーズにいったことが，今でも信じられません。私たちがすみやかに移送できたにしても，到着するまでにベッドサイドに酸素一式やその他すべてのものを確認するなど，多くの問題を抱えていました。でも私たちは到着したとき，問題なくラインを引き出すことができました。
>
> **インタビュアー**：患者の心停止があなたの一番の気がかりだったんですね。待っている間の直前の状況で，そのほかに何か気になることはありましたか？
>
> **看護師**：もちろんそれが主な気がかりでしたが，先を読んでもいました。いつも先を読まなければなりません。私が予測できることは何かといったような。私が看護師たちに言ったことは，ベッドにラックが必要だということ。つまり点滴棒などを持っていけるし，そこに別の物も掛けたりできるからです。それだけでなく，酸素ボンベも必要でした。できれば呼吸療法士も。さあ，移送しようというときに，すべての準備が整っているようにしたいのです。私は時間を余計に使いたくないんです。この治療を遅らせる余裕はないのですから。

この詳細な計画には，手順について直接関与して推測する必要があり，さらに，この計画では，臨床における先見性の2つの側面（特別な疾患や傷害についての臨床における先見性，特別な疾患や傷害のある患者の危機や危険，脆さの予測）も描かれている。

■特別な疾患や傷害についての臨床における先見性

疾患や傷害をもった患者に予測される臨床の出来事について先を読むことで，看護師は可能な装備を整え，起こりうる不測の事態に対してもっと明確に直近の環境を整えることができる。たとえば，緊急移送といった特殊な現場において，事故の犠牲者が乗り物から救い出される前に気道確保が必要か，あるいは救出されるまで待つことができるかを判断するために，看護師たちは早くから傷害の深刻さに関する直観をもっていることについて話している。基本的な蘇生ガイドラインがあれば，看護師は心の準備ができる。

> **看護師1**：私たちの行動のすべては，内科であっても外科であっても，結局はABC（蘇生のための気道，呼吸，循環）という基本に立ち返るということになります。しかし，そこへいたるには，この情報をすべてもっていなければなりません。私たちは人々に可能な限り最良のケアを提供しています。つまり，私たちがしていることは最も単純なことなのです。
> **看護師2**：まさに基本よね。
> **看護師1**：そう基本。BLS（一次救命処置）とCPR（心肺蘇生法）のなかで教わった知識です。私たちは気道確保を確実にするためのいくつかの特別な道具（挿管と気管切開の装備）をもっていますが，特別にしていることはほんの少しで，患者の循環を補強するために点滴に薬を入れたり，CPRをしたりといった程度です。でも，長い時間をかけて膨大な知識を得て初めてその地点に到達できるのであって，人々がそのことを本当に理解しているとは思いませんが。
> **インタビュアー**：私もそう思うわ。
> **看護師2**：（笑いながら）そうね。私たちは本当に多くの知識を基盤にもっておく必要があります。でも，この仕事の多くの部分はとても直観的です……

私たちにとっては。いつも多くの情報をもっているとは限りません。事を進めながら情報を集めることもあれば，最後まで情報をもたないままのときもあります。だから，この仕事をうまくできない人は直観的でない人だと私は思います。

看護師3：そのとおり。

看護師2：「この人は具合が悪い」ということがわかり，そう言えなければなりません。そして，唯一すべきことは基本だと理解し，その基本ができなければなりません。しかし，ICU の機器を動かさなければならない私たちの施設にいる患者のなかには少し異なる人もいます。「この男性(の状態)はかなり悪い」ということは言えます。しかしさらに，その人に投与されるすべての点滴と，その点滴によって起こる可能性のあるすべてについて考えなければなりません。あるいは肺や腎臓，肝臓への潜在的な合併症について。そのようなことすべてを考える必要があり，患者に費やす時間をそのようなことにも当てなければなりません。「この男性が生き延びるために，もしくは私たちの病院へ到着するまでに少しでも状態をよくするためにしなければならないことは何か」。それはすべて基本に戻るのです。効果があるのは何かを考えるのです。

フライトナースがしている「最も単純なこと」は，臨床把握と臨床における先見性の両者に基づいている。しかし，第2章で述べたように，特別な患者や患者集団について継続して現場で学ぶことは，思考を形作り，判断力を磨き，まさに習慣となっている方法を変えることができる。たとえば，私たち看護師にはアフガニスタンやイラクの戦争に従事した医療者によって開発された新しい臨床知識がある。傷害の多くは爆発装置による外傷性切断や重度の外傷であった。軍隊に配属された医療従事者は，患者が大量出血している場合，A (気道確保) や B (呼吸) よりも C，つまり循環を真っ先に考えた。循環させるのに十分な血液がなければ，酸素を投与しても役に立たない。そのため，先手を取って循環血液を補充する処置を施すという，状況における学習と習慣の変更が生じ，思考は次々と劇的に変化していった。つまり兵士は戦場に入る前に四肢に止血帯をゆるめに巻いておき，傷からの出血があれば片手ですぐに止めるという止血方法を開発した (Colonel N. Molter, March 23,

2010)。また，患者の血液が薄くなると血液凝固が遅れる可能性があることから，あまり大量の輸液をしないことも学んだ。

　前述のインタビューでは，患者が本当に「危険」であると認識することは，豊富な生理学的知識に基づいてはいるが，これまでに多くの重症患者と対峙したのか，それほど重症でない外傷患者と対峙したのかにも左右され，それによって早期の認識と識別ができるのである。この認識技能は臨床把握とよんでいるものである。看護師は臨床における先見性によって，適切な用具と薬品を準備し，その場や入院までの数時間，数分といった状況での行動の制限を明らかにし，そのような活動を効果的に確実に行うことによって，行動を起こす準備をするのである。

　状況を単純化できるかどうかは，多くの似たような状況を幅広く理解し，実際にそのような状況に関わっているかどうかによる。基礎知識のすべてが個々の問題の解決にもち出されるわけではないからといって，理論的な臨床知や経験的な臨床知の蓄えが必要とされず，教育背景が乏しくても救命技術の訓練を受けていれば同じ結果に到達できると考えるのは間違っている。物事を理解する前提は背景にある広範な理解によるのであって，教育背景の乏しい人が同じように物事を見たり感じたりすることはないだろう。臨床状況それぞれから直接的に学ぶ教育を受けた人間は背景の理解を深め，それによって状況のなかで最も重要な問題と差異に照準を合わせることができる（Benner, 1984; Benner, Tanner & Chesla, 2009; Dreyfus, 1992）。

　第2章で示したように，質的な識別をする能力は，前もって決められたプロトコルを使っての簡単な養成はできない。プロトコルやアルゴリズムを用いる場合，いつそれを使うか，また，いつそれを状況の要請に合わせるかがわからなくてはならない。また，効果的に行動しつつ考えることや，臨床での探究から得られた臨床知が求められる。先の経験豊富な熟練看護師たちが，状況の単純な読みとりと「あたりまえ」の事例として認識している事柄は，成長中の経験の浅い人々にとっては，まったく単純でも「あたりまえ」のことでもない。経験の浅い人や，熟練者であってもその患者のことを知らないのであれば，正確にプロトコルに従うことで効果を発揮することができる。というのも，彼らは患者の状況に基づいてそれに応じた調整をするための基盤をもっていないからである。

すぐれた看護師は，患者がケアを受けるたびに，具体的な診断をもつ患者のニーズについての臨床における先見性を駆使する。看護師はまず，救急車の中であろうと，救急部であろうと，手術室であろうと，手に入れられる情報に基づいて場所を確保する。そして最も起こりうるシナリオでリハーサルを始める。そうすることで，瞬時に反応するために準備し，器具や輸液，医師の指示や薬物を手元に用意することができるのである。

> **看護師**：マウンテンバイクに乗っていて車にひかれた30歳の男性の話です。彼は投げ出され，体の右側を打ちました。右肺の運動性障害と，右血気胸のため胸腔ドレーンが挿入されました。また，肝臓裂傷も負っていました。肝臓は胸郭にめり込んでおり，横隔膜，そしておそらく横隔神経が損傷を受けました。この男性はヘルメットをつけていなかったので，左の側脳室にも出血しており，頭頂部の血腫もありました。彼は気管挿管され，手術室で6単位の輸血をされ，等張液5Lを点滴されました。しかし，彼は2本の末梢静脈ラインだけで戻ってきたのです。彼ら（医師ら）はこの患者にどれほど栄養が必要か，どれほど静脈注射が必要か，中心静脈ラインが必要かについて考えなかったのでしょうか。この患者は多くの輸液を受け，私たちが常に彼を観察しています。加えて，彼は肝臓に裂傷を負っています。だから，中心静脈へのアクセスが必要なのです。
>
> **インタビュアー**：なぜ？
>
> **看護師**：急に出血した場合のためです。出血するとしたら，おそらく一気に出血するので，患者を手術室に運ぶ必要があるし，急速に輸液を入れる必要があります。（観察に基づくインタビュー）

このような臨床における先見性は，起こりうる臨床的出来事に対して環境や患者の準備ができるという点で重要である。入院時には，実のところ脳外科ICUの看護師は，その患者の反応について十分知らない。そのため，彼女は麻酔科医から患者の血圧パターンや薬物への反応について，もっと情報を得たいと言い続けている。特定の患者の反応について知ることができるなら，患者に対しての特別な見通しが立てられる。というのも，看護師はそれを把握するまで，起こりうる合併症や問題を予測し「余裕をもって対処す

る」ことがほとんどできないからである。

　ある種の診断のついた患者についての先見性は，看護師が患者の反応をどう解釈するかに影響を与える。マウンテンバイクの事故についての上記の話のなかで看護師は，新卒の看護師に対し頭部外傷を負った患者の生理的な変化をとらえることについて指導している。「心地よさそうに休んでいる」ように見えても悪化している場合があるということを説明している。彼女の警告は，意識レベルの低下している患者を「心地よく休んでいる」と取り違えたことから得た教訓に基づいている。ある種の診断をもつ患者のケアのそのような悲劇の事例が，将来の状況での注意力や臨床における先見性を形作っている。それらの警告にそって実施することにより，不必要なミスを防止しながら知識を積み重ねることができる。次の話は，ブドウ球菌の敗血症で新生児を亡くした経験から，この看護師が悪化の早期の徴候に敏感になった先見性のよい例である。

　　看護師：そうですねえ，ブドウ球菌の敗血症の可能性がある新生児をケアするときはいつも，その子がたとえ目覚めていて意識が清明で，そして驚くほど健康に見えたとしても，私は常に気にかけ，注意深くデータを確認します。そして，私が思うのとは逆の方向にデータが変動すれば，私の考えるすべてのことを医師に伝えます。凝固検査の必要があると思う場合はDICの検査を，また腎機能検査が必要だと思う場合，その悪化（敗血症の傾向）を追跡するために必要と思われることはすべて行います。いったんその悪化が始まったら，できることはそう多くはありません。つまりいったん始まったら，適切な抗生物質を投与すること以外はあまりすることはないのです。そのため，菌を同定することがどうしても必要です。ですからかなりきっぱりと確認しなければなりません。「グラム染色を見直した？」「脳脊髄液の結果は？」「尿培養はやった？」この状況では何から引き起こされているのかを知るために，相当な出しゃばりになるのです。ブドウ球菌の敗血症の場合，かなり急速に悪化するとわかっていますし，最終的な結果を変えることもできないだろうとわかっているからです。多くの場合と同じように，早期の診断と治療だけが子どもの命を救うのです。

　　インタビュアー：このケースでは，自分自身が安心するために，あらゆる血

液検査をして，試みに治療をしたのですか？　抗生物質の投与を始めたり。
看護師：医師は広範囲スペクトルの抗生物質を与えました。
インタビュアー：でもこの患児の場合は，すべての血液検査がなされたのですよね。
看護師：ええ，けれど培養の結果が返ってくる前にこの子は急激に悪化しました。菌が同定されるまでに，流れはすでに始まっており，流れがひとたび始まったら，毛細血管の透過性は高まり，ショック状態が持続します。数日の間ショック状態に陥る患児もいます。しかし，敗血症になる前にできるだけ早く菌を同定して効果的に治療しても，子どもの救命の可能性は50％程度です。これはあまり高い確率ではありませんが，助かる患児もいます。感染の進行から守ることができれば，敗血症ショックで子どもたちを死なせることはなくなるのです。

　この例のような経験には，どんな教科書の症状の記述にも載っていない方法でタイミングをとる判断力があふれている。それは，以前の1度の経験を活用するという好例でもある。看護師は連続した事例をほかにも経験しているわけではないが，早期の発見と治療によって生命を救える可能性があることを知っている。単独の事例体験は，集約されたデータや同様の疾患の患者での経験で知った違いを比較することによって，調整する必要がある。しかし，この看護師は1度の経験だけで，ブドウ球菌の敗血症がどれほど急激に悪化するかを感じとれた。このような生命に関わる経験知によって警戒と予測ができるようになった。彼女は今では，直接的に得た経験から範囲とタイミングをはかっているが，さらに経験することで，個々の患者の反応を読みとり予測する方法について理解を深められる。
　看護師は疾患や傷の典型的な臨床経過を学ぶことで，臨床での軌跡を理解し，臨床における先見性に役立つ知識を手に入れる。心臓手術からの回復は，一連の予測や予想を背景とした，よく知られた臨床的軌跡をとる。それが次の観察に基づくインタビューの例に示されている。

インタビュアー：患者の術後がどのように経過し，最終的にどのような結果になるかについて，どんな予測をしていますか。

看護師：患者は当然よくなると思います。血管の疾患があるという事実を考えても，それほど特別なことはおそらく起こらないでしょう。患者は70歳ですが……2〜3日後には，徐々に気管チューブが取り除かれ，やがて点滴が外れ，つまりゆっくりと経過するでしょう。

インタビュアー：そのような一般化や直観は何から引き出されるのですか。

看護師：患者がCOPDであるということで人工呼吸器を外すことが難しいかもしれません。通常は翌朝までの抜管が目標です。ところが，この患者の場合はそうではないと思います。通常，「健康」な心臓であれば，午前8時に抜管します。しかし，この患者の場合，早くても抜管するのはその次の日になるでしょう。

インタビュアー：ウィーニングの経過はどうですか？

看護師：ウィーニングの経過はゆっくりになるでしょう。それについて，この患者は再挿管なので，血液ガスの値にもっと注意しなくてはなりません。

（観察に基づくインタビュー）

　処置の実施予定には，臨床における先見性を反映した非公式な予測が見られる。この事例の場合，看護師は患者を心臓手術患者のサブグループの1人，つまり慢性肺疾患のある人として認識している。経験知を備えているため，看護師は自分の予測した実施予定が，ウィーニングが難しいこのサブグループでは先送りになると知っている。看護師たちはそのような例を数多く知っている。その例から，回復の軌跡は慣例化された予測となり，そのような実施予定からの逸脱が問題解決の源となる。

■特別な疾患や傷害のある患者の危機や危険，脆さを予測すること

　特別な疾患や傷害のある患者が示す病気や治療への反応の理解に基づいた臨床における先見性は，患者の臨床での状態や治療への反応のパターンの事実に基づいて物語として理解したことを反映している。また，以前の経験に基づく経験知は特異な患者のパターンを理解することで洗練される可能性がある。潜在する危機を予測するための通常の道筋は，特別な疾患や傷害のあ

る患者の経過に基づくパターンを認識することである.看護師は特別な疾患や傷害のある患者の脆さと危険性を認識することで,潜在的な合併症や危機を予測し,それらに備えたり,予防することを考えるようになる.このような臨床における先見性によって,看護師が危険区域を特定し,臨床の動向を監視できるのである.患者の脆さを理解し,合併症を予測することは,患者を知る技術と密接に関係している(Benner, Tanner & Chesla, 2009).糖尿病のような合併症の多い状態など,患者の脆さを明確に描ける看護師は,危うい場所をつきとめ,患者の問題を予測し,防止するためにはよい立場にいる.次に,心臓手術後に起こるかもしれない変化を看護師が予測した例を示す.

看護師:患者の体が温まってきたら,血管内液の多くがサードスペース(third space)へ広がっていくことを,私は知っていました.ニトロプルシド(降圧薬)が投与されていたので,血圧は急速に下がるはずでした.ですから私は点滴をするのに,患者の収縮期血圧が90になるまで待ちたくありませんでした.ニトロプルシドを止めるために95となるときを知りたかったのです.(観察に基づくインタビュー)

治療への患者の反応は一定の範囲内であれば予測可能である.また患者の反応は治療の変化に反応するため,治療とともに患者の反応も予測できる.この事例で看護師は,低血圧となる前にニトロプルシドから患者を離脱させることで,症状の発現と潜在的な危険への移行をうまく管理した.

特別な疾患や傷害のある患者の重篤な病状を知ることで,潜在的な危機や危険,脆さを感じとれるようになる.看護師は可能性の地形図を作るように,患者の問題の位置を特定する.このように,患者を知ることに基づく看護師の先見性は予想と予測を導く.これは次にあげる患者の例に示されている.患者は膵炎で呼吸状態に問題があり,敗血症によるショックと急性呼吸窮迫症候群(ARDS)を発症していた.患者の血液ガス値と血圧は治療を行っているにもかかわらず,悪化し始めていた.

看護師:彼女が悪化しつつあることは確かで,敗血症のように見えましたが,ARDSなのか,それとも敗血症なのか確かではありませんでした.2

つが合併したものが同時に彼女を襲ったのでしょうか。低血圧になり始めたため，さらに点滴を増やし，さらに昇圧薬を追加しなければなりませんでした。それは，急速に生じて事態をだめにする，と知っていました。そして，その夜，患者が心停止することは私にはわかっていました。私はわかっただけでした……それは崖をよじ登ろうと挑戦して，滑り落ち続けるようなものでした。そこではまったくどうすることもできません。事態はなってほしいように，もしくはなるべき形で応じてはくれませんでした。最大限に支えているけれど，悪化し続けるだけでした。私たちは患者の FiO_2 の値を上げ続けましたが，PaO_2 は下がり続けました。昇圧薬を投与していましたが，血圧はどうにもなりませんでした。そして，次にすべきだと思ったことは，「彼女をトレンデレンブルク位にし，生命臓器へ灌流するために必死で血圧を上昇させようとすること」でした。そして，私は医師に言いました。「家族の方がここへ来ています。私は事態が悪化していることをご家族に話しました。しかし，都合のいいように解釈するご家族もいるので，何が起こっているのか正確に理解してもらいたいのです」と。新たに看護師が入ってきたので彼女にその場を任せ，2人の看護師を連れてきて，その看護師の手伝いをさせました。そこで，私は病室の外へ出ていきました。実際，5時間後その患者の心臓は停止しました。

　治療に対する患者の反応が評価され，患者の悪化はどの処置によっても望ましい反応が得られないものとして認識された。このことは次回の治療を計画するにあたっての現実的な意味合いがある。最終的に看護師は心臓の停止を予測した。臨床における先見性と患者の状態理解は一致している。さらに崖を登り，そして滑り落ちるという隠喩は，患者の変化を適切に言い表している。その変化は分岐点が流れにそっているだけでなく，患者の独特な反応の理解が深まっていくという特徴をもっている。この例のように状況が急速に変化しているときには，看護師の先見性は変化に応じて家族に情報を提供することにまで及んでいる。

　特別な疾患や傷害のある患者の反応を理解することは，命を救うことであり，また患者や家族，そのほかの臨床家を元気づけることでもある (Benner, Tanner & Chesla, 2009)。たとえば，ケアの継続性が中断された場合には，患者

の反応についての看護師の説明は，ほかの看護師へ先見性を引き継いでいく可能性を備えている。次の例は難しい心臓手術の既往のある患者の，透析に対する反応を説明している。この患者には重い脳血管障害と多くの合併症があった。

> インタビュアー：興味を引かれたのは，その患者をよく知らなかった看護師たちが申し送りのなかに登場してくることです。あなたはその日から気づいたことをいくつか，彼女たちに話すことができたのですか。あなたはそのいくつかを伝えることができると感じましたか？
> 看護師：ええ，そのとおりです。私たちはいつもその患者について話していました……。「ああよかった。今日はあなたがいるのね。ボブは喜ぶでしょう」と言ったり，リンダが入って来たり，彼のことをとても気づかってくれる人がたくさんやって来ました。私たちは彼のことをいつも話していました。
> インタビュアー：それであなたは，少しは伝えることができたのでしょうか。「今日はよくなかったわ。彼は歩くことも何もできなかった」と報告にあるように。
> 看護師：ええ，そうです。特に透析に関しては……それは，彼にとって限界を超えることでした。彼が透析を受ける月，水，金曜以外の日は，彼は一日中話していました。でも透析の間と透析後の午後の休憩までの1時間，あたりを見回し始めるまで，ずっと目を閉じていました。彼は何かをしたかったけれど，何もする気になれなかったのでしょう。

透析に対する患者の反応が伝えられていなかったら，ほかの看護師はおそらく誤った仮説とケアの両方もしくはどちらかに従ったであろう。なぜなら透析患者の脆さを予測できないからである。これは重要な臨床的な意味を示している。つまり，看護師は交代勤務での申し送りを相互に行う必要がある。患者と家族に関する多くの重要な断片的情報が，勤務帯から勤務帯へ伝えられるが，書面には記録されないからである。やりとりによって疑問の解答が得られたり，状況把握や先見性に役立つ重要な具体的事項を究明することにもなる。近年，コスト管理が強調され，多くの病棟で既存のものに代わる経費削減方法として，シフト間報告（一方向性の録音された報告を含む）が

試験的に行われている．しかし，患者の変化についての会話や視覚情報の報告による合併症予防のほうが，患者にとっても医療施設にとってもはるかにコストが安いことが多い．

特別な疾患や傷害のある患者に起こりうる反応の予測は非公式な仮説であり，その予測は患者の状態についての臨床家の判断を実証したり反証するために欠かせない．次の例では，ベッドサイドで観察とインタビューを受けた看護師が，心臓移植の患者について行動しながら考えている状況を述べている．

看護師：昇圧薬を減量したのに，患者の血圧はほどよく90程度にとどまっていて，嬉しいです．おそらく酸素飽和度が改善すれば，患者はもっとよくなると思います．エピネフリンの投与を再開したので，心拍出量と全身血管抵抗をチェックするつもりです．ドパミンやエピネフリンを使うことで血管抵抗がまた高くなりすぎると，心臓は血管抵抗に対抗して圧を作り出すことができず，血液が肺に戻ってきてしまうでしょう．ですから，私はそのことにも注意し続けなければなりませんでした．

驚いたことに，患者の血管抵抗は上昇することなく正常範囲に収まっていました．実際，呼吸困難は起こりませんでした．しかし，言ったように，血管抵抗がそれより高くなり始めるなら，よくない徴候です．彼は実際興味深い患者で，一体どうなっているのかを知りたいくらいです．あらゆることが関連しているのです．投与量を減らしているのになぜ血圧は下がったままなのか，私は密かに考え続けていました．私が最初に解明しようとしたように．一方，実際はそうなのだし，右心房へ輸液が送られ続けているし，彼の心臓に必要なことは圧を満たすことなのだからと考えました．輸液を減量しても，結果的に彼の血圧は維持していました．私が言ったように，患者の酸素飽和度が改善されたこともよかったのでしょう．

でもわかりません．やってみるまでわからないことが時にあり，15分か20分ごとに試し続けなければならないのです．ええ，この前は効果がなかったことは知っています．でも，また投与してみることになるでしょう．もしかしたら，もしかしたらその間に何かが変わっているかもしれません．彼が感染していないことを望みながらも，万が一に備えています．移植患者

がいったん感染したら，それを乗り切ることは非常に難しいのです。とても多くの日和見感染があり，患者は感染することがあります。移植患者は多くの点でまさに AIDS 患者のようなのです。（観察に基づくインタビュー）

このインタビューのなかでは，患者の反応に基づいた経験的な実践が明確に展開されている。患者は不安定な状態にあるので，すべてがパズルのように見える。特に経験のない臨床家にとって，このパズルはすべてのことがほかの事柄につながっているので複雑である。看護師は自分が期待する反応を予測し，それによって臨床状況を把握している。たとえば，彼女はエピネフリンとホスホジエステラーゼ阻害薬が血管抵抗を増大させる原因だと考えている。そして血管抵抗が高すぎると，患者の心拍出量が下がり，引き続き肺浮腫を引き起こすことを予測している。加えて看護師は輸液注入について考えた。不要な循環血液量はすぐさま浮腫を招くからである。しかし，同時に彼女が考えていたことは，患者の心機能が，高めの血圧を維持されていることにいくぶん起因しているということである。輸液注入が遅くなると必ず血圧低下という形で現れた。このような特異な患者に関して予測することで，看護師は患者の状態を理解し，望ましくない臨床反応に準備することができる。

患者の特異な強さと弱さについての十分な臨床理解に基づいた先見性は，患者へのケアを続けることによって可能になる。患者が非常に弱っている場合，特異な患者に対する経験的な理解は，ケアプランや患者ケアガイドラインに従ったどんなクリニカルパスウェイよりもすぐれている。なぜならば，時間経過に伴う患者の推移に対応し，すばやく処置や治療を調整するからである。このようなことは，非常にか弱い低出生体重児の吸引という臨床での意味をきめ細かく理解する場面で見られる。元に戻すには数時間かかるような悪化を防ぐために看護師は準備し，もう 1 人の看護師に指示している。

インタビュアー：あなたが期待していることは何ですか？　つまり，今日の勤務の間中，どのような経過をあなたは心の中で予測していましたか？
看護師 1：そうですね，おそらく，希望的に言っても，私はこの赤ちゃんが突然，劇的によくなるとは思っていません。回復はいくぶん遅くなるでしょ

う。私が本当にしたいことは，つまり私が避けたいことは，赤ちゃんの肺動脈酸素飽和度が大きく低下し，血圧にさらなる問題が生じることです。そして赤ちゃんが生きるために ECMO（膜型人工肺）を必要とするところまで行ってしまうことです。だから，実のところ私の目的はこの状態を維持することだけで，赤ちゃんの状態を今以上に悪くしないことです。なぜなら ECMO によってしか，赤ちゃんをつなぎ止めることができないところにまで行ってしまうかもしれないからです。私たちは現状を維持し，悪くならないように努めるだけなのです。

インタビュアー：それでもなお，あなたは今日それ（吸引）をしたのですか？
看護師1：……今日はまだしていません。実際，高度実践看護師と私は手短に吸引することを約束しています。私たちがすべきもう1つのことですが，私たちは普通吸引をするときに赤ちゃんの体の向きを変えます。気管吸引は10秒か15秒で肺動脈酸素飽和度を低下させるので，代償不全を引き起こすことがあります。つまり，まず心配することは人工呼吸器の代償不全です。それから……

インタビュアー：赤ちゃんの向きを変えるとき，いつも人工呼吸器の接続を外しますよね。この赤ちゃんにはそのような問題はどうしたのですか？
看護師1：そうですね……
インタビュアー：……それともそのような問題はなかったのでしょうか？
看護師1：おそらく大きな問題だったでしょう。夜勤の看護師はとてもうまく吸引できたと言っていたけれど，それでも問題であることに変わりありません。このような赤ちゃんはとても弱いのです。病気ではあるけれど，それほど恐ろしく危機的な病気ではない赤ちゃんは，2～3秒人工呼吸器から離すと一時的に代償不全となりますが，たいていは回復します。でも肺高血圧症の赤ちゃんは回復に極端に時間がかかります……それでかなり衰弱してしまいます。いったん代償不全となり肺動脈酸素飽和度が低下すると，肺高血圧はいっそう悪化することがあります。それが血管収縮を悪化させるかもしれず，人工呼吸器で元に戻そうとしてもすぐによくなることはなく，一連の出来事を引き起こすかもしれません。あるいは2～3時間かかるかもしれません。それがこの赤ちゃんにあてはまるかどうかはわからないのです。でも，いつもできる限り早く効果的に向きを変えるようにしています。代償不

全になることを想定して，そうすれば用手換気を準備し，場合によっては薬剤注入も増やし，必要とされることすべてを行います。
インタビュアー：あなたがそれをするところを見られるかしら？
看護師1：ええ。吸引してもいい？
（話し手は吸引を手伝ってくれるようもう1人の看護師に頼んだ）
看護師2：はい。
（その子の2人がかりの吸引が成功し，代償不全は起こらなかった。研修医が人工呼吸器の設定を変更すると説明する）
インタビュアー：あなたはその設定をどう思いますか？
看護師1：変更しなければいいのにと思います。
インタビュアー：なぜ？
看護師1：私が昼食をとりたいからです。いえ，この子はよくなるかもしれないし，悪くなっていくかもしれない。そうすると，私たちは今日の午後，この子をベースラインに戻すのに時間を費やすことになります。どこかの時点でやらなければならないでしょうが。でも，（この子の準備が整っているときのほうが）設定変更は望ましいと思います。
インタビュアー：研修医が設定変更をしたら，あなたのすべきことはどうなりますか？
看護師1：そうですね。私はこの子のモニターをさらに注意して見ます。そして血圧にもかなり注意します。通常では人工呼吸器の設定を変更して約10分後に血液ガスをとって，どのような方向に向かっているかを見ます。赤ちゃんは時折劇的に変化します。変化するのに1時間かかることもあり，その間に肺胞が広がることもあります。肺胞がつぶれているなら，無気肺になるかもしれません。それを発見する前に時間が経ってしまうこともあります。だから私はこの子を1時間かそこら，綿密に観察しなければならないのです。（観察に基づくインタビュー）

　看護師はこの特別な子が病気をもつ多くの子どもより弱いことを認識している。ここで，彼女は潜在的な代償不全の生理学的連鎖について，自分の論理的思考を詳しく述べている。呼吸機能と血行動態の変化の可能性を仮定し，彼女はすばやく即座の処置を予測し，準備している（用手換気と薬物投

与など)。それが代償不全を軽くすることがある。科学の深い理解が、同様の子どもの経験から得られた臨床知を含んだ毎日の実践のなかで、どれほど複雑に入り組んで統合されているか、この例は如実に表している。最高の実践には科学的な知識と実践的な知識が必要なのである。

　看護師の「昼食に行きたい」という言葉は、軽率な反応ではない。設定を変えた後に必要になる綿密な観察を行うことへの現実的な見積もりである。その子がベースラインにあり、早期に問題を発見し修正するには最善の状態にあることを彼女は知っているので、設定変更後すぐにその子を放置できないことをわかっていた。看護師は、肺高血圧症の新生児の一般的な事例とこの特殊な新生児とを比較しながら考えていた。彼女の臨床における先見性はきめ細かく直接的で、その子の状態が代償不全になった場合の次の数時間、数日間までも予測している。

　補助者を含んだチームによる看護ケアの提供の形として、プライマリナーシングが広く普及したが、看護師が目標を達成するうえでケアの継続はますます困難になっている。しかし、看護師が同じ患者を長くケアの対象としなかったなら、この十分に訓練された予測能力はあり得なかっただろう。

　看護ケアの提供は、実際にある合併症や潜在的な合併症を防ぐことに関連しているので、病院、病棟の管理者はこれを再評価する必要がある。経費削減によってベッドサイドにいる優秀な臨床家の数が削減されているが、先を考え計画する技術は日々の実践のなかでよりいっそう重要性を増している。看護師はそれぞれの患者に起こりうることを予測し、どの患者に最も注意すべきかを判断する必要がある。しかし、このことは患者と直接接する看護師の数が限られると危険性を増幅しかねない。つまり、悪化しやすい患者の病状が変化しても、それを監視できる熟練看護師の数が少ないため、早期に問題を発見し修正するには限界が出てくるのである。科学的・実践的知識が臨床における先見性と臨床把握のために求められているので、技術の乏しい補助者が(経験豊富な臨床家の)行動しつつ考えることに取って代わることなど決してあり得ない。

■予想外の出来事を発見すること

　すぐれた看護実践の特徴の1つは，不測の出来事に気づく能力である（Benner, Tanner & Chesla, 2009）。熟練の臨床家はある一定の回復の軌跡と治療への反応を予測するようになるが，これらの予測が困難なとき，経験豊富な臨床家は患者の反応にもっと注意するようになる。時間をかけて獲得した臨床予測を積み重ねることで，経験豊富な臨床家は何が欠けているかに気づくようになるが，この探究プロセスは臨床における先見性の暗黙の様式，すなわち臨床における予測に基づいている。これは次の臨床での観察に描かれている。熱傷看護師が，新たに入院した患者の尿量が投与された輸液から期待される量よりかなり少ないことに気づくという場面である。

> **看護師**：（患者の尿量を観察しながら）そう，いいわ。この患者は尿量が非常に多くなるはずですが，あまり出ていません。見て，この1時間の尿量はどれくらい？　60 mLよ，この1時間で。本当？（新人は"はい"とうなずく）わかりました。あと15分で1時間経過したことになるし，ちょうど今，ここにはほんの少し水滴がある（尿留置カテーテルのチューブをチェックしながら）。たぶん，あとほんの少ししか出ないでしょう。（観察に基づくインタビュー）

　看護師は尿留置カテーテルを観察し，「少しの水滴」だけしかなかったことに失望している。これは非常に尿量が少ないことを意味している。尿の産生は患者の体液の状態の重要な指標であるので，看護師は徐々に不安を募らせている。患者が救急室で救命処置を受けたとき，輸液が不十分だったので，看護師は輸液を増やす必要があると感じている。次の1時間の間の処置は，たとえば10分ごとに尿量を監視したり，医師に輸液量を増やすように伝えたり，血圧を観察したりすることであるが，そのような処置は，輸液に比べて予想外に尿量が少ないことに気づいたことで引き出された。輸液を増やして1時間以内に患者の尿量は改善され，看護師はしだいに尿量の監視から離れていった。

　暗黙の，言葉にされない臨床における予測に基づいて，予想外の出来事を

発見するには，患者に深く関わることと固定観念にとらわれない柔軟さが求められる。それによって予測の誤りや逆の事態にも気づけるようになる。

このような思考習慣は，意識的な，熟慮された臨床における先見性に基づき，過度に日常化され習慣化された反応を防止するのに役立つ。しかし，臨床における先見性に頼りすぎるのも，その特殊性ゆえに状況を読みとれなくさせる場合がある。チェックリストは標準化された型どおりの業務には役に立つ。しかし，日々の看護実践の最前線では想像力に富んだ臨床における先見性を磨くことで，看護師はアセスメントや計画立案，タイムリーな介入の必要性など状況の側面を考えることができるようになる。

■まとめ

臨床における先見性は経験から効果的に学ぶことで進歩する。それは，経験あるいは理論や科学からの知識を，状況と効果的に合わせて用いることで想像力に富んだ実践力を育むことができるからである。これには注意深さと実践の熟考とを必要とする。臨床での学びが協働者と効果的に共有されると，臨床における先見性は病棟レベルで向上し，血行動態の不安定さや肺浮腫，心臓不整脈などの早期の発見と治療により緊急蘇生の必要性が減る。経験により臨床での学びが一般化され，全員が特殊な患者の変化についての洞察力をもてば，累積した臨床知は病棟レベルでさらに発展する。

臨床知を積み重ねていくことは，病棟の目標にもなる。指導者は自分の臨床における先見性についてよく考え，それを新人のために言葉に表してみるとよい。予測や思考習慣，日常業務には当然のことと思われることが多い。新人看護師に教えるためにそれを見直してみることによって，指導者は経験から得られた臨床知の領域を探り，はっきりと表現することを学ぶ。そして，その臨床知はその病棟で蓄積された知の一部となる(Benner et al., 1996, pp.198-231)。同時に，指導者は新人看護師が何を予測し，その後繰り広げられる状況をどのように考えるか，それぞれの出来事にどんな準備が必要とされるかを問うことで，臨床における先見性を指導することができる。その指導により，新人看護師は「行動しつつ考える」ことと，不測の事態に備えることを教わる。新人看護師は質問されることで，エキスパートに必要な思考

習慣を身につけるようになる。さらに指導者は，医師やほかの同僚が特殊な患者の状況で何を予測しているかを尋ねることで，教育をしたり，役割モデルを提示したりすることができる。多様な予測を立てることは得られた知を集約することであり，それによって新人は全体的な経過を予測するようになる。ほかの人がどのように行動しながら考えているのかを熟考することは，新人が臨床における先見性の習慣を身につけるのに役立つ。

　臨床における先見性が強固になりすぎて，患者の変化への認識が鈍くなっていることに気づくにも熟考を必要とする。自分の認知や予測とほかの臨床家のそれとを比較することは，自分自身の先見性と行動を広げることになる。また自分の臨床における先見性を言語化することは，不確かな仮説を実証したり否定したりすることであり，経験に基づいた学びを高め，臨床探究の技能を向上させる。

● 参考文献

Benner, P. (1984). *From novice to expert: Excellence and power in clinical nursing practice*. Menlo Park, CA: Addison-Wesley.
　井部俊子(監訳)：ベナー看護論　新訳版―初心者から達人へ，医学書院，2005．
Benner, P., & Tanner, C. (1987). Clinical judgment: How expert nurses use intuition. *American Journal of Nursing, 87*(1), 23-31.
Benner, P., Tanner, C. A., & Chesla, C. A. (2009). *Expertise in nursing practice: Caring, clinical judgment, and ethics*. New York: Springer.
Benner, P., & Wrubel, J. (1982). Clinical knowledge development: The value of perceptual awareness. *Nurse Educator, 7*, 11-17.
Bourdieu, P. (1980/1990). *The logic of practice* (Richard Nice, Trans.). Stanford, CA: Stanford University.
Dreyfus, H. L. (1992). *What computers still can't do: A critique of artificial reason*. Cambridge, MA: MIT.
Dreyfus, H. L., & Dreyfus, S. E. (1986). *Mind over machine: The power of human intuition and expertise in the era of the computer*. New York: Free Press.
　椋田直子(訳)：純粋人工知能批判―コンピュータは思考を獲得できるか，アスキー出版局，1987．
Hooper, P. L. (1995). *Expert titration of multiple vasoactive drugs in post-cardiac surgical patients: An interpretive study of clinical judgment and perceptual acuity*. Doctoral dissertation, University of California at San Francisco, San Francisco, School of Nursing.
Logstrup, K. (1995). *Metaphysics. (Vol. 1)*. Milwaukee, WI: Marquette University.
Molter, Colonel N. (personal communications, March 23, 2010).
Polanyi, M. (1958/1962). *Personal knowledge: Towards a post-critical philosophy*. Chicago, IL: University of Chicago Press.
　長尾史郎(訳)：個人的知識―脱批判哲学をめざして，ハーベスト社，1985．

第4章
急性期で状態が不安定な患者の生命維持機能の診断と管理

　急性期の，あるいは重症な疾患や傷害をもつ患者は身体機能の安定性が保てず，急速に不安定な状態へと陥る危険性が高い。そのような危機的状態では，クリティカルケア看護師の対処や実践が必要とされる。迅速なケアと，それがいつでも実施できるように準備しておくことは，クリティカルケア看護師の実践の重要な部分であり，患者がクリティカルケアを求めてICUに入室してくる理由でもある。このような患者は，継続的な集中治療とそれをサポートする技術（医療物品に加えて薬物，血液と輸液など）に依存しなければ生命が脅かされてしまう。本章での第一の関心はクリティカルケアにあるが，急性期ケア領域の看護師は自分たちが常に不安定な状態の患者ケアや管理を行っていることを知っている。それゆえ，すべての重症患者のケアの基本となる臨床知識の中心は，不安定で命に関わる身体的状態に対する継続的な（看護の）診断と管理である。

　クリティカルケア看護実践の広範囲にわたる研究によると，状態が不安定な患者の生命を維持する身体機能を診断・管理するには少なくとも5つの側面がある。本章の目的は，①緊急の臨床上の問題を診断することと管理することが連携していること，またその2つがしばしば同時に行われる状況を説明すること，②この領域の重要な側面を明確にすること，である。5つの側面を明らかにすることは，ある具体的な状況で求められるケアの種類がどのように変化するのかを明らかにすることでもある。看護師が，患者の状態に応じてではなく，標準化された指針やプロトコルにそって対処した場合，臨床判断と実践に重大な過ちが生じるおそれがある。最近の考え方と実践は，似たような状態にある患者の身体的ケアを標準化しようとする傾向にあ

表 4-1 急性期で状態が不安定な患者の生命維持機能の診断と管理

- 緊急で命に関わる状況(危機,蘇生)を診断し管理すること
- 診断し,モニターし,見極め,状態の不安定な患者に迅速なケアを提供して危機を回避し,生命機能と身体的安定を維持すること
- 重要だが緊急でない身体機能の不安定さを診断し,モニターし,予防し,管理すること
- 同時に行われる複数の治療・処置を調整し管理すること
- 生命維持装置から離脱する患者を指導し支援すること

このようなケアは,それぞれの患者の反応,病態生理,既往歴,予測される臨床経過に応じて修正しなければならない。

るので,本章ではさらに,③プロトコルと指針がすぐれた臨床判断と実践に必要か否か,にも焦点をあてる。

この領域の特徴となる5つの側面を表4-1に列挙する。重症な疾患や傷害をもつ患者へのケアリングの際,最初の3つの身体的側面を見極めるための重要な点は,状況の緊急性である。言い換えれば,患者の状態がどのくらい不安定かによって決まる。患者の病気の重症度は,必ずしも患者の状態の不安定さと一致するわけではない。たとえば,多臓器不全(MOF)の患者は,急性心筋梗塞(AMI)で血行動態の安定している患者よりかなり重篤である。しかし,AMI患者が突然心室細動を起こしたら,その患者の急変はMOFの患者より不安定で緊急性の高い状態(危機)となる。つまり,先述の病名は必ずしも患者の重症度を表すわけではないので,患者の身体的状態を看護師がどのように考え,判断し,実践を方向づけるのかが重視される。

緊急で生命を脅かす状況を診断し管理することの1つ目の側面は,看護師がどう危機状況に反応し,どんなケアを行うのか,また危機の内容が看護師の臨床判断にどう影響するのかに焦点をあてている。2つ目の側面は,状態の不安定な患者を診断し,モニターし,見極めて,迅速なケアを提供して生命機能と身体機能の安定を維持することであるが,これは不安定な患者が危険な状態に陥らないよう迅速なケアを行う臨床判断と,熟練した動作に焦点をあてている。不安定な状況と危機状況との間に明確な境界はないにしても,ある状態と別の状態とがはっきり異なるという状況は数多くあり,看護師はそれぞれの患者の状況に応じて実践する必要がある。3つ目の側面は,

看護師が患者にとって最適な機能を維持したり，危機や不安定な状況となる可能性のある好ましくない変化を予防したりするために，身体状況のなかで緊急ではなく命に関わらないような変化をどうモニターし管理していくのかに焦点をあてている．通常，（最初の3つの側面を含む）危機状況を管理するための瞬時のケアは，それぞれ別々に切り離して教育される．しかし臨床の現場では，不安定な患者の状態の多くが複数のケアを同時に行うことが求められる．そのため，4つ目の側面として，瞬時に多数の治療や処置を調整し管理するために必要とされる臨床判断と熟練した動作を明確にする．

本章の最初の4つの側面では，重症患者へのケアでの特に薬物などの技術について述べるが，最後（5つ目）の側面では看護師が生命維持のための技術にとらわれず，どう患者を指導し支援するかに視点を向ける．どの側面であれ，その患者特有の反応，病態生理，病歴，期待される臨床の経過に応じたケアを修正する必要がある．

■診断とケアの深いつながり

ほとんどの看護師は，臨床実践における思考と根拠，判断の基本は間違いなく看護過程であると教育されている．そして，看護過程の構成要素であるアセスメント，診断，実施，評価は，論理的に連続的に実践のなかで起こると習っている．経験の浅い新人看護師には，この過程は自分の思考パターンを作るのに確実な方法となる．また熟練看護師でも，初めての複雑で困惑する状況に直面すると，看護過程を使用している．しかし，熟練のクリティカルケア看護師に関する多くの研究（Benner, 1984; Benner, Tanner & Chesla, 2009; Corcoran, 1986a; Corcoran & Tanner, 1988; Hooper, 1995; Stannard et al., 1996）では，熟練看護師が慣れた日常の実践ですら臨床判断や思考を直線的に行っていないことを示している．

熟練看護師は何度も経験したことのある状況では，臨床の問題を認識した瞬間に，すでに診断を終えケアを開始している．たとえば，モニター中に不整脈を発見した場合，熟練看護師は患者の心室頻脈の出現あるいは心室細動を見た瞬間に，考えることなく体がすでに命に関わる出来事に対応する動きをとっている．胸骨を叩打し，抗不整脈薬（アミオダロン）に手を伸ばし，除

細動器へと向かうことは，状況の必要性に応じた反射的な反応である。それは，熟練看護師が築き上げてきた，よく訓練された体，または体の中に染み込んでいる知識であり，それによって熟練看護師は，状態の不安定な患者の命に関わる身体機能の変動に最善の対処ができるのである。危篤状態のケアでは，この技術が多くの患者の命を救っている。

　重症な疾患や傷害をもつ患者への最高のケアでは，その重症度と患者のケアの複雑性が増していくほど，絶えず進歩する知識を必要とする。クリティカルケア病棟に入院し自宅へ退院した高齢者や小児の患者では，一層このことが求められる。複雑で多数のケアを瞬時に提供するために，看護師は問題を確認するとほぼ同時進行で適切な行動をとる必要がある。

　次の例に出てくるフロリダ看護師協会賞受賞者のトム・ローンデスは，診断とケアとの深いつながりを強調している。さらに，事例はこの種の実践領域のさまざまな側面もとらえている。

> **看護師**：リタはその夜，事件とはまったく無縁の，田舎のレストランのただの利用客でした。彼女がレストランを出て車に向かって歩いていると，見知らぬ男が彼女の後を追いかけ，彼女の背後から回りこんで，胸にナイフを突き刺しました。ナイフは彼女の心臓の左心室を前から後ろに貫きました。彼女を刺した男は，死にかかっているリタを駐車場に残して逃走しました。
>
> 　そのレストランは，私が働いている病院から4ブロックのところにありました。けれど，そのような外傷があっては，4ブロックは近いとは言えません。そのレストランは救急隊員や消防士，警察官がよく立ち寄る場所で，特にその夜は多くの人が集まっていたため，彼らによってリタは私たちの病院に運ばれました。リタは2分もかからないで外傷センターの救急室へ運び込まれたのです。救急車が到着したとき，胸部外科医（R医師）がちょうど救急室のメインのドアを通って帰ろうとしているところでした。数分後には3単位の輸血と開胸がなされ，R医師が開胸心臓マッサージをしながら，リタは手術室へと運ばれていきました。驚くべきことに，リタは手術を乗り越え，私が次の日の午後に出勤したころには集中治療室にいました。
>
> 　私は指導担当である新人看護師のアンナとともにリタの担当になりました。リタの部屋に入ったときのアンナはただドアの入り口に立ちつくし，目

を見開いたままでした。彼女は，光景の複雑さに呆然としていました。実際，器械とモニターとチューブ類で部屋はいっぱいでした。私は足を止めて部屋を眺め回してベッドに近寄り，リタの足に触れました。リタの足は温かく，心拍数，心律動，血圧は良好でした。呼吸は人工呼吸器に同調していました。数滴の鮮血が彼女の胸部に入っているチューブを通って少しずつ流れ出ていました。蓄尿バッグには，透明の薄い黄色い尿が入っていました。「よし，アンナ，何もかも良好のようだね」と私は言いました。アンナの表情は，私のことをすごいと思っているように見えました。

アンナと私は最初の2時間を，それぞれのラインとチューブの端から端までを見つけ出すのに費やしました。何が入っていき，何が出ているのかをノートに書きとめながら，それぞれのもつれを解いてラベルを貼っていきました。さらに点滴ボトルをチェックし，それぞれの薬品がどんな効果をもっているのか，投与量と滴下数の計算の仕方をアンナに説明しました。私たちはトランスデューサをゼロにしてから目盛りを合わせ，モニター上の波形の読み方と，測定値が正確であることの根拠を話し合いました。身体的所見（呼吸音，心音，脈拍，皮膚色，体温など）を評価し，所見としてあがったものと，このような外傷ケースの所見としてあがる可能性のあることについて話し合いました。

リタの意識はまだなく，事態がどう変わるかを予測する術はありませんでした。彼女の脳にダメージはあるのだろうか？　目を覚ますだろうか？　目覚めたら彼女はそれを喜ぶだろうか？　腎不全にならないだろうか？　ほかの主要な臓器は無事だろうか？　感染を起こすだろうか？　あまりにも情報が多すぎて，重要度の優先順位をつけることは新人看護師には困難でしたが，私にはすべてのことが，何が今起こっているのかを知る手がかりでした。尿量は単なる腎臓の産物ではありません。それは心臓の適切な拍出機能の産物，つまり前負荷と後負荷のバランスが適切であることを示しており，予後の明るい徴候でした。腎臓が機能しているならば，それほど長い時間虚血ではなかったことを意味し，脳の機能も保たれている可能性が高いからです。私は蓄尿バッグを見て，この女性の回復の兆しを感じました。モニターの自動記録と胸腔ドレーンの排液から，彼女の心臓が順調であることがわかりました。血液は心囊に貯留しておらず，心タンポナーデの徴候はありませ

んでした。私は部屋に入るとほとんど無意識にリタの足先に手を伸ばして末梢の温かさを感じとり，彼女の生存を示す情報を集めていました。前に，ICU 看護師が適切な尿量をなぜ一番重要なバイタルサインとして考えているかを懸命に説明したため，のどを嗄らして帰宅したことがありましたが，その日も同じようになるなと思いました。

　私がナースステーションへ行っていたほんのちょっとの間に，人工呼吸器のアラームが鳴り始めました。すぐにベッドサイドへ戻り，ほんの少し前の落ち着いていた状態が，今は急変したことを察知しました。「何が起こったのか？」と考えました。「彼女は痙攣している？」彼女の頭部は痙攣性の咳嗽によって枕から落ちていました。圧を示す針がレッドゾーンを指し，人工呼吸による吸気のたびに高圧弁が大きなシューという音を出していました。しかし，動きはまったく痙攣とは違いました。私は順序立てていくつかの仮説を想定し，それぞれの可能性を検討し，ものすごい速さで考えていました。「気管チューブが閉塞しているのか？　していない。気管チューブが外れているのか？　違う。呼吸音はどんな様子か？　右側は OK，左側はなし。左肺の呼吸音がない !!　何が起こっているのか？」。

　アンナは，昨日患者の呼吸が咳嗽で人工呼吸器に同調しなかったとき，モルヒネ投与が効果をもたらしたので，モルヒネをもってくるべきかを私に尋ねました。「じゃあ，モルヒネをもってきて」と言った後で，「いや今回はモルヒネ不足が原因ではない」と思い，人工呼吸器を外しアンビューバッグ（バッグ・バルブ・マスク）につなぎ替えて，「左側の呼吸音がない，左側の呼吸音がない，つまり気管チューブが右気管支に入り込んでいるに違いない」と考え，酸素が流れていることを確認するために流量計を見ました。アンビューバッグを押すと両手に抵抗を感じました。リタの顔色は土気色で頻脈となり，首のあたりが奇妙に見えました。手を伸ばして触れると，気管が右へ偏位していました。私は考えました。「胸腔ドレーンがすでに入っているから，気胸はあり得ない……」と。私は入ってきた呼吸療法士にアンビューバッグを渡し，「アンナ，そのモルヒネを投与して。それからディスポーザブルの胸腔ドレナージセット，いくつかサイズの違う胸腔ドレーンと滅菌水のボトルをもってきて」と言いました。私は，オンコールの T 医師（研修医）に「ICU にすぐ来るように」とポケベルを鳴らしました。物品が

揃うと,「パッケージを開いて,君はこれから胸腔ドレーンを挿入するときの準備を学ぶんだ」と私はアンナに言いました。T医師から折り返し呼び出しがあり,「何があったの？ ポケベルが鳴ったとき,椅子から落ちそうになったよ。君が緊急のコールをしてきたことはなかったからね」と言いました。「すぐ来てください。心臓を刺された女性患者の左呼吸音がなくて,バッグで押すと抵抗があります。気管は右側に偏位していて,顔色が悪くなっています」と伝えたところ,T医師は「14ゲージの針を用意して,それを患者の左側の胸部に刺しておいて。私はすぐ上にいるから,1分もしないでそちらへ行く」と答え,電話はガチャンと切れました。

　アンナを見ると,すでに彼女はパッケージの包みを開いていました。私は,「T医師がすぐ来るから準備しといて」と言い,カートのところまで行って一番太い針である18ゲージ針を手に取りました。私が部屋に戻ると,胸腔ドレナージセットが置いてありました。「アンナ,ポビドンヨードとリドカイン,8.5のサイズの手袋をいくつかもってきて」と言い,私はリタの胸壁と18ゲージの針を見てから,ドレナージセットを準備することにしました。T医師が到着し,白衣を点滴ポンプの上に投げ,聴診器をあてて肺の音をチェックしました。アンナがポビドンヨードと手袋をもって戻ってきました。T医師は18ゲージの針を手に取り,リタの胸壁に突き刺した後,その上にポビドンヨードをたらしました。茶色の泡が針を差し込んだ部位でブツブツと音を立てました。ほとんど同時にアンビューバッグが軽くなりました。ドレナージセットの準備が完了し,T医師は胸腔ドレーンを挿入しました。私は呼吸音を聴診し,"両肺音を確認"しました。リタの呼吸が落ち着いたため人工呼吸器に接続しました。そのとき,私は彼女の目が開いたのに気づきました。彼女は辺りをじっと見回しているようでした。私は2本の指を彼女の手のひらに乗せ,「私の手を握って」と言いました。すると,彼女はほんの少し手を動かしました。「よい徴候だ！」と思いました。「アンナ,注射器にモルヒネは残っている？ 残りを投与して胸部X線を頼もう」。

　夜勤の残りの時間は順調に経過しました。アンナはショックを受けたようで,しばらくの間呆然としていました。私は正直なところ無理もないと思いましたが,こう伝えました。本当に必要であったのなら自分がリタの胸部に

針を刺しただろう，つまり，たとえ自分が今までしたことがないようなことであっても，患者の命は看護師の手にかかっていて，必要ならばそれを行うものだ，と．

　のちにアンナが，「あなたはどうやって何が起こっているのかを把握したのですか？　モルヒネは効かないとどうしてわかったのですか？」と尋ねました．私はうまく答えられなかったので，次の例を使って説明してみました．「君の白衣のポケットにハサミと止血鉗子があると仮定しよう．私がハサミを渡してと頼んだら，君はポケットの中を見ずにハサミを取り出せる？」アンナは「はい」と答えました．「そうだね，これまでの経験から，君は2つの器具を横に並べて見なくても違いがわかる，そうだろ？」再び，アンナは「はい」と答えました．

　「それと同じで，リタがただ人工呼吸器に抵抗しているのではない，とわかった方法と似ているんだ．私には本来あるべき姿がわかっているので，いつもと違うことがあればすぐにわかる．私たち2人が脈絡のないおびただしい情報を同時に見たとしても，私には経験という武器があるから，混沌としたもののなかにパターンをとらえたり，パターンから外れるものをとらえることができる．つまり，私は取るに足らないようなことと重大なことを識別する感覚を身につけている．それは教科書や計算式からは学ぶことのできない，毎日ベッドサイドで注意を払っていたことの結果なのだよ．いつか，君も患者の血圧が下がったり呼吸音が消失したときに，患者の内部で何が起こっているのかを君自身が目で見たり推測できるようになるよ．そうなったとき，君は私が今話していることを理解できるだろう．それは自ら学びとるもので，また自分の中に育んでいくものであって，簡単に教えられるものではないんだ」．

　突発的で予測できない合併症を認識した瞬間に，この看護師は気胸の診断に確信をもった．彼が患者の偏位した気管や黒ずんだ顔色，頻脈，アンビューバッグの抵抗の意味を理解した瞬間に，彼は胸腔ドレーンを挿入するという救命処置の準備として，ディスポーザブルの胸腔ドレーンセットといくつかサイズの違う胸腔ドレーンを準備するよう指示を出している．診断することは，医師だけの実践領域ではない．迅速な救命処置が必要なときに必

要な方法で患者に行われるよう看護師が医師と同様に診断することは，患者が心肺停止へと移行するのを防ぐために不可欠である。この事例では，看護師が患者の気胸を機敏に察知したことで，研修医はすばやく確定診断し，すぐ必要な処置が行えるよう考え行動することができた。

臨床家の認識力や，迅速で熟練した身のこなし，技術と反応を同時に作動させる能力は，効果的な実践に求められるものだとしても，事実に基づく知識だけを基盤に身につくものではない。看護師トムとは対照的な新人看護師の反応は，経験というものが危機に対処するための熟練した実践力の向上にいかに重要であるかを物語っている。

看護師：……患者は，ほとんど夜通し心房細動の状態でした。彼女は，交叉性大腿膝窩動脈バイパスのために入室していて，それ以外にも問題がありました……。私は彼女が眠りたいというのでカーテンを途中まで閉めていたのを覚えています。ですから私は(ベッドサイド)モニターを見ることができませんでした……。それなのに，彼女は徐脈になってしまい，勤務室のモニターに映し出された心電図を見て，全員が急に走り出し，私の患者の部屋に走って入っていくのです(苦笑)。私はただ「ああ，なんてこと」という感じでした。私は飛び上がりそうなほどに驚きました。彼女の心拍数は下がり，ほかの人たちは彼女を覚醒させようとしていました。そして，「アトロピンを！」と言っていたようでした。

　それぞれのベッドサイドにエピネフリン，アトロピン，舌圧子，口腔エアウエイ，鼻腔エアウエイなどすべて入ったバスケットが置いてあるにもかかわらず，私はアトロピンのストックを取りに部屋の外へ走り出ることしかできませんでした。その瞬間，ベッドサイドに置いてあるバスケットのことは完全に私の頭の中にはありませんでした。そして患者の心拍の変調，つまりいつの間にか脈拍が低下したように，今度はいつの間にか洞調律に戻ったのですが，それはまるで患者の心臓が変換器を通ったような感じでした。つまり心拍が正常に戻ったのです……。心拍数が戻って彼女は覚醒しましたが，私たちがあまりにもしつこく彼女を起こしたので，彼女は少々いらついたようでした(笑)。それから，彼女は元気になりました……。

インタビュアー：バスケットの中のアトロピンはあなたにとって印象深いも

のとなって，あなたのこれからの財産となるのでしょうね(笑)。話のなかの心拍数のように，それは興味深いことを意味していますね。それは……。
看護師："失敗から学ぶ"ということですね。

　この場合，新人看護師は患者のケアのために迅速に動く人たちから，患者の不整脈とそこに潜在する危機について学んだ。どんな行動が必要であったかをこの新人看護師はまだつかんではいないが，誰かがアトロピンと言っているのを聞いて反応している。新人看護師はベッドサイドのアトロピンの存在を頭では知っていたが，彼女がとった行動は，日々なじみのある薬品貯蔵庫へと足を向けることだった。危機状態での体の反応は，習慣，すなわち思考習慣と行動習慣から生じるが，通常この習慣は今回のような失敗状況から習得されていく。看護師が指摘したように，"失敗から学ぶ"のである。
　思考と反応の習慣の大半は，教室や書物よりも実践のなかで学習されていくものであるが，特殊な技術やその熟達を意図した訓練プログラムは，初心者にはおおいに役に立つ。たとえば，二次救命処置研修コース(成人に対するACLSと小児に対するPCLS)は，危機状況に共通することに焦点をあてたもので，必要な知識と技能を修得すれば証明書が交付される。このコースでは，さまざまな危機に対する処置を繰り返し学ぶことで，行動習慣(具体的な反応)と思考のパターンを身につけていく。このようなコースは，一刻を争う現場にとって非常に貴重なものである。

■緊急で命に関わる状況を診断し管理すること

　不安定で重篤な患者の管理は，クリティカルケアでは最も見慣れた日常のケアである。それは，心肺蘇生を含むおびただしい数の危機状況を認識し処置するという特徴がある。危機は瞬間的な場合もあれば，数時間続く場合もあり，原因や対処法，患者の反応によって変わる。クリティカルケアの場では命に関わる状況に注意が向きがちであるが，どのような患者でも緊急事態に遭遇することはある。共通していることは，命に関わる状況では常に即時の処置が必要だということである。
　ここで述べることは，第5章の「熟練を要する危機管理能力」のなかで述

べることとは異なる。本章では危機を管理するときの身体的局面に焦点をあて，看護師を直接のケア提供者として位置づける。その役割に求められるものは，第5章で焦点をあてる危機を管理するための統率や調整，促進者などの役割とはまったく異なる。危機状況において直接ケアを提供する看護師が，同時に別の役割を担っていても珍しいことではない。筆者らの意図は，この両方の役割を浮き彫りにして，それぞれの専門的技術の習得を促すことにある。看護師は臨床の場でさまざまな役割を果たしていることが，リサ・サリーンズの例で見ることができる。リサは産科の看護師で，緊急事態の管理や医療チーム内の調整，派遣看護師の指導役として緊急分娩の管理を教えている。以下でリサは，救急車で搬送され出血している患者を受け持った応援看護師のメアリーを支援している。

> **看護師**：エイミーは妊娠33週で，腟出血がありました。これは重症になると緊急の帝王切開が必要になることがあります。
> 　エイミーは陣痛時の呼吸法をしながら痛みに対して強い不安を訴えていました。チームリーダーからメアリーの指導を任せてもいいかどうか尋ねられたので，私は「大丈夫です」と答えました。迅速に対応する必要があると感じていました。エイミーは陣痛が始まると呼吸が強くなり，落ち着きがなくなりました。エイミーは硬いおなかを抱え，痛みで顔をゆがめていましたが，それはまるで胎盤早期剝離による痛みのようでした。救急車の運転手とともにエイミーを産科病棟に搬送しましたが，その時の彼女の様子と腟出血が気にかかっていました。メアリーと私はすぐに胎児心音計を装着し，赤ちゃんの心拍が正常で力強いことをエイミーに説明しました。エイミーにまた陣痛が始まりました。私たちはすでに彼女に病院のガウンを着せており，クック医師が来て内診を行いました。
> 　クック医師とメアリー，そして私はクック医師が手を抜き出すのを見ていました。ソフトボール大の血塊が2つ，ゴム手袋の上に乗っていました。医師がひどく驚いた表情をしたので，私はエイミーにはすぐに出産させる必要があることを悟りました。医師はエイミーに，帝王切開で子どもを産む必要があることを伝え，私はただちに手術準備に入りました。メアリーはとても神経質になっており，私の腕を両手でつかんで，1人にしないでと言いまし

た.彼女は怖がっているようでした.その様子は,初めてエイミーを見たときのことを思い出させました.私がそばに行くと,エイミーは本当に喜びこう言いました.「ありがとう,ありがとう.あなたがいてくれて心強いわ」.

　私は点滴や抗生物質,フォーリーカテール,皮膚処置剤など手術に必要なものを予測し,医師がそれらを口にする前にこちらから指示を依頼しました.メアリーと私はエイミーに話しかけ,安心させました.私はエイミーに,「あなたは今考えられるなかで,一番いい所にいるわ」「必要な人が揃っていて,あなたと赤ちゃんを助けます」と伝えました.エイミーはさまざまな攻撃にさらされていましたが,怖がらないよう私たちがエイミーに話しかけ,手術への準備を整えていきました.エイミーは子どもがまだ満期ではないことを知っており,生命の危険に恐怖を感じていました.新生児科の医師と集中ケア新生児室（SCN）の看護師によるチームが赤ちゃんに最善のケアを提供することを,エイミーに説明しました.メアリーと私はエイミーの準備,すなわち静脈注射と抗生物質の投与,電気シェーバーの準備,フォーリーカテーテルの装着を終えました.私はメアリーに,私たちが行ったことをすべて,胎児心音モニター用紙か彼女の患者用パンツに貼り付けておけば,私たちが後で戻ってきたときに記録できることを説明しました.エイミーを手術室へ移送し,「ご主人が到着したら,手術室へ入ってもらって,あなたのそばにいてもらうようにします……」と話してエイミーを安心させました….

　麻酔が施されると,私はすぐに温かな毛布をエイミーに掛けました.そしてメアリーに,電気メス用のパッドをエイミーの右大腿部に装着するときに,右脚に金属板やねじが入っていないかどうかを確認するように伝えました.胎児心拍計をチェックしてから,安全のためにエイミーの大腿部に抑制帯をつけることを説明しました.それから私はベッドの頭側へ回り,エイミーの手を握りました.彼女は今にも泣き出しそうでした.私は椅子に座って彼女に話しかけ,今起こっていることから意識をそらそうとしました.「赤ちゃんは女の子？　それとも男の子？　名前はなんてつけるの？」,そして「ご主人がまもなくここにいらっしゃいますよ」と言いました.まもなくメアリーがエイミーの夫を連れてきて,私と交代しました.エイミーは夫の顔を見て安心したようでした.

そのすぐ後に，力強い泣き声が響き渡りました。クック医師が「男の子ですよ」と伝え，エイミーはうれし涙を浮かべていました。新生児科の医師が，酸素吸入は必要としたけどその子はよく頑張ったと説明しました。メアリーは，子どもを集中ケア新生児室へ連れて行く前に，エイミーと夫に会わせに行きました。エイミーは私たちに，言葉では伝えきれない思いを表しました。クック医師が部屋へ来て，エイミーはいいときにこの病院へ来られて運がよかった，胎盤が剝離していたとエイミーと夫に伝えました。みんなが安堵しました。部屋を出ると，メアリーが近づいてきて，私の支援に対しお礼の言葉を述べました。この病棟ですべてがうまく運んだことはすばらしいことです。後日，エイミーと赤ちゃんはとても元気であると聞きました。

　リサは早期腟出血と疼痛という重要なサインの意味するものの経験的な知識を習得していた。それ以後，彼女は患者を診ていなくとも，その問題がどういうものかについて鋭い感覚をもてるようになった。血塊が取り出されたとき，この3人は3人とも，胎盤早期剝離をすぐに診断した。リサは立ち止まって考えることなく，エイミーを手術室へ入れるのに必要な物品をそろえるのに動いていることに注目したい。この体得された知識により，熟練看護師は自分の行動にわざわざ目を向けなくても緊急事態を迅速に管理することができ，同時に，ケアを実施しながらもチームを調整し他者を指導することができるのである。
　このような卓越した看護実践では，顕著に悪化したり実際に患者が心停止を起こす前に危機状況が察知されることが多い。心停止は多種多様な病態と合併症によって急速にもたらされるが，多くの場合，時宜を得た適切な処置は，状況の流れで決まる場合が多い。加えて，患者の状態の緊急度によっては，看護師が心停止につながるような危機を防ぐために，医師の指示なしで処置を開始することもある。
　危機を予測し早期に診断するには，早い時点で警告を発している小さな変化の重要性に気づき，その意味するものを理解することが重要だが，それには過去の類似体験が役に立つ。多くの場合，問題を早い段階で正確に把握する臨床判断こそが救命技術と言える。以下の外科系ICU看護師は，何に気づき，どんな行動が患者の心停止を防いだのかについて説明している。

看護師：えーと，ちょうど2～3週間前に心タンポナーデの患者を受け持ちました。彼は手術患者でした。とても典型的な症状だったのですが，事態は少々複雑でした……私たちは開胸しなければならなくなったのです。ですが，ずいぶん落ち着いていました。つまり，患者の状態が落ち着いていたわけではなく，状況に合わせて物事が大変順調に進み，とてもてきぱきと処置が行われ，医師の応援もうまく得られたということなのです。彼は研修医のなかでただ1人開胸ができる心臓血管外科医で，私がその介助にあたりました。その時の私は，そうですね，ベッドサイドでガウンを身にまとい，出血部の上を指で押さえ，ステープル（手術用とじ針）を取り出すのを手伝っていました。それはまるで……その状況は本当に思うように事が進んでいるという感じでした。けれど，患者の胸部から出血していたので，おそらくほかの人の目からすれば，うまくいっていないように見えたでしょう。開胸が行われ，私たちは急速輸血（ポンピング）を行っていました。部屋にはそこら中に物が散らかっていました。だから事が思うように進んでいないように見えたかもしれませんが，実際はそうではなく，患者はよくなって退院していきました……。患者の胸部からの出血はそれほどでもなく許容範囲内でしたが，心拍出量は徐々に減り血圧は下がって，患者が反応するのは輸液だけであるように見えました。その後，中心静脈圧（CVP）が上昇し，肺動脈（PA）圧も上昇していきました。そして……私は気づきませんでしたが，奇脈も見られました。それは前から現れていたのかもしれません。私の脳裏に浮かんだのは，彼が動脈瘤と診断されていることと，大動脈が脆い状態にあるということでした。外科医たちが大動脈にグラフト（移植血管）を縫い合わせていたとき，それが裂け目となって，でも，医師たちは胸を閉じた後で大動脈の周りを覆う大きなものを目にするまでそれに気づかなかったのですが，それが動脈瘤でした。それは両側の腎臓のほうまでずっと螺旋状に降下していたのです。医師たちは再度バイパス術を施し，前のグラフトを外して静脈のグラフトを再吻合しました。そんなわけで，手術は大変長いものとなりました。でも患者の状態は良好でした。これはタンポナーデの通常のケースで，X線撮影をすればいっそう明らかになります。本当に悪化する前にそれができたならですけど。以上が，看護師が気づき，看護師が行ったことです。それから……

インタビュアー：あなたは何に気づき，何をしたのですか？

看護師：低血圧，心拍出量の低下，CVP の上昇……いずれもタンポナーデの典型的な徴候です。しかし，患者の大動脈は脆い状態にあったため，それらが大動脈の解離などではなく，タンポナーデの徴候であると確信するために心エコーをしました。真夜中に臨床検査技師を呼びました。臨床検査技師が患者の胸にエコーをあてたちょうどその時，患者の血圧が落ちたのです。それは，いかにひどいタンポナーデであったかを示していました。驚きました……それが，血圧を60台にまで落とすほどの原因になるなんて。ただちにエコーを中止し，患者に輸液をしました……。

インタビュアー：あなたは何を見たのですか？ Ｘ線写真はどうでしたか？

看護師：拡大した縦隔が心臓の肥大を示しています。大きな凝血が心臓を取り囲んでいたので，それは本当に大きく見えました。けれど私たちがＸ線写真を手に入れる前に，症状が出現しました。血圧はどんどん落ちて40台くらいまで下がったので，私は医師を呼び，ドパミンを増量し輸液量を増やして血圧を戻しました。私はそういったことをしている間に医師に電話をしたのです……医師が到着し，結局開胸することになりました。患者は心室細動にはなりませんでしたが，脈拍が触れず，モニター上でも30台とか，そんな感じでしたから，開胸して凝血を取り除かなければならなかったのです。

　この患者に起こった合併症のうち最も早期に出現した症状は，心拍出量の減少と低血圧であった。この２つの症状は，多くの心臓手術患者にとって，心機能の悪化や循環血液量の低下を示す典型的な徴候である。しかし，この看護師が心タンポナーデの診断を早期に下せたのは，彼女が患者の既往やごく最近の病歴（状態の悪い血管，脆い大動脈，開胸手術の合併症など）を把握していたためであった。彼女は，患者のCVP と PA 圧が上昇し始めたときに，自分の診断に確信をもった。彼女は，即座に患者の心機能を補助するため，また医師を呼び必要な検査をオーダー（指示）するまでの時間稼ぎのため，輸液の注入量と昇圧薬を増やす行動をとった。深刻な血圧低下にもかかわらず，看護師の早期の診断によって，患者をもちこたえさせるための輸液と昇圧薬の急速な注入が患者の命を救った。

　危機状況に対処するための標準的な方法（心室細動のようなケースで除細動するための ACLS のプロトコルなど）はあるが，それはたいてい危機がす

でに起こった時点で開始することを想定している。患者ケアの最高の目標は，危機が起こる前に問題を発見し対処することである。現実はガイドラインが説明している以上に多彩であり，ガイドラインを適用できない場合も多く，具体的な危機状況の展開を説明する論理が必要なのである。本章に語られていることから，熟練看護師の実践知識や行動をより目に見えるものとして理解できるようになるが，知識は状況の流れに影響を受けやすいため，ケアの"レシピ"にはならない。とはいえ，向上させる必要のある技能と熟練看護師のもっている思考と行動の習慣を見極め，仔細を明らかにし，よりよく理解すれば，学習者が自らを向上させる助けとなる。またこのような思考習慣は，臨床における先見性と重なる部分が多い(第3章を参照)。

今日，一般的な急性・クリティカルケアの授業や講座は，標準的な危機介入の演習と復習を繰り返し行い，専門看護師が遭遇する危機に対処できることをめざしている。たとえば，心室頻拍のケースでは，典型的な状況に対する標準的な対処法(電気的除細動を準備することなど)を時間的制約やハイリスク状況のなかで実践できるよう求めている。とは言っても，利用しやすいからといって標準的な対処法を，機械的・反射的に用いてはならない。

その理由は，次の小児看護師の話にあるように，臨床状況の特異性によっては，もっと害がなく，コントロールが可能で苦痛の少ない別の手段が使えるからである。

> **看護師**：一昨日の夜勤で，午前6時に私はこの部屋である人の介助をしていました。3時に突然モニターがカチッと音を立てたので見上げると，ある子どもが心室頻拍(VT)を起こしていました。除細動が必要だろうと考えて，急いで走り出し緊急用カートを持ち出しました。けれど，小児科では除細動は使用しません。おそらく子どもはVTにはならないものとされていたのでしょうが，私が診てきたどの子もVTを起こしていました。VTは絶対子どもには起こらない不整脈のように思われていたようです。どのケースもすぐに無収縮になって，その段階を飛び越えてしまうのです。そうですね，私も見たことはありませんでした。ですが，長年心臓病患児のケアをしている看護師の1人は，ペースメーカの電源を入れました。その子はペースメーカをつけていましたが，電源は入っていませんでした。そして，明らかに電源

が入っていなかったせいで心室に負荷がかかり頻拍になったのです。その子には心拍数を上げる必要があったのです。

オーバードライブペーシングはVTを起こした患者に有効な処置であり，心臓手術患者の場合，通常心房もしくは心室にペーシングのワイヤが挿入されているので，緊急時の処置としてより有効で安全な選択肢になる。オーバードライブペーシングは心室細動を引き起こす危険性があるが，このケースでは電気的除細動がもたらす予測不能な悪影響を考えると，最良の選択であったといえる。電気的除細動は心室細動や心停止，完全房室ブロック，徐脈などを引き起こす可能性があり抗不整脈薬につながるため，結果的に死亡率を上げてしまう可能性がある。この話を聞かせてくれた看護師は，患者にペースメーカのワイヤが挿入されていることを知識としては知っており，オーバードライブペーシングがこの場合の選択すべき処置であることは教室で聞いた覚えもあった(知識の習得)。しかし，緊急場面での経験の浅さと標準的な対処法への過信が，知識を使って考えつつ行動すること，つまり，まずペースメーカに手を伸ばすという行動を妨げた。それに比べて，熟練看護師はプロトコルにとらわれずに，その場の状況内容(ペーシングワイヤ挿入の事実とペースメーカの利用可能性)に基づいて，患者に最も適切で最も有効な方法について臨床判断を下していた。

別の危機状況，たとえば看護師が患者の既往歴について知らないときなどでは，標準的なプロトコルが処置の際に重要な機能を果たすことがある。ガイドラインは，臨床場面が混乱していたり，状況が明確でない場合では即座の判断に役に立つ。

危機における患者の状況には，次の話のように説明しがたいものがあり，総合的な判断やその時に可能な最適な判断のみが有効となる。

看護師1：私の話は，メグと一緒に川の上流の小さな町に行ったときのことです。メグは，救命フライトナースの経験が長いのですが，私は2年くらいです。それは3月の早朝の，露を帯びた肌寒い朝のことでした。私たちはその町に外傷患者のCPR(心肺蘇生)をするために着陸しました。そこである事件に遭遇したのです。手短に申し上げると，川沿いの道路で60歳くらい

の女性がひき逃げされ，瀕死の状態でした。とても交通量の多い川沿いの道路で，私たちが現場に行って状況を聞いたところでは，彼女が道路を這って渡ろうとしているのを車のドライバーに目撃されています。そして彼女はちょうどその車の目の前で力尽きてしまったということでした。救急隊員が到着して，彼女がまだ生きていることを確認した後，気管挿管が行われ，前胸部と背部にパッチが貼られ，心拍を観察するためにLife-pack 10が取り付けられました。これで彼女に除細動が必要になっても，パッチを通していつでもできます。私たちが到着した時点での彼女は，パッチを通しての観察では心停止状態で，死の宣告の基準を満たしていました。私がリーダーで，メグが乗組員となって，なすべきことをすべて行い，医師が現れました。いつもならここで彼に任せて，患者が死の宣告のプロトコルを満たしたことを伝え，事態を先に進めて死亡宣告を確定しようとします。そして，死亡宣告に同意しない人もいるので，たいてい医師にそれでよいかどうかを尋ねます。同意されない場合は通常，患者を搬送します。このとき，医師の1人が，「彼女は我々がここに到着する直前に倒れたのですよね」と言いました。私はふり返ってモニターを見ましたが心停止状態でした。そして，「そうだと思います」と言いました。さらに，「ですが，このような患者を生還させるのは大変難しいでしょうね」と言いました。私は心停止の外傷患者へのなすべき処置はやり終えたという思いでした。ところがその瞬間，患者の左手が動き，気管チューブに手を伸ばしたのです。私は医師を見て，続いて患者を，そしてメグを見ました。さらに，モニターを見ましたが，心停止の状態でした。私が「モニターに間違いがあるのでしょうか？」と尋ねたところ，医師は「そんなことはない」と答えました。私は「そうですね。でも連れて行かなくては。心停止でも動いている人を放っておくことはできませんから……なんだか……変な光景ですね」と言いました。そうして，私たちは患者をヘリコプターに乗せ，薬物療法や電気ショックなど，ACLSの通常のプロトコルをすべて実施しました。患者が心室細動(VF)なのかそうでないのかわからなかったわけですから，リドカインとエピネフリン，そして私たちが想像できる範囲で彼女を助けることはなんでも行いました。病院では開胸して心マッサージを行い，すべての体の開口部を温め，手術室へ連れて行って体外循環で温めました。その後，患者は集中治療室へ入室しました。

彼女の心臓は回復し，入院から15日後，彼女は意識障害もなく退院していきました。以上が私の話です。

インタビュアー：はあ，私は少し混乱してしまったのですが(グループがどっと笑う)。

看護師2：私たちもみんなそうです。

看護師3：彼女は外傷のCPRの対象ではなく，たぶん低体温だったのですね。

看護師1：そうです，低体温でした。そのことは(米国では)いつも議論の対象となります。この国ではそんなに急速に冷えることはないので，本当の低体温にはならないと言われます。私もそう思っていたのです。けれど，この女性のようにかなり悪液質で虚弱している事例でも，どんな理由であれ，このように生還することがあるんですね，おそらく。私が予測しなければならない立場であったら，99.99％の確率でこの人の死を予測していたでしょう。このようにみんなをだますような人は，ほんのわずかですがいます。彼女がまさにそうだったのです。完全に私たちはだまされました。

インタビュアー：ここで興味深いことは，彼女が動いたとき，それはつまり目的をもって動いたということですか？

看護師1：そう，そうなんです。

インタビュアー：でも，モニターは無収縮を表していた。彼女の脈はなかったのですか？

看護師1：はい。

インタビュアー：彼女の脈がなかった。それは，信じがたいですね。

看護師1：信じがたいけど，まさにそのとおりなのです。

インタビュアー：おや，まあ。それで彼女はACLSに反応したのですか？

看護師1：まったく反応しませんでした。おそらく彼女は，VFになっても律動があまりにも早すぎたため，拍動がわかったりわからなかったりで，私たちは心拍を追いかけることができなかったのです。それはどんな感じかというと，電気ショックをかける準備ができると即，無収縮に戻り，薬を注入し始めるとまたVFに戻るので，薬の注入と電気ショックとを繰り返し行うという感じでした……病院へ到着するまでずっと彼女(の状態)と追いかけっこをしているようでした。それが私たちのやったことです。

そして，私はどれだけ実際に対処できていたのかを確認するために記録を見ましたが，びっくりしました。彼女がどれだけ心停止とVFを繰り返していたか，そしてそれはあらゆる場所で。そうして，実際に生き抜いたのです。
インタビュアー：まあ。
看護師3：なるほど，低体温が彼女を救ったのですね。

　この状況は，危機状況を管理するうえでの多くの問題を投げかけている。このような"例外的な"実話は，臨床状況では可能性というものを常にもち続けること，そして，このような事例を公開することが重要であることを示している。まず，心停止の診断があたかも誤りであったように見える。しかし，臨床家は多くの経験を積んでいたため，患者の心拍と患者の目的的な手の動きの観察で確信をもった。さらに，その場面でさまざまな臨床家が同じことを観察し結論を出した。それによって蘇生処置を中止するという最初の判断は，患者の突然の手の動きによって覆された。わけのわからない臨床所見を理解できるようになったのは，状況の流れのなかで低体温の効果のような"事実"をつなぎ合わせて，患者の生理学的状態を明確に理解した後のふり返りにすぎない。
　2つ目に，この看護師は危機を"管理"するための，生理学的な"追跡"という困難な状況について話している。"追跡"は，状況を見渡す位置にいて臨床的にきちんと把握している場合とはまったく異なる方法で，患者の生理学的反応を管理しなければならないということを表している。急速に変化する，コントロールも予測もできない生理学的な出来事の場合，臨床家は常に変化する問題にさまざまな方法で対処しなければならない。それでもなお，患者の状態は安定しない。このような場合，患者は心室細動（VF）と心停止を繰り返したため，処置は患者の心律動の反応ごとに急変した。患者の状態が極度に悪化していたために，通常なら患者の状態を安定させるために行う合併症の予防や十分な治療など，普段の危機"管理"が熟練看護師であってもできなかった。患者（の状態）を"後追い"することこそ，クリティカルケアでは避けるべきであるので，看護師の，「私たちはここ（病院）に到着するまでずっと彼女の状態を追いかけていただけだった。そして，それが，私たちが行ったこと」という表現は，失望と自らに対する高い期待とを

表している。成長中の臨床家は，どのように患者を早く安定させ，今後起こりうる合併症を防ぐかを身につけるまでは，患者の状態を"追いかけている"ことにしばしば気づく。

3つ目に，この話では，死の宣告がプロトコルだけでは決定できず，また決定すべきではないことを示している。また，医師のように，熟練の臨床家がどのように倫理的な役割を果たし，また他者の倫理的な意見をどのように引き出したかを示している。このケースでは，看護師はプロトコルの実施者や媒介者としてよりもむしろ，このような言い方が許されるなら，役に立たないケアのプロトコルに対して倫理的機能の実践者の役割を果たしている。それは，臨床判断の演習で実践を安全に運ぶためのプロトコルやガイドライン，クリニカルパスウェイとは重大な違いがある。看護師は倫理的機能の実践者として，プロトコルをどのように実践のなかに取り入れるか，また柔軟に正しく利用しているかを判断する鍵となる。死を宣告することは神聖な倫理的判断であり，異を唱える誰の意見にも敬意を払い，それゆえ誰であってもそれを覆すことができるのである。ここでは，看護師とグループの的確な判断が死の宣告のプロトコルに取って代わり，この患者の命が救われた。プロトコルは，低体温の効果が見られたこの状況のように，詳細な事項や状況の微妙さなど，何もかももち合わせているわけではない。さらに，倫理的判断と日々の患者ケアでの臨床判断とは互いに絡み合っており，1つの事柄を別の事柄から切り離して考えることは間違いであることを，この話は示している。看護師自身が最終的にこのつながりを理解できなければ，その人の成長はおぼつかない。

4つ目に，上の説明は，熟練看護師が推移をどう見通すのかを描写している。危機状況で"なすべきこと"の判断は，"蘇生すべきか否か"を判断するほど困難なものでない場合もある。この話の場合，看護師の最初の手応えでは蘇生しないという判断であったが，それは無収縮（心停止）に関する現在の科学的根拠に強く裏づけられたものである（Martin et al., 1993; Robinson & Hess, 1994）。患者が手を動かしたことは，まさにまだ生きているという望みを彼らに与え，そのため先が見通せたのである。その後，看護師は状況を変えている。つまり，彼は患者の身体的状態を把握し直し，その新しい解釈に基づいてただちに処置を始めた。臨床実践のなかでの熟練看護師には，状況

を解釈し直すことに対して常に寛大で，重大な何かの存在や変化に対する判断が柔軟で適応性があるという特徴がある。状況を理解するなかでこのような切り替えが行われるのは，別の関連性が得られたことによる。関連性の変化を認識することが卓越した実践の中核なのである(Benner, Tanner & Chesla, 2009; Dreyfus & Dreyfus, 1986)。

　予期することと，予期しないことに備えることは，急性・クリティカルケアの実践に不可欠であり，熟練看護師の注意力と慎重さが重要となる。なぜなら，生理学的な変化は何の警告もなしに突然起こることがあるからである。比較的安定した慢性重症患者へのケアでは，予期しないことがそう頻繁には起こらない。したがって，そのような患者が突然，命に関わるような急変を起こすと，大きな驚きとストレスをもたらすことがある。

　　看護師：私は気管切開をした子どもを担当していました。その子は愛想がよく，小児病院への転院が決まっていました。本当にかわいい子でした。金曜の夜，私がベッドサイドに腰掛けた途端，その子は咳をし始めました。咳は止まらず顔色が悪くなり，心拍数が落ちました。私はそれからの30分間を彼の救命処置に費やしました。気管カニューレの栓を取り吸引をすると，彼が首を振ったため，気管カニューレが抜けてしまいました。その子は気管狭窄もあったので，バッグで呼吸を補助することができませんでした。緊張が走りました。それは私が経験したなかで一番恐ろしい夜でした。そしてそれはものすごいストレスでした……2〜3日中に小児病院へ行くはずだった生後4か月の子どもにこんな問題が起こるなんて，誰が予期できたでしょう。
　　インタビュアー：それで，その子はどうなったの？　無事でしたか？
　　看護師：大丈夫でした。

　ここでは，看護師が転院する準備のできた長期療養患者に普通は呼吸停止などない，という型にはまった考えを話している。子どもが比較的安定していたため，何事もなく静かな夜になると期待し，「無防備になっていた」看護師は，予期せず気管カニューレが外れたことで緊張を走らせた。予期していなかったことへのストレスは，救命処置を要する原因となった換気不能状態や，それに対する気管チューブの再挿管の処置でさらに強くなった。命に

関わる状況をより円滑に管理するには，事態を予期する能力が関連することがわかる。看護師にしろ誰にしろ，予期しないまれな合併症を予測することができたなら，もっとうまく迅速な処置を準備できるはずである（第3章を参照）。

乳児の経過が順調であると，看護師とそのチームはタイミングよく適切な対処ができるという印象をもつが，インタビューではそのことが明らかにされていなかった。通常の事態に対しては典型的な対処が行われ，通常の経過をたどる出来事であれば，看護師はすばやく状況を読みとり適切に対処できる。一刻を争う状況では，事態が起こったその時点からの情報を集め，1つ1つの要素から状況を理解し，タイミングよく適切な方法で対処する。その時に最も顕著で緊急度の高い問題を見極めるためには，少なくともその状況を仮に見通し，効果的な対処をいくつか準備できる必要がある。しかし，最初の状況判断とプロトコルに準じた融通性のない標準的な対処法に固執すると，特異な状況や例外に対して誤った解釈をしたり見逃すという重大な危険をもたらしてしまう。卓越した実践を行うには，確証のなさや状況の予想できない変化，状況の変化に伴う重要性の変化に対して，常に柔軟であることが求められる。しかし，すべての可能性を予測し（過剰な柔軟さ），慎重になりすぎると逆効果になる。同様に，関連性が認められないのに，頑に予期したことに執着して行為の方法を決めたりすること（過少な柔軟さ）も逆効果である。次のインタビューでは，術後，患児の状態が急速に悪化し，予測や対処法も変えざるをえなかったことについて述べている。

> **看護師1**：この生後5か月半の女児は先天的に単心室で，右心室と形成不全の左心室があると考えられていましたが，手術は非常にうまくいきました。そして，Fontan術＊ができるようになるまで，シャントが形成されていました〔＊：Fontan術は心臓外科的手術（右心バイパス法）のこと〕。
> 　この子は安定した状態で部屋に戻り，その疾患の子どもにしてはとても落ち着いていました。心拍数は安定していて，血圧も正常で，酸素飽和度も望ましい値でした。外科医が来るまでの10分ほどでそのような状態に落ち着き，麻酔科医は「すべて順調ですね」と言い，R医師を除いてみんなが引き上げました。その直後，酸素飽和度が下がり始めました。私たちはバッグで

換気をしましたが,効果がありませんでした。そして心拍数が落ち,血圧が低下し心停止状態に陥り,結局この女児には1時間以上にもわたる救命処置が行われました。開胸して,R医師が胸部に手を入れて心臓マッサージをしながら手術室へ向かいました……。

看護師2:両親は手術の後,まだ子どもと会っておらず,それは本当に大変な状況でした(全員が口々に同意する)。

看護師1:その日の朝,手術室へその子を送り,そのときははっきり意識があって元気でした。その子は発育不全もなく,栄養状態も悪くないのでやせ細ってもいませんでした。

インタビュアー:その子は生後5か月半ですよね……何が最初に起こったのでしょうか?

看護師1:酸素化能が低下したのです。酸素飽和度が下がりました。私たちは,その子を換気することができず,酸素飽和度は50台にまで下がりました。

インタビュアー:酸素化能の低下に対してすぐにしたことは何だったのですか? 何を最初にしたのですか?

看護師1:100%の酸素でバッグ換気をしました……心拍数が落ちてきたとき,それほど効果がないように見えました。私たちは吸引をしましたが,もうこれ以上換気は不可能なのかを確かめるためにその子の体位を変えました。結局,左の肺を換気することはできませんでした。そうして心拍数が落ちてきたときに,ペースメーカを作動させましたが,それに対しても反応が悪かったのです。血圧は下降し続けました。エピネフリンの静脈注射と胸部圧迫による心マッサージを始めました。R医師が部屋に飛びこんできて,結局開胸することになり手術室に向かいました。医師たちは体内式ペースメーキングを試みましたが,これもうまく機能しませんでした。2〜3分間リズムを戻したり,1分だったり2分だったりで……

インタビュアー:それで,その出来事は呼吸器系が原因だったと思いますか?

看護師1:もちろん呼吸器が原因です。

インタビュアー:心臓ではなくて。

看護師1:はい。女児が手術室に着いて気管支鏡を施行すると,気管は粘液

で閉塞していました。取り除けないほど，ほとんど完全に閉塞していて，医師たちも気管支鏡でその栓を押すような形しか取れませんでした。吸引もしたのですが，吸引カテーテルは気管の先まで届いたのに，原因となっているものは取り出せなかったのだと思います。そして最終的に私たちがしたことは（それは，麻酔科医が到着した，救命処置の中盤にさしかかっていたときですが），女児への再挿管です。なぜかというと，医師たちは，おそらく気管チューブの先端に閉塞があると考えたからでしたが，そうではありませんでした。医師たちは気管チューブを抜去しましたが，その先端には血液がほんの少し付着していただけで，結局閉塞はしていませんでした。しかし，あらゆることを考慮することで，救急事態としては"うまく（順調に）"進んでいきました。

この事例は，処置が失敗し意図した結果が得られないと，状況理解が急速に変化することをよく表している。看護師は，「自分たちには女児を救うためにできることが何もなかった」と後に自責の念を表現した。

この事例は，心停止へ移行するようなひどい悪化を防ぐために，命に関わる状況に対して迅速で効果的に処置を行うことが重要であると強調している。看護師は，酸素飽和度が落ちてきてすぐにバッグで換気したと話している。換気できなかったので迅速に行動を変え，吸引し，体位を変換したが効果はなかった。結局，問題を取り除けるだろうという希望で患児に再挿管したが，有効ではなかった。この時点で行われた気管支鏡は，気道の閉塞を確認したにすぎなかった。その間，酸素はいきわたらず，患児の心拍数は落ち，粘液による閉塞が確認され取り除かれるまで，緊急の薬物療法，CPR，開胸マッサージ，ペーシングなどの多数の処置が，循環を維持するために行われた。

この状況から，まず看護師は危機状況で臨床における先見性や注意力，行動力，資源の動員が求められることがわかる。危機に際しては，合併症を治療したり，また急速な悪化や回復不能な出来事を防ぐために迅速な対処が欠かせない。最初の対応がうまくいかなければ，別の選択肢を決断し，その方法を即座に効果的に着実に進めなければならない。そしてそれぞれの処置で，患者がもつ問題の原因として最も考えられることを除外していく。2つ

目に，迅速で集中的な行動には，看護師の持続的な注意力が必要である．卓越した看護実践では，看護師は自身の行動の詳細だけでなく，患者のその時その時の反応，ほかのスタッフの動き，チームでなされている会話など，次は何が必要とされるかを予期し，あらゆることに対応していかなければならない．

危機での臨床における先見性（第3章を参照）には，薬物療法や処置，器具，ほかのチームメンバー，検査，安楽，家族面会など必要になることを予測することが含まれている．このような多岐にわたるニーズによって，専門的な急性・クリティカルケア実践は複雑になる．最後に，危機を管理するには資源を集中的・効果的，時には広範囲に動員する必要がある，たとえば，麻酔科医や上述の話のように手術チームに招集をかけることなども必要になる．先見性や注意力，行動力，資源は危機状況に特有のものではないが，この4つすべてが同時に必要とされる緊迫した状況は，危機を最もよく象徴するものであろう．

以上のような臨床現場の要求に加えて，通常，危機は多くの情動に関する課題を看護師にもたらす．クリティカルケア実践の場では，いくら危機が日常の問題であるといっても，自分たちの手に人の命がかかっていることや，処置を施すために苦痛を与えることに恐怖を感じる．特に外傷やヘリコプター搬送が必要な危機状況では，患者は重症で，障害が残ったり外見の変化が避けられない場合が多い．患者に救命処置を施す際，患者の患部にも人としての苦痛の大きさにも目が行ってしまうと，処置をしたり援助をしたりすることはできなくなり，患者の状態の恐ろしさに無力になってしまう．ある熟練フライトナースは，予期しない患者の懇願で，瞬間的に看護師として機能する能力を喪失した経験を説明している．

看護師1：私たちはひどい事故の場面に出会いました．大きなトレーラーとバンの衝突です．バンの男性はひどい外傷で車の前部座席に押しつけられていました．このバンの中部座席と助手席にはすでに消防士がいました．私はそこには乗り込むつもりはなく，男性をどのように救出したらよいのかを知るために車に近づきました．男性は浅表性呼吸で，血圧低下をきたしており顔色が非常に悪く，うまく呼吸ができないようでした．男性を見たところ，

ビジネススーツを着た実業家といった感じの人でした。それが男性から受けた印象でした。消防士たちは男性を車から救出するために，私たちがいる助手席側のスライドドアから男性を出そうとしていました。そのとき，同僚（看護師2）が私を見て「この状態で気管チューブを挿入できる？」と尋ね，私は「そうね，やってみましょう」と答えました。男性にはまだ意識があったので，もし何かあれば男性はおそらく協力してくれるだろうと思いました。すると，消防士が「外に出す準備ができた」と言ったので，私は「外に出てくるまで待ちましょう」と言いました。消防士が担架を準備するのを手伝い男性を引き出し始めました。彼は大きな体格の持ち主で，100～110 kgくらいあったでしょう。

看護師2：だいたいそのくらいでした。

看護師1：男性を車から引き出す際，彼女（看護師2）がリーダーで，私は手伝いでした。私は彼の頭側に近づき，今どこにいるのかなどの状況を説明しました。彼はただ……彼は何も言いませんでした。そのような状況で車から引き出された人に特徴的です。そういう人は状況に圧倒されてしゃべれなくなったり，無呼吸になっていたりします。そうでなくても言葉を発することはあまりありません。どうしてかは誰も知る由もありませんが，ただそうなるのです。一見したところ，彼も質問に答えられるような状態ではありませんでした。少なくとも経鼻チューブだけは入れられそうだと思い，呼吸の具合が悪かったので，経鼻チューブ挿入の道具を取るためにバッグに手を入れました。鼻腔からの挿管が一番早く彼に酸素を投与できそうでした。ファスナー付き袋に手を伸ばしてつかみ，開け始めました。そして男性のほうにふり返ると，はっきりと目を開けていたのです。その時点で彼は意識がはっきりしていて，私を見ました。私の目を見て「助けてくれ」と言ったのです。思考が完全に止まりました。私はまるで……何をしているのか，何もかも忘れました。とにかく何もかも，処置のことも考えられませんでした。まったく動けなくなりました。私は彼女（看護師2）を呼んでそのことを告げました。その瞬間，私の時間は止まってしまいました。男性の言葉によって完全に私の看護師という立場はなくなったのです。今まであれほど濃厚なケアを必要とする人が「助けてくれ」と言ったことはなかったからです。私たちは無事挿管してそこから彼を連れ出し，ここ（病院）へ連れてきました。その人

はまだ集中治療室にいると思います。多発性の外傷がありました。重症です。
看護師2：その間ずっと血圧が測れなくて，鼠径部の脈だけが頼りでした。
看護師1：わかっていただけるかと思いますが，それは「今日，私のときに死なないで。だめ，今日はだめ。今日死んでほしくない。病院に運ばせてちょうだい。すべての問題はそこで考えましょうよ。とにかく病院へ行くまでは」という感じでした。とにかくそれだけでした。でも思うように早くは進みませんでした。時速240 km もの速さで飛んでいたのに，一体どれだけ速く飛べばよいのか，どんな速さでも十分とは感じなかったでしょう。どんな速度でも，「助けてくれ」と自分を見て言う人を前にしたら十分速いとは言えないでしょう。
インタビュアー：でも，通常そういう状況で引き出された人は意識がないですよね。
看護師1：そうです。ほとんどの人は空を飛んだことさえ覚えていません。
看護師2：そうです。
看護師3：話をされると，亡くなったとき，とてもつらいですよね……着いたときに意識がなければその人を知らなくて済むのに。
看護師1：そうです。人は普通最後に看取ってもらうのは，最後に話をするのは家族がいいと望んでいるので，それが私であってほしくありませんでした。
看護師4：挿管は鼻腔でしたか，それとも口腔……？
看護師1：鼻腔でした。
看護師2：（看護師1が挿管したときの光景を話す）鼻腔からこんな調子（指をぱちんと鳴らす）ですばやく挿管しました。私が男性の手を押さえて後ろを向いている隙に挿管されていました。
看護師1：私にはそのことが永遠に続くように感じました。それが遅いと感じた原因だったのではないでしょうか。

　順調な実践が突然崩れると，特に新人のクリティカルケア看護師の場合は，まだ明らかにされていないとても重要な問題が浮き彫りになる。危機のなかでうまくやりこなすために，看護師は惨事のなかで人間としての患者に情動的な焦点をあてずに，熟練した技を実施しようとする。危機に個人的な

感情をもち込むと，この看護師が経験したように，対処できなくなってしまう。予期しない死に向かい失われつつある生命を助けるには，強く求められるものがある。つまり，事態に対処するために，その間だけ患者を客観視し，目的を遂行することだけをめざすことが求められる。一時的な客観視によって，看護師は耐えがたい情動的圧迫から逃れ，うまく出来事に対処できるようになる。その結果すばらしい処置ができる。自らの恐怖心を抑えることこそが，目前の作業に注意とエネルギーを注ぐ技能であり，時間をかけて習得すべき一種の境界すれすれの作業である。Sallie Tisdale が述べているように，それは「苦痛と深い同情のバランス」である (Tisdale, 1986)。この技術を習得しないと対処が遅れ，患者に致命的な障害や死を招くような事態を引き起こしてしまう。と同時に，前述の状況で看護師が説明したように，患者を見ないようにすることが実行可能な選択肢でもない。

> **看護師**：男性を車から引き出しました。私は彼の頭側に近づき，今どこにいるのかなどの状況を説明しました。彼はただ……何も言いませんでした。そのような状況で車から引き出された人に特徴的です。

看護師は，落ち着きと深い同情をもって，患者に何が起こっているのか，何が起こるのか，何をしているのかを簡潔に説明し，可能な限り患者を元気づけている。このような状況での看護師の実践は，道徳的な偉業であり，看護師と患者・家族との対人関係やつながりであり，身につけるのが難しい関わりの技術である (Benner, Tanner & Chesla, 2009)。しかし，その技術を身につけたからといって，前述の看護師が体験したような，うまくいかなくなる状況に対する免疫がつくわけではない。このかなりの熟練看護師は，数え切れない外傷患者に挿管をし，日々患者の生命に対して責務を果たしてきたが，悪化する事態のなかでこの患者は，瞬時に危機状況に対応できなくなるようなショックを看護師に与えた。それは極端に巻き込まれることなく，また距離をおきすぎず，苦しんでいる人を助けてともに歩いていくという，大変狭い道である (Benner & Wrubel, 1989; Tisdale, 1986)。しかし，このような"つまずき"は依然として，看護師が外傷患者を救うという生死に関わっていることを表している。このような強い関心は普段は任務を果たすために隠されてい

るが，仕事をする動機となり，看護師を駆り立てるものである。そのような仕事は，緊急状況のまっただ中では自身を顧みず，出来事の後には強烈な情動について語ることが必要となる。

　極端な危機状況では強烈な情動を処理するのに困難を要するため，道はさらに狭くなる。たとえば，熱傷患者が入院してから数時間，熱傷専門看護師は患者にさらに苦痛を強いる行為であるデブリドマン（痛みのある熱傷部分の創面切除をする）のためによばれる。看護師は患者を救うために痛みを引き起こす処置を行う一方で，有効な痛みの管理方法を開発しなくてはならない。そのケアによって誘発される患者の苦痛を無視したり否定したりするよりも，それを直視することに耐えることが，看護のアートの倫理的中核である。関わりというこの技能は，うまくできたりできなかったりする多くの経験を通して，徐々に身につけていく。よくある日常の危機では，看護師は目に見えない形で自己防衛モードをとったり切ったりしているが，極端な危機では，一時的に患者を客観視するという方法が当然のこととして求められる。フライトナースは，なぜ，そしてどうやって恐ろしい状況で行動できるようになったのかを話してくれた。次の会話では，自動車事故で重度の熱傷を負い体がひどく変形した患者のケアについて，ある看護師が考察している。ここでは，彼女の説明の全容を掲載しているわけではない。犠牲者のうめき声に聞き取れる苦痛，ガソリンのにおいと焼け焦げた金属と人肉のにおい，多数の犠牲者のかすかに残った遺骸や，命の瀬戸際にある人々の姿を読者の目からさえぎるためである。とはいえ，この話は全体として，ほかの医療チームメンバーが患者を見て自分たちは助けられないと思ったのに，この看護師がどうしてケアできたのか，を理解するための一面をよく表している。

看護師1：その瞬間，ほとんど何にでもなれる，ということを学んだと思います。

看護師2：……しなければならないことがあることも……

看護師3：そうですね。

看護師1：ただそこに身をおき，それをする。そうして幾分遅れて対処する。私は始終「どうやって仕事をするの？」と聞かれます。ちょうど視覚を遮るものをつけたような感じで，ただそこへ身をおいてそれをするのです。

終わるとすぐに，本当にぞっとするような恐ろしい，"大変だ"っていう感じのフライトであれば，そのとき初めてそれに対して感情的になるようです。
看護師3：それはほとんど反射的にそうなるのですか？
看護師1：ええ。
看護師3：スイッチを切り替える感じですね。情動のスイッチをオフにしてロボットのモードかそんな感じのものへと入っていく感じですね。それはしなければいけないことをただするだけです。もうこれ以上その患者に対して責任がなくなるというときまで，情動的な部分はおいておきます。
インタビュアー：それで，あなたは(熱傷患者に対して)反射モード状態になっていたけれど，キャロルは具合が悪くなりましたね。
看護師3：どうなんでしょう。キャロルはただ嘔吐してしまっただけです。いつもはしません。それはにおいのせいだったのかもしれません。本当にひどいにおいで，ちょうどそのとき彼女は妊娠していました。だからそれが原因だったのかもしれません。彼女は時々吐くことがあるそうなので。
インタビュアー：どのような状況であっても，あなたは実にうまく対処しますね。
看護師4：その場合，患者は実は人間ではないのです。"私は(その人の)気道を支えている"というようにね。つまり，それは単に気道確保であり機械的な動きなのです。本当に人間ではありません。それはどんなときでも人間としての患者を見ないことを意味しているのではなく，仕事を終わらせることに焦点をあてなければならないのです。病院に着いて患者にケアしなくなったら，そのとき患者は人間に戻り，後から彼らに配慮することができるのです。
インタビュアー：しなくてはならない仕事をするのにそれは必要なのですか？
看護師4：そうです。その状況でケアしているときに，もし患者のことを考えてしまったら，誰にとっても重すぎて本当にケアできなくなるだろうと思います。
看護師1：ええ，本当にそうです。
看護師4：あまりにも多くの悲しみ，あまりにも多くの苦痛，あまりにも多くのフラストレーションがあるのです。

> **看護師2**："私が確保しなければならないのは気道""私がしなければならないことはこれ，私がしなければならないことはそれ"とあなたが言ったように，気持ちを集中させればやりやすくなると思います。特にそれが患者だけでまわりに家族がいないときには。

　熟練看護師たちは自己防衛モードについて話したが，患者に対する責任がなくなると，自分の情動にまともに向き合うことになることを知っている。事実，多くの看護師が情動を処理するいくつかの方法について話した。手近な個室や汚物処理室ですすり泣く場所を見つける人もいれば，起こったことについて同僚と話し合う人もいる。少数派ではあるが，"通常でない"ケースや精神的につらかったケースを仲間内で報告し合うための集まりを定期的に開いている人もいる。その3つの方法を併用している人もわずかにいた。看護師の成長に不可欠なのは，状況にのめり込んだり離れすぎたりすることなく，自己防衛モードをどのように使いこなすかを身につけることである。
　このような苦痛と同情とのバランスを保つ関わりの技能は，Rubin (1996) が記しているように，専門的臨床判断や実践力の向上を妨げる情動的な切り離しや無関心であると，誤解されてはならない。前述の看護師たちは，気道や脈拍，血行動態の安定など，救命という明確な"課題"に没頭しているのである。この看護師たちが指摘しているように，悲劇の恐ろしい状況のただ中では，犠牲者を人間としてみると，悲しみの重さに耐え切れずに援助できなくなるという，非常に脆い状態におかれてしまう。一時的に引きこもって感情に蓋をするということは，目の前の人と関わらないという感情的な引きこもりとは異なる。今日，他人とはなるべく関わらないという風潮が（看護だけでなく）世の中で増えていることは困った問題ではあるが，これは予防できる問題である。Kyriakidis (出版準備中) は，5年以上勤務しているのに一定の実践能力段階あるいはそれ以上に達しない看護師の割合が驚くほど高くなっており，このことはこの看護師たちが患者や家族の個々のニードに対処できない，あるいは満たせないことを意味していると報告している。このような状況では，提供されたケアが不十分になるのは否めない。同僚たちはケアの欠陥にすぐ気づくだろうが，その同僚にしても問題を正したり予防する知識や技能をほとんどもち合わせていない。Kyriakidis と Vitello (出版準備

中)は，すぐれた実践の姿を確実に構築し教育方略を信頼できる場での状況的学習へと転換するための主な資源として，熟練者の語り(ナラティヴ)を使って2年の間に熟練した関わりと実践能力の向上を示した新人看護師の注目すべき割合を示している。

　情動部分を切り離した看護師にとって「臨床知識と倫理的判断は，彼らの経験のなかでは何の意味ももたない」(Rubin, 1996, p.173)。たとえば，ある看護師は倫理的な違反に気づくことなく，末期癌患者の致命的な不整脈の管理をしたことについて話している。患者が蘇生処置を拒否し医師の指示も出ているのに，繰り返し蘇生処置を行いうまくいったという話である。患者にとって最も重要な医学的指示は，これはこの看護師がこの話をしたときに言った言葉だが，この看護師の倫理的な判断や処置を導くのに役立たなかった。この看護師がその患者のことで関心があったこと，これは多くの患者の場合にはよいことなのだが，この患者の関心と要望とはまったく別のこと，あるいは関係のないことだったのである。この患者の何度もの危機状態は効果的・効率的に管理されたが，提供されたケアが倫理的で安全で，人間的で，さらには正当なものであるとは言えないだろう。

　筆者らは，本章だけでなく本書全体を通して，臨床知識と倫理的判断の機能を説明し，専門性を身につけるうえで不可欠な倫理的知覚が鈍らないためのさまざまな状況での取り決めや関わりの技能の基本的な重要さの理解を促している。

　危機への対処において，看護師の期待と努力が常に結果として現れるとは限らない。たとえば，予期しなかった悲惨な死の後で，それについて会話をもつ機会がないと，看護師は自分の情動を自分で処理しなければならない。臨床家にとって最も望ましいことは，(関係者全員を含めた)事例報告会を開くことである。報告会によって，実践家は悲嘆やチーム実践のふり返り，今後の改善に必要な状況からの学習，チームメンバーの努力に対する感謝，他者の経験からの学びなどの合理的な場と支援を得られる。看護師たちも耐えられない苦悩に対処するために集まっている。

　次の看護師は，大変な努力によって救出・搬送した若い外傷患者が予期せず死の転帰をとった後の，チームの報告会の重要性を述べている。

看護師：医療スタッフと消防士たちとともに報告会を開きました。先ほどもお話ししたとおり，その男性は死亡しましたが，みんなその男性を車から救出するために本当に一所懸命動きました。おわかりかと思いますが，外傷患者にゴールデンタイムがあるのは事実です。その男性にはゴールデンタイムでの処置が必要でした。そのためには，ここに連れてくる必要があったのです。しかし，かなり時間がかかってしまいました。でも，無駄な時間は使っていません。私たちは……私たちは……彼を車から引き出すのに多くの時間がとられてしまったのです。もし彼をゴールデンタイムと呼ばれる時間内に病院へ運んでいたら，結末は違っていたでしょう。みんなもそう信じているに違いありません。みんな本当に一所懸命やりました。私は彼らを呼び戻し，「報告するのはつらいけれど，彼はもうだめです」と言いました。彼らは「だめだなんて何を言っているんだ？」という感じでした。彼らは病院にいる誰よりもその男性に執着していました。だから，私たちはまたそこ（その場面）に戻ることにしたのです……。

チーム全体で患者の命を救うために本当に一所懸命最善を尽くしたので，その看護師は自分のパートナーとともに，患者の死後その場面をふり返ることにしたと述べた。患者の意識ははっきりしていて，搬送する際に彼らと話をした。そのため，全員が患者の死を受容するのに大変な苦痛を伴った。看護師と救急隊員は，この患者に情が湧き応援していたことに気づいた。患者は"生き抜く"という確固たる自信をもっていた。患者と言葉を交わしたために，危機に対処することがより困難となったのだ。言葉によるつながりは，生きてほしいと望む生身の人としての患者を知る機会を看護師に与える。先述の実話のなかでも説明されている。

看護師：話をすると（患者が）亡くなったときとてもつらいですよね……現場に到着したときに意識がなければその人を知らなくて済むのに。

臨床的実践と倫理的実践は密接に結びついている。言い換えると，倫理的判断は状況に応じてとられた臨床行為によって形成されるのである。生命を脅かす状況を診断し管理することは，当初は倫理的専門性とはまったく別に

見えるかもしれないが，道徳的な行為は学習することと知ることの中核なのである。それは患者の生理的かつ個人的なニードに対処しながら，"何がよい行為"なのかをどう認識するか，変化し展開していく危機にどう熟練し深い同情で反応するのか，そして，提供するケア方法をいつ変えるのか，といったことである(Benner, Tanner & Chesla, 2009, "Agency", pp.157-160 を参照)。次の話は，2種類の卓越性の融合を示している。

> **看護師**：私たちは，(田舎の高速道路で)衝突して倒れていた高齢の女性を移送したのですが，彼女はとても状態が悪く，多くの外傷がありました。胸部，骨盤など，あらゆる箇所の外傷です。そして，顔色は蒼白でした。口腔粘膜はこの(病院の)壁のように白くて，それが状態の悪さを示していました。まず挿管し気道を確保しましたが，患者の状態はそれほどよくならないだろうと感じました。血圧測定ができず鼠径部の触知のみが可能な状態で，「私の手を握れますか？」と尋ねました。彼女は弱々しく手を握り返したことを覚えています。そして，彼女の意識が薄れていくのがわかったので，彼女の手の上に自分の手を載せたままにしました。私はまさに悟ったのです。「この女性をガーニー(車輪付き担架)の上に寝かせたまま，誰のぬくもりも感じずに死なせてはならない」と。もちろん十分なCPRを行いました。彼女には救命処置がなされました。そして，(少し声を詰まらせて)彼女は亡くなりました。けれど，あのことは重要なことでした。私にとって重要でした。

この場面では，患者の身体的状態は，生命維持機能を安定させるための迅速な救命処置と薬物療法を必要としていた。移送の間，看護師はその患者が回復不可能なところまで悪化していることを感じとり，この状況で何をすべきなのかという考えに変わっていった。そして，まだ患者に意識があるにもかかわらず，すぐに救命処置がふさわしくないということがわかった。患者が看護師の手を「軽く握り締める」ことで，看護師の注意を引いた。看護師は，患者の命の最期の瞬間まで手を握り続けた。それは同時に，倫理的で精神的で臨床的な行動である。展開していく危機状況のなかで，どんなケアが必要なのかが見極められるようになるには，適切な倫理的・臨床的な判断と敬意をもったケアリングを必要とする。

■診断し，モニターし，見極め，状態の不安定な患者に迅速なケアを提供して，生体機能と身体的安定を維持すること

　ここでは，状態が非常に不安定で，それが容易に命に関わる危機へと進展する可能性のある患者のケアに焦点をあてる。このような患者への看護師の臨床判断と実践は，患者の身体的状態を安定させるための瞬時の迅速な対処であり，可能であれば問題の原因を改善し，体が回復するよう支援するための技術的，薬理学的，生理学的治療となる。このようなケアは，患者自身の代償能力では補えないほど身体状況が悪化したり，合併症の初期の警告徴候が現れたり，予測不能な問題が突然発生したりするときに必要となる。このような状況に最適な対処は流れを考慮して決定されるが，治療に対する患者特有の反応，状態が不安定なことの病態生理学的な理由，患者の病歴と以前困難を要した病気，似たような状態の患者が通常たどる臨床経過などを基礎においている。

　危機と不安定な状態の判別は容易ではない。"救命処置"ではないという事実のほかには危機と見分けのつかないような広範囲で緊急なケアを必要としている患者も多い。この場合，看護師の思考と実践の方向づけの相違は，必要とされる緊急ケアが蘇生を目的としているか，臓器の機能不全を防ぐため生体機能をサポートし維持することを第一義のケアとしているのかという点にある。さらに違いを曖昧にするのが，看護師のこれまでの経験と利用できる確かな資源の有無である。たとえば，成人ICUの看護師が患児の状態の不安定さを危機ととらえても，小児ICUの看護師はよくある不安定な状態としてとらえることがある。同様に，通常の術後回復室（PACU）では，患者の特異な合併症を管理することには不慣れである。

　次の例は，重篤な患児の扱いに慣れていない看護師が，普段とは違う環境で不安定な患児の管理をすると，どのように危機の特徴を併せもってしまうのかを説明している。

　　看護師：私には移送担当が割り当てられました。患児は心停止を起こしドパミンで血圧を維持していましたが，最大の問題は消化管からの出血が止まら

ないことだと言われました。この情報をもとに，薬局に電話をして緊急時用の薬品を2セットとドパミン，エピネフリン，ドブタミン，イソプロテレノール，ニトロプルシドの輸液を頼みました。最初に運び出す際，私は予備の器具と必要になるかもしれないと考えたものをダッフルバッグの中に放り込みました。

　私たち(小児科医，呼吸療法士，看護師)が5歳の患児のところに到着すると，周囲はたくさんの注入物が取り囲んでいました。第一印象は「この子は本当に重症なんだ」ということでした。ベッドサイドには3人の看護師がいて，1人はFFP(新鮮凍結血漿)を，もう1人はCRC(濃厚赤血球)を注入し，3人目の看護師は，生理食塩水で持続的な胃洗浄を行っていました。子どもは頻脈で，平均動脈圧は35の低血圧，胃からの大量の出血，そしてあらゆる凝固因子を投与しているにもかかわらず，DIC(播種性血管内凝固)になっていました。血行動態が不安定なうえ，気管チューブの周囲には空気漏れがあり，呼吸も弱々しい状態でした。脈拍は微弱でヘマトクリット値は20，皮膚はまだらで蒼白でした。状態やバイタルサインは改善せず，ドブタミンを開始しました。エピネフリンの開始後，わずかに平均動脈圧が上昇しましたが，顕著な変化ではありませんでした。私が最初に思ったことは，「考えていろいろもってきたけれど，この子は予想以上にずっと重症だ」ということでした。次に考えたことは，「こんな状態では，この子をどこへも連れて行けない。(ヘリコプターではなく)地上ルートでこの子を運び，私たちが対処しきれなくなったときはどうするのだろう！」ということでした。

　私は，その子の親と話そうとしている小児科医に近づき，「何が起こるか不安ですし，どうやって(病院まで)運んでいいのかわからないので，私たちが勤めているPICUに電話をします」と告げました。病院の医師に電話し，これまでの経過を伝え，その状態では小児科医も自分自身も，私たち2人と呼吸療法士だけで患児を連れて行けるとは思えない，と言いました。また，患児は30〜40分ごとにおよそ500mLの出血をしているので，クロスマッチのいらない血液を準備してほしいと話しました。その結果，ヘリコプターによる第二の移送チームを送るという判断がなされました。

　いつでも移送できるよう，第二のチームを待っている間に凝固因子の注入と輸血，血圧低下時にはエピネフリンとカルシウムの静脈注射を行って平均

動脈圧を維持することに努めました。第二の移送チームが到着し，患児の状態の深刻さに大変驚いていました。空輸の間，これまでの処方に加え，いくつかの薬剤が追加されました。輸血と同じ速さで経鼻胃チューブから血液が排出されていました。途中，特に大きな問題もなくチームは PICU に到着しました。

　これは私が今まで移送したことのあるなかで一番重症な患児で，全過程を通して緊急事態でした。照会元の病院は患児に何ができるのか途方に暮れており，私たちは一刻も早くそこから子どもを連れ出したかったのです。患児の危険な状態でまず思ったことは，もっと頼りになる小児科医がいてほしいということでした。あの状況では私がリーダーシップをとらざるを得ず，小児科医はとても不快だったろうと思います。彼女は私に何も指示せず，むしろ私が彼女に治療法を提案し，彼女はそれに同意していました。小児科医はそこにいましたが，身につけているべき行為は行えませんでした。明らかな見落としや，抜け落ちていることがないようにと祈るような気持ちだったので，少々いらいらしました。

　一番困ったことは，その状況で必要とする医学的なバックアップが得られなかったことです。輸液，動脈ライン，静注用薬品，そして記録と，継続的に患児の状態をアセスメントしながら点滴類のセットを自分1人で行わなければなりませんでした。特にたった4つの点滴ポンプですべての点滴を注入するには神業を要しました。そのとき私は，PICU の慣れ親しんだ環境なら，子どもの具合が悪くなっても，どれだけ看護スタッフの支援が受けられるかを実感しました。あまりにも子どもの状態が不安定で，動ける看護師は血液製剤を注入することで手一杯で，それ以外に私を補助できるような状態ではありませんでしたから。

　この事例のなかで，看護師は移送の前に状況が危機へと向かうだろうと予測し，その不測の事態に備えて予備の器具と薬品を準備している。子どもの不安定な状態は，多くの理由によって危機に類似した結末となった。

　1つ目は，照会元の病院の看護師が重症患児のケア経験に乏しかったため，支援する人が少ない状態で送り出されたこと。2つ目は，同行した小児科医の経験が浅く，看護師が診断と処置の責任を負わざるを得なかったこ

と。3つ目に，子どもの状態は緊急かつ持続的で多方面にわたる処置を必要としていたが，看護師1人ではそれをすべて実行するのはきわめて困難であったことである。結局"本拠地"である自分のPICUでも，全体の状況と同様，詳細な経過をモニターし記録するほかのチームメンバーが少なくとももう1人必要であった。そのことが適切なケアを提供する負担を分け合い，重要な問題を見逃す危険性を最小限にする。ここで看護師は，第二の移送チームが到着するまでの間，患児に適切な処置が施されるよう小児科医を指導するという新たな精神的な負担があった。この患児は突然の危機を乗り越えたが，のちに合併症で死亡した。

この例は，クリティカルケアの看護と医学がとりくむべき局面を指摘している。問題の原因がわからない不安定な状況では，医師の多くは最初に症状を治療する。最初の治療に対する患者の反応によって，原因を見つけたり問題解決につながる次の処置を導いたりする。

反対に，以下の肺合併症がICU長期滞在の原因となった正常圧水頭症患者のように，状態の不安定な患者の多くは，選択できる処置は明らかである。シャントによる排泄がないため患者の意識レベルが低下し，看護師は緊急処置を行った。

> 看護師：医師たちは髄液を排泄する脳室ドレナージ（外シャント）を造設し，そのまま数か月が過ぎました。私たちは（シャントが）埋め込めるかどうかを見るため，ドレナージを耳の高さより20 cm下に下げ，徐々に耳のレベルまで上げていきました。すると状態が悪化しました。水頭症症状が出現したため，脳室ドレナージの高さをまた低くしなければなりませんでした。そのようなわけで，状態が回復するまで，それは9か月続きました。
> インタビュアー：患者は正常圧水頭症ですね。つまり……。
> 看護師：つまり，耳の高さまでドレナージを上げるたびに脳室が拡大してしまうのです。どんな処置をしても，脳室が拡大してしまうのです……シャントを埋め込みたかったのですが，正常圧ですから排出するための十分な圧がありません。うまく排出するようになったのは，1か月半から2か月前のことです。
> インタビュアー：ということはポンピングを必要とするシャントだったとい

うことですね？

看護師：はい

インタビュアー：ポンピングするというのはどういう意味があるのですか？

看護師：正常圧なので，シャントだけではきちんと排出させることができません。そのため患者は嗜眠傾向でウトウトしてしまうので，それこそおおげさではなく，私たちは1時間ごとにシャントの弁を250回ポンピングして髄液を出さなければなりませんでした。

インタビュアー：弁をポンピングする？

看護師：そうです。それで髄液が排出されるため，数秒で彼は覚醒します。

　患者の頭蓋内圧が低いため髄液の排出不全が起こり，その結果，患者の頭蓋内圧が上昇してしまう。髄液がたまって脳室が拡大するたびに生じる頭蓋内圧上昇による脳組織の虚血性障害を防ぐため，緊急の処置が行われた。内瘻化あるいは脳室腹腔シャント(V-Pシャント)が正しく機能するまでの数か月間，ポンピングがこの患者のケアの"日課"となったとしても，それを行わなければただちに死を招いてしまうので，危機的様相がなくなったわけではなかった。このようにクリティカルケアでの，科学技術による多くの身体的処置がこの患者を救い，結果的に患者は退院することができた。

　日々の実践では，診断が必要な処置を決める(第2章を参照)ので，迅速で正確な診断は処置と同じくらい重要である。正確な診断にもかかわらず，次の話にあるように，自分の把握している状況を他者へ"伝える"ことが困難なために，処置が遅れることもある(Hooper, 1995)。ここでは，高度実践看護師の診断は，スタッフ看護師の懸念によって促された。高度実践看護師は差し迫った問題を認識するが，進行しつつある合併症を"診る"研修医たちを得ることはできない。合併症のごく早い段階では，その典型的な徴候は経験の少ない医師の目には見えないので，命に関わる状況が起こるのを防ぐためにも，高度実践看護師がチームに注意を促すことは責務である。また，合併症がまだ顕著に現れていなくても，何かがおかしいという感覚がある限り，高度実践看護師はそれを認め応えてくれる経験豊富な医師を執拗に探すことになる。

高度実践看護師：患者が心停止後の状態でICUへ入室してきました。わずか1日足らずでしたが，挿管され人工呼吸器による完全な調節呼吸が行われていました。少なくとも，呼吸と酸素化という点で大きな問題はなく，診断は心筋梗塞でした。人工呼吸器のサポートによって，安定した状態が保たれていました。PA（肺動脈）カテーテルは挿入されておらず，状態のよいときは，覚醒し意識がありました。

午後遅くに，私はスタッフ看護師から呼び出され，一緒に患者の様子を見てほしいと頼まれました。彼女は患者の呼吸が少し困難になってきていることに気づいて，研修医たちに連絡をとりました。ここは教育施設でもあるため，彼らは患者を診たのですが，患者が苦しそうに呼吸していることや呼吸数にわずかな増加があることに彼らは気づきませんでした。スタッフ看護師は私に，患者の心拍数が上昇しているが循環動態には特に異常はないこと，人工呼吸器の設定が適切かどうかに疑問をもったことを報告しました。そこで私が患者を診たところ，最初に気づいたことは，それほど速い呼吸ではないが患者は呼吸のたびに大変な労力を要し，通常より腹筋を使っていたことです。横隔膜を使わず腹筋を使っていたので，呼吸は明らかに奇異でした。けれど著明な頻呼吸パターンはありませんでした。そこで患者がどのくらい人工呼吸器を使用しているのか知るために記録を見て，患者は不安を抱いているだろうか，少しセデーション（鎮静）が必要だろうか，と考えました。また，この20分間で患者の意識レベルが低下し，私が来たときよりも反応が鈍くなっていました。そのため，スタッフ看護師はさらに神経質になっていました。

そこで，研修医と私とスタッフ看護師の3人は，換気に関する指標を検討しましたが，確かに患者の意識レベルは悪化していました。呼吸はさらに苦しそうでした。私は最近胸部X線を撮ったか，また患者にとって重要な何か新しいことが起こってはいないかを2人に尋ねましたが，「いいえ，いつもどおり朝の胸部X線を撮っただけです」という答えでした。呼吸音に何か変化がなかったか，スタッフ看護師に尋ねると，「いいえ」と答えました。研修医も同様に変化を認めませんでした。そこで私が聴診すると，胸部は雑音がひどく，さらに左側に対して右側の呼吸音が少し弱いと感じました。そのため，再度胸部X線撮影を行ったほうがいいと思う理由があるか

どうかを2人に尋ねました。

　そうこうするうちに呼吸は速くなり，両方同じである必要はないのですが，胸部の可動という点で胸郭の広がりに異状はなく，視診では両側性のように見えました。さらに私は人工呼吸器の目盛りに目を向けました。人工呼吸器の設定は適切でした。可能性としては，呼吸のバックアップ数が若干多いようでしたが，患者の呼吸数は調整値を超えていませんでした。パルスオキシメータも付けていましたが，その値は，記憶では90台前半で安定していて低血圧でもなく，スタッフ看護師が私を呼んだときよりもほんの少し頻脈でした。だいたい120～130台くらいでしたが，心電図の変化やそれに関連する低血圧は見られませんでした。血管作用性の薬物は投与されていませんでした。気道内圧にわずかな上昇がありましたが，肺コンプライアンスの著明な変化を警告するほど高いものではありませんでした。1回換気量のほとんどを排気しているようでした。

　私はそこに残ってスタッフ看護師と話し合い今後の計画を立てましたが，それは準夜で予期されることにまで及びました。その後，私が帰宅準備をしていると，スタッフ看護師が別の用事で部屋を出ていきました。その時，私は患者の皮膚の色が変化していることに気づきました。最初は部屋の明かりのせいなのか自信がなかったのですが，確かに皮膚の色に変化がありました。患者の上半身，特に頭部と頸部のあたりが少し黒っぽくなっているのに気づきました。私は，患者のガウンをめくり上げましたが，患者の意識レベルに改善はなく，その時はっきりと色の違いに気づきました。それは胸部の真ん中あたりから頭頸部にかけてでした。再度，呼吸音を聴診すると，右側の呼吸音が左側に比べてさらに弱くなっていました。気胸だと思いました。そのことを研修医に伝えると（実はすでに午後遅くからそこに心臓専門医がいたのですが），患者の換気量が保たれていたため，彼らは気胸とは思っていなかったようでした。陽圧呼吸下での緊張であろうと考えていました。気胸なら換気量の減少か気道内圧の著明な上昇があるのが普通です。しかし，私はこれまでの経験と文献から，必ずしもそのようなはっきりとした徴候があるとは限らないということを知っていました。確かにバイタルサインは重要ですが，血圧は必ずしも心拍出量を反映するわけではなく，心拍数も同様です。そして生理学的にどのように反応するかは，人によるのです。だから

私はこの患者が気胸を起こしていると思い，たとえ右側の呼吸音が聞こえたとしても，少しでも疑いがあるのなら，少なくとも追加の胸部X線撮影で調べるだけの価値はあるだろうと思いました。私が最初にアセスメントしたときより呼吸音は著明に減弱していました。

インタビュアー：どのくらいの時間だったのですか？

高度実践看護師：1時間も経過しておらず，45分くらいでした。彼ら(研修医と心臓専門医)は，それが診断の指標になるとは考えていないようでした。ですから私はほかの患者を診るために廊下を歩いてきた呼吸器専門医をつかまえて，診てほしいと頼みました。そのままにしておくことに納得がいきませんでした。彼らは問題が大きくならない限り，ただ患者を経過観察してほしかったのです。患者の皮膚の色が，何か重大なことを示しているとは考えなかったようです。私は，皮膚の色の変化が以前に比べてはっきりとしてきたことに驚きました。しかし，スタッフ看護師はそれに気づいていないようでした。研修医も気づきませんでした。私は感じたのです，そう，たぶん私だけ。違いがはっきりとわかるのは私だけなのだ，と。しかし，呼吸器専門医にも識別できました。立ち話での相談でしたが，的確でした。呼吸音に少し違いがあり，「そうだね，もっと研修医に主張して，すぐにX線を撮るべきだと思うよ」と言いました。

　私は彼らに話をし，すぐにX線を撮ることを勧めました。胸部X線撮影の指示が出され，私が呼吸器専門医に相談してからおそらく10～15分も経たないうち，そうX線写真ができ上がらないうちに，患者の血圧は下がり心拍数は上昇し始めました。呼吸音を聞くと，明らかにさらに減弱していました。MICUにいた主治医が飛んで来て，急遽胸腔ドレーンを挿入することになりました。とても大きな気胸でした……。のちにスタッフ看護師とそのことについて話したとき，私は最も評価できる彼女の行為は，状態の変化に注目してさらにそれを確かめようと誰かに報告したことだ，と言いました。その変化が重要ではない場合もあるけれど，ご承知のようにこの看護師は経験したのです。この看護師には何かが違うと感じたセンスがあり，それを確かめるために他者の意見を求めました。結果的に命に関わるような状況になりました。幸運にも私たちは，大事に至る前に対処しようとその場に残っていました。そこで私の感じた皮膚の色の変化は……それが悪くなっているの

ではと疑わせた原因かもしれません。これが特殊なケースだったのかどうか確信はありませんが，胸腔ドレーンを入れたことでこの患者の皮膚の色がよくなったことには驚きました。
インタビュアー：とてもすばらしいですね。
高度実践看護師：それはもう信じられませんでした……この患者にすぐ赤みが差してきました。その前は灰色がかっていたのですが，すごい速さでピンク色に変わってきたのです……そのとき私が思ったことは，人は見るべきだと教えられたなんとたくさんの古典的な指標を見ているんだろうということでした。それが本当に必要なのかどうかは，自分が解釈したことと臨床で見たこととに関連がなければならないので，私にはわかりません。少なくとも，私は知識をもとに私が知っていることと，私が実践で見たことをつなげようとしているのですが，それは必ずしもはっきりと一致しません。つまり，同じではないのです。身体所見の観察は時にとても重要ですが，必要としないときもあります。予期したことを見つけるための注意も大事ですが，時に，それがまだ現れていないことが臨床上非常に重要になることもあるのです。

　この事例は，熟練看護師による曖昧な認識と状態悪化の早期発見の成果と，それによる患者の利益を浮き彫りにしている。患者が急速に悪化する前の高度実践看護師の際立ったことへの把握と診断がなかったら，研修医へコールし研修医が診察し，さらに専門医たちが診断を下すまでに時間を要するため，患者の処置は著しく遅れただろう。実際にバイタルサインが変化する前に高度実践看護師が把握したほんのわずかな皮膚の色の変化，活発な呼気，呼吸補助筋の使用は，経験の浅い臨床家に指摘しても発見されず見分けられなかった。それが判明したとき，患者は明らかに苦痛の徴候を示したため，高度実践看護師はただちに緊急事態が起こるのを防ぐための迅速な処置を行った。

　前述した話のなかで，熟練した実践の特徴となる2つ目のきわめて重要な点は，高度実践看護師に必要な能力とは，粘り強さと必要な資源を引き出す能力だということである。状況を診断し医師の目をそこに向けさせるだけでは，この患者に必要な処置に至るには十分ではなかった。高度実践看護師は

推移を見通すことで，自分の仕事に不可欠な自信や勇気，不屈さを身につけていた。勇気は，患者が危機に瀕していることを知り，臨床予測に基づいてその危機にうまく処理することを学ぶことで養われる（第10章を参照）。この高度実践看護師は医師たちと円滑に協働しているので，この局面での高度実践看護師の役割は相当広くに及んでいる。しかし，仲間に反論したり彼らに"主張する"ことは，相手が上司であったり権力をもっていて看護師が抱く疑念に同意していないと，特に容易ではない場合が多い。しかし，前述の状況のような患者の生命がかかっているときには，未知に挑戦する勇気と道徳心が求められる。

　話の最後で，高度実践看護師は2つの重要な見解を述べている。まず，合併症（特に初期徴候）は必ずしも，典型的な指標をはっきりと現すわけではない。最新の科学をもってしても，患者によってどう違うかをつかむことができない。問題の同定には，経験によってしか学べない，微妙な違いを認識する磨かれた感覚的な鋭さが必要であることが多い。臨床経験からの学習と以前の知識との統合は，不安定な患者の状況を診断し管理するうえで不可欠である。高度実践看護師は，認識しても"注目"しなかった研修医たちを責めはしなかった。臨床把握の能力は専門能力を身につけるうえでの課題であり，誰もが経験によって得られること以上の知恵をもつことはできない(Benner, Tanner & Chelsa, 1992)。危機の後，高度実践看護師はどのように状況が展開したのかを理解し，その合併症の存在をスタッフ看護師に知らせ，助けを得るための断固とした行動をもたらすことになった患者の質的な特徴を確認するために，スタッフ看護師と話をしている。高度実践看護師は，このような方法でスタッフ看護師が変化に気づき，患者の変化の経過をたどり，状況的学習を教育する機会としている。

　前述の話は，初期の警告信号に"注目"し理解することに，人によってどれだけの違いがあるのかを説明している。臨床把握でのいくつかの局面は明瞭に表現することができる。しかし，何が起こっているかを真に理解しているかどうかは，患者がどんな様子に見えたか，以前どのように反応していたかを知っているか否かによるので，変化を他者に伝えることは最も難しいことである。患者の変化として気づいた質的な特徴を明瞭に表現することによって，状況の"受け取り方"に他者と重大な相違があることがわかる。

次の話で看護師は，医師を補助していくなかで事故の犠牲者に認めた緊急度と症状の深刻さの把握に関する特徴を述べている。

> **看護師**：私は思いました，その色は頭部外傷だと。何かがうまくいっていませんでした。彼の顔色は……神経系の障害だとわかります。そういう場所で勤務していたので間違いありません。脳外科ICUで働いていて，部屋を見渡すと顔色がおかしい人がいました。
>
> 私がERで働いていた3年前のこと，この男性は石油採掘所の頂上の見張り台がある一番高いところでけがをしました。彼を下ろすのに長い時間がかかり，足首は変形していました。中継点がどこにもなかったので45分の移送時間がかかり，救急隊員が「足首が変形している」と報告しました。患者は覚醒していて意識があり，そこへ落ちたことに対して文句を言っていました。救急隊員は「ええと，今少し吐いている。たぶん救急車の揺れのせいだろう」と言いました。
>
> 私は患者を見て「顔色が変だ。足首が腫れているというだけで，30歳の男性の心拍数が38になるはずがない」と思いました。そして私は，定年間近のこんなに厚い眼鏡をかけている(笑)一般外科医に近寄って，「マック，患者の顔色が変です」と告げました。「本当？」「本当です，マック。彼の顔色がとにかく変です。彼に何かが起こっています。救急車の中でまた嘔吐していて心拍数も38です。彼の頭に何か異変が起こっています。私は頭部CTが必要だと思います」。もちろん，最新のCTスキャンを入れていたので，「よし，わかった」と彼は答えました。そこで頭部CTを撮ったところ，頭蓋内出血が発見されました。観察のために病院へ運ぶ価値はありました。その検査の指示は顔色だけをもとに出されたのですから。

この看護師は，患者の顔色と不釣り合いな嘔吐と，足首の外傷との関連性の乏しさを判別し，外科医の次の行為を引き出した。臨床的な悪化の神経学的な特徴を見分けるのは看護師の能力であり，これは危機状態の進展を防ぐのに欠かせないものである。この例にあるように，会話での説明は，看護師が部分にだけ焦点をあてて注意や思考や実践をしているのではないことを示している。むしろ状況の求めに応じて，多数の領域にわたって考え行動して

いる。この状況では，熟練看護師は多様な患者の状況と患者群の反応について推論を働かせている。これは何年にもわたって，それぞれ特徴のある患者群をケアすることによってのみ可能となったことである。この話では，多面的な方法での思考と推論が明らかにされ，このような思考方法の教授と学習の重要性を伝えている。この例での，質的特徴を判別し，予後を見通して交渉した看護師の能力こそ救命活動と言える。さらに，この医師はこの看護師とその判断能力を"知っている"ので，彼女の見方に対して心を開くことができたのである。

自分の臨床理解を人に伝えることは，特に患者が不安定であったり，あるいは患者に多くの危険があるときは，明らかに異なる課題と技能となる。次の例では，熱傷・外傷専門のICU看護師のアンドレア・エドマンズが，正確な問題把握には感覚的な鋭さが欠かせないことを実例によって示している（第1章を参照）。正確な問題把握により問題を見直し，患者の状態を適切かつ非侵襲的に管理できるからである。この話を読むと，人と異なる見方と社会的に重視される見方との闘いと，ジレンマとを想像豊かに経験することができる。

> **看護師**：イーサンは60歳代で，オートバイの衝突事故による頭部外傷がありました。グラスゴー・コーマ・スケール（GCS）で7以下，開放圧力が16（mmHg）のため脳室ドレーンが留置されていました。私はイーサンとその2人の娘(27歳と25歳)と，とても仲良くなりました。長女が彼の医療代理人で，妊娠6か月でした。

脳外科医が，父親には脳室シャントを造設する必要性があると家族(2人の娘)に伝え驚かせた後，看護師のアンドレアはこの2人がとても悲しんでいるのにすぐに気づいた。2人は落ち込んでおり，こらえきれないようであった。指導医の代わりに配置された研修医が前日にケア計画について家族と話し合ったとき，シャントのことに触れなかったからである。アンドレアは2人に共感して，最新の情報を入手してシャントのことを説明し，まだ可能性の段階であることを理解できるように説明した。

看護師：家族の方たちは前より落ち着いてきて，気分が楽になったようですが，それでも家族との話し合いのなかでシャントのことが触れられなかったことに，まだ悩んでいるようでした。そのことは，「どうして考えがみな違うというのでしょうか？　あなたを信じたいのです。でも，あなたたちがそれを難しくしているんです」という言葉に表れています。私は家族に，父親は大丈夫であることを話して安心させ，この事態をうまく切り抜いていけるよう助力することを伝えました。そのことを頭において，次の3日間は勤務日であったため，イーサンと家族のケアをすると看護チームに申し出ました。私は彼らと一緒に問題を解決したかったんです。

　翌日，脳外科チームがクランプ*を試みましたが，うまくいきませんでした(*訳注：ドレーンの一時閉鎖)。脳外科チームによると，頭蓋内圧が1時間足らずで20を超えたということでした。臨床的には，イーサンは私の指示に常に応じ，目を開け，四肢は動き，PERRL（瞳孔は左右差なく，円形で光に反応する）でした。チームは，クランプの失敗後，頭蓋内圧が30台になったので，頭部のCTを撮る必要があるととても強く感じていました。私は頭蓋内圧が30台というのは，かなり悪いと知っていたので，イーサンの頭に何が起こっているのかを知りたいと思いました。D-マンニトールが指示されました。さあ，これからという感じでした。CTの結果，脳室ドレーンが脳室を圧迫していることがわかりました。

　1時間後，脳外科の主治医が再びチェックのために訪室しました。私はいくつか聞きたいことがあったので，ちょうどよいタイミングでした。医師は，クランプ検査が今後もうまくいかなければイーサンにはシャントが必要だと，いまだに思っているようでした。私にはもっと情報が必要でした。そこで私は，「シャントは脳室全体をドレーンするためのものですよね？　そうですよね？」と尋ねました。「そうです」と主治医は答えました。「脳室が閉鎖されている場合，ドレーンするものは何ですか？」と私が尋ねたところ，医師は「何もありません」と答えました。「もし脳室が脳室ドレーンによって押しつけられているとすると，頭蓋内圧の高い値は誤りということになりますか？」答えは「そのとおりです」でした。

　このような会話があったにもかかわらず，脳外科チームはいまだに現在の方向性は間違っていないと思っているようでした。彼らはドレーンを開放し

て，夜の間は患者を休ませたいと考えていました。そして翌朝もう1回，クランプを試そうと考えていました。この時点でイーサンには，脳室の充満ではなく脳浮腫の問題があると私は確信しました。でも，私は脳外科の看護師ではありません。私は外傷看護師なので，この分野には自信がなかったのですが，私の認識は間違いではないことはわかっていました。この時点で，私は脳外科チームを問い詰めるのはやめました。彼らは問い詰められると人を拒絶することを知っていたからです。そこで私はその晩勤務を終えるときに，「彼らは今夜ドレーンを開けたままにするだろうから，それならこれまでの3日間と変わりがない。私は翌朝，もっと動きがあるクランプが始められたときに戻ってこよう。確証が得られれば，イーサンと家族のためのケア計画は正しいという自信がもてる。イーサンには何も起こさせないし，家族にも何も起こさせない」と考えることにしました。

そして私は脳外科の主治医が出て行くときに，「お帰りになる前に，家族の方たちにシャントについてもう少し詳しく話していただけませんか？ 家族の方たちは昨日初めてそのことを耳にしたのです。そのため少し神経質になっているんです」と言いました。医師は苦笑いを浮かべながら部屋に入ってきて，家族と話しました。

私は今夜一晩で元気を取り戻し，明日の朝，用意をして戻ってこよう。「どうやってこのことをみんなに示そうか」と心の中で考え続けました。

翌朝，クランプが始まりました。数分のうちに頭蓋内圧が20以上に上がり，次に12まで下がりました。数値はめちゃくちゃでした。私は過去の経験を思い出しました。うまく説明できないのですが，圧の波形は3段階に下がる形になるはずです。イーサンの波形はよい軌跡を描いていないのに，脳外科の研修医はそれを気にかけてはいませんでした。イーサンの波形は問題ないと考えていたのです。

「私にはわからない。おそらく何かを見落としたんだろう」と私は考え資料を見たところ，私の記憶は正しいことが証明されました。それなのに，ここの人たちはこの分野の専門家です……ああ！ 初めからずっと，患者の神経学的検査はすばらしい結果でした！ 応答あり，指示に従う，自分から話し出す，四肢は動き，PERRLでした。これらの検査は脳室ドレーンやボルトは必要としないと告げています。

午前9時，外傷ICUチーム（脳外科ではなく，外傷ICUの相談医）の回診の時間でした。私はフラストレーションを感じていました。それまで脳外科チームと率直な話し合いをしてきましたが，不十分な回答と計画を与えられてきました。そこで脳外科チームが回診に来たとき，私は笑顔で「おはようございます」と言いました。彼らは報告を聴きアセスメントをし，そしてケア計画の話になりました。私は前日のことと結束力に欠けた現状のことで，フラストレーションを爆発させる心積もりでした。私は大きな声で彼らに言いました。私は今の私たちのコミュニケーションのあり方にとても失望しており，それが今後の患者のケア計画に影響するかもしれないと。

　外傷の主治医や研修医とはよい信頼関係を保っています。彼らは私が患者のことや仕事のことを常に気にかけていること，そして私の心配は常に善意から来ていることを知っています。私はクランプによる所見やCTの結果，不正確な数値がシャントの必要性を示す意味を無視することはできないと言いました。しかし，脳外科チームは今でも以前と同じように考えているようでした。私は波形についての自分の考えと，数値が正確な場合に私たちが見るべきことについても説明しました。私は患者の神経学的検査の結果がよくなっていることを指摘しました。その数値は今までで最高でした！　彼らは私がなぜこんな行動をしたのかわからなかったようでしたが，主治医はチームでの話し合いが必要なことに同意しました。「ありがとう！」　私は大声をあげて喜びました。

　その週は脳外科医が留守だったので，神経科医が代わりを務めました。神経科医は神経学的検査を再度行うべきことに同意し，数値が不正確であると思うと言いました。また，これは脳組織の腫脹なので，炎症が治まるのに時間が必要で，患者にはシャントは必要ないと思うと言いました。「すばらしい」私は独り言をつぶやきました…（アンドレアとチームは新しい計画について娘たちと話し合った）。このことにより，娘さんたちには新たな計画と注意すべきことが示されました。ICUチームと神経科医，看護師と家族がみんな，一緒になり結束したのです。

　これで，私の心配は患者のことだけになりました。神経学的検査が再び行われたとき，イーサンは指示どおりのことを行い，娘さんや私，そして入院後からイーサンのケアをしてきた2人の看護師と意思を通い合わせました。

医師にとってこのことは嘘のように見えたと思います。イーサンは医師たちの目の前で指示どおりのことをしましたが，それは私が「イーサン，これは本当に大切なことなの。私の声が聞こえるかどうか，それから指示どおりのことができるかを知りたいんです」と言ったときだけでした。思ったとおり，彼は親指を立てました。医師たちはそれを見て，身体診査ができると確信し，関係を形成する患者の能力に感動しました。イーサンはその後も回復を続けました。椅子に座って，娘たちに向かって笑ったり意思を通わせたりしました。彼は日に日にどんどんよくなりました。脳室ドレーンが抜去された後，私たちは彼が子どもたちと心を通わせたり，軽口をたたいたりする様子を観察し，顔の動きに注目しました。彼は回復し，ついにICUを出たのです。

アンドレアの語りには，すぐれたケアを提供する際の大きな課題を2つ見ることができる。まず，アンドレアは自分は"脳神経"の専門家ではないと言っているが，科学的事実をすべて知っているし，脳外科チームの診断が歪んでいることに気づくだけの実践的知識ももっていた。彼女はCTの結果と神経学的検査で明らかになったイーサンの脳機能に基づいて明確な主張をしているが，自分の臨床把握を理解してもらうことと脳外科チームがデータをどのように解釈しているかを理解することに何度も苦闘している。

この実例は，他者がはっきり理解できるように強く主張するにはどうしたらよいかを詳しく教えてくれる。彼女が質問することで，脳外科チームが一緒に考え推論するように仕向ける手立てがとられた。また彼女の質問は，この特別な状況を洞察するためのコーチングとしても働いた。脳外科チームが脳室ドレーンをクランプしたことと，その後の頭蓋内圧の数値が間違っていたことについてアンドレアに同意した後でも，まだシャントを造設する可能性が残っているということは混乱を招きかねない。確かな証拠となるデータがあるにもかかわらず，脳外科チームは正確な臨床理解を"見られず"，また把握できず，誤りの可能性のある処置に固執した。善意から，あるいは安全を考えたときでさえ，ケアは好ましい治療・処置を決定づける有力な知覚的把握力として作用する。最終的に，アンドレアはチーム全体での共通理解を導き，誤ったシャントの処置からイーサンを守った。アンドレアに精神的

な負荷があったが，結果としてよい対応が行われた。

　2つ目の大きな課題は，倫理的ジレンマであり，それはイーサンを守るためだけでなく，彼のために何度も断固とした態度をとらなければならなかったということである。アンドレアは，責任に対する倫理観と倫理的感性があるために，状況のなかへ投げ込まれていった。彼女が自ら選択してこの倫理的義務を経験したわけではないことに注目したい。それは"意思決定"ではない。彼女が正しい臨床判断をしたとき，それはすでに体の中にできているのである。彼女は倫理に基づいて行動しているが，しかしタイミングがすべてである。彼女はよいこと（すぐに行動することとうまくいく可能性の高いときに行動すること）を秤にかけている。イーサンの臨床的な流れを変えるための機会を得るため，翌朝用意を整えた。

　Rubin（2009）は，精神的・感情的な関わりを経験しない看護師は熟練性を身につけることができない，それは道徳的な行為規範を体現しないので患者にとっての最大の問題を見極められず，患者のために断固とした態度をとれないからであると指摘している。感情には道徳的な重圧が必ず伴い，誤った治療が患者を脅かすおそれがある場合にはそれがさらに高められる。熟練看護師の場合は，フラストレーションが深く根づいているが，感受性の弱い医師の場合はそれほどでもない。医師は理性的であり経験豊富な臨床家として評価されているが，時にチーム全体と協力して重要なデータの意味を読み取り患者を安全に管理することができない。

　成長中の看護師の場合には，この話は将来，避けられない状況に備えることとして臨床的想像力を伸ばす恰好の状況を提供してくれる。問題について深く考えその特別な状況に直面することで，ほかの同じような状況への予行演習の機会が得られる。これは，別の人が見逃した場合でも自分の臨床把握を人に伝える際に強く主張をするのに必要な熟練した技能の好例である。さまざまな職種で構成されているチームと交渉する技能（第10章を参照）は目に見えるもので，外傷ICUのチームにはよく理解されている。さらに，アンドレアは，イーサンが誤った治療を受けるおそれがあることに対するストレスや心配事，不安を口に出している。また，そのような傷害を防ぐ責任を負っているという道徳的な苦悩についても話している。初めのうちは対処するのが難しいが，臨床家は，熟練者になるつもりならば精神的・感情的な関

わり（不安を生む）を決して忌避してはならない。それは，患者のために強い意志をもって行動し，必要ならば勇気をもってやり通し，満足のいく解決を得るまでブレイクダウンを管理する（第 11 章を参照）という道徳的規範を提起するからである。感情は臨床判断に大きな役割を果たし，看護行為を導き，道徳的主体としての成長と行動を余儀なくするので，感情を他者にそがれてはならないのである。

経験を積んだスタッフ看護師，プリセプター，高度実践看護師，看護管理者，看護教育者は，効果的な協働や交渉，状況に応じたリーダーシップの発揮を役割モデルや指導，教育によって伝え，経験の浅い看護師の学習を促している（第 12 章を参照）。経験が浅い看護師ほど，臨床での出来事についての報告や，さまざまな状況を想定したロールプレイ演習による新たな技能の修得などで，大きな収穫がある。

高度な技術を要求される状況で的確な行動をとるには，次の道路脇の事故の例が示しているように，才知と訓練された注意力とが必要である。その看護師は，患者が浮腫による気道閉塞を起こす危険性が高いことを認識していた。彼女はその事故現場で，利用できないはずの選択肢を可能にしている。

看護師 1：患者とその恋人は，川沿いの道でバイクに乗っていて衝突しました。彼女は堤防の下の茂みに投げ出され，枝が彼女の首を貫通したのです。さらに彼女は頭部に外傷を負っていました。到着した私たちは気道確保が必要だとわかりましたが，頭部外傷のため（彼女は歯を）喰いしばっていたのです。そのときはまだ移送のために筋弛緩薬を使うことはありませんでした。彼女には顔面外傷もあったので，経鼻挿管もできませんでした。残された選択肢は気管切開（輪状甲状間膜切開）だけでした。私たちは道路の真ん中に座りました。私は 2 度と忘れないでしょう。本当に暑い日でした。私はとても神経質になっていたのですが，恋人は私の後ろに立って，「早くしろ！ 彼女に何かしろ！」と怒鳴っていました。彼は彼女が死にかけていると思っていました。実際，そのとおりでした。そして彼の怒鳴り声は私をさらにいら立たせるだけだったので，警官が彼を後ろに下がらせました。

看護師 2：それは私も覚えています。彼は彼女が堤防の下にいるときからものすごく怒っていました。彼は自分で彼女を引っぱり出したくて，私たちを

待たず彼女を板の上まで運び上げていました。
看護師1：そう，彼はけがをしていなかったのです。ただあたりをうろうろして，怒鳴っていました。
看護師2：彼が怒っているので怖かったのを覚えています。
看護師1：でも落ち着いていて，うまくやったと思います。私はこの出動で気道を確保する責任がありました。だから，それは言ってみれば，私にとっての気道だったんです（笑）。そう，私たちはお互いにいつも助け合っています。

　外傷チームが現場に到着したとき，患者は呼吸していたが予断を許さない状態で，移送前に確実な気道確保をしなければ途中で危険な状態になることが目に見えていた。一方の看護師は状況の緊急性を理解し，もう一方の看護師のサポートのもとで初めての輪状甲状間膜切開をうまくやってのけた。彼女の問題解決は，不安定な状況を管理するのと同じように，機敏で的確であった。

　恋人が看護師に向かってわめいていたとき，自分たち自身の安全に脅威を感じたが，看護師たちは焦点を見定め続け，はっきりとすばやく考えをめぐらせ，熟練した行動を続けた。強いプレッシャーを受けながら，気道を確保する方法は気管切開（輪状甲状間膜切開）だけであった。しかし不測の事態でとりうるさまざまな非侵襲的な選択肢についてすばやく検討し推論した看護師に注目したい。これは，患者にとって何が最善なのかを考えることによって導かれるものであり，激しい敵対的な状況から一刻も早く逃れることから導かれるものではない。このような勇気と確信がどのようにして身につくのかは明らかではないが，普段から救助に関わっている看護師にはこのような特性がよく見られることには気づいていた。

　次の例では，患者はさらにコントロールされた環境であるICUにいる。さらに，100％の酸素で換気されているにもかかわらず，効果的に酸素化されていなかった。かなり経験のある，博士課程を終えた高度実践看護師（CNS）が，長期の複雑な事例について，臨床推論と難問解決について詳細に説明している。

高度実践看護師：50歳代半ばの男性は極度の呼吸困難で，病棟からICUへ運ばれてきたところでした。彼はICUで緊急挿管され人工呼吸器を装着し，バイタルサイン測定とパルスオキシメータが装着されました。パルスオキシメータは80台後半だったので，うまく酸素化されていないことがわかり，投与酸素濃度を100％にしました。1回換気量は800mLで呼吸数は10に設定したアシストコントロール（補助調節呼吸）でしたが，呼吸数は30台でした。問題は大きな死腔か多呼吸かのどちらかだとわかりました。そして，100％の酸素投与で得られた最初の血液ガス分析の結果は，PaO_2 67，pH 6.73，$PaCO_2$ 113，HCO3-18でした。この情報からすぐに換気がうまくいっていないと判断されました。そこで疑問が起こりました。"何をすればいいのか？"血液ガスをとり続けることはできず，その時のpHは命に関わるものだったので，経過をたどるためにカプノグラフィ*をつけました（*訳注：呼気中の炭酸ガス濃度を連続的に測定する機器）。これらは呼吸器専門医と研修医など6人の医師，高度実践看護師，患者をケアする看護師によって行われました。分時換気量はCO_2の排出には十分すぎるくらいだったので，$PaCO_2$の高い値を見たときは奇妙に感じました。巨大な死腔があるか，人工呼吸器に何か問題があるかのどちらかであるはずでした。なぜCO_2が排出できないのかがわかりませんでした。そこで，私たちが最初に行ったことの1つは，私が提案した"人工呼吸器を外して，バッグで換気する"ことでした。どうも人工呼吸器が患者に合っていないように感じたからです。人工呼吸器を外してバッグで換気すると，肺に空気を送りこむときにものすごい抵抗を感じました。人工呼吸器を外す前には，気道内圧上昇のアラームが何回も鳴っていました。そう，バッグで換気をしてみると，今言ったように，すごく抵抗があったのです。そこでバッグで換気した際の呼気終末レベルが落ち始めるのを注意して見ていました。それは，100近い高さで始まりました。しかし，バッグ換気をするとかなり早く下がるのがわかり，2～3分後には40台になっていました。

そこでわかったことは，呼気終末レベルは動脈血ガス値と連動するということでした。完全な予測にはなりませんが。健常者では，呼気終末レベルと動脈血ガス値はかなり相関しますが，ICUにいるほとんどの患者は，通常より大きな死腔があるので，呼気終末……動脈の傾きがより広くなる傾向が

あります。ですから，実際はどのくらいの動脈血レベルだったのかはわかりませんが，とにかくそれが落ちるということがわかりました。それとともにpH が低い原因は $PaCO_2$ が高かったためで，pH の値もよくなっていることがわかりました。私たちはその時点でどうなるかを見るために，再度人工呼吸器を装着しました。すると再び，気道内圧上昇のアラームが鳴り始め，呼気終末の CO_2 が上昇し始めました。このとき，そうです，はっきりと人工呼吸器が原因でうまく換気できていなかったとわかったのです。そこで人工呼吸器の設定を変える必要がありました……試してみて平均気道内圧が上がるのを確かめることが必要だとわかっていました。理論的にそれができるのなら，ガス交換時間を延長させていたと思います。そしてどんな効果があるかを見るために，吸気時間を増やし吸気量も増やしました。吸気時間と量の増加で，毎分 120 L に流量を上げたところ，呼気終末の CO_2 の値は安定し始めました。ただ気道内圧のアラームはまだ鳴っており，それを完全に下げることはできませんでした。

　私たちの選択肢は限られていました。その時点で，呼吸の負担を減らすものであれば，どんなことでもやってみました。まずフェンタニルとミダゾラムで鎮静し，さらにそれを持続させるためにロラゼパムを使用しました。それらの併用で気道内圧のアラームは前ほど鳴らなくなりました。この時，私は「ところで，私たちはまだ本当に望む状態にはなっていませんね」と言ったのです。呼気終末は 60 あたりで，酸素飽和度（パルスオキシメータ）は 80 台半ばで，時に 70 台を示していました。その原因として考えられることすべて，片肺挿管，気胸などについて胸部 X 線撮影で確認し除外し，大きな死腔のある患者への対処を行うことにしたのです。その原因が何かはまだつかんでいませんでした。試行錯誤でしたので解決までに少し時間がかかりました。しかもその間に，少しでも pH の値がよくなるように，状態を安定させなければなりませんでした。2 回目の血液ガス分析値は，pH が少し上昇して 7.12，$PaCO_2$ が約 80，そして呼気終末，動脈の傾斜はだいたい 20 でした。まだ道が残されていることがわかりました。先へ進むことを選択し，最初に鎮静をすべきだったと確信をもったように，筋弛緩薬を投与しました。それによって気道内圧を低く維持し，より良好な反応を得ようとしたのです。その時点で酸素飽和度は 90 台前半まで上がってきていました。呼気

終末レベルはだいたい50でした。また私たちが望んだ状態ではありませんでしたが、よくなっていました。

大切なことは、オキシメータとカプノグラフィを観察することで、患者の状態がよくなっているかどうかをアセスメントできたことです。しかし、実際に重要なことは、混合静脈血酸素飽和度（SvO_2）のレベルがわからなかったので、組織の酸素化がどうなっているかは不明だったということです。パルスオキシメータの値はおそらく改善されていたでしょうが、それは私たちが患者の肺に対していろんなことを施したからではありません。普通、オキシメータの値に改善が見られたら、「どうしてオキシメータの値が改善したのか？」と分析をしますよね。ほとんどの場合、それは肺の機能が改善したからですが、呼吸筋を懸命に動かしている人の場合、心臓の左側に戻ってくる、つまり肺につながっている肺静脈の血液の比率は少ないのです。ほとんどが上大静脈を通って右心房に入り、一部が肺静脈に入り、肺静脈は直接心臓の左側に流れ込みます。

だから、筋弛緩薬によって酸素消費量が改善され、その量を減らせたら、パルスオキシメータの値は上がってくるかもしれない。そのように、パルスオキシメータの値を上げられるのは酸素消費量の減少であると推測することはできても、答えはわからないのです。筋弛緩薬の投与は、ガス交換を改善するという点では効果がなかったと思います。カプノグラフィは少し下がりましたが、お伝えしたように50くらいまでです。しかし、やはりまだ……本当によい状態ではなくて、カプノグラフィが30台になるまで見ているつもりでした。ですから、まだ患者の肺を治療したわけではなく、ただ肺酸素消費量を減らしただけだったと思います。しかし、ファイバースコープがなかったので確信できませんでした。ただし心臓の左側を測定するわけではないので、それさえも限界がありますが……。

ですから、それを克服するとともに、換気より酸素化の治療が目標であるとわかっていましたが、一酸化窒素を投与することにしました。高炭酸ガス血症が人工呼吸器で補正できないと、大変やっかいになるので、ただあれこれ試してうまく切り抜けようとしたのです。もしほかに重大な問題がなく、パルスオキシメータが90台半ばになっていたら、一酸化窒素は始めたくありませんでした。実際、患者には大きな問題が何もありませんでした。繰り

返すようですが，静脈血酸素飽和度のレベルを知ることができなかったので，組織がどんな状態になっているのかわかりませんでした。1つだけ，私が提案したのですが，乳酸のレベルはわかりました。その日の遅くに測定され，結果は1.4で基準値でした。このように精巧なファイバースコープがなくても，やっていけるのです。患者の組織の状態を知るために，少なくとも乳酸値は得ることができます……そして，正常範囲内の乳酸値レベルは私たちの励みになりました。

以上のように出来事の詳細が語られたことで，非常に複雑な状況で行動しつつ考え，推移を見通すための生理学の知識を駆使する高度実践看護師の姿を生き生きと描き出している。この高度実践看護師は病態生理，診断機器やモニタリング機器，薬理学やさまざまな療法について広範で科学的知識をもっている。さらに驚くべきことは，習得した知識を柔軟に，熟達したやり方で徹底的に活用していることである。この知識は，経験的知識である，実践的知識であるなどと，単純にいうことはできない。このような状況では，高度実践看護師の背景と広範囲の科学的知識と膨大な経験知によって，患者の臨床状況を理解すること，どんな処置が必要なのかを判断すること，その後の治療の指標となる患者の反応を"読む"ことが可能になった。彼女は何に気づき，どのように考え，状況の理由づけと判断を患者の反応によってどのように変化させ確信していったかを述べている。また，原因と思われることが除外されたと同時に複雑な問題を探索し，明確化し，推理したことを説明している。

この話は結果的に，治療に対する患者の反応を"たどる"際に，危険が伴うために使えない技術の代わりに，生理学や薬理学，技術の原理を広範囲に理解することによって使える技術を見つけ出せたことを説明している。高度実践看護師は，頻回な動脈血ガスの採血で患者を傷つけることなく，そしてファイバースコープ挿入の危険に曝すことなく，カプノグラフィを使って患者の動脈CO_2の状態をどのように判断したのかを説明した。同様に，組織の酸素利用状態を調べるために，乳酸レベルを代用することで組織の酸素化を評価した(Ahrens, 1993a; Ahrens, 1993b; Ahrens & Rutherford, 1993)。この状況が示すように，危機を防ぐために不安定な患者の状況を管理することは，危機

を管理することと同じくらい，あるいはそれ以上に大きなものが要求される。

　そのまま自然に解決する可能性もあれば，対処しなければ悪化する可能性もあるので，初期段階での対処でははっきりとした確信がもてないこともある。対処が必要なのか否かを判断するために，多くの時間や多数の患者の例が必要とされることもある。また，あまりにも慌てて対処すると，不要な危険と苦痛を患者に与え，"第一に，危害を与えることなかれ"の精神に背くことになる。ここで，不安定な状態と命に関わる状態とを見極めることは重要である。不安定な状況では，可能であれば患者自身でよい方向へ向かえるよう十分な時間をとるのに対し，危機では迅速かつ果断な行為を必要としているからである。熟練の臨床家は，どんな処置もある程度の危険を伴うため，不要な侵襲的処置を行うことには特に躊躇する（第8章を参照）。衰弱している人にとっては，回避できるならどんなリスクもないほうがよい。

　次の例では，患者の状態が自然に改善する見込みはなく，患者が即時の対処を必要としていることに疑いの余地がない。

> **看護師**：重度のCOPDの患者が，外からCCUに移されてきたため，大変動揺していました。その時，患者は35%の酸素マスクを装着していました。私は彼の爪を見ました。酸素飽和度モニターを装着していなくても，それが60以下に落ちていることは誰にもわかりました。たぶんその時点でP(a)O$_2$が50〜56くらいだったのでしょう……，私は部屋に入り，「少なくとも70%の酸素が患者には必要ですね。指示は後でもらいましょう」と言いました。患者は震えていて，爪床は青く，斑点が出てきていました。明らかにもっと酸素が必要でした。

　この患者は低酸素状態で代償能力を超えた身体徴候を示しており，まさに危機状態で，即刻行動を起こす必要がある。この特異な例では，酸素投与が最も早急にすべき処置である。しかし，酸素は呼吸運動を抑制する危険性があり，それが低換気や状態悪化の原因となるため，この患者の特異な状況から，酸素投与は長期的な解決策とはならない。このような危険な処置では，できる限り早く副作用を見つけるために，治療に対する患者の反応を機敏に持続的にモニタリングする必要がある。これとは対照的に，臨床観察による

以下の状況は，新生児が陥没呼吸の初期徴候と皮膚の色の変化を示したときの状態を説明している。そして，処置する前にどのような注意を払ったのかを伝えている。

看護師：患児の皮膚が黒っぽく見えます(医師は50％酸素フードを指示する。1〜2分後に色は改善し，看護師はフードの酸素を25％に下げる)。

インタビュアー：今起こっていることと，何が最も重要なのかを少し私に話してくれますか。

看護師：患児の皮膚はまだ温かくピンク色であることを確かめること，それとアセスメントをすることです。彼女(別の看護師)はルームエアの酸素濃度で，患児の呼吸音が少し減弱し始め，きつい状態だと感じました。酸素が必要であるとわかるほどに，患児の皮膚は徐々に黒みがかってきていました。だから今，25％の酸素フードを装着させ，私たちは酸素化の査定をして輸液を注入できるように臍動脈に輸液ラインを入れる予定です。状態が早く改善すれば，ラインは長く入れておくことはありません。たぶん12〜24時間ですね。

(看護師はビタミンKを投与する。反射のチェックをし，発達段階のアセスメントをする。2人の看護師が"一時的に"安定しているようだと話す)

(血液ガス分析が終わる。$PaO_2 29$，$PaCO_2 64$，pH7.16で酸素フードは40％に上げられ，皮膚の色が少しピンクになるが，のちに悪化する。看護師は，医師が後ろで見ているなかで落ち着いて挿管する)

インタビュアー：どうして挿管したのですか？

看護師：無呼吸があってさらに(皮膚の)色が悪くなったのです。CO_2の値は50台あたりでしたから，挿管が必要でした。だけど完全に緊急事態ではなかったので，その前に私は余裕をもって見ることができました(医師が"よくやった"とコメントする)。もう少し説明しましょう……つまりこの子は25％の酸素フードでよくなり始めたのです，40％まで上げてから20％台まで下げました。この子に挿管したときはわずか28％の酸素でしたが，2回の無呼吸発作で色が悪くなりました。そして鼻翼呼吸と悪化の徴候である陥没呼吸をし始めました。そこでこの子に負担をかけるだろうと予測し，挿管することを選択したのです。これで，この子は楽になったはずです。完全に

負担をかけた後で挿管した場合よりも，ずっと早くウィーニングが進むことを期待したのです。普通なら，もっと長期に挿管されます。だからまだ少しエネルギーが残っている状態で呼吸を助けることにしました。以上がこの子に起こった主なことです。そのほかに，自分たちの基準にそって進めました。抗生物質といつもの血液検査など……。（観察に基づくインタビュー）

ここでは，新生児の反応で不安定さが伝わるが，フードの酸素を増量した後，状態が何回か改善したために，さらに積極的な治療をするための明確な指標が得られなかった。看護師は患児の状態が容易に悪化したり改善したりすることに気づいていたので，さらに綿密にモニターした。新生児に無呼吸発作や鼻翼呼吸，極度の陥没呼吸が見られたとき，生理学的変化が明らかであったので，決定的な処置が必要となった。その時点で，回復よりも緩徐な悪化傾向がはっきりと示された。看護師は状況変化の流れを述べ，新生児がエネルギーを使い果たさないよう生理的余力を残すために挿管した。時に不安定な患者の変化はとらえどころがないため，患者の特異性を知ることと時間をかけて推移を見ることでしか認識できない。

はっきりしない状況のなかでは，必ずしも時間をかけて不安定な患者の反応を観察する必要はない。たとえば多発性外傷患者の場合，外傷の1つを治療するための緊急度は，ほかの外傷治療の必要性を判断する時間を制限する。そのような状況では，次の事例で説明されるように，早急に判断する必要があり，迅速に実行に移さなければならない。

看護師1：私はティナ（看護師）とともに呼ばれました。銃創が顔面にあると，治療が大変なのです。患者は横向きになって寝ていて（側臥位），前かがみでしたが，気道は確保されており，状態も悪くなく反応も良好でした。彼女はこんなに大きいガーゼをあてていたのですが，血がにじんで，上唇が垂れ下がっていました。それは，まるで「まあ，そんな気道で大丈夫なの？」という感じです。まさか，それでいいはずありません。ティナの役割は気道を管理することですが，彼女は即座に決断しました。「今，肺の状態はいいわね。そうよね。じゃあ，行きましょう」と言いました。私はというと，「行きましょうですって？」という感じでした。

看護師2：あなたは彼女を(壁に背を向けて)寄りかかった状態のままにしたのですか？

看護師1：そのままにしておきました。彼女は反応があり呼吸困難がなかったので。彼女の気道はまったく損なわれていませんでしたから，ガーゼをはがしたり，再度気道を確保したりすることは余計なことだったのです。骨には異常はありませんでした。組織だけでした。すべての組織を失ったのです。目はありました。そんな感じでしたが，ティナは本当に早く決断しました。

看護師3：飛行時間はどのくらいでしたか？

看護師1：とても短かったです。ここからそこまでで6分くらいの飛行です。でも怖かった。

看護師4：私もティナと同じような状況を体験しました。顔面に銃創があり，心臓の代償不全がありました。気道は確保していましたが，血圧が下がってきました。重度の低酸素状態で，そのために気管切開をしなければなりませんでした。

　このような状況での臨床判断には緊急性が求められ，誤った指示は重大な結果を導くので，大変困難な判断であることは確かである。看護師のティナは背景となる知識とこれまでの経験から，さらに気道確保はしないという判断をした。非常に侵襲的で余計なことは，すでに重度の外傷を負った患者をさらに傷つけることになり，銃創の治療を遅らせることになる。その一方で，前述の患者に起こったように，女性が移送で悪化する可能性もあった。移送の間に気道を確保することは，さらに困難である。不安定な患者を管理することは，看護師の判断能力が問われる。また，前述の話にあるように，正しい判断を下す熟練さは，必要な処置を遂行する熟練さと等しく重要であり，急務である。

　回復不能なまで悪化していないのなら，状態の不安定な患者を助けるためにできることがまだあるはずである。技術的あるいは薬物的な処置が患者の身体状態を安定させる助けにならない場合もある。患者の不安定な状況が悪化しているのなら，行っているケア内容は必然的に変わる。

看護師：30歳代の男性は動脈瘤のため喉からの出血がありました。いつ破裂してもおかしくない状態でしたが，どうしようもありませんでした。咳き込むと血を吐き出し，咳を抑えることができませんでした。咳をしていた間ずっと，喀血し続けました。そして破裂したのです。すぐに彼を蘇生室に入れ，やり手のD医師がいたことに心から感謝しました。D医師は私に「モルヒネのバイアルをいくつか持って来て。それで紛れるだろうから。患者の意識をなくそうと思うんだ」と言いました。患者が不快に感じないレベルまで鎮静させるつもりでした。私たちはそこに座って鎮静するまで待っている間，患者と話をしました。処置をしているとき，彼は部屋に母親を入れたがらなかったのですが，彼は非常に母親のことを心配していました。死ぬことに対する不安は表しませんでした。見たところ33か34歳くらいでした。死ぬことを気にかけていないようでした。死ぬという不快な考えをもちたくないようでした。そしてD医師が彼に，「咳が始まったら，次のことをしようと思っています。あなたが心地よくなるまでモルヒネを注入していきます。あなたを苦しませたくないのです」と言いました。それによって死ぬことの心配を取り除いたので，彼の気がかりは母親のことだけになりました。彼は独身でした。そして出血は止まりました。「ああ，神様（静かな声で）。止まって，止まって，もうこれ以上咳をしないで」と祈りながら私はそこに座っていました。喉を浸潤ししびれさせる液体を彼に投与しました。彼を助けるためのあらゆる処置（咳を抑え込むための多くの処置）によって彼の状態は落ち着き咳も止まりました。ですが，本当に不安な1時間でした。「お願い，止まって」という気分でした。

　この例では，それ以上の不安定状態を防いだり治療するための処置がない場合，必要な安楽を提供するために，急速な方向転換を行う準備をしている。患者をサポートするためにそばにいて注意を怠らないようにし，患者の咳を落ち着かせるためにいろいろなことを試した。いつの時点で処置の限界を認識し，最善の選択方法が安楽ケアであることを知るのかは，患者の安寧に重要なことである（第6章を参照）。このケースでは，結局咳はおさまり出血は止まった。臨床的に予見し状況変化の可能性を理解することは，臨床家の思考，実践，準備状態を状況に合わせるうえで必要なことである。

■重要だが緊急でない身体機能の不安定さを診断し，モニターし，予防し，管理すること

　生理的な実践という先の2つのカテゴリーでは，患者の身体状況が危機的で不安定なために，緊急で迅速な対処を要していた。これまでに述べた患者はいずれも，一時的ではあったにしろ非常に不安定であった。先のカテゴリーでは，患者の状態は非常に限られた時間内に急変する生理的発症から推論することが求められたが，ここでは，もっと緩徐な場面転換のなかで推論したり，時間をかけてモニターして変化があるかどうかを判断することが必要とされる。看護師の慎重さと注意力のレベルは，患者の栄養のニーズといった領域にまで及ぶ。

　このような患者に質の高いケアを提供するには，初期に現れる問題の例外的な徴候を察知するための持続的で洞察力のあるフィジカルアセスメントと観察技能を必要とする。ある高度実践看護師の観察はこの知的作業を表している。

> **高度実践看護師**：もちろん経験は学ぶための1つの方法であり，物事を覚えていきます。私は常に目を通した文献や書物について考えています。(けれど)予測される所見はさまざまです。自分の臨床的な観察技能を軽視して，文献に頼りすぎると，何かを見落とすこともあります。

　問題を察知し早期に対処することは，患者に大きな効果をもたらす。そのため専門家による持続的なモニタリングの重要性は，急性，慢性，重篤疾患の看護ケアを通して広く理解されている。臨床での観察中に看護師は，この実践カテゴリーに必要不可欠な特質を明確にしている。

> **看護師**：ここ(NICUに隣接する中間療養ケア病棟)にいるほとんどの新生児は，とにかく大きくなるだけ，家に帰る前にいくらか体重を増やすだけです。新生児がICUからこの部屋に移ると，私たちは両親に，家へ帰るための大きなステップですからね，と話します。基本的にここにいる看護師は，不安定な状態を注意深く観察しています。この子たちは突然具合が悪くなる

可能性があります。たとえば，まだミルクアレルギーを起こす可能性があります。ここでかなり重症になって，腸壊死まで起こした子どももいます。結局挿管し，緊急手術のために子ども病院へ移しました。
インタビュアー：ミルクアレルギーによってですか？
看護師：ええ，突然ミルクの耐性がなくなり，腸の中でどうしようもないほどの感染が起こります。腸が完全に茶色になってしまったら，壊死が始まったことですから，手術が必要です。初期の段階で発見されれば，抗生物質で治療できます。ミルクアレルギーはほとんど何もない状態から死に至るほどに悪化します。体温の変化と同じくらい単純なことで，何の前触れもなく，大量の血便が出るまで徴候は現れません。血便が出たときには，もうすでに始まっているのです。さもなければ，非常にゆっくりと進行していることもあります。嘔吐が続き，腹囲が非常にゆっくりと増加するのです。それらを早期に把握しX線撮影をすると，少量の空気と内容物の停滞が見られます。ミルクをやめ，10日間絶飲食として腸管を休ませ，点滴を注入しながら注意深く観察します。基本的にここの子どもたちは成長期です。状態は安定していても，注意が必要なのです。（観察に基づくインタビュー）

　この看護師は，ここでの患者の特徴を，状態は安定しているが，突然変化する可能性があるとしている。このカテゴリーでは，身体的な変化に対して早急な対処や救命処置を必要としないため，臨床判断と実践が異なる。患者の状態が急速に変化すれば，緊急性が生じるが，その可能性は少ない。しかし，看護師に求められるものは，早期に異変を発見するための綿密なモニタリングと，患者の不安定な状態がさらに悪化しないための予防である。患者は重症な疾患であるかもしれないしそうではないかもしれないが，誰もが急速に悪化する可能性をもっている。ここでの患者は身体的に不安定であるが，緊急を要する処置は必要としていない。このような患者の多くは，支持的な技術や薬物，それ以外の維持療法で慎重に管理されており，（脆いけれど）安定している。それゆえ，この実践カテゴリーでは，さまざまな患者がどのような看護師の臨床判断や実践を求めているかという点で異なってくる。
　このような患者に対して最も必要なことは高度なレベルの慎重さと注意深さである。つまり，患者の状態の変化をモニターすること，望ましくない発

症を予測し予防すること，快方へ向かうよう患者の反応の経過を記録すること，必要に応じて緊急の処置に備えることである。そのためにはすぐれた臨床把握と先見性が必要とされる。このような患者へのケアの目的は，患者の身体的状態を安定させるためのサポートと維持であり，治療が必要になった場合，できるだけ侵襲性がないようにすることである。また，変化を見通すことも特徴的である。持続的で熟練した観察は，卓越した実践の中核的要素である。ベッドサイドでの観察のために，経験を積んだ看護師を適切に配置することは，初期の徴候を把握するために欠かせない。

バーバラ・ヒッデの日常の実践での熟練した観察は，より経験の浅い看護師に強く求められるセーフティネットとなっている。経験の浅い看護師の把握力や判断力，実践能力が，まだ患児のニーズに釣り合っていないのである。

> **看護師**：新生児室の心臓・無呼吸のアラーム音が聞こえたので，部屋へ向かうと新人看護師がいました。彼女はまだオリエンテーション中で，新生児のベッドサイドにいました。新人看護師には珍しくないことですが，ルーシーはモニターを見つめていました。「これは本当でしょうか？」彼女は尋ねました。「子どもを見てください。この子は息をしていますか？」と私は尋ねました。それは本当でした。本当に無呼吸で徐脈があり，処置が必要でした。「背中をやさしく擦って呼吸を刺激して」と私は言いました。ベイリー（新生児）の心拍数はすぐに60から150台に上昇し，その子は呼吸をし始めました。「どう思う？　ルーシー」私は尋ねました。ベイリーの心拍数は今は問題なく呼吸数も正常でしたが，顔色はまだ浅黒く酸素飽和度は78％でした。ルーシーはモニターの数字に気づきその正確さを検討しましたが，顔色の変化には気づきませんでした。「まだ酸素化が足りないから，酸素を与える必要があるわ」。私はベイリーに酸素を与えるために酸素チューブに手を伸ばしながら，自分の行動をルーシーに説明しました。「酸素チューブをベイリーの鼻の周囲に当てるようにすると高濃度の酸素を吸うことができるのよ」。私はチューブをルーシーに渡し彼女のウィーニングのやり方を見てみました。チューブを持つ彼女の手は震えていました。大丈夫かとルーシーに聞いたところ，無呼吸で徐脈の患者を目の前にしたのはこれが初めてで，そのため彼女は怖くなっていたのです。私は，ベイリーはよくやっている，

すばやく対応してくれてありがとうと言いました。
　私はルーシーに，彼女のプリセプターが無呼吸で徐脈の状態について一緒に復習してくれたかどうか尋ねましたが，彼女の答えは「いいえ」でした。私は無呼吸と徐脈のアセスメントの仕方について説明しました……

　バーバラは同時に，モニターの再現の過程や体位変換の実際，心拍数の計算法，記録のための関連する問題など基準について1つひとつルーシーに説明している。

　看護師：記録を書き終えたとき，ルーシーのプリセプターが昼食から戻ってきたので，私は彼女にルーシーが新しく経験したことを説明しました。事実，ルーシーはオリエンテーションを終えていました。そのオリエンテーションの4，5週間後，私は新生児室の勤務をしていました。またアラームが鳴ったので，行ってみるとルーシーがいました。軽い刺激を子どもに与えながら「ジェイソン，そんなことをすると顔色が悪くなるわよ」と彼女は新生児に話しかけていました。私は何か手伝うことがあるかルーシーに聞きました。「いいえ，うまくいっています。この子は刺激に上手に反応しています。ですから，もう酸素を与える必要はありません」ルーシーは自信をもって答えました。「見に来てくださってありがとうございます！」

　バーバラの実践にみられるように，熟練看護師の注意深い目と耳は，病棟内で見，聴き，感じとれるものをできるだけ多く取り込むよう広がっている。これと同じ考え方が責務についての善と倫理観にも表れている。バーバラはルーシーをやさしく指導して，ルーシーが技能と自信を身につけて独り立ちできるように仕向けている。子どもをルーシーから救うのではなく，無呼吸と徐脈の子どもを安全にケアするのに必要なことをルーシーが学べるよう，礼儀をわきまえて接し，あらゆる手段を講じている。この熟練看護師は状況下でのコーチングと学習の理想的な姿を体現している。彼女はルーシーの学習が高まっているその時にコーチングしているので，臨床知識と臨床推論を必然的に暗黙のうちに伝えることができた。バーバラは，知識をもつことと，状況のなかで知識を使うこととの開きがなくなるよう助けている。そ

のおかげで，ルーシーは子どもの反応とその意味することを即座に理解し考えることができた。彼女は，ルーシーが最初はたやすく見逃していたが実践をするなかでその後に起こるあらゆる事態を学んだ。質的に異なる色の変化を指摘することでルーシーの注意力と識別能力の技能を磨き上げている。重要なことは，バーバラが，専門性を身につけるのに欠かせない，言葉では言い表せない思考と行動の習慣(臨床把握と予測)を教えていることである。ジェイソンとの今後のケアに対しても，またルーシーと指導者(メンター)に対しても，成果はたくさんある。ジェイソンの無呼吸と徐脈に対しては，バーバラは今では楽な気持ちで，また自信をもって，ある程度距離をもって考えることができる。これは熟練者の実践を保ち，それを他者の実践へ広げていくことの顕著な例である。

　この例では，生理学の知識に基づいたこの仕事の特質を述べ，熟練の臨床家がベッドサイドにいる重要性と価値を強調している。また，熟練看護師のみがベッドサイドで提供できる思考と問題確認の技術と，そうでない看護師とを置き換えることの危険性を述べている。安定していても脆い患者の変化を早期に察知するためには，科学的な判断が下せることと，患者の病歴に関する知識と経験，専門的判断と技術が要求される。

　以下では，多くの血管作用性薬物の投与によって，安定状態の境界をさまよう重症患者に対するICU看護師の関心と管理について述べられている。

> **看護師**：この患者は2年前にMI(心筋梗塞)を起こしていました。彼女の場合，冠動脈疾患が徐々に悪化したため，CABG(冠動脈バイパス術)と三尖弁置換をすることになりました。ところが，手術室でバイパスが外れるトラブルが生じたため，バルーンパンピングを装着しましたが，今ではそれも外されています。彼女は2日前に抜管し，あまり状態がよくありませんでした。約1時間もちこたえましたが，かなりの疲労のためCO_2値が高く，結局再挿管されました。1日半の間挿管され，今朝の7時頃再び抜管となりました。当初，血液ガス分析値はそれほどよくありませんでした。CO_2値は再び高くなり，境界領域だったので再び採血したところ，値はよくなっていました。
>
> **インタビュアー**：何がよくなったのですか？

看護師：この患者の場合，CO_2が57であったものが46でした。だから今日はもう少しよくなっているのではと，期待しています。彼女は不安が強く落ち着きがありません。今気になっているのは，心拍が少し早くて，時折不整脈があることです。ちょうど7時に投与したフロセミドによってカリウム値が低くなったためだと思われます。それから，尿は約700 mL 出ていますが，別の日にカリウムが低かった際，何回か心拍に問題が生じたので，ベラパミルと全体の投与量を少し上げなければなりませんでした。でもそれを避けたかったのです。フロセミドを投与してからすでに10 mEq ものカリウムを投与しています。今，検査結果を知らせる電話を待っているところです。カリウム不足であることの確証が得られるまで，彼女にカリウムを投与したくありません。最終的にさらに5 mEq 投与することになるかもしれません。そのことが心配の種になっているのですが，呼吸状態についても気になります。

インタビューアー：それで，心臓の状態はどうですか？　いくつか血管作用薬が投与されているようですが。

看護師：ドブタミンとニトログリセリンです。医師たちはドブタミンを離脱していく方向だと言っていました。私は，そうする前に，彼女の呼吸が十分安定しているかを確信できるまで待っているような状態でした……えーと，肺は実際それほど悪い音ではありません。ただ，かなり呼吸が困難な様子なのです。懸命に呼吸をしているという状態で，まだドブタミンを離脱する準備ができていないだけかもしれませんが……包帯や輸液ラインの交換など，しなければならないことがたくさんありますが，患者があまりにも体力を消耗しているのでしたくないのです。彼女をさらに疲労させ再挿管が必要となるようなことはしたくありません。この患者は相当体力を消耗しています。呼吸するのに腹筋と呼吸補助筋を使っているのです。（観察に基づくインタビュー）

看護師による説明は，患者の弱っている状態と，包帯を交換することさえ再挿管を必要とするほど患者を疲労させることを伝えている。観察の間，看護師は患者を落ち着かせるために，何時間もの間，明かりを少し暗くし，ささやくように話し，患者への刺激を極力抑えるための努力をしていた。1滴

のドブタミンの離脱開始にさえ躊躇したことは，その時の患者の衰弱状態を示す指標でもある。重症患者によく見られる酸素化の問題は，数多くある身体的問題の1つにすぎない。看護師は注意深くモニターし，患者の電解質の不均衡，水分出納状態，心調律などを管理している。さらに，患者の落ち着きのなさと不安を認識し，できる限り環境刺激を抑え，患者とのやりとりにも刺激しないよう配慮している。この患者に対するきめの細かいモニタリングと注意深い管理が，再挿管せずにゆるやかな回復へと導いた。

　経験の浅い看護師であれば，このような実践に気づかなかったり誤解したりすることが多い。この看護師を観察した第三者は，彼女がただ患者のそばにいるだけで，ほとんど何もしなかったと言うかもしれない。しかし，この患者の安定状態を維持し，器械的な処置を必要とするような悪化を防ぐためには，患者の複雑で多岐にわたる病態生理の理解，鋭敏なアセスメント技術，すぐれた臨床判断，通常のケア提供を自制する賢明さ，さまざまな全身の管理や環境の管理が必要となる。行動する時期と見守る時期を知ることは高度な技術であり，看護師はそのような判断ができない人によるケアの提案に躊躇した経験が多いだろう。たとえば，この看護師は，患者の代償能力が安定しなくなるものを少しでも防ごうと，血管作用薬の離脱の指示を一時的に延期した。

　経験豊富な者が立ち会って熟練者の実際の実践を観察しなければ，このレベルの正確な注意や瞬間瞬間の思考，生理的な変化がどのような影響を与えるかの推論，そして患者の状態や耐久力，回復度，継続的な臨床判断，治療・処置の強さやタイミング，必要性が目に見えることはまれである。しかし，この看護師のケアについての"普通"の説明，患者に提供しているケアの最も重要な側面を把握するのがいかに難しいかには容易に気づくことができる。彼女の実践の熟達度は，容易に観察でき，記述でき，知ることができるにもかかわらず，責任を負っているということや数量化されていること（実践を測定し保険請求をするための主要な合法的な方法）を超えている（価値があり保険請求できる熟達したケアの測定基準から除かれる）。思考や推論，判断に費やされる時間の量を"測る"ことができたとしても，また患者ケアの場で行われた判断の数を数えたとしても，その数量的データはその状況の外では何の意味もない。臨床判断にしたがった質についての感覚は，あ

る特定の時点での，ある特定の状況における，ある特定の患者という状況においてのみ理解できる。語りによる説明は，思考と推論，臨床判断（手段やプロセス）と目標すなわち成果とのつながりを明らかにしてくれる。

　これは手段と目的の問題であり，手段（熟練した実践）は注目の目から消え去るが，一方，目的（患者の成果）は，たとえば質の向上や成果の管理などの焦点を左右している。プロトコルや実践のガイドライン，設定されているベストプラクティスの場合，それは目的のための手段であるということが前提になっており，よい判断のできる臨床家は自分が適任ではなく患者に害を及ぼすおそれがある場合や，患者がプロトコルにうまく反応せず治療・処置を変更する必要がある場合を知っていなければならないという事実を見落としている。今のところ，米国の患者ケアの最も重要な側面，すなわち成果がどのようにして達成されたかを説明する複雑な質・成果追跡システムはほとんど進歩していない。

　熟練した実践は今後も意図的に，組織的に無視され過小評価され続け，したがって数量化でき保険請求のできるものを優先する考え方からは排除されてしまう。成長中の人も含めて熟練の臨床家は日常の実践のなかで患者とその愛する人たちにとって重要なことを理解しているので，法律的にはほとんど重要ではないようなことを身につけようとし，その責務を負おうとしている。筆者らの目的は，患者に付き添い監視することを含む専門家としての熟練した技能を表出することであり，また手段と目的との関係の理解にあるギャップを埋めることにある。行動する時期を知る技術は専門的実践の中核的要素であり，このような実践によく取り上げられるテーマでもある。また，注意深いモニタリングと切っても切れない関係にある。

　別の臨床観察では，新生児（R）に授乳していた看護師が，非常に安定していた別の新生児（C）の心拍数が47まで落ちて突然アラーム音が鳴るのを聞いた。看護師はその場の状況を描写し，彼女の解釈と異なる場面展開となったときの処置についても説明している。

　　看護師：それはあの子にとって普通ではありませんでした（Rちゃんに授乳して，やさしくCちゃんを揺すりながら，落ち着いて椅子から立ち上がる。徐脈は解決し，心拍数は102まで上昇した）。今までそんなことはあり

ませんでした。
　（ほかの看護師が,もしかしたらモニターがおかしかっただけで,すべての心拍を拾わなかったのではとコメントする）
看護師：いいえ,モニター上で間隔が延びました。正真正銘の徐脈です（Cちゃんのモニターを目で追っている）。
インタビュアー：それが解決されなければ何をしていましたか?
看護師：そうですね,ご覧のとおり私は軽く赤ちゃんを刺激しました。それで効果がなければもう少し刺激を加えていたでしょう。少し強く揺すって,赤ちゃんをもち上げて。刺激で解決しなければ,その時は酸素を投与したでしょう。薬物は,徐脈が持続して赤ちゃんが反応しなかった場合の最後の手段です。けれど,Cちゃんにとって徐脈は初めてのことだったので,私は彼から目を離さないようにしました。（観察に基づくインタビュー）

　この場合,新生児に突然問題が発生した。しかし,看護師は落ち着いて新生児に近づき,一瞬で彼を観察している。徐脈がすぐに戻らなかったので,彼女は軽く足をこすった。迅速な処置がより早く問題を解決することもあるが,この看護師は新生児の生理学的メカニズムがどのような反応を示すかを把握してから行動に移している。看護師は時に,この"体の反応に合わせて"注意しながら待つことを要求される（Benner, 1994a）。何をいつ行うのかについての知識と経験があるため,この熟練看護師は,新生児の反応にそって最も害が少なく最も的を射た処置を行う柔軟性を備えているのである。
　上述の話では,患者の変わりゆく状態にそって処置を考慮したり,実施したりしている。しかし,看護師は新しいケアを試したり,現在のケアを評価したり,ケアを中止したりする際に,同じ方法で判断したり注意したり,実践したりしている。たとえば観察の間,左心室形成不全で三尖弁僧帽弁閉鎖,さらに重症大動脈狭窄を起こしている新生児に,血管作用薬プロスタグランジンE（PGE_1）の投与量を決定するため綿密にモニターが行われた例がある。

看護師：脂質,それからPGE_1……が投与されています。
インタビュアー：PGE_1の投与量はいちいち濃度を滴定していますか,それ

とも，セットされている量を投与しますか？

看護師：滴定しています。体重1kgにつき1ngの量で投与しています。動脈管の開存のための投与量は可能な限り少なくしたいのです。

インタビュアー：わかりました。それで，それをモニターする方法が何かあるのですか？ （看護師が聴診器に手を伸ばす）ああ，わかったわ，それで聴くのですね。

看護師：実際に聴かなくてはならないということではありません。指をここ（左鎖骨の下）にあてて，感じることもできます。

インタビュアー：（触診する）あら，本当に！

看護師：だけど私たちはそれを1時間ごとにモニターしています。まだ雑音があることを確認するために聴くのです。

インタビュアー：動脈口が大きくなったり小さくなったりするのかがわかるのですか？

看護師：ええ，もちろん。

インタビュアー：それでは，ただあるかないかはわかりますか？

看護師：ええ，それは胸部全体から聴けますよ。つまり，聴くことで確認できるのです。私が胸部を聴診して音の場所を探し出すように。まず，患者のPMI（最大拍動点）がどこにあるか，最も強い刺激があるのはどの場所か。でも，あまりに大きいと判別するのは困難ですが。つまり，胸部全体から感じとります。これは，役立つサインです。（観察に基づくインタビュー）

　この患者の場合，注意深い観察技能と入念な雑音の聴取によって，薬物の投与レベルを決定していた。この新生児の動脈管を開存しておくためにはPGE$_1$が命綱である。左心室の形成不全への姑息手術が可能になるまで，全身の組織の酸素化のため，開存した動脈管は大動脈へ酸素化された血液を流し込む役割を果たす。このような状況では，身体所見が最新の医療機器（例：心エコー）に代わって，的確な臨床判断と生命を維持する治療に必要な生命徴候を知らせるものとなる。

　同様に処置が終了しつつあるとき，特にかなり衰弱している患者の場合，熟練の看護師は合併症を防ぐために，患者の反応を持続的に査定しなければならない。次の臨床観察では，ある新生児が徐々に人工呼吸器から離脱し，

急激に鎮静状態から回復していく際の観察や対処，それらの深刻さについてNICU看護師が詳細に報告している。

> **看護師**：この赤ちゃんは生後3日目で，呼吸窮迫症候群(RDS)でしたが，(妊娠)37週目での出産でしたので，RDSになるにはやや遅いです。患児は具合が悪くなって，3日前に（この病院に）移されてきました。治験薬であるExosurfが投与されました。これは合成界面活性薬で，RDS患児の気管チューブから注入されます。彼は標準的な量を2回投与され，よくなりました。しかし，2日前の夜に再度状態が悪化しました。
>
> **インタビュアー**：悪化したとは，どういう意味ですか？
>
> **看護師**：PO_2が下がり，まさにアシドーシスの状態になりました。昇圧薬が始められ，製薬会社にも電話をして，Exosurfの3回目の投与許可を得ました。この3回目の投与によってまだ状態は悪いものの，かなりよくなったのです。いまだにドパミンとニトロプルシドは入っています。それに，人工呼吸器の設定値はかなり高く，まだ大量の酸素投与を受けています。
>
> **インタビュアー**：どのくらい？
>
> **看護師**：45％で，回数は20，この大きさの新生児にしてはかなりの圧で34です。そんなにすべきではなく，抜管の準備をするのなら，24か25まで圧を下げたほうがいいでしょう。そうするよう進めてきました。そして，鎮静のためにフェンタニルを流していたIVを抜きました。医師たちはフェンタニルを切ることに決めたのです。ですから，必要ならいつでもIVとフェンタニルを再開できるようにしてありますが，この新生児を安静に保つよう，その後2～3時間が山場です。最初にやらなければいけないことは，計画した速度で確実に注入するための滴下のチェックです。
>
> **インタビュアー**：今ドブタミンが入っている理由は何ですか？
>
> **看護師**：通常は循環を改善するために使用します。新生児が運ばれてきたときに，皮膚の色がまだらで手足が冷たければ，普通多めの量でドブタミンを開始します。一般的には新鮮凍結血漿が投与されますが，水分の過負荷の危険が生じるので，ドブタミンと一緒に通常5μg/kgで始めます。ニトロプルシドは肺血管を拡張させ肺への血流量を増やすために投与されます。成人病棟では血圧調整に使用されることが多いのですが，ここでは肺血管拡張の

ために使用します。

　（すべての輸液をチェックする。経鼻栄養注入の溶液を準備する。注入した後，詳細なフィジカルアセスメントを始める。彼女は新生児をアセスメントしながら説明し，音を聴くときに間を入れる）

　右下葉は聴診できませんが，両側の相違は見つかりません。脈拍はあまりよくないです。時々このような浮腫のある新生児の場合，特に体の大きな新生児では，脈拍を探すのが大変です。上腕では良好ですが，橈骨では（探すのに止まって）ちょっと弱いですね。いろんな輸液が……末梢IVに入っているので，漏れていないことを確かめるために頻回にチェックしなければなりません。輸液に対して非常に敏感で，液が漏出すると本当に早く組織がだめになってしまう新生児もいますから。特にドパミンが入っていると，漏出した際に組織がひどいことになります。赤ちゃんは自力でそんなに動き回ることはできません。このくらいの大きさの新生児は，たとえ泣かなくても，大きな声で何かを訴えてくれるものなのですが，この子の場合はかなり動き回っています。だから，この子は（手足が動いて）やっかいな子なんですね。

インタビュアー：それはどうしてなのですか？

看護師：おそらく組織の中にある水分のせいでしょう。たぶん活発に動くことで傷ついてしまうのです。この子は，こんなにぷっくりして。ほら，見て。かわいそうに，この小さな手がまるでマシュマロのよう。

インタビュアー：この新生児に対して，今夜は何が気になっていますか？

看護師：できる限り人工呼吸器から離脱していこうと思っています。胸郭の動きはあまりないように見えますが，空気の出入りは良好です。聴診すると，空気がよく出入りしています。ですから，もう少し気道圧を下げることができるかもしれません。医師たちはこの準夜の早い時間帯に少しだけ酸素の離脱を試したので，患児はついていかなければなりませんでした。だからそれほど多くのことはできないと予想しています。新生児の場合，フェンタニルの半減期はとても長いけれど，投与しなくなるとさらに人工呼吸器のサポートが必要となります。アシドーシスが進むので，もっと酸素や気道圧，呼吸数が必要となることがあるからです。患児が動き回れるようにするためには，鎮静と覚醒との紙一重のところを行くような感じです。また，余分な細胞外液を取り除いていく必要があります。とにかく試してみても，すぐに

は変化がないだろうと予測しています。さらに鎮静する必要があれば，ミダゾラム（鎮静・催眠薬）の指示をもらいます。先ほど言ったとおり，ほかのIVを入れることでフェンタニルをいつでも再開できます。私はどんな悪化もないことを確認するために，患児の循環動態を注意して観察します。もっと皮膚がまだらになったり，毛細血管再充填時間が延びたりしたら，おそらく水分が必要です。さらに，血圧に注意します。（観察に基づくインタビュー）

必然的に注視せざるを得ない危機状況の患者のケアと違って，この看護師は新生児の多様で複雑な問題だけでなく，各問題がほかへ与える困った影響にも注意して観察している。この看護師は，自分の判断と対処を導く鎮静，過剰鎮静，静脈還流，水分過負荷などの事柄のつながりを述べている。また，それぞれの問題を示しながら，何がおかしいのかをすでに予測し，変化を示すあらゆる徴候に注意を払っている。さらに，起こりうる事柄を管理するために，実施できる処置について話している。この観察に基づくインタビューでは，臨床における先見性が知覚や判断をどのように形成するのか，熟練の臨床家は問題の初期徴候を察知するために，患者の状態をモニターすると同時に処置の準備をしながら，どのように先を考え，起こりうる事柄を予測するのかを示している。

すなわち，徐々に，あるいは急に処置をやめる場合，その処置の支持的ケアを除いていくことで，生理学的な変化をもたらし，それを補完するために患者には身体的な負荷がかかることになる。モニタリングの間に看護師は，患者の変化がわずかだが重大なものになると予測している。このケースでは，フェンタニルの使用中止によって，新生児が覚醒し活発になり酸素必要量と消費量が増加する。そのため看護師は，新生児の低下した肺機能が増加する酸素必要量を処理できるかどうかを判断するため，代償不可の徴候を特に注意して観察している。

好ましい変化や好ましくない変化が，処置の開始や増加によって再発することがある。ある患者が，ある特定の治療に対してどのように反応するかを，自信をもって予言することはできないので，治療に対する患者の反応を見極めるまでは注意深いモニタリングが必要とされる。次の例は，看護師が

徐脈発作を起こした早期産児の授乳量を増加した様子である。看護師は，何のために注意し，いつ症状が危険なものとなったのかを述べている。

看護師：私は5分前に，これ（胃への栄養注入）を始めました。すでに……つまり，新生児が耐えられる時間と速度でうまく注入していたのですが……。
インタビュアー：同時に吸啜させているのですか？
看護師：はい。それは栄養のない吸啜と呼ばれていて，新生児がお腹に何かを入れていることを学習するのに役立ちます。そして，胃への栄養注入であっても，吸啜することで満足するのです。今，少し眠くなっています。
インタビュアー：この子が耐えられないとき，あなたにはそれがわかるのですか……？
看護師：吐き戻します。
インタビュアー：吐き出すんですね。
看護師：そうです。前に少し吐き出したことがありました。実際，少し心拍数が落ちました。けれど，そのようなことはある程度は起こります……この子は口の中に大きなチューブ（挿管され人工呼吸器装着）があり，それで時々吐き気を催すのです。この子をとてもかわいいと思うし，本当に愛しています。この子は指を口に入れようとします。それが好きなのです。実際はチューブを抜こうとしているのかもしれませんが。
インタビュアー：そんなことをするのですか？
看護師：そうです。そうです。早期産児は，つかむものをもっていないと落ち着きません。指を曲げて輸液ラインを握ります。指に巻きつくものを握るのが大好きなのです。チューブでもあなたの指でもつかむでしょう。この子の心拍数は徐脈というほどではありませんが，ほんの少しだけ下がりました。たぶん，口の中にミルクが少し溜まっていたのでしょう。
インタビュアー：あなたはずっとそのモニターに注意していますが，それはどうしてですか。
看護師：ご指摘のとおり，私はモニターを見ていました。ですが，注意していたのはこの子の顔色が青くなったことです。新生児はそうなることがとても多いのです。
インタビュアー：徐脈になっていることがモニターに現れる前に，わかって

いたのですね。

看護師：ええ，そうです。栄養注入の間，徐脈が見られなかったので，お尻を軽くたたきましたが，彼女が眠っていたら，つまり栄養注入後1時間経っても嘔吐したり，心拍数が落ちるようなことがあったり，アラームが切れていたりすることがなければ，私はそばにいて，皮膚の色を見たり，無呼吸になっていないか確認したり，私がお尻を軽くたたかなくても自分でげっぷするのかを判断します。この子は大丈夫でした……。（観察に基づくインタビュー）

栄養注入の間の徐脈は考えられないことだが，「栄養注入の間，徐脈が見られなかった」という言葉から，ここでは，よくあることであることがわかる。にもかかわらず，看護師はかなり用心深く，新生児が蒼白になるのと同時に無呼吸の可能性を調べている。のちに彼女は，状況の相違に関する重要な注目点を引き出している。状況が異なれば，同じ症状（徐脈のような）でも，別の危険な問題の徴候となりうる。この例では，相違があっても許容しうる範囲の反応と，即刻介入が必要な反応との質的な本質を見分けるための技能について強調している。この技能は状況の流れと密接なつながりがあるが，いつ行動するのか，いつ注意して待つのかを知っているかどうかにかかっている。

看護師が行う日々の実践のなかで，生理学的変化が重大であるかどうか常に明確なわけではない。重症患者の大多数は複雑な問題を多く抱えているため，生理学的変化（あるいは変化の欠如）が初期段階では重要な意味をもたないことがある。同様に，ある特定の処置が必ずしも意図した生理学的効果をもたらすわけではなく，次に説明されるような，困惑するような悪い結果を生み出す場合もある。

インタビュアー：さて，最初にあなたは，患児にはかなり浮腫があると言っていました。この月齢の赤ちゃんの浮腫がどうやってわかるのですか？

看護師：えーと，新生児の目元はとてもむくみやすい傾向がありますが，同様に手と足も浮腫がわかりやすい部位です。それから，新生児の浮腫は実際には多少の全身性浮腫から始まりますが，それはこの時点ではまだ潜在して

います。時々ひどい浮腫になってくると，頭部の陥没浮腫でわかります。頭を左右に向けると，陥没浮腫がわかります。けれど，この子にはまだ現れていません。この時点ではまだ潜在している状態です。驚くことに，この子が生まれてからこれまで200〜300 mL ものコロイド溶液を入れているのに，それに見合うだけの尿が出ていなくて，それで私はとても心配しているのです……。(観察に基づくインタビュー)

　変化(あるいは変化の欠如)はさして重要でないものからよくないことの前兆まで広範囲にわたる。そのため看護師は，状況から何が起こっているのかを十分理解できないと，かなりの不安と心配を経験することになる。この看護師は注入した薬剤と輸液量に見合う浮腫もしくは尿量を期待している。そして，どんな小さなことであれ，悪化の警告と思われる新生児の変化をすべて観察している。多くの看護師が，このような判断できない状況で悪化していく様子を目にしたことがあるだろう。彼らにとって，潜在的な危機が展開するまで待つことで，洞察力のあるきめ細かな臨床観察者となっていく。学習者が初期の警告信号を探知し，患者を不要な苦痛から救うという経験をすると，初期の変化に対して絶えず警戒し注意深くなる。それは危機を回避するために不可欠なことである。

　熟練者の実践は，生理学的変化の徴候をモニタリングし危機を防ぐ以上のことをしている。時に患者は現在の治療によく反応しているように見えたり，悪影響はないように見えたりする。しかし，"危害を与えることなかれ"という精神が熟練者の臨床判断に影響を与える。そのため，患者の状態をモニタリングするときは，これまでと同じ，またはよりよいケアを提供して，患者が合併症に陥る危険を減らすようにしているのである。次の説明のなかで，患者の反応をモニタリングした後で看護師は，高圧換気による肺組織の損傷と鎮静効果といった治療処置が，急変のリスクをとても高くしていると感じたことを話している。

　看護師：患者はアミオダロン中毒でした。CABG(冠動脈バイパス術)を受け，心室細動による心停止の経験が何回かあります。アミオダロンは心室性不整脈の第Ⅲ群の抗不整脈薬です。とにかく大変な中毒，大変な副作用があ

りました.さらに甲状腺機能低下があり,最も緊急を要するのが肺嚢胞です.それが大きな問題です.患者が体内式除細動装置を入れて病棟の外にいたとき,大変な腹痛に襲われ,盲腸が穿孔し,最終的に回腸造瘻術を受けました.現在,肺には抵抗力のある緑膿菌がいて,肺炎が悪化しているために5週間もICUにいます……私にとって気がかりだったことは,患者が必要以上に高い圧で換気されていたことです.ですから,換気モードを変えることについて話し合いをしました.これといった理由もなく,患者にとってはあまり快適でない換気モードが作動していることがあります.今回,同じ設定,同じ分時換気量で,同じ量の換気を与え続けているのですが,ただモードや吸気呼気率を変更するだけで,陽圧換気の際の圧を減らすことができます.換気と圧のアラームは,しょっちゅうオフにされていました.それで,ちょうど私が来たときは,たくさんの血管作用薬が投与されていて,血圧をチェックしトランスデューサを確かめていたので時間的な余裕はありませんでした.ただそばへ行って,データを見て,肺の音を聴いて,人工呼吸器を点検して,そのとき初めてPIP(最高気道内圧)値が70になっていたのに気づき,変更しました.必要がないなら,長時間そんな状態を続ける必要はありません.それが,私のもともとの出発点でした.

インタビュアー:患者の鎮静で試してみようと思ったことについて話してもらえますか?

看護師:もし患者に必要ないものであれば,それなしでも快適レベルが保てるように試みました.本当に患者を鎮静させる必要がある状態なら,当然すすんでいました.肺を保護するために必要でしたら,鎮静は構わないと思います.とにかくまず,フェンタニル,ミダゾラム,モルヒネの1回大量投与の代わりの何かを考え出すこと.私たちは患者の鎮静と中毒について話し合いました.私の考えは,持続点滴で投与すれば,おそらく患者は少し覚醒してくるだろうから,人工呼吸器の設定や以前試したことをやってみて,その結果をきちんと見ようということでした.

　何しろこのように人が入れ替わり立ち替わり患者の周りにいるのですから.私たちは8時間ごとに違うモードにすることがあります.患者を覚醒させ過ぎたため2倍の量で鎮静させようとしたり,必要ないのに投与して昏睡させたりせずに(過鎮静は問題を引き起こす),安定した状態を維持すること

に成功してきたという経験があったので，持続点滴を開始することにしました。過鎮静され無反応になり，百日咳菌による肺炎を起こした患者もいました。そうなると咳をさせたり，気管チューブを詰まらせないようにしたりと，結局そのためにまったく別の一連の処置が必要となってしまいます。その患者は結局，3回目のICU滞在期間延長となったのです。看護師は，動ける人を動かさないようにしてそのような状態にしたくはありません。彼は良好な状態には見えませんでした。

インタビュアー：持続点滴（鎮静薬）を始めて効果はどうでしたか？
看護師：うまくいきました。彼は過剰に鎮静されることなく，体を動かすことができました。

　たとえ患者が高圧換気と鎮静薬の大量投与に耐えられたとしても，看護師はそのような潜在的な危険を不要であるとみなす。それゆえ高圧換気の危険を減らし，身体活動と気道浄化を促進するため，覚醒レベルと快適レベルとの微妙なバランスがとれるよう，彼女はチームメンバーとともに処置内容の変更を試みている。結果的に患者の酸素欠乏状態は緩和され，痛みのコントロールが良好となり，患者は覚醒し体を動かすことで満足感を得ることができた。この話は，熟練の臨床家がベッドサイドにいることで，必要以上に"不安定"となっている重症患者をモニターし適切に管理することの重要性を示している。さらに，第8章の「実践的な技術アセスメントを行うこと」に関連していることも強調しておこう。

　前にも述べたが，すぐれた看護師は重症患者の差異が認識できるので，警戒と慎重さを要する生命維持の処置を，経験不足の人や補助者に任せることを躊躇する。経費の抑制が高度な熟練者の削減を招き，代わりに経験不足の人を増加させている。患者にじかに接することなく患者の反応をモニターすることは，継続的で集中的に安全なケアを提供するうえで看護師に多くの葛藤をもたらす。フライトナースは，移送の間に気道閉塞が生じやすいことを知っているため，気管切開術を行った研修医に繰り返し指導しなければならなかった体験の後に，この種の葛藤について話してくれた。そして彼女とほかの出席者は，観察する責任を人に委ねることの不安について状況を思い出しながら語ってくれた。

インタビュアー：あなたは，1度気道確保するとそこから離れられなくなり，やり通さなければならないと思うと言っていましたね。

看護師1：そうです，気道がすべてです。気道がなかったら，どこへも行けません。気道なしでは移送することさえできません。

インタビュアー：でも，研修医はそれを知っているのでしょうか？

看護師1：ええ，知っていました。それなのに，いつも研修医は気道確保をしても，その管理を誰かに任せてしまうのです。病院では，何もかもが管理され過ぎています。みんな上手にテープで固定して，患者を抑制して気道を確保しています。それに比べて，（移送時では）どんなに微妙かわかりますよね。いつでもあっけなく確保できなくなる可能性があることをわかっていただけますよね。それでも，同時に別のことをしなければならないときもあるのです。私にとってとても苦しいことです。なぜかというと，たとえ非常にすばらしいとわかっている救急隊員であっても，自分のパートナー以外を信用するのがとても難しいからです。でも私はそれを学ぶ必要がありました。「いいわ，あなたがこの気道を維持して患者をバッグで換気してください」と言うために。そしてそれとともに彼らを信用するために。

インタビュアー：あなたは以前何か嫌な経験をしたことがあるのですか？

看護師1：ええ，みんながそれぞれの気道の扱い方をするのです。たとえば，よそ見をして話しながらアンビューバッグ（バッグ・バルブ・マスク）で換気する人もいます。それに対して私は気道を管理するとき，必ずチューブをもって，患者の顔を固定して換気します。まったく異なるのです。私たちは自分たちの気道に強迫観念があります。その気道を失ったら，私たちが気道を失ったことになるのです。たとえ消防士がバッグで換気していてもです。それに，どれだけ簡単に気道を失うかをみんな理解していないのです。私はどれだけ簡単にそれが抜けるかを知っているので，確保することが最優先事項なのです。

インタビュアー：でもそれは本当にそのとおりだと思うのですが。

看護師1：ええ。本当に最優先事項だと思います。けれど，ほかの誰かを信用しなければならないようなときもあります。だから，私はそれを学ぶ必要があります。そこから離れられない場合，気道をそのままにはできないので患者をヘリコプターに乗せられないときは優先度が違ってきます。

インタビュアー：（看護師2に向かって）あなたは先ほどどうやってそれを学んだかにちょっと触れましたよね。
看護師2：ええ，誰かに気道を任せて，後ろを向いていてふり返ったら，気道チューブが抜けていたことがあります……。
看護師3：それは，堤防を飛び越えた車のことですね。患者は車内に閉じこめられ，まだ救出できずにいて，私は堤防の上で立っていました。その時，その車を安全に固定するためチェーンが使われていました。私は「そこへ降りたほうがいいかしら？」と叫びました。誰かが気道を確保していました。そこには人が2〜3人いて，私が「チューブはここにあるわよ」と言うと，彼らは続けて「いらない。ここに来て」と言いました。私が「わかった」と返事をして，そこへ降りていくと，彼らはチューブを挿入できずにいました。私は「わかったわ，必要なのは……」という感じで，土手の上にいる私のパートナー（看護師）から物品を渡してもらいました。気道を確保し位置をチェックしたところ問題ありませんでした。私はそれを固定する準備にかかっていたのですが，アンビューバッグを押している男性が向きを変えたため，それと同時にチューブを抜いてしまったのです。「ちょっと待ってよ，あなた。きちんと入ったチューブだったのに」という思いでした。そのとき，患者は脈がありませんでした。（換気がマスクで開始されたとき）私は「モニターを装着しなければだめです」と伝えました。患者はまだ車内にいましたが，彼らは救出作業を中断しました。そこで私たちはモニターを装着しましたが，モニターは心停止を示し，その時点で，「ここでCPRを続けるか？　それとも患者に死の宣告をするか？」を話し合いました。堤防の上の看護師は，メディカル・コントロールに電話し（医師と話して）結局そこで患者の死の宣告をしました……それは悲しい場面でした。

　このような事故で，熟練の臨床家は救急処置に慣れていない人に責任をもたせることを躊躇する。患者にとって何が危険かを理解している臨床家には，注意深いモニタリングと気道確保のような生命維持に不可欠な処置の保護が処置自体と同じくらい重大なことになる。何をどうモニターするのかを理解していない経験の浅い者が熟練の臨床家に取って代わりつつある今，患者の危険は徐々に高まっている。

技術がますます使いやすく精巧になってきているので，看護師は本来意図される目的のためだけでなく，"観察"を裏づけるものとして，あるいは特定の機能を調べたり，処置の効果を評価したりするための指標として，特殊な技術的介入を学んでいる。ほとんどの機器にはアラーム機能があり，前もって設定した基準値から外れたとき，また注入が終了したときに音が鳴る。そのアラームはほかの患者のケアで忙しかったり，同時に複数の処置をしている看護師にとって安全な支援機能となる。このモニタリングの実践は，患者の安全な環境を作り出すことを目的とした監視の技術と共通するものがある（第8章を参照）。NICU看護師は，少しの誤差も許されない新生児のケアでこういった機器がどれほど重要であるかを説明している。

看護師：この新生児の心拍数は150台で，きわめて正常でした。ところが，この1時間ほどで140まで落ちています。同時に血圧も徐々に下がっています。普通逆を想像するでしょう。循環血液量が減少したら，頻脈になると予想されるため，私たちはただそれに注意するだけです。新生児には動脈ラインが挿入されており，通常正期産児の血圧は，平均動脈圧で40台か50台でしょう。

　この新生児（早期産児）では（肺高血圧のある新生児なら），通常よりも低いより高い状況を望みます。なぜなら，さらに末梢抵抗があることは，多くの血液が新生児の肺を通って無理に循環しているということであり，新生児には肺静脈攣縮があるので，できるだけ多くの血液を肺に送り込みたいと思うからです。それが，少しでも血圧を高く保とうとしている理由の1つです。

インタビュアー：今何をしているのですか？

看護師1：IVポンプを設定しています。水分補給と動脈ラインの挿入をしています。速度を一定に保っていますが，1時間ごとに入る量を設定してチェックし，指示されたものが注入されているかを確認します。

インタビュアー：……つまり1時間ごとにそれを見るようになっている。

看護師：そのとおりです。それを見ればIVが時間どおりで，新生児に入るはずのものが入っているかどうかを確認できる仕組みになっています。

インタビュアー：それをリセットするの？

看護師：1時間ごとにリセットします。

インタビュアー：それは成人とはまったく違いますよね？

看護師：そうですね，新生児にはどんな小さな間違いもあってはならないからです。体が小さいので，看護師の間違いやわずかに余分な水分でも変調を起こします。誤差に対して許容量がほとんどありません。小児科でさえIVの注入量を正確に維持することにこれほど慎重ではありません。実際，私たちは新生児を採血するたびに計算し，たとえ非常にわずかな水分や薬物などでも計上します。そのすべてを正確に記録し，水分摂取として考慮に入れます。成人の看護ではあまりに少量で問題にならないためとても考えられないことですが，新生児ではそれすら問題になるのです。

　この新生児は1日に体重1 kgに対して80 mL注入されていますが，これは標準です。おそらくこの新生児は，体重1 kgに対して20 mLの追加することになるでしょうから，非常に重大なことになります。（観察に基づくインタビュー）

　誤差に対する余裕がほとんどないので，この例で示されているような注意深い安全な操作は不可欠である。"バックアップメモリー"があることは，次のような最近の3つの傾向から非常に重要である。1つ目は，仕事量が増えたため，質の高いモニタリングをするために患者の直接ケアにかける時間が減っていること。2つ目は，患者の重症度が上がり続けており，きめの細かいモニタリングを求められていること。3つ目は，熟練看護師に代わり，潜在する生理学的変化を探知できない未熟な技術者が増えていること。クリティカルケア看護師は，常にベッドサイドの機器を操作しているように見られるが，その行為が合併症の予防に貢献していれば，患者ではなく機器を看護しているという見解は間違いである（第8章を参照）。患者と機器に注意を払うことが必要なのである。

　次の実践では，すぐれた看護師が，問題の初期の糸口を発見するために患者を観察しているだけでなく，患者のエネルギーを保存するような形でケアし，余計な刺激や不快を減らし患者に絶対必要な休息を確保している。極度に衰弱し，睡眠を妨げられている頭蓋内圧亢進の患者は，過剰な刺激による合併症を引き起こす危険性が高い。脳外科ICU看護師は，外的刺激を抑えるケアを組み立てる一般的な方法について述べている。

看護師：吸引の前に，頭蓋内圧を抑えるためにできることがあります。看護行為を一度に済ませれば，刺激を与えることはありません。しなければならないことを済ませたら，患者を1人にします。また，(Pa)CO_2が脳循環にどんな影響を与えるかを知り，その影響を踏まえて濃度を上げることや，鎮静薬の使用を考えます。

　看護師は，行為を一度に済ませるために，患者のCO_2レベルの管理や鎮静などの処置とどのように連携させながら行えばよいのかに焦点をあてている。そのバランスをとるには，特定の患者と関わって，その人特有の反応を感覚的に知ることである。行為を一度で済ませることによって，看護師は患者にとって好ましくない身体的影響を与える頻度や量，時間的長さを削減することができる。たとえば熱傷患者の看護では，処置は麻酔が投与されて患者の苦痛が緩和し，活動レベルが最大限になる時間帯に集中して行われる。多くの夜勤看護師は，患者の睡眠をできるだけ妨げずに必要なアセスメントと処置を行えるよう，処置を一度で済ませる技術を身につけている。看護師はそれぞれのケースで，休息と安楽によって癒され回復する患者の能力を保護しようと努力している(第6章を参照)。

　最後に，看護師は患者をモニタリングすることで，患者が耐えられることと耐えられないことを知り，合併症から患者を守ろうとしている。時間をかけて患者の反応を観察することで，多くの処置によって引き起こされるストレスが，どのくらいの量，どのくらいの時間，どの程度までなら大丈夫なのかを判断できる。第3章で説明したように，NICU看護師は，人工呼吸器の圧を研修医が"いじくり回している"ことによる新生児の反応を予測していた。この例は再度引用する価値がある。この看護師は圧が高いと危険だと知っており，新生児の安定した状態と回復する能力を考慮に入れている。

　　看護師：いじくり回すつもり？
　　医師：まあ，そうだよ(研修医は少しの間去る)。
　　看護師：ああ，なんてこと！
　　インタビュアー：いじくり回すというのはどういう意味ですか？
　　看護師：彼らはこれから，この患児の人工呼吸器をもてあそぶのよ。設定を

いじくり回して少し違った組み合わせにして、たぶんもっとよい（新生児の）酸素化の結果が得られるかどうかを確かめるつもりなのです。どうかしませんように。それで新生児をもっとよい状態にできるかもしれないけど、そうでなければ急激に悪化させてしまい、元に戻すのに今日のこの後の時間を費やすことになるでしょう。つまり、ある時点で何かを試してみることは必要ですが、みんな好んで試すのです……。

インタビュアー：医師たちがいじくり回し始めたら、どんな責任が生じてくるのですか？

看護師：そうですね、今までよりもう少しきめ細かくモニターして、血圧も頻回に注意して見ます。いつものやり方では、換気の設定を変えてから約10分後に、どのように変化しつつあるかを知るために血液ガスをとります。時々劇的によくなります。設定を変えたらすぐに、場合によっては1時間後くらいにX線を撮ります。ですから肺が虚脱したり無気肺になっていても、それを見るまでは放置することになるのです。だから私は本当にきめ細かく1時間かそこらは注意して見ていなければならないのです……（研修医が戻ってくる）。

医師：重要なのは人工呼吸器から離脱することだ。

看護師：そのとおりです。だから最高気道圧（PIP）を下げています。でも、それでは呼吸するのに十分な量ではないかもしれません。酸素化能が落ちているかもしれませんが、それほど圧が高くないので、圧による損傷を起こす危険性も少ないですね。なぜPIPを下げる方針にしたのですか？

医師：かなり胸部の動きがあって、鎮静はしているけど呼吸数はそれほど問題がないことは知っているよね。pHを少しだけ下げるためにCO_2値を上げたいんだ。そうすれば、確実にカリウムに作用して、それで血圧を助けることになるからだよ。

看護師：そうですね、私はアラームの感度を少し上げようと思います。人工呼吸器の最高圧を下げました。それに反応して酸素飽和度は完全に落ちています。97％だったのが、今は91～96の間です。これでは血液ガス値は改善しないという確信があります。そうなると、医師たちはPIPをまた上げざるを得なくなるでしょう。

インタビュアー：なぜその確信があるのですか？

看護師：正期産児で挿管後の飽和度が91では十分ではないからです。この新生児はPaO$_2$値もよくならないでしょう。おそらく50まで下がってしまうでしょう。

インタビュアー：何だかこのような状況を以前も経験したように聞こえるのですが。

看護師：そうですね，この新生児ではないですが。でも，一般的に健康な肺をもつ満期産児では，酸素飽和度が90台の中間になるものと思われます。もし90台前半なら何かがおかしいし，とりわけこのような新生児の場合，肺循環をできるだけ最高にするために十分酸素化した状態を維持したいのです。脱飽和化は，抜け出すのに何時間もかかる悪循環に陥ってしまうので，始めたくありません。酸素化が低下して，以前のところまでただ値を戻すだけなら治らないかもしれません。時々1つ先に進もうとして，結果的に2つ戻ってしまうことがあります。私たちはウィーニングを試していますが，おそらくうまくいかないから，この子は最終的に1時間前よりもっと高い圧が必要となってしまうでしょう。私にはこの子がウィーニングにうまく反応するとは思えないのです。

インタビュアー：医師たちが"いじくり回すこと"を伝えに来た早い段階から，すでにあなたがそう思っていたようでしたが……。

看護師：医師たちにそれをしてほしくなかったのです。やってみるまではわからないのですから。医師たちが圧を下げたことがよい結果を生み，患児がうまく反応できれば，私たちは互いに肩をたたきながら，「よかった，そんなに圧は必要ではなかったのね」と言うでしょう。悪化したら，「あ～あ，そっとしておくべきだったのに」と言うでしょう。けれど，やってみないことには，それはわからないのです。（観察に基づくインタビュー）

　この話は，看護師が管理するのに最も困難な状況の1つを表している。この例で看護師は，患者の状態を改善し危険を減らすはずの処置の変更によって，患者を悪循環に陥れる可能性があることを予言している。そして，自分の判断と合わない臨床決定に従うことで，感情的葛藤を引き起こしている。彼女は自分の判断が正しくないかもしれないという可能性に寛容でなければいけない。自分の判断を研修医にはっきりと述べ，一方研修医も自分の考え

を明かすことは，葛藤を減らすとともに，今後ウィーニングを試す際の前例として活用できる。新生児をウィーニングさせる最近の試みが失敗していたので，看護師はこれからの試みが新生児を逆戻りさせるのではないかと気にかけている。変更前の状態へ回復するには日数がかかり，限りある新生児の予備力を消耗してしまう。事実，酸素飽和度の急激な低下は彼女の判断を裏づけていた。

　看護師はウィーニングに対して，常にこのように反応するわけではない。彼女は，この新生児がそのように短期でウィーニングする準備ができていないことを心配していた。彼女はこの医学的な方法を"いじくり回すこと"と言い，患者のケアを管理する方法との大きな違いを指摘している。この"いじくり回す"という表現には，研修医がその新生児特有の反応と治療への準備状態を真っ先に考慮せずに，目標だけを見て判断している，という彼女の考えが見え隠れしている。対照的に，配慮しながら処置すれば，特定の目標へ向かいつつ，変化に伴う新生児特有の反応と変調に備えることができる。この話は，いかに患者特有の反応が，幅広い治療目標とは異なる臨床家の判断と実践を方向づけていくのかを強調している。

　看護師は新生児がよい反応を示すとは予測していなかったので，これまで以上に状態のモニタリングに注意を払い，アラームの感度を上げ警戒した。このような行動は非常に早い段階で悪循環を察知できるかもしれないという看護師の期待と，モニターの巧みな利用を例証している。肯定的な反応がないことに落胆しつつも，看護師は「それを試してみるまではわからない」と認めることで，確証のないことを受け入れている。

　時々，ICU から内科病棟へ転棟したばかりの患者と ICU の患者とを見分けることができないことがある。生死に関わる状況ほどではないが，生活機能が無力になる状況では，患者の意識レベルやケアの必要性，衰弱度や複雑さのために，ずっと綿密なモニタリングと管理が必要になることはまれではない。ケアのレベルが変更されると，患者の臨床状況や心配事，好みなどについて直接の情報が得られなくなる (Naylor, 2000, 2003)。Foust (2005) が言うように，救急病棟から ICU へ，そして集中ケア度の低い病棟へ，さらに一般内科・外科病棟へというように院内で転棟が頻繁にあると，高齢者の健康と家族介護者の心身の健康に大きな影響を及ぼしてしまう。たとえば，転棟

や退院の前後には重大な薬物に関するエラーがよく起こる。転棟や退院は，それ以前のケアの場に慣れ気楽に過ごしてきた患者や家族に不安をもたらすことが多い。患者の安全は，病棟間と家族との意思疎通に特別な時間が割かれるか否か，また新しいケア計画とケアの形態の作成いかんにかかっている。

　急性期ケア看護師の場合，要求は高く，資源は限られ，熟練看護師に対する患者の割合に問題があり，安全対策はほとんど講じられていない。学んだり，質問をしたり，観察したり，思考や行動の習慣のモデルとなるようなほかの看護師が近くにいない場合，新人看護師は自分でできる限りのことをやろうとする。WOC看護師スーザン・ガニエ・レゴは，少しのコーチングによって，経験の浅い同僚の成長と急性疾患の患者のQOLに与える熟練看護師の影響力を指摘している。

> **看護師**：メアリーは脳血管発作後，ICUへ入院しました。その後状態が安定したため内科病棟へ転棟しました。私は彼女のカルテに目を通した後，「これはすぐに相談しなくちゃ」と思ったことを覚えています。メアリーは右半身麻痺で，失語があり，廃用状態が進行しており(老衰)，栄養補給のために胃瘻チューブを挿入する必要がありました。受け持ち看護師は，メアリーに必要なケアの量に"辟易"していると話していました。その受け持ち看護師は新人でしたが，なぜそんなに"辟易"しているのかを説明してくれました。メアリーの胃瘻チューブから胃液が体表に漏れ出て，そのため1時間ごとにドレッシングを交換する必要がありました。メアリーはやりとりのたびに慌てている看護師にいらいらしていました。
>
> 　私は病室へ入って，"WOC看護師"であると自己紹介し，チューブの漏れの処置をすることを伝えました。患者は脚をばたばたさせて興奮し，うなり声でコミュニケーションをとろうとしました。私は痛みがないように処置をすることを話してメアリーを落ち着かせました。私は彼女の腹部と胃瘻チューブの挿入部位が見えるようにしてアセスメントを始めました。その瞬間，彼女の腹部に広がる"生々しい肉"を見てびっくりしました。腐食性の胃内容物が腹部全体を浸潤していました。私が最初に考えたのは，「………(怒りの表情)，これは痛いに決まっている」ということでした。私はその患者が必死に伝えようとしていた痛みを感じていました。私は患者の頰を滴り

落ちる涙に対して心の準備ができていませんでした．私は受け持ち看護師に，私と一緒にメアリーの病室へ入って私が見たことについて話し合い，ケア計画を作るよう話しました．私が最優先にしたのは鎮痛薬を与薬して，すぐに必要なケアを提供することでした．私はメアリーの受け持ち看護師にがっかりしましたが，彼女が少ない経験なりに自分にできる最善のことをしていることはわかっていました．私はこの機会をとらえて彼女に指導する必要がありました．私はメアリーの受け持ち看護師が気楽に質問をしてくれて，自分の経験不足のために萎縮したり卑下したりしないようにと願っていました．私がその日彼女に尊敬の念を抱いたのは，彼女が恐れることなく自分の経験の浅さを認め，状況を修正するために助けを求めたことでした．

　メアリーに与薬をすませると，私は落ち着いて彼女の皮膚をきれいにし，胃瘻チューブをしっかりと固定し，表皮が剝離した腹部に防湿性の軟膏を塗りました．私はメアリーの肛門周囲から異臭がするのを頭に入れておきました．酵母菌感染が強く疑われました．私はこの疑問をさらに調べたいと思いました．私はフォーリーカテーテルを交換し，その根拠についてメアリーの受け持ち看護師と話しました．彼女は尿と便の培養の指示を取り付けることに同意しました．私たちは，消化器医に胃瘻チューブを調べてもらい，チューブを固定させるために1針縫合する必要性について話し合いました．私たちは一緒に治療計画を作成し実施しました．

　受け持ち看護師は，メアリーの殿部にできた褥瘡について尋ねてもよいかと聞いてきました．私はメアリーの体を回転させて仙骨部を調べました．彼女の仙骨部を覆っているドレッシングは乾いていてきれいでしたが，それを取り除いて患部を調べました．私は受け持ち看護師のほうを見て，大声を出したくなりました……私は深呼吸をする必要がありました．私は心のなかで言いました．「スーザン，あなたはもう新人ではないのよ」．メアリーの仙骨部には4cm×4cm大の褥瘡があり，私は体圧分散マットレスが必要なことを説明し，低空気損失型ベッド（KINAIR™）を用意するよう指導しました．私たちはその根拠について話し合い，もう1度ケア計画を作成し直しました．メアリーは外科的なデブリドマンには耐えられない状態だったので，私はドレッシングを使って自己融解によるデブリドマンを促す保存的治療を選択しました．私は世界を癒すことができるとは思いませんが，患者をもっ

楽にすることをめざしています。私はメアリーをもっと楽にしてあげたいと思い，この目標を達成するために私の知っているすべてのスキンケアを試そうと思いました。メアリーのケアに関して受け持ち看護師と私が進歩できたことをうれしく思いました。そして私は参考のためにすべての看護師に向けて治癒の予定日を記したケア計画を作成し，指導を終えました。病棟を去るときは疲れ果てていましたが，私は看護師であることに喜びを感じていました。私はその時，ストーマ療法のコースで注いだ努力のすべてが認められたと感じました。

2日後，私は病棟へ戻って，メアリーの回復状況を再評価し，ケア計画を修正しました。メアリーがベッドの上に座ってテレビのミサ曲を穏やかに聴いているのを目にして，私はうれしくなりました。私はメアリーの左手を取って，前よりもよくなったかどうか尋ねました。彼女は私の手を握り，まばたきでそれに答えました。彼女の顔をよく見ると，その目には"安楽さ"が見えたので，私はメアリーのケアに効果をもたらすことができたと心の底から思いました。メアリーには一定時間ごとに鎮痛薬が投与され，同定された酵母菌感染に対しては抗生物質が処方されていました。メアリーは新たな療法を受けるために長期療養施設へ入所する予定になっていましたが，彼女が転院する前に私はその施設に連絡をとり，スキンケアの必要性について伝えておきました。私は内科病棟を去るときに，「よい仕事ができた」と思いました。

スーザンは，メアリーの腹部，そして後には仙骨部を見たときに，彼女の病状と苦痛が口では言い表せないものであることを知った。スーザンは倫理的な怒りを穏やかに表現しているが，メアリーを癒し新人看護師を教育するという前向きな企画にとりかかっている。彼女は勇気を奮い起こし，人間関係を調整し，メアリーの苦痛を緩和し，創傷治癒を確実なものにした。残念なことに意図したことではなく偶然ではあったが，スーザンは，メアリーと新人看護師のためにどうしても必要であったセーフティネット（良質の臨床思考と臨床判断を伝えコーチングするための，意欲に燃えて技能に長けた，役立つ専任の看護師）の役割を果たした。新人看護師は褥瘡や必要になる別のケア方法，その状況における思考と推論，そして熟練者のコーチングを受

けながら患者の反応とその意味を継続的に追跡することに関して状況的学習の恩恵を受けることができた。衰弱状態には回復に数か月を要するので，急性期疾患の患者のモニタリングと管理のリズムとテンポはクリティカルケアの場合と異なるが，熟練した思考や推論，判断と治療・処置が必要なことに変わりはない。スーザンはこの新人看護師が臨床知の基礎となる実践的な知識と技能を身につけられるよう援助する責任を引き受けている。

この話は，経験の浅い看護師が自分の実践的な知識と実践能力以上の責務を負わされる多くの急性期ケア病棟では，特に異例といえるものではない。患者や看護師のためにモニターやコーチング，治療・処置の資源となる熟練者が少なかったりまったくいない場合には，特にそうである。臨床指導者や病棟の指導者が広く活用されているが，この問題は解決されていない。そのような指導者の大半は常に教室で教えるように割り当てられており，状況的学習が勝っているベッドサイドで教えるようにはなっていないからである(Lave & Wenger, 1991)。セーフティネットを構築するには管理部門の関与が欠かせないが，経験の浅い臨床家が配置される準夜勤務帯や深夜勤務帯では特にその必要性が高い(Kyriakidis & Vitello，出版準備中)。オリエンテーション，あるいは研修プログラムであっても，要求の多い複雑なケアの責務を(特に同僚の医師が経験の浅い研修医のときに)，負えるような新人看護師への教育は十分に行われているとは言い難い。熟練した技能を身につけた臨床能力の高い指導者や高度実践看護師の仕事を再考し革新することが不可欠である。この人たちは，現場で成長中の人のために熟練した知識や判断能力，実践能力を保持し伝えることに意欲を燃やしている(Kyriakidis & Vitello, 出版準備中)。筆者らは多くのことを知っている割にはできることが少ないのである。

■同時に行われる複数の治療・処置を調整し管理すること

先の身体的処置の3つのカテゴリーでは，主に危機や不安定状態，安定状況で個々の処置をどのように実施するのか，また，その処置がどのように臨床把握，先見性，交渉などのような知的作業と関連していくのかを明らかにしてきた。たいてい看護教育では，1つひとつの治療や処置を個別に教えて

いる。実際，危機や不安定状態での治療は，通常それぞれが個別で，連続的には展開されない。ところが，特に多臓器不全患者では，身体機能を好転させたり維持したりするために，非常に多くの処置が頻繁に緊急に用いられる。しかし，看護師にどうやって複数の処置を同時に実施するのかを教えることはまれである。そのため，ここでは，限られた時間内で急性期の重症患者のケアを行うのに必要な，複数の臨床判断とそれと同時に行われる処置について述べる。

　緊急状況の管理を学ぶ際，学習者はどんな処置が用いられるのかについて書かれた文献を読むことがある。そのような処置はどこにでも列挙されているが，"列挙"している教科書には，処置同士の関係を理解することの大切さや，さまざまな問題に対するいくつかの処置を同時に実施することの必要性と複雑さも一緒に載せるべきである。しかし，ICU看護師は，長期間ケアをした患者の臨床状況を鮮明に詳細に語ったことで，初めて自分自身が危機を統制していたことに気づいた。実話はかなり長いが，詳細な説明によって読み手は看護師として状況に入り込んで学ぶことができ，類似する出来事に備えることができる。たとえば，次の例から，患者の身体的反応の変化からどのような治療が予測されるのかを学ぶことができる。

> **看護師**：入院して5週間になるこの男性は，虫垂切除術を受けたときに消化管出血を起こしました。結局ICUに入って，2〜3日の間バソプレミンが投与されました。消化管の洗浄と内視鏡が施行され，出血している潰瘍部位を2〜3か所焼灼しました。患者はこれまで再出血と胆嚢切除のために6回手術を受けています。そして常に看護師がそばにいるので，看護師が命を救ってくれると信じています……医師たちはなぜ出血し続けるのか，どこから出血しているのか，確実にはわかっていませんでした。わかっているのは，患者が出血し続けているということだけでした。ある日，担当外科医が来て，患部を麻酔するためにリドカインを投与し，トリプルルーメンカテーテルを挿入しました。それは効いているように見えなかったので，通常投与するよりも少し多く投与しました。終了10分後くらいに，患者の心拍数が150まで上がり，収縮期血圧が80まで落ち，大変な状態になりました。ベッドの頭側を下げて水平にすると，彼は汗をかきながら胸痛を訴え始めました。

「この人の心臓に何かが起こっている」と考えました。私は担当医を呼び出し,「とにかく診てください」と告げると,医師は「もうちょっと様子を見よう」と言うのです。私は「何が起こっているのかとても気になります。何かが起こっていると思います」と伝えると,彼は「いやいや。とにかく様子を見て。よくなるだろう。B医師(外科医)を呼ぶから,じきに彼が診てくれるよ」と言いました。「何のためにB医師を呼ぶんですか? 患者は心拍数が150で,血圧が低い状態なのですよ」と言いましたが,担当医は「とにかく様子を見て。大丈夫だから」と言うだけでした。

けれど,担当医は考え始めていたに違いありません。なぜなら,すぐに心臓医がやってきたからです。患者の血圧は戻ってきましたが,心拍数はまだ140～150でした。私は本当に落ち着かない感じでした。胸痛は消失しましたが,まだ発汗していました。私は「ねぇジム,がんばってね。何かの理由で,心拍数がとても早くなっていて,私たちはその原因を探していますから」と言いました。「吐き気はしますか? お腹は痛くありませんか?」と尋ねると,彼は「いいえ,大丈夫です。これまでよりずっと気分がいいです」と答えました。彼の胃管からは緑色のものが流出していて,胃の底のほうなのでよくわからないのですが,出血はしていないことが判明しました。

心臓医は患者を診察し,問診しました。ECGと心エコー以外の指示は出ませんでした。けれど,心拍数はまだ140～150でした。おそらく45分ぐらい経過していました。やがてB医師が来てジムを診ると,「ああ,また出血しているな」と言ったので,私は「いいえ。胃管からの排液を見てください」と告げました。すると,「ええと,何でこんなに頻脈なの?」とB医師が言ったので,「知りません! あなたが私に教えてください。患者は胸痛を訴え,汗をかいています。たぶんMIになったのでしょう。ほかのことが原因でMIになったのです」と言いました。B医師は「違うよ。また出血したんだよ。前に出血したときも同じことがあったんだ。そうだ,たぶんチューブが胃の上部にあるからだよ。これを見ろよ」と続けました。

そのとおり,もう2～3cmさらにチューブを挿入してみると,鮮血が流れ出しました。私たちは何度も洗浄し,私は「お願いがあります。この患者の洗浄を私がすることになると,私はここのベッドから離れられません。S医師を呼んで何が起こっているか知らせてください」と頼みました。胃腸科

の医師たちがやってきて，内視鏡をしました。出血部位が2か所ありましたが，医師たちは実際それがどこなのか見つけ出すことはできませんでした。1つは胃の後ろで1つは胃の中でしたが，それが動脈なのかどうかわかりませんでした。

　B医師は内視鏡をしている間に，いなくなりました。私が部屋をちょっと離れていると，突然，B医師が来て「よし，5分以内に手術室に連れて来てくれ」と言うのです。「5分！　間に合いません。できるだけ早く彼を手術室へ連れて行きますから」と答えました。すると，彼は「私はこれから手術室へ行って，手洗いをするから。そこで会おう」と言い，私は「わかりました」と答えました。そして，緊急血液検査を行い，患者を手術室へ連れて行きました。その手術では2つの出血部位の結紮だけを行いました。患者はICUに戻り，48時間そこにいましたが，経過が良好であったためICUを出ました。ところが，出血が再び始まりました。出血が始まってから24時間，患者は病棟にいましたが，またICUへ運ばれました。こんなことを日々繰り返していました……。

　ある日，ジムのケアではなく別の人の所へ行こうとしていたときでした。ジムの心拍数が高くなり再び血圧が落ちたのに気づきました。私は「ああ，あれだわ」と思いながらベッドサイドへ行って，担当看護師に「彼は1日中ずっとこうなの？」と聞きました。彼女は「いいえ，たった今なったのです」と言いました。「出血しているようには見えない？」と聞くと，「いいえ」と答えました。その朝，胃管を吸引し抜去してから約4時間が経過していました。「言いたくないことだけど，彼はまた出血しているのよ」と言いました。彼女は「そう，どうしてわかるの？」と聞きました。そして，患者は吐き気を訴え始めました。「チューブを入れる必要があるわ。医師に電話をしてくる」と私は告げました。その時，患者は吐き気を訴え，大量の鮮血をそこら中に吐き出しました。血圧は下がり，彼は生命の危険にさらされました。

　「あなたはこの人にチューブを入れて。私は医師を電話で呼ぶから」と言いました。患者にチューブを挿入して，ポケベルで医師を緊急に呼び出しました。医師が来て，内視鏡をしました。「出血はしているけど，場所がわからないよ！」と，医師たちはどこから出血しているのか探し出せませんでし

た。そのため，手術することを決めました。その間に直腸からも鮮血が出始め，血圧が測定不能になりました。しかし，患者の意識はずっとありました。私は彼の手を握り，「ジム，また出血しているの」と言いました。彼は「ああ，なんてことだ。またなんて。妻に電話をしてくれませんか？」と続けました。私は「もちろん。でも，今は状態を安定させることが先決です。もしかしたらまた手術になるかもしれません」と伝えました。彼は「ああ，もしそれで助かるなら。それで命が助かるなら」と言いました。私は「そうですね，そうなるよう祈っています。でも，あまりにもたくさんのことが起こっているので，どれくらい力が残っていますか？」と聞きました。すると，彼は「とても疲れているよ」と言いました。私は「わかります」と答えました。私が彼の妻のことに触れると，「妻はきっと私がこれを乗り越えると信じているよ。私は大丈夫です」と言いました。

　電話で彼の妻に連絡していると，B医師が来て「手術をするよ」と言いました。私は「はい，わかっています」と答えました。私は消毒しながら「ジム，用意はいいですか？」と言うと，「ああ，大丈夫だ」と答えました。彼の消毒を終えて「さあ，ジム，上向きになって」と言いました。彼は何も言いませんでした。「ジム！」と言い，彼を仰向けにひっくり返しました。そう，彼はトレンデレンブルク体位だったのです。私たちは息をのみました。彼に災難が降りかかろうとしていました。この時，私たちは3単位の血液を入れ，500 mLの血漿と1Lのリンゲル液と1Lの生理食塩水を点滴に加えました。彼にはこれらすべてのIVが入りました。あらゆるところにチューブが挿入されていました。そして私は彼をひっくり返すと，彼は本当に瀕死の状態で皮膚の色は灰色でした。「彼，息をしていない！　早くなんとかしなきゃ」と叫びました。ただちに医師に電話しました。心拍数を見て，「徐脈になっているわ。誰か，アトロピンをもってきて」と必要な薬品名を叫び，その薬品を注入し始めました。その間に，「もっと血液を確保して」とスタッフに叫んでいました。その一連の流れを話すことさえできません。「これが必要だわ」って言い続けていました。私は1週間前にこの男性で同じ経験をし，何をしたかわかっていたので，何が必要なのかが予測できました。そして，私たちがバッグ換気しているときに，麻酔科医が巡回してきました。B医師が現れ，挿管し，彼は普段は挿管をしない外科医なのですが，

見事な挿管でした……「どんな種類のラインが入っているの?」と尋ねました。私は「トリプルルーメンです。血液を入れています。どの管もふさがっているので,別のラインが必要ですね。もうどこにも静脈は残っていません」と答えました。「OK,カットダウンのトレイをくれ」と医師は言い,足を切開してラインを入れました。R医師はバッグ換気をしました。私は薬を注入し血液を入れていました。麻酔科医がそばに来て「この人に何が起こっているんだい?」と聞きました。「あなたはジムを知っている?」と言うと,彼は「これが彼なのか?」と驚きました。「そうよ」と答えると,「なんてことだ,まだなんて! 手術になるんじゃないか」って。「まさにそのとおりよ」と答えました。

麻酔科医は続けて,「よし,動脈ラインが必要だ」と言い,鼠径動脈に挿入を始めました……その間に,私たちは患者の反応を得ようと手を尽くしていました。なんの反応もなく,私はモニターを見続けていました。今何が起こっているのかを正確に把握している医師は1人もいませんでした。外科医は切開に忙しく,麻酔科医はほかのことをするのに忙しかったのです。看護スタッフはカルテ類を集めて一緒に詰め込むことに忙しく,そんななかで私たちは手術室までジムを降ろしました。私が注射の指示をせざるを得ない状況におかれたのは,これが初めてでした。わからないことが多く,私にはとても困難でした。私はそんな状況になるまで,それができるとは思っていませんでした。後になると,思っていたほど難しくはありませんでした。しかし,普段は周りに医師がいるし,たくさんの人がいてくれます。結局そのとき必要だったのは,医師やベッドサイドでの人手でした。

インタビュアー:いろんなことが起こっている間,あなたに代わって記録をとってくれる人はいたのですか?

看護師:ええ,記録していた人がいました,感謝しています。彼女にとってもいい経験でしたが,彼女は私が経過を記録することを指導した人でした。ですから,のちに私のところへ来て,3頁にわたる緊急事態時の記録を示し,「患者はどんな流れのなかにいたんですか?」「そうね,それはいい質問です!」という感じでその時をふり返りました。それは彼女にとっていい経験になりました。

私たちはジムを手術室まで降ろしました。その時までに彼は挿管されてお

り，動脈ラインが入り，足には切開創があり，もし間違いでなければ4単位もの血液，1Lの生食，500 mLの血漿が注入されました。バッグ換気をしていたので，手術室へ連れて行くのに4人の人手が必要でした。彼の妻を呼んできて，階下に連れて行く前にすばやく会わせました……そして，階下に連れて行きました。手術は4時間かかりました。医師たちは胃全摘術を行いました。出血の理由，アミロイドーシスがあることが見つかりました。それは出血しやすく，予後はよくありません。医師たちにもどうしてその病気になったのか，原因はわかりません。彼にその病気の徴候や症状は一切ありませんでした。翌朝，彼のところに行くと，まだ意識はなく，その後の入室期間中もずっとそんな状態でした。彼には当初ドパミンとノルエピネフリン（血管収縮薬）の両方が入っていましたが，ノルエピネフリンの注入を止めて，ドパミンだけを維持するよう管理していたと思います。私たちは血液を投与し続けなければなりませんでした。振戦と痙攣のようなものが出始めましたが，まったく反応はありませんでした。時々それが彼の反応であるかのように見えましたが，定かではありません（不幸にも患者は続発した合併症のために死亡）。

　この話の文脈では，特殊な状況で必要とされる処置の種類が明らかになるだけでなく，患者の反応に関連するそれぞれの論理も理解できるようになっている。ここで，トレンデレンブルク体位や血液，血漿，生理食塩水，乳酸リンゲル液，血管作用薬などの急速な輸液注入を実施するだけでなく，患者が手術室に移送されるまでに出血量に追いつき，血行動態を安定させることが要求されていることがわかる。おびただしい量の輸液管理と同時に，看護師は持続的に患者の胃を洗浄し，状況を知らせるために患者と妻に説明し，輸液の効果を評価するため1分単位で患者の反応をモニターし，切開と動脈ラインの挿入を介助し，内視鏡の介助もしている。この話のなかで，看護師の判断と行動は，患者の反応と変化していく状況にそっている。これこそが反応に基づく実践であることを意味にしている。看護師は患者に配慮し，患者との信頼関係を築くことで，まだアミロイドーシスの診断がついていなかったので，患者と妻は苦難があったが，それにもかかわらず，さらに治療に専念していることを明らかにしている。成長中の看護師はケアの優先度を

判断できるようになる必要があるが，このような状況では"優先度が低い"処置などほとんどない．

　この話は，専門的技術を身につけていく際の中心となる課題を実例で示している．患者が心筋梗塞になっているかもしれないという看護師の疑念は誤っていたが，彼女はすぐにその経験から学習している．そのため1週間後，患者が似たような急変を起こすと，起こっている合併症の重要性を迅速に把握し支援を求めている．看護師の最初の判断は臨床の全体像から外れ，患者の症状（胸痛，頻脈）だけを評価していた．さらに彼女は患者が出血していないという信頼しうる指標として，胃管からの排液をあげた．2回目の異変で，看護師は出血の初期段階で患者がどのような身体的反応を起こす可能性があるかを学ぶことで，より高度な専門的技術を身につけている．臨床状況の特性の理解を学ぶことは，あらゆる実践的な推論の中心であり，したがって正確な判断の中心である(Bourdieu, 1980/1990)．彼女の予測は，患者が鮮血を大量に嘔吐したときに実証された．2回目の出血では，胃管の再挿入は患者の嘔吐を抑え，胃内の血液を取り除くためと誤飲の危険を減らすために必要であった．ここでは，状況下での学習，すなわち臨床把握の教授と学習が最も効果的なのは，学習者が状況に直面したときであることを示している．今，この看護師はこの患者特有の流れを理解している．外科医からこの患者の消化管出血を示す症状を把握することを学んだ後，翌週には看護師は新人とほかの看護師に伝授している．この看護師は，ある1人の臨床知を多くの人に広げるコミュニティ・ラーニングの文化について述べている．学習のコミュニティを周到に育てていくことは，臨床家の専門能力を継続的に向上させるための，強力な永続性のあるやり方である．

　この看護師の行動には，すぐれた実践の特徴となるものが示されている．危機のまっただ中，彼女はどんな処置が必要なのか，誰を呼ぶ必要があるのかを統括するクリニカルリーダーとして成長している．2人の医師が緊急の施術に没頭しているので，看護師は彼女以外に"注射を指示する"人は誰もいないことに気づく．このケースのように，状態の不安定な患者の生命を維持する身体的機能の診断と管理には，経験あるリーダーとして行動する看護師が求められている．このすぐれた実践に関しては第5章でも述べる．

　同時に行われる多数の処置を管理することは，直接的なケアとさまざまな

輸液の管理の範囲を広げることになる。

次の例でも，看護師は生命維持装置や大動脈内バルーンパンピング(IABP)，心肺補助装置の挿入を介助する責任を有している。

> **看護師**：その22歳の患者には，大動脈置換術後に残存するASD(心房中隔欠損)がありました。ほかにも問題があり，少し呼吸困難もあったため，医師たちはASDを閉鎖させるのがよいだろうと判断しました。それは，少しだけ危険をはらむものでした。患者は午後に(手術室から)戻ってきて，一晩何事もなく過ぎました。血圧に多少問題があり，例によってドパミンと少量のエピネフリン，ニトロプルシドが投与されていました。翌朝，彼は覚醒し，私は「さあ，できることをやってみましょう」と言いました。彼と話し，最初のバイタルサインの測定をし，そして……すべて大丈夫に見えました。ですが，MAP(平均動脈圧)が落ち始め，私は「ああ，問題が起こりそうだわ」と思いました。
>
> ちょうどその時，研修医が数名やってきたので，サム(医師)をつかまえました。私たちは滴下数を微調整し，エピネフリンの注入速度を上げました。それほど多くのことはせずに済んだのですが，何回か血液ガスを取るとPaO_2が下がってきていました。「ねぇ，ここにも問題があるわ」と私が言うと，サムは(動脈内)バルーンを入れました。患者は悪化していくばかりでした。IABPの効き目はほんの少しの間だけでした。効果的な酸素化にはならなかったようです。それは丸一日続き，PaO_2が下がり始め，40台まで落ちました。100%の酸素を投与して，これも，あれも，あらゆることをしましたが，効果はありませんでした。そして，医師たちはPCPS(経皮的心肺補助法)を使うことに決めたのです。"ああ，そんな"という感じでした。クリス(灌流技術者)が器具をそろえてやってきました。そして，PCPSを挿入し，クリスは作動させました。しばらくの間，彼を酸素化させることができました……(しかし，結果的に患者は心不全で死亡した)。

患者の急速な悪化に対し，複数の血管作用薬を微調整しようとしている最中に，看護師は治療を評価するために血液ガスを採取していた。バルーンパンピングが開始された後，看護師はIABPのモニタリングと管理を新たに引

き継いでいる．多くのICUで見られるように，看護師は医療機器自体の操作と管理だけでなく，PCPSを装着している患者の管理にも責任をもつようになってきている．このような場合，患者はすでに悪化し，不安定な状態であり，あらゆる流れの変化や機器装着による圧迫感は概して，輸液中に血行動態の処置の均衡を保つ必要性を生じるため，看護師は自らの判断と行動に重大な責任を絶えず求められる．熟練した管理には，患者の状態，患者の反応の意味，使用される機器と薬剤などを完璧に理解している必要がある．

　命に関わる変化が起こると，必然的に身体的処置が優先される．予想以上に不安定な状態が続いたり，日課のケアが後回しにされたり，まったくできなくなるような状態は，患者にとって異常なことである．多くの日課のケアは，できる限り合併症を防ぐためにも患者に十分な快適さを確保するためにも，時間をかけてでもなされるべきである．日課となっている緊急性のない多くの看護ケアは，優先度の高い処置とともに，あるいは付加的に実施されている．たとえば，快適さのニードと予防的ケアは，緊急性の高い身体的ニードが満たされてから実施されることが多い．緊急性が少ない場合でも，快適さと予防的ケアは，特に患者と家族の視点から非常に重要である．安楽のニードが，緊急に必要な生理的ニードでもあるというような状況が存在する．次の例では，救急看護師のジャッキー・カニンガムが緊急時に即時の処置を提供する努力について詳細に述べている．

　この例では，患者(マーサ)の生理的なニードが安楽に欠かせない要素をもたらしていた．ジャッキーは医師補助者(PA)のトムに動いてもらおうとすることがいかに耐え難いものであったか，自責の念を抱いて回想している．

> **看護師**：詳しいことまではあまり覚えていませんが，どんなふうに感じたかは正確に覚えています．アニーは私がオリエンテーションを担当していた新人で，私は救急病棟に勤務していました．その時，まだオリエンテーションはそれほど先へ進んでいませんでした．クリティカルケアの派遣看護師であるジャックは手のかかる患者を受け持っていたので，私は彼に助けが必要かどうかを見に行きました．彼は不安そうでいらいらしていました．患者は高血圧で，左室駆出率が低く，ジャックはPAと医師に昇圧の手立てを開始してもらおうと思っていました．しかし彼らにそのつもりはないようでし

た。「あの患者さんは血圧に対してなんらかの対策を始める必要があります。私は少なくとも 100 回は申し出たのですが，医師はいつも様子を見ようと言うのです」。ジャックはいらいらしながら言いました。彼がどんなふうに感じているか，私にはよくわかりました。そして，彼が経験豊富な看護師で，患者のために必要なものを得るためには何でもしようと思っていることもわかりました。私がナースステーションに戻るとすぐにシフトが変わり，新卒でオリエンテーションが終わったばかりのダナが患者に付くことになりました。私は心配でした。ラスがまだ事務処理を終わらせるためにそこにいるのに，ダナは不安そうでした。私は何か助けてあげられないかと思わざるをえませんでした。その時ダナが私の名を呼び，部屋に来てと叫びました。「彼女は私を大変な目に遭わせそうだわ！」患者は，一過性の徐脈と無反応を起こしていました。今は覚醒していますが，不安そうで顔は浅黒く，低血圧でした。皮膚は冷たく湿っていて，ほとんど半透明のように見えました。部屋に入ったとき，患者の血圧は 70 台でした。私は「ダナ，患者の頭を下げましょう」と言い，ベッドの頭部を静かに下げました。それと同時に，医師を呼ぶようダナに言いました。患者のマーサは覚醒しており，呼吸は速く，言葉は話せませんでした。血圧はベッドの頭部を下げた状態で 80 台まで上昇しました。マーサの娘さんがそばに付き添っていて，私のほうを見て笑みを浮かべ，安心したような顔つきで私の手を取りました。彼女は私が 1 か月前に彼女の母親の面倒をみたこと，また心カテーテル検査を受けるためにボストンへ行くのを手伝ったことを覚えていました。もちろん，私も 2 人を覚えていました。「マーティン先生でしょう？」私はあわててそう言い，微笑みかけました。「ええ」彼女は答えました。これでその部屋にはマーティン医師と，PA のトムがそろいました。ダナはこの患者のほかに 4 人の患者を受け持っていてどうしようもない状態にあることは明らかでした。娘さんは，私を見ておおいに安心したようでした。私も放ってはおけないと思いました。私はアニーに，2 人でこの患者を担当しようと言いました。ダナは私が彼女を手伝うことに対して何度も私にお礼を言いました。「どういたしまして」私は彼女に言いました。「2 人で助け合いましょう」私は心の中で「よし，さあ始めよう」と思い，大きく息をしました。ラスが早く指示をもらおうとしたことを私は追いかけなければならなくなりました。そして，

もし指示をもらうことができなければ，私は間違いなくトラブルに巻き込まれると思いました。

マーサは状態が悪化していましたが，覚醒しており意識は清明で胸痛を訴えていました。アニーが私のほうを見て助言を求めたので，いくつかの課題を示しました。「それではアニー，除細動器は装着したままにしておきましょう。そしてまず痛みに対して何か処置し，その後フォーリーカテーテルを挿入しましょう」。低血圧が長時間続いた後の腎機能についての考えをアニーから引き出すには時間が足りないと思ったことを覚えています。トムは，患者の低血圧が続いていたので鎮痛薬の投与に積極的ではありませんでした。そこで私はトムに，一緒に昇圧薬と血管収縮薬の投与に取りかかりましょうと言いました。私はマーサと娘さんと話したときに，ボストンへ戻って心臓の状態を診てもらう必要があることに触れました。するとマーサと娘さんは，命を助けるためには何もしてほしくないと私に告げました。私はトムを呼んで，この親子の望みを伝え，鎮痛薬が必要なことをもう1度話しました。私はマーサに何の鎮静も与えられないことにいら立ちを感じていました。特にその時は，ケアの焦点が救命から末期ケアと安楽へと変わっていたからです。

ベッドサイドでトムを待っているときに，私は娘さんに話しかけました。マーサのご主人はもう何年も前に亡くなっていました。娘さんは父親が亡くなった後，結婚をせず母親のために献身的に介護してきたのです。娘さんは，母親がとても美しかったこと，上品でいつも身だしなみに気を遣っていたことを話してくれました。「それに比べて私はいつでも不恰好でした」「母はいつでも品があってきれいな女性でした」と娘さんは言いました。私はフォーリーカテーテルの装着時や器具を装着する間はできるだけ肌を見せないように気をつけました。トムが部屋に入ってきたので私はトムに，蘇生についての患者と娘さんの意思決定を伝えました。ベッドサイドで蘇生処置禁止について話すのを避けるために，トムは娘さんを部屋の外へ連れ出し，蘇生拒否の書類をチェックし始めました。その後の展開はとても速く進みました。マーサは血圧が下がり，喘鳴を伴う深い呼吸をしていました。彼女はずっと痛い，痛いと，そして自分の呼吸音が聞こえると言っていました。「どうしてこんな雑音が出るんだろう」「でも，この音が出てしまうのよ」と

彼女はあえぎながら言いました。死が迫っているのに最期までそれほど意識がはっきりしている人を，私は前にも後にも見たことがありません。私はもう絶望的な気分になっていました。私はマーサに心配しないように，そして私たちがケアするし楽にするからと話しました。アニーはそれ以上ないくらいに怖がっていました。トムはいまだに娘さんと一緒に蘇生拒否の書類をチェックしていました。彼が娘さんからサインをもらうことに気をとられているのでいらいらしたことを覚えています。私は鎮痛薬の指示が早くほしかったし，また娘さんには母親のそばに付き添ってほしかったのです。
　マーサの心拍数が下がり始めました。私は，もうこれ以上待てないと思いました。私は部屋の入り口の所へ行って，そして「トム，娘さんを今すぐこの部屋に入れてください。私は患者にモルヒネを即刻投与しますから」ときっぱりと言いました。私はすでにアニーに，モルヒネを準備するように伝えてありました。アニーが自分の感情と闘っていたのが明らかにわかりましたが，私自身がベッドサイドを離れるわけにはいきませんでした。トムと娘さんが部屋に入ってきたとき，私は娘さんに，母親の手を取るように言いました。マーサが自身のコントロールを取り戻すという望みはもてなかったので，穏やかに尊厳をもって逝かせようと思いました。「マーサはそろそろ旅立つと思います」「そばに行って話しかけてあげてください」私はできるだけやさしく娘さんに話しました。そしてマーサの息が途切れ始めました。
　アニーがモルヒネを持って走って戻ってくるまでの時間がとても長く感じられました。私はマーサが最期の息を引き取ろうとしたとき，この死を間近にした女性に安らぎを与えたいと焦って動こうとしていました。でも，私はそれをすぐに与えることはできませんでした。マーサが安らかに次の世界へ行けるようにするための，ごく簡単なことを私がする前に，彼女は亡くなってしまいました。私は彼女の本当に苦しそうな最期の息を決して忘れません。娘さんはすすり泣いていました。アニーは泣かないようにこらえていました。トムは失望の表情を見せていました。私の目からは涙があふれ出ました。私はたった今展開した出来事と私が何もできなかったことが悔しくてなりませんでした。私はマーサの手を取ってそこに立ちすくみました。一方の手には，もはや何の役にも立たないモルヒネの注射器を握ったままで。私は文字どおり，風に吹き飛ばされたような感じがしました。私は，このすべて

の出来事をアニーと一緒にふり返る必要があると考えました。それは，彼女が人の最期という初めての経験に対処できるようにするためでもありました。患者擁護者（patient advocate）のスーは娘さんのそばに付き添い，友人や家族に病院へ来るように連絡がなされているかを確認しました。私は彼女を抱き締め，母親は今は穏やかな気持ちでいること，そしてあなたのような娘をもてて幸せだったことを伝えました。私はマーサのベッドのそばで彼女に，次の世界へ旅立つときは，自分が最も愛する人とともにいる以上のことを求めることはないこと，そして彼女という娘をもてたことで母親はとても喜んでいるに違いないと話しました。

　私は部屋の外に出て，手伝ってくれた人全員にお礼を言いました。後で気づいたことですが，私は床に就いた後で，眠りに入る前にマーサと娘さんにもう1度会いたいと思いました。

　ジャッキーは悲劇的な話，つまり，マーサの痛みと苦悩を"楽にするためのごく簡単なこと"ができなかったことを勇気をもって話してくれた。彼女は自分が倫理的に悩んでいることを明かしている。そして善に対する誤った考えのために"悔しい"思いをしている。この場合，重要なチームメンバーに動いてもらう闘いに敗れたために，彼女は熟練看護師が行うと信じていることができなかった。それどころか，"何もできなかった"ために悩むことになった。ジャッキーに倫理的な強い発信力が欠けていたわけではないし，また強い行動力のある人物に必要とされる勇気や根強さが欠けていたわけでもない。それどころか，ジャッキーは患者の緊急のニードに対処しようとしていると同時に，患者の蘇生拒否の意思を明らかにすることについての感情がからんだ重苦しい話し合いを礼儀正しく待っていた。

　このような状況下で，トム（PA）は，気道分泌物による患者の苦痛軽減が優先すること，そして死が切迫しているという認識があれば，蘇生拒否について長時間話し合う必要はなかった。結果的に，マーサのタイミングのほうがトムのタイミングよりも早かった。それは看護師が重要な処置に手を伸ばす前に起こってしまった。

　覆い隠されていた最も大きな課題は，仕事の負担が増すなかで，重要なことのすべてを時間的制約の下でやり遂げなければならなかったことである。

看護師の語りのなかでの救急病棟の出来事は，部外者の読者にしてみれば大声や要求，どっちつかずの態度，大騒ぎともとれることのために病室の患者を混乱に巻き込むことはなかったのにと思うかもしれない。看護師がすべきこと（病院や施設が課している記録も含む）と，するべき重要なこと（患者に必要なこと）とは必ずしも同じではなく，また明確に区別できるものでもなく，そのどちらもが医師の時間や関心と競合することがある。語りの大半や実践のほとんどでは，目に見えない課題が時間を狭める要因となっており，看護師は患者のニードの変化に対処する道をふさがれている。ジャッキーの場合のように，瞬間瞬間が安楽と悲劇のせめぎあいなのである。

　悩みの種を心を開いて語ってくれる臨床家はほとんどいない。多くの臨床家は善について誤った考えを抱いている。経験豊かな看護師は「どんな困難も乗り越えれば強くなれる」とよく言う。「気を強くもてば，前に進む勇気が湧いてくる」，さらには，「学んだことによって臨床家は進歩する」と言う人もいる。善についての誤った考えに対処するのに苦闘している成長中の臨床家は，この次に遭遇する状況で何か違う行動ができるかを考え，上手な対処法を学び知っている熟練者に教えてもらうことで，自分にできることを知り，人間的な実践のなかで人間的（不十分なことは予測できるが）とはどういうことなのかを受け入れる勇気と自信を強めることができる。

　後からふり返ってみれば，蘇生拒否についての話し合いの間にどれほど死が切迫していたかを見極めるのは容易であった。しかし，死が間近なことを知らずに事実とは違うことを頭に描いてマーサの部屋に入った場合はどうであろうか。彼女は意識がはっきりしていたし，特に不審なところがないのだから，時間があると思うのは当然であろう。マーサの意識の清明さは通常ではありえないので，過去の同じように思える事例に基づく熟練者の認識を狂わせてしまった。ジャッキーは自分の倫理観に基づいて，患者を尊重して待つという態度をとった。予測どおりにマーサの意識が低下していたら，相反する善は消え去り，安楽というただ１つの善が選ばれたであろう。とはいえ，末期のあえぎ声が聞こえれば，モルヒネによる即時の処置が指示されたであろうが。このあえぎ声は死が切迫していることを示す明白な特徴だからである。

　この高度なことが要求される状況下で，ジャッキーは心を乱されることな

く，娘さんとの触れ合いに心を砕いている。このことは，ジャッキーがマーサのために専心的なケアを行ったこと，またマーサは生涯を通じていかに美しかったかを娘さんが語っていることからも伺える。ジャッキーは体を休めるために腰掛ける暇もなく，患者の低血圧と胸痛，生理的な衰弱に対処しようと努める一方で，欠かせない心の安らぎも与えていた。この事例の場合，求められるレベルがこれより低い時期はなかった。もしそのような時期があったなら，看護師にはほかの安楽ケアを実施する機会がもてたのであるが。

しかし，非常に不安定な患者に継続的な集中ケアを行っている間，ルーチンの予防的処置を無視することはできず，看護師は緊急性の高い処置を行いながら，あるいはその合間に予防的処置を行う独自な方法を見つけている。通常，日々のクリティカルケア看護実践での身体的ケアは，決まり切った当たり前なものであるため，あまり意識せずに行われている。たとえば，看護師は患者を入浴させる際に，情緒的なつながりを築き，今の状態や危険要因について教え，また普段見えない部分のフィジカルアセスメントの機会にすることが多い。はたから見ると，看護師が患者を入浴させ，教育していることしか気づかないかもしれないが，患者の耐性レベルと予備力をアセスメントする機会でもある。

身体的，知的，情緒的に，非常に高度な処置が求められ一刻を争う必要がある患者の状況の1つに，臓器提供者となる患者の管理がある。脳が回復できないほどの損傷を受け，衰え始めると，すべての臓器の機能が急速に低下するため，臓器を摘出するまでは人工的に身体機能の保持を図らなければならない。患者が臓器提供者となった時点で，看護師は臓器移植エージェンシーと連携して患者の身体機能を診断し管理する責任をもつことになる。完全に身体機能をサポートできる時間は，臓器摘出が可能になるまでの数時間である。また，適切にケアするためには，迅速で継続的にモニタリングと処置とコミュニケーションを同時に行う必要がある。

このことは，ひどい外傷によって子どもが脳死となり，両親が臓器提供を決心する次の話のなかでわかる。

看護師：スケートボードの事故に巻き込まれて頭を打った9歳の少年の話です。重度の脳浮腫により尿の大量生成が引き起こされました。そうなると血

圧が低下するので，尿生成を抑制しながらある程度の尿量を維持するためにDDAVP（酢酸デスモプレシン）などの薬が投与されました。けれど，多発性の外傷がある患者の場合，分刻みで絶えず何かが起こります……血圧は下がり，輸液量を維持し続けなければなりません。私たちは抗生物質も投与し，（レシピエントと）最高の適合が得られるよう，肝機能検査，血液型，電解質，血液一般（さらにほかの血液検査値）など，臓器移植エージェンシーに必要な事項についてきちんと検査をしなければなりません。また，この患者は酸素投与こそされていましたが，脳障害がひどく，体のほかの部分も危うくなり始めていました。肺は非常に状態が悪く，純酸素が投与されていましたが，血液ガス値はよくありませんでした。けれど肺を提供する予定だったので，機能の維持に努めました。そのため継続的に血液ガス値を調べる必要があり，1時間ごとに臓器移植エージェンシーと電話で最新情報を伝え，何をするのかを聞き，起こっていることを話し，そして調整していきました。それは大変なことでした。

インタビュアー：その時点で，あなたの病棟の研修医はまったく関わらないのですか？

看護師：ええ，患者の状態はほとんど毎時間変化します。患者は1時間2Lの尿を出していたので，輸液と維持輸液，それと血液で補う必要がありました。たくさん排泄するのでKCL（塩化カリウム）も補います。病室では常に相当な量が出たり入ったりしていました。それはもう本当に大変です。

インタビュアー：カリウムの経過はどうでしたか？　あなたに課せられた責務のなかにカリウムも入っていたのですか？

看護師：そのとおりです。けれど1時間で2Lも尿を出すので，カリウムが変動します。次の1時間では4回のKCLを投与しました。その間に，尿流出を止めるために酢酸デスモプレシンを投与しました。その1時間後，その時はカリウムが4.9になって，すべてのIVバッグを変更しなければなりませんでした。ナトリウムも上がったり下がったりです。そのように常に変化しています。臓器移植エージェンシーが求める情報は非常に厳密なので，常に連絡をとる必要があるのです。許容範囲が非常に狭いのです。

インタビュアー：それをするために，常に緊急の検査を行っているのですか？

看護師：ええ，常に。血液ガスは確信を得るために4時間ごとにしていたと言えるでしょうね。それ以上にしていたときも……このような経過になると，とどまることはできません。もちろん厳密な意味でなく，つまり家族はいつでも気が変わることがあり得るし，その権利もあります。けれど，それが動き始めると，みんな非常に忙しくなり，しなければいけないことがあまりにもたくさんあるので，たいてい2人の看護師が担当します。たぶん臓器提供者のケアがどれだけ難しいか，人にはわからないでしょうね。どのくらい難しいかというと，多発外傷の患者のケアをするのとちょうど同じくらい難しいのです。

　このような患者では"追いつくこと"は絶対に無理だと看護師はうすうす気づいている。なぜなら，そのような患者の身体的状態は急速に変化し，点滴内容，滴下数，人工呼吸器の設定など，常に患者の状況に合わせて変更しなければならないからである。患者の急速な変化と同時に行われる多数の処置の必要性は，看護師にそれを中断して考える時間を与えないので，常に行動しつつ考えることを課す。

　熟練看護師は，あるシステムの機能低下が及ぼす複雑な病態生理学的な影響に伴って必要とされるケアの質や量を，論理的根拠に基づいた最善の臨床判断によって見極める。臓器提供者を管理することによって身につく知識の大半は，うまく説明できない経験的な知識である。これについては，言葉で説明することと臨床研究がもっと必要である。

　多臓器不全の患者は複雑な臨床状況を呈するため，特に疾患が表面化していない場合，臨床家が単独で状況を理解するには多くの困難を伴う。患者に起こっている状態を把握し，どんな処置が最も適切であるかを判断するために，通常，経験のある熟練のチームメンバーが多く必要とされる。しかし，合併症の原因がわからず，未治療のまま対症療法だけ行っていると，状況は解明されなくなることがある。つまり，そのような状況下では，追加されるさまざまな処置によって状況を改善するため，状況を理解できなくなる可能性がある。状況が多くの治療によって混乱すると，患者のどの反応が処置によってもたらされたのか，患者のどの反応が合併症を示すものなのかを識別することが困難になる。

次の脳外科 ICU の看護師は，4 人の研修医や医師が患者の頻脈，低血圧，低心拍出量を抑えるため複数の治療を同時に指示し始めたため，患者の複雑で悪化している状態を理解するのに非常に苦労したことを語っている．

看護師：患者は交通事故に遭い，脳挫傷と多発骨折となった 79 歳の女性でした．彼女は手術室へ運ばれ，脳室ドレナージが造設されました．私は昨夜の ICP（頭蓋内圧）が良好だったので安定していると思っていました．ICP はずっとオープンにした状態で，安定していました．今日は 25 以下だったので，医師たちはそれを閉じることにしました．縦隔は拡大しており，疑問のある X 線像でした．そしてアンギオ（血管造影）をすることになりました．けれど……ひどい低血圧で，かなり頻脈で……140 台くらいでした．アンギオはキャンセルされ，すぐに医師たちがベッドサイドへ来ました．

医師たちはアデノシンを投与しましたが，あまり反応はなく，また輸液の追加を試みました．彼女は多少反応し，心拍数が 120 台くらいに下がったのですが，また 130 台まで戻ってしまいました．それで医師たちは，「ああ，たぶん痛みが強いんだ」と判断し，フェンタニルやモルヒネを投与しました．でも血圧は低いままでした．つまり彼女の血圧は底を打ったのです．すると，医師たちは「あれ，そうか，痛みはないようだな」と言うのです．さらに「大丈夫，大丈夫．脈はたかだか 140 台で，収縮期血圧は 90 台を保っている」「おそらく MI（心筋梗塞）じゃないか」と言うのです．心臓の酵素を検査したところ，「アンギオにすぐに行く必要がある．たぶん大動脈に亀裂があるよ」と言いました．私が勤務についたとき，患者の心拍数は 150 台，160 台で，血圧は 80 台まで落ちていました．そして，医師たちは「ああ，そうだ，アンギオに行くのはよそう．輸液の追加をしよう」と言っていました．

PA カテーテルを入れることを決め，私たちはただ追加の輸液を入れ続けました．その時，医師たちは「エスモロール（β遮断薬）を試してみよう．けど，フェニレフリン（昇圧薬）もスタンバイしておこう」と言いました．ご承知のように，それはさらに血圧を下げるからです．患者はエスモロールに反応しました．心拍が 120 台になったのですが，同時に私はフェニレフリンを開始し，すぐに上限量まで投与しました．けれど，また血圧が 80 台になりました．ヘマトクリット値が下がったので，2 単位の血液も投与しました．

私たちはただ次から次と薬や輸液を投与し尽くしました。フェニレフリンは上限量になっていたので，医師たちは「それならドブタミンを使おう」と言いました。心拍出量は5でしたが，医師たちは「おそらくもっと高い血圧を維持するには心拍出量が10は必要だろう」と言いました。それで私たちはそれを試みましたが反応はありませんでした。医師たちは「じゃあ，ドブタミンではないんだ。それならミルリノンを使ってみよう」と言いました。私はその薬についてよく知りませんでした。それがアムリノンの系統であることは知っていましたが，「なぜミルリノンを使うのですか？」と聞きました。「たぶん患者にはもっと心拍出量が必要なんだよ」ということでした。投与しましたが，何も効果はありませんでした。結局エピネフリンに行き着きましたが，反応はありませんでした……私はただ途方に暮れてしまったのです。

　そして，こう考えました。私が失望しているのは，自分がただ動いていたからなのでしょう。ただ動いているだけ。すべてがベッドサイドのことだったのです。医師たちはただボタンを押し，モニターを触っていただけで，その間ずっと「ああ，まだ君はこれをやっていないの？　まだそれをやっていないの？」と言い続けていました。それはまるで「それはさっき聞いたわ」という感じじゃないかしら？　つまり自分がロボットのように感じたのです。

　この看護師は，2日前に患者をケアしたときに観察された上述の出来事を語っている。話のとおり，研修医は次から次へと処置を要求し，看護師は医師の要求に応じながら，患者の反応を理解しようと一所懸命だった。また，彼女は臨床状況を見失ったことも語っている。彼女は，患者の血圧を改善し心拍数を下げるために試された数多くの血管作用性の薬物と輸液を調節した。指示された処置のなかには驚くようなものもあり，さらに不安が募った。準夜勤で幾度となく折に触れて医師に根拠と治療の方向性を問いかけた。また，彼女はその医師に，主治医であり彼女自身信頼している医師と状況を議論することも求めた。にもかかわらず，治療目標と根拠は相変わらず一貫性がなく効果もなかった。この看護師は，研修医が患者の臨床状態を把握できず，回復どころかなり悪化したため問題の症状を"追いかけ"始めたことをほのめかしている。

この臨床でのブレイクダウンは，通常救命となるはずの複数の処置が，患者の臨床像をさらに混乱させ，危うく患者を死なせるところであったことを示している。したがって，患者の反応を査定し，臨床理解が混乱するのではなく深まったときにこそ，多くの処置を同時進行することが生命を救い，維持する，ということを，それぞれの臨床家が認識しなければならない。

　すでにお気づきのことと思うが，このような局面では，訓練された経験豊富な臨床家が必要である。臨床チームのリーダーシップの役割をとれる人であれば，熟練の臨床家として十分能力がある。熟練看護師が4人の研修医と医師を先導することは，あまりよくわかっていない状況では特に難題である。前述の話は，臨床家が一緒に働くことに慣れていない人となじみのない領域にいるとき，どれだけ根拠と理解が見失われてしまうかという例である。これではケアの質は危うくなるであろう。反対に，普段一緒に働いているチームメンバーが，患者の状態，治療，予測される患者の反応に対して共通の理解をもっていれば，複雑で不安定な患者のケアでも円滑になる(Hooper, 1995)。協働的なチームは，似通った関心，共通の問題追究，異なる臨床的展望について話し合うことで，最善の臨床知と患者のケアを共有することができる。そのようなチームの継続性には，知識の蓄積と発展の可能性がある。重要なことは，協働がチームメンバーの質問を可能にし，誤解を解いてチームの理解を深め，臨床像を混乱させている処置を取り消すなど，ブレイクダウンを管理するための最善の方法となることである。ブレイクダウンの管理は重症患者のケアでは必要不可欠な技術であり，さらに第11章でも記している。

　上述した状況とは対照的に，生理学の知識のある熟練者は，概して多数の処置をうまく同時進行させている。患者の状態と合併症をよく知っている場合に限られるが，熟知していることで円滑に処置が行われる。臨床家が把握できないことは少なく，患者の予想外の反応をすぐに認識し手を打っている。臨床観察の間，熱傷専門看護師はその時の患者の状態と治療を詳細に話している。以下のとおり，彼女は少量のジアゼパムとフェンタニルの投与で引き起こされたブレイクダウンを述べているが，2つの処置を同時に行ったことに対する患者の予測外の反応をすぐに認識し，両者を中断し，別の薬に変えることで事態をうまく収めている。

看護師：患者の呼吸状態が気になり，私はジアゼパムに対する彼の反応に確信がもてないので，またそれを投与するつもりはありません。基本的にフェンタニルは作用するまで非常に時間がかかりますが，この患者の場合，作用が強く効いたため，それを取り除くにも非常に長い時間を要しました。だから，酸素化能は良好でしたが，$PaCO_2$ は非常に高く，58でした。その上，睡眠中のひどい無呼吸がありました。とてもひどいもので，熱傷部位をスクラブする合間の休息時間さえ，私たちは絶えず患者を起こさなくてはなりませんでした。フェンタニルのせいで，患者はとにかく起きていられず，少しの間でさえ私たちは患者を座らせなければなりませんでした。この全工程で，患者の血圧は異常なほどに高くなってしまい，収縮期圧が200，拡張期が120というときもありました。私は患者の背中に枕をいくつか当てて，とにかく患者の顎を前にもってこようとしました。私は医師に話し，（カルシウム拮抗薬を）与薬しました。心拍数は上がりましたが，基本的に患者には睡眠時無呼吸があることを考慮しました。患者は呆けたような状態になり，痛みについてしつこく尋ねても「痛みはないよ，大丈夫だ」と言い続けました。でも私は，患者には説明できない隠れた痛みはあったと思います。最終的に十分にバッグ換気し，薬をやめると，患者は徐々に覚醒し始め，痛みがあることを告げることができました。少量のモルヒネを投与すると，心拍数は再び下がり始めました。その時，カルシウム拮抗薬が血圧を保たせ，患者はよくなったのだと思います。

インタビュアー：それでは，患者の循環動態の変化が痛みと関連すると思っているのですか？

看護師：すべての変化が痛みに関係しているとは思っていません。たぶんストレスも（それらに影響を与えていると）考えています。けれど，私はまだいくつかの根深い問題を抱えていることが気になっています。というのは，患者がどれだけうまく酸素化できているのか確信がないからです。私たちが得た血液ガス値では，うまく酸素化されているのがわかりましたが，四肢と両耳に熱傷があったので，パルスオキシメータを機能させるのが大変困難だったのです。でも，たった今，運がよいことに機能し始めました。断続的で常にそれと奮闘しているような感じではありますが。こういったことがすべて要因である場合もありますが，私は何が起こっているのかしっかり確信でき

ませんでした。だから私は投与したくありませんでした……患者が痛みを否定し続けるので，私は血圧をコントロールする薬剤を投与したかったのです。けれどまだ気になることがありました。患者は循環動態が多少ドライに傾いていたので，あまりたくさん(血管)拡張薬を投与したくありませんでした。少しドライですが，どういう状況にあるのかまったく確信がありませんでした。

　(ウロメータの尿量を見ながら)今とてもよくなっているようには見えるのですがね。ずっとそんなふうに考えてきたので，患者が少し覚醒して何か飲み物を欲しがったとき，「ああ，手が痛いんだ」と実感したと思います。モルヒネを少し投与した後，患者の心拍数は下がりました。血圧はすでに(カルシウム拮抗薬で)ある程度下がってきていました。熱傷状態に関する限りでは，水分は行きわたっており良好な状態でした……患者にはCPAPマスクをつけるつもりです。家での「睡眠時無呼吸」について尋ねたのですが，患者は「ありました」と言い，奥さんはご主人が夜中に息を止めること，起きたときにひどく疲労していることを述べました。患者は「朝，呼吸さえしていれば，いつもちゃんと目覚めますよ」と言いました。私は「今までそれを治療したことはありますか？」と聞きましたが，「いいや，理由がないよ。いつもちゃんと目が覚めるんだから(笑)」という答えだったので，「そうですか，わかりました」と言いました。今，患者にCPAPマスクを装着するために，呼吸器科からコールバックしてくるのを待っています。それに指での脈拍測定を確実にしたいので，それを新人看護師がまさに今チェックしているところです。橈骨のまわりや腕にはまったく熱傷がありませんが，投与された輸液による浮腫の可能性があるため，良好な末梢循環を期待しているのです。そして右の手に熱傷があるため，そっちはさらにチェックする重要性が高くなるでしょう。(観察に基づくインタビュー)

　看護師は患者の循環動態の異常の原因に一時的に混乱したが，"見失う"ことはなかった。臨床上の重要な点は，この熱傷看護師が生理学的な原因をよく理解していたので，問題を積極的に追跡し，余分な処置を慎重に控えることができたことである。注意深く探り当てた結果，患者は薬物依存症の既往があり，睡眠薬の投与を極端に嫌がることがわかった。痛みの否認は，循

環動態の反応を理解するうえで直面した最初の問題だった。

　状況がはっきりしてくると，患者はジアゼパムとフェンタニルに非常に過敏になっているのではないかという疑惑が強まった。この２つの薬は患者を"ハイ"にさせ，睡眠時無呼吸でさらに複雑でひどい酩酊状態を引き起こしたが，患者が否認していた痛みに対して満足できるような効果はなかった。疼痛が循環動態の異常の一因となっていたので，快適な環境にして状態を安定させるような治療が必要とされていた。処置を通して問題を探ることを優先させたという看護師の賢明さが，状況の明確な診断と効果的な処置につながった。

　ここでは，患者の疼痛や鎮静薬，呼吸と循環動態の状態がどのように関連して，彼女の理解を一時的に混乱させたか，に焦点をあてている。話のなかで触れていないことは，熱傷部位を長時間ごしごし洗うこと（スクラブ）や創面切除（デブリドマン），包帯交換，継続的な輸液管理や循環アセスメント，体温管理，既往歴聴取，患者と家族の情緒的支援，深く関与する要因であり診断されていない睡眠時無呼吸の確認，新人看護師の指導教育など，数多くの同時に行われる事柄である。看護師は主に言語化された事柄に注意を注いでいるが，この状態の不安定な患者のモニタリングと多面的な管理には，洞察力のある臨床判断，多岐にわたる生理学的変化を考慮した推論，そして実践に精通した熟練が必要である。

■生命維持装置から離脱する患者を指導し支援すること

　重篤状態での生命維持機能の管理は，通常患者の状態を安定させ改善するような治療の実施に焦点をあてる。基本的にこの代償的な医療処置からの自立のための患者支援についてはあまり強調されていない。いくつかのアセスメント機器（例：パルスオキシメータ）と治療は，患者に不安定な状態をもたらすことなくすぐに中止できるが，処置のほとんどは次第に減らしたり離脱したりして，患者が身体的に徐々に適応し平衡が保てるようにする必要がある。同様に，患者の意識的な努力や補助の必要なく離脱できる処置もあるが（例：抗不整脈薬の輸液），多くは患者の積極的な関与を必要とする。

処置や医療機器に長期にわたって依存していた患者を離脱させるには患者の全面的な協力を必要とし，かなりの疲労感を伴う場合もある．専門家であることと患者をよく知っていることとを基盤とした看護師-患者関係は，安全で効果的であり，このような移行には不可欠である．したがって，看護師はこれから起こると思われる変化と，変化によって生じる進歩について，必ず患者と家族に十分伝えなければならない．離脱に苦労し，再び自立するための能力に不安を抱く患者もいる．したがって，離脱の成功のためには心理的サポートと強化が不可欠である．

　ウィーニングに必要な体力を消耗させる痛みがまだあるというのに，ウィーニングを始めなければならないことはよくある．ほとんどの患者は，ICUにいる間に，体力が衰える．体力がひどく衰えた患者は，以前は楽にできていた呼吸や動作のような身体機能を回復するために努力を要する．多くの患者は，すべての機能を回復するために自分がどのように関わっていくのかわからず，耐性と能力を徐々に高めていく方法の指導を受ける必要がある．長期にわたり生命維持機器を装着していた重症患者では，特別なその人に合った方法で指導することが，自立のための機能を獲得するうえで中核となる．

　必要不可欠ではあるが，機器による治療がよい影響を与えるのはまれで，通常離脱されてもそれほど重要でない問題（例：ECGモニター用の電極に対する皮膚過敏）から重要な問題（例：中心静脈ラインによる敗血症，IABPカテーテルによる四肢喪失）まで種々の合併症の原因となるので，機器による治療は可能な限り早く離脱させなくてはならない（第8章を参照）．かなり衰弱している患者にとって，侵襲的治療を可能な限り早期に離脱させ除去することは絶対に必要なことである．合併症は衰弱や悪化のきっかけとなるからである．たとえば，新生児は概して非常に弱い．そのため，専門家は常に，新生児をハイリスク状態にする処置から離脱させることに気を配っている．

　次の観察場面では，看護師が新生児の人工呼吸器からの離脱を始めた後，反応を評価しながら，問題となるリスクによって自分の実践をどのように方向づけたかを説明している．

> **看護師**：この赤ちゃんは3日前に地方の病院で産まれて，呼吸窮迫症候群（RDS）がありました．37週目での出産で，RDSになるにはやや遅いです．

赤ちゃんの状態は悪化し，3日前に移送されてきました……

インタビュアー：人工呼吸器からの離脱が早すぎたかどうか，どうやってわかるのですか？　血液ガス値のほかに，何かありますか？

看護師：たいていは血液ガス値で判断しなければなりません。時には，赤ちゃんが本当に頻呼吸になっているかどうかを判断することができます。酸素が行き届いていなければ，酸素飽和度は上昇しないでしょう。さもなければ，圧の変化で肺呼吸音が変化したり，十分な空気を取り入れている音がしなかったり，胸部打診音もよくならないはずです。たいていは血液ガス値を見て，何をするのかを理解します。そして多くの場合，血液ガス値は良好になって，早ければ6時間でウィーニングが完了します。しかし，最高の血液ガス値を得てから2時間後に落とし穴にはまったようになるのです。そういうときには結果的に大事になってしまうのです。つまり子どもが追いつくには時間がかかるのです。だから，私は1回に2つ以上の変化を作らないようにしています。そして多くのこのような，非常に小さい子どもは，大きな変化に耐えることができません。（呼吸療法士が入ってくる）酸素を下げますよ，たぶん42まで。とてもよい血液ガス値でしたから。

インタビュアー：この赤ちゃんを見て何を予測していますか？

看護師：この子の酸素の値は80から90くらいまで上がると予測しています。CO_2が上がってくるかどうかに関心があります。前回のCO_2は47でした。たいていこの子のCO_2は，40台中間くらいをうろうろしています。この子はいくらか余裕があって，医師たちは成人では50くらいまでCO_2を上げていこうとしています。普通CO_2が50になるのを好まないのは知っています。CO_2が50台でpHが7.28でもよしとすることがありますが，普通このような患児は面倒なことになります。人工呼吸器を長期間装着すると，多くの肺損傷の原因となり，成人ではよくないとされるような血液ガス値の間でちょうどよい線をたどっていくのです。だから私たちはできるだけ肺に影響が出ないように，人工呼吸器から離脱するように努力しています……非常に重症な赤ちゃんにしては，この子はかなり安定しています。

インタビュアー：肺への影響とはどんなことを指しているのですか？

看護師：そうですね，3日後では遅いのです。患児はすぐに問題を抱える可能性があって，間質性肺気腫を起こします。特に超低出生体重児のX線写

真でよく見られますが、すべて囊状です。その場合、もう肺は台無しになり、ひどく硬化してしまっているのです。多くの水分が肺の中に入って、肺胞が変化しBPD（気管支肺形成異常）と慢性肺疾患へと移行します。だからできるだけ早く人工呼吸器から離脱させる必要があり、それが境界線の血液ガス値を認めることを意味するなら、それが私たちのやるべきことです。

　心臓障害の患児が40台のPO_2であっても良好であることが当然で、40台のPO_2でも受け入れることがあります。では、なぜ低出生体重児の40台のPO_2はだめなのか？　それはルールというより例外なのです。私たちはほとんどの患児では妥当とみなしていきます。私たちはその子たちを50/50クラブと呼んでいて、その子たちのPO_2も50、CO_2も50で、60台になることはめったにありませんが、私たちは少しだけ上げるのです。私は成人病棟で何をしているかがわかります。（麻薬などで）恍惚状態にさせられるのです。

　（血液ガス分析の結果が戻ってくる）まあ、最高の血液ガスだわ！　CO_2はたったの1しか上がってないし、これは大丈夫です。だから、たぶんさっき話した流量を減らすことも、少しだけFiO_2の離脱を始めることもできるでしょう。医師たちが回診に来たときに、（チャートを見ながら）流量14では多いのです、1分間に14Lなんて。それは流量としては多くて、おそらく彼には流量10以上を投与すべきではなくて……彼は吸気時間が0.75でしたが、それではちょっと長めです。吸気時間が1だった低出生体重児を見たことがあります。それも非常に長いですね。さらにそれは肺にとって陽圧性障害の原因となるので、それを離脱していくことで障害を最小限に抑えるようにします。彼にとって適切な時間は0.6です。彼の流量が10まで落ちたらいいですね。けれど手順が決まっていて、このようなよい血液ガス値になると離脱をどんどん進めていってしまうのです。あまりにも早くて新生児はへたってしまい、変化についていくことができません。だからこそ判断が肝要で、ゆっくりと変化させていかなければならないのです。（観察に基づくインタビュー）

　モニタリング機器はどんどん進歩しているが、綿密なモニタリングの熟練したノウハウや新生児がウィーニングにどれだけ耐えられているかの検証、

そして次々と出現してくる状況のなかで絶えず推論を働かせることは不可欠である。看護師が指摘するように，医療機器が原因となる障害を未然に防ぐことが，そのような危険にさらされている患者には優先度が高いために，PO_2とCO_2の大きな変動が気圧障害のリスクほどではない場合がある。ここで看護師は新生児の経過を注意して監視し，次善の策と思われるウィーニングの段階について前もって考えている。同時に，あまりにも早いウィーニングの危険をもはっきりと認識している。彼女はウィーニングの経験から得た知識を表す2つの重要な行動原理を唱えている。

　まず「1度に2つ以上の変化を作らない」ことである。前述したように，1度に実施される処置が多ければ多いほど，患者の反応を正確に解釈するのが困難になる。この行動原理が，離脱する際にも，治療を増やす際にも専門家の実践に浸透していることがわかっている(Hooper, 1995)。次に，「特に非常に小さな患児は，大きな変化に耐えられない」ことである。非常に小さな新生児にとって，大きな変化よりも小刻みな変化のほうが，身体的に"ついていける"可能性が高くなる。平衡を保っていくことは，手遅れになる悪化を防ぐためには非常に重要である。

　ICUにいるすべての新生児が，前述の新生児のように重症疾患であるわけではない。それほど弱くない新生児もいるが，それでも堅実にしかも徐々に医療機器のサポートから離脱させなければならない。新生児にゆるやかな変化を与えるときの身体的反応は，彼らの耐性と新しい平衡レベルに達する能力の第一の指標として役立つ。新生児に代償不全の徴候がまったく見られない場合，離脱の過程は通常典型的な段階に準じていく。

　次の話では，看護師がどのように栄養のサポートと新生児を保育器から離脱させることを可能にしたのかを明らかにしている。

看護師：この小さな坊やは，34週目での出産で，母親が妊娠性高血圧症でした。それほど長い間ではないのですが，挿管されていました。今は抜管してから何日か経っています。今の時点では，飲み方を学習する必要があります。胃チューブから栄養を摂取していますが，まだ十分なだけの量を吸収することができないため，TPN（完全静脈栄養）をしています。この子はとても頑張っていますよ。今23 mL注入していて，TPNからは4 mLです。も

しこのまま23 mLの注入が続けば，TPNを3 mLの注入速度に落とします。順調によくなっていて，何の問題もありません。当初は抗生物質が投与されていましたが，それも中止になっています……最低でも3週間はここにいることになりますが，出ていく日ももう近いでしょう。

　私たちはこの子をTPNから離脱させて，保育器の外へ出して，母乳栄養へと進めていきます。TPNの注入速度はたった4 mLですが，私たちは本当にゆっくりと速度を落としていきます。2日で1 mL。それに保育器の外へ出すのもゆっくり開始していきます。体の大きさは週数から見ると標準の大きさです。栄養摂取と保育器からの離脱が進んでいけば，中間療養ケア病棟に移されます。そうすると，今度は本当に母乳摂取をさせて成長させることにとりくめます。

インタビュアー：保育器から外に出ることについて少し話してください。

看護師：そうですね，最初に，小さいTシャツを着せ，ブランケットをかけ，保育器の温度を下げて患児の体温を注意深く見ます。そうしてブランケットを2枚にして保育器内の温度をさらに下げます。保育器内の温度を下がるところまで下げていきます。それから外に出してどんな様子かを見ていきます。ここでどれだけ体温を維持しているか，その時点での体重がどうかによって，温めたコットがいいのか普通のコットがいいのかを決めます。
(観察に基づくインタビュー)

　離脱プロセスのそれぞれの段階を述べているなかで，看護師が何回も説明している注目すべきことは，新生児が変化にどのように反応し耐えているのかを彼女が注意深く見ていることである。彼女は頭の中で段階的な計画をもっているが，その時点の反応がどうかによって進行状態を決め，新生児の様子に従っている。この領域のあらゆるところで一貫していることは，きめの細かい観察と注意深さで，これは熟練者の判断と実践の特徴である。それもまた「身体的な指標に合わせて」(Benner, 1994a)という行動原理に基づいている。次の段階への移行は，前の段階でのその新生児の反応によって導かれている。

　それぞれの状況でのすぐれた実践は，変化に対する新生児の反応によって導かれている。この新生児の静脈栄養注入量の減少に対する耐性は，ほかの

小さな変化にも準備ができたことを示している。対照的に，成人の患者では危険にさらされることなく，安全な状態を保ちながら大きな変化に耐えられることがある。さらにその時，侵襲的な治療やリスクの高い治療を患者が受けている場合は，現実的な変化が求められる。以下は経口薬が開始されたために，患者を2つの血管作用薬から難なく離脱させた看護師の例である。

> **看護師**：(ニトログリセリンの注入速度を落としている)患者の血圧は良好です。今ニトロプルシドを完全に中止しました。
> **インタビュアー**：ニトログリセリンをどうしたんですか？
> **看護師**：1分間に20μg(マイクログラム)ほど速度を落とし，130から110にしました。(収縮期)血圧が140という，とてもよい値だったので，そうしました。
> 　ほとんどの患者は，血圧という点ではニトログリセリンにそれほど反応しません。ニトロプルシドはその点強い影響があります。けれど人によって違うので，それを見ていかなければなりません。時々その投与量を難なく下げていくことができて，突然「ああ，そうか。たぶん神経質すぎたのだ」と気づくことがあります。けれど私はさらに確かめてしまうのです……，もう少しの間ニトログリセリンを用意しておくという感じです。あまり早くそれを離脱させることはできないのです(吊り下げる準備のできたもう1つのニトログリセリンのバッグを手にしながら，彼女は患者を休息させる体勢に整えて眼鏡を外し，枕で腕を安楽な位置にする。その後，彼女はニトログリセリンの滴下をまた調整する)。
> **インタビュアー**：つまり，あなたはニトログリセリンを，何をするために注入速度を落としているのです？
> **看護師**：もっと早く離脱を進めていくためです。彼女が反応しないので。彼女にとってそのくらいはなんともないのです。
> **インタビュアー**：経口薬が効いていると思うからですか？
> **看護師**：そうです。私は彼女の血圧がどんな状態かを知っていて状態も良好ですし，速度を下げても大丈夫だとわかっています。だからそうしているのです。彼女の血圧は今まで私がしたことに対して，それほど変化を見せてはいません。だから，あることが仮定できるのですが，その仮定とはアムロジ

ピンが作用していて，その効果が現れているということです。だから，私は段々と速度を落としていっているのです。(観察に基づくインタビュー)

　このような積極的な離脱は，特に早期の段階では典型的ではない。しかし，循環動態の変化が見られない患者によくある2つの薬物の減量が，看護師の判断を導いている。双方の薬物はともに急速な反応を引き起こすが，患者の血圧が安定していたため，看護師はもっと減らしても大丈夫という確信をもった。人工呼吸器の設定変更による変化とは違って，これらの特殊な薬品は反応が遅く出ることはほとんどない。彼女が指摘しているように，それぞれ患者に違いがあり，1つのことをまずゆっくりと開始して，患者がどんな反応をするのかを評価しなければならない。しかし，看護師は前に述べた「1度に2つ以上の変化を作らない」という行動原理にそっているのである。変化がもたらされ，患者がその変化に耐えられなくても，臨床家は問題なく，変化が患者にとって害であるのかどうかを明確にする。
　離脱は通常，生理学的な侵襲であり，そういうものだと教えられている。しかし，患者が長期にわたって治療に依存していて，患者の積極的な協力が離脱の絶対条件であるときには，看護師の指導する技術が患者の離脱と同じくらい重要なものとなる。長期間の治療後，患者はうつ状態になる可能性がある。それは病気に関連しているものではなく，絶望感，衰弱感，コントロール感覚の喪失などが関連している。また，慢性疾患の患者は通常，栄養状態が悪化しており，必要とする労作量に耐えられる状態ではない。
　以下のICU看護師は，非常に困難なケースを医療チームで指導していくことで，離脱を成功させた状況について述べている。

　看護師：運ばれてきたCOPDの72歳の男性は人工呼吸器を装着していましたが，急性の腹部合併症を繰り返し起こしていました……彼の頭の中では絶対に治らない肺の障害を受けたという思いが固まっていました。つまり，永久的な呼吸の障害をもつだろうと……だから，気力がありませんでした。しかし，新しい人工呼吸器の機能はすばらしく呼吸機能を維持することができたので，私たちがしなければならなかったことは，彼の考えは正しくないことを説得することでした。私たちは永久的な障害を残さない程度の低い

FiO_2 を維持していました。私たちはいつでも，酸素濃度を上げることにためらいがあります……結局，患者にはそれほど肺の障害が残らなかったので，そのことを説得しなければなりませんでした。もちろん，肺の障害が残らなかっただけでなく，いずれは人工呼吸器を外せるでしょう。患者は起き上がって歩くことができるようになるでしょう。家ではしばらく酸素を装着することになるでしょうが。

　私たちはできるだけ早く患者にそれを説明しました。ある日（主治医の）L医師が説明し，私はその場にいたのですが，患者は"信じていいのだろうか？"と疑心暗鬼でした。患者はそのことを率直に尋ねました。医師の返答は「もちろんです。おそらくしばらくは酸素を装着するでしょうが，家に帰れますよ」というものでした。それを境にウィーニングが進められ，何か月かかっても人工呼吸器を外せる日が来ること，ここから出られる唯一の方法は人工呼吸器を外すことであることを説得し，患者を軌道に乗せていったのです。

インタビュアー：軌道に乗ったことが，どうやってわかったのですか？

看護師：Tピースを使ったCPAPの訓練に耐えた時間の長さです。それは（非常に）努力を要するものでした。30分以上人工呼吸器を使わずに呼吸することが，どれだけ大変かを必ずしも理解できませんが，そのような努力をするときは，いつでも大変な労苦を伴うはずです。けれど，患者はそれをしたのです……私たちは「この人工呼吸器がとれないと，死んじゃうわよ」と患者に言いました。数か月患者を担当していると，そのように簡潔に率直に言うことができるのです。それだけではっきり伝わります。

　「人工呼吸器は必ず外れます。あなたが人工呼吸器を外すのですよ。そのためにはやる気を出して，困難に立ち向かって，筋肉を動かすことです。自分自身で窒素平衡をプラス（蛋白質の摂取状況が良好）に保っていくのです」。この言葉を何回も繰り返します。その理由は，プラスの窒素平衡を保つことが人工呼吸器からの離脱に大きく関わることであり，やる気を起こして訓練しなければどんなに栄養を与えても無駄だからです。やる気を起こして実行して，ベッドから出て歩き回るようにしなければ，何も起こらないし，人工呼吸器も外れないのです（患者は結局，人工呼吸器が外れて家に帰った）。患者は文筆業に戻ったと聞いています。

患者の指導は個別に行われる。この看護師のアプローチは，厳しいと非難されるかもしれないし，これと同じような方法では意気消沈してしまう患者もいるだろう。しかし，この看護師は何か月もこの患者のプライマリ看護をしており，おそらく親密な人間関係によって彼女の気がかりが伝わり，彼女の判断を患者が信用するようになったのであろう。患者は完全にあきらめることはなかったが，"障害者"になることを怖がっていた。可能性という新しい感覚を与えられ，患者は必要な作業をこなすことができた。患者が完全にあきらめて，死ぬほうがいいという場合，問題は大きくなる。

　このチームにとっての困難は，①人工呼吸器から離脱できると説得すること，②窒素平衡をプラスにし，呼吸筋を鍛え，人工呼吸器から離脱できるよう十分な活動を行うように指導すること，である。患者のきめ細かいモニタリングと身体的処置は不可欠であるが，この患者の場合，指導とその後の患者の決断が重要であった。教育者として看護師は，ほかの患者と似たような変化を見てきたという実際的・経験的な知識をもとに起こりうることを想像している。患者は看護師の励ましによる自信や次のステップの具体的な情報をもとに，次のステップへ移ることができる。

　指導には，患者ができると思っている以上のことができるようになるために，患者を励ましたり，患者の背中を軽く押したり強く押したり加減をする必要がある。前述の話では，看護師が患者の経験する困難さを重要視することが特に助けとなっている。彼女は「このような人たちがどれだけ大変かを必ずしも理解していませんが」と表現している。患者の苦心と困難さを素直に認めることは，患者の苦境を認めたうえでのケアリング実践である。患者の苦境を無視することは，ケアではなくむしろ誤ったコントロール意識と患者の孤独感を募らせる。患者の苦境を認識し実践することで，看護師は思いやりのある態度で患者を指導し勇気づけられるようになる。患者は看護師のケアリングが困難を乗り越える助けとなり，回復能力に違いをもたらしていると，よく口にする。患者が看護師に「あなたがいなかったらできなかった」と話すことがあるが，それ以上の真実はないだろう。

　離脱の作業を患者に指導するには，最初に患者を知らなければならない，と看護師たちは教えられている。患者を知るには，患者が何を実現可能で意味のある結果とみなすかについて，鋭い感覚をもつ必要がある。また患者を

知ることには，患者にとって不可能なことを激励したりしないよう，看護師・医療チームが患者の身体的な許容量と限界を認識しなければならないという意味も含んでいる．次に，効果的に患者を援助し勇気づけるために，看護師は指導の技能を十分身につけなければならない(Benner, 1984)．何をするのか，何を言うのか，いつ行動するのか，いつ見守るのか，どのくらい強要するのかなどを知ること，そして患者が何を援助と解釈し，受け入れるのかを認識することは，指導での不可欠な技能である．さらに，看護師はどんな特異な患者でもその患者に最適な方法で励ますことができるよう，指導に柔軟性をもたせる必要がある．また，看護師はそれぞれの患者の様子を「読みとり」，時には患者の背中を軽く押しながら，患者の反応に応える必要がある．さらに，看護師は先へ進むための度胸を身につける必要がある．それは，患者に離脱を強いたり，時に合併症によって患者が苦しむ姿を目の当たりにしたりすることは，とてもつらいからである．どこまで押したらよいかがはっきりわかることはめったにない．したがって熟練者のコーチングは患者の耐久力と限界をよく見極め，それに合わせることにかかっている．場合によっては，患者は看護師に不満をぶつけてくる．離脱に向けて患者を指導することは，臨床の感性や判断能力，処置の技術や関連のある技術が不可欠な困難な作業である．このような技術は，看護師が多種多様な患者に対応するなかで試行錯誤しながら学習し，経験的に身につけていくものである．

　もしかすると，患者に離脱を指導するうえで最も習得が困難な技能は，患者にどのくらい我慢させてよいのかを知ることかもしれない．患者が複雑な疾患をもっていて，たとえば「起き上がって椅子まで移動するというようなこともできない」場合，もっともな理由を言われると抵抗の原因を見分けることは難しい．ひどく疲労しているのか，起き上がりたくないのか？　あるいはその活動ができるという自信がないのか？　はたまた，その活動に耐えられないほど悪化状態にいるのか？　自分自身の活動レベルを勝手に判断している患者がいるとすれば，そのような患者は絶対に離脱できない，という事実もあり，倫理的な緊張が生じている．患者が離脱に成功し，看護師の後押しに感謝の意を表したというケアの経験が，さらにいっそう離脱を進めようと看護師を勇気づける．さまざまな疾患を抱えて弱っている患者は，通常このような臨床判断に圧倒されそうな困難を抱えている．困難な離脱を達成

するために，看護師は患者を指導したり強要したりして最大限の可能性を引き出す必要があることに気づく。問題なのは，可能性のある最適な状態が過ぎてしまったり，患者が代償不全となるまでわからなかったりすることなのである。Benner，TannerおよびChelsa (2009, p.139) の記述にもあるように，どのくらいまで強要すべきかを判断するには患者を知ることが絶対必要なのである。

> **看護師1**：成人患者が腹部大動脈瘤の手術をしてARDSとなり，気胸を合併しました。そして人工呼吸器を外すと徐脈になってしまうようになりました。彼はATN（急性尿細管壊死）を起こし，透析が必要となり，この数か月でとても弱ってしまいました……彼が本当に動く気になると何か問題が起こる，ということが3回もありました。彼は痰による閉塞か，肺炎か，取り除けない何かがあり，元に戻ってしまうのです。悪化するときには，いつも一気に悪化するのです……少しどころの悪化ではありませんでした。そして，回復するには長い時間がかかりました。
>
> **看護師2**：時には，どれだけ早く低酸素状態になるかで，患者にしていることを評価しなければならないことがあり，そんなときは，どんな数値であろうと問題ではありませんでした。血液ガスの採血をして，それを検査に出し，どんなことでもしなければならなかったからです。ちょうどそのとき患者に起こっていることに基づいて行動しなければなりませんでした。そして，「それを証明する」ための検査をするというよりむしろ，事実上，今そのときの患者を観察するほうが求められていたのです。患者の疲労度を知り，どのくらいできるかをただ知るために。私が患者のケアをしていたある日，ベッドの外へ出たいかどうか，食べたいかどうかを尋ねるのではなく，患者の言葉にだけ耳を傾けなければなりませんでした……（感情的に）引きこもっているときは，したくないことだらけで，関わりをもつ人を選んでいました。どうしてそれに抵抗を示すのかが問題でした。なだめるべきだったのか，それとももっと強要すべきだったのでしょうか。
>
> **看護師1**：それはいつもはっきりしませんでした。患者に強要して代償不全になってしまって，無理なことをしたのだとわかったこともあります。つまり，患者が出ていく前の週までずっとそういった感じでした。誰かが患者を

奮いたたせて，歩かせようとしました。それはいつもどおりのことをしたにすぎなかったのですが，そうすべきではなかったのです。患者はそれをしたくないのに，とにかく私たちはそれを試みました。その結果，「急いで椅子をもってきて座らせて」ということになりました。患者にはそんなことはできなかったのです。

　この看護師たちは，患者の反応（疲労度や低酸素レベル）に対してなだめることを考えた。このような観察に必要なのは，患者を援助する人物が敏感な観察者であること，そして適切な活動と過剰な活動の病態生理学的な影響と手がかりを知っていることである。たとえば，最高の判断力をもつ注意深い熟練看護師であっても，無理な要求をすることがある。
　現在の医療現場は急性の患者でもすぐに退院させるほど"展開が早く"，患者は術後数時間で動かされる。経費の切りつめによる圧迫は，通常の業務として誤解されている早すぎる離床など，多くの処置の原因となっている。いったん通常業務とみなされると，患者の反応を解釈したり代償不全を早期発見したりするための教育を受けていない無資格の人間に，患者ケアを簡単に任せてしまう。高度実践看護師や看護管理者，クリニカルパスウェイの調整者などの看護師は，特殊な患者がすぐれたケアを必要としていることを臨床的に理解する必要があり，熟練臨床家が経験の浅い者に臨床判断と実践を任せてしまうようなシステムを作ってはならない。
　彼らの最大限の努力にもかかわらず，看護師たちは投げやりになっている患者に手を出せないこともある。また，指導の量や方法によって，治療や回復に努めている患者を励ますことが可能になるわけでもない。しかし，そのような場合でも，看護師は時折つまずきながら，自分と患者の世界をつなぐ方法を見つけることもある。その連結が結果的に，患者に回復する意欲を湧かせる。次の高度実践看護師の話に，そのような状況が示されている。

　高度実践看護師：私たちが回診をしたとき，3〜4日前に入院してきた30歳代半ばの若い患者が，自分は死ぬのだと奥さんに話していました。患者が入室してきたときは，信じられないほどの呼吸困難の状態でした。ARDSで，吸気対呼気比も逆転しており，最大限の人工呼吸器による治療を行いま

したが，それでもこの男性の酸素化はできませんでした。そして（薬物的に）鎮静させたのです．時々覚醒させて，神経系の状態を調べるくらいしかできませんでした．患者は意識レベルが上がると，奥さんに"死なせてくれ"とノートに書いていました．彼には5歳と7歳のお子さんがいて，奥さんは哀しみに打ちひしがれていました．医療者として「私たちは何をしているのか？　できることはすべてやってみた」という感じでした．

　そんなわけで私たちは，この特別な日にカンファレンスを行い，家族や子ども，面会について考える時間を多くもちました．そして，私たちもいろいろ試してみました．奥さんと話し合い，チームの他職種全員に言いました．「患者に子どもたちを会わせたい」と．奥さんに話すと，彼女は「わかりました．私が子どもを連れてきます」と答えました．私たちはもちろん（薬を中止することで）患者を覚醒させました．そして，私は面会室で腰を下ろして子どもたちと少しの間，お父さんに会うことと，お父さんの状況について話しました．

　私たちが部屋に入りベッド柵を下げると，数秒で患者の足が突然ベッドから飛び出してきました．「ああ，神様．これは私がしたこと？　患者は自力で抜管できるようがんばるつもりなんだ」と思いました．そして，2～3秒後につま先で坊やと奥さんを挟みました．私たちはみんな涙を流しました．そして，奥さんは私を見て言いました．「彼だわ」と．「いつも彼がこうするのです．いつも子どもたちとそうやって遊ぶのです」と言いました．幼い子どもは父親の膝に頭を乗せ，父親は子どもの髪をなでていました．彼らは写真をもってきていました．それを人工呼吸器の上に貼りました．そして，それから24時間以内にこの患者は抜管できたのです！　それは，何というか"すごい"ことです．それは突然のことで，患者はこんな感じで（指をぱちんと鳴らす）楽にやってのけたようでした．「生きる理由を見つけましたよ」と話していました．それは目を見張るようでした．そして，患者は2日後に退室していったのです．信じがたいことです……子どもが帰った後，少し話を聞きました．医師たちはしばらくの間また患者を鎮静しましたが，血圧は下がり始め，快方に向かい出したのです．そして，一夜にして患者は著しい改善を見せ，次の日の朝には抜管となりました．その出来事は午後1時頃のことで，翌朝には抜管したのです．本当に信じられませんでした．

このケースでは，患者は回復の望みをあきらめているだけでなく，生きる意欲さえもなくしていた。さらに悪いことに，看護師が述べているように，悪化している身体状態を改善する手立てがすべて出尽くしていた。そのような状況で，この若い男性の生命を救う手立てはもう何も残されていないように見えた。重症患者のケアでは，救命のための身体的な処置ばかり強調されてしまう。熟練看護師の間では，新たな可能性を生み出すケアや関心，つながりがもつパワー（力）を心から深く尊敬している（Benner & Wrubel, 1989）。関心と意味をその人の個人の世界に還元することで，十分な動機づけと癒しをもたらす。このケアは想像を絶するほどに患者を変化させ，患者の世界にとって最も重要で意味のあるもの，すなわち家族と患者を再びつなげる助けとなった。そして，翌朝，抜管となった。

　機能を補う医療処置から患者を離脱させていくとき，看護師の関心は患者の外部環境にまで及ぶ。さまざまなチームメンバーが，それぞれ違った形で離脱の過程に関わるので，最高のケアをもたらすチームメンバー同士が協働し，指導を共有する必要がある。協働し指導を共有することは，誤りを防ぎ，矛盾をなくし，臨床判断を磨き上げ，寄せ集めた知恵を利用するためのセーフティネットとなり，継続して学習する環境を作り出す（Hooper, 1995）。次の話は，肺浮腫を起こし，挿管され，低血圧で，痛みも訴えている手術患者を，適切に推移を見通し，協働関係によってスムースに指導できた状況を示している。

医師：（看護師に向かって）少し PEEP を上げようと思っているんだけど。
看護師：10までですか？　10まで上げるのですか？　それとも8？
医師：8から10の間だよ。たいして変わらないだろう。（中断）
看護師：8ですね。どうしてこだわるかわかりますか？　背部痛で患者に投与しているケトロラック（非ステロイド系抗炎症薬）のことを考えていました。出血のことを考えるとあまりいいとは思えないのです。変更できますか？
医師：モルヒネなら肺浮腫にもいいだろう。
看護師：そうですね，うーん。私は今，補助的な薬剤を使うことに疑問があって，抜管させるのならあまりモルヒネは使うべきではないような気がします。どうしてもモルヒネがいいのでしょうか。

医師：君は代わりにフェンタニルを投与したいんだね。
看護師：そうです．今までとは違うことをしてはいけないと思うのです．
医師：まさにそのとおりだよ．
看護師：私たちは抜管へ向けていくよう進めているんですよね．（観察に基づくインタビュー）

　ここで，患者は術後に低血圧を起こしており，看護師はモルヒネを多量に使うことを躊躇している．また，彼女は患者の血液ガス値が改善したらすぐに抜管したいと強く思っている．しかし，患者は覚醒すると手術創のため，そしてモニターや肺浮腫に必要な多くの処置（膀胱留置カテーテル挿入，血液ガス採血など）のため，鎮痛薬が必要であった．患者の全体状況をふまえた看護師の戦略的な提案によって，モルヒネは最善の選択ではないと医師に警告を与えている．彼女は医師に，この特殊な状況にもっと深く関わり，最善の選択を一緒に論理的に探し出そうと手招きしている．そして，この特別な患者にとって最適な鎮痛薬の組み合わせ変更が提案され，実施に至った．
　この話は，状況が求めていることが，どのように臨床判断や処置を方向付けているのかも強調している．このケースでは，患者の肺浮腫は目立った危険もなく改善している．患者の血液ガス値に改善が見られたら，次はウィーニングを開始する予定である．ウィーニングと抜管の目標が，別の処置の実施の妨げにならないよう臨床判断を方向付けている．患者の肺浮腫が患者の生命を危険に導くほど続くなら，その時にモルヒネを選択すべきだが，その場合，人工呼吸器からの離脱（ウィーニング）に対する配慮は次に回されるか，保留となる．それは患者の状態によって決まる．

■まとめ

　本章では，急性期の重症患者の身体機能を管理する際の卓越した看護師の臨床判断と，すぐれたケアを詳細に示してきた．このように臨床現場の会話を記述した目的は，熟練した実践を象徴する，「行動しつつ考えること」と「推移を見通すこと」を明らかにすることである．優秀な臨床家となるなら，常に変化している臨床状況のなかで考えて判断を下さなければならない

という考えは，学生と成長中の臨床家への教育の方向付けに重要な示唆を含んでいる。学生の教育には最先端の科学的知識だけでは不十分である。それだけでは，患者の身体的変化を認識し対応する，という専門的実践の中核となるものを，学生に教えきれないからである。通常の理論的あるいは断片的な思考や判断の類は，患者に対する既往の理解と状況の流れに関連した知識に基づいた判断よりも，融通のきかない凝り固まったものと言える。

　臨床家の「行動しつつ考えること」は，クリティカルパスウェイやプロトコル，ガイドライン，基準などを開発，管理，実施する人たちへも重要な示唆を与えている。このようなツールはデザインにもよるが，臨床での処置を，その流れを考えずに導く。また，基準以下の実践を改善することは可能だが，最高の実践に必要な「行動しつつ考えること」が制限され，機能しなくなることもある。さらに熟練の臨床家は，時間をかけて，状況を考慮した知識を覚えていくことで知恵を蓄えていく。それには，医療チームと絶えず協働しながら言葉を交わし，職場環境が安定しているかどうかに左右される。このようなツールの使用を強要することは，すぐれた実践を妥協させてしまうおそれがある。つまり，臨床家の実践における知恵と思考習慣を無視することであり，結果的に臨床家が特殊な患者と特殊な状況に反応して実践できなくなるからである。研究結果でクリティカルパスウェイの使用が患者によい結果を出しているとしても，患者によい結果が出たことが①ツールそのものによるのか，②ツールを使う（またはツールを使う人の周りで働く）臨床家の知恵によるのか，③ツールと臨床家の知恵のコンビネーションによるのか，が明確にはわかっていない。ツールは臨床実践を最新にして質を高めるために重要な役割をもつが，ケアというものは，卓越さが標準ケアで置き換えられるべきではなく，絶対欠くことのできない思考と判断をツールに置き換えられるべきでもない。

● 参考文献

Ahrens, T. (1993a). Changing perspectives in the assessment of oxygenation. *Critical Care Nurse*, *13*(4), 78-83.
Ahrens, T. (1993b). Respiratory monitoring in critical care. *AACN Clinical Issues*, *4*(1), 56-65.
Ahrens, T., & Rutherford, K. (1993). *Essentials of oxygenation*. Boston, MA: Jones & Bartlett.

Benner, P. (1984). *From novice to expert: Excellence and power in clinical nursing practice.* Menlo Park, CA: Addison-Wesley.
　井部俊子(監訳)：ベナー看護論　新訳版―初心者から達人へ，医学書院，2005．
Benner, P. (Ed.). (1994). *Interpretive phenomenology: Embodiment, caring, and ethics in health and illness.* Thousand Oaks, CA: Sage.
　相良-ローゼマイヤーみはる(訳者代表)：ベナー解釈的現象学―健康と病気における身体性・ケアリング・倫理，医歯薬出版，2006．
Benner, P., Tanner, C., & Chesla, C. (1992). From beginner to expert: Gaining a differentiated clinical world in critical care nursing. *Advances in Nursing Science, 14*(3), 13-28.
Benner, P., Tanner, C. A., & Chesla, C. A. (1996). *Expertise in nursing practice: Caring, clinical judgment, and ethics.* New York, NY: Springer Publishing Company.
Benner, P., & Wrubel, J. (1989). *The primacy of caring: Stress and coping in health and illness.* Menlo Park, CA: Addison-Wesley.
　難波卓志(訳)：ベナー／ルーベル　現象学的人間論と看護，医学書院，1999．
Bourdieu, P. (1980/1990). *The logic of practice* (Richard Nice, Trans.). Stanford, CA: Stanford University Press.
Corcoran, S. (1986). Planning by expert and novice nurses in cases of varying complexity. *Research in Nursing and Health, 9*(2), 155-162.
Corcoran, S., & Tanner, C. (1988). *Implications of clinical judgment research for teaching, Curriculum revolution: Mandate for change.* New York, NY: National League for Nursing.
Dreyfus, H. L., & Dreyfus, S. E. (1986). *Mind over machine: The power of human intuition and expertise in the era of the computer.* New York, NY: Free Press.
　椋田直子(訳)：純粋人工知能批判―コンピュータは思考を獲得できるか，アスキー出版局，1987．
Foust J. B., Naylor, M. D., Boling, P. A. Cappuzzo, K. A. (2005). Opportunities for improving post-hospital home medication management among older adults. *Home Health Care Services Quarterly, 24*(1-2), 101-122.
Hooper, P. L. (1995). *Expert titration of multiple vasoactive drugs in post-cardiac surgical patients: An interpretive study of clinical judgment and perceptual acuity.* (Doctoral dissertation, University of California at San Francisco, San Francisco, School of Nursing.)
Kyriakidis, P. H. (in progress). Coaching skillful engagement; The foundational but often missing skill preventing the development of expertise.
Kyriakidis, P. H. & Vitello, J. (in progress). *Applying Benner's research to entry level registered nurses: An investigation of development and retention.* (Unpublished research, Nashville, TN. & Boston, MA.)
Lave, J. & Wenger, E. (1991). *Situated learning: Legitimate peripheral participation.* New York, NY: Cambridge University Press.
　佐伯　胖(訳)：状況に埋め込まれた学習―正統的周辺参加，産業図書，1993．
Martin, D., Gavin, T., Bianco, J., Brown, C., Stueven, H., Pepe, P., Cummings, R., Gonzalez, E., & Jastremski, M. (1993). Initial countershock in the treatment of asystole. *Resuscitation, 26*(1), 63-68.
Naylor, M. D. (2003). Nursing intervention research and quality of care: influencing the future of healthcare. *Nursing Research, 5*(6), 380-385.
Naylor, M. (2000). A Decade of Transitional Care Research with Hospitalized Elders. *Journal of Cardiovascular Nursing, 14,* 1-14.
Robinson, G., & Hess, D. (1994). Postdischarge survival and functional status following in-hospital cardiopulmonary resuscitation. *Chest, 105*(4), 991-996.
Rubin, J. (1996). Impediments to the development of clinical knowledge and ethical judgment in

critical care nursing. In P. Benner, C. A. Tanner, & C. A. Chesla (Eds.), *Expertise in nursing practice: Caring, clinical judgment, and ethics* (pp. 170-192). New York, NY: Springer Publishing Company.

Stannard, D., Puntillo, K., Miaskowski, C., Gleeson, S., Kehrle, K., & Nye, P. (1996). Clinical judgment and pain management in critical care. *American Journal of Critical Care, 5*(6), 433-441.

Tisdale, S. (1986). *The sorcerer's apprentice: Tales of the modern hospital*. New York, NY: McGraw Hill.

第5章
熟練を要する危機管理能力

　危機は急性期の重症患者ケアではありふれた状況である．また，危機はその多くが生命に関わることであり，患者の生命を守るために迅速で多様な治療や処置が求められる．しかしながら，危機には危険な状態や劇的な情緒的・状況的変動もある．看護師は通常，たとえば危機状態の重症患者に対応し，診断し，処置を行う最初の医療提供者であり，蘇生法や救急処置〔例：除細動，心肺蘇生（CPR），アトロピン，輸液〕を開始する．対照的に，精神科の危機では，段階的な緩和法や患者の安全確保であったり，鎮静や身体拘束であったりする．多くの場合，処置に対する患者の反応はすばやく顕著である．このような状況で，看護師は患者を落ち着かせながら医師と相談し，フォローアップケアを開始し，必要な資源を手配する．患者が順調に回復していなかったり，安定した状態を維持するためにさらに処置が必要であったりする場合は，クリティカルケア看護師はすぐさまほかのチームメンバーの援助を求める．

　重篤な状態になる患者はどこにでもいるため，看護師は専門性を超えて，自分たちの領域で一般的かつ深刻な状況を認識し，予測し，対処する方法を身につけていなければならない．危機をより効果的に管理するために，看護師は①患者の命に関わる状態に対応し，②資源とチームメンバーの力を円滑にすること，に慣れていなければならない．患者の命に関わる状態の生理学的側面の管理については，第4章で述べた．しかし，本章では，**表**5-1に要点を示したように，危機を管理するなかで，よく見えない側面（例：環境，物品の手配，機器）に焦点をあてる．

　危機の間，看護師は処置が必要な患者の緊急の生理的ニードに応じて直接

表 5-1　熟練を要する危機管理能力

- 危機を管理するための環境を整えること
- 危機に対応するために迅速で多様な治療の実務を順序よく管理すること
- 危機のなかでチームを編成し，チームメンバーの行動を調整すること
- 医師がいる場合，患者を管理するうえで経験に基づいたリーダーシップを発揮すること
- 医師が不在の場合，危機管理に必要な医療行為を行うこと
- 臨床能力と熟練の臨床家を見極め，特殊な状況に配備すること
- 情緒的反応を調整し，職場の雰囲気を円滑にすること

的なケアを行うだけでなく，その周囲の状況の多様な局面に対して準備し，編成し，調整しなければならない。そのためには，次のように環境を整えたり準備したりする必要がある。つまり，迅速で多様な治療の実務を適切に順序づけ管理すること，その状況の必要性に応じてチームを編成すること，多職種のチームメンバーの役割とタイミングを調整すること，個々人が熟練した機能を最大に発揮できるよう職場環境を円滑にすること，熟練した人材を指示どおりに配置すること，適切な医学的方向性がない場合は経験に基づいたリーダーシップが求められること，医師が現れるまで医療行為を行う必要性があること，である。このような技能は日常業務でも行われているが，危機状況では頻繁に目にする。急性・クリティカルケア実践に携わっている看護師は，職務上いずれの事柄にも責任を負わなければならないため，危機の状況的側面とチームに関連した側面をうまく管理できるよう学ぶ必要がある。このような責任のなかには，知識や技術，経験に基づくものもあれば，必要性や道徳的義務感に基づくものもある。巧みに行うために，それぞれの機能は，患者の危機の種類，チームメンバーの役割と能力，利用できる資源や機器，疾患の経過などに関する熟練したノウハウや経験，知識を統合することが求められる。

■危機を管理するための環境を整えること

　急性・クリティカルケアの環境は概して，起こりうる緊急事態に常に備えている。クリティカルケアの領域が専門化されればされるほど，その準備は

専門的で特殊になる。看護師がある緊急入院に前もって注意している状況では，環境を整えることでもっと適切に危機に備えることができる。その準備には，救急用の薬剤の収集・整理，薬剤の1回量の計算，静脈注射の準備，モニターや機器の組み立てと試験運転，救急処置の準備（例：胸腔ドレーンの挿入，心臓マッサージのための胸壁切開術，気管挿管，大動脈内バルーン挿入），必要不可欠な救急用機器の配置，心の準備，不測の事態に対する準備などが含まれている。周到な備えをするには，ルーチンの準備物品を書き並べた長いリストにないものも含める必要がある。

次は熱傷患者の話だが，ここで示されるように，準備とは，疾患や危機状況の種類，発生しそうな合併症について理解し，すぐに対応できるよう適切な機器や薬剤，資源，チームメンバーをそろえておくことである。

> **看護師**：患者が運び込まれる前に私がしたことは，包帯や必要なものすべてが部屋に準備できているかを確かめることでしたが，カメラ（ポラロイドカメラ）をわざわざ取り出す必要はありませんでした。というのは，写真を撮ることもIV輸液をすることもルーチンだからです。投与される輸液量は，熱傷の範囲によります。それで私たちは研修医と輸液量を計算しました。……その量を24時間で投与するのです。部屋を暖房し，デブリドマン（創面切除）に必要なリネン類も物品もすべて整えました。なぜなら，（熱傷部位を）デブリード（切除）しなければならないためです。つまり水疱を……それから鎮痛薬も用意されました。そのなかに多量のモルヒネがあることも確かめました。だから私はこの部屋から出たり入ったりする必要がありませんでした。私たちがデブリドマンと創傷洗浄を始めると，部屋は閉められ，全員が自分のもの，つまりガウンやマスクといったものを身につけます。すべてが周到に用意されており，予想していたとおりだったので，何もかもがうまく進行しました。

危機管理に関わる予定のチームメンバーを知ることが時間短縮につながるのは，物品や薬剤などの種類に対する好み（例：挿管で使用する喉頭鏡は直型か曲型か，ノルエピネフリンかエピネフリンか，経鼻エアウェイか経口エアウェイか）は人それぞれだからである。このような実践的知識が得られる

のは経験と，人との関係のなかで体得した知識からだけであり，経験豊富な看護師はこのような知識を備えている。危機状況では，チームメンバーと彼らの好みを理解することによって，看護師は最適な環境を整えられるようになり，それによって遅れることなく一斉に行動でき，合併症やこれから行われる処置を予測できるのである。

　環境を準備するには，特定の専門領域の知識と経験も必要である。外傷患者の環境を整えることは，熱傷患者や産科の患者，心疾患患者に必要とされる環境の準備とは異なる。さらに，成人や妊婦，新生児の環境を整えることにも大きな違いがある。各々の専門分野では，患者の種類（例：先天性奇形のある心疾患患者と急性心筋梗塞患者）が細分化されていて，それぞれ異なった治療が要求される。また，危機の種類によって機器や薬剤，資源や人員が必然的に異なってくる。ハイリスクの出産に携わっている看護師であるバーバラ・ヒッデの次の話には，その微妙な違いが示されている。彼女は，分娩室に隣接した蘇生室へ行こうとしている。

> **看護師**：「バーバラ，分娩が始まるけれど，あまりよくないわ」という報告を聞きながら，私は分娩室へ入りました。母親は昨夜ここに運ばれてきて，おなかの赤ちゃんは横隔膜ヘルニアと診断されていました。「患者はいまだにショック状態です」とも伝えられ，私は意気消沈していました。なぜなら，このような状態の赤ちゃんでよい結果が出ることはきわめてまれだからです。横隔膜が胸腔に偏位すると，赤ちゃんの肺組織がほとんど育たないのです。
> 　通常の分娩準備しかなされていませんでした。このような横隔膜ヘルニアの赤ちゃんはしばしば緊急蘇生を必要とするので，私は何もかも準備しておきたかったのです。すべての基本機材（緊急機材）に加えて，Epi（エピネフリン）とNS（生理食塩水），D10W（10％ブドウ糖水溶液）点滴も並べました。3.5と4.0の気管チューブも準備していました。機器のバッテリーを確認し，20ゲージの血管カテーテルとともに吸引セットを4つ用意しました。また，すぐに使えるように胸部ドレーンと臍カテーテルのトレイを引き寄せました。
> 　産科医は分娩チーム（新生児科専門スタッフ，小児科研修医，RTそして

私)をよびました。私たちは分娩室の中の産科医から離れたところで待機していました。胃がしくしくと痛み、深呼吸をしました。私たちが母親を助けようとしている間、私は赤ちゃんとチームのために祈りを捧げました。

　研修医は生気のない女の赤ちゃんを抱えてやってきました。体を乾かし刺激を与えても、呼吸をしようとはしません。「チューブを入れよう」。研修医はすぐさま赤ちゃんに挿管しました。最初の心拍数は 50 で、挿管後もほとんど変化はありません。私は胸部圧迫を始めました。胸部圧迫と 2 単位のエピネフリン投与の約 3 分後、ついに心拍数は 80 を超えました。赤ちゃんは目を開けて天井を見つめていました。「どうかあなたを新生児室へ連れて行かせて」と私は心の中で叫びました。

　その時、ドアが開きました。「子どもは大丈夫ですか?」と涙を流しながら、この小さな女の子の父親が入ってきました。「この子の名前はレイチェルです」と彼は言い添えました。父親が部屋に入ってきたとき、レイチェルの喉にはチューブが入っていただけでなく、胸部の両側に針が刺さっていました。医師はどんなことをして子どもを助けようとしているのかを静かに説明しました。涙はますます早く流れました。私たち全員が急いで作業をしようとしていて部屋の中は幾分騒然としていたため、父親は部屋を出て行きました。胸部ドレーンを入れた時点で、私は新生児室への移動の準備をしました。レイチェルはまだ不安定な状態で、心拍数はたびたび 70 台に下がっていました。顔色も悪く、爪床はチアノーゼが出ていて、目は閉じたままでした。私は彼女を移動用保育器に寝かせました。通常、分娩後、赤ちゃんを新生児室へ移動する際、母親が赤ちゃんの顔を見られるように母親の部屋に立ち寄ります。この事例では、レイチェルの状態が不安定なため医師はすぐに NICU に移送するように言いました。私は母親が生きているレイチェルを目にする唯一の機会になるかもしれないと思い、1 分だけ立ち寄らせてもらえないかと医師に頼みました。それはこれまで母親の部屋に立ち寄ったなかで最も短い時間でした。それでも、母親がレイチェルの姿を目にしたことは大切なことでした。

　チームと父親は地下道を通ってレイチェルを NICU に運びましたが、残念なことにレイチェルは危篤状態になってしまいました。父親はレイチェルのそばで、蘇生処置に何の反応も示さない状態を目の当たりにしたのち、蘇

生処置をやめることに同意しました。

　私たちは全員，父親とともに泣きました。私は父親の椅子をレイチェルのベッドのそばに移しました。そうすることで，父親は子どもの手を握ることができました。私はレイチェルのモニターやチューブを取り除き，レイチェルを毛布にくるんで父親が抱けるようにしました。

　父親はレイチェルの母親のことをとても心配しました。彼は彼女にもレイチェルに会わせて抱かせてあげたいと望みました。私は新生児用のかごベッドをもってきて，毛布にくるまれているレイチェルをその中に入れました。父親は私と一緒に大学病院の地下道を戻り，母親の部屋のドアをノックしました。父親がレイチェルを抱き上げているとき，「私もあなたと入ったほうがよろしいですか？」と私は彼に尋ねました。「いいえ，私たちだけにしてください。彼女のそばにいさせてくれて，ありがとう」。

　バーバラはこのような緊急事態では，一歩進んだ準備が新生児の生存にいかに重要であるかを伝えている。彼女は横隔膜ヘルニアの新生児のケアに関する経験的知識があるため，危機に備えて分娩室を整えるうえで必要な「すべてのこと」を予測できる。特殊な危機に向けて安全に準備するためには熟練した知識（思考と先見性と計画）が必要であるため，未熟な従事者にルーチン業務を任せたり，その手順を完全に委ねたりしてはならない。しかし，危機では，指示どおりに機器や物品を回収する技術補佐員も非常に貴重な存在である。

　上記の例の看護師の臨床知識は，ある実践分野での専門性が高まることで別の実践分野での専門性を身につけることが，いかに重要であるかを示している。環境を整えることは，危機管理のために準備する技術の１つであり，臨床における先見性（第3章を参照）と密接に関連するようになる。熟練の臨床家にとって，備えるべき危機の種類を理解することは，実際に必要なことを把握するという意味であるが，危険を予測し，最も生じる可能性が高い出来事に備える習慣を身につけるという意味でもある(Hooper, 1995)。したがって，臨床における先見性は考える習慣のことであるが，それによって臨床家は周囲の環境をどのように整えるかがわかるようになる。

　バーバラが2種類の危機をできる限り予測し，準備し，管理していること

に注目したい。最も顕著なのは，新生児の生命危機とその後の緊急事態であるが，次に患者家族の精神的，社会的，スピリチュアルな危機と，レイチェルの現実の死に焦点をあてている。危機にうまく対処するための臨床知には，このような不測の事態に鋭く気づくことが含まれる。生気のない子どもがその先を予言していることを認識しながら，バーバラは短い人生のほんの一瞬でも母親がレイチェルを抱けるたった1度の機会を用意できるよう取り計らった。

レイチェルの物語は，状況に応じて反応できる看護師が危機のなかで機会を作る，つまり家族の貴重な時間を作ることができることに気づかせてくれる。成長中の臨床家にとっては，対話やケアを行っている熟練者のナラティヴを聞くだけで，危機のなかでのさまざまな側面を認識し，今後の似たような機会での対応の仕方について，自らの臨床における想像力を広げることができる。

ある危機状況が起こる前と（あるいは）起こっている間の時間と動きを短縮し，大きな混乱を抑えることは，一般的な熟練看護の課題である。なぜならそれは，たとえるなら虚血による組織の損傷と生存という違いをもたらすからである。周囲の環境を整えることは，ヘリコプターで搬送中に心停止をきたしたある重症乳児についての以下の話で示されているように，円滑な危機管理に役立つ。

NICUにはヘリ着陸の6分前に乳児の到着と状態が知らされる。

> **看護師**：私たちは実際に準備を始めていました。すべての救急薬品をそろえて，ドパミンとイソプロテレノールとドブタミンを混合し，考えられることは何もかもしました。それから保育器を準備し，胸腔ドレーン挿入用のトレイを開き，完全に準備を終えました。各々が自分の役割を課せられていました。私たち7人の看護師は，この乳児が運び込まれるのをベッドサイドで待ち構え，彼が運び込まれると救急蘇生を行い，すぐに医師たちが胸腔ドレーンを挿入し始め，看護師は与薬を始めました。それらはある意味で非常に適切でした。なぜなら乳児が運び込まれ，全員が十分に働き，何もかもが本当に順調に進行したのですから。

周囲の環境を整えるために先を見越していくことで，危機管理が最大限になされるが，危機はたいていの場合予告なく生じる。このように看護師は日常的にベッドサイドあるいは近くに装備を用意し，毎日それを確認するか，誰かが行ったことを確認している。これは，非常設備やそれ以外の人命救助の機器が使える状態で，正常に作動し，すぐ使用できることを確認するための安全措置の1つである（第8章を参照）。

　上のような状況では，看護師が特定の血管作用薬の輸液を準備し，胸腔ドレーン挿入用のトレイを開いているが，それは乳児の到着前に受けた報告が，ある特別な処置をいくつか予測させたからである。彼女の判断と準備が別の状況にもあてはまるとは限らない。なぜなら，個々の状況では特有の必要事項が生じるからである。輸液を混合し無菌トレイを開くことは，多くの状況では不適切であり，無駄になる。しかし，この場合，臨床状況の理解と物事を先に考える習慣によって，臨床家は比較的容易に危機の特殊な状況に備えることができたのである。先の事例（第2章「質的な識別をすること」を参照）で，ジュディ・ルメンスキーが危機に対して準備した際，そのような緊急処置に関して非常に経験豊富であった。しかし，ほかの人と作業をしたり，特定の要求に対して準備する責任を有していたりする場合，看護師は必要な，しかし無駄を省くために必要なだけのものを準備することになる。

　看護師：それは私たちの手術室での最悪の一夜でした。8つの手術室がすべて埋まっているのに加え，外科医のそれぞれが緊急手術の順番待ちの救急患者を抱えていました。手があいていたのはCRNA（麻酔専門看護師）の指導をしている麻酔科医と看護補助者，そして私だけでした。
　私はICUの患者の意識がないと興奮した研修医の電話を受けました。私が把握したわずかな情報では，患者は42歳の女性で，オートバイ事故による多発性外傷であるということでした。彼女は1か月間ICUにいて，気管切開をして人工呼吸器が装着されていました。その夜，患者の気管切開の部位からかなりの出血が始まり，縦隔偏位が起こっていました。私は一番広い手術室を準備しました。当直の外科医はこの町に引っ越してきたばかりだったので（最初の夜勤），私はあるだけの胸部手術用器材のパックを開けておきました……

このような危機では，その外科医を知らなくても，ジュディは使用する「すべての胸部手術用器材のパック」を準備する以外選択肢はない。さらに，患者は出血していて時間もなければ，手伝ってくれる人もいないため，ジュディはこの緊急事態に備えて患者が到着するまでにすべてをすぐ使える状態にしなければならなかった。

クリティカルケア看護のある領域（例：フライトナースの新生児搬送）では，危機に際して患者の場面や現場について細かいことは知らされない。このような場合，看護師はより一般的な方法で準備しなくてはならず，その場面で必要と考えられるすべての物品をそろえて，現場までもっていくことになる。このようなことは，2名のフライトナースと呼吸療法士（RT）が，別の病院からの赤ちゃんの施設間輸送を準備した際にも直接観察されている。発信者とは電話でやりとりしている。

看護師1：7か月の新生児で，明らかにCPR下にあります。除細動が施されて，脈が触れ，挿管されました。D医師はその子に除細動する以外は考えていないようです。でも，何かおかしいように思います。このような子は一般に心室細動には移行しません。だから，なんだかよくわからないのです。
発信者：わかりました。RTを呼びましたが……
看護師2：RTですか？
発信者：はい，そうです。では，救急車専用駐車場で会うことにしましょう。よろしいですか？
看護師2：わかりました。体重がわかりますか？
看護師1：いいえ，わかりません。（コンピュータを動かしながら）ああ，コンピュータが動かない。途中まで来ています（看護師1と看護師2はすぐさま救急部を通り抜けて通信室から出た）。
インタビュアー：それで，地上での搬送を続けているのですね……
看護師2：そうです。
インタビュアー：空輸との違いについて話してもらえますか？
看護師2：比較的似通っています。私たちが空輸をしない唯一の理由は，そこに着陸するスペースがないからで，救急車で行くのとほとんど変わらないのです。つまり同じような装備を用意します。（看護師1に対して）荷物の

カートから救急車にモニターを移すのを忘れないで(救急病棟を出て，救急車搬入口の近くにあるビルに向かって搬入口の外を歩いている)。これから地上で必要な装備を取りに行きます。それらを全部パンダという名前の救急車専用のストレッチャーに乗せて，ここで救急車を待ちます。

インタビュアー：この赤ちゃんについて何を予測していますか？

看護師1：なぜ赤ちゃんはコード(緊急蘇生)されているのか，何が起こっているのかなどについて，彼らが何かほかの情報を得ているかどうかを知るのが現場に到着したときというのはおかしなことでしょう。だってD医師があまり情報をもっていなかったからです。普通，施設間輸送では，もう少し情報があるはずですが，ないときもあります(看護師1は携帯用モニターを確認し運搬車の荷造りを続けている)。

インタビュアー：何を荷造りしているのか話してくれますか？

看護師2：私が見たい画面になっているかをちょっと確認させてくださいね。(モニターをつけて)はい，大丈夫です(モニターを消す)。心機能のモニターを用意します。

発信者：(2方向ラジオより) RTから連絡がありました。D医師は救急車のところにRTを行かせるようにしています。MさんがRTの装備バッグをもっていきます。

看護師2：私たちはIV用のポンプを用意しています。これはエアウェイバッグ(大きな緑色の鞄)で，別の鞄には必要になるかもしれない薬剤や物品がすべて入っています。これは小児用人工呼吸器です。

看護師1：チューブ類を確認して。

看護師2：(鞄を開けて，言われた物品を探す)大丈夫，MVP 10 (チューブ)です。これは私たちの鞄です。必要なものがたくさん入っています。大丈夫です，リネン類も。「チャイルドシートをもっていくの？」と聞こうと思いましたが，CPRのコールだったから必要ないですね。

インタビュアー：私たちと来るのは誰ですか？

看護師2：RTです，人工呼吸器を使う予定なので。いつも同行しているわけではないのですが，たとえ看護師が人工呼吸器の使い方を知っていても，RTが同行します。このような施設間輸送を行う際にRTが同行できれば，私たちはほかのことができる余裕がもてるからです。(救急車が駐車場に

バックしながら入ってくる）さぁ，救急車が到着しました。搬送のために赤ちゃんを受け取りに行きます（この乳児はこの後，搬送に耐えて無事 NICU に入った）。（観察に基づくインタビュー）

看護師が現場に到着しても，特に自動車事故の場合，患者には容易にまたは安全に近づくことはたいていできない。ほとんどの場合，周囲の環境は危険（例：ガソリン爆発のおそれ，救出作業中）であり，訓練された救助隊員が統括している。そのような人々によって"整えられた"後でないと，看護師たちは患者に近づくことができない。

看護師1：私は学習中です。その状況で自分がどの程度関わってよいのかわからなかったからです。いつ車に乗り込むのか？ 安全なのか？ だから私は乗り込むのをためらいました。乗るのは……
看護師2：……堤防の向こう側にある車に。
看護師1：救助隊員たちはそこに私がいることを快く思ってくれました。
看護師3：消防署は常時，救出現場に誰を入れるのかを調整します。それは安全のためです。それから彼らが救助訓練をする際に，私たちは，器械や発電機類の周辺でどのようにすれば安全でいられるかについて尋ねます。もしあなたが車に乗っていたらどうなっていたでしょう。私たちは何の装備も身につけておらず，重厚な衣類や手袋，ヘルメットも何もない。だからたいてい私たちは後ろのほうに立って，彼らがそばに来るよう要請するまで待っています。要請されたときは私たちも行動しますが，通常，彼らが私たちを保護しています。時々ヘルメットを差し出して，かぶるよう指示します。何が起こっているかによります。
看護師2：私は彼らの意見をよく聞くようにしています。2～3週間前，Kさんと私は川に沿った道を下ろうとしていました。彼らはロープや鎖などの装備を使っていました……。

フライトナースと患者にとってケアの現場はたいてい不安定であるが，どのような危機状況であっても時間こそが患者の経過に最も重要な問題である。したがってフライトナースたちは救命処置を行うため，あまり身動きが

とれず体を曲げなくてはならない車内であっても，患者のおかれている状況に合わせてケアを行う。

　フライトナースは準備こそが最も重要であると強調する。どのような搬送の要請であっても，危機に陥っているか，危機となる可能性が高いからである。その場面や搬送に費やされる時間が生死の境を分けるほど命に関わる状況であれば空輸することになる。フライト看護や重症患者搬送の経験がない者がそのような場面で患者にケアを提供する方法を学ぶには，準備が第一であり，重要なステップである。以下の円滑に進行しなかった例は，準備の重要性とその準備一式を熟知することを強調している。

　　インタビュアー：あなたは以前，研修医と一緒だったフライトがかなり大変だったと話していましたね。どのように大変だったのか話してくれますか？
　　看護師1：もちろん（笑）。
　　看護師2：とんでもないストレスだったわ。
　　看護師1：ええ，あれは救急部の研修医たちで，2年目に搭乗するのですが，彼らが救急医学月間とよぶ1か月があり，救急車に乗ったり，消防署員と乗車したり，私たちとフライトしたりします。その時の彼らは2番目の看護師の代わりです。彼らは教育的指導を受けます。その年のはじめに受け取るマニュアルには航空生理学，安全性や航空機での生存方法に関することが書いてあります。それから，実習の前の週にユニフォームをもらい，パイロットとともに安全のための簡単な指令を受けます。私たちはいつも，彼らが吐いたり具合が悪くなったりしないかを確認するためのちょっとしたテストを行います。あるいは死ぬほど怖がっていないか……。それから鞄と装備をすべて点検します。
　　彼らは主として気道（についての責任）を負いますが，私たちのプロトコルに従わなければなりません。看護師がその担当です。だから，研修医たちは普通，クルー看護師として動きます。これは気道（確保をする）係を意味します。それから彼らは外に出て，どこに何があるのかを知るために何度も鞄を点検します。時々うぬぼれている研修医もいて，「わかっています，見ました，はいはい」といった感じの態度になります。
　　私はある研修医と少し前に出動しました。それは事件現場要請で，熱傷患

者でした。青年（患者）は酔っていて，自分で火をつけたのです。そして……
インタビュアー：故意に，ですか？
看護師1：そう，そう思います。彼は最初，燃やそうと思って雑草にガソリンをかけていて，それからタバコに火をつけ，偶然自分に火が燃え移ったと言いました。けれど私たちは，彼がどうやってガソリンを自分自身にかけたのか，まったく理解できませんでした。私たちは現場に行きました。この男性は酔っ払っていてひどい熱傷を負っていて，ひどく暴れていました。私たちが彼をヘリコプターに運び込むと，研修医はこの患者に挿管しなければならないことを確信しました。私は「確かに理想的だけど，患者は今，少し興奮しすぎているわね」と言いました。ただIVルートは入れてあったので，私は「患者には薬が必要で，モルヒネを投与する必要があります。まずは彼をおとなしくさせる必要があります」と言いました。

患者をヘリコプターに運び込んだ後，私たちは出発しました。あれは暑い夏の日で，汗だくだったのを覚えています。（出発してしばらくした後）私は研修医を見て「必要なものを出して，挿管の準備を」と言いました。すると研修医は探し回った挙句，結局見つけることができず，そこら中に物品を広げてしまいました。それから私はルートを確保し，「モルヒネを取って」と言いました。すると患者が私に歯向かってきたので，彼を抑えこんで落ち着かせなければなりませんでした。研修医は箱からモルヒネを取り出し，その小さなバイアルを私に渡そうとしました。そのとき私は患者ともみ合って，患者のほうにかがんでいたので研修医に向かって，「そのバイアルを吸って」と叫びました。けれど研修医はどうしていいか理解できなかったのです。彼は何がどこにあるのかさえわかっていなかったのです（ほかの看護師たちも同意している）。まるで視野狭窄みたいに。「私が挿管することになると，ほかのことはできません」といった感じでした。

私は患者ともみ合いながら，私の相棒（看護師）がこの場にいてくれたらいいのに，と思いました。それでとうとう私は主導権を取って，研修医に指示を与え始めました。「これをして。あれをして。3つめの鞄のところに行って。これをして。あれをして」。私たちが病院に到着し，患者を蘇生室に運び入れた後，ERの休憩室に行って，あんまり暑かったので蛇口の下に頭を突っ込んで水で洗い流しました。そこに研修医が入ってきて，「あまりお役

に立ちませんでしたね」と言いました．私は「そうね，まったく役に立たなかった」と答えると，彼は「そうですね，次回はもっとうまくやります」と言いました．私は「そうね，鞄の中のどこに何があるのかがわかればうまくやれるわ」と言いました．すると彼は「了解しました，そうします」と答えました．

　責任あるチームメンバーとして準備の手順を学ぶには，そのような経験を積むしかない．上記のような患者に対しては，安定させることと時間がすべてである．フライトナースやその場面で患者ケアに責任のある者は，この特殊な実践のオリエンテーションの間で，適切な準備が根本的に重要であることをわかっているが，時間に追われていることや不安によって実行できないこともある．このような不手際な事例は，準備が重要であることと，すぐに重要な処置を実行するために物品と環境を熟知することを再度強調している．数年かかって生み出された，この要点を強調する一般的格言がある．たとえば，循環器看護では「時は体力なり」と言う．外傷看護の「ゴールデンタイム」「10分間のプラチナタイム」という言葉は，回避するのに手間取れば患者の結果が厳しくなるということを臨床家に思い出させる．

　上記の例でわかるように，うまくいかなかった経験は強烈で心に残る教訓となる．臨床家は専門知識を学び身につけると，自らのケアや配慮に深みが出たり質が高まったり，患者と家族の危機的状態にもっと深く関わるようになる．そして，患者の精神的，社会的，スピリチュアルなニーズにまで敏感になり，予測や準備行動が日々の思考や行動のなかに習慣として根付くようになる．危機を管理する看護師にとって，唯一彼らが事前に予測し準備できる事柄は，生理学的危機的状態のみである．しかし，熟練看護師は，ある特定の危機ではどのようなことが起こったり起こらなかったりするのかについてしっかりと理解しているため，先を読むことができ，したがって精神的なニーズにも前もって対応することができる．

　小児ICU看護師のトレイシー・デイビスは，ガブリエルの話をしてくれた．家族が危機にうまく対応し乗り越えられるためにどのように環境を整えるのかを看護師が判断するうえで，家族がいかに手がかりになるのかを考えるきっかけとなった話である．

看護師：初めてガブリエルに会ったとき，2つのことが頭をよぎりました。なんてかわいい子だろうということと，家族はどうやってこの悲劇を乗り越えるのだろうかということでした。ガブリエルはブロンドの髪に青い瞳をした2歳の天使のような男の子で，ほぼ溺死状態で運ばれてきました。家族は近くの湖へ行ったのですが，ガブリエルはライフジャケットをつけていませんでした。家族が忙しくボートを下ろしている間にはぐれてしまい，そして水辺でうつぶせになり青白く生気のない姿で発見されました。報告によると，相当長く行われた蘇生術も功を奏しなかったそうです。彼のpHは6.91，体温は31.2℃，瞳孔は固定散大していました。エピネフリンとノルエピネフリンの点滴でかろうじて血圧を維持していましたが，彼は大変不安定な状態でした。とんでもなく深刻な状況でした。まだ会っていないご両親に対して，私は胸が痛みました。

　ガブリエルが生存するチャンスを高めるためにできることは，何もないように思えました。私は自分の仕事が親たちを全人的に支援することで，危機介入を行うことだと気づきました。それしかできることはありませんでした。

　私が両親に会ったとき，彼らがすっかり落胆しているのが見てとれました。取ってつけたようなおざなりではない慰めの言葉は，なかなか見つかりませんでした。私は自己紹介をして，息子さんがとてもかわいいと思ったと両親に伝えました。それからていねいにガブリエルの状態を説明しました。私は彼らが専門用語をあまり理解できないことに気づき，できるだけ率直に話しました。自分が話している事柄のすべてが，両親が耳にするには何よりも不愉快なことというのは，とてもつらいことです。彼らは私に2つ，3つ質問をしましたが，深刻な予後であることを理解していないようでした。そこで，私は彼らをガブリエルのそばに連れて行き，話しかけたり手を握ったりさせました。

　ガブリエルの状態は一日中，悪化し続けました……私は父親がとりわけ静かで，ほかの家族員から孤立していることに気づきました。家族に渡すICUのパンフレットを，父親が午後のほとんどの時間，「読んで」いたことを私は知っていました。私は近づいていって彼の横に座りました。私がガブリエルのことをとても残念に思っていると口にすると，彼は泣き出しました。そして，彼は子どもたちがトラックから降りる前にライフジャケットを

付けているかどうかを確かめるのが自分の仕事であったと話しました。今回の旅行では、彼はそれを忘れたのでした。彼の罪悪感は計り知れないものでした。彼が泣いている間、静かに時間が過ぎていき、私は彼の肩に自分の腕を回しました。この男性の気持ちをやわらげたり、罪悪感を癒したりするための言葉は何もありませんでした。私はただ座って、涙を流していただけでした。

　しばらくして、私は父親に息子のことを話してくれないかと頼みました。彼は元気で、幸せで、楽しい子どものことを話し始めました。彼の息子に対する愛情は絶大でした。彼は日常のことについても話しました。ガブリエルは幼児の誰もがそうであるように、絵本を読むのも、お風呂に入るのも、おやすみの時間も、お祈りのときも「自分のこだわり」があったのです。父親は彼と非常に親密でした。彼らのお気に入りは就寝時の儀式でした。ガブリエルはバーニーのパジャマとスリッパを身につけて、父親は彼を揺らしながらバーニーのベッドタイム物語を読み聞かせるのでした。それは2人にとって特別な時間でした。父親はこのことを話し、再び泣き始めました。もう2度とこうすることができないなんて信じられないと言いながら。彼が息子についてしきりに話したがったので、私たちはかなり長い時間ともに過ごしました。

　翌日、一連の検査の後、神経科医は私たちがすでにわかっていること、つまりこのかわいい子が脳死状態であることを告げました。ガブリエルの叔母は看護師でした。彼女は彼の両親を手助けするために自分に何かができることはあるかと私に尋ねました。私は彼女の申し出を受け入れることにしました。どんなことが起こるかわかっていたので、私は彼女に彼らの自宅に行って、ガブリエルのパジャマとスリッパと絵本をもってきてくれるよう頼みました。彼女はおかしなことを言う、と思ったかもしれませんが、私はガブリエルの家族とよい関係を築いていたので、彼女は私を信じてくれました。家族に息子の脳が死んでいるという知らせを告げた後、私たちは生命維持装置を止めるという苦しい作業を行いました。家族全員に彼を抱きしめる機会をつくりました。祖父母と叔母と叔父がガブリエルを抱きしめた後、私は両親に話しかけました。私はこれからガブリエルを清拭するので、もう1度最後に彼を抱きしめることができると両親に話し、私を手伝ってくれないかと尋

ねました。父親ははっきりと「はい」と言いました。その時，私はガブリエルのパジャマとスリッパと本を父親に見せて，叔母に自宅からもってきてくれるよう頼んだことを話しました。そして，父親が就寝時の儀式を一緒に行う最後のチャンスを望んでいるのではないかと尋ねました。父親は激しく泣いて，そうだとうなずきました。両親とともに，ガブリエルを着替えさせて，静かな部屋に運びました。そこにはすでにロッキングチェアが用意されていて，ガブリエルと父親はそこに座りました。私は必要であれば，廊下で待っていると伝えました。私が外で待っている間，父親がガブリエルに絵本を読み聞かせている声が聞こえてきました。それはとても感動的でした。両親は私の支援に対してとても感謝してくれました。私にできることはほとんどなかった，もっとしてあげたかったと私は伝えました。

　私は，バーニーのパジャマとスリッパを身につけて父親に抱かれたあの小さなかわいい男の子の姿を決して忘れません。父親が感じている痛みと罪悪感は決して消えないでしょう。絶望的で痛ましい状況であっても，父親に最後の思い出を与えたと信じています。そしてそれが彼の回復の一歩となればと願っています。

　トレイシーは筆者らに何を言えばいいのかわからなかったと話したが，彼女が深く体験したことには悲劇や喪失の別の意味を示した。彼女が父親のそばで支えたことは，ガブリエルが両親にとってどんな存在であるのか，また彼らが心癒やされることは何かを確認する作業でもあった。彼女のふるまいやガブリエルについて尋ねたことは，純粋な興味と経緯から生じたものではあるが，まさに「正しいこと」であり，最も大切な思い出を父親と分かち合うことができた。親子の就寝時の儀式の話はこの熟練看護師の鋭い感受性と善の概念を突き動かし，父親に最後の大切な環境を準備することにつながった。Dreyfus (1990) は看護について，熟練したケア実践は，西洋文化における最後の援助実践として埋め込まれていると語っている。トレイシーが行った環境を整えるケアは，父親が述べていたことを具現化するものであった。

　今日のハイテク文化では，「正統な」科学の観点から，ひどく人間的な側面は最も求められていながら無視されているが，「ケアの熟練者は今や存続が危ぶまれる存在である……しかし，私たちは熟練者がどんな判断（やケア）

をしているかを知っており，それを存続させるため熟練者たちの判断を用いている」(Dreyfus & Dreyfus, 1986, p.206)。ガブリエルについてのナラティヴは，最良の熟練したケア実践を示している。このような支援の実例を学習者や成長中の看護師と分かち合うことで，すぐれた実践や熟練した判断は生き残り，次世代のケア提供者に引き継がれていく。

　前述の例は，熟練看護師が，どのような危機が生じても効果的に対処するための膨大な実践的知識を，時間をかけて獲得していることがわかる。そのような目に見えない準備こそが，看護やチームの反応時間とその後の患者の生存や結果に決定的な違いをもたらす看護の本質的な側面なのである。この周知の知識は，臨床における想像力を育成するためのオリエンテーションや授業，教育課程に組み込まれる必要がある。さらに，財政上，この熟練を要する知識を学習するための予算を組む必要もある。

　準備は看護師の考える習慣の一部分である。看護師が不慣れな場面やよくわかっていない疾患の患者に関わるために「回される」と，巧みな実践などできなくなる。患者やチームメンバーのこと，入手可能な資源や現場のことを知らなければ，派遣看護師は実在的あるいは潜在的な危機に備えて安全に環境を整えたり，準備された物品を手にしたりすることはできない。

　このことについては以下のインタビューの抜粋に示されている。そこでは，NICU看護師がほかの看護師たちと折り合っている。

> **看護師**：私は2週間前(分娩室に)行かなければなりませんでした。何年もそこには行ったことがありませんでした。そこでは，横隔膜ヘルニアの赤ちゃんが生まれるところでした。私は患者を連れて行く途中だったので，(経験豊富な看護師が)そこに行くように準備してくれました。どこに何があるのかもわからないなかで，私はベッド上に必要だと思ったものをすべて置きました。いいえ，それは(分娩室用の)ベッドではなく，新生児用の保育器でした。それから，看護師たちは「残念ながら，今ここにいらしたばかりのようだけど，用意してくれたのは必要なベッドではないわ」と言いました。結局私はすべての物品を用意できませんでした。

　準備不足は，患者ケアを危うくし，看護師に不安をもたらす可能性があ

る。派遣看護師に充実した包括的なオリエンテーションを行うことは，患者ケアの安全性を高める看護師の能力を向上させるだけでなく，ストレスをも緩和させることができる。あるNICUの看護師は，新しい領域で働く看護師へのオリエンテーションのよい方法を示唆している。

> **看護師**：初めて（分娩室に）行くと，圧倒されると思います。どこに何があるのかを知ろうとするせいだと思います。すみやかに仕事をしなければならないため，新しい環境で働くときのように，物品の位置を知ることが第一歩です。だから，その場に誰かを連れてきて，しばらくの間，補佐をしてもらい，必要物品をもってきたり，記録をしてもらったりします。たとえ新生児に何か問題が起こってもリズムというものがあり，あるリズムや流れのなかで起こる問題もあります。そういったことを把握できれば，次の段階は何か，次に何の物品が必要なのか，次の処置は何かを予測できるようになります。格闘している約75％はそんなことです。

　この看護師はどの状況にも典型的なリズムや流れがあると話している。それは新人看護師にとっての学ぶべき基本である。なぜならリズム（典型的な軌跡）を熟知することは，何が，いつ，誰によって必要とされるのかを予測できるようになるからである。この予測し準備する能力は，作業の遅れと重複を減らすことができる。協力関係はリズムを作るのに役立つ。看護師は流れと予測について熟練したノウハウをもたずに，危機をうまく管理することはできない。明らかになっている危機だけでなく，チームメンバーの反応に注意を払うことは，「経験する時間」が求められるが，多くのオリエンテーションや多職種間研修プログラムでは，そのような技能を教えることにあまり十分な時間を割いていない。
　環境を整えることの重要性で忘れられがちなことは，それをするために要する時間を考慮することである。環境を整えることは技術的な仕事だけではないので，看護師は自分たちがいるときの状況を慎重に考える必要がある。この行動しつつ考えることは，看護師が準備しているときに起こる。たとえば，ある熱傷専門看護師は病棟に搬送された患者の体重を知っていた。彼女は薬剤を準備する途中で，必要となるさまざまな麻酔薬（フェンタニル，モ

ルヒネ)や，さらにベッドサイドですぐに必要なそれぞれの量を思わず口に出していた。また行動しつつ考えることは，看護師が複数の物品を扱う場合にも見られる。看護師は特殊な物品を，必要とされる別の物品と関連させて覚えている(例：除細動でのジェルパッド，熱傷部位を洗浄するために洗面器に入れる生理食塩水など)。このように行動しつつ考えることで，看護師は予測される患者の状況を通して考え，環境を整え，行動に対する心の準備ができる。このような準備について考えることと同じくらい，準備の作業の1つ1つに時間がかかる。

■危機に対応するために迅速で多様な治療の実務を順序よく管理すること

　危機状況では，多職種の人々によるおびただしい数の処置が即座に必要とされる。混乱を避け，治療効果を高めるためには，迅速で多様な治療をできる限り順序よく管理する必要がある。これを実行するための鍵となるのは，危機の原因とその背景にある病態生理学的な問題を把握し，症状だけでなく原因にも対応することである。たとえば，以下の例では，CCU入室中の重症妊婦が状態の急激な悪化によって分娩棟に到着する前に娩出してしまった。赤ちゃんは重篤な状態であり，すぐさまNICU(新生児集中治療室)に搬送された。NICU看護師は，赤ちゃんの第一の問題は呼吸であり，すぐさま処置が必要であることを明確に理解している。

　　看護師：CCUのスタッフは私にこの26週目の赤ちゃんを手渡しました。私たちには入院用のベッドがありません。なぜなら緊急入院は受けないからです。いつもなら1時間は猶予があるでしょう？　でも，CCUのスタッフはベッドをもってきて，私に何かをしてくれとでも言うように，この赤ちゃんを私に手渡しました。息をしていなくて皮膚の色は完全に悪く，母親は(多臓器合併症をもった)白血病でした。何もかもが一気に悪くなって，赤ちゃんは助からないと思われていました。私は幸い準備されてはいないけれども，空いているベッドを1つ見つけて，そこに赤ちゃんを寝かせ，人工呼吸に取りかかりました。マスクとバッグをどこかから手に入れる必要がありま

した。隣のベビーベッドに1つあったので，それを頭のところに置きました。それには清潔なバッグがついていました。私たちは救急カートをもってきて手順どおりに行いました。ほかの看護師は挿管を試み，そのとき医師が入室してきて，「赤ちゃんの心拍は110だ」と興奮して言いました。私が彼に向かって「心拍数は大きな問題ではないわ。静かにして」と言うと，医師はおとなしくなりました。私たちは医師たちが赤ちゃんのところに戻るまでにすべきことをうまく進めていました。そして赤ちゃんは突然の危機を乗り越えましたが，母親は状態があまりにも悪すぎて生存できませんでした。

　この事例では，看護師は誕生時から「その赤ちゃんを知っていた」ことと，状況が展開するなかで関わっていったことが強みであった。そのため，新生児の心拍数ではなく，呼吸困難が顕著な問題であることがわかったのである。このことから，新生児の気道確保と呼吸がこの危機を順序よく管理するうえで真っ先に優先されることがわかる。この状況のように，看護師は危機での処置を迅速に行う一方で，さらに危機と救急処置を理解できるように他者を援助しなければならない。

　多くの危機の間，医師たちは緊急事態の真っ最中に入ってきて，実施すべきリストを求める。心電図(ECG)やX線検査，血液ガス測定を同時に実施しないように，看護師は必要な治療や処置の優先づけを任せられる。ケアの優先づけを行うことは，まず至急必要とされる治療を完了するうえで，また可能ならば患者の不快感を最小限にするために処置をまとめて確実に行ううえでより重要である。患者や疾患，合併症や同様な状況に関する臨床知識は熟練を要し，看護師がケアを適切に優先づけ，段階的に行うために不可欠なものである。特定の患者(例：危険や感染)の経過をもとに，どんな処置をすぐに行わなければならないか，またどの処置を後回しにするか，あるいは行わなくてもよいのかがわかるには経験が必要である。

　敗血症の患者の場合，医師はすぐにノルエピネフリン滴下，輸液，検査，血液培養，抗生物質などのさまざまな治療を指示する。実行すべき処置のリストに優先順位を決め，最もよい順序で実行する必要がある。たとえば，血液培養は抗生物質を開始する前に指示しなければならない。この順序を守らないと，原因菌を培養して同定して，治療を行うことを妨げてしまう。どの

処置も優先度が高いが，実施に際しては系統立った順序で，かつ患者の状態にそって対応しなければならない。

多様な薬理作用のある輸液といった特殊な治療を順序よく管理することは，きめ細かな注意が求められる。たとえば，エピネフリンやノルアドレナリン，アミオダロン(抗不整脈薬)などの酸性薬品は沈殿反応を避けるために，重炭酸塩やアミノフィリンと同じラインで注入してはいけない。さらに，輸液用薬剤のボーラス投与(ワンショットの投与)は有害な血行動態を引き起こす可能性もあり，それを避けるには，ノルアドレナリンやラベタロール，アミオダロンなどの強力な血管作用薬と同じ点滴ラインで静脈用(IV)薬剤(例：フロセミド，モルヒネ)のボーラス投与を行ってはならない。したがって，看護師は常にほかのチームメンバーが行っていることも認識していなければならない。なぜなら，メンバーのなかには潜在的な危険に気づかない人がいるかもしれないからである。たとえば，熟練看護師は除細動の間，呼吸療法士が患者を換気していないことを観察し確認する。なぜなら電流が流れているとき，患者に触れると電気ショックを起こす可能性があるからである。以上のことから，追加して行われる処置の安全管理には，患者の状態を危険にさらす可能性のある進行中の治療をも考慮に入れる必要がある。

また，看護師は患者が搬送される場合や，大がかりな処置が行われる場合は必ず行動を順序立てなければならない。なぜなら，法律上や行政上の文書作成がたびたび要求されるからである。臓器提供，とりわけ生体臓器や多臓器の提供に際しては必ず同意を得る必要があり，移植される臓器の生存率は，患者のケアや手術室チームの迅速，正確で，注意深い計画的な管理によって決まる。移送が必要な救急処置(例：手術，カテーテル法)では，誰が説明を受け，誰をよび，どんな順番で行われたのか，誰が同意書にサインする必要があるのか，どの予備検査あるいは処置が必要なのか，さまざまな処置がどのくらいの時間を要するのかといったことを順序立てることは避けて通れない。実務をうまく管理することで無駄な時間を防ぐことができる。

熟練看護師は，大きな気がかりや長い患者移送が必要な際の手配では特に注意を払う。なぜならば(処置の)遅れや中止は効率的にも経済的にも，さらに精神的にも患者の体力的にもかなり高くつくからである。ステイシー・シュトイヤーバルトは形成外科の手術室看護師であるが，腹壁ヘルニア(成

長によって臓器が腹部から飛び出すこと)の小児の移植手術に関する体験を語った。

看護師：その子どもには，アロダーム(人工組織片)の植え込みと上皮組織の自家移植のためのバイオプシー(生検)で，小児科と形成外科が連携していました……それには，外科医が患者から小さな菱形の皮膚片をとることも含まれています。その皮膚片は２つに分けられ，増殖させて腹部の傷を十分に覆う量にするために専門会社に送ります。それは非常に費用のかかる作業で，どの段階も正確に行わなければなりません。さもないと，治療手順も移植片もだめになってしまいます。

その週の前半に，その子がアロダームの植え込みの予定であることを私は知りました。アロダームの必要量について外科医から何の説明もなかったため，私は指示量を推測しました。私はその患者に会ったことがなかったため，その量は……経験に基づいた推測です。アロダームには多くの種類がありますが，いつも全種類が保管されているわけではありません。その患者には表皮の傷に移植するのに適した種類が必要でした。ところが植え込み術の際に，私たちは大きな傷口をふさぐほどアロダームが十分にないことに気づきました。そのようなときは落ち着いて問題がないようにふるまいながら，冷静にＢ案に頭を切り替える必要があります。Ｂ案は大学の熱傷病棟に電話をすることでした。彼らは私たちを助け，アロダーム２枚を貸してくれました。

私はＣＥＡ生検の場所とサイズを下調べする方法について手術室の人たちを手伝っていました。生検が行われ，培地に定着させた後，私は必要な書類をすべて完成させなければなりません。文書業務に続いて専門会社に連絡をとり，宅配業者に生検を渡して，会社へ送ってもらいました。私たちが生検を送ったことを会社に知らせ，間を置かず，発注書を出す必要がありました。それから，私は手術の日程調整について会社からの連絡を待ちました。

会社から電話がありました……担当者は移植片増殖の完了までに少なくとも２週間かかることと，そしてそのころの日取りを２日提案してきました。(いくぶん考えた後)，外科医は日にちを確定しました。私は外科医と秘書と手術室スタッフに対し，その日にちは変えられないことを説明しました。移

植片は増殖が完了すると，その日のうちに宅配業者が空輸し，患者に移植しなければなりません。キャンセルした場合，私たちは全額支払うことになります。この子の場合，その額は2万ドルになるでしょう。全員が同意しました。

その日が近づいてきたため，私は会社に連絡し，移植片の発送を示す発注書を受け取り，必要な物品のすべてをそろえて，全員に手術の日にちを知らせました。私が手術の開始時間を調べていたとき，この患者の手術がコンピュータ上の予定に入っていないことに気づきました。もうパニックです！ともかく全員に状況を説明することで回避しようとあらゆることを行いました。私が秘書に連絡したとき，彼女は私が話していることがまったくわからないようでした。私は彼女に状況について思い出させて，予定の日に絶対手術を行わなければいけないので，この子の手術を組み込む方法を見つけなければならないと話しました。それができなければ，今回使わなかった移植片に対する2万ドルだけでなく，次回の移植片の2万ドルも支払うことになるのです。外科医や手術室スタッフ，スケジュール管理者，そして私自身が多くの調整をしてなんとかしました。全員のニーズにそった形でその子の手術をなんとかスケジュールに組み込みました。術後の経過は順調でした。ゴタゴタのほとんどは，私以外の人たちの目には見えませんでした。ほかの人たちにとって今回のケースは，何の滞りもなく進行したように見えたでしょう。

このような患者には，経過を追いすべてを順序立てるうえで，1日単位ではなく週をまたいだ物流管理が必要となる。このケースでわかるように，すぐれた計画もコミュニケーションもさまざまな混乱を回避するのには十分ではない場合がある。しかし，このような状況が生じたときに，協力的な結束がチーム内，あるいはチームを超えて形成されれば，ほとんど途切れることなく問題は解決する。

　処置を適切に順序立てることで，治療の重複を避けることができ，結果的に患者の不快感を最小に抑えることができる。たとえば，ある熟練看護師はX線撮影を必要とする場合，X線撮影を指示する前に侵襲的処置（例：胸腔ドレーン，肺動脈ライン）がすべて終わっているかを確認している。成長過程にある看護師は，経験豊富な医師が指示を書くとき，その実践の論理を見

て学ぶことがある。頻繁に起こる危機での実務を順序立てて管理する方法を学生や新人看護師に教えることで，患者と看護師に降りかかる危険性をより小さくできることを経験的に学ぶことができる。

　あまり経験のない看護師が多くの患者のケアを担当するという現状において，処置を優先づけて順序立てることは成長していくうえでの課題である。看護師が危機管理をしなければならない一方で，同時にほかの患者の進行中のケアを管理しなければならないときは特にそうである。そのような日を終えたある看護師は，「ただあまりにもたくさんすることがあって，十分な資源がなくて，優先度が同じものすべてを一斉に行うことができなかったのです……混乱を調整すること，それなんです」と説明した。この患者ケアにおける重要でかつ熟練を要する側面を理解するよう管理者と意思決定者を教育することは，スタッフの割合や熟達度の異なるスタッフを混在させることを検討するうえで参考になる。

　前述したように，熟練した看護がなければ，損失の大きい重複が生じたり，無駄に時間が過ぎたり，患者の不快感を増大させたり，患者に合併症が多発したり，入院期間が延びたりする。

■危機のなかでチームを編成し，チームメンバーの行動を調整すること

　整ったチームの力は円滑な危機管理に大きな影響を及ぼす。これは広範囲に及ぶ熟練を要するノウハウに含まれるものである。具体的には，救急時の仕事を割り当てること，ほかの患者のケアに支障が出ないよう危機に関わらないスタッフを任命すること，特殊な仕事を割り当てること，意識明瞭な患者がほかの患者の危機を直接見聞きしないよう距離をとること，臨床医の技術や適性と実施される治療の内容がつりあうようにすること，必要なチームメンバーを混成し人数を決めること（何をする必要があるかを把握できる人と経験を積む必要がある人）などである。

　看護師がある状況で医学生をどのような方法で巻き込んだのかを以下に述べる。

> **看護師**：医学生がそこにいたので，私は「新生児室に戻って，そこの人にOHIOベッド，つまり集中ケアベッドを空けるように伝えてもらえますか？　臍カテーテルキットを1つ開けておいて。人工呼吸器が必要なので呼吸療法士を呼んでください」と言いました。私たちがそこに到着したときには，基本的にすべてがそろっていました。

　看護師がチームリーダーであると言われることはほとんどないにもかかわらず，看護師以外の者が危機状況でチームを編成することはあまりない。経験豊富な看護師がこの役割に最も適切な立場にあるという理由はいくつかある。第1に，直接的ケア提供者として常に患者のおかれている状況に関わり，上記のように何が必要であるかを予測できる立場にある。第2に，病院職員であるため，「適切な」手順や資源を動員する指令系統に精通している。第3に，多様な状況でほかのチームメンバーと協働し，個々人の潜在能力と限界を認識している。さらに，看護師は日常的に患者ケアのコーディネーターとして，危機ではない日々の実践でもチームを組織するという経験をしている。

　チーム編成は必ずしも公式に行われるとは限らない。長い間協働していると，状況や危機にある患者や別の患者の要求に対して，誰が何をすべきかを感覚的に把握し，自分たちを組織するようになる。たとえば，非常に重症な患者を受け持った看護師は，たいていその患者のそばに付き添い，ほかの患者に支障が出ないようこれ以上別の患者の危機には直接的に携わらない。また，熟練者であれば，チームメンバーが行っていることに気づき，即座にその穴を埋める。状態の安定している患者を受け持った看護師は，危機状態にある患者のベッドサイドにプライマリ看護師を付き添わせ，自分が「走り回る」仕事を引き受ける。このような組織の知識は病棟の歴史や教訓，勤務者の規範として根づいている。しかし，チームメンバーがあまりお互いを知らないと，チームの力を組織するリーダーを強く求めるようになる。このような技能の多くはとらえがたいため，初心者は見逃してしまう。リーダーは，行動しつつ考えることや特殊な状況で予測される不測の事態を言語化することによって，看護師の成長を支援することができる。

　チームを招集し，優先順位をつけるという組織的な初期作業が完了する

と，チームの危機管理を編成し，協力関係や円滑な流れを維持する必要性が常に生じる。うまく編成できないと，必要な処置(例：2回目のエピネフリン投与のタイミング，脈の触れない電気的活動時のCPR開始)を見逃したり遅らせたり，行為が重複したり，必須な治療に対する患者の反応を評価できなかったり(例：CPRの効果)，実施していることと必要なことを見失ったり，蘇生の努力の甲斐がなかったことを見落としたりする。熟練の臨床家はどのようなときでも，危機を調整するうえで中心的な役割を果たす。整っていないチームが努力をしても，不適切な方向へ行ったり，混乱してしまったりするからである。チームを編成する臨床家が特に患者の迅速なケアを管理するためのチームリーダーとなるが，たいていの場合，熟練医師がチームリーダーであり，チームの機能全体をうまく調整することを看護師に期待している。

　危機の間にチームメンバーが追加されることはよくある。ほとんどのチームメンバーが，実際に行われる処置を見ることができないころにベッドサイドに到着するため，メンバーによっては呼び出された目的の処置をタイムリーに患者に行うことが難しいことがある。また，チームメンバーや未熟なのに指名されたチームリーダーは，以下に示されているように，何をいつ行うべきかを把握できないことがある。

看護師：彼らはもめていたので，何も行われていませんでした。エピネフリンもアトロピンも何も投与されていませんでした。また，心マッサージも行われていませんでした。麻酔看護師(彼女)の挿管が終わって，呼吸療法士が赤ちゃんの換気を行っていたとき，私は彼女に心マッサージをしないのかと尋ねました。なぜならベッドサイドにいたのは彼女だったからでした。すると私を見て，「気道確保だけ行っています」と言いました。私は別の人に心マッサージを始めないのかを尋ねました。その子の心拍数が30に落ちていたからです。その値は幼児であれば生存を示すものではありません。

　血圧も測定できませんでした。胸部外科医が唯一指示を出せる人間でした。私が「何をすればいいですか？」と尋ねると，彼は指示を出したので，私はエピネフリンを投与しました。その際，呼吸療法士は換気できず麻酔看護師が代わろうとしていましたが，幼児はかなり重度の気管支痙攣を起こし

ていました。このような幼児と関わってきた多くの経験から，多くの鎮静薬を投与していたなら，もっと簡単に換気できるのに，と私は思いました。そこで，「ロラゼパムを投与するか，麻痺させるかして，もっとやりやすくできないのでしょうか？」と尋ねました。すると，胸部外科医は「ロラゼパムを投与して」と言いました。

　この状況では，最初のうちチームは胸部外科医にリーダーシップを求めている。だから彼の指図がなければ，何も始まらなかった。幼児が急激に悪化するにつれ，看護師はチームの調整とリーダーシップが必要であることにはっきりと気づいている。責任を委任し質問を発すること（これが統率の1つの形）で，彼女は危機に対してチームの動きを調整している。熟練看護師は階層的なしきたりがあっても，患者の安全と質の高いケアを保証するために，チームを調整し，非公式に先導したり手ほどきをしたり，あるいはチームの責任をとる必要がある。熟練看護師は，混乱した状況のなかでリーダーシップの役割をとるために道徳的圧力に対抗する。調整には，以下のことが含まれる。誰が必要とされるかを認識すること，責任を委任すること，誰が必要でないのかを明らかにしその人たちに退去してもらうよう話すこと，何が必要であるのかに気づき誰がそれを行うかを決めること，行われたことを見逃さないこと，この先必要になることと必要となる人を予想すること，行為が停滞しないようほかの人を促すかもしくは手ほどきすること，いつどの支援サービスが必要になるかを知っておくこと，誰に血液サンプルをもって検査室まで走らせるか，あるいは輸血用血液を取りに行かせるのかを指示すること，「説明を受けたい」「ベッドサイドにいたい」という家族の要求を認識し対応すること，など。危機の間のリーダーシップにも，治療の効果（または不足）の認識や，治療が不適切であったり，効果がなかったり，時機を失していたりといったブレイクダウンの評価や管理などが含まれる。

　危機の最中に先に述べた活動を調整するという熟練を要するノウハウは，経験的学習による。それは，何が「すぐれた規律」なのかの概念を得る状況に実際におかれることから始まるのである。熟練看護師たちは「すぐれた規律」を，流動的に協働するチームにいることで，物事を円滑に迅速に，かつ効果的に進めるために形式的な調整をあまり必要としないことであると述べ

ている。

　フライト看護の場合，看護師とチーム全体の中心的な役割は日常におけるあらゆる危機を管理することであるため，個々人や共同体としてのチームには，チームの専門性を並外れたレベルにまで成長させる機会がある。チームの専門性が高まるにつれて，多くの人が組織化や調整，支持的な役割を担うことが期待されるため，各人の貢献が他者を補うことで，看護師は患者ケアに十分配慮できるようになる。

　あるインタビューで，看護師は国立の森林地帯で起こったプロパンガスによる悲劇的なトレーラー火災に巻き込まれた家族について，次のように話している。そこには，看護師やヘリコプターのパイロット，地上連絡員，地元のボランティア救助員たちのすぐれたチームワークがみられる。

　　看護師1：ロビン（フライトナース）と私は，丘の上の田舎町に行きました。それは本当にすばらしいチームワークでした。真夜中に国立の森林にあるキャンプ場で火事が起こり，私たちはその地域にある材木置き場に着陸しました。それからロビンと私はパイロット（ナン）も一緒に，キャンプ場に戻るパトロールカーに乗って，火事の現場に向かいました。すると，ある家族が，つまり母親と父親，そして小さな赤ちゃんが燃え上がったトレーラーの中にいました。それはかなりひどい燃え方でした。本当にすさまじい燃え方でした。私たちが到着したとき，そこにいたのは最初に駆けつけた人1人だけでした。彼の名前は何だった？
　　看護師2：ウィリスといったかしら？
　　看護師1：そう，ウィリス。彼だけがそこにいました。そして彼は父親に挿管していました。私たちは赤ちゃんのところに行き，赤ちゃんを見て挿管が必要だと思いました。それ以外に方法はありませんでした。私たちはその子にIVを行い，スキサメトニウムを投与し挿管しました。その後，ウィリスが父親のそばにいたので私は母親を見に行きました。ロビンは基本的に子どもにつきっきりでした。彼女は私たちが子どもに挿管した後も，その子を1人にしておけなかったのです。そこで，私が父親のところに行くと，気道が確保され，最初にかけつけてくれた人が換気を行っていました。そこで，私は母親のところへ行きました。パイロットのナンが私と一緒でした。母親は

とてもひどい熱傷を負っていて，IV を入れる場所もありませんでした。彼女にはスキサメトニウムを投与するための IV を入れる方法がなかったのです。彼女の意識ははっきりしていたので，経口的に挿管できませんでした。だから私は何度も経鼻での挿管を試みましたが，それもできませんでした。チューブが全然入っていかないのです。3人ともが約80～90％の熱傷を負っていたので，全員に挿管が必要で，別の方法はありませんでした。そして私はパイロットのナンと一緒に気管切開術に取りかかりました。普通なら看護師と行うものです。ナンに「キットを出したわ。私が言うとおりにそれを渡して」と言いました。そして私たちはこの女性に気管切開術を行いました。そのとき，2名の消防隊員が私たちの補助をしてくれました。私は気道確保のため彼女の頸部を切開し……そして3人全員の気道確保を終えました。それから2台の救急車に彼らを乗せ，ヘリコプターの着陸地に戻りましたが，20～30分の道のりでした。ここに至るまで，それから最後までチームワークはとてもうまく機能しました。なぜなら私たちの通信センターはあと2台のヘリコプターを呼んでいたからです。着陸地に到着すると，1人の患者につき1台，計3台のヘリコプターがそろっていました。そこで，ほかの2台のヘリコプターに報告しました。まず1台目のヘリコプターに赤ちゃんを乗せ，2台目に母親を乗せ，そして父親を3台目に運びました。それから病院に向けて飛び，彼ら全員を降ろしました。それはぞっとする飛行でした。とても現実とは思えない真夜中の出来事でした……ロビンと私はとにかくたくさん話すようにしました。辺りが暗かったからです。夏の半ば頃で，人里離れたところでした。病院が見えたときはとても嬉しかったです。6時半頃に着きました。日勤の仲間がやってきて，私たちを支援してくれました，そして私たちは呆然となったのでした。

インタビュアー：どうしてですか？

看護師1：ただ感情を害しただけです。3人の重症熱傷患者をそこに降ろしたけど，現場では必要な装備はほとんどなく，十分な資源もありませんでした。3人全員が多くのケアを必要としていたけれど，周囲に十分な人手はありませんでした。私たちは CIS（Critical incident stress；重大な出来事によるストレス）の簡単な報告を済ませました。あのフライトはいまだに私をひどく悩ませます。

インタビュアー：今，恐ろしかったことの1つは必要なものがなかったことだと言いましたね。準備されてなかったのは何ですか？

看護師1：ACLS（二次救命処置）提供者がもっと必要でした。少なくとも患者1人につき1人のACLS提供者がいてほしかった。いえ，1人の患者に対してACLS提供者が2人ですね。でも，そこには1人もいませんでした。消防士たちは優秀な人たちではあるのでしょうが，当惑していました。彼らは「あれをして，これをして」と言われなければ，そこに立ちつくしているだけでした。私が母親のところに近づくと，彼女はガレキの中に横たわっていました。誰も彼女に何をすべきかわからなかったのです。熱傷を負った人々がどのようなものかご存知かと思いますが，ちょうどこんなふうです（ひどい外観を演じてみせる）。私たちはしばらくそこにいました。それからもう1台救急車が入ってくることになっていたので，全員を後ろに下げて救急車を入れました。1台の救急車には母親と赤ちゃんを乗せました。それから私とロビンはナンと一緒にその救急車に乗りました。ウィリスは父親のそばにいました。病院に戻って（外傷）治療室で報告を済ませるとすぐに，ロビンと私は雑用室に入って泣き始めました（沈黙）。

インタビュアー：何か起こったのですか？　患者に？

看護師1：両親は亡くなりました。父親はすぐに。母親は2～3週間後に亡くなりました。小さな男の子はまだ生きています。実際，『ハートビート』（テレビ番組）やここの人たちの間でもその子のことが話題になりました。そう，今，叔父さんと叔母さんが彼を育てています。それにしても，彼らはみなひどい熱傷を負いました……でも，それと同じくらい驚いたのは，通信センターも看護部も最後までとてもすばらしいチームワークだったことです。

看護師3：パイロットも？

看護師1：そのとおり。もちろんナンも。

看護師3：その活躍で彼女は表彰されました。（看護師1が）彼女を推薦して。

看護師1：そうです。ロビンと私が彼女を推薦しました。そして表彰されました。

この状況では，重篤な熱傷を負った患者のニーズは非常に高いものであった。というのも，2人の看護師では危機を適切に，また迅速に管理すること

ができず，アシスタントなしでは3人の患者を搬送することができなかったからである。父親の気道確保を援助してくれたボランティア救助隊員によって，看護師は母親のもとへ行くことができた。母親に経鼻や経口での挿管ができなかったとき，普通は患者ケアに関与しないパイロットが看護師の補助をし，暗闇の中で生命維持のために気管切開術を行うことを可能にした。パイロットの自発的で円滑な行為は非常に有意義であり，評価に値したため，同僚たちは賞に推薦した。通信員は話し合わなくても，救急車をもう1台とヘリコプター2台を追加する必要性を予測し自発的に準備している。彼のタイムリーな行動が患者搬送の大幅な遅れを防いでいる。フライトナースの行ったささやかな調整により，呆然としていたボランティアたちは必要な対応を行うことができた。看護師はボランティア救助隊員たちが当惑していて自発的に動けずにいることに気づき，彼らが対応できるよう「これをして，あれをして」と指示を出した。しかしこれはチームメンバーを調整する典型的な形ではない。

　危機のなかでチームメンバーを組織し調整することを学ぶのは，危険を伴うことであり，怯えを感じてしまうこともある。予想できない時点で，クリティカルケア看護師はみな自分が編成する立場にいることを自覚する。その自覚は計画に基づくこともあれば，経験豊富な人であれば欠如しているもので気づくこともあり，また調整が必要であると最初に認識した人物がそうすることもある。ある看護師は初めてこの立場にいることに気づいたことについて語っている。

看護師：私たちが現場に到着した時点で，最初に駆けつけた人や消防士が圧倒されているという場面は，その時までほとんど見たことがありませんでした。彼らは何をすればよいのかわからなかったので，そこに立っていたり座っていたり，あるいはただ私を見ているだけでした。かがみこんで見たところ，彼(患者)は経食道的に挿管され，グラスゴー・コーマ・スケールが非常に低かったことを記憶しています。また，私はヘリコプターを見上げて，「あれに乗って病院に向かっているのならいいのに」と思ったことも覚えています。なぜなら一瞬パニックのようだったからです。「私がここの責任者なんだ」って感じです。でも，その時は「誰一人関わってくれない。関与し

てくれる人が誰もいないなら,自分一人で進んでいくしかない」という思いでした。けれど,私にとって,そうしなければならないという初めての経験だったので,前向きにとらえています。私はあのコールから本当に多くのことを学びました。
インタビュアー:学んだことを話してください。
看護師:優先順位をつけることを学びました。つまり自分が決断できることを学んだのです。いつ気管切開術を行うべきかを知りました。またケアを調整することを学び,実行しましたが,まだ改善する必要があります。仕事を配分することから始まりますが,最初は「ああ,なんだか偉そうだわ」と感じるかもしれません。けれどその立場になれば,偉そうなんかではないことがわかります。それから調整する必要があります。そして,人々を支援する必要があります。彼らは助けたいと思っていて,だからこそ,そこにいるのです。彼らは援助するタイミングを待っています。それをどうするのかを習得するだけです。つまり支援しやすくする方法です。以上がこのコールから私が学んだことです。

この看護師は危機の間,調整者としての役割を果たすという重荷を認識したので,人を助けたいという思いと倫理観の役割を指摘している。彼女が一瞬「パニック」になったのは,患者は救命救急の寸前(であり,まっただ中)であること,自分がその状況で最も責任のある立場にあること,誰も関わってこないことを十分理解したからである。とりわけボランティア救助隊員のように,チームメンバーのことをよく知らない場合は勇気を必要とする。看護師はこういったリーダーシップを果たすことによって,その状況を援助したいと思っている人間を調整できる人が,すぐれた看護師であるという理解にまで至った。

■医師がいる場合,患者の管理をするうえで経験に基づいたリーダーシップを発揮すること

経験に基づくリーダーシップとは,たとえその場に医師がいようとも,危機が起こる前や起こっている間に必要なことやしなければならないことがわ

かるということである。正規のリーダーが経験不足であったり，的確な医療の方向性や熟練を要するノウハウを提供できなかったりすると，熟練看護師は安全で，タイミングよく，質の高いケアを確保するために，患者の管理を操作したり，誘導したりするのに，事実上指揮をとらなければならないと感じる。また，経験に基づくリーダーシップは，医学的な処置が患者の希望や意思に反しないようにするためのものでもある。

　医師がいるときに，危機状況で臨床のリーダーシップをとること（診断や治療を行うこと）は，その医師が臨床的に学ぶことに寛大で，チームメンバーの意見や能力を評価していれば，比較的問題にならない。開胸術後に手術室からの入室となった40歳代の患者に関する以下の状況は，医師の異議がなければ看護師がリーダーシップをとることが容易であることを示している。当初は安定していたが，麻酔医が報告している間に突然悪化した患者をケアするなかで，その看護師はほかの2名の看護師を指揮している。

> **看護師**：報告を受けて1分ほど過ぎた頃，患者の心拍数が落ち，モニターを見ると50と表示され，それからMAP（平均動脈圧）を見ると，MAPも50で徐々に下がっていました。両方ともその数値はどんどん下がっていました。患者を診ると呼吸が停止していました。すぐさま私は「呼吸が止まっている」と言い，飛んで行って向かいの部屋からアンビューバッグ（バッグ・バルブ・マスク）をもってきました。その部屋にいた別の看護師がやってきて，患者の頭部をまっすぐにしましたが効果がありませんでした。だからすぐに患者にバッグで空気を送り込みました。それから麻酔医が，挿管するにはこの場にチーフを呼ばないといけないと言ったので，私は彼が新参者でオリエンテーション中であることを知りました。また，私たちは3人の新人を抱えていたので，経験者がすばやく反応しなければなりませんでした。ほかの人は一歩うしろに下がり，私たちが動きやすいようにしてくれました……隣の部屋にいた看護師が（救急用）カートを取ってきました。そしてチーフが到着したときにはすべてが準備できていました。誰がそこにいようと行動を起こす体制に入っています。彼らが対応しようとすればできましたが，私はそれを待てませんでした。

麻酔医の第一の役割は気道確保の維持と管理であるが，彼は不慣れであった。そこで，彼はすぐに看護師の動きを見て，危機に対応する彼女の邪魔にならないよう身を引いている。このケースでは，看護師の迅速な処置が蘇生の成功を導いている。

　もう1つの話は，チームが互いの力を協同的かつ相補的に活用しており，力の上下関係が存在しない場合に危機をどのように流動的かつ便宜的に管理できるのかを示している。この協力と協働によって臨床家は十分患者に向きあい，患者とその家族のニードに対処している。Benner, Tannerおよび Chesla (2009, p.149) から引用した以下の話では，あるフライトナースが，複数の先天性奇形のある7歳の重症患児を搬送するために到着した。その子は身長がまだ75 cmしかない。その子の状態があまりよくなく頻脈であったため，前のチームはIVを開始できていなかった。

> 看護師：……小さなこの子はとても青白く，かなりの頻脈でした。だけど，照会元の医師もご両親も，「そんなに悪くはないでしょう。だから，ヘリコプターに運びましょう」と言いました。その医師は私（フライトナース）に「ねえ，搬送を進めることができると思いますか？」と聞きました。私は「いえ，絶対無理です」と答えました。その場にいた約10分の間に，その子に挿管をしました。その子は呼吸促迫で，通常120〜130回の心拍数がそのときは160〜170台でした。彼らは子どもの腸内で何かが破裂しているのか，あるいは敗血症ではないかと考えていました。顔色は青白く，呼吸数は60台前後でした。ただ速いだけで苦しそうではありませんでしたが，反応はよくありませんでした。私が近寄ってもまったく反応しませんでした……たとえこの子がかなりの発達遅滞であったとしても，正常な反応として体をそらすとか何かをしたでしょう。私が両親に，「あなた方がやっていることをこの子が気に入らなかったら，いつもはどんな反応をしますか？」と尋ねたところ，「ええ，体をそらせようとします」という答えでした。そして，私が「今，この子には挿管する必要があります」と言ったときも，その子は体をそらすようなことはしませんでした。血圧を測ると，たった38（収縮期圧）しかありませんでした。その子はIVもされておらず，私は誰かに「この子にIVがまさに必要なときだというのに，それ1つ入れるのに7時間も

かけているのよ」と言いました。もちろん，私にも点滴を入れる自信はあまりありませんでした。それはそうとして，本当に幸運なことに，このことは私たちにとって一生その出来事とその日を忘れない奇跡の1つとなりました。私はある血管を見つけ，IV を入れ，「やった！」と思ったのです。私にとってすばらしい週となりましたが，とにかく医師から見てもすばらしいことだったのです。というのもその医師は私たちによく協力してくれたからです。私たちはそこに立って，(医師に)「さて，挿管する必要がありますね。それからラインをとって，体重1kgにつき10mLの輸液をボーラス投与する必要があります」と言いました……(そのチームワークでは)全員が自ら協力し，あらゆることを手際よく済ませ，というのも私たちは医師とひと悶着を起こしたり，誰かの自主性が踏みにじられていないかを知ろうとするような無駄な時間を使わなかったからです。それから，私は(蘇生後，子どもの)身体的ニーズへの対応が済んだ後に，両親に説明する時間をとりました。

　これとは対照的に，看護師の臨床知識と経験的知識よりも権力と権限の問題が重要とされる場合，患者に代わって行う必要のあることを実行することが，看護師にとって最も大きな課題の1つとなる。
　経験に基づくリーダーシップの話ではたいてい，命に関わる状況や道徳的なジレンマが関係している。次の話のように，危機を管理するなかで，リーダーシップとチームの技能が実際の臨床的専門性と同じくらい重要であり，またそれよりも重要になるときもある。

看護師1：……彼らは患者を放射線科に連れていかなければなりませんでした。その患者は肝移植をしていて，その後いくつかの合併症を引き起こしていました。彼にはトリプルルーメンカテーテルが入っていました。それは右鎖骨下に留置されているIV カテーテルで，3つのポートがあります。違う種類のIV 輸液やTPN（完全静脈栄養）などを行っていたからです。ちょうどそれを交換するときだったので，研修医が医学生にワイヤの交換の仕方を指導していました。医学生が交換し，研修医は監督していました。彼らがそれを取り替えたときに事件が起こりました。ワイヤは挿入されましたが，医学生はもっていなければならないもう片方のワイヤを放してしまったので

す。そのためにワイヤは皮下に入り込んでしまいました。

インタビュアー：患者の体内に，ですか？

看護師1：そうです。患者の体内に入り込んでしまうと，ワイヤがどこにあるのかわからなくなります。私が顔を上げると，その研修医は真っ青になっていました。彼は本当に真っ青でした。私が「どうしたの？」と聞くと，「ワイヤを見失ってしまった」と答えました。「なんですって！　わかった。胸部X線を撮りますね？　まず胸部X線の指示を出して，患者を動かさないようにお願いします。ワイヤがどこにあるのかを知る必要がありますから」。私たちは患者の下にどうやってX線フィルムを入れるかを考えなければなりませんでした。患者をひっくり返さなければなりませんでしたが，それではワイヤを動かしてしまいます。それでも，なんとか私たちは胸部X線を撮り終えました。その間中，私は患者に状況を説明しました。彼はゆっくりとですが，自分のおかれた状況と何が起こっているのかを知りました。彼は痛みを感じていたのかもしれません。彼は動きたがっており，ほんの少し体を回転させたので，私は「ジョン，大丈夫ですか？　じっとしていることがとても大切です」と頼み続けました。「ジョン，とても大切なことです。どうか動かないでください。私はずっとここにいますから，どこか痛いところがあったら教えてください。苦痛であったら教えてください。でも決して動かないでください」と言いました。

インタビュアー：患者はワイヤが入り込んでしまったことを理解していましたか？

看護師1：私は困ったことになっていると彼に話しました……けれど，彼の心臓にワイヤが入る可能性があることは話しませんでした。結果的に，右心室に入っていました。この患者は不整脈の既往があり，私たちは合併症を，それも重大な合併症を起こすと考えていました（引きつった笑い）。それで私たちは彼を下の階へ降ろさなければならないと判断しました。ほかに方法はなかったのです。

インタビュアー：どこに降りたのですか？

看護師1：放射線科です。そこかOR（手術室）のどちらかに。ワイヤを取り出さなければなりませんでした。彼の右心室にあってはならないのです，大変な問題になってしまいますから。まず私は担当看護師に「ほら，これが今

起こっていることです。搬送の準備が必要です」と言いました。患者は挿管されていなかったので，私は誰かに呼吸療法士に連絡して酸素ボンベをもってきてくれるように頼みました。彼の呼吸状態は良好でした。ありがたいことに彼は私に話しかけてきました。何が起こっているのかを知らせたかったので，研修医を呼びました。ICUチームがワイヤの入れ替えをすることになりました。

インタビュアー：勤務中の研修医を呼んだのですか？

看護師1：勤務中でした。だから私は彼らに説明しました。「今起こっていることをあなたに知ってもらいたいのです。私たちは放射線科に降りなければなりません。ICUの研修医がここにいるので，あなたは必ずしも私と一緒に行く必要はありません。だけどお願いですから，何が起こっているのかを知るためについてきてください」と。そして，このうわさは徐々に広まりました。その研修医はワイヤを取り除くために放射線科の手配をしました。私たちは降りる準備を整え，「ちょっと待って。すべて準備できましたか？」と言いました。なぜなら私たちは彼を移送する体制に入っていたからです。それで私が放射線科に連絡すると，「今はだめよ，1時間後にして」と言われました。研修医は今すぐにそこに降りていけると思っていたので……事前に確かめてよかったと思いました。彼らは私たちに1時間は連絡をしてきませんでした。私たちは1時間待っていなければならなかったのです。さもなければ，私たちは放射線科で1時間待つことになり，患者を厳重に監視することはできなかったでしょう。

　この時間を使って，私は持参する救急箱や必要なものすべてをベッドに準備しました。そして患者が平静を保てるように，私は「ジョン，大丈夫ですか？」と言いました。それから私は彼が大量の大便をしたことに気づきました。私は「ちょっと待って」と言いました。彼を動かしたり横に向けたりできないけれど，本人がとても不快だろうから，このままにはしておけなくなりました。さもないと彼はもっと動いて悪い方向へ進行するでしょうから。ICUの研修医たちは「だめです。絶対に動かしてはいけない」と言いましたが，私は「ちょっと待ってください。せめて彼を清潔にしてあげたい。このままだとよけいに悪い方向に行くから」と言いました。

　私は考え続けました。「あなた方（研修医）は患者を動かしたくないけど，

ストレッチャーにのせて放射線科に彼を運ぶとき，とても困ったことになるでしょうし，そこら中が汚れてしまいますよ」と言いました。それでなんとか解決したのです。私は，患者の膝の下からシーツをゆっくりと引き抜いたのです。誰も私が行ったことを信じなかったけれど，汚物は取り除かれたのでよかったと思いました。

　私たちはやっと放射線科に降りました。私はその間，「ジョン，大丈夫？　どこか痛くありませんか？　じっとしていてください，もうすぐ終わりますから」と，彼に声をかけ続けたのです。

インタビュアー：患者はどうやってその状況に耐えたのですか？　それからどうなったのですか？

看護師1：彼は大丈夫でした。ありがたいことに不整脈もなく。

看護師2：でも，あなたはめちゃめちゃになっていたわね。

看護師1：そうよ（笑）。あのICU研修医も悩んでいました。彼は自分のせいだと知っていたから。私も患者が下に降りる前に，抗不整脈薬を投与しなければならないことに気づきました。そして，私は投与を遅らせたくありませんでした。私は患者に投与する必要のある薬品のことばかり考えていました。そこで最も重要なのは，私たちが降りる前に患者に抗不整脈薬を与えておいたことです。実際にかなりスムースに事が進みました。私たちは放射線科に降りて問題なく終了し，患者は回復し，合併症もなく彼を階上へ戻すことができました。そして私たちは降りる前にも「誰かジョンの奥さんを呼んでもらえますか。彼女が知っておくことが重要だと思うから，患者に起こっていることを説明します」と言いました。彼女は十分な説明を受けていました。患者は肝移植を受けていたので，彼女は何が生じているのかをわかっていて，たくさんのことを夫とともに経験しています。悪くなったりよくなったりでしたが，合併症もなく，移植はうまくいったと私は思います。だって，悲惨な結果になる可能性だってあったのですから。

インタビュアー：その医学生はどうしたのですか？

看護師1：彼はその間ずっとそこにいたけれど，怯えていました。「自分の医師としての道は絶たれた」とでも言うように。私は起こったことについて彼を安心させなければなりませんでした。それはつながっていると思ってもっていたワイヤの一部が，実はつながっていなかったという正真正銘のミ

スでした。それを言葉で説明するのは難しいです。しかし，彼は間違った部分をもっていたので，片方が入り込んでしまったのです。彼は本当に恐怖を感じていました。彼は決してこの出来事を忘れないだろうと思います。私たちも自信のある人材が必要なので，彼の気持ちを高め，自信を回復できるように努力しました。

　以上の例では，看護師がチームの編成と臨床的な患者管理の双方のチームリーダーとして存在している。研修医の顔色が変わるのを見て，看護師はただちにとるべき行動の道筋を示した。たとえ彼らのどちらもが同様の経験をしたことがなかったとしても，研修医は彼女のリードに従っただろう。同時に彼女は，装備，搬送のために必要とされる人員，説明を受ける必要のある人といった，ICUで救急の準備をする必要のあるものを予測した。さらに，必要となる準備を始めるために同僚に支援を求めた。危機の最中，彼女は自分もほかの人々も最大限に機能する雰囲気を作り出すために，情緒的反応を調整し，表面上は平静を保っている。しかし，彼女が最も気をつけているのは患者である。それで彼女はベッドサイドで患者を一瞬一瞬，注意深く観察している間，やさしい口調で患者を落ち着かせようと努力し続けている。看護師はとりわけ，どのように自分自身の反応を調整することでチームメンバーの動きが混乱するのを防いだのかを明らかにしている。

　この看護師はまた，一見あまり緊急に見えないが救急処置が必要となる患者のニードに対して，安楽ケアと処置を取り混ぜる能力においても，リーダーとしてすぐれている。これが実際の出来事を語ったものではなくケーススタディであったならば，間が悪いこの患者の排便（汚物）を放っておいたであろう。しかし，ナラティヴであるがゆえに真っ向から響くものがあり，また，危機というものが日常的で身体的な都合の悪いときにも起こることが伝わってくる。排泄や安楽，尊厳が危うくなり，さらに不測の事態に対応することになる。危機の間，看護師の関心は患者の妻や失敗に打ちのめされている医学生にも向けられている。その状況で，看護師のリーダーシップは彼女の臨床的専門性と同じくらい患者の結果に重要なものである。この話は経験に基づくリーダーシップのすぐれた例であるだけでなく，看護師が行動しつつ考えることも明確に示している。また，危機管理の多様な側面は，熟練し

た実践の手順の説明とは違い，1つひとつ切り離されたものではなく，むしろ状況が求めるように流れたり重複したりすることを示している。

　看護師が危機状況で臨床のリーダーシップの役割をとる，あるいは与えられても，医師たちがその状況に慣れてしまうと，リーダーの役割を取り戻し引き受けることもある。このような代理的なリーダーの役割は，小さな街で起こった大きな車両事故でただ1人生存した9歳の子どもについての，以下の話のなかに示されている。フライトナースは，その子どもを外傷センターに搬送するために救急病棟にやってきた。

看護師1：その子は挿管されていました。私たちがそこに到着したとき，その子はかなりひどい様子に見えました。そして私たちが到着するとすぐ，心拍のリズムが変化しました。徐脈になり始めて，救命救急室のE医師はかなり慌てていました。私はベッドサイドに立っていて心停止に気づき，CPRを始めました。E医師はただ後ろに突っ立っているだけで，私たち（フライトナース）が救急法の手順を続行しました。そして私は彼に「あのー，胸腔ドレーンを入れる必要がありますね。これは外傷で，患者は今心停止を起こしているので，順序としては胸腔ドレーンの挿入です」と言いました。でも彼はそのやり方を知りませんでした。私はトロカールカテーテルを取り出して，彼にやって見せました。

看護師2：看護師1はE医師におさらいをさせました。彼はE医師におさらいをさせるというすばらしい仕事をしました。

インタビュアー：（フライトナースが）胸腔ドレーンを入れたのですか？

看護師1：それは12ゲージのトロカールカテーテルです。だから，大きくないしサイズが36のカテーテルではありません。でもこれくらいあります（グループに見せながら）。

インタビュアー：けれど，いつもあなた方がそれを入れているのですか？

看護師1：うーん，そうですね。

インタビュアー：では，なぜあなたはその後E医師に従ったのか理由を説明してください。

看護師1：なぜなら施設間輸送だったからです。私たちはE医師の職場にいるので，彼が担当者であり，本来なら彼の指示のもとで私たちは働くはずで

した．けれど彼はATLS（外傷二次救命処置）を知りませんでした．だから私がトロカールカテーテルを出して，CPRを続け，この子の両サイドに胸腔ドレーンを挿入しました．けれども，私たちはまだE医師に業務を戻せませんでした．それで薬剤を投与し，やるべきことをすべて行いました．また，点滴もしました．私が思うには，この子は収縮不全を起こしていて反応がありませんでしたが，E医師はあきらめたくなかったようです．彼は「今何をしたらいいのか」と聞きました．私は「そうですね，ここがメディカルセンターなら開胸するでしょう．この子は私たちの目の前で心停止を起こしているのですから」と答えました．さらに，「でも，ここではできません．仮に開胸したとしても，この子を連れて行く場所がありません．（患者が亡くなったことを）宣告すべきだと思います」と言いました．でも，E医師は宣告できませんでした．

看護師2：E医師はそうしようとしませんでした．まったくできませんでした．私たちはそれから10分間，子どもの救命処置を続けましたよね？

看護師1：しばらくの間，そうでしたね．そして私たちはとうとうメディカルセンターの医師に電話をしました．報告をして，E医師がその医師と話すようにしました．そして私たちは彼に言いました「あなたはできる限りのことをしました．あなたはこの子に宣告する必要があります」と．それで，それから……

看護師2：彼はかなり躊躇していました．本当に．私はメディカルセンターの医師に電話で，「このような状況です．ここにいる医師は心停止とみなしたくないのです．完全な収縮不全であり，それは変わることはないでしょう」と話しました．そして，「彼はあなたと話す必要があると思います．そして彼に大丈夫だよって話してください」と言いました．彼が話したのか，あるいは私がそう思っただけなのか，メディカルセンターの医師は少しの間E医師と電話で話しました．しかし，E医師はまだ宣告できませんでした．

看護師1：E医師は私たちがCPRを続けている間に家族を呼びました……．

看護師2：……それから別の話ですが，その子の伯母がやってきて．

看護師1：母親と父親，姉の家族全員が車中で亡くなっていました……．その家族全員が事故に巻き込まれた惨事であったことを知っていましたが，その場にいた誰も彼らに知らせませんでした．家族の1人が病院に収容された

ことがわかりましたが，誰が生存し，誰が死亡したのかわかりませんでした。それから，とうとう親族は中に入って様子を見て初めて，生き残っているのはその子だけで，家族全員が死亡したことを知りました。私たちが CPR を行っているときに，彼らが入ってきました。

看護師 2：E 医師が伯母に打ち明けました。彼女は英語が話せなかったので，なおのこと容易ではありませんでした。E 医師はほんの少ししかしゃべりませんでしたが，彼は小さな男の子が亡くなったことを告げたのだと思います。そして私たちは CPR をやめました……看護師 1 は医師と一緒に，すばらしい仕事をしました。彼は本当にすばらしかったです。

　子どもが心停止をきたし，医師が退いたときに看護師は控えめにその救急処置の管理を始める。看護師はいつどのように胸腔ドレーンを挿入するのかを知っていたが，その医師の勤務している施設にいるので責任者は結局医師である。丁重にその医師に再度関与してもらうことを後で説明している。看護師はさらなる処置が無効でないと判断したときに，再度リーダーシップの役割をとる。ここでの危機管理で主な役割は，これ以上できる治療はないか，あるいは見込みはないかを理解することだけである。看護師 1 は，その状況の悲劇と悲しみに圧倒され，部屋の隅に下がってしまったと述べた。看護師 2 は，その子どもが亡くなったとわかったとき，家族とほかの看護師たちの支援を行った。この悲劇的な例は，さまざまな臨床家が各々の状況で変わっていく要求に応じながら，どのようにリーダーシップをとり，交代するのかを示している。

　危機は臨床実践のなかで，最もストレスの高い出来事である。そのため看護師がリーダーシップをとる場合，自分たちをどのように適応させるのかが，ほかのチームメンバーが最適に機能できるかどうかに大きな影響を及ぼす。状況の種類とそれに関与する人たちの経験次第で，経験豊富なリーダーは指示を与えるよりも，問いを発することでチームの働きを促すことがしばしばある。ある看護師は「これをして，あれをして」というのを避けて，一般的に「これを投与しましたか？　あれは済みましたか？　もう少し重炭酸ソーダを与える必要がありますか？　最後の血液ガス値を見ましたか？　その赤ちゃんを沐浴する必要があったのですか？」と質問をすることが多いと

説明した。問いを発することは，他者の能力を過小評価したり力の対立を調整したりせずに，努力に焦点を合わせ，反応を高めるのに効果的である。しかし，「これをして」というように指示することが，危機において呆然としている人を支え，再び状況に関与させるために適切かつ役立つこともある。状況の背景が関わり方を導き，関わり方が解決策になるのである。

　ある問いかけに対する医師の反応に看護師が異議を唱えることはあまりない。たとえば，看護師が「この薬剤を投与しますか？」と尋ね，医師が「いいえ」と答えたとする。それに同意できない場合，看護師はその答えの突飛な側面を述べたり，「本当ですか」と尋ね返したりすることで，その医師が最新の知識を十分にもっているか否かを確認する。医師が把握していない新しい知識が，治療の方向性を変える可能性がある。

　問いを発することは，「医師たちは救命処置の間，とても集中していて，つまり手順にとても集中していて，特に手技が困難なとき，処置が全体的な管理の一部であることをよく見失ってしまう」という看護師の理解から生じている。つまり，看護師は，難しい生命維持の手順にいかに集中力を要するのか，また，患者の生命が難しい挿管時の気道確保にかかっているときや，救命救急状態にある患者の点滴確保にかかっているときに"全体像"を追うことがいかに不可能であるかを考慮しているのである。さらに，この看護師は次のように説明している。「私はかつて異なる薬剤を提案して，黙っていなさいと言われたことは1度もありません。もし提案するなというなら，提案するなと命じるでしょう。でも，ほとんどの医師が感謝しますよ」と。熟練看護師は通常チームメンバーを重んじ，必要なときには彼らを守るためのコミュニケーション方法を身につけているが，彼らの第一の関心は患者の即座のニーズに対応することに集中している。スムーズに機能するチームは，そのようなケアを提供することができる。

■医師が不在の場合，危機管理に必要な医療行為を行うこと

　救急時に医師が不在であると，看護師たちはたいてい，最も経験があり最も質の高い医療職者の立場にいるのが自分たちであることに気づく。医師が

到着するまで，患者の生命は看護師が行う危機管理と必要な医療行為にかかっている。さらに危機が管理あるいは回避できるかどうかは，患者に生じる切迫した，悪化を示す微妙な変化を看護師が認識するかどうかにかかっている。このような危機状況では診断と治療が必要とされる。突発的に生命を脅かす多くの状況(例：徐脈，心室細動，心停止)では一般的に，看護師が看護基準や緊急時プロトコルを実施することが事前に承認されている。しかし，特別な状況を扱うプロトコルあるいはガイドラインがなかったとしても，看護師が行わなければならない数多くの「前救急状態」の種類と不測の緊急事態がある。看護師はそれぞれの状況に対して，最良の臨床判断を行う必要がある。ある看護師は，「そう，私たちには判断指標があります。看護基準で対処できる状況もあれば，ただやるしかない状況もあります」と述べている。以下では，クララ・レーガンが必要な救命処置の行動を起こした経緯について説明している。この状況では，突如，思いがけなく悪化した高齢の男性に対する，がん看護師のすぐれた判断と最も確実な介入が妨げられそうになった経過が述べられている。

看護師：看護助手が駆けつけてきて，こう言いました。「クララ，R氏を起こすことができません。彼の様子が変です。」私はこの助手が(病室に)来たほうがいいと言ったときは，確実にICUへ搬送する必要があり，勤務が終わるまでにDNR(蘇生処置を行わない意思表明)患者が亡くなる可能性があることを知っていました。私はベッドサイドに向かいながらR氏の様子を思い起こしていました。昨日の彼は意識清明で，見当識も保たれており，きちんと椅子に座っていました。彼は転移性前立腺癌を患っていますが，今回の入院はそれとは関係のない問題によるもので，確実に入院期間を乗り切れると予想されていました。彼には心臓の病歴と糖尿病がありました。私は彼のプライマリ看護師で，1週間ずっと彼のケアをしていました。彼のベッドサイドに到着する前に，私は「今日は父の日だわ」と思い出しました。そして，父の日に彼の家族に予想外の悪い知らせを伝えなければいけないかもしれないと恐ろしくなりました。

私はR氏の名前をよびました。彼は応えようとしましたが，彼の話し方は遅くて不明瞭でした。彼はポルトガル語しか話しませんでしたが，私はな

んとか会話ができる程度には話せます。しかし，流暢ではないので，彼の言うことを理解するのはとても困難でした。彼の腕は弛緩していて物を掴むことができず，どんな言葉でも指示に従うことができませんでした。彼は意識を失いつつあるように見えました。私はすぐに低血糖を思いつきましたが，確実にほかの診断を除外することもできませんでした。病棟に血糖測定器がなかったため，検査室で血糖値検査を行いました。また，低血糖に対するブドウ糖投与には指示が必要でした。それは同僚と私が何度となく議論したことでした。

　R氏の検査結果が1時間後に出ましたが，彼の血糖値は226でした。私はてっきり低血糖だと思っていたので，当惑しました。私は担当医に電話をしながら患者の検査結果を見直し，思わず受話器を取り落としてしまいました。彼の検査値はつじつまが合わなかったのです。昨日のカリウム値は5.2で，ジゴキシン濃度は4でした。担当医は彼の慢性腎不全がその理由と考えましたが，無症状なのでR氏には積極的な治療をしていませんでした。医師はただジゴキシンだけを中断し，翌日，再度検査を行いました。今日は，カリウム値は3.0，ジゴキシン濃度は0.3以下で，それはジゴキシンが投与されていない患者の数値でした。その数値は医師や私の気持ちを重くはしませんでした。R氏がDNRを表明していたとしても，可逆性の代謝性疾患で死なせるわけにはいきません。私は検査室に連絡し，検査ミスではないかと告げました。R氏がほとんど意識を失っていたため，私は誰かの助けが必要でした。

　2人の娘さんがその日のうちにやってきて，父親の状態の思いがけない深刻な悪化に動揺していました。彼女たちは夢中になって泣きながら父親を目覚めさせようとしました。幸い私が連絡して数分後に検査技師がやってきて，彼が指先穿刺による血糖測定の準備をしている間に，私は救急カートから取り出した50％ブドウ糖水溶液の準備をしました。私はもう1人の看護師に指示のために医師を呼ぶよう頼みましたが，指示があろうとなかろうと私は投与するつもりでした。検査技師は患者の血糖値が相当低いという私の意見に同意しました。その数値が18だとわかったと同時に，私はブドウ糖水溶液投与を開始し，娘さんたちに何が起こっているのかを説明しました。そして，患者を眠りから引き戻すのに遅すぎたわけではないことを心の中で

祈りました．また，患者にとって父の日に突然亡くなるなんてひどい話だとも考えていました．次に血清をとってすべての検査を繰り返し，検査ミスであることを確認したとき，R氏は目を開け，英語で「Happy New Year（新年おめでとう）」と言いました．娘さんたちは，「Happy Father's Day（父の日おめでとう）よ」と笑いながら訂正しました．私は安堵のため息を大きくつきました．その後，担当医から電話でよび出されました．私は起こったことを説明し，その日の残りの時間は静脈内輸液と血糖測定を行うよう指示を受けました．数分後，検査室の主任が私に電話をしてきて，最初に検査した血液を調べたところ，R氏のものではなかったと話しました．分類ミスによるもので，彼らは引き続き調査が必要になりました．

R氏は父の日の残り時間を家族の愛情と交流を楽しみながら過ごしました．程なくして，各病棟に血糖測定器が設置されるようになりました……今では低血糖が疑われるときは血糖測定器を使うことができ，すぐに処置できるのです．

クリティカルケア看護師による前救急状態の危機管理は，実践の「曖昧な」領域に該当する．実践の曖昧な領域とは，いまだに看護師の実践領域として合法的に，あるいは正式に認められてはいないが，独自に，また便宜的に行動する必要性が，臨床的にも道義的にもあるということである．しかし，特殊なプロトコルでこのような事柄をすべて網羅しようとすることは，実践的なことでも可能なことでもない．なぜなら「緊急事態」は状況的なものだからである．

上記の例で，医師がいれば，看護師はすぐに血糖測定（血糖値測定器か検査室）とブドウ糖投与の指示を得て行動することができた．実際，医師がいたならば，ブドウ糖液のボーラス投与を試しに行うこともできただろう．この状況で，クララは回避可能な危機や患者の死に直面していただけでなく，物議をかもす事態にも直面していた．しかし，差し迫る死に直面しながら，18という血糖値と結びつけて考えて，道徳的要請に従いすぐに必要な行動を起こしている．医師の指示も検査室のアセスメントもなしに医学的処置を行うことを主張する人はいないだろう．しかし，上記の状況では危機は明白であった．この組織は，管理部門が警告としてこの事故を受け止め，学び，

そして賢明にも方針の変更や必要物品の設置という対応をとった。

　これまで，クリティカルケア看護の専門知識は看護のほかの専門領域よりも解説されてきたため，看護師たちの緊急の危機的状況に対するすぐれた管理についてはかなり認識されている（Benner, 2000; Benner, Tanner & Chesla, 2009; Benner, Hooper-Kyriakidis & Stannard, 1999; Hooper, 1995）。しかし，看護師と患者の割合によって綿密なモニタリングができない状況で危機が生じると，援助してくれるすぐれた臨床家はほとんど存在せず，看護師は一貫性のない多くの業務によって患者のことをほとんどわからないなかで，危機〔偶発的な事故や即応チーム（RRT）〕に対処しなければならない。そのため自らの技能を磨く機会がほとんどないことになる。最新の環境が与えられれば，多くの急性期ケア領域での危機を回避する能力は注目に値するものとなるであろう。

　現行法によると，看護師は危機によっては管理する際に大きなリスクを負うことになる。なぜなら，看護師は必然的に看護の法的な限界を超えて行動し，これまで医学の領域とされてきたことに踏み込むからである。しかし，患者の命は，すみやかな行動が必要とされ時間が勝負という前救急状態や救急時に，看護師が行う必要な医療行為にかかっている。合法化されていないことが，このような実践を覆い隠し，公にならないことの一因となっている。しかし，急性・クリティカルケア看護の論理は，看護師が引き続き前救急状態を管理するための裁量をもち，致命的な結果を防ぐことを求めている。Bennerらの文献（2009, p.344）から引用した以下の臨床的な出来事は，看護師が早期に警告したが研修医を指導できず，結局看護師が危機の最中で迅速な救命の医療行為を行ったことを示している。新人看護師がある両側大腿-膝下バイパス術を行った高齢女性を看護している。その患者は経口薬では調整できない重度の高血圧で，悪化していた。しかし，血管拡張薬の輸液の処置基準がない。医師は切迫している危険に気づかず病棟から離れてしまい，そこで不可避なことが生じる。

　　看護師：……術後1日目は終日，血圧が190/110で，とても高い状態でした。そのような患者には通常血圧を低く保つためにニトロプルシドが使用されます。そうしないと，（高血圧で）移植組織が裂けてしまうからです。そのとき私が注意していたことは，血圧と使用している複数の（経口）薬に患者が

わずかな反応を示したことだったと記憶しています．ニトログリセリン軟膏を塗布した後，患者の血圧はまだ170/100でした．3年目の研修医が立ち寄ったので，「血圧が(190/110で)下がりません．もっと下げるために何を使ったらいいでしょうか？」と尋ねると，「大丈夫だよ」と彼はガムを噛みながら答えました．さらに「あの，通常，血管系の患者はこれ以上高い血圧にしてはいけないはずです」と言うと，医師の返答は「そのままでいこう」でした．「それでは，痛みに対して何かしなければならないですね」と言いました．でも，その研修医は指示を変更せずに去っていってしまいました．

　私はもっと強く主張すべきでした．(指示系統の)順番をたどるべきでした．なぜなら少し経った後で，私が別の看護師を手伝っていたとき，新人看護師が「Cさん，こっちに来てください」と言ったからです．すぐさま駆けつけると，その患者の移植部位が裂けていました．患者の大腿部はこんなに太くなって……，鼠径部からベッドいっぱいに動脈血が溢れ出ていました．私たちはその場でなすべきことをすべて開始しました．患者の頭部を下げ，高濃度の酸素を吸入させ，先回りをして輸血を手配し，手術室に連絡し，医師を呼び……

　この患者の状況は，誰かが出血に対応することが求められている．そのため，その場でただ1人の熟練の臨床家である看護師は，この危機で求められていること，つまり，すぐさま必要となる輸血と再手術を正確に指示している．不幸なことにこの患者は手術でも助からなかった．一刻を争う場合，医師がやってきて同じような処置の指示をするのを待っていたら，もっと処置が遅くなり，患者にとって取り返しのつかない結果をもたらす．

　上記の例は急性・クリティカルケア看護では，合併症を防ぐために適切かつ迅速な処置をしなければ，重篤な状態になると容易に予測される状況であり，また頻繁に見られる状況の1つでもある．患者の状態が急速に変化しているときに緊急性のある予測可能なパターンを認識するには，鋭い知覚を身につける必要がある．それは，状況での明らかな様相に気づく感覚あるいは能力であり，体得された実践的技術である．また，科学的知識は強化できても，認識力は感覚(例：知覚，触覚)を通して経験的に得られるものであり，科学的知識がその代わりをすることはできない．この認識能力は，患者の反

応における臨床的な相違点と類似点を注意し学んでいくとともに，実践に深く従事することから得られる。熟練看護師は移植部分が破裂するかもしれないことを認識し，それを気にかけていた。彼女の関心は，状況の緊急性の認識や必要な行為の臨床判断，研修医への警告や指導あるいは説得のための行動に方向性をもたらすうえで重要な役割を果たした。

　救急時に適切に対処するためには，感覚の鋭さと時宜に合った行為を伴っていなければならない。この状況では，看護師は自分が心配している患者の血圧について研修医に話したが，後で，彼女の見解と必要な処置について「闘わなかった」ことを悔やんでいる。闘っていれば危機が回避されたかもしれなかったからである。熟練を要するノウハウや方法，介入時を知ることは，そのような経験から学ぶことで育成される。このケースで看護師はとりわけ危機を回避するために「闘う」，あるいは患者のために自分自身の臨床的見解を主張しなければならないことを学んでいる。その学びによって，今後の状況で彼女のとりくみ方が変わるはずである。強い発動力としての看護師のとりくみは，熟練性を育むうえで不可欠である（Rubin, 2009）。看護師の内省からわかるように，彼女は今後もっと力をつけていくと考えられる（Benner, Tenner & Chesla, 2009, pp.344 でも引用）。

> **看護師**：……私はそのことに関して自分を抑えていました。もし私がもっと強く主張していたら，たぶん……起こらなかったでしょう。自分が正しいと思ったことをしなかったことで，心から後悔しています。だから，これからは自分が十分確信したら，議論して闘おうと思います。

　このような状況から，一般に看護師は必要な支援や処置を引き出すには，指示系統をたどっていかなければならないことを学んでいる。上記のような体験談を分かち合うことで，看護師は危機の前段階で何をすべきか，また，どのように「より強く闘う」のか，認識できるようになっていく。

　すべての危機状況を予測することはできないため，看護師は同じように救急に対処した過去の経験を頼りにする。それは実施すべき医療行為が必ずしも指示されているわけではないからである。つまり，ほとんどの場合，危機の最中の予測できない患者の変化によって医療行為が決まるということであ

る。そのことは，以下に述べる不整脈のためアミオダロン（抗不整脈薬の一種）の調査研究に参加した，うっ血性心不全(CHF)患者についての例でも示されている。この患者は労作レベルが向上することを期待し，薬剤調節のためにCCUに入室した。また，肺動脈(PA)カテーテルを挿入し，胸部X線写真を撮った。彼のケアに関わった2名の看護師がその状況を語っている。

看護師1：私たちは(X線写真の)結果を知る前に患者を診に行きました。今までに1度も彼を診たことがなかったけれども，私は何かおかしいと思いました。彼はしゃべっていました。経鼻カニューレをしながら。息切れはしないと患者は言いましたが，どういうわけか，私はそれについて考えました。でも，まだ，なぜ何かがおかしいと思っているのかを的確に指摘することができませんでした。血圧は良好でした。CHF患者であるのに肺血圧は正常で，おそらく私よりも調子がいいくらいでした。心拍も良好でした。

インタビュアー：なぜPAラインが入っていたのですか？

看護師1：それは研究のためで，医師は患者が抗不整脈薬を使用していて，その調整が必要で，薬剤が血行動態にどのように影響するかを正確に知るためにラインを残していました。まあ15分以内だったでしょうか……結果的に，その患者は肺水腫を起こしたのです。それ以前に息切れが現れて，肺は水でパンパンになり，私は(患者を)診るよう研修医を呼びました。「何かおかしいです，誰かこの男性を診る必要があります。あなたは私よりも多くこの患者のことを診ています。(いつもの状態を診ていないので)私には自分の判断を下すだけの基準がないのです。あなたの意見を聴かせてください」と言いました。

インタビュアー：それで，あなたは肺水腫が起こる前に研修医を呼んだのですか？

看護師1：そうです，私が来てすぐです。「ほら！　この患者を診たことがありますね。この状態は彼には通常のことなのでしょうか？　それとも私の懸念は当たっていますか？」と言いました。でも(その研修医は)はっきりしませんでした。

看護師2：X線写真は肺水腫を示していましたか？

看護師1：そうです。でも，後になるまで診断されませんでした。診断され

たのは，私が勤務に入ってから約1時間後のことでした。ようやく研修医が
やってきて，私はその患者の舌下にニトログリセリンを投与しました。なん
らかの指示を得る前に，肺水腫をある程度緩和させるためでした。

　どんな医療行為が必要になるのかは，状況が展開したり，新たな事態や予
想外のことが生じるなかで明らかになっていく。この事例では，心予備力の
少ない患者に生じた急速な肺水腫に迅速に対応し，非常事態を防ぐ必要があ
る。ニトログリセリンは心臓の前負荷を減らすことで，心室性の負荷を一時
的に緩和するものであり，もっと確かな処置が指示されるまでの手っ取り早
くて即効的な処置である。危機の直前，看護師にとっては曖昧なことばかり
であった。患者の客観的な所見は「正常」であったが，「何かがおかしい」
というだけで何が必要なのかが確信できず，患者を診てもらうために医師を
呼んでいた。危機が明らかになるにつれ，患者の進展した状況を明確に把握
できるようになり，医師が到着するまでの最も適切な対処方法がわかった。
　こういった医療行為は従来の看護の領域を超えるものであるが，看護師は
このような立場にいることを自覚しているし，これからも自覚し続けるであ
ろう。看護師は概して患者の危機に真っ先に対処する立場にある。そのた
め，クリティカルケア看護師は今後も，患者の救急時のニーズに対応した行
動を行う臨床的責務と道義的責務をもつことになる。

■臨床能力と熟練の臨床家を見極め，特殊な状況に配備すること

　臨床能力と熟練の臨床家を見極めることとは，看護師が同僚の臨床知識や
巧みな技術，体得した知識を見極めることを意味する。この認識力はほとん
どの場合，特定の人と居合わせたこれまでの経験に左右される。熟練の臨床
家を配置することとは，目前の危機や危機が起こる危険性を認識し対処でき
る臨床家から支援を引き出したり，適切な反応を授かることを意味する。看
護師は一般的に，ある状況の重要性を把握する能力により，経験豊富な臨床
家になっていく。
　臨床能力を認識し熟練の臨床家を配置するには，鋭い臨床判断や技能が求

められるが，危機状態の重症患者をケアするうえでは日常的なことである。このような技能や判断の必要性は通常，円滑で当たり前になっている看護師やチームの行為が破綻したときに生じる。破綻が生じたり顕著になったりするのは，患者に行われたことがうまくいかなかったり，予想どおりに患者のニードを満たせなかった場合である。さらに，看護師がまだ患者のことや患者の個別の反応パターンがわからない場合にも破綻が生じる。患者の反応パターンはその患者にとって何が「正常」であるかによって異なるが，切迫した危機を示す早期の指標になることもあれば，ならないこともある。

次に，NICU の看護師たちが，今にも起こりそうな呼吸機能の危機の可能性を判断するために，特殊な新生児についての一般的な情報をつかんでいる同僚たちからどのように支援を得ているのかを説明している。

> 看護師1：このような子どもたちは $PaCO_2$ が 80 くらいで，それ以下には下がらないけど，そこをずっと維持して安定しています。まるで「たぶん，その子を放っておくべきだ」という感じです。私はたいてい誰かを呼んで，「この子についてどう思いますか？」「以前この子をケアしたことがありますか？ 彼はこうなの？」と尋ねます。
>
> 看護師2：そういうことはほかにもあります。自分があまり知らない子どもで，勤務が始まったばかりだったら，「この部屋に，この赤ちゃんを知っている人はいますか？ この赤ちゃんはいつもこうしているのですか？」って言いやすいですね。
>
> 看護師3：誰かが「ええ，そうです」と答えてくれます。それで安心できます。
>
> 看護師1：あるいはいつも医師たちをつかまえて，「私はこの子をケアしたことが1度もありません。あなたは2週間ここにいますよね。この子はいつもこうしているのですか？」と聞きます。

このような状況でその新生児特有の反応を理解することは，危機に際して看護師が関わるべき時と方法を知るうえで重要である。したがって，特別な患者のケアを経験したことのある人から患者に関するこれまでの情報を得ることは，看護師の臨床判断におおいに役立つとともに影響を及ぼす。

熟練の臨床家を見極め配備する必要性は状況によってさまざまである。迅速な処置が必要とされる目前の危機や今にも起こりそうな危機状況で機能できなくなった場合，看護師は客観的状況とその重大さを医師に「見せ」，つまり理解してもらい，処置を開始してもらう必要が多々ある。

以下の看護師の話では，研修医が状況を危機として把握していたので，彼を引き入れることが容易であったことがわかる。

> **看護師**：どういうわけか（気管）チューブが抜管されてしまって……でも幸い，神様は私の言うことを聞いてくださいました。知り合いの本当に優秀で臨床的に腕の立つ3年目の研修医が病棟にやってきたのです。彼は「何かお手伝いましょうか？」と言いました。私は「もちろん！ こちらに来てください」と答えました。そして，彼は赤ちゃんに挿管しました。手間取りましたが，ついに赤ちゃんに挿管できました。

臨床家同士がお互いをよく知り，言語的コミュニケーションがなくても相手の困っている具体的なサインを理解できる場合，すぐに援助を引き出すことができる。一般的に，困っていると認識されてはじめて援助が差し出される。上記の例では，研修医がちょうどタイミングよく偶然ICUに現れている。彼は状況を理解し，看護師が援助を必要としていることを即座に把握し，「何かお手伝いしましょうか？」と尋ねている。交わされた言葉がほんのわずかであるため，この援助を引き出した方法はあまり気づかれることがない。

別の危機では，患者の診察のためMICU（内科集中治療室）に呼ばれた高度実践看護師は，その患者が医師による緊急処置が必要な，致命的な合併症である緊張性気胸を急激に起こしていることに気づいている。

> **インタビュアー**：あなたが患者の血圧が下がり始めたことに気づいたとき，たまたま担当医が病棟にいたと言いましたね。
> **高度実践看護師**：そうです。彼はそのときちょうどMICU側にいました。
> **インタビュアー**：では，何が起こったのかを話してください。
> **高度実践看護師**：本当に急なことでした。患者の血圧は下がり，呼吸音は明

らかに小さくなり，心拍数は増え，気道内圧は上昇していました。いろんなことが組み合わさっていました。看護師が病室にいたので，私は「助けを求めてくるわ」と（決心しました）。それでMICUまで歩いて行き，「男性患者が緊張性気胸を起こしていて，胸部X線撮影を手配しました。けれど，今すぐ誰かの助けが必要なのです」と言いました。ほとんど言葉を交わすことはありませんでしたが，医師は質問も異議も唱えませんでした。彼は「トレイを用意して。そこに胸腔ドレーンを」と言いました。それから私は病室に戻り，医師はやってきたとき，尋ねることもしませんでした。彼は呼吸音を聴診しました。ほかの情報をすべてまとめれば役立ったと思いますが，私は本当に何も情報を提供しませんでした。たぶん胸腔ドレーンのトレイを用意するのを手伝っていたからだと思います。

インタビュアー：でもあなたがその処置を始めたのですね。

高度実践看護師：そう，そのとおりです。

インタビュアー：それはよくあることですか？　よく専門外（の病棟）に行って，診察してもらうために誰かを探すのですか？

高度実践看護師：私たちの病棟では必ずしもそうではありません。でも状況によっては，特に特殊なケースについて自分が聞いたことがないように感じた場合や，やらなければならないと感じた場合ではそうします。何も問題などありません。彼らに相談して，インフォーマルな場合もフォーマルな場合もありますが，処置と状況によって相談します。病棟によって，政策的に，指示系統に従わなければならないところもあります。でも，私の職場はICUの中にあり，長い間ずっと顔を出していたので，私を受け入れてくれると思いました。あのときはうまくいきました。別の専門科であれば，たぶん別の指示系統を通さなくてはならなかったでしょうけれど（この患者は救急事態を乗り越えた）。

これら2つの話では，経験豊富な臨床家がまとまることによって，即座に患者をそれ以上の危険や心停止から守っている。どちらの例も，チームメンバーたちはお互いの実践力と判断を理解し尊重しているので，医師たちを募ることができたのである。ほかのメンバーは，このような看護師たちの専門的な診断と判断によってすぐに注意し行動を起こせたと同時に，不要な処置

の遅れや無駄な処置をせずに済んだと理解している。

　対照的に，権限をもった臨床医が重大な問題を把握せず，まったく関わってくれず，対応もしてくれなければ，適切な援助を引き出すことはかなり難航する。

　次の話は，体表面の80％にⅡ度からⅢ度の熱傷を負い，生存できないほどの状態の88歳の女性についてである。彼女の家族は不要な苦痛を与えたくないと思っている。また，看護師は日中行われている患者の輸液補正の管理に疑問をもっている。研修医は実験目的で肺動脈カテーテルを挿入したいと思っているが，看護師はその処置は非良心的であると考えている。なぜなら患者は死の淵にいるからである。不要な苦痛を防ぐためには，危機状態のなかでさらに治療をすべきかどうかを決断する必要がある。

> **看護師１**：（看護師は医師たちが患者の病室の外に立っていることに気づいた）私はガラス戸をたたきました。部屋の外から患者の血圧が下がるのを見ている医師団が２チームいました。私はドアをたたいて，「あなたがたは今ここに入る必要があるのですよ」と言いました。そして，ドアを開けると形成外科の担当医がいるのがわかりました。この女性が上室性頻脈になり始めたときに，「（DNR（蘇生処置を行わない）を）決断したほうがよろしいかと思います」と言いました。（その患者の姉は）「彼女を苦しめないでください」と言っていました。でも決断されませんでした。
>
> **看護師２**：私は「今こそ決断しなければならないですよ」と言いました。そこで，私たちは輸液を開始し，彼女の血圧を上げました。（彼女を）トレンデレンブルク体位にし，医師のほうを見ました。彼は「わかりました。アミオダロンを始めるのをやめましょう。これ以上は何もしないでください。お姉さんにそばに来てもらって，お別れをして，必要なことができるよう患者さんを支えてあげるだけにしましょう」と言いました。患者のお姉さんは牧師がここに来ることを希望しました。それは了解されましたが，私は最初のころ，医師とまともに闘ってはいませんでした。その後，ついに私が反論したときには，「これ以上できないわ。良心的でないし，みんなの希望に反しているのですから。これ以上治療するよう私に指示しないでください」という感じでした。それは多くの面でいらだたしかったし，それに伴う倫理的問題

もいくつかありました。私はこのことを米国熱傷学会の学術集会に提起したほどでした。

　先の例とまったく対照的に，この状況は患者への継続的なケアに関する臨床的決断を引き出すために，看護師が強く主張することを求めている。こういった状況で必要とされる態度は，強い倫理観と一緒に身についていく場合が多い。あまり経験のない臨床家にすばらしい役割モデルを示すことは，彼らがすぐれた熟練の実践の倫理的概念を身につけるうえで有効である。
　前述の話やこの項のほかの例では，ほかの資源を見つけて調整しなければならない局面で臨床家の状況把握と熟練したノウハウがどのように作用するかを強調している。先の話の場合，チームメンバーは患者が生存不能なほどの傷害を受けていると正確に理解していたが，医師たちが患者の救急状態に関する意思決定に躊躇していたため，必要な処置と必要な行動（例：苦痛の防止，生命維持）の方針に混乱を招き，対処が遅れた。蘇生を続けないという決断は，患者の最高の利益を考慮した後になされる。ほかの例では，チームメンバーが的確に臨床的理解をし，対処したが，熟練したノウハウやタイミングよく物事を行うコツがまったくなかった。
　一般的に，指導や役割モデルによって，臨床家はもっと熟練した行動をとれるようになる。しかし，危機のさなかでは，熟練度の比較的高い臨床家の応援を求めることが多い。それは，指導を優先して，患者を危険にさらすことなどできないからである。また，危機以外の状況では，チームメンバーが患者の反応の理解に疑問をもつと，自分の臨床的理解を確認するために同僚に意見を求めてから，適切な処置を決定する場合もある。
　あまり経験のない看護師にとって，熟練した臨床家を集め，そのような臨床家を活用できることは，ケアの質と看護師の学びだけでなく，患者の安全にも重要である。あまり経験のない看護師にとって，患者の臨床的あるいは把握された状況が臨床判断や実践を超える場合には，能力ある臨床家がどうしても必要となる。病院によっては，効果的な即応チームを結成することで，このような問題に対応しているところもある。
　うまく補佐ができるようになるための第一段階は，混乱を感じるような曖昧な状況での人々の典型的な反応に注意深く目を向けることである。たとえ

ば，ある新人看護師は，ICU からちょうど搬送されてきた軽い呼吸障害のある慢性閉塞性肺疾患（COPD）を有する心臓手術後の患者をケアしていた。彼はフロセミドを投与されておらず，術前の体重より約 4.5 kg 増加し，圧痕が＋1 の浮腫があった。

> **看護師**：私はとても怯えながら，「ああ神様，私はどうすればよいのでしょうか？」と考えていたのを覚えています。そして私の最初の反応は，助けを得ること，誰かを探しに行ってなんらかの助けを得ることでした。

看護師は危機状況で抱く感情によって，適切な処置がとられるまで突き進んでいったり，患者について公式に，また法的に相談を頼めないような人であっても，経験豊かな臨床家をうまく引き込んで助けてもらうことがある。危機の起こる前には，不吉な予感や緊迫感が生じることもある。そして，危険な状況や危険が生じそうな状況，また状況の重大さを感知することを体得するようになる。体得されたことは看護師のコメントに反映される。たとえば，「幸い神様は私の言うことを聞いてくださいました」「私はドアをたたいて『あなたがたは今ここに入る必要があります』と言いました」「良心的でないし，みんなの希望に反しています」などである。

多くの場合，ある状況で特別なチームメンバーを集める前に，看護師はあらかじめ必要な技能を身につけておく必要がある。臨床における先見性は，何がなされるべきか，応援のために誰が必要であるかを把握するためにきわめて重要なものである。以下の例では，ある経験豊富な NICU 看護師が，「通常」の出産の補佐に出向いた。看護師は新生児に吸引を行っていたが，気道をきれいにすることが困難であった。そこで，彼女は医師から，経過観察のために NICU に新生児を入室させる許可を得た。ここでは，危機を回避するために臨床的能力を見極め，熟練臨床家たちをうまくまとめるうえで，臨床把握と予測がいかに重要であるかを示している。

> **看護師**：それから，彼女（赤ちゃん）は呼吸困難を呈し始めたので，私たちはフードで酸素投与を始めました。医師たちはまだ彼女の呼吸障害が分泌物と関係があることを認めていませんでした。医師たちは何か別のことが生じて

いると考えていました。ちょうど偶然に，小児外科医のＳ医師が新生児室に入ってきました。私は，「気管食道瘻を起こしている赤ちゃんを診てもらいたいのですが」とＳ医師に言いました。彼は私を見て，「なんでそうだとわかるの？」と聞きました。それで，私が説明すると，彼は医師たちのところに行って，「胸部Ｘ線写真を撮って。害にはならないでしょう？」と告げました。そして彼らはそうしました。赤ちゃんには実際，重篤なＨ型気管食道瘻があり，2日後に手術が行われました。赤ちゃんへの授乳は完全に止められたので，すっかりよくなりました。あまりご存じないでしょうが，多くの赤ちゃんは授乳されると誤嚥性肺炎を起こすのです。

　その看護師は，小児外科医という熟練の臨床家が応じてくれることをわかっていた。彼女は，外科医に状況と起こりうる危機を正確に知ってもらうというやり方で自分の状況把握を伝え，臨床状況に対する自分の見通しを実証することができた。援助を得ることに慣れているため，彼女はほかの医師たちとの間に緊張を生じさせることなく，その外科医をうまく引き込むことができた。さらに，熟練した能力をまとめることとは，例で示されているように，他者を巻き込み駆り立てて適切な行動をとってもらうことでもある。

　また別の状況では，事故の現場へ資源を搬送する必要がある。フライトナースは工夫して資源を整えなければならないことがよくある。なぜならば，このようなクリティカルケア実践では，たいてい遠く離れた場所で事故が発生するので，患者に接近するのに並外れた苦労が伴うからである。地形によって患者に近接したところにヘリコプターを着陸できないこともあり，患者のところに行き着くまでに渓谷を下ったり，川を渡ったり，樹木の多い地帯に徒歩で行くことも求められる。あるフライトナースは忘れられない出来事のなかで，このことについて述べている。

　　看護師：私たちは川に向かって飛び立ちました。そこはかなり遠く離れていました。患者はボートから投げ出され，麻痺を起こした青年でした。私は「これはまずいな」と思いました。その現場から離れたところに着陸するしかなく，背の高い藪の中へ入っていくと，鬱蒼と木々が茂り，私たちは森林火災用トラックの後ろに乗って行かなければなりませんでした。私たちはこ

のトラックの後ろに装具をすべて積み込み，トラックの荷台に座って薮と木々の中を通り抜けていきました。木々の枝が私たちの頭にぴしゃりと当たるので，私たちはそれを避けながら現場に到着しました。青年はまだ水の中にいました。私はパートナーを見てすぐさま，「ああ大変だわ。下着姿になって，水の中に入らなければならないわね」と思いました。幸いにも，医師の1人がすでに下着姿になって，浅瀬に患者を引っ張り上げました。それで，私はブーツとソックスを脱ぎ，ズボンの裾を引き上げました……。「私は何をしたらいいのだろう」と考えなければいけない，まれな状況でした。なぜなら誰もそこにはいなかったのですから。

　このような事故の場面では，患者を生理的に安定させるだけでなく，患者を搬送しなければならないことが主な問題となる。遠隔地では，患者のところに看護師を到着させるだけでなく，搬送のために患者をヘリコプターに連れ戻すためにも，できる限り資源を整えることがしばしば必要となる。
　時折，看護師はとにかく臨床家の数をそろえることを主張することがあるが，適切に，またタイミングよく行動できる人をうまく募ることができないこともある。経験豊富な看護師は通常，患者の臨床状態を認識し，診断を下し，危機を管理するために患者に代わって治療を主張する立場にあり，道徳的かつ倫理的であることを自覚しなければならない。
　Benner，Tanner および Chesla（2009，p.228）が引用している以下の話では，適切な行動をとると思われる臨床家からの助けを得ようとする熟練看護師の，リーダーシップとその根気強さが示されている。最近使用されている血管作動性薬とは異なるが，この例には看護師がいまだに直面している課題が反映されている。ここでの経験豊富な熟練看護師は，患者のケアが遅れないようにと努力している新人看護師を補佐する役割をとっている。

　　看護師：この患者は腹部大動脈瘤の手術を受けました……そして夜間，手術室から病棟に上がってきました。彼女（患者）は挿管され，人工呼吸器が装着されていました。そして，大量の輸液が必要で，代謝性アシドーシスを起こしていました。彼女はあまり順調にいっていないと思いました。全員（医師たち）が，患者は大きな手術を受けたから体温が上がるまでに時間がかかる

が，上がりさえすればすべて正常になるだろう，と言い続けていました。患者の収縮期血圧はとても不安定で，180から40 mmHgを行き来していましたが，医師たちはニトロプルシドに賭けていました。

　私は何かが起こっている気がして，患者を見てすぐに2つのことに気づきました。1つ目は患者の腹部がとても膨満し硬かったこと，2つ目は両膝の皮膚に斑点ができていたので，私は「彼女の腸は死んでいるのよ」と言いました。けれども，医師たちは「腸は死んでいない」と答えました。私は少し口調を変えて，「彼女の腸はおそらく虚血性になっていると思いませんか？」と言いました。すると彼らは，「何を根拠にそう思うの？」と尋ねるので，「患者の血圧は維持できていません。私たちはニトロプルシドの輸液を使っています。ニトロプルシドの輸液を，ですよ。それが全部外に出てしまったかのように，アシドーシスを起こしています。何時間もpH 7.26です。低体温で，頻脈です。両足の皮膚はまだらになって，腹部は緊張し硬くなっています。ニトロプルシドは中止しなければなりません。これはおかしなことです。ニトロプルシドを与えるとすぐに血圧が低下します。彼女の体は冷たくて動かなくなっています。体を温めて輸液をする必要があります」と答えました。すると，医師たちは乳酸リンゲルと書きました。「ちょっと待ってください。彼女は代謝性アシドーシスを起こしています。リンゲル液で乳酸をさらに投与する必要はまったくありません」と私は言いました。すると，彼らは「ああ，生理食塩水にしよう」と言いました。SICUの研修医や勤務医もいましたが，解決の手がかりがありませんでした。

　それで私たちはついにチームの上級医を呼びましたが，上級医は手が空いていませんでした。上級医は手術室にいましたが，患者の主治医は宿舎の中にいたのでやってきました。主治医は，患者を保温するにはさらに2～3時間かかり，明らかにアシドーシスを起こしているが，その後患者は回復するだろうと感じていました。主治医はその場を去って病院を出ましたが，しばらくはポケットベルが鳴る範囲にいました。その間に外科医が病棟に入ってきて，「どうしたのですか？」と声をかけられました。私はちょうどそこにいたので，「絶対に患者を手術室に連れて行く必要があります。誰かがこの腹部を診る必要があります。私はそれが虚血性だと思います」と答えました。腸が死んでいるという言い方はしなかったので，医師たちを動かしたよ

うです。私は虚血性の腸ということにして、「この女性の命を救う唯一の方法はすぐに手術室に連れて行くことです」と言いました。外科医が「腸が死んでいる」と口にしたので、私は「そう、私はそれを3時間言い続けてきました」と言いました。外科医はコンピュータを通して患者の血液ガスを見ていたので、患者を診なくてもわかりました。それからその外科医は部屋に入り患者を見て、「大変だわ、この患者を手術室へ連れて行かなければ。これは明らかに腸が死んでいるわ」と言いました。そこで、私は「神様、ありがとうございます」と思いました……でも全員が主治医が来るまで待とうと（思っていました）。私は「この女性は死にかけているのです……誰かが今、家族に説明しに行ったほうがいいと思います」と言いました。

　患者は徐脈になってきて、血圧がゆっくりと下降し始めました。そこで輸液を全開にしました。私は「あまりにも遅すぎました。患者は助からないでしょう。この女性を救えないなら、誰かが家族に面会に来るように告げたほうがいいわ。彼女は死にかけていますから」と言いました。すると、研修医は「Kさん、落ち着いてください。何をそんなに思い詰めているのですか？」と言ったので、私は「すみません、誰かがそうしろと言うのなら、私は救急カートを取りに行きます。そしてカートをドアのところに置きますから」と言いました。すると研修医は、「あなたはどうかしている」と私に言いました。私は「患者は心停止を起こしかけているのです」と言い残して、カートを取りに行きました。私がカートをドアのところにもってきたとき、患者は心停止を起こしました（そして救命に失敗した）。……病理解剖の結果、腸管壊死であることが証明されました。

　その熟練看護師は、「医師たちにすべての手がかりを教えましたが、彼らはそれを知りたくも信じたくもなかったのです」と話を続けた。1度は彼らも問題を認識していたが、「切迫したものとしてその結末を理解しなかったし……あるいは看護師と同じくらいの緊急性を感じていなかった」。この話は、危機を管理するために熟練臨床家をまとめる看護師の重要な役割を示しているが、その役割は看護師も医師も施設管理者も気づいていない。なぜなら、行動を思いつき順序立てるという表面に現れない技能は行動よりも目につきにくいからである。このような社会的偏見があるので、表面に現れない

技能を学ぶことは困難になっている。もちろん目に見えるものや合法性のあるものでないと，最適に管理できない危機や満足いくようにさえ管理できない危機もある。

重大な意味のあることや注意を引くこと，看護師が留意することは，看護師が語る話のなかに現れる。方法を無視したり，方法や行動を結果と切り離したりして，結果だけに焦点を合わせることも問題である。なぜなら実際，行動こそが有効な結果を生み出すからである。結果だけに目を向けると，結果をもたらした有効な行動が見過ごされてしまう。しかし，他者の理解を導くために必要なのは，臨床的かつ倫理的な関心を話すことである。研究データであれば，表面に出ないことが多いのはその方法，つまり，ほかのチームメンバーがすぐ対応できる状況で臨床家たちをまとめる方法である。即座の対応であるがゆえに，瞬間的な滞りは隠されたり，比較的気づかれなかったりするのである。このような状況では，結果についてだけそれとなく伝えられる。

たとえば，ある高齢患者が自宅での適切なケアができなかったために危機を招き，ICUに入室したとする。彼には褥瘡がいくつもあり，治癒を促進するための特別なベッドが必要であった。看護師は結果があまりにも単純なため，この患者の複雑なケアに必要な資源を整える際に，熟練したノウハウを見落としてしまうおそれがあることに触れている。

看護師：患者には差し込み便器が原因の褥瘡がありました。彼ら（患者の家族）が1日中，患者のおしりの下に便器を置きっぱなしにしておいたからです。背部全体に疥癬のような発疹も広がっていました。後から私たちはそれが間違っていたことを知りました。患者は腰から両膝まで大便で覆われていたのでした。まさに信じられない汚さで，彼を人前に出られるようにするのに，看護師が3人がかりで1時間半かかりました。あご髭も剃りました。剃る以外にそのあご髭をきれいにする方法がなかったからです。私たちは体圧分散マットレスを使いました。殿部全体に褥瘡があって，背部の真ん中にも別の褥瘡があったからです……靴下を脱がせるときに足の親指の爪がはがれたので，足病医がやってきて，爪をきれいにしました。3日後，彼はよくなりました。

チームメンバーがすぐに対応できる場合は最小限の中断で済む。というのは，円滑に流れるような動きが途切れることは少なくて済むからである。しかし現在，医療の情勢が変わり，対応できる熟練の臨床家が少なくなるにつれて，専門的な臨床家をそろえるのには多大な苦労を伴う。

あるNICU看護師は，派遣看護師や無免許の助手や患者ケアアシスタント（PCA）と看護師を入れ替えることについて，懸念を表明している。そのような状況のなかで，心臓外科手術後の新生児が泣き始め，青くなりかけている。看護師は同僚である医師に何かおかしいことを知らせ，処置を始めようとするが，その医師は納得せずICUを出て行く。危機が明らかになったとき，ICUにはわずかな数の看護師しかいなかった。

> 看護師1：それで私は「こちらに助けが必要です」と言いました。私は心停止用の連絡ボタンのある北側（病棟）には慣れていませんでした。「こちらに助けが必要です」と大声を上げました（しかし誰も現れなかった）。私は救急用の薬を投与しに行きました。その新生児が心停止を起こした瞬間に，私はあるPCAに向かって大声を上げました。「赤ちゃんが心停止を起こしたわ。主任看護師をここに呼んで」と。
>
> 　PCAは仕事に就いてからあまり時間が経っていませんでした。彼女は「心停止」という言葉の意味を知らなかったと思います。なぜなら彼女は棚に必要物品を補充し続けていたからです。以上です。ところで，ハプニングは本当に突然起こるのですよ。
>
> 看護師2：それに今回のことは看護師1の所属病棟ではなかったので……
>
> 看護師1：そのとおりです。私は誰の名前も知りませんでした……
>
> 看護師2：あなたはそこの人たちを知らなかったのですね？　正しく物事を処理する方法も。
>
> 看護師1：そして，何が起こっているのかを信じなかったICU医師の同僚とすでにやりとりをしていました。それから，私は「赤ちゃんは息をしていないのよ」と言いました。

この看護師は援助を求める呼びかけに答えてもらえず，最初はまったく1人で救命処置をしなければならなかった。隣にいた看護師は非常に重篤な子

どもをケアしていたからである。彼女は援助を得るため大声を上げたことを話し，PCAに主任看護師（その場を去って行った医師よりもっと助けになるかもしれないと彼女が認識していた人）を呼びに行かせ，その後で救急カートを取りに行くように指示した。どの臨床家が助けてくれるのかも，彼らの名前さえも知らず，この看護師は主任看護師がやってくるまでの間，たった1人でこの危機を管理する努力を続けた。彼女は何度もPCAを使おうとしたが，主任看護師が援助するまで誰もそれに気づかなかった。蘇生が遅れてしまい，大事(おおごと)になった後，新生児は亡くなった。

　医療の情勢が変わったことで，何がよいケアであるのか，よいケアを維持するために必要とされるケア提供者の種類や熟練度をどのように組み合わせるのかを見失ってはならない。患者には，経験豊富な熟練の臨床家と，ケア提供に対応でき緊急時の援助を整えるために利用できる支援が必要である。実践における臨床判断と技能の重要性を訴えることは，クリティカルケア看護の実践におけるこの側面を明確にするうえで，そしてよい患者ケアを維持するうえでの第一歩なのである。

　前述のような場合，家族と，時に臨床家は，特別な状況を扱うためにさらに援助を必要とする。牧師や精神科の臨床専門家は，個人や集団が問題を話したり対処の方法を探したりする際の助けとなる。このような支援を提供する人々は，危機に際して働く人たちを援助するうえでとりわけ有用である。特別な状況で生じるブレイクダウンではなく，繰り返されるブレイクダウンに病棟や医療チームが圧倒されていることもある。そのようなブレイクダウンに名前をつけ，それに対する意識を高め，ともに問題解決に関わることは，パターン化され繰り返されるブレイクダウンを阻止することにつながる。精神科の臨床専門家も，グループの問題解決過程を促すことで，非常に貴重な人材資源として役立つことがある。

■情緒的反応を調整し，職場の雰囲気を円滑にすること

　円滑な危機管理に求められる熟練したノウハウの別の側面として，他者がうまく機能できるよう支援するために情緒的反応を調整することがある。こ

の関わりの技能は大変な労力を要し，その状況に対する自分自身と他者の反応を感じとり調和する情緒的な作業である。ある状況で他者の反応を鋭く読めるようになることは，看護師がそれに応じて何が役立ち，何に対処するのかを認識できることを意味する。

　危機状況では，この情緒的で対人関係に関わる作業が人命救助につながる。しかし，まず主な目的としては医療チームのメンバーの保護ではなく，患者と家族の利益に焦点をおかなければならない。情緒的反応を調整することは，危機の最中，全員の能力が最大限に発揮できるよう職場の雰囲気を促進する方法の1つである。声のトーンや会話の速さ，他者を指示する方法は状況によって異なる。

> **看護師**：私は興奮していません。冷静です。それに，私は「大丈夫，進めてください，赤ちゃんにアンビューして……誰かが血液ガスをとらないといけないわ……」と言い続けました。

　この看護師は，危機の最中に自分に言い聞かせながらどのように平静を保ったのかを示している。危機を経験することで，冷静であることがいかにほかの人々を円滑に効果的に反応させることができるかを熟練者は認識している。そして，これらの行動の多くは習慣化する。冷静な態度をどのように伝えればほかの人々を落ち着かせられるかについて熟練看護師が語ることは多い。

> **看護師1**：(危機での)経験豊富な看護師(の存在)は本当に大切だといつも思います。スーは常に平静な態度をとっていて模範的です。その(危機の)なかに入って，みんなを落ち着かせます。それで突飛なことが起こらないのだと思います……。
> **インタビュアー**：だからあなたは(危機に向かって)突っ走るのですか？
> **看護師2**：そうです。
> **看護師1**：その状況が調整できないように見えたら，もっと冷静になるようにと伝えようとするでしょう。
> **看護師2**：状況が悪くなればなるほど，冷静でいなければならないと思いま

す．それが何よりもうまくいくコツだと思います．

看護師3：スーは，状況が悪くなったらそのなかに冷静に入っていくと言っていました．「大丈夫です．彼らはごった返しているので，私がその状況を見て，助けを出します」という感じです．

冷静な態度が他者の機能を支援するということを知っていることが，危機の最中，特に危機が突然に，予想に反して生じたときに自分自身が冷静にふるまえることを保証するものではない．多くの臨床家が冷静でいられることは，実は当たり前のことではなく，たいていの場合は時間をかけて身につけなければならない技能である．看護師の態度が他者の行動の有効性，すなわち患者の結果に強く影響することがわかるようになると，熟練看護師はこの技能を磨かざるを得なくなる．

看護師1：これからお話しするのは，消化管出血を起こした若い患者のことです．研修医は何をすべきかわかりませんでした．私は彼に，しなければいけないことをすべて指示しなければなりませんでした．「あなたの指導医を今すぐに呼んで，患者が出血を起こしているから」「私は採血をします．血管造影室に降りたからといって，この検査ができないことはありません」など．私たちは患者に挿管し，私は吸引しモニターを観察しました．誰もこの患者のことを知りませんでした．それに，病歴もわかりませんでした．患者のことを知っている主治医がやってくるまで，私が患者の代弁者でなければなりませんでした……とても責任を感じますし，冷静になって，やっていることをわかっているか確信しなければなりません．

インタビュアー：冷静でしたか？

看護師1：彼らに正しく伝えて，こちらが言ったことをほかのことと間違えないようにするために，言い方に注意しなければなりません．だから，かなり直接的に指示しなければなりません……たとえば，（研修医が挿管しようとしているとき喉頭鏡の）電気がつかず，私は「電球をねじって，入っているかどうかを確認してください」と言うと，うまく伝わりました．ほとんどはこんなふうに単純なことですが，「どこに予備のバッテリーがあるの？ちょっと待って，まずバルブを確認して」と言うこともあります．

> **看護師2**：その研修医はたぶん死ぬほど怖がっていたのかもしれません。きちんと準備して，冷静で，研修医の耳元で金切り声をたてず，「はい，スタイレットです」と言えば医師は「あ，彼女はやっていることがわかっているんだ」と気づくでしょう。そして，「なんとかなる」と思えるでしょう。彼は動揺したり叫んだりしなくなり，目標や自分のやっていることに目を向けて集中できます。そして，冷静になって指導的立場に立つことで，集中できるまで行動のペースを落とすことができるのです。

　看護師の援助があったので，研修医は落ち着いて処置をするための物品を手にすることができ，結果的に患者はすぐに挿管され危機から脱した。けれども，熟練の臨床家がいかなる状況でもみんなを落ち着かせ，緊張を解きほぐすわけではない。というのも，ある程度の緊張感は警戒心を高め，感覚を敏感にし，反応を刺激するからである。
　しかし，場合によっては，冷静さに反応しないチームメンバーもいる。他者の能力を妨げることなくうまく機能できる場合，チームメンバーは（さまざまな形態をとる）不安から解放されることで，円滑な危機管理を促進できる。2人の看護師がそのことについて話している。

> **看護師1**：でも数年も経つと，たいていの金切り声は無視できるようになります。それはまさに医師のやり方ですから。
> **看護師2**：だけど，新人看護師はそれができないでしょう。彼女たちはおそらく叫び声に圧倒されるでしょう。

　冷静で受容的な行動によって，他者の機能を制限し，チームメンバーの行動を妨げて，ますます統制できなくなる場合もある。そのため，よりアサーティブな方法が必要となる。
　Benner, Tanner および Chesla の引用した話（2009, p.112）でわかるように，もっと適切でタイミングよく対処できるようにするために，重要なことに他者の注意を集中させることが必須である場合，もっとはっきりと主張する方法も必要となる。

看護師：急激に悪化したある男性が入院してきました。患者には広範な梗塞がありました。入院して約2時間後，彼は嘔吐し，明らかに吐物を誤嚥していました。低酸素血症になり，肌の色が青くなり，ストレッチャーからずり落ちそうでした。患者は体格のいい男性でした。私は研修医に「血液ガスをとる必要があります」と言いました。すると研修医は「入院時にとったよ」と言いました。私は研修医を見て，血液ガス用の注射器を彼に渡し，「血液ガスをとっていただけますか」と言いました。男性のPaO_2値は30ほどでした。彼には挿管が必要でした。「おわかりのように，重症患者はよく状況が変化します。だから"血液ガスはとった"とは言い切れません。患者を診てください。もう1度よく診てください。あなたが血液ガスをとった同じ患者に見えますか？」と私は言いました。

職場の流れをもっと促進するには，チームメンバーの処置が効果的でない場合に，何をどのように伝えるのかということにかかってくる。たとえば，CPRをやっていても脈拍が触知できない場合，静かに落ち着いて「心マッサージをしても脈が戻りません」と，観察したことを表現する。また，必要な変化を明確にするには，さらに直接的に「もっと強く心マッサージをやってください」と指示することもできる。効果がないまま処置を続けることなく，すぐに行動を起こさなくてはならない。この場合，患者に対するチームの集中を維持するため，また状況のなかでそれぞれの臨床家が学習できるために，できる限り摩擦や混乱を伴わないよう，やさしく，しかし，はっきりと述べる必要がある。たとえば，「ジョー，あなたがしばらくCPRをやって，キャシーを安心させてくださいますか？」という感じに。そこに人間関係の衝突が生じると，適切にCPRを実施することに注意が向かなくなる。

葛藤や防衛を防ぐために人の反応を調整するもう1つの例は，その人のもっている力が患者のニードにぴったり合う領域に援助を求めることである。たとえば，「もし〜の援助をしてくれるなら助かります」とお願いするのである。そして，危機が過ぎた後で報告することが最も重要である。それによって，危機の最中に貴重な経験的学習から得られた教訓を強調し，明らかにすることができる。救急看護師は，救急医が日常的にチームに報告していることがいかにすばらしいことかを語っている。

ある看護師が以下に述べているように，医師は臨床家として成長したいと思っているので，求められれば喜んで間違いを正すものである。

> **看護師**：彼(医師)はそれに関して非常にすばらしかったわ。そして「あれ(看護師の懸念)はすばらしい指摘だったよ。君は正しかった」と彼は言いました。私たちがそのことについて話しているとき，彼は軍人がするみたいに報告しました。わかります？ 勤務交代の後，椅子に座って，勤務中のことをすべて報告しました。「これが私の間違えたところで，ここは問題なくやった。確かにここは問題なくやった」と。彼はとてもすばらしい看護師の擁護者であり，立派なチームプレーヤーです。

倫理的に言えば，個人と共同チームの機能が今後の危機に向けて改善できるように，それぞれの危機状況からできるだけ多くを学ぶことである。報告していくなかで，優秀な臨床家とすばらしい役割モデルによって他者は学ぶようになり，それにそって自分の実践を適切なものにするようになる。

危機状況もチームもさまざまであるため，職場の流れをよくするための特別な技術や処方薬はない。しかし，熟練した知識は人間関係にも状況にもかなり役に立つ。個々人は，チームメンバーが喜んで対応することは何かを認識する力を身につけなければならない。このように反応は明確な形となって現れないため，経験によって，あるいは優秀な役割モデルを観察することによって学ばなければならない。また，主要な目標やコミュニケーションの焦点を絶えず患者のためになることにあてて，ケアを提供しなければならない。そうすることで，最も重要な問題に対して結束できる可能性が出てくる。自分の仕事に対してタイミングよく，直接的で明確で適切なフィードバックが得られないと，チームメンバーに害を与えることになる。他者の機能を高めながら危機に対処する熟練した知識は，その状況が求めていることを理解するために必要な，複雑な対人関係スキルである。

専門的な実践では，熟練看護師が日々危機的ではない出来事に対して情緒的反応を調整し，かっとなりそうな気分を落ち着かせたり，不安をやわらげたり，また難しい状況のなかで緊張をやわらげるようにしている。したがって，彼らは学習者にとって能力のあるモデルとしての役割を果たすことがで

きる。この熟練した日々の活動は，彼らの危機での調整力と対応している。手術室看護師たちの小グループは，手術室という環境に共通する情緒の調整について話し合っている。

> **看護師1**：私たちは全員同じ理由でここにいます。私たちは患者に最善なことを願っています……そして患者がこの状況（手術を目前）にしているとき，決して患者を非難することはできません。適切なときではないからです。「さあ，それをやめて……」と言うことができないのです。それが常識なのです。時期が悪いのです。
> **看護師2**：それだけではなく，多くの信用を失ってしまいます。
> **看護師3**：そうですね。同じように手術室で私たちはみんな，本当にとても強烈でユニークなユーモアの感覚をもっていると思います。これはチームの結束力を高めていると思います。もちろん，それが適切なときかそうでないかを知っていなければなりません。でも，実際人々が強烈なユーモアの感覚をもつことでチームはまとまると思います。
> **インタビュアー**：手術室の力動が変化しますね。

　看護師は，1つの調整方法であるユーモアがその効果の中心にあると指摘する。危機的状況下での実践は単純な知的作業ではないため，何をいつどう行うかについての知識は規定できないと強調することが重要である。熟練看護師はその状況を読みとり，どんな対応が効果的であるかを把握するコツや対人関係スキルを磨いている。その場の状況やチームメンバーは変化するため，同じ対応ではうまくいかないこともある。社会的な技能は，知覚の鋭敏さ，熟練した態度，チームワークの成長を必要とする。そして，それらは職場に根づいており，そこから学習されていくのである。
　暴力の可能性があると，非常に緊迫した危機状況が出現する。傷つけられたり殴られたり，物を投げられたりしたことのある人にとって，暴力は現実の大変な脅威である。暴力をふるう可能性のある患者に対処している看護師にとって，その脅威は，資格認定課程を修了した人々でさえ，最初の手段として威圧的な身体的および薬物的管理に目を向けるほど強い（Binder & McNiel, 1999）。チーム全体が機敏にかつ被害を避けるため十分な準備をしなくては

ならないが，BinderとMcNielの報告によると，抑制や筋肉注射をめったに使用しない救急室はわずかである。薬剤などの代わりに，関係性を築いたり巧みに巻き込む（例：抜け目のない患者に対し）ことによって患者をケアしているのである。次の例のように，すぐれた調和やケアの倫理，人の反応を調整する能力，集中的で巧みな関わりをうまく融合させることで，危機を回避したり，ある状況における患者や他者の反応を変えたりすることが可能となる。精神科看護師であるグレイ・ダンは患者を尊重し覚えておくべき存在としてとらえて対応している。そしてそのことは筆者らに，最高のケアというものを思い出させる。

> **看護師**：私の臨床リーダーであるペグは，緊急事態で，ERに暴力をふるう可能性のある患者がいると私に伝えました。その患者は以前，精神科閉鎖病棟に入院中，ペグの首を絞めようとしたことがあります。彼女によると，その患者は白人の金髪女性に対して強い嫌悪感を抱いているとのことでした。彼女はERへ行くにあたり，私たち3人を呼び集めました。慣例により，私たちは拘束用具を用意しました。エレベーターのなかでペグは，以前に2～3回，軽い躁病を呈していたその患者に会ったことがあるので，患者のことを知ってはいるが，今回は悪化しているようだと説明しました。その患者，リチャード・バートンは双極性障害でした。彼は自宅での服薬をやめてしまったため，軽度の躁病となり，やがて敵意が生まれ，完全に暴力的になったのでしょう。彼の以前の入院期間では，彼はペグを攻撃しようとしたので，彼女は彼がさらに悪くなっていることを危惧していました。
> 　昨夜，警察官が興奮しているバートンをERに連れてきましたが，数時間後，彼は治療を拒んで逃げてしまいました。その後，彼は他人を威嚇する行動をとったため再び警察官に連れてこられました。ペグによるとバートンはさらに興奮して，薬物を拒み，暴力をふるう可能性があるということでした。予防措置として，彼女は私たち一人ひとりに棒を渡しました。患者を身体的に拘束する必要が出た場合のためです。私たちは全員が緊張していました。拘束をしている最中に患者かスタッフが大ケガをする可能性があったからです。私はバートンを思い出そうとしましたが，名前と顔が一致しませんでした。

ERへ向かっている途中で，私たちは毛布をすっぽりかぶってベッドに横たわっているバートンを見つけました。ゴム手袋をした3人の警備員が彼のベッドの回りを囲みました。ER看護師のステイシーが薬物による抑制のため彼に投与する注射を準備していました。そのときバートンが顔を出したため，私たちは彼を目にすることができました。口汚い罵りをつぶやくだらしない男性が，靴を履いたままぼんやりとした目つきでベッドに横たわっていました。彼は私たちをじっと見つめましたが，私たちのことがわからないようでした。長いあごひげと長い髪のため，ちょっと時間がかかりましたが，私は彼のことを思い出しました。

無意識に私は「リッキー坊や」と呼びかけました。それは以前彼が入院していたときに，彼が私から呼ばれるのを気に入っていた名前でした。ペグは自分が患者に話しかけている間，経験の浅い看護師は後ろで立っているようにと繰り返しました。彼女はあらゆる手段が失敗した場合，タイミングを見て4か所から彼を拘束する覚悟でした。けれど，私は「規則を逸脱して」彼に話しかけたのです。私は指示に従って立っているべきでした。しかし，私が思わず彼の名前を口にしたことは，おそらく急激にアドレナリンが上昇したことによって生じた行動だったのでしょう。しかし，ほんの束の間，私の声は彼の心の奥底に届いたようで，彼は少し体を震わせました。彼のぼんやりしていた目が晴れて，罵りが止まりました。勢いづいて私は大きな声で再び「リッキー坊や」と言いました。今度こそ彼は私を見て，目が輝きました。切迫した声で彼は私に言いました。「この人たちが僕を毒殺しようとするんだ。警察は僕を逮捕して，今，薬を強制しようとしている。僕は一晩中眠れなかったよ」と。私は穏やかにやさしく，けれどしっかりとした声で，自分があなたを助けたいと思っていること，そしてあなたにはほかの方法（飲み薬を飲んで，私と一緒に精神科病棟へ行くこと）があると伝えました。

リッキーはしばらく(緊張した状況では1年くらいかかったように感じるほど長い時間)考えて，薬を服用することに同意しました。彼はひと呼吸おいて私を見て，うなずきながら「いいよ」と言いました。私は場面を支配し，かつ勝手に危険な行動をとっていたことに気づきました。もしリッキーが暴力的になっていたら，私の行動は不適切なこととみなされたでしょう。でもリッキーは薬を飲んだだけでなく，私と並んで自分の足で精神科病棟ま

で歩いていきました。彼はさらに薬を投与され，その後穏やかに6時間眠りました。私たちはみんな，結果に安堵しました。ペグは私が「精神科」的ミラクルを起こしたと言いました。リッキーは何の事件も起こさず2週間病棟に滞在し，退院しました。
　私はこの出来事に満足しています。患者を心からケアすれば，彼らはそのことをわかってくれて覚えてくれている，混乱した心の奥底であっても。そう確信しました。

　グレイの独特な介入の効果でバートンが暴力を振るうようなことはなかったが，グレイが「危機を管理した」ようには見えなかった。それでも，この精神科救急場面でのグレイのすぐれた関わりで，リッキーは不要な抑制やよくある精神安定薬の強要，4か所の拘束帯から逃れ，文字どおり危機を回避した。グレイの行動で具体化された倫理的理解や判断は，Taylor (1995)が効果的な手段として述べたことを反映している。彼は効果的と述べたが，危険で道徳的な判断と言う人もいるだろう。グレイは患者を価値ある人間として扱い，明確に態度で示すことで，道徳的に行動した。
　熟練の精神科看護師は，彼らが目の当たりにしている暴力や敵意がしばしば不安から生じていることを知っている。グレイの呼びかけに気づいたリッキーが言った最初の言葉は，「この人たちが僕を毒殺しようとしている」であった。グレイは，リッキーが価値ある人であり，冷静に敬意をもって「接する」ことでリッキーの不安を軽減し，文字どおり患者を現実に連れ戻すことができた。人として「接する」ことは「認識」のもとで行われる作業であり，怯えて自分を見失っている患者に，相手は安全で信頼に足る臨床家だと気づいてもらうことである。それが実現されたことで，状況が変化した。仮に善の概念が操作されたり支配されたりするいかなる現場であっても，暴力的で敵意に満ちて，厄介で手のかかる患者や家族は少ないはずである。
　インタビューでこのことが話されたとき，グレイと一緒にこの状況を経験した数名の看護師は，その緊張感を説明しながらとても生き生きとしていた。そのうちの1人はバートンと以前口論となり，けがをさせられたことがあった。彼女は患者の精神的・情動的状態の驚くほどの変化を，驚嘆と激情をもって伝えずにはいられなかった。「リッキー坊や」というわずか数語の

やさしい言葉に示された，確立されたケアの関係性は，よい看護師とはどのようなものか，相手に対してどんなケアをすべきなのかについて，グレイの深く根付いた観念を表している。ER看護師は「そのエピソードを目撃したERの全員」が関係性と思いやりの力を「学んだ」と伝えた。

　グレイがリッキーを悪い結果から救えたのは偶然によるものではない。この出来事をふり返ると，ERはグレイに精神科救急として介入するよう要請している。なぜならばグレイは常々，ほとんどの臨床家が考慮していない患者の恐怖心や孤独感，言葉に表していない世界への精神的な引きこもりを理解し，患者に敬意を示しながら交流しているからである。一方，多くの臨床家はむしろ，（患者を）常軌を逸して，危険で，奇怪で避けるべき存在とみなして付き合っている。リッキーのような暴力的な問題を起こす患者さえ，（それらを）感じとっている。危機状態にある患者は，当初は耳にする言葉を理解できないかもしれない。しかし，熟練の精神科看護師やER看護師は，医療者がどんな言葉を話し，どのように近づいてふるまうか，その人が信頼に足るかどうかを患者はわかっているのだ，と筆者らに教えてくれた。患者は医療者を見ているのである。

　多くの臨床家は，潜在的に暴力的な問題をもつ患者への唯一の関わり方はコントロール・抑制と教えられ，人間的な技術や意識の変革について指導される機会がない。日常的に精神科救急に対応している看護師は，熟練を要する誠意ある関わりを含む，もっとバランスのとれた教育や心構えを歓迎する。グレイのような熟練看護師が危機的状況でどのように対応し調整したのかを目の当たりにした体験は，望ましい交流方法としてそれとなく伝えられていくだろう（非言語的に伝えられる）。それは熟練した役割モデル，思いやりのある，敬意をもったふるまい方の範例となり，ほかの患者にも同様のことをもたらす可能性を開く。

　ケアや思いやりの受け手である患者は，ケアとコントロール・抑制との違いをしっかりと区別している。人として理解されケアされていると感じることは，受け入れられるケアのみならず，求められるケアの広がりや本質，強度に強く影響を与える。このようなナラティヴの対話は成長中の臨床家の臨床的・倫理的想像力の育成と，倫理的でよいケアや責任の観念を強化することができる。

看護師は時には，自分たちが危機の真っただ中にいることがわかっていても，法的，道徳的，精神的，身体的に，そしてそれらを含めた善の概念を侵害せずに援助することはできない。統制の業務は患者とそのプライバシーの保護を目的とするルールを強いるが，その代わりに，援助をすると同時に保護もする立場にいる看護師にとって道徳的なジレンマを引き起こす。がん看護師のシンディーはナラティヴのなかで，危機を解決するために規則を超えた対応を行ったことを話した。

> **看護師**：私はほんの少しルール違反をしました。家族に平穏をもたらすというルールを。ソフィーは53歳で，進行性の肺癌による肺炎のため入院していました。彼女には脳と骨に転移がありました。彼女のケアが複雑だったのは，体重が180 kgもあり，いくぶん精神科の問題を抱えていたからでした。いつも私たちは3〜4人で彼女の体位変換をし，身の回りの世話をしました。というのも，彼女の脚には大きな水脹れを伴った著しい浮腫があり，彼女は体位を変えるだけでひどく痛がり，彼女の皮膚を傷つける結果になるからでした。
>
> 彼女は数か月間私たちとともにいました。彼女のケアのために特別な肥満者用の用具を借りました。しかし，私たちは彼女を自宅に帰してホスピスケアを行うことができませんでした。娘のカーリーが精神科の問題を抱えていて，母親が死んだら自分も命を絶つと宣言していたからです。私たちはカーリーのことが心配でした。母親はいまやDNRで，緩和ケアを受けている状態だったからです。ソフィーの終末期には，カーリーの安全のため彼女をERに連れて来ようという計画が立てられました。そしてカーリーは毎晩折りたたみ式ベッドに横たわってソフィーとともに過ごしました。
>
> ある夜，カーリーは不意に(病室を)出て行ってしまいました。その代わりにジャドが泊まりました。記録を書き終えると，私はソフィーを見に行きました。彼女はまだ覚醒できる状態でした。私が彼女の頬を触ると，彼女は目を開けて「どうも」と言いながら私に微笑みました。ソフィーの恋人であるジャドは病室の向こう側にある安楽椅子に座っていました。彼もあまり健康な男性ではありません。彼女はいまや麻薬性鎮痛薬のPCA(自己調節鎮痛法)を絶えず使いながらエアベッドにいるため，私はソフィーに快適かどう

か尋ねました。彼女はうなずいて，大丈夫だと答えました。私は膀胱留置カテーテルを確認し，彼女の尿量が少なく，色が濃いことに気づきました。彼女の腎臓が活動を停止し，終わりが近づいていることの明らかな徴候でした。

　私がソフィーの部屋を出たとき，ジャドがついてきました。彼はとても心配そうにしていました。彼によると，この数時間カーリーから連絡がなく，母親のそばにいないことが彼女らしくないと感じていました。彼は彼女を探しに車で通りに出かけましたが，カーリーがどこにいるのかわからず，数時間して戻ってきました。彼はソフィーのそばにいたいと思っていました。ジャドが電話をしても，カーリーは携帯電話に出ません。彼はさらに何人かの友人たちや親戚に電話をして，カーリーを見かけなかったかを尋ねました。私は彼の話を聞きながら彼の手を握りました。「ソフィーはいますぐあなたを必要としていますよ」と私は言いました。彼は病室に戻り，ソフィーのそばに座りました。私もカーリーのことが心配でした。彼女はどこにいるのでしょうか。

　私がデスクに戻ると，師長が回診から戻り，カーリーがERで処置を受けていると知らせてくれました。でも患者情報の機密のため詳細は教えてもらえず，私はジレンマを感じました。HIPAA（医療保険の相互運用性と説明責任に関する法律）の規制により私は何も言ってはならないのです。私はどうやったらジャドにカーリーが無事であることを知らせることができるのでしょう。私は再びソフィーの部屋へ行きましたが，ジャドはいませんでした。ソフィーは穏やかに眠っていましたが，私はジャドが再びカーリーを探しに出かけたのではないかと心配になりました。1時間後，彼は戻ってきました。「あちこち探しましたが，彼女はいません。彼女を見つけ出さないと，きっと彼女は自分で自分を傷つけてしまいます」。彼の表情には恐怖が映し出されていました。

　私は彼に安心させなければならないと確信し，彼の目を見つめました。「ジャド，カーリーが無事でいると私があなたに伝えたら，信じてくれるかしら」と私は言いました。「彼女が1人で出かけているのがとても心配です」と彼は言って，両手をもみ合わせました。私は眉を上げて彼から目をそらさずに，再び内密の様子を示しました。「私を見てください。カーリーが無事だということを信じてください。彼女は安全なんです」。彼の私を見る目が

変わり，私は彼に秘密を伝えることができました。「あなたは彼女が無事だと言いましたよね？　そう言いましたよね？」と彼は言いました。私はただ微笑んでウインクしただけした。彼はとても安心した様子でソフィーのところへ戻っていきました。私は看護師長に連絡をして，カーリーがERにいることをジャドに知らせてもよいか，カーリーに確認してほしいと頼みました。カーリーはそのとき鎮静されていたため，私はジャドに彼女がERにいることを伝えることができませんでした。

　私が帰宅した午前中にソフィーは息を引き取りました。カーリーは安全のため精神科病院に引きとられました。ソフィーの葬儀の後，ジャドは循環器疾患で遠隔装置管理の階に入院しました。

　私たちが日々患者のプライバシーの問題と直面していることは知っていますが，私は娘を気遣う父親の心配を放置できませんでした。彼の信頼によって，私は彼の沈鬱な思いを軽減することができました。自分は正しいことをしたと確信しています。

　この状況でシンディーはHIPAAの規制を破らずに，患者や家族が最善の利益，つまり彼らにとって最善のことを行った。規制に対するこの解釈（内容の意味を考えて理解すること）には議論の余地があるが，患者から同意を得られない場合に最善の判断を下すための柔軟性もさらにある。あのときシンディーが直面した道徳的ジレンマは，正しいことをするのか，善いことをするのかということであった。シンディーのふるまいや，眉を上げて「ウインク」をしたことは，倫理的でも道徳的でもある。彼女はカーリーの安全を心配して取り乱している父親の危機状態を抑えることができた。それでもカーリーの健康については，ほんのわずかなヒントしか与えられなかったが。ジャドはどこにカーリーがいるのかの見当はついていなかったが，安心して，注意と気持ちをソフィーに向けることができた。

　実践の熟練段階では，調整能力として他者とうまく関われるようになることが求められる。反応を調整することとは，他者と関わり他者から具体的な形で反応を引き出すための熟練した方法の1つである。この文脈で言えば，看護師は社会的風土のなかで反応を調整することで善の概念を具現化し，ケアの強い倫理を反映していることを筆者らに教えてくれる。早いペースで

次々と高度な要求がなされる医療現場では，日々の実践で展開されるさまざまな危機を管理するうえで，この技能が欠かせないものであり続けるだろう。

■まとめ

危機に際しては，タイミングよく適切な救急処置を提供することが命を救うことにつながる。多くの危機では，さまざまなチームメンバーから多様な対応が同時に行われる必要があるため，効果をあげるためにもそれらは組織化され整理されなければならない。組織の一員という強い意識と状況に応じたリーダーシップの技能を有する看護師は，ストレス下にあるチームの行動を円滑にしている。その結果，チームメンバーはうまく機能することができ，必要なときに必要な資源を利用できる。

危機管理における機転は，専門家によるクリティカルケア看護にとって不可欠な，熟練を要するノウハウであり，体得された知性の1つである。この熟練を要する臨床知識は，臨床家の鋭い知覚によって整理されてきた。そして，このような認識能力をすばやく適切な反応に結びつけなくてはいけない。熟練を要する臨床的ノウハウや臨床知識，適切な判断は，熟練看護師になる過程のなかで結びついていく。

● 参考文献

Benner, P. (2000). *From novice to expert: Excellence and power in clinical nursing practice*. Upper Saddle River, NJ: Prentice Hall.
　井部俊子(監訳)：ベナー看護論　新訳版—初心者から達人へ，医学書院，2005．
Benner, P., Tanner, C. A., & Chesla, C. A. (2009). *Expertise in nursing practice: Caring, clinical judgment, and ethics*. New York, NY: Springer Publishing Company.
Binder, R. L. & McNiel, D. E. (1999). Emergency psychiatry: Contemporary practices in managing acutely violent patients in 20 psychiatric emergency rooms. *Psychiatry Services, 50*(12): 1553-1554.
Dreyfus, H. L. (1986). *Mind over machine: The power of human intuition and expertise in the era of the computer*. New York, NY: Free Press.
　椋田直子(訳)：純粋人工知能批判—コンピュータは思考を獲得できるか，アスキー出版局，1987．
Dreyfus, H. L. (1990). *Philosophy 185: Heidegger*. University of California, Berkeley. Berkeley, CA.

Hooper, P. L. (1995). *Expert titration of multiple vasoactive drugs in post-cardiac surgical patients: An interpretive study of clinical judgment and perceptual acuity.* (Doctoral dissertation, University of California at San Francisco, San Francisco, School of Nursing.)

Rubin, J. (2009). Impediments to the development of clinical knowledge and ethical judgment in critical care nursing. In P. Benner, C. A. Tanner, & C. A. Chesla (Eds.), *Expertise in nursing practice: Caring, clinical judgment, and ethics* (pp. 171–198). New York, NY: Springer Publishing Company.

Taylor, C. (1995). *Philosophical arguments.* Cambridge, MA: Harvard University Press.

第6章
急性期の重症患者を安楽にすること

　すぐれた看護実践に欠かせないのは，器械・器具による治療・処置と苦痛のただ中にある患者に安楽(comfort)と心理社会的な支援の手段を提供することである。安楽とは，落ち着かせたり慰めたりするだけでなく，力づけたり，支えたり，勇気づけたりすることでもある。"安楽"という言葉は通常，精神-身体-個人-社会それぞれの領域が相互に関係したものととらえられている。安楽と救命と瞬時の処置が関係しているのは，不快や不安が患者の治療効果に影響を与え，患者の安楽のレベルと健康状態がさまざまな臨床判断の重要な指標になるからである。

　患者の安楽と健康状態は，よい患者-看護師関係を導く倫理にかなった行動(善行)の概念(善の概念)である。臨床における判断と行動は患者の身体的・感情的な安楽に関する常識的な理解に基づいている。すなわち，ある1つの領域の安楽は，それ以外のすべての領域に影響するという理解である。

　本章では，病院や移送中や在宅といったどのような場であっても，患者を安楽にすることが急性期の重症患者に対する臨床判断やケアの背景になっていることを示す。安楽についての知識と技術は，侵襲的で痛みさえ伴うことの多い高度の医療処置に伴うケアに取り込む必要がある。急性の病態のただ中で，できる限りの安楽を提供するために必要な臨床的な想像力と知識，技術を見過ごすことは誤りと言える。

　看護実践には多くの"安楽の方法"がある。体に触れる，手を握る，そばに付き添う，涙を拭く，温かい毛布をかける，慰めの言葉をかける，1杯のお茶，そして手入れの行き届いた清潔な寝具，体位を変える，光，温かさや色，気晴らしや，患者にとってなじみのあるものなどによって体を楽にする

など，看護師はさまざまな方法を用いて，安楽の実践の多彩さを示している。

　看護師が仕事を説明する際に，安楽に関する表現は自然に発せられ，録音したインタビューの随所で聞かれた。インタビューでは，看護師自身が安楽という用語を用いない限り，安楽についての具体的な質問はしていない。そこで，行為についてのより具体的な説明を引き出す探査法を使用した。苦しみや喪失，苦痛があるから安楽が必要とされ，タイミングや信頼感，人間関係や安楽に対する患者の受け入れ状態次第で安楽がもたらされる。時々苦痛をやわらげられず，安楽を維持できない状況になって，安楽の方法が頭打ちになったかのように感じられることがある。安楽はけっして選択や自由から生じるものではないため，人は安楽にすることを請け負ったり安楽にしてもらったりすることに躊躇する。人により，状況により，安楽の意味は大きく異なる。したがって，この多義的な言葉と曖昧な実践は，専門的で科学的な論文では安易に使用されることはない。

　安楽にする能力や，安楽にしてもらう受容力は，患者と看護師のどちらかだけにあるものではない。それは相関的であり，具体的な経験のなかにある。ほとんどの場合，看護師は安楽の方法を患者とともにいることとして認識している。安楽の方法と機会と反応を１つひとつ説明したり，明確な形にして述べたりすることはできない。安楽の方法を手順化したり，安楽の原理を確立したりするには限界があるため，看護の研究報告や論文に安楽の実践について言及されることがほとんどないと考えられる。

　ここでは概して，標準化できる事柄について記述する。「治療」や「修復」といった効果的な技術的介入と比べると，安楽の方法は些細で，家庭的で，平凡なものとされ，どういうわけかあまり合理的で重要なこととは思われていない。安楽になるためには，喪失や苦しみを認め，防御や免疫性の限界を受け入れなくてはならない。安楽は，距離やコントロールよりも共同と関係性を必要とする。

　安楽への処置について述べるには，安楽が必要なものであるという看護師の認識が必要であり，それは，患者の不快感を理解しようとしている看護師についての以下の研究者の説明でもわかるように，注意深さや気づき，そばにいることによって左右される認識活動である。

インタビュアー：彼女（看護師）が私（研究者）と話している間に，患者は落ち着かなくなった（彼には私たちの話が聞こえていなかったはず）。彼女は患者がどうして動揺しているのか明らかにしようとした。字を書くことができるかどうか患者に尋ねると，「やってみる」と答えたので，紙とペンを渡したが，患者は手をうまく動かせず，読めるような字を書くことができなかった。患者の落ち着きのなさがどうしてなのかがわからないまま，枕の位置を直し，「もっと楽にしてさしあげましょう」と言うと，彼は静かになった。看護師は納得できず，まだ何が起こっているのかを知ろうとしているようであった。患者が咳をすると看護師は間欠的に吸引し，患者をもっと楽にするためだと言った。また，患者をベッドの頭のほうに引き上げた。看護師は患者がどう感じているのか，またどうすれば患者を安楽にできるのか知ろうとしていた。この患者を担当するのは初めてということだった。（観察に基づくインタビュー）

この看護師は患者を安楽にする方法を知ろうとしている。安楽の方法には問題解決が必要であるとはあまり思わないが，患者の不快感の原因や安楽を高めるものを見いだすには，問題の明確化や臨床判断，熟練したノウハウが必要である。上記の観察記録で示されるように，問題が解決するのは，患者が快適に休んでいるときだけである。複雑な問題を解決し，患者をより安楽にするためにも，会話のできない患者に耳を傾け，観察することは重要である。集中ケア新生児室の看護師はBennerらも引用した話のなかで述べているが(2009, p.164)，乳児に「耳を傾ける」ことを学んだ。

看護師：患者に耳を傾けることには意味があります。この赤ちゃんは何もしゃべっていませんが，「僕は特別なことはしないよ。だから，みんな，僕を放っておいたほうがいいよ」って言っているみたいです。それで，いったん赤ちゃんを1人にしてみると，理由はよくわからないけど，赤ちゃんの体はまた機能し始めるのです。「だめだよ，そうじゃないってば。これ以上食べられないし，これ以上我慢できないよ」って赤ちゃんが主張しているように思えます。だから，私たちは赤ちゃんが何をしたがっているかをわかろうと心がけています。少し変に聞こえるかもしれませんが，どういうケアをす

ればいいかを，こうすべきであるという型にはめるのではなくて，赤ちゃんからもっと直接的に教えてもらうということなのです。これは授乳や酸素投与にも言えることです……。この乳児は寝かせるとすぐに元気を取り戻し，ミルクを飲み始めました。

経験的に学んで，看護師は身体的な反応や行動様式を読みとる。身体的なリズムとニーズに合わせることなくしては安楽にすることも，されることも不可能である。

安楽や安心感(恐怖や苦痛，不安の反対)は相手に立て直しの猶予をもたらすことから，体を回復，治癒，成長させるうえで，安楽は治癒への働きかけの核となる。前述の看護師はさらに次のように述べた。

看護師：普通，私たちは人工呼吸器をつけた赤ちゃんにはミルクをあげませんが，この赤ちゃんはいろいろなことに耐えて成長してきたので，授乳を始めなくてはならない状態でした。それで，(人工呼吸器を装着したままで)授乳を始めてみたところ，とてもよく反応したので，私たちは赤ちゃんに合わせていきました。するともっと元気になって，2週間で人工呼吸器が外れて，経鼻カニューレで済むようになりました。

安楽の必要性を認識すること以外に，看護師は状況を把握し，何が安楽として味わってもらえるのかということをイメージできなくてはならない。看護師は，相手に触れることが安楽をもたらすこと，声をかけることが心をやわらげること，支えとなるものが患者や家族への個別な働きかけにあること，身近にいることや逆に距離をおいておくことが安楽につながること，自分の態度や身振りが相手に理解や反応を伝えること，などを経験的に学ぶ必要がある。このような技能は個々別々の関係のなかで経験的に学ばれていくため，きちんと示されず，技術や手順として定められていない。安楽の技能は自分以外の他者との関係性のなかにあるため，信頼感や率直さ，受容が求められる。人を安楽にさせ自らも安楽になることに習熟していくには，患者の安楽に対するニーズにも反応にも合わせることがきわめて重要である。

安楽の方法は，看護師たちが述べているように，器械・器具，薬物の使用

を抑えるうえで不可欠であるが，その制約があるにもかかわらず，安楽をもたらすと考えられる治療や処置と，安楽のニードとの間には緊張関係が存在する。倫理的な主張では，セルフケアと，援助や安楽を他者に依存することのほうが，科学技術に依存することよりも基本的で，支持されているという。安楽の方法は不要な不快感を防ぐものである。看護師が安楽の方法をとるのは，痛みを伴う処置をする間であるため，痛みを与えることは，安楽を提供するはずの臨床家にとって対処すべき道徳的課題となる(Madjar, 1991)。また，安楽の方法を医学的な実践よりも先に行われる処置として考えている看護師もいるので，日常的な安楽の代わりとなるものとして鎮静薬や筋弛緩薬が用いられることはない。このことは，人間的な慰めや身体的な安楽の代わりに薬物を使うことの危険性と，また鎮痛薬の不十分あるいは過剰な使用の危険性についての倫理的な論議を引き起こす。

　慰められたり，励まされたり，なだめられたりすることを受容する力は社会的に身についていくものであり，看護師，とりわけ新生児科看護師や小児科看護師が，育んで守ろうと努めてきた能力である。新生児科や小児科の看護師の課題は，心温まる安楽の代わりに，あるいは人間的な環境に子どもを迎え入れることをなおざりにして，鎮静薬や鎮痛薬を与えるような高度な医療技術の環境で，人間味のあるつながりによる慰めを受け入れる子どもの能力を育むことである。乳児は触れられたり，揺すられたり，抱っこされることで癒されるだけでなく，自分で安楽にすること(自己安楽)を学ぶものである。人間的な環境で十分な安楽さを学ばなかった乳児は，実際ハンディキャップを背負っている。このような問題は，痛みの原因を判断し伝えることのできない乳児に鎮静薬や鎮痛薬を十分与えないことと同じくらい危険であるため，鋭い観察力と判断力を必要とする。

　痛みや苦しみは慣れ親しんだ環境を台無しにしてしまうので，患者は慣れない体や状況のなかで，自分で自分を安楽にする方法や安楽にしてもらう方法を学ばなくてはならない。成人のケアでは，安楽とは何かということを患者と看護師が一緒に見つける必要がある。なぜなら，安楽というものは，これまでに社会的に学習し体現化された反応によって異なるものであり，新たな状況のなかでこのような反応を求めていく必要があるからである。概して自分でコントロールすることを好み，依存や無力を怖がる成人にとって，安

楽の方法が依存や無力に対する恐怖の小さな波を食い止めるための，わずかなコントロール力を生み出すものになる場合もある。しかし，すべての人間の依存や無力を封じることは不可能である。依存しながら安楽を受け入れることができれば，慰めや，おそらく関係性や安心感への避けがたい依存と向き合い，それを受け入れることができるようになる。

　がん専門看護師のローリー・フォーランは，自立心が非常に強くそれを抑える必要のある患者に理解を示している。彼女は，このような患者が疼痛や人へ依存すること，人に助けてもらうことにうまく対処できるよう，彼らが言うところの闘いにともに加わり，安楽を提供している。以下の例にそのことが示されている。

看護師：私がケアをしたのはエイミーという名の，大腸(直腸)癌の患者でした。彼女は体重が41 kgで，172.7 cmの身長からすると，とてもやせていました。点滴用ポートが骨ばった胸から呼び鈴のように突き出ていました。肋骨が1本1本数えられるくらいです。彼女は気が強く，都会暮らしをしていて，60年代の格好をし，腕には彼女の名前のタトゥーが彫ってありました。顔に広がるしわは彼女のこれまでの苦労を物語っていました。

　彼女は私を気に入り，私も彼女を気に入りました。彼女と会ったとき，彼女は不安そうな顔つきをしていて，手を震わせていました。人に触れられるのをとても用心していました。これは点滴用ポートでも同じでした。彼女はポートに人が触れるのを嫌がっていました。入院中にポートを触らせたのは，私の臨床指導者のメアリーと私の2人だけでした。そんな状態でしたから，もし彼女が救急病棟に入院していて私たちがいなかったら，彼女は救急病棟のスタッフを隅に追いやっていたと思います。

　第一印象からすれば，彼女は不平ばかり言う人に思われがちです。「あら，待たなきゃいけないの」「あの人たちはマスタードをまわしてくれなかったから，ここにはいたくない」などと。でも私はすぐに，彼女は自分の自立を守ろうとしているだけだということがわかりました。病気が速い勢いで進行していたので，彼女はあまり自立できなかったのです。彼女は若かったし，時間はどんどん過ぎていきました。

　彼女は熱心な読書家でした。私たちはよく本や小説を交換しました。私が

彼女の食物アレルゲンであるブロッコリーやラズベリーの補助食品を用意していると，私が"こんにちは"と言う間もないうちに彼女はそのことを口にして，自分のIDバンドとアレルギーバンドを私がいくつ身に着けているかを調べるほどでした。そんなとき，私は「わかっているわ，ブロッコリーとラズベリーのことでしょ」と答えると，彼女はクスクスと笑いました。どっちが先にそれを言うかを当てるゲームのようでした。

彼女には病気と闘う意思がありました。彼女には多くの人がもちたいと願っている決断力があり，これから先も持ち続けると思われました。しかし，彼女は間違いなく弱りつつあり，体重は38.1 kgまで落ちました。自分から治療を求めたときは，どのような痛みも訴えませんでした。体位を換えるときには，黙って身を固くして我慢していました。彼女は目に涙をためることも，また1人で泣くことさえしませんでした。……彼女はできるだけ，すべてがうまくいっているように見せかけようとしていました。

彼女が化学療法を受けている間，私は彼女を毛布で包み，ロラゼパムが効き始めると彼女は眠りに入り穏やかな顔つきとなりました。彼女の今までの人生で，こんなに穏やかな気持ちを抱いたことがあったのだろうかと，私は思いました。

ある日，彼女は医師の診療室から暗い顔をしてこのクリニックへやってきました。医師はエイミーの診療記録をバサッと置いて，「あなたにはバンドが必要だ」と言ったそうです。蘇生処置拒否を示すバンドです。私は彼女の強さと生きる意欲を知っていたので，困り果て，言うべき言葉が見つかりませんでした。ほかの人だったら，もうとっくに屈服していたでしょう。私はたった37.6 kgの彼女の体に，ボールとチェーン(蘇生処置拒否のバンドのこと)を着けなければなりませんでした。私は心を立て直して，周りのカーテンを閉めました。彼女は私を見つめていました。その目は涙でいっぱいでした。私は胸が張り裂けそうでした。初めは，黙っていることが私たちのコミュニケーションでした。でも，私たちは多くのことを話しました。私が彼女を抱き締めると，彼女は誰はばかることなく泣きじゃくりました。彼女の涙が私の首筋を濡らしました。私はどうすることもできない気持ちを味わいました。今まで強さにあふれていた，しかし今では弱りきって骨ばかりになったこの女性を抱き締めました。

彼女は私に対してお礼を言い，「ローリー（専門看護師の私）以外の誰かがこれをしなければならない場合でも，ローリーがしてくれればいいのに」と思っていたと思います。「もう治療はやめてもらうことに決めたの。私はもうこれ以上できないわ」と彼女は言いました。彼女は痛みが増していることを受け入れていました。直腸からは絶えず体液が漏れ出ていました。報告に目を通すと，ここまで生き抜いてこられる人がほかにいるだろうかと思うほどでした。1人で起き上がって1人で治療に臨むなんて。彼女は娘夫婦と生活していました。でもこの2人は，自分たちが外食する日は夕食の用意もせず彼女を家に残していたのです。私は毎晩，彼女のために食べ物をこっそり持ち出していました。彼女の体重では，食事を抜くだけの余裕はなかったからです。

　バンドをはめるとき，彼女の手は震えていました。これが何を意味するのか，私たちにはわかっていました。私たちは目を閉じ，手を握り合いました。彼女は落ち着き，手を組み合わせました。彼女は自分をコントロールできていました。私は彼女に，彼女をケアできてよかったと話しました。そして，私を彼女の看護師として望んでくれたことに感謝しました。私は彼女が途方もない闘いを続けてきたことを誇りに思いました。このときだけは，ブロッコリーとラズベリーのジョークは出ませんでした。あのようなバンドを彼女に着けなくてすんだらどんなによかったことだろうと思いました。

　私は実際にそうであったこととそうでなかったことの両方に心を傷めました。彼女は人生で何ももっていませんでした。体のしわの1本1本がそれを証明していました。彼女は困難にさらされ，打ち負かされてきました。それでも，彼女は笑みを絶やしませんでした。彼女には孫が1人おり，その赤ん坊の話になると，目を輝かせていました。ともかく，彼女はすべてのことを通して人生のよい面を見てきたといえるのではないでしょうか……。

　エイミーのことをふり返ってみると，私にはさまざまな思いが浮かんできます。私はエイミーと一緒に経験した多くのさまざまな瞬間に対して，悲しむと同時にうれしくもありました。私が彼女から学んだことは，強さと回復力，そして精神力でした。日々に感謝し，こうあってほしいことをいつまでも考えず，人生をあるがままに見て，あるがままの人生に感謝する。生きていく理由であるよいことは，どこにでも，またどんなときでもある。彼女は

表 6-1　急性期の重症患者への安楽の方法

- 安楽の源としての身体的ケア
- 邪魔にならないようにしながら適度な刺激や気晴らし，休息を提供すること
- 先端医療の環境をやわらげること
- 人間関係やつながりによって安楽にすること
- でしゃばらずに応じること
- 鎮痛・鎮静薬の使用や緩和ケアの手段について倫理的な側面を考慮すること
- 痛みを伴う処置の影響を抑えることとリラクセーション技法や視覚化，気晴らし，楽しみを活用すること
- 日々の日課や習慣が安楽をもたらすこと

　　私の職業の重要性を教えてくれました。多くの人の人生のなかで看護師であることの誇りがもてるという強い衝撃です。その人たちの旅の一部になれるということは，なんと幸せなことでしょう。

　患者を楽にするのが難しそうなときや患者の状態が悪化しているとき，そして楽にするのがどんどんと困難になっていくときは，単に難しい患者と思い込みがちである。しかしローリーはエイミーと関係を築き，エイミーの対処の仕方や感情の抑え方を受け入れ，ジョークの言い方を見つけ出し，共通の関心を見いだし，豊かな関係を築く，これはみな，人を楽にすることである。闘いから退くということは，ローリーとエイミーの両者にとって悲しいことである。患者と深く関わること（それが困難であっても，あるいは困難でなくても）や熟練した技能をもって患者と関わること，そしてさまざまな患者と家族を安楽にすることを学んだ熟練看護師にとって支えとなることは，安楽の豊かさと相互性である。

　安楽は，自己回復と治癒のために体を最善の状態におくことであると述べたナイチンゲールと関連がある（Stretkowicz, 1996）。**表 6-1**の8つの主要な安楽ケアが，調査した看護師たちの話のなかに見られた。末期の人や最愛の人に対する安楽ケアには，明らかに倫理的で臨床的な課題が生じるが，それについては別途第9章で述べる。本章では，そばに付き添い穏やかな刺激を与えることで疼痛を緩和し呼吸抑制を管理することを重視する例を示す。これは人間的な慰めと安楽の提供という倫理的な役割を強調するためである。

■安楽の源としての身体的ケア

　本項では，整容，洗髪，姿勢保持，関節可動域運動，背部マッサージなど，日常の身体的ケアによる安楽の方法の実例を数多く得ることができる。看護師は，患者の状態が不安定だと，このような日常業務である身体的ケアを取るに足らないこととして省略してしまう。筆者らはこのような「日常業務としての身体的ケア」が患者にとって瑣末なものとは思わない。それは，不安定な身体状態のなかで，重症の患者を元気にさせ，少しでも快適になるよう支援する看護師-患者関係の中核となる重要な行為であるからである。しかし，社会的・個人的な生活を営む人の身体的ケアは，危機介入のおまけとして添えられ，軽視されている。意識不明の患者や鎮静薬を与えられている患者，不安定な患者に対するケアの最中に，身体的ケアの実践を続けることは，看護師が積み重ね継承してきたことの賜物である。クリティカルケア看護師の活動は，手術室で鎮静薬を使い麻酔をかけて患者の生命機能を維持する役割をもつ麻酔医の活動と似ているが，麻酔医と違って，看護師は患者をケアし，身だしなみをきちんと整えることによって，患者を社会的な存在に保とうとする。

　看護師はよく患者の安楽と自らの安楽を結びつける。このことは，相手の不穏な状態にこちらも落ち着かなくなるなど，相手の不快感を知らず知らずに同化させるという日常的に見られる経験からも明らかである。不快を感じている人も快適に感じている人も，その気持ちは体に現れるからである。不快に感じている人の前で気持ちを楽にすることは難しいものである。患者の身なりを整えたり，入浴させたりすることで，看護師も患者も気分がよくなることを看護師たちは指摘している。

> **看護師**：彼がきれいになったことを確認しました。母親が入ってきて，「きれいにしてくださったのね。素敵だわ。ありがとう」と言ったとき，とても気分がよかったの。だから，いつも患者さんがさっぱりして見えるようにしていますし，（意識があってもなくても）患者さんになんでも必ず説明しています。
>
> 「目を開けるわよ。ちょっと見させてね。吸引するわよ。換気するわよ。

咳が出ますよ。体の向きを換えますよ。頭を上げますよ」と声をかけます。患者さんが聞こえているのかわからなくても，何をするかちゃんと伝えます。そのほうが安心ですから。

　ここで，看護師は明らかに患者の安楽と自分の安楽とを結びつけている。これは，安楽への働きかけの関係性という側面を表している。患者・看護師・家族の安楽につながりがあることは，道徳の具体的な現れであり，関係性の倫理を示している。子どもの気分がいいと母親も気分がいい。看護師の言っていることを患者が聞いて理解できているかどうか明確でなくとも，看護師は自分がしていることを伝えて患者と関わりをもつことで気持ちが楽になる。

　一方，親が寒いと感じるから子どもにセーターを着せるというような，自分の身体的な安楽が他人の安楽であるといった極端な考えは，境界線を誤ったものであり，笑いの種になってしまう。相手の身体的状態を体現して結びつけることが，自分の身体的状態や投影によってゆがめられてしまうとしても，このような直観的な結びつきは相互関係や倫理的な想像力の根源である。患者との人間的なつながりは，健康への関心や他人の安楽を通じて形成される。患者はアイデンティティやコントロール感，安寧と，櫛でとかした清潔な髪，男性であればいつものように髭を剃るなど身なりを整えた状態とを結びつけている。

　看護師：研修医と病棟管理者であるＳ医師が患者の病状について検討していました。Ｘ線検査の結果，気管挿管をする必要があると判断されました。あんないい人なのに，また悪くなるなんて気の毒でした。これからどうなるのかを患者に伝えようと思って部屋に入りました。患者は，わかったというふうに頭を縦に振って大きく目を開けて私を見ていました。

　それから彼はまず髭を剃ることができるかと聞きました。今のところその時間がないけど，後で必ず剃るということを伝えました。患者が挿管で苦しまないように薬を打ってから挿管の準備をしました。ずっと患者の手を握っていて，挿管の後すぐに，患者が望んだとおり髭を剃りました。

髭剃りは象徴であり、いつもの自分を保っているという意識を患者にもたせることになる。安楽は発達能力や身体能力と関係がある。たとえば、正期産児と早期産児のケアには重要な相違があるが、次の2つの事例に示されるように、物理的に感じることができる体のケアはどちらの場合でもきわめて重要である。

> **看護師**：赤ちゃんは小さな子どもでも、小さな大人でもありません。赤ちゃんは新生児なので、やさしく愛情のこもったケアが必要であり、触れることが必要であり、育ててくれる誰かが必要なのです。治療と思いやりのバランスをとることが必要ですね。
>
> **インタビュアー**：どんなことをしたのか教えてもらえますか？
>
> **看護師**：テレビを消して、部屋を暗くしました(笑)。抑制を外して、彼女の小さな腕を曲げました。名前はキャシーといいました。そこは集中ケア新生児室で、私はそこで彼女とおしゃべりをして、髪を洗いました。私たちが最初にすることは、髪を洗うことです(笑)。丸めた毛布を彼女の周りにおいて安全な場所を作りました。彼女は正期産児だったので、早期産児に必要なことは何もありませんでしたが、できるだけ彼女と触れあい、話しかける時間をとりました。

このような身体的ケアによる安楽のケアは一般的な看護実践であるが、それが見過ごされると、必要な治療が、なごむような心地よいタッチや先の看護師の「思いやりとのバランス」という言葉とつりあわなくなる。侵襲を伴う処置の最中であっても、体を安楽にすることとていねいに扱うことはきわめて重要である。

早期産児の場合、侵襲的な接触や照明、物音といった物理的なものに対する準備ができていないので、看護師には特別な身体的ケアを行うことが求められる。したがって、身体的ケアは安全で安楽な環境を作り出すことと強い関係にある。

> **看護師**：この赤ちゃんはおしゃぶりが好きなのよ。濡れた布で顔を拭いて、仰向けに戻すわね。採血みたいなことをしなくちゃならないときは、アイソ

レット(早期産児用保育器)をずっと開けているから，風邪をひかないようにおなかの上に毛布を掛けるの。赤ちゃんもきっとおなかに掛けられた毛布で安心だと思うわ。

赤ちゃんをくるんで，すぐ身近な物理的環境に気をつけることは，子宮の中の限られた狭い空間で，羊水に包まれていた新生児にとってかなり重要なことである。Bennerらが引用している別の例として(2009, p.254)，2人のNICU看護師が早期産児への関わり方について述べている。

看護師1：準備をしてから中に入ることにしています。つまり，必要なことがすぐにできるようにすべて調整して，できるだけ短時間で済むようにしています。

看護師2：体位を換えますが，うつぶせにはしません。赤ちゃんをベッドから抱え上げるとき，自分のほうに背中を向けないよう，赤ちゃんの膝を胸につけて両脇から腕をもちます。びっくりさせると反射的になり，いらいらさせてしまいます。だから，体の向きを変えるときは，落ち着かせます。実際，バイタルサインをとるとき，たいてい最初にすることは，赤ちゃんがうんと小さくなるように足をおむつの中に入れることです。ウエストまでしっかりとおむつをあてて，両足をその中に入れます。動き回れないから，赤ちゃんにとってもいいみたいです。できるだけおむつか毛布で赤ちゃんをしっかり包んであげます。体のためにもいいでしょ。手足をあちこち動かせないし，守られているという感じがしますから。それで，安心できるようです。ただそれだけ。簡単なことね(笑)。

以上のように看護師たちは，子宮の状態を模倣しながら，新生児の発育のための安楽の境界を作っている。早くからこの「看護師2」は早期産児への個別的な働きかけを述べている。看護師に早期産児の鋭い感受性を理解させるほどの詳細な表現と認知-知覚力は，注目に値する。

看護師：赤ちゃんの顔が黒くなったら不飽和状態(酸素レベルが下がる)なのです。赤ちゃんは世界中に自分しかいないって思っています。私ができるこ

とと言えば，吸引することくらいです。この赤ちゃんは吸引すると，ひどい徐脈と不飽和状態になるので，ゆっくり，気をつけて吸引することで酸素飽和度を90％に維持できました。誰かが部屋に入って赤ちゃんの掛け物をのけて仰向けにするけど，それが赤ちゃんにはよくないから悩みの種です。それに，淡々と手を動かして，赤ちゃんにあまりやさしくしないで効率よく扱うのです。それは赤ちゃんに本当によくないと思います。それでは，赤ちゃんを動揺させるから，たぶん頭蓋内圧がものすごく高くなるのだと思います（Benner, Tanner & Chesla, 2009, p.226）。

これは「効率的な接触」よりもやさしいタッチについて倫理的に述べたものである。乳児を手荒く扱うことに対して，道徳的に憤怒していることが口調に現れている。特にこの乳児は，看護師に鋭い観察力ややさしさを道義的に要求する形で，反応，認識，触れあいによって人間として存在できる。以下の臨床の観察では，乳児の食事の摂取能力について巧みな観察が詳細に述べられている。

看護師：この赤ちゃんとは別のことですが，授乳の方法についていろいろお話ししましょう。ここにいる赤ちゃんのなかにはうまく授乳できない子がいます（話しながら赤ちゃんに授乳させている）。ほんの少し調子を合わせてあげる必要があります。この子は飲む速さが少し遅くなっています。少し息を吸い込んでいます。ほらね。息を吸うと，背中が動くのを感じます。背中が膨らむみたいに。ミルクにかなり刺激されて，すぐに乳首に吸いつき，吸い続ける赤ちゃんもいます。すぐにむせ始めますが，吸うのをやめずに息をします。けれど，それは別に問題ではありません。
インタビュアー：それは成熟と関係あるのですか？
看護師：いいえ，本当に赤ちゃんの個別性によるものです。ここにはまったく同じ出生日数の赤ちゃんが2人います。1人は自分のペースで飲めませんが，そのままにしておいても吸いついてきます。もう1人は必ず息をしてしまいます。この赤ん坊は口の上に舌を出すことがあるので，乳首が正しい位置にあるかどうか確認しなければいけません。

観察メモ：この乳児は看護師に慣れていなかった（彼女は前に1度だけこの子に授乳させたことがある）が，看護師はすべての乳児の授乳の個別性に気づいている。私と話している間，彼女の目やそれ以外の感覚が乳児から離れることはなかった。

インタビュアー：その子にどのくらいミルクをあげていますか？

看護師：45 mL です。いつも 25～30 mL から始めます。経管栄養をした後の量です。もう1度見てみましょう。少し飲むのをやめて，休んでいます。さあ，げっぷを出しましょう。25 mL くらい飲んだところでげっぷをさせることにしています。上手に飲んでいるわ。自分のペースで。彼女もいっぱい休んだので，まだ疲れていません（赤ちゃんの名前を呼んで話しかける）。ここにいる赤ちゃんに必要なことは，最善の授乳方法を見つけること以外に，げっぷを出させる方法もあります。何度も軽くたたかないといけない赤ちゃんもいれば，たたく必要はないけど，姿勢をきちんとしないといけない赤ちゃんもいます。この子にはまだうまく授乳できたことがありません。この子にとって何が最善なのかまだわかっていないのです。最初は，そっとやさしくたたくことから始めました（背中をこすりながら）。

観察メモ：乳児は目を閉じて，うとうと眠り始めた。

看護師：ほら，少し呼吸が遅くなったわ。口の周りが少し黒ずんでいるのに気づきますか？

インタビュアー：かすかに。

看護師：ええ。ちょうど口の周りが，唇がピンクになるまで彼女を見守らなくては。少し刺激すると，大きな息をして，赤みがさしてきます（位置を直すと，赤ちゃんは目を覚まし黒ずんだ色がよくなった）。

観察メモ：看護師は再度乳児にミルクを飲ませ始める。師長が入ってきて，薬物スクリーニングに関連して看護師がやろうとしている業務のスケジュールについて尋ねる。

看護師：少し赤みが強くなってきたみたいです。

インタビュアー：そうですね，私にとってはとても微妙な変化です。成人の

場合とは違いますね。

看護師：ええ．ほかの赤ちゃんと比べなければいけないのです．口の周りの色が少し違います．それに，四肢の色も．青くなっているわけではありませんが，赤ちゃんをくるまなかった場合に見てみると，赤みがさしていないのがわかりますよ．それに温かくないです．ほら，飲んでいるのを見て．この子はもっと頻繁に呼吸をする必要があります．哺乳が続いたから，疲れてきているようです．飲み始めたときはもっと強く吸いついていましたから．

観察メモ：再度，彼女はこの乳児のことを知り始めている．乳児の微妙なことを．彼女は乳児に十分関わっている．（観察に基づくインタビュー）

　上記の観察から，乳児の授乳パターンの特殊性が明らかになり，看護師が多くの特殊な早期産児について経験学習をしていることがわかる．心地よいタッチや体をやさしく扱うこと，早期産児の好ましい扱い方やタッチに関する熟練した知識が，専門的な新生児クリティカルケアの看護実践の特徴である．上の例では反応に基づいた関係性の道徳的価値観が示されている．つまり，緊張して不意に雑なタッチをすると，乳児に否定的な反応を引き起こし，その接触が伝わってしまうということである．やさしく心地よくすることは，看護師の実践に内在するすばらしい概念である．この看護師は自分の仕事を，関心ややさしさ，巧みなタッチによって，安定した反応のよい赤ちゃんを育むことと理解している．

　安楽の方法は，若い世代が成長したり，ケア方法が進歩したりするとともに変化する．たとえば，過去20年間，新生児クリティカルケア看護師は，コカイン依存症の母親から生まれた神経過敏な乳児をどのようにすれば安楽にしてあげられるかを学ばなければならなかった．

看護師：美しく輝く目と髪をもつティムという名の妊娠37週目で産まれた乳児のケアをしました．目が覚めるといつも狂ったみたいに凶暴になりました．寝たとしても，せいぜい1〜2時間というところです．それも薬の力を借りて．この子の小さな目がぱっと開いたときに，哺乳びんの準備ができてなかったら，もう暴れまくって，吸って飲み込んで，息をするという動作を

一緒にできなくなってしまうのです。だから、しっかり包んであげていました。赤ちゃんが隠れるくらいに。でも、あまりその赤ちゃんと関わっていると、その子のためにしなきゃならないことが増えてしまいます。だから、授乳するときは、その元気な子を横目でちらっと見るだけにしました。すると、その子は緊張し出して、泣き声が大きくなるのですが。

早期産児を安楽にすることは、習得しにくい技能であり、注意深さと敏感さを必要とするが、最良の安楽の方法であっても安楽をもたらさないこともある。安楽にさせるには、個々の患者の反応を知る必要がある。自然なことは乳児とアイコンタクトをとることであるが、上記の看護師はこの乳児には刺激が強すぎるので必要最小限にすべきであることを知っていた。乳児は安楽の方法がどのようなものか感じとることができなければならないし、看護師は乳児の体の緊張状態を感じとったり、行った安楽の方法に対する乳児の反応に気づいたりすることで、患児の好みがわかるようになる。

次の抜粋では、2人の集中ケア新生児室の看護師が、自身の巧みな観察力と安楽の方法に手ごたえがあったと確信している。しかし、それはまた危うい実践であることもわかっている。

看護師1：時間が経過し、少し成長して、生後1か月くらいになって、いってみれば安定期に入ると、個別性が現れてきます。吸引を我慢してくれるか、半時間もむずかるかはわかりません。そんなものなのです。授乳をして喜ぶ赤ちゃんもいれば、嫌がる赤ちゃんもいます。

看護師2：そうね。どの安楽の方法がうまくいくか、いかないか。くるまれるのが好きか？　指をしゃぶるのが好きか？　おしゃぶりすると徐脈になるかどうか？　そういったところです。一人ひとりを知っていくのです。もちろん、すぐにわかる方法もあります。私の場合、部屋に入ってまず、知らない安定状態の早期産児を抱きます。12時間もそうしていれば、何がいいかばっちりわかります。

看護師1：そうね。あなたは何を試すべきかわかっていますよね。

看護師2：ええ。

看護師1：すごく効果がありそうな処置のリストがあって、うまくいくもの

が見つかるまで順に試すのです。

看護師2：時間はかかりました。めぼしいものに行き着くのに何年もかかりました。始めたばかりの頃は，私のちょっとした秘訣をすべて試して，何がうまくいって，何がうまくいかなかったかを明確にしていきました。それで問題は解決しますが，時々何をやってもだめなときもあります。

　最後の言葉には，安楽は相手の反応に依存するという安楽の本質が表されている。すなわち，必ずしも安楽にすることができるとは限らないということである。安楽は体得されたものであり，関係性に依存するものである。この看護師たちは，安楽の方法のレパートリーを増やしていった。「何を試すべきかわかっている」という言葉どおりに。しかし，看護師の専門性は乳児の個別の反応を読みとることにあり，その反応に合わせて安楽の方法を変えていくことにある。この熟練を要するノウハウは，一般的で永久的で，具体的な特性や技術にあるものというよりは，やりとりをして，その反応に基づいたものであるが，知識ではないと見なしてはならない。

　看護師の1人が「小さい赤ちゃんをくるむプロトコル」を示してくれたが，それはイラストつきの説明文で，乳児たちが安心できるようなくるみ方が書かれてあった。イラストつきで手順について長々と説明してくれた看護師は，そこに書かれてあるちょっとした巧みなノウハウがどのように得られたのかに気がついていなかった。その手順では，華奢（きゃしゃ）で状態が変わりやすい体を扱うという実践を多く体験することに加えて，巧みなタッチと個々の乳児に関する知識が記されていた。

　非常に熟練して慣れた看護師であっても，安楽の方法がいつもうまくいくと保証できないことからも，この巧みな実践がつかみどころのないものであることがわかる。安楽にすること，すなわち相手との関係性や相手の反応に依存する知識と技術は，予測とコントロールが効果をもたらすとする従来の知識基準とはそぐわない。しかし，早期産児を手際よく扱っていることと，巧みなタッチによって酸素飽和度が異なることが観察されたことから，その多様性にもかかわらず，それが本当に知識と熟練を要するノウハウであることを疑う余地はほとんどない。

　安楽の実践には判断力や技と同様，特有の曖昧さがある。安楽が通じない

ような状況でも，安楽を見つけることはできる。一方，先の看護師が話したように，「どうにもならないときもある」。

　小児科の看護師たちは，親からの思いやりが十分でない子どもや，特に児童虐待や育児放棄が疑われるようなケースでは，特別に抱擁と思いやりを与えていることについて話してくれた。

> 看護師1：あの子たちにはむなしさが感じられます。彼らにはひどい母親しかいないと思うと，何かしてあげたくなります。
> 看護師2：だから，仕事中，少しでもたくさん抱きしめてあげるのです。忙しくないときは，連れて歩きます。モニターを外して，一緒に連れて歩くのです。あるいは自分と一緒に机の前に座らせることもあります。あなたの病棟でもこんなことをしますか？　ベビーシートに座らせますか？　赤ちゃんは24時間ベビーベッドにいることにはなっていないのだから，ベビーカーみたいなものに乗せて散歩に連れ出すこともあります。

　上記のとおり，看護師たちはひどい環境で育った子どもたちの感受性を高め，疎外感やむなしさを取り除くためにいろいろな手を尽くした。安心をもたらすタッチは乳児や子どもたちにとって，また成人患者にとっても欠くことはできない。成人に対する安楽の方法は，保清，刺激，リラクセーション，整容，そしてできるだけいつもの自分らしさを保つといった身体的ケアと関連することが多い。

> 看護師：音楽をかけたり，よく髪を洗ってあげたり，いつもきれいに清潔にしておいてあげるのです。もちろん爪も。どれもいつもやっている看護ケアです。だけど彼女には，時間さえ許せばもう少し1対1のケアをしました。彼女が望んでいるように見えたので，時間を長くすることもありました。彼女が眠っているときもいろんなことをしましたが，母親がそれを大事に思ってくれていたし，本人も喜んでいました。きれいになると彼女は本当にうれしそうでした。だから彼女が気持ちよく感じるようにいろいろ工夫し，彼女の夫が入る余地もたくさん作ってあげました。

整容はこの若い女性にとって安楽をもたらした。身なりを整えてあげることによって，彼女のアイデンティティと彼女の世界を保つことができた。というのも，彼女は自分でできるなら自分でやったと思うからである。鎮静されているときも，普通の身なりにすることで「彼女をできるだけ彼女らしく見せて」いたので，家族も気分がよくなり，個性を維持する方法にもなった。

重症でかつ慢性の患者の場合，体を動かせず，血流も不十分で，栄養状態や水分摂取が悪く，感染の危険性も高いため，スキンケアはきわめて重要であり複雑である。そのため多くの看護師は専門性を有するものとしてスキンケアを行っている。

> **看護師**：私の専門はスキンケア（WOC）です。その分野に長けていますし，好きなのです。皮膚をひと目見て，彼女の皮膚の状態にはこれ以上薬は必要ないことを伝えます。むしろ汗をたくさんかくと，発疹がもっと痒くなるおそれがあります。

彼女は自分の特別なケアプランと患者の傷んだ皮膚を除去することについて話し続けた。皮膚は多くの安楽ケアが提供される部位であり，関係の要となる。褥瘡を防ぐなどのスキンケアは看護活動の中心である。看護師は高度な治療において，特に末梢循環が悪くて患者が大きなリスクを抱えている場合，ヒール・プロテクター・ブーツで踵部を浮かせて褥瘡を防ぐといった簡単な予防法などの用心が必要であると述べた。褥瘡予防は患者の苦しみだけでなく，規定が変わってもはや入院料が払い戻されないほどの長期の入院を防ぐ。筆者らの観察では，創傷に包帯を巻いたり，ストーマ患者のスキンケアを行ったりなどの具体的な問題解決について詳しく説明してもらった。それは患者の創の大きさと，さまざまな製品に対する反応を知る必要があるということであった。また，患者がどのように反応しているかを追跡し続け，患者のニーズの変化に対応した製品を調整することも求められている。

社会学者の指摘によると，スキンケアや身体的ケアは高尚な仕事ではないとされており，他者への依存や人の世話が必要な状態などのイメージを嫌う社会では，存在しがたいものという。また，スキンケアによって安楽をもたらすことは，救命処置よりもあまり重要でないように思えるかもしれない。

しかし，口腔ケアやスキンケアといった比較的単純なケアを見落とすと，入院や患者の苦痛を長期化する合併症を起こしかねないばかりか，死を招くような多くの不運な状況を引き起こす可能性もある。

■人間関係やつながりを通じて安楽にすることと患者を人間として認識すること

　人間関係やつながりを通じて相手を安楽にすることとは，信頼感や面倒をみてもらっているという気持ちをもち続けられるようなやり方で相手に対応することを意味する。患者や家族とのつながりではまず，病気や障害のある体としてというよりは，人として対応したり関わったりすることが求められる。Charles Taylor は，徹底した個人主義の文化では，孤立した個人の根源ではなく，アイデンティティと帰属意識の根源として他者から認められ知られることの重要性を指摘している (Taylor, 1989; 1991)。

　看護師が人として患者や家族と対峙するということは，たとえば患者・家族の話し方や話す調子に合わせて，また態度(存在の仕方やふるまい)やタッチにそって身体的な安楽をもたらすことである。そうすることで，患者や家族は気分を楽にすることができる。他者とのつながりや人間関係を築くことが安楽の可能性を左右する。危機状態にあるか否かにかかわらず，人として患者や家族と対峙することが，相手の苦しみに応えるうえで倫理的に必要なことである。

> **看護師**：患者は，チューブがいっぱいなので途方にくれて，興奮してわけがわからなくなっていました。まずは患者のことも，また彼が家族に何を伝えようとしているのかも知る必要がありました。救うのは患者じゃないといけないわけではありません。人として，家族や患者を助けることでもいいのです。生理的なニードを十分満たすことにも最善を尽くしました。あまり経験のない看護師に，このことを伝えることは大切なことです。……そこにいる患者のことばかり考えていました。彼らは，思考や感情をもった呼吸をしている生身の人間であり，私たちが彼らに何を行うかにかかわらず，いかに家族とつながっているかということが……

危機状態の間，看護師は生理的な問題や必要とされる治療に焦点をあてるが，それは危機状態に怯えている患者や家族に人として接するために倫理的に重要なことである（第4章を参照）。

以下のインタビューにみられるように，看護師たちは患者に対応するという情緒的な仕事について多くの情報を交換している。

> **看護師1**：患者に話しかけることは大事です。特に危機的な患者には。私たちは誰もがつらい経験をしたことがあると思いますが，外傷の患者が運ばれてくると，いろんなことが起こって，誰もが処置やちょっとした作業に追われて，患者に顔を近づけて，「けがをしているので，これからこういうことをしますね。よく聞いて，何かあったら言ってください」と言う時間がありません。たいてい忙殺されているか，「ああ，ひどいけがだわ。めちゃくちゃだわ。これじゃ，何を言ってもわかんないわよね」とつぶやく程度なのです。
>
> **看護師2**：わかりませんよね。
>
> **看護師1**：わからないですよ。
>
> **看護師3**：だけど，やっぱり，ちゃんと患者を見ているのは看護師ですよね。医師が見ているのは創部で，それ以外に彼らが目にするのは患者の検査値や生理的な側面です。けれど，私たちはみな……。
>
> **看護師1**：そうね。
>
> **看護師3**：実際に患者に話しかけて，「大丈夫よ」って言っているのは私たちです。患者に何が起こっているかを見抜き，1人の人間であるということを忘れていません。

状況がわからないことや災難，喪失や損傷，死などの恐怖が何よりも患者の頭にあるはずだが，彼らは自分の不安を口にすることができない場合もあり，たとえ話せても，その不安は無視されてしまうこともある。不安やパニックが大きくなると，患者の体に大きな影響を及ぼすが，同様に人間としての安寧も重要である。誰もが患者や家族の感情的な状態に注意を向けていられるわけではないが，誰もしないとしたら，それは看護実践の不履行である。

まだ反応を示すことができない早期産児のような相手に人間として対応することは，相手と対峙するという相互関係ができない場合の，よい例である（Logstrup, 1971）。

> インタビュアー：あなたは早期産児の何が好きですか？
> 看護師1：彼らに会えるということだと思います。つまり，赤ちゃんはそうでもなくて，こちらからは絆が結べるけど，生後1か月までは赤ちゃんから関係を作ることはしません。赤ちゃんにはそれができる神経が発達していないからです。誰が誰だかわからないし，触られるのが好きではなく，しょっちゅう嫌々をします。
> インタビュアー：それが彼らを好きな理由ですか（くすくすと笑う）？
> 看護師2：まあ，だけど，赤ちゃんがいつそうならなくなるのか，また，いつごろ目を開けてピンクの唇でおっぱいを吸うのかといった，いわばちょっとしたかわいいことをするようになるのかを考えています。彼らの発達を見ているのです。
> 看護師1：正期産児は最初からそういうことをするので関心が薄れます。早期産児が発達していくのを見るのが好きですね。事実，あの子たちはここに数か月間います。ほら，本当に小さくて満期になっていない状態です。彼らは3か月間ここにいます。両親のことも知るようになって，赤ちゃんといろいろ楽しむことができます。
> インタビュアー：うーん。それはおもしろい理由ですね。集中ケア新生児病棟とはかなり違いますね。最近までその病棟にいて，そこの子どもたちは出たり入ったりで，そのような関係を築く機会がないということがわかりました。
> 看護師1：おっしゃるとおり彼らは出たり入ったりするからなかなか関係を作れません。でも，リピーター（何度も入退院を繰り返す患者）だから，両親とはつながりができますね。

看護師は早期産児のために人間味のある世界をどのようにして築いているのかについて説明している。最初は一方的で相互的ではないが，乳児の最初の反応を見たときは，心の底からよかったと感じると看護師は述べている。

乳児でも成人でも「安楽な」関係には，基本的な信頼と世話をしてもらっているという思いがある。筆者らは，「（患者は）私がそばにいることに心地よく感じているようです」「私が患者の奥さまに配慮したら，（患者は）安心しました」といった表現をよく耳にする。

> **看護師1**：私が担当したのは，結婚したばかりの25歳の患者で，最悪なことに末期の卵巣癌と診断されていました。患者は教員資格をとったばかりで，とても気の毒でした。彼女は4～5か月ほどいましたが，私は彼女のご主人のことを覚えています。とても献身的な方でした。私はいつも第二シフトで働いて，勤務中は必ず私が彼女を見ていました。ただ彼女が楽になるように（努力）していたので，「あなたがいてくれるので私は早く家に帰れます」とご主人にいつも言われるほどでした。「あなたがいてくれるので，彼女は気分よく夜を過ごせそうです」とも。それで私も気分がよくなりました。
> **インタビュアー**：どうしてあなたがそこにいることで，ご主人は気が楽になったのですか？
> **看護師1**：私がいつも彼女のニーズに熱心に対処していたからだと思います。たとえば，鎮痛薬が効かなかったら，すぐに医師を呼んで，「鎮痛薬を増やしたほうがいいのではないでしょうか」と言いました。あるいは，小さなことですが，本人が求めるたびに口腔ケアもしました。「時間がないから，自分でやってちょうだい」とは言わず，時間をとりました。彼女にべったりでした。たぶん，若かったし，彼女が最初に来たときに私がそこにいたからでしょう。それでご主人は私がいると気が楽になったのだと思います。そこが違ったのかもしれません。
> **インタビュアー**：違ったというのは？　そこのところをもう少し話してもらえますか？
> **看護師1**：ええっと……。
> **インタビュアー**：何が違ったのでしょうか？
> **看護師1**：たぶん，ご主人の目には彼女の気分がよさそうに映ったのだと思います。特に……。
> **看護師2**：たぶんご主人もだいぶ気持ちが癒されたのではないでしょうか。
> **看護師1**：そうですね。

看護師2:家族には,次の日に患者を支えてあげるためにも,ちょっとした休養が必要なのです。おそらく,あなたに会ってご主人は安心したのだと思います。

看護師1:そうね,そう思います。時々ですが,知っている患者に会うと,その人の気持ちが楽になるようにし,それで本人たちも気分がよくなります。けれど,彼女の場合に思ったのは,私が一貫して彼らに誠実であったということです。その上,彼女には特別に一所懸命対応し,特に目をかけていたようにも思います。それが,ご主人が私の存在に心から安心した理由の1つだと思います。患者もそうだったと思います。彼女は私と一緒にいると,とても気が楽になっていました。だから……以上が私の考えです。

心地よい関係はそれ自体で安楽の方法であり,看護師は患者や家族が自分や別の看護師に対して心地よいと感じているのか,あるいはそうでないのかがわかると述べている。

クリティカルケア看護師は,命を救うためにはまず技術的に必要なことを身につけておかなければならない。しかしそのことが,家族を愛する者から引き離し遠ざけてしまう(Koenig, 1988)。看護師はこのような障壁を乗り越えるために努力し,患者のケアに家族を関与させている。日常的なケアを家族が行うことで,絆を強めたり,心地よいタッチをしたりすることができる(Chesla, 1996; Stannard, 1997)。また看護師は,家族の一員が重病にかかったとき,恐怖や不安を乗り越えられるよう家族を援助しながら指導している。

看護師:両親と一緒にやったことで一番よかったのは,その場面に家族を連れてきて,赤ちゃんの上に手を置いてあげたことだと思います(泣き出す)。
インタビュアー:そのことについて話してください。
看護師:そして,身体的に……安楽にしたことでした。家族にはできないことですから。それが育児室のいいところで,とてもひどい状況でも身体的に安楽にしてあげられます。

家族が早期産児の世話をしたり,絆を結べるように援助する方法を知るには,早期産児に対するのと同じく親に対する創意工夫や深い関わりが必要で

ある。また，援助方法を見つけられるようになるには，できることに対して敏感で柔軟であることが求められる。たとえば，実際にある母親が乳児の背中と足に手を添えて保育器のそばに立っていた。そこへベテランの看護師が来て，乳児の頭を母親のほうへ向けた。その看護師は次のようにインタビューで話した。

> 看護師：この子のお母さんは小さなカセットプレーヤーを(乳児の)ベッドに置いています。(母親を見ながら)あなたの声ですね。
> 母親：夫と私の声です。(観察に基づくインタビュー)

　集中ケア新生児室の看護師の多くが，乳児と親のためのカンガルーケア，つまり肌と肌を触れ合う方法を取り入れている(Affonso, Bosque, Wahlberg & Brady, 1993; Bell & McGrath, 1996; Bosque, Brady, Affonso & Wahlberg, 1995)。次の話では看護師が，時間が経つにつれて家族の関与の仕方が変わってくることをとらえている。

> 看護師1：早期産児と肌を触れ合う方法について話をします。20年前にここで肌と肌を触れ合う方法を始めるまで，1,000g以下の赤ちゃんを低出生体重児用保育器から出して，親が抱っこするということはありませんでした。抜管していても，体熱がたくさん奪われるということで保育器から出すことは許されませんでした。挿管している赤ちゃんはどんなに大きくなっても，気管チューブが抜ける危険性が高かったからです。今は，かなり状態が悪い赤ちゃんでも，出すのは当たり前のようになっています。長期慢性疾患の赤ちゃんのなかには，動脈ラインが外れたらすぐ，親に来てもらって抱いてもらう子もいます。動脈ラインは安全性を脅かすものですから。
> 　今ではさらに，親に赤ちゃんを抱かせるところから，肌と肌を触れ合わせるところまで進んできました。つまり，母親または父親が赤ちゃんと肌を触れ合うことで，実際，かなりの親がスキンシップをするのです。たいていシャツを開けて，赤ちゃんはおむつ以外何も身につけず，まさに肌と肌を触れ合わせるのです。それは赤ちゃんにとってとってもいい刺激になり，赤ちゃんを温めることにもなります。たった1枚の毛布を掛けているだけで

も，赤ちゃんの体が冷えるということはほとんどなくて，親からたくさんの熱をもらって，暖炉にあたっているかのようです。そして……。
看護師2：ほら，こんなふうに。
看護師1：そう，そう，おっぱいに触れるように抱くお母さんもいます。でも，そうするのは，とても大事な絆になるから，みんなに勧めています。
インタビュアー：そういうふうに変えたのは誰ですか？　医療スタッフ？　それとも看護スタッフ？
看護師1：看護スタッフです。そのことを裏づける文献はたくさんあって，ここ数年は抵抗もそれほどありません。でも，新しいことをすすんで試みるまでには長い道のりが必要でした。

　このグループでの話し合いでは，技術的なシステムと生活世界との間の微妙な対話がみられる（Habermas, 1984/1987; Ihde, 1990）。その根拠は技術的で生理学的な見方から来ているが，それだけでは両親と乳児との肌と肌の触れ合いや，親密性という実践が重要であることをとらえるには不十分である。その実践は，人間関係や安楽，発達によいという考えと，身体的・心理的な健康によいという考えに基づいて行われている。
　麻酔後回復室（PACU）の看護師は，自分の声を使って患者を麻酔から覚醒させている。看護師たちはインタビュアーと観察者に，手術が終わって患者の安全を確認する方法について，また励ましの声のかけ方や調子について話してくれた。それによると，声のかけ方と調子は患者の覚醒レベルに応じて，麻酔からの覚醒期と興奮期とでは異なるという。
　あるPACU看護師が次のように述べている。

　　看護師：そっと，ゆっくりと，だけど元気づけるように声をかけます。たいてい手を添えながら「○○さん，手術は終わりましたよ。今は回復室にいますよ。順調ですよ。麻酔から目が覚めたばっかりですよ」と言います。また，興奮しているようでしたら声はかけません……。子どもには話しかけます。「やったわね。手術は終わったわよ。いい子だったわね。勇気もあったし，よくやったわね。お母さんに会いたい？　連れてきてあげるわよ」って。

患者がもっと覚醒して話ができるようになると，声のかけ方や調子は変わる。看護師の声が，麻酔後の患者にとって最初に接するものとなる。看護師は声を出すことによって，患者を落ち着かせ，意識を集中させる。

　患者が人間性を奪われ，難しい患者，厄介な患者，または"甘やかされた"要求の多い患者などとレッテルを貼られるのは，人間として認められていないことが原因であることが多い。患者が人として満たされ認められていないのである。人として認知すること(Taylor, 1991)は，重症の急性期ケア病棟では特に難しくなる。それは，患者の状態が非常に悪く，彼らが生活世界でどのような存在なのかを見極める手がかりの大半が引き剝がされているからである。次に示す込み入った例では，マイケル・ディメロがジョンとその家族と出会い，心から好きになる様子が示されている。家族が気遣いを受けていると感じるのは，自分たちのことをよく知ってもらっていて，ジョンのケアが本人の好みに合わせて調整されているからである。部外者ならば，患者の人間としての生活全般を知る余裕は看護師にはないし，それが当たり前だと考えるだろう。患者は通常，自分のアイデンティティを喪失している。すなわち仕事や社会的関係，そして自分を表現する能力が失われている。それでも，ジョンは，家族に愛されている"勤勉で家庭的な男性"として比較的容易に認識することができる。

　以下の話のなかでは，マイケル・ディメロはジョンとその家族についての容易に得やすい情報を活用している。彼はジョンと一緒にポルトガル語を学んでいる。そしてジョンの好物，コカ・コーラを発見した。何もかも剥奪された，病院という環境のなかで表れてくる患者のアイデンティティのこのようなちょっとした一面でも，ジョンと彼の家族にとっては人として家族として"認められ"尊重されるには十分なのである。マイケルの話には，"関わりすぎ"の証拠は見つからないが，"関わりすぎない"ということは，看護師の熟練した関わりの技能ということができるだろう。看護師は初めて会ったときに挨拶し，次には患者や家族のことをよく知るようになり，そして自分のケアをうまく調整していくのである。

　看護師：ジョンは2, 3のことでみんなによく知られていました。彼は家庭的な男性で，勤勉で，コメディアンのようでした。彼はポルトガルの食べ

物，特に鶏肉が好きでした。そしてコカ・コーラの味を存分に楽しんでいました。コーラは彼の自慢の飲み物といえました。コーラが本当に好きで，誰かが訪ねてくると，いつでもコカ・コーラのボトルを飲み物として出していました。

私はジョンの術前から担当になりました。その手術は頸動脈内膜切除術で，頸動脈に重大なプラーク形成がみられる患者の脳卒中を予防するためによく実施される外科的処置です。ジョンはプラークがいくつも形成されており，すでにTIA（一過性脳虚血発作）を何度か起こしていました。脳への灌流を増やす方策を講じないと，本当に脳虚血発作を起こしかねない状況でした。彼の唯一の希望が，この手術だったのです。

処置の内容は，外科的に血管内に入り込み，文字どおりプラークを除去するものです。比喩的に言えば，歯科医に行って歯石を取ってもらうようなものです。医師は硬化した老廃物を削り取る器具を使います。ほかの手術同様，これは危険を伴う処置ですが，多くの人は手術を受けることを選択します。治療を行わず放置した場合の結果のほうがずっと危険性が高いからです。

ジョンは脳卒中を予防できるという望みをもって，歩いて病院へ入り手術を受けました。私は彼の入院時の処置と術前のチェックを行い，手術の準備をしました。私は術後のケアとモニタリングのためのICUのベッドを確保し，術後に予想されることについてジョンと家族に教育を行いました。手術の準備を進めている間に，私はジョンと彼の家族が特に好きになりました。私はジョンの手を握り，手術がうまくいくことを願い手術室まで彼に付き添いました。私は手術がうまくいくよう祈りました。ICU入室後，病棟へ移ってきたらまた会いましょうと，私はジョンに話しかけました。私はそのことを心待ちにしていました。2日後，勤務中にICUへの異動の内示を受けました。私はジョンの担当になることを願っていましたが，そのとおりになりました。このようなケアの継続性をもてる幸運はいつでもあるわけではなく，ジョンをもう1度患者として迎えることができて運がよかったと思ったことを覚えています。私はICUに電話をかけ報告を受けようと思い，実際にそうしたところ，ジョンの術後の状態についてとてもがっかりするような情報をいくつか聞かされました。

ICUにいる間に，彼は重篤な脳卒中を起こしていました。その報告を受

けたとき，目から涙がこぼれ落ちました。ジョンが受けた手術は脳卒中を予防するためのものだったのに。手術によって回避しようとした，まさにそのことを彼はどのように受け止めているのでしょうか。それは恐ろしい，非常に皮肉な手術の合併症でした。報告を通して，私はジョンが完全に片麻痺になったことを知りました。ジョンには重度の機能障害制限が生じ，血管外科医はこの後遺障害は一生続くと考えているとのことでした。

ジョンが転棟して戻ってきました。私は数日，彼のケアをすることになりました。ジョンのあらゆる身体系統と生活のすべてが，この脳卒中の影響を受けていました。私たちのあらゆる努力にもかかわらず，彼の健康はひどく悪化していました。彼の行動は極度に制限され，ベッドにいるか車椅子に乗るかの生活となりました。PTとOTが予定にそってリハビリテーションを行いましたが，その目的は残されたわずかな筋力と筋の協調性の保持でした。皮膚組織の崩壊が始まり，筋力は低下し，疼痛が増強し頻度も増し，肺炎まで発症しました。これはすべて，脳卒中とその後遺症の結果でした。すでに障害を受けてしまった健康状態を維持するために，抗生物質の静注のPICC（経皮的極細中心静脈カテーテル）ライン，強力な褥瘡予防対策，最新の看護ケアが必要でした。ベッドの中で考えごとをしているジョンを見ていると，けがを負った動物や昆虫のように見えたことを覚えています。背中を動かし，どこかへ行こうともがいてせかせか動き，それでも少しも前に進めない姿が似ていたのです。それは屈辱的であり，患者と家族にとってトラウマとなることでした。

ジョンの場合，栄養も大きな問題でした。彼は通常の食事では咀嚼したり嚥下したりすることができなかったのです。食材はすべて細かく切らなければならず，水分はとろみがないと飲み込めませんでした。食事の間は，安全に食事がとれるようにするため，ずっと誰かがそばに付き添っていなければなりませんでした。今となっては，鶏肉は裏ごしをしなければ食べられないし，またコカ・コーラはとろみ剤を加えなければ飲めなくなりました。とろみ剤でコーラの味が変わることはありませんが，食感がジョンには耐えられないものであることは確かです。

日が経ち，私はジョンの世話をルーチンにするようになりました。彼が衰弱してきたので，私は本当に深刻なときは彼と家族の両方を支えました。奥

さんや子どもの1人が泣いているときは，そばに座って支えたり，話に耳を傾けるということもありました。私は常に彼らの最新の状態をケア計画に記し，処方計画に追加された新しい薬について説明し，検査や診断の時間と家族の面会の時間を調整しました。面会の時間はジョンにとってとても大切な時間だったのです。また，あるときはジョンと家族，そして私が腰を降ろして，"蘇生拒否"に対するジョンの態度を変えるかどうかを話し合ったこともありました。

このような問題についてじっくり話し合うというのは，感情がからむし，人を刺激するのでとても難しいのですが，それでも行うべきだと思います。私は話し合いの進行役を喜んで引き受けるつもりです。ジョンと家族は最終的に蘇生処置拒否の指示に合意しましたが，"蘇生拒否"の本当の意味についての深い話し合いのなかで合意しなかったら，そのような結論には至らなかったと思います。

日が過ぎるにつれて，ジョンは重度のうつ状態になりました。彼は精神と協調することを拒んだ体の中に閉じ込められてしまいました。肺炎が進行し（これは誤嚥によると思われますが），食事が氷だけというところまで落ち込みました。私たちは医療専門職として，常に全体像を見て検討するよう教えられています。このケースの場合，この全体像がとても残酷なものだったのです。ジョンは，以前に楽しんだことの多くを失いました。人と話しジョークを言う能力を失いました。家族や友人とのコミュニケーションも障害され，体動・移動の能力は大幅に制限されました。そして今では，鶏肉やコカ・コーラを楽しむことさえできないのです。

ある晩シフトの終了後，私はジョンの状況に自分を置きかえてじっくりと考えてみました。私は，私たちがジョンに実践していた多職種による治療・処置のことを考えてみましたが，何かが欠けているように感じました。私たちはあらゆることをしましたが，ジョンを楽にするにはまだまだやる必要があることはわかっていました。何かアイディアがないか考えました。すると突然，それが浮かんできました……コカ・コーラを凍らせて，それを割って氷片を作ったらどうだろうか，と。技術的なことについては医師の指示に従いますが，ジョンがいつも好んでいたものをあげるには……うーん。これは役に立つだろうか？

翌日，私は職場に行って，実際にやってみました。このアイディアをジョンに聞かせたときの彼の表情はよく覚えています。彼は乗り気ではありませんでしたが，とにかく試してほしいという意思を示しました。氷片が口の中に入った瞬間，ジョンの目が輝くのがわかりました。彼はこのコカ・コーラの氷片が好きでした。彼は話すときに，1度に2語しか言えないのですが，「マイク」「コカ・コーラアイスチップ」などと要求できるだけの力を奮い起こしていました。ジョンは誰かが部屋に入ってくると，必ずこの2つのうちの1つを要求していました。得られない場合は，2つめを要求していました。こう書いていると，自然に笑みが浮かんできます。彼は本当に人懐っこかったのです。でもスタッフがこのような要求に困り果てることが，よくありました。私がジョンを"甘やかしている"とまで言った人がいました。すべてを失った人をどう甘やかしてだめにすることができると言うのでしょうか，教えてほしいくらいです。
　ジョンが心待ちにしているものが2つの氷片ならば，私は喜んで与えようと思いました。私は氷片を持ち込んでシフトにつきました。そして，彼の部屋に行くたびに氷片を少しあげるようにしていました。氷片が口の中に入ってくると，スプーンの周りで口をすぼめる様子を覚えています。彼は氷片を1つひとつ味わっていました。1つひとつ，そしてすべての氷片を味わっていました。それと引き換えに，彼は自分の母国語を教えてくれました。1日に単語を1つ教えてくれて，次に彼の部屋に行ったときに質問を向けてきました。1つ覚えると，次にはまた1つ教えてくれました。彼はジョークが好きで，ポルトガル語で鶏肉を意味する"ガリーニャ"というあだ名を私に付けたりしました。このあだ名の意味合いを知ったのは，彼が退院した後でした。彼は鶏肉の料理が本当に好物だったのです……ジョンは，残りの人生を過ごすためにナーシングホームに入所するところまで状態が安定しました。私はコーラをびんからごくっと飲むたびに，ジョンのことを考えます。彼が今はよい所にいること，そして彼は緊急事態にあったのに，私たちがしていなかった多くのことを要求したんだと，うれしい気持ちになります。コカ・コーラの氷片は常にありました。そのおかげで彼は笑みを浮かべていました。少々ゆがんでいましたが，でも心からの喜びを示す笑みでした。
　先月，ジョンの奥さんのエミリーが腎結石で私の病棟へ入院してきまし

た。私が彼女の担当になりました。自分の担当を確認しているときに彼女が誰であるか気づき，部屋へ飛んで行きました。彼女は私を見て，顔を輝かせました。私も同じでした。彼女はご主人が同じ病棟にいて私がすべてのケアを提供していた頃のことを思い出していました。ジョンはナーシングホームで亡くなったとのことでした。私がジョンのケアで最も大きな影響を与えてくれた人物で，恐ろしい状況を耐えやすいものにし，わかりやすくしてくれたと，彼女は続けて話してくれました。私たちはコカ・コーラの氷片と"ガリーニャ"についても話題にしました。

■邪魔にならないようにしながら適度な刺激や気晴らし，休息を提供すること

　患者が刺激や気晴らし，あるいは休息を必要としているかを見極めることは，患者と家族のことを把握し，知識を正しく理解し，経験知をもったうえで行われる複雑で微妙な臨床判断である。刺激が増えると患者の身体的状態が悪化することがわかっている場合，看護師の臨床判断は知識によって導かれる。たとえば，頭部外傷や心停止の直後(それぞれ局所的あるいは広範囲な脳障害をきたしている)，研究によると，刺激は必要であってもなくても，脳の酸素化を増加させる(Henneman, 1986; Mitchell, 1986)。知識が明確に実践を導いていたり，経験によって科学的な見解を確認するといった病態生理学的な状況では，臨床判断はさほど複雑ではない。

　同様に，看護師は科学的知識と臨床経験から，不要な刺激や長期にわたる刺激，あるいは突然の刺激があると，新生児の状態が悪化することを学んでいる。したがって，新生児を知っていることは，出産直後であればそれほど影響力はないかもしれない。しかし，科学的知識は新生児の神経学的な感受性がいつ低下するのかを臨床家に伝えてくれないため，臨床判断や洞察力が不可欠となる。NICUの熟練看護師である研究助手は，早番で早期産児に対する熟練した臨床ケアを観察した後，次のような観察メモを記している。

　　インタビュアー：この観察の間，NICUの看護師はほとんど手で触れるようなケアをしなかった。そのため，観察したことはわずかであった。しかし，

新生児をそっとしておくこと自体が重要なケアだった。それは不快になるとすぐに落ち着かなくなり，潜在的に非常に不安定で脆い新生児に対する看護師のすぐれたアセスメントを示していた。新生児をそっとしておくことは必要な処置ではあったが，慎重に計画的に行う必要がある。看護師は観察力やモニター装置，似たような新生児を扱った過去の経験を駆使して，新生児の状態とニーズをアセスメントする能力に自信があるように見えた。（観察メモ）

この場面で，成長するにつれて一般的に新生児がどのように反応するのかを知り，このほかの誰でもない特殊な新生児がどのように反応し続けるかを知ることで，看護師はこの新生児が最小限の中断で休息することを求め続けていることを理解する。不安定な神経系疾患の患者をケアしたことのあるクリティカルケア看護師は，同じような，刺激の少ない実践を展開している。以下の臨床での観察では，休み休み安楽ケアを行う技能（工夫）が見られる。

看護師：かなりいろんなことを段階的に行って，患者をあまり興奮させないようにしています……。
インタビュアー：それが，患者の体を半分だけ清拭して戻ってきた理由ですか？
看護師：そうです。患者を少し休ませていたら，理学療法士が入ってきて患者を診ました。だから，もう少し患者を休ませてから残りをします。
インタビュアー：少し清拭して中断することをどこで学んだのですか？
看護師：脳神経系疾患の患者からです。脳神経系疾患の患者の場合，大きな変化にまったく耐えることができません。頭部外傷では，多くの活動が差し障ります。朝来てすぐに体を洗って，体重を測って，いろんなことを一気にやったり，2時間も患者を座らせたりしません。病室に入って少しやったら部屋を出ます。
　たいてい，たくさんのことをすると気管支痙攣を起こしやすいのです……。落ち着かなくなって，チューブによって咳をし始めて，ますます気管支痙攣を起こしてしまいます。だから，1度落ち着かなくなったら中断して，（ナースステーションに）戻ってきて書類仕事を少し片付けて，しばらくたっ

て患者が落ち着いたら，（病室に）行くのです。そうやって，患者の状況に合わせて日中の計画を立てていくのです。

観察メモ：看護師はこの男性をほんのわずかの刺激で清拭しようとしている。再度，彼を清拭したりケアをする際は，モニターや酸素濃度，すべてのポンプを見て，慎重に点滴刺入部に異常がないかどうかを見ている。その間，ずっと患者に話しかけ，何をしているかを伝えている。ガウンを脱がすときも，「ガウンを脱ぎますよ」と患者に話しかけている。また，酸素濃度計を見ながら，患者の手首を支えて腕をそっと持ち上げている。慎重に清拭しようとしている……。

看護師：さあ，きれいになりましょうね。（略）

観察メモ：患者には気管支痙攣があるように見えた。看護師は動作を止めて少し患者に話しかけた。清拭している最中，ベッドの上に湯の入った洗面器を置いて，患者の手を湯につけた。この間，人工呼吸器のアラームが鳴り，彼女はとても上手に体の向きを変えて人工呼吸器を調節する。このバイオダインベッド（患者治療用ベッド）は，時間がくると横にやさしく振動するようになっている。この男性のように肺炎になって血液ガスが激しく変動する患者の場合，このようなベッドの使用をこの病棟の看護師が慎重に決めている。看護師が患者を清拭しながら，腕の関節可動域運動を行う。この患者の医学的状態に関する幅広い専門的な知識とともに，この看護師の基本的看護ケアや入浴，関節可動域運動のすばらしい技能に感銘した。（観察に基づくインタビュー）

刺激と休息は患者の反応によって調整される。清拭している間，看護師は注意深く患者の反応を観察している。看護師が与える刺激は，適度な休息を確保するための別のものとも調整されているのである。

クリティカルケア看護師たちは，バイタルサインを測定するために少なくとも1〜2時間ごとに患者を起こしている問題や，睡眠を妨げることでICUの患者に精神症状をもたらす問題について話し合った。クリティカルケア病棟では，治療が集中することと患者が不安定であることを併せもっているた

め，睡眠や休息を治療中心のシステムに取り入れるのが難しい。ナイチンゲールの教え(Stretkowicz, 1996)によると，睡眠と休息は自己回復と自然治癒のために，体を最良の状態にする身体的回復の要であるという。そのため，クリティカルケア看護師は休息と睡眠に相当するものを提供するために，ケアをひとまとめにしたり時々省略したり，バイタルサインの測定時間を少しずらしたり，ルーチンの処置を後回しにしたりなどの工夫をしているが，ジレンマももたらしている。

> **看護師**：その子を見たとき，何もかもわかりました。彼は十分睡眠がとれなかった人のようにすごく疲れていて，死んでしまうのではないかと思いました。父親が部屋に入るとすぐに，私は簡単な自己紹介をしました。それで私は基本にそって，どのような計画のもとでどんなケアをしようとしているかを父親に話しました。彼は「わかりました」と言って，息子がしっかり眠っていない様子を話し始めました。

看護師は子どもの睡眠を妨げない計画について続けて説明した。ケアは1日24時間行われるので，子どもの昼夜の感覚が混乱し，過剰刺激と睡眠障害によっていわゆるICU症候群が起こるのは当然である。別の看護師の話でも明らかなように，適度な休息と睡眠を可能にするには，計画や積極的な実践，控えめにアセスメントする技能が必要であり，休息を妨げる不要なバイタルサインの測定や治療を行えという社会的な圧力に断固抵抗する姿勢が必要である。

> **看護師**：繰り返して言うと，それは経験から得られることの1つで，このかわいそうな慢性疾患患者にとって一番大切なことは睡眠と休息のサイクルを確保し，少なくとも4時間はそっと寝かせてあげることです。本当は6時間は欲しいのですが(笑)。それから，患者に触れずにアセスメントし，状態の善し悪しを判断できるようになることですね。部屋に入って患者を観察して，呼吸の状態とモニターを見て，皮膚の状態を観察して……。(略)
> このような患者の大半は，これから先6か月も動脈ラインを装着しなければなりません。経験と年数に関係することだと思いますが，「2時間ごとに

チャートに何か書かなくてもいいのよ」と何度言っても，それでもそう考えてしまうことが多いのです。それは誰のためなのか？　2時間ごとにバイタルサインをとるのは誰のためなのか？　私の考えでは，それは患者のために行っているのではないことは確かです。

　NICU 看護師は，刺激や痛みを伴う処置をひとまとめにして，不快や刺激を与える時間を控え，患児が休めるようにしている。看護師は，新生児をあまり驚かせないでやさしく身体的処置を行う方法を学ばなくてはならない。

　看護師：私たちはリズムをつけて，赤ちゃんに手をかけっぱなしにしないよう努力しています。言い換えると，赤ちゃんによっても異なりますが，たとえば1時間ごと，2時間ごと，3時間ごとに，必要な処置を全部して，赤ちゃんから手を離し，赤ちゃんを休ませたり眠らせたりするのです。医師の診察，人工呼吸療法と血液ガス検査のタイミングの調整にも努めています。赤ちゃんをケアする人は全員，赤ちゃんが15分ごとに起こされることのないよう調整に努めています。（観察に基づくインタビュー）

　この看護師の効果的な実践と安楽についての考えは，自分の看護実践をチーム（の実践）に調整させることにまで発展している。このようなケアの調整には計画性と判断力，すぐれた手技が必要である。

　看護師：午後7時頃かなりよい結果を携えて，患者はアンギオからCCUに戻ってきました。患者は疲れ果てていたので，楽にして十分眠れるようにしました。患者は鼠径部からの滲出液があったので砂嚢で圧迫し仰臥位で寝ていましたが，砂嚢を外して圧迫包帯を巻きました。それから，体の向きを変えて姿勢を直しました……そして，わずかな量のモルヒネで鼠径部の痛みが軽減されること，一緒に睡眠薬も投与すること，その2種類の薬の組み合わせがたいてい効果的であることを話しました。さらに，夜は十分休むことができるが，朝には薬が残らずに目が覚めることも伝えました。それから，薬の組み合わせに何か異論はないか確認しました。患者に選択肢を提供しました。

前述の2つの話は，高度医療技術のなかで安楽の方法をもたらすには，技能と思いやりがいかに必要であるかを示している。3つの話では，休息と鎮静を計画的にとることに対する患者の期待と同意を得る一方で，安楽の方法を組み込んでいる。痛みに対処し休息が提供できるか否かは，看護師が患者の疲労を認識するかどうかにかかっている。なぜなら，このような状況では多くの場合，患者は休息が必要なことを訴えられないからである。

　クリティカルケアの現場では，静かな環境を作ろうという努力が，明かりや騒音，集中的な治療と相反する。小児ICU看護師が刺激を抑えるやり方について述べている。

> **看護師**：私のやり方は，ケアをまとめて行い，患者を静かな環境におくことでした。その子はとても静かな音楽テープをもっていたので，それをかけてあげました。そして，幼い頃にもぐり込んだテントのように，ベビーベッドのてっぺんまで毛布を引っ張り上げました（笑）。なのに，その子は目を覚ましてテントの中で座ったのです！　鎮静薬を使いましたが，興奮しやすい状態だったので，濡れたおむつで目を覚ましました。そうなると，たとえ鎮静薬を投与していても，おむつを換えると，もう絶対落ち着くことはなくなるみたいなのです。だから，ケアをまとめて行うことは本当に重要なのです。昨夜40℃まで発熱したため，血液培養が必要になりました。あの子は本当に厄介でした。（採血するのに）1時間以上かかりました……。昨夜，検査室で何があったのか知りませんが，送った血液のサンプルが1つ溶血したようです。それで昼間，低カリウム血症だったので，採血しないといけなくなったのです。そのときはもうカリウムを補っていました。ですから，どうなっているかを知る必要があったのです。もう1回送らないといけないのは確かでした。それで，いったい何の検査が必要で何の検査が必要でないのかを判断しようとしました。それで聞いてみたら，やっぱりカリウム値を調べるためには再び採血が必要だとわかりました。それから，ここで何ができるかについて，ほかの看護師と話しました。私たちはその子に対する看護ケアをどうやってまとめることができるのかと。

　主な方法は，睡眠を中断させないように看護ケアをまとめて，必要な処置

だけ行うことにして,できるだけ昼夜の区別を正常にし,タイミングを考えて鎮静をすることである。

> **看護師**:2回目の心臓の手術を受ける子どもがいました。ダウン症児でした。ダウン症児の多くは,なだめるのがとにかく難しいのです……。心臓や呼吸器の合併症があるともっと難しくなります。2週間前,私はその子を担当しました。その子はとても興奮していて,しっかりと鎮静しなくてはなりませんでした。そうしないと,気管チューブを引き抜くからです。今はそんなに興奮していません。目が覚めています。今晩から昼夜の感覚を取り戻すように働きかけます。夜に抱水クロラール(鎮静薬)を与えて,昼間は与えずにサポートサービスに入ってもらい,一緒に遊んで刺激してもらい覚醒させておきます。

休息と睡眠をとらせようとしたほかの例と同様に,これも当たり前の健康源(休息と睡眠)が重要であることを示している(Bruyna, 1981; Daiss, Bertelson & Benjamin, 1986)。病院という場所は騒音と美しくないデザインというのが相場である。快適でない,配慮に欠けた環境を人間味のあるものにしようとする努力は,インタビュー全体にわたってみられたテーマである。

刺激を抑えようとする努力とは対照的に,患者の疾患とクリティカルケア病棟との組み合わせは,患者の世界に混乱を招いている。施設化(institutionalization; Goffman, 1961)という現象は,クリティカルケアの現場で特に多い。患者の世界はほとんど特殊なベッドに圧縮されてしまう。患者の配置を変えて視界を変化させることで,患者の見方を広げて,可能性や将来に対する期待を高める例が多くある。

> **高度実践看護師**:この患者には大きな心筋梗塞がありました。心臓手術を受け,今は人工呼吸器を装着していて,長期にわたり離脱できません。この患者はいわゆるICU症候群をきたしていて多くの問題を抱えていました。そこで私はある提案をしました。それは患者を病棟の外に連れ出して,車椅子で廊下を散歩することです。患者は元警察官で,術後はかなり意気消沈していました。担当看護師は,私が正気でないと思ったようだったので,「連れ

出せるわ。できるのよ」と言いました。担当看護師は「できないわよ。人工呼吸器を装着していて，経管栄養もしているのですよ。そんなの全部抱えて散歩をするわけ？」と言いました。簡単なことではありませんが，単純なことでした。何人かに手伝ってもらって，患者を大きな高齢者用車椅子に乗せて，4人で廊下へ連れて行っただけです。最初は患者と一緒にそこにしばらくいましたが，そのうち人を呼んで，手伝ってもらって連れて帰りました。それがよかったようで，2週間あまり病棟にいる間に，患者は6，7回ほど廊下へ行きました。この患者はとてもいい例ですよ……看護師が患者になんとか経験してもらうために自分たちにできることについて，違った見方ができるようになったわけですから。

これは，患者の体位や視野を変えることでうまく患者の世界を広げることができたよい例である。専門的な設備が整っていて明るい光に照らされる部屋で感覚が遮断されると，快適でなじみのある世界から閉ざされてしまう。しかし，部屋から出て廊下へ行くような実践にはタイミングが必要である。時々部屋から外に出て安全に戻ってくることは，患者に「移動」できるということを伝える象徴的な刺激となる (Holden, 1992)。これにより方角や前進の感覚も与えられる。

■先端医療の環境をやわらげること

クリティカルケア病棟は，環境の美しさはあまり考慮されず，手術室と同じように設計されている。過剰な刺激やサーカディアンリズムの変調，騒音によるいらだちや疲労，不安という状態からICU症候群まで，クリティカルケア病棟の環境的な問題に関する研究は数多くある。しかし，クリティカルケア病棟での観察は，いずれも医療機器や処置が中心であった (Koenig, 1988)。医療機器や処置によって生じる絶え間ないわずらわしさに加えて，すぐ横の患者が蘇生の必要な状態になるかもしれず，不安や悲しみを生じることもある。小児病棟では，ほかの子どもが泣くことで睡眠が障害される。休息と睡眠と安楽をもたらすことは，環境的な課題である。そこで，看護師は多くの好ましくない環境に対して，患者のベッドサイドで騒音や明かり，

気分に与える影響を調整しようと努力している (Thollaug, 1991)。

　今回の観察で目にしたどのケア実践でも，看護師は適切とは言いがたい環境で働いていた。苦しんでいる患者や瀕死の患者に，比較的静かな部屋を準備することは，看護師にとって思いきりが必要な行為である。

　次の例にこのような苦労が表れている。

> 看護師：1日中，その子は自分がどんなに疲れているか訴え続けていました。「すごく眠いんだけど，ここはうるさくって眠れないよ。静かな部屋はないの？」と。患者の部屋はいつも騒々しかったのです……。患者がすごく眠たがっていたので，これはよくないと思いました。患者は丸2日満足に眠っていませんでした。主任看護師に相談しましたが，主任は人手を理由にそれを望みませんでした……。そこで，私は「じゃあ，一緒に子どもたちを動かしましょう」と言い……患者のために提案して，ついにそうすることができたのです。

　これは効率優先のために安らぎや親しみ，美的感覚，静寂を考慮しない環境のなかでは，まさにささやかな実践である。慢性重症患者のために個室を確保することは，患者の健康と回復のためにきわめて重要である。

> 看護師：私たちは患者の気分をよくし，ご主人との空間を作ろうといつも何かしていました……。個室で家族との時間をきちんともったほうがよいと思ったので，患者を個室に移しました。回復していたかどうかはわかりませんが，それが患者を移動させた理由ではありません。写真を出して部屋中に掛けました。壁に掛かった写真を見ようとみんなが部屋の入り口で立ち止まるのです。患者とご主人の写真を周りにおいて，患者が目を開けるとそれらが見えるように努めました。ご主人は一緒にベッドに座って，患者を抱きしめるようにしました。こんなふうに，いろいろなことをしたのです。その部屋をまるで患者の部屋のようにして，そんなケアに多くの時間を費やしました。患者に話しかけました。それは大事なことでした。
> インタビュアー：あなたはとてもやさしい声をしていますね。きっと私にも効果があると思います。

患者にもっとなじみのある安全な世界を再び作ってもらうために，病室の環境を個別化している。上の話では，看護師が患者の周りの小さなICU空間で環境をいかにうまく整えていたかがよくわかる。ベッドや椅子，テーブル，付帯設備，明かりの使用を整備することや可能な限り音を抑えること，患者の病室への出入りや人の往来を調整することはいずれも，直接関係する環境のなかで患者を落ち着かせる効果がある。このように患者の身近な環境をやわらげ家庭的にするという技能が，患者を落ち着かせるよりも，技術を効果的に使うために設計されたクリティカルケアの現場で認められたのである。

もっともなことだが，親は自分の赤ん坊が泣くのは見たくないので，看護師が泣いている自分たちの子どもよりも先にほかの赤ん坊をチェックすると，冷淡で無関心であると解釈してしまう。基本的なケア，すなわち安楽に関することと，特に子どもが泣いているのに自ら手を出さないでいると，患者の家族が怒ってしまうということがよくある。怒った親が自暴自棄になって，子どもに必要と思われるケアをしてもらおうとして暴力的な行為に出ることはおおいにありうる。次の例は，怒っている父親に対応するためにクニカルリーダー(臨床指導者)が呼ばれたときのものである。薬物離脱症状があるので子どもを母親のためのmethadone出生前プログラムから高レベルのケア病棟へ転棟させる必要があると小児科医が説明したときに，この父親の怒りと恐怖がエスカレートした。看護師のルイジーナ・マニスカルコは賢明にも，父親と同調して彼の怒りの増強を回避している。

> **看護師**：小児科医の1人から電話がかかってきて，たった今，患者(赤ちゃん)の父親と口げんかをしたと知らせてきました。スタッフ看護師の1人がその小児科医に，その父親は乱暴なので対応してくれる誰か別の人物が必要だと提案したのです。私はその週末のクリニカルリーダーだったので，その"誰か"というのは私のことでした。その小児科医によれば，赤ちゃんの症状からみてレベルⅡの新生児室に移したほうがよいことを伝え，またフェノバルビタールの投与を始めると伝えたところ，その父親は口汚い態度をとったということでした。私は，息子の乳児用ベッドから離れようとしない父親に会うために新生児室へ駆け込みました。"レオ(父親)"は「息子を担当し

ている今の医師は気に入らないので，別の小児科医を見つけるつもりだ」と私に言いました。

　私は静かに彼の近くに寄って，息子さんが受けているケアで何か困ったことがあるか尋ねました。父親は大声で抗議し始めました。彼によると，「新生児室の看護師の多くが，泣いている赤ちゃんを無視している」とのことでした。そこでもう少し詳しく話してくれるように頼んだところ，「様子をじっと見ていたが，看護師のほうも見られているのはわかっているようだった」と彼は言いました。そして，「私の息子が泣いているのに，看護師たちは故意に息子を無視した」と主張しました。看護師たちは「ほかの赤ちゃんのところへ行って，息子のそばを通り過ぎた」と言うのです。"これは容認できない"と思い，息子をその新生児室に預けておくのを"拒否した"のだと言いました。彼は「子どもを母親の部屋でずっと過ごさせたい（母児同室）。あそこなら息子の様子が見られるから」と言いました。私はレオの目を見て，外から新生児室を眺めるのはいいけれど，泣いている子どもたちのケアをしている看護師のことを誤解していると伝えました。そして，泣いている子どもが全員，優先的に世話をしてもらうわけではないと言いました。私が望んだことは，看護師にとってはどの子も等しく大切であることをレオに知ってもらうことです。私は意識的にアイコンタクトを保ち，黙っていました。彼に同意を示すことで，彼が落ち着いてくれることを願ったのです。彼は私の説明を受け入れていないようでした。大声を出し，左手の人差し指を立てて私の肩を指差し，まるで自分の主張はすべて正しいとでもいうように，右手は（腰につけて）こぶしを握っていました。私たちの間には乳児用ベッドしかありませんでした。レオの後ろにいた新生児室の同僚が，私が警備員に知らせてほしいと思っていないかを知ろうと，私のほうをじっと見つめていました。この時点では，私は警備員の加勢は必要ないと思っていました。穏やかに話しかけてアイコンタクトを保てば，レオは落ち着くだろうと思いました。レオの声が大きくなればなるほど，私は声の調子をさらにやわらげるようにしました。何か特別に困ったことがあるのか，私はもう1度，レオに尋ねました。レオは，どうしてそれほど困ったのか，またどうして小児科医に代わってほしかったのかを話し始めました。

　レオの大事な人，すなわち息子の母親はmethadone治療のコースを受

けており，妊娠中ずっとmethadoneの投与量が増えていました（彼女の与薬記録より）。帝王切開で出産したとき，95mgのmethadoneが1日2回投与されていました。レオによると，いろいろ調べたところ，methadoneの代謝は個々の患者によって異なり，特に乳児は代謝が異なるので，息子には離脱症状がみられないのかもしれないとのことでした。また，小児科医から息子は"神経質で落ち着かない"と言われたけれども，レオは息子のそのような様子は見たことがないと言いました。

　私は手始めに，先を見越して子どものケアをしてみたらどうかと勧めてみました。その子の父親なのだから，子どもの行動についてどのような予測ができるのかを知っておいたほうがよいと話しました。また，レオがmethadoneの乳児への影響を調べたことはよいことだとも言いました。それから私はレオに，「私はこの種の仕事，つまり赤ちゃんとmethadone治療を受けているお母さんの赤ちゃんを相手に17年仕事をしているけれど，私の経験と，それから私が見てきたことからすると，妊娠中にmethadone治療を受けた母親から生まれた子どもは離脱の徴候を示します。そしてそれらの子どもたちはレベルⅡの新生児室で過ごします。ですからあなたの息子は母親の退院日に一緒に退院して家に戻ることはないのです」と伝えました。

　私が"離脱"という言葉を使ったため，レオは少し混乱したような顔つきをしました。私は噛み砕いて説明しました。小児科医と看護スタッフは，彼の子どもが"まるでガラガラを振るように腕と脚を振る"様子がないか気をつけて見ていると。目を覚ましたばかりのときにびっくり反応はみられるにしても，このような動きは，乳児がするような体の揺すり方ではありません。それから落ち着きのない泣き方に気をつけて見ていることを説明しました。授乳しても，おむつを替えても，毛布でくるんでも，静かに話しかけても泣くのをやめない場合です。小児科医や看護師の目には，この種の行動は離脱の徴候を示していると見えます。私はレオに，彼は小児科医を替えてほしいと言っているけれど，今のところ私は記録にある医師の指示を実施しなければならないことを説明しました。レオと私は数時間，一緒に過ごしましたが，私はアイコンタクトを保ち，穏やかに話し続けました。レオは初めのうちは大声を出して左手の人差し指を私に向けていましたが，一緒に過ごすうちに，私と一緒にいて私の説明を聞くことで緊張がとけてきたようでし

た。今では私を指差すことはなくなり，話し方もやわらかになりました。彼はそれでも私の視線を避けようとしていましたが，私はアイコンタクトを根気強く続けました。

　レオの子どもがレベルⅡの新生児室に移されることを私は知っていました。私は新生児科医と話をして，子どもの転棟がありうることを知らせ，トムのことを詳しく説明しました。小児科医とレオとの関係について話しました（私は小児科医とレオをのけ者にしたくなかったのです）。それから，レオは自分がmethadoneからの離脱についてよく知っていると思っていること，あらゆる状況を自分でコントロールしなければ気がすまないこと（これは私の印象にすぎませんが）を新生児科医に知らせました。

　私はレオに，レベルⅡの新生児室に行き，子どもが過ごすことになる場所を目で見て知って，新生児科医と話してみてはどうかと言ってみました。レオはレベルⅡの新生児室に入った途端，大声を出し，スタッフに向かって口汚く罵りました。彼は背中をまっすぐ伸ばして立っており，彼はこの病棟の中で自制心を失っているという感じが明らかでした。彼は大声でしゃべり，右手はこぶしを握り，左手の人差し指を立てて指差していました。「子どもに離脱症状が出始めても，フェノバルビタールを飲ませたくない」と。「それはおかしな話ですね。フェノバルビタールならばお子さんは家へ帰れますよ。新生児用のモルヒネから始めた場合は入院したままになりますが」と新生児科医は言いました（私の印象からすると，レオはこれから行われることを一方的に通告されたので，攻撃的に反応したのだと思います。また，フェノバルビタールの目的と離脱症状を示す乳児のことを誤解していたからだと思います）。私はそこで，レオをわきへ連れ出して穏やかに話しました。「あなたに嘘をつく理由は，私にはありません。私たちはあなたの赤ちゃんに最善のケアを提供して，methadone曝露からできるだけ早く回復できるようにするつもりです」と。レオは私の目を見て言いました。「問題ないと思います。うまくやっていけます。だから私たちは大丈夫です」。その言葉は，レオが私の説明に気をとりなおしたと理解しました。また，私の同僚からは，こんな話を聞きました。レオは人差し指と中指を交差させて「私とジーナは友達だよ」と言ったとのことでした。これは私にとっては意外でした。レオと私はかけ離れていると思っていましたから。

私はその週末のクリニカルリーダーだったので，母親が退院したときはそこにいなかったのですが，母親は月曜日（帝王切開の4日後）に退院し，赤ちゃんはレベルⅡの新生児室をその週の木曜日（生後7日目）に退院したと聞きました。私の知る限りでは，レオに関してそれ以上の問題は何もありませんでした。

　ルイジーナ・マニスカルコ看護師は，レオに同調して彼の心配事に注意深く耳を傾けている。彼女は子どもが泣くことに対するレオの悩みを聞き，理解を示した。レオは自分が調べた結果，子どもにはmethadoneの離脱症状はないと思っていた。マニスカルコ看護師は彼に，子どもの離脱の徴候と，提示された治療法を理解する方策を示している。そして彼の知識と恐怖心を認め尊重している。そして，無秩序で一見冷淡に見える環境に対する，彼の見方や解釈を知ろうとしている。彼女はレオの知識を認め，それを基本に排除するのではなく広げようとした。これとは対照的に，患者や家族の怒りに反応して状況が力関係の議論に狭められると，その状況は多くの場合エスカレートしてしまう。父親の見方を理解し認めることで，コミュニケーションが開け，父親の不安は子どもにとって何が一番なのかの問題に転換することになった。患者が受けているケアの効果と質に対する患者や家族の不安に同調することで，怒りの場面を鎮めている看護師の事例は数多くある。看護師や医師の行動の裏にある理由や目的を家族が理解できるようになるまでは，家族が怖がったり，環境の安全性を信じないのはもっともなことである。

　父親の行動に対して"非効果的コーピング""難しい，理不尽な"親というレッテルを貼ることもできようが，父親が実際に何に"対処"しているのかをルイジーナ・マニスカルコ看護師が理解した後は，子どもが泣いているのに看護師が無関心に見えること，そして子どもが離脱症状を示していることを信じようとせずに子どもを鎮めようという非現実的な要望，彼の恐怖心や怒りは理解できるものになり，子どもに提供されているケアのコーチングや説明にも従うようになった。

　安楽がもたらす治癒力を見逃すことは，看護師の援助の仕事の見えにくさと評価の低さから生じる問題の1つである。ケアが治療と同じくらい欠くことのできないものと評価されれば，クリティカルケアの場の設計は劇的に変

化するだろう。また，患者の部屋は治療のためにも安楽のためにも設計されるだろう。心地よい環境の重要性や家族による安楽ケアの力など，先端技術による治療を安全で人間味のあるものにするための看護師の努力に目をつぶってきたことは大きな損失であった。

観察と質問のためだけにクリティカルケアの現場に入った研究者（インタビュアー）には，医療機器類の騒音，患者のうめき声や家族の叫び声，さまざまな器具や物品，医療者同士の会話，人工呼吸器やモニターの音やアラームが，まるで暴力のようにあらゆる感覚に響いてきた。実際，録音したテープの声がたびたび騒音で聞こえなくなった。クリティカルケアの場は，休息や安楽のためには設計されていない。そのため基本的な人間のニーズを満たす患者の部屋を設計するという課題が残されている。

■でしゃばらずに応じること

心地よくしたり元気にしたり，保護したりするようなケアをするには，関わりの技能が研ぎ澄まされているかどうかにかかっている。それによって，患者と家族は与えられた空間で自分たちなりの安楽を追求することができる。患者との距離を適当に保ち，必要かつ十分に患者の世話をすることは，安楽の方法を知るうえで非常に重要なことである。

> **看護師**：私はたいてい病室の外にいましたが，様子を見たり，患者に触れたり，額に濡れたタオルをあてるとき，中に入りました。患者はご主人以外の家族にも入ってきてほしかったけど，長居はしてほしくなかったみたいです。だから，彼らを病室から連れ出して，あまり長居はしないでとお願いしました。患者はこのときにご主人と2人きりで過ごしたかったのですから。夫以外の家族が病室に入ってみると，それは正しい助言だったと思えました。家族はすぐには病室を出ないで，長い間いました。だけどとうとうみんな部屋から出て，ご主人と患者だけになりました。その後，家族は戻ってきて，廊下をうろうろしていました。私はいつも患者が見えるところ，ご主人の声が聞こえるところにいました。出たり入ったりして……。患者にはたくさんサポートがありましたが，ご主人と2人きりになりたがっていました

から，ほかの人たちは後ろのほうに座ってずっと静かにしていただけでした。患者が亡くなるまで……。できるなら，ここでもこういうことがしたいのです。私にとっては大切なことですから。規則などと同じで大事なのです。すべて大事なのです。うまく説明できませんが。患者は，私がいつもベッドサイドにいることを望んだのではなく，必要なときに必要なことがかなえられることを喜んでいました。

インタビュアー：おせっかいなのか，役に立つのかという境界線を知るのは，難しい臨床判断ですね。

看護師：邪魔だから部屋から出ていたほうがいいなと思うときがあります。そんなときはできるだけ遠くに離れます。たいていカーテンのすぐ外にいます。けれど，患者が大丈夫かどうか確認するときだけ中に入ります。完全に1人にすることはありません。そうしたほうがいいと思うときでも，そうはしません。状態を見なくてはならないときがあるけど，その場合には十分な時間をとります。アラームが鳴りそうじゃないか，ぞっとするようなことがないかを確認するのです。安楽にしてあげようというちょっとしたことなのです。

この意味では，安楽は不慣れな環境からくる不安をやわらげ，喪失への恐怖を拭い去ろうとするものである。人間を，感覚をもった生きた社会的存在として表現する言語をあまりもたない文化では，身体的ケアは文化的に容認された看護師の仕事とされている。身体的ケアには対立関係やタブー，地位などの問題をはらんでいる。デカルト主義者は体を精神にコントロールされているものと考えているので，依存状態になることを恐れる(Benner & Wrubel, 1989)。私たち人間の脆弱性はその体の中にあり，不確実性や危険性，脆弱性を支配しようとする文化では，コントロールされないよう教育される。性欲や欲望，親密さは体で表現されている。Foucault(1973)によれば，私たち人間の力とコントロールについてのディスクール(語り)は，姿勢やしぐさ，表現や物理的な距離に支配されたり，従属したりしていることを，直接的かつ瞬間的に理解して生きている体に内在しているという。体は社会化され，社会的に性別が決められている。願望や有能さ，力強さや喜びと同様に，傷つきやすさも弱々しさも苦悩も，すべて統合されて体全体で感じる。

究極的には，他者に対する倫理的な態度は物理的な距離ややさしさ，身振り，粗々しい態度，注意深さ，慎重さ，不注意といった態度のなかに現れる。でしゃばらずに対応するには，看護師は患者の反応を判断し，引き下がることも受け入れなければならない。それは，Bennerらの文献(2009, pp.317-318)から引用した次の例で示されているように，微妙なことであり，また関わる際には慎重さが必要である。

> **看護師**：患者は，私がいなくなったら落ち着き始めたようです。自分に言い聞かせました。「いいのよ。落ち着いて。あの患者は私と話したくなかっただけなのよ。ちょっとしゃべりすぎたみたいね」。
> **インタビュアー**：患者は，ちょっと引いているようでしたね。それであなたは……そう思ったのですね。
> **看護師**：ええ，あまり関係のない看護師がたくさん出入りして，患者に声をかけたのです。担当看護師たちとはきちんとやっていました。誰かと4時間も一緒にいたみたいです。だから私と話をする元気はなかったのでしょう。それでいいのですよ。

　この大卒の新人看護師は，ずっと意識のない患者のケアをしていたので，話のできる患者のケアを楽しみにしていた。彼女は自分の経験的な学びについて話し，患者の反応を見て，患者にこれ以上消耗させてはならず，自分は引っ込むべきだと考え，そうすることによって患者との関係を修正した。この新人看護師は，タイミングも調子も合わせることを学んでいる。患者に身近なことやユーモアを交えて話すことは，待ち時間の間なら患者にとって気晴らしになるが，考慮して行う必要がある。

■鎮痛・鎮静薬の使用や緩和ケアの手段について倫理的な側面を考慮すること

　痛みや不安の治療薬は，薬の投与とともに安心させること，看護師がそばにいること，そしてそれ以外の安楽の方法を行うことで最も大きな効果を発揮する。痛みをやわらげることは道義的な義務である。鎮痛薬の投与は少な

すぎても多すぎても倫理上かつ臨床上問題である。基本的な安楽の方法を実施せずに鎮痛薬や鎮静薬を使用すると，薬の効果が減り，患者の全体的な健康を無視することになる。安楽の方法は患者が鎮痛薬から離脱することを助ける。意識レベルや可動性が低下すると，患者の脆弱性が増すため，患者の安全と健康にもっと注意する必要が出てくる。

次は，救急部の看護師が事故にあった若い男性について述べたものである。ここには，倫理的・臨床的判断がどういうものかが示されている。

> **看護師**：患者は家の窓枠にペンキを塗っていて転落し，途中，木にひっかかって落ちたのです。彼に「木の枝を食べようとしたみたいですね。だって，口の傷がここまで裂けているのですから（自分の口から頬までを指でなぞるようにする）」と言いました。患者は20歳代の若い男性で，ひどいけがをしていて，気持ちの上では自分の傷のことやいろいろなことを悩んでいたと思います。だけど，そのことに少し触れてみるのです。「神経系のお薬を少し投与します。それで落ち着きますから。それから消毒をします。ちゃんと消毒しておけば，後になってあなたの口から木がはえてくることはないでしょうから」。もちろん木の枝のことですが……いくぶん不安がやわらいで，彼は話し出しました……。「昨日の夜はお酒を飲んでいて，今朝は何も食べていなかったんだ」と。「そうね，そういうバカなことをしちゃうんですよね……。何も食べないで屋根にのぼると決めたら，その前の晩は飲んだらだめですよ」と私は言いました。つまり，自分の愚かさを自分で言わせて，笑わせたという感じです。そして，「まあ，そうね。世の中でいつも最善の判断力を駆使するってわけにはいかないですよね。あなたはいいわよ，家に帰れるのですから」と言ってみます。私の台詞は「あなたは大丈夫よ。すぐに家に帰れるわよ。これもいい経験のうちよ。だけどすぐにまた屋根にのぼっちゃだめよ」でした。
>
> **インタビュアー**：あなたのしたことで彼は何か気づきましたか？
>
> **看護師**：確か，数分ほど彼のそばにいました。モルヒネを投与したり，彼のそばから離れたりはしませんでした。このとき，彼にミダゾラムを投与していることを話しました。それから，モルヒネを投与するつもりでしたが，静脈注射したところが炎症を起こしていたし，患者も（今回は）ひりひりすると

訴えなかったので，前と同じ量を投与するつもりはありませんでした。初めにミダゾラムを投与したのですが，それで，モルヒネを投与する前に患者は少しぼんやりとしていて，かなり（薬が）効きました。そして気持ちが落ち着いて，不安が緩和されました。彼は何も言いませんでしたが，顔がしびれ，縫い目が不安だったようでした。彼は20歳代でしたから。もちろん10歳代より傷口が気にならないというわけではないですが。不安を緩和するために，患者にミダゾラムをよく使いますが，それについて考えます。ほとんど記憶に残らないので，こう説明しています。「これはよく効きますよ。そんなに悪い感じはしませんよ」と。彼が落ち着くまで様子がわかりませんでしたが，傷跡がどうなったかは見ました。だいぶよくなっていましたよ。

　この関わりではたくさんの人間的な接触が見られる。看護師は患者の転落と後悔についての情報を集め，現在の患者の不安を受け止めている。疼痛と不安の治療薬のほかに，彼女はそばにいてユーモアと励ましを交えた会話で彼の気持ちを楽にしている。彼女は人間としての安楽ケアをせずに，ただ薬を投与するということはしなかったことを誇りに思っている。

　彼女は身体的・精神的な安楽の働きかけをせずに，あるいはその代わりとして，薬を使って安楽にさせようという誘惑があることを認めている。薬物による手段は通常の安楽ケアの補助的なものであり，それに取って代わるものではない。熟練看護師は，このことを「健全な考えに対する倫理的な違反」と呼んでいる。

　次の話は，Bennerらの文献でも引用されているが(2009, p.216)，看護師同士で意見を交わしているので，流動的で生き生きとしている。ここから，熟練看護師の間で倫理と実践がとりくまれ，共有されていることがわかる。

看護師1：時々手を煩わされたくないので，鎮静薬で眠らせてしまうことがあります。子どもが騒ぎ出しているから，モルヒネやペントバルビタールを打つというのは，状況へのひどい対応だと思います。その子のおむつを替えてあげるのではなく……。

看護師2：でもそういうことは結構ありますね。

看護師1：あるいはカバーをかけたり，腹ばいにさせたり……。

看護師3：あるいは1人にしておくことだってあります。子どもたちは20分間もギャーギャー騒ぐこともありますから。

看護師2：そういうときは，癲癇も起こされますからね。

看護師1：そうよね。1人にしておけばいいのです。

看護師2：この子は顔色が悪くなかったわ。何も起こってなかったの。ただ興奮していただけ。自己抜管したりチューブを引き抜いたりしてほしくありませんが，そうしないなら癲癇を放っておいても大丈夫です。子どもたちを麻酔薬やバルビツール酸系薬剤から離脱させることを忘れているのですから，悪い面ですね。(チューブを)引き抜き，治療を中断される前に，鎮静薬を処方しておこうとするのですよ。それで子どもを落ち着かせるためにこう言うのです。「この子はどうしたの？」「手に負えないわ」「与薬中止なんて聞いてないわよね？」(笑)。

看護師3：本当にこれには悩まされます。ほとんどの場合，誰も安楽の方法を試さないのです。鎮静薬を使うのが少し早すぎたり，子どもたちに静脈注射を行うときのように基本的なことをしたりしないのです。子どもの上に注射をポンと置いて，手足をつかんで刺すのです。だから子どもは挿管されていても泣き叫びます。でも，赤ちゃんの準備を整えて気持ちを楽にしてあげるためにできることはあります。赤ちゃんなら何かを吸わせるとか。そして最初に刺すとき暴れないようにしっかりくるんであげるのです。彼らががんばれば，うまくいきます。みんなが，ええっと，この子はひどい酸素不足になってるから，スパゲッティラインが必要だわ，なんて言うものですから，私は頭がおかしくなっちゃいそうです(笑)。

看護師1：どういうこと？

看護師3：この子をそんな状態にさせなくて済んだのですよ。もう少しゆっくりやってあげて準備さえしていたら，子どもはがんばったはずなのです。本当に頭が痛いです。みんな安楽の方法を本当に考えてくれないのですから。

看護師1：それは時間がかかりますね。それ以前に視野が狭いですね。ほかでもない子どもをもっと重視する必要があります。静注しか頭にないのですから。

看護師3：静注をするときにそういう方法をとる人がいる限り，そこで影響を受ける人がいるんです。

看護師1：そういうことですね。
看護師3：始める前に赤ちゃんをくるんで，おしゃぶりをあげるということはまったくやっていないわ。全然。
インタビュアー：なぜですか？
看護師3：わかりません。重要なこととは思っていないからでしょう。子どもが泣きそうでも何もしてあげられないと思って，それで終わらせてしまうのです。まさにそうです。「これをやって，片づけてしまいましょう」と。
看護師1：できるだけさっさとやって，片づけなさいってね。
インタビュアー：鎮静と安楽の方法について，どのように考えますか？
看護師3：そうですねぇ，ほとんど24時間ぶっ通しで鎮静させられる子どももいます。何回も針を刺されて，緑の服を着た人が近づいてくるとすぐに泣き出す子どもは，たいてい24時間鎮静させられています。でも，私は必ず最初にほかのことをしてみます。患者がそのような行動に出て，本当に鎮静させる必要が出てくるまで，誰かが「この子には鎮静が必要で，本人も薬を欲しがっているわよ」と言っても，私は絶対に信じません。
看護師1：あなたは，いつも1度は試していますよね。
看護師3：(すぐに薬を使う看護師なんて)そんな人たち，信じません。まあ，そんなこと言うと担当看護師はすごく嫌がります。彼女たちは，「この子のことをよく知っているのは私です。これと，これと，これが必要なのですよ」と言いますが，担当がいなければこっちのものです。まずは安楽ケアです。

器械や器具を用いる実践とそれを使わない安楽の方法の可能性には明らかに対立が存在する。上記の看護師たちは，些細な技術よりも先に器械や器具を使う技術を習得しようとする新人の狭い視野について言及している。そのため，多くの点で，患者の反応を見ながら安楽を提供することを習得しにくくなっている。この対話は，安楽によって人間味のあるつながりを維持するための倫理的な対話ととらえることができる。回復するために，乳児や子どもは鎮静・鎮痛薬から離脱しなくてはならない。そして，「最初に安楽な方法を試みる」という方向性は，可能な限り最初の段階で思い起こすべきものである。

患者の身体的ニードや情緒状態に合わせても調整されるが，患者の反応に応じた安楽方法は，実践のなかで最もよく学習される。前記の看護師たちが指摘しているように，痛みを伴う処置は熟練看護師に倫理的な要求を課す。これはごくありふれた日常的な処置の場合でも同じことである。患者を尊重しているという態度や同情心は，患者の緊張を鎮め緩和することができるので，痛みが不当な恐怖になったり面識のない人によって増強されることはない。しかし，それを伝えるには時間がかかる。

搬送看護師 (transport nurse) のサンドラ・ケネディは，熟練看護師が強く信奉し擁護しているケアと安楽の倫理を具体的に表現している。彼女は何人もの臨床家がうまくできなかった静注を開始するいわば"最後の切り札"の役割をしばしば引き受けている。

> **看護師**：静注や採血の際の針刺しは，おそらく小児科の患者が味わう，最も記憶に残る嫌な経験の1つでしょう。（静注の開始は）大きな責任が伴うと思います。……刺すという物理的な処置に加えて，感情的な側面もあります。子どもにとってはとても外傷体験になりやすい時期があります。子どもの反応は発達段階によって異なりますが，あらゆる処置が恐怖となります。私にはこのようなときに，ストレスや痛みの記憶をできるだけ少なくして子どもを援助する責任があります。幼児ならば慰めになる物をもたせるとか，10歳代の子どもならば気分転換のためにジョークを言うなどの手段をとります。子どもは一人ひとり違うので，それぞれ独自のニードと恐怖をもつ，かけがえのない個人として接する必要があります。
>
> 　1つの例として，救急病棟へ入院以来，少なくとも4回注射を受けた子どもがいました。その子の病室へ入ったところ，やせた，虚弱そうに見える3歳の子どもを母親が膝の上で抱きしめていました。私は自己紹介をし，母親や救急病棟の看護師のジェインと話したところ，止血帯の使用に関係なく静注がすべてうまくいかなかったとのことでした……私は椅子を母親の椅子のそばに引き寄せ，レイチェルの腕と足を調べました。子どもは母親にすり寄っていました。できることならば，痛みを伴う処置の間，親御さんには子どものベッドのそばに付き添ってほしいと思います。レイチェルはとてもやせていて，静脈が何本も浮き出て見えました。私は母親とレイチェルに処置

について説明し，止血帯は使わず手の静脈に針を刺しました。歩ける子どもではできるだけ体を動かせたいので，足の静脈は避けるようにしています。レイチェルは泣き出しましたが，針に抵抗はしませんでした。でもうまく刺すことはできませんでした。私はとてもがっかりし，あきらめの表情が部屋の中に広がっていました。別の人もやってみましたが，だめでした。レイチェルは検査のための採血と静注の経路を取る必要がありました。足に手ごろな静脈がありました。母親はこの部屋の中でただ1人，子どもに痛いことをしない人物だったので，私はレイチェルを母親から離したくありませんでした。私はレイチェルと同じ高さになるために床に座り，ぶら下がった足を膝の上に置き，針を刺すために固定しました。彼女は今度も抵抗しませんでした。成功です！ レイチェルはまたやるのかと，不安そうに何回も尋ねてきました。私たちは何度も"もう終わったよ"と答え彼女を安心させました。検査用の採血が済み静注部位をテープで固定し終わった後に，レイチェルはこれ以上注射されないことを理解しました。"やった！"とうれしそうな声が彼女の口から出てきました。この喜びの声のおかげで，部屋中の緊張がとけました。

　1回1回の泣き声が私たちに課せられた課題だと思います……痛みと苦痛の原因となる課題です。その報酬は，子どもの目を見つめ，"もう終わったよ"と嘘いつわりなく言えることです。

　母親のそばに座り，レイチェルを母親の隣に来させ，床に座るというこの看護師の友好的な態度には，安楽と受け止められる関係の築き方が見てとれる。レイチェルにとって，サンドラのふるまいは言葉でのやりとりよりも心休まるものであった。一方，"すべてが終わった"ときのレイチェルの喜びによって，その熟練看護師は報われた。幼児の条件にそって課題を達成し，仕事が首尾よくできたとみなすことができる。

　次のベッドサイドでの観察は，人工呼吸器から離脱する早期産児の能力を評価することについて示している。

　看護師：その子はチューブ（気管チューブ）を嫌がって外したがっていました。夜勤の初めのときは，そのことに関して私たちはちょっとした冗談を

言っていました。あまりにもその子が嫌がっていましたから。それからすぐに人工呼吸器から外しました。真夜中に入室して4時に抜管しました。呼吸も循環も体温もとても順調でした。彼女は大丈夫だとわかりました。(観察に基づくインタビュー)

このベッドサイドでの率直なインタビューによって，医療機器依存から自己コントロールへの移行において大きな役割を果たしたものは，乳児を援助するときに必要な「行動しつつ考えること」と技能であることが明らかになった。看護師は乳児の皮膚の色の質的な違いを見極めて，乳児が「本当にそのこと(抜管)を望んでいるか」を観察し，乳児の体に現れる反応に注意を向けている。看護師が乳児の能力を注意深く観察し対応することで，乳児は倫理的対象として認められるのである。乳児の人間的能力と生存への闘いは，願望と選択とみなされる。それは，関係性から生じた選択であり，乳児の成長と安全に対する一方向的な倫理的な要求である(Logstrup, 1995)。

同様の倫理上の要求は，人間としての尊厳と安楽によって，使える医療技術が限定されてくる成人のケアにも見られる。

観察に基づくメモ：看護師が患者の様子を見ると，時々患者は酸素マスクを外していた。たいてい患者が寝ているときであった。看護師は部屋に入ると，事務的に「酸素マスクをつけてください」と言うだけであった。心臓のためにマスクをつけておくようにとのことであった。看護師は私に，教科書に従えばマスクを顔にテープで貼るか，たぶん抑制をするだろうと言った。しかし，看護師はそれでは意味がないと言う。患者を怒らせ，混乱させることになり，まさに裏目に出るからだと述べた。看護師は何回かマスクをつけた後，研修医に経鼻カニューレにしてみないかと提案し，経鼻カニューレは分時酸素供給量が少ないが，患者は今よりは楽になるので，外さなくなるだろうから，しっかり酸素を供給できるはずだと話した。そして，きっとこっち(経鼻カニューレ)のほうが楽であることや，「これで十分な酸素が供給できるかどうか，試してみましょう」と(患者に)説明して，それを実施した。患者は同意した。この看護師は私に，この患者に対する計画は，心臓組織の酸素消費量を減らすことであると説明した。患者は心筋に十分効果的に酸素

を供給することができない状態だった。私たちは医学的に可能なことを最大限行った。数値，つまりPA（肺動脈）ラインと血圧からすると，患者はよい状態にあった。患者が心配していたり怒っていたり攻撃的になったりすると，心臓にストレスを与えることになる。つまり，酸素マスクなどの争いのもとになるものを，できるだけ減らすということである。（観察メモ）

看護師は酸素マスクを使い続けるために抑制するのではなく，酸素を供給するために別の安楽の方法を選んだ。患者の生理的な状態から見て，そんなに極端な処置は必要ではなかったため，看護師は安楽の方法を先行した。適切な鎮痛薬投与に関する問題，特に新生児に対する問題について多くの論議が行われている。過去に，鎮痛薬を使用せずに神経筋遮断（弛緩）薬のみで心臓外科手術をした新生児の例があった。NICUの看護師のグループは，過ぎ去ったものとしてこのことを議論しているが，安楽の方法が十分であったかどうかを見分ける観点や，鎮痛あるいは鎮静が必要であったかどうかという観点では議論が続いている。

看護師１：赤ちゃんが痛みを感じるかどうかを議論する余地はないと思います。議論できることは，痛みをどうするのか，まず薬を投与してから尋ねることが重要なのか，ほかのことをやってみる価値があるかといったことだけです。ほかのことをやってみる価値がない場合もあります。また，安楽ケアがぜんぜん効かないこともあります。そういうときは，すぐに薬が必要だとわかります。ただ，これだけは言いたいのですが，その子にはすぐに鎮痛薬が必要ではないというときがあるのです。

クリティカルケアでは，患者の自発呼吸によって換気が妨げられないよう筋弛緩薬を使って麻痺の状態を起こしている。同様に，筋弛緩薬は哆開しやすい創部の回復を妨げないよう患者の動きを抑えるために使用される。しかし，薬による麻痺状態は，倫理的問題に関わる恐ろしいことが生じる（Vitello, 1984）。不快に対する通常の身体的な徴候がなくなり，看護師は不快の身体的な徴候を頼りにできなくなるため，神経系や呼吸系の麻痺状態には鎮痛薬と鎮静が必要である。筋弛緩薬には患者の知覚への影響と安全の問題

があるので，現在，神経筋遮断薬はあまり使われなくなっており，主としてほかに選択がほとんどない場合やまったくない場合に使われている。

　以下の会話は前述の話の続きであり，いつ鎮痛薬や鎮静を行うべきか，そしていつ安楽の方法をとるべきかを判断することについて述べている。

> **看護師2**：麻痺している患者には全員，鎮静が必要です。
> **インタビュアー**：どうしてですか？
> **看護師2**：麻痺しているのに，しっかり覚醒していることもあり得るからです。それはとても怖いことです。
> **看護師3**：怖くて，不安で，痛みがあっても訴えることができないのです。麻痺した人が幻覚を見ると言っていました。患者は何がどうなっているのかわかっています。幻覚と現実がごちゃまぜになって，一体どっちなのかわからないみたいです。眠っているときが一番いいみたいです。（目が覚めていると）すごくいらいらしますから……。彼らには感覚があります。骨格筋麻痺だけど麻酔はかけていません。だから，腕がだるくても腕を上げられないし，気管挿管されているため，看護師に「腕を動かしてもらえますか？」と言うこともできません。手術を受けてない人は痛みがないはずですが，そういう人も鎮静する必要があるのです。そうすれば，もう少し寝ていられますから。心臓疾患の術後患者が肺高血圧症になるのは，何か理由があるのかもしれません。そして，VSD（心室中隔欠損症）にパッチを当てたり，総動脈幹を治療したりして，肺動脈圧が高くなることもありますが，肺動脈圧が過度に高くなることはよくないことです。心不全になってしまいます。そういう子どもたちは鎮静しなくてはなりません。そして，別の課題が鎮静されてきた子どもです。なぜなら，何度もおなかの手術をして，がっちり鎮静された赤ちゃんがいるからです。その子は2か月前に初めて手術をした後，創が哆開したから，今回はそうならないようにと，しっかりと鎮静されているのです。気管形成のために1か月間挿管されている子どもたちは，気管チューブが縫合部位を開く可能性があるため動いたらまずいのです。けれど，あの子たちを薬から離脱させる必要もあります。すぐに抜管するか，あるいは徐々に進めれば，本当に楽になると思います。麻痺させる必要のない子どもたちは回復に向かっているのですから，薬から離脱させなくては。

薬で麻痺させることは，身体的・社会的な危険を伴う激烈なやり方である。したがって現在では，本書の初版を書いた10年前に比べると，その使用はずっと控えめになった。今にしてみると時代遅れにみえるかもしれないが，前述の例はそのままにしてある。それは，神経筋遮断薬の実践についての臨床的・倫理的な知識の開発という歴史的な意味合いがあるからである。もちろん，その使用は地域や国によってさまざまである。現在，神経筋遮断薬は可能な限り使用が避けられている。神経筋遮断薬を使用している患者が突然，人工呼吸器から外された場合，患者は自力で呼吸できないため，その命は人工呼吸器のアラームか，あるいは外れたことやアラームにすぐに気づいて対応してくれる人の存在にかかっている。この研究では，看護師がクリティカルケアで麻痺作用物の不要な使用を避ける主な理由として，「人工呼吸器の故障」と「麻痺されることの恐怖」をあげている。前述の会話では，鎮静をせずに麻痺される恐怖があることから，鎮静をすることが道義的に絶対不可欠であると示された。完全に意識があって麻痺している状態は現代版拷問のようであり，無力感を抱かせ，ごく単純なニーズや不快を訴える能力までも奪うことを意味する。看護師は麻痺患者への対処に悩み，使用するパターンの相違について語っている。

> **看護師**：心臓手術後は，すべての患者を麻痺状態にする病院もあります。A医師はその方法に疑問をもっていたので，うちの患者は肺動脈圧がコントロールできない場合を除き，麻痺状態にはしません。けれども，かなりひどい肺高血圧の場合，ほかに方法がありません。または，とても高い設定で人工呼吸器につなげられているRDS（呼吸窮迫症候群）の子どもたちの場合も麻痺させています。それ以外では，1kgから始めて2kgぐらいまで体重を増やしていく手術患児の場合，術後経過で傷が開くのを防ぐために麻痺させます。

この研究の対象となった11病院の複数のクリティカルケア病棟では，医療技術の評価と管理（第8章を参照）が必要であると認識されている。さまざまな神経筋遮断薬の使用パターンが観察されており，害や苦しみを軽減し安楽をもたらすための倫理は，麻痺作用物質の使用を無分別に増やすことに対

する唯一の防御である。しかし，前述したように，治療上，麻痺状態にすることが，特定の病態生理学的な状態では生命を救うことになり，人道的な実践となる。そのため，必要不可欠な症例にのみ使用することに限定しておく努力が必要である。麻痺された人には無力感による不安と，人工呼吸器が誤って外れて呼吸停止に至る恐怖があることに加え，神経が損傷され動けなくなる危険性も大きい。麻痺状態の患者の体位変換をする場合，患者は痛みを感じるので，やさしく行う必要がある。麻痺の危険性をより小さくするためには，注意深さが求められる。

このような質的な識別をするためには，状況に応じた臨床推論が必要である。これは，内科看護師のベス・ボールドウィンの次に示す語りにみられる。

看護師1：この女性は肺癌と診断されてやってきました。年齢は60歳代半ばです。この人は，本当に呼吸で苦しんでいました。私は，彼女をもっと楽にするためにできるだけのことをしました。まず，起き上がって座る。私たちは椅子を使いましたが，彼女は椅子が嫌いでした。それから，別の酸素マスクを使う。彼女はフェイスマスクによる圧迫を嫌っていたので，ショベルマスク*に変えました(*：顎に掛ける酸素マスクで，口と鼻の部分が開いている)。2種類の酸素投与法を試みましたが，それでも呼吸が苦しいようでした。彼女のご主人がベッドのそばに付き添っていましたが，彼は奥さんのやり方ととてもよく通じ合っていました。私はこの2人とすぐに関係を築きました。実際，この人たちが私の家族だったらと考えてみました……こんなに苦しんでいる人を目にしたいと思うでしょうか。緩和ケア部門の人が来たときに，私たちは顔合わせをしてから部屋へ入りました。みんなで一緒に行きました。彼らは患者と面接し，何が役立つかを明らかにしようとしていました。

患者は予後が非常によくないことを基本的に理解し，死ぬ覚悟をしていました。彼女は，本当に死にたいと言っていました(静かな声で)。自殺ではありませんが，それに近いところにいました。「自分が重病だということはわかっています。本当に苦しくて，覚悟はできています」というほどのところにいました。そこで私たちは空気飢餓感の援助のために局所投与をすることにしました。つまり，患者とご主人の2人に何らかの緩和法を試みることにしたのです。私が12時間シフトに就いていたとき，午後6時ごろでした

が，少し気分がよくなったと患者が言いました。薬が効いたようでした。徹夜で付き添っていたご主人が部屋に入ってきました。20時間ずっと起きていたので，疲れ切っていました。ちょうど時間が来たところでした。みんなが腰掛けて集まっているときに，彼が「家に帰って少し休んでこようと思います」と言いました。私は「そうしたほうがいいですよ。家まで安全に帰れますか」と尋ねました。彼は「ええ，大丈夫です。帰って少し眠りたいだけです」と答えました。私は「お帰りください。問題のないことを確かめたいので，家に着いたら電話してください」と言いました。彼は「ええ，もちろん」と言って部屋を出ました。

　私はすべての与薬が終わり彼女の部屋へ入ったところ，彼女は呼吸をしていましたが……1分間数えてみました。彼女の呼吸は2回でした。「なんということなの」「じきに何か起こるわ」と私は思いました。彼女を少し揺り動かしたところ，すぐに目を覚ましました。「ねえ，あなたの呼吸数は少なすぎるわ」と私は言いました。「痛みがあるの？」と尋ねると，彼女は「いいえ，気分はいいわ」と答えました。私は医師を呼ぶために，少し病室を離れました。ぎりぎりの状況だと思ったからです。麻酔薬の効果を戻す薬剤を使う必要があるか否かは別ですが，私は麻酔薬の使用に規準があることを知っていました。そこで彼女にもう少し詳しく聞いてみました。「あなたの体には少し余分に薬が入っているようです。その薬の効果を戻す薬を望みますか？　私がしてもいいですよ。呼吸の回数を正しくする薬です。でも，痛みが強くなるかもしれません」「兼ね合いを考える必要があるんです」と私は言いました。「絶対嫌です。もう痛みはいりません」と彼女は答えました。彼女を起こしていれば大丈夫だったと思います。彼女に話せば理解してくれると思いました。でも刺激を与えるのをやめたら，彼女はすぐに呼吸を止めてしまったと思います。

　「何かしてほしいことがありますか？」と尋ねたところ，彼女は「夫に，夫にここにいてほしいです」と答えました。私は「ああ，そうですね」と答え，ご主人に電話をかけました。彼は家の入り口に入りかけていたところでしたが，私は言いました。「あなたが帰ってから，状況が変わりました。少し薬が多すぎたようです。呼吸数が正しくないんです。刺激を与えて目を覚まさせておかなければならないんです。奥さんはあなたにここにいてほしい

と言っています」。彼は「では，いまから向かいます。30分以内に着きます」と答えました。私は緩和ケア部門の人たちともう1度，話し合いました。すると彼らは「刺激を与えると目を覚ますのなら，そして本人がリバースのための麻酔薬はいらないと言うんでしたら，それはこのプロトコルの範囲に収まります。この麻酔薬を与える必要はありませんね」と言いました。私は患者のそばに腰掛けました。次のシフトの時間になりましたが，私は「私は出て行きません！　こんな最中に彼女を置いていけません。私はこの患者さんのそばにいて，ご主人が来るまで待ちます」と言いました。私はそこに座り，患者の手を握り，投与量を少し減らし，そして彼女の呼吸がいよいよゆっくりになったとき，（彼女を起こそうとしたら）彼女は「ああ……夫はここにいますか？」と尋ねました。彼女はご主人がそこにいるか尋ね続けました。私はできることは何でもすると申し出ましたが，彼女が言うのは，「いいえ，何もありません。私は夫にいてほしいだけです」ということでした。

インタビュアー：何を申し出たのですか？

看護師1：氷片はどうかと聞きました。「気分はどうですか？　気分をよくするのにしてほしいことは何ですか？」と言いました。このことを患者に尋ねるのは初めてでした。私は「いま，怖いですか？」と尋ねました。彼女は私を見つめて，「いいえ。大丈夫です」と言いました。私たちは手を握り合いました。アイコンタクトがずっと続きました。彼女は目が覚めると，笑みを浮かべました。その表情は「ええ，ただ待っているんです」というような表情でした。

　私はご主人が来るまで彼女のそばに座っていました。とうとうご主人が来て「私はここにいるよ。ここにいるよ。何かしてほしいことはないかい？」と声をかけました。彼女は手を伸ばしてご主人の手を取りました。その瞬間，私は「それでは，私は失礼します（少し涙声になっているが，泣くまいとする）。これでバトンを渡した気持ちになれます」と言いました。彼女が死にたいと思っていたのは知っていました。私があのとき部屋に入らなかったら，彼女はおそらく……。でもあのとき，すぐに彼女は（ささやくように）「夫がここにいてくれたら……」と言いました。

インタビュアー：彼女はその夜，亡くなったのですか？

看護師1：彼女は48時間生きました。ご主人は彼女が息をひきとるとき，そばに付き添っていました。最善のことだったと思います。彼女は最終的には穏やかな気持ちでした。ご主人がそばにおられましたし，それは彼女には本当に必要なことでしたし，ご主人にとっても必要なことだったと思います。本当に驚くべき経験でした。

インタビュアー：あなたは怖くありませんでしたか？

看護師1：ご主人が間に合わないのではないかと思って怖くなりました。それから，あのとき，彼女に必要だった平穏と安楽を彼女が得られないのではないかと思って怖くなりました……。彼女はご主人にそばにいてほしかったんです。ですから，ご主人がそばにいるようにするのはほとんど私の責任だったんです。

インタビュアー：彼女が死にたいと言ったとき，あなたは何と言ったのですか？

看護師1：実際に何と言ったのかわかりません。もしかしたら，ただ彼女のそばに座って手を握っていただけだったのかもしれません。本当のところはわかりません。「つらいでしょうね」と言ったことは覚えています。あるいはもっと限定して，楽になるためにしてほしいことはないかを聞いたかもしれません。彼女は死ぬ覚悟ができていたので，それを尊重しました。「あなたならできますよ……」と言う必要はなかったと思います。ただそのままでよかったのです。実際，彼女もそれでいいと。私たちは正しいことをしていたと思います。間違いないと思います。でも実際にしたことは……。私たちは薬を脇に置いて，「それでは，あなたに必要なものは何ですか？ そのために，私は何をしたらよいですか」と言ってみました。

　翌朝，ケアチームもやってきました。私はその日も彼女のケアをしていましたが，彼らは私の所へ来て，私がシフトの後もずっと残っていたのはわかっていると言いました。私は新しいプロトコルを聞かされて，少し混乱しました。そのプロトコルは，与薬が過剰であった人にも麻酔薬を与えてもよいとするものでした。「あなたが患者さんのそばにいて，刺激を与えたことが，そのプロトコルを実施するきっかけになったのです。外から部屋に入ってきて，彼女が反応しなかったら，あなたはその麻酔薬を与えなければならなかったでしょうね」。彼らは私の決断が患者の安楽のためには最善である

ことを認めてくれました。
インタビュアー：そのプロトコルをうまく実施するには，本当に的確な判断と，ずっと付き添える人が必要ですね。
看護師1：そのとおりです。ずっと付き添っていなかったら……。
看護師2：患者はリバース薬を投与されていたでしょうね。
看護師1：本当にそのとおり！　だから，そばにいなくちゃいけないんです。「あなたを起こしておきますからね」「わかったわ。でも薬は嫌ですからね」と。その後2人はほんの少し眠りに落ちてしまいました。「さあ息をしなくちゃ！　ほら！」時間を見て，時計の針が動くのをじっと見ていました。1秒，1秒，1秒……永遠に続きそうでした(同感のつぶやき)。
看護師2：ケアチームにも認められてよかったですね。彼らが尊重してくれて……。
看護師1：ええ，ほんとうにそう思います。

　この例は，安楽を提供しようとしているときに出会った意味と質的な識別の"濃密な記述"(thick description：行動そのものだけでなく文脈も含めて説明すること。Geertz, 1970)を提示している。さまざまな対策を講じたけれども，その看護師はその場に付き添うことを選択し，やさしく刺激して，患者を痛みへと押し戻すおそれのあるリバース薬の投与を回避した。その看護師は，その夫婦にとって夫がそばに付き添うことの重要性を知っており，そのことが実現するようにしている。苦悩のときにそこにいて付き添うことは，深遠な安楽法である。その看護師は，その状況の下で患者と夫にとって賭けとなるようなことに勇気をもって対応し，明確な行動をとった。人がそばにいて慰めることにより，鎮痛薬の賢明な使用を助け，リバースして鎮痛薬の効果を損ねることなく，そばにいて患者が安全に，しかも倫理に基づいて呼吸ができるように指導することができた。

■痛みを伴う処置の影響を抑えることとリラクセーション技法や視覚化，気晴らし，楽しみを活用すること

　安楽と安らぎをもたらし，自立と回復を促進するのは看護師であるという理解は，広く浸透している。それこそが，患者の関心がわからなくては，また質的な判断ができなくては理解できない実践である(Rubin, 1996; Taylor, 1985a; Taylor, 1985b)。他者を安楽にするには，患者の関心と状況，つながりと分離，コーピングとケアリングとを質的に区別できなくてはならない(Benner & Wrubel, 1989)。日々，看護師は注射をしたり，術後患者のガーゼを交換したり，咳や深呼吸を促したり，体位を換えたり，筋力強化のリハビリをしたりなど，痛みをもたらす処置をしなくてはならない。その痛みを与えることは，安楽と安らぎをもたらすのが看護師であるという理解と矛盾する。しかし看護師は，回復を促進する生命維持の方法としてよいことだと，痛みを与えるケアを正当化する。

　十分な治療効果を体験していない新人看護師は，痛みを伴う処置が回復や患者の長期的利益に不可欠であるということを理解すること，またそう理解されることの正当性を認めるのは難しい。たとえば，ある大卒の新人看護師は，骨髄移植の子どもに，消化器系の副作用がある抗生物質を大量に投与しなければならなかった。彼女は，まだ骨髄移植に成功した患者が回復するのを目にしたことがなかったため，与薬（抗生物質）の重要性を納得できるように説明することが難しいと感じた。しかし，子どもが種々の抗生物質によって，引きこもりや元気のない状態から変化するのを見て，彼女は治療の効果を実感した(Benner, Tanner & Chesla, 2009)。痛みを与えることにうまく対処できるようになるには，学術的な報告を読むより，治療効果を目の当たりにするほうがはるかに効果がある。

　看護師を含め医療職者はすぐに治療に役立つものに注目しがちである。しかし，吸啜と嚥下の用意ができていない新生児に授乳するなどの有害な処置は，長期に及ぶ否定的な結果をもたらす。看護師のメアリー＝アン・ベネットは，以前に新生児集中ケアを受け，また戻ってきた子どもとその親からの学びについて述べている。

看護師1：私たちは授乳のことを取り上げたいと思います。赤ちゃんの口の周囲では嫌なことがたくさんあり，また有害なことが行われるので，赤ちゃんはいわゆる経口摂取嫌い(oral aversion)になることがあります。私たちはうまく授乳する方法を知っています。赤ちゃんが吸啜しなくても私たちは授乳ができます。食べ物を口に入れることができるのです。でも親にはできません。そこで私たちは親にやって見せます。こうして，こうして，こうしてと。しかし，私たちが調べたところ，それは非常によくないことがわかったのです。食物を強制的に飲み込ませるのではなく，飲み込む用意ができていない場合は飲み込むように元気づけるようにすればするほど(これは3か月の子どもたちの場合ですが)，食べるのを拒否するようになるんです。ちょうどその時期に，そういうことが起こるのです。それ以前は，摂取は反射的です……吸啜と嚥下ができます。何かを口に入れれば(飲み込みます)。でも3か月になると，食べようとしないんです。私たちは実際にこの目で見ています。成長できずに戻ってくる赤ちゃんを実際にこの目で見ています。1歳の子どもが戻ってきました。彼女は5.4kgしかありませんでした。彼女は本当に食べようとしませんでした。

そこで，私たちは作業班を立ち上げました。私たちは多くの研究会に出席し，最新の情報を得ようとしました。この双子の女の子の場合，私たちは研究会から戻ってきたばかりで，この子たちはちょうど食べ始めようとしているところでした。そこで私は母親に，摂食にはどういう問題が伴うのかを説明しました。というのも，誰もが子どもに食べさせたいと思っていますし，私たちは「食べ始めて体温が維持されたら，家へ帰れます」と言っているからです。食べさせることが焦点となり，両親はすぐにのめりこみます。そして，時にうまくいかないこともあります。そこで私は両親に，今後の問題を予防するために私たちがやろうとしていることを説明しました。また，その子たちが食べるようになるには時間がかかるかもしれないが，時間をかけたほうがこの子たちにはよいと説明しました。私たちが摂食という目標にどのようにして到達しようとしているかを両親に話しました。

インタビュアー：それはどういうやり方だったのですか？

看護師1：私たちがやろうとしていたのは，ただちに哺乳びんをやめることでした。これは，私たちがいつもしていることです。こうすると，無呼吸発

作なしで飲み込めるかどうかがわかります。そこで私は言いました。「私たちは哺乳びんをいっさい使いません」と。私たちは栄養のためではなく，子どもに呼吸をさせるようにします。子どもが母親の乳房，母乳のにおいに慣れるようにします。子どもはその味をみると思います。口の中で転がしたりなめたりしますが，吸ったり飲み込んだりはしません。でも母親とのスキンシップになるので，肯定的な体験になります。母乳の味も覚えるので，すべてよいことなんです。よくないことなんて何もありません。無理やりに口に押し込む人は誰もいないし，苦しまずには飲み込めないのに飲み込めと言う人もいません。私はこのことを母親に説明しました。彼女はすぐにそれにとりくみました。彼女は理解していたし，私にもその経験があることを知っていたからです。「私は見たことがあります。でも……したくないんです。この子たちには別の方法で成功してほしいんです」。

　そこで私たちは計画を立てました。短いケア計画を作成し，それに従うようみんなに頼みました。それが問題でした……スタッフですが，実はスタッフだけではなく医師もそうしたくなかったんです。彼らの目標は子どもを退院させることにありますから。子どもが生きていて食べていれば，誰もが幸せです。彼らはこの結果を見ていません。何か月か何年か後に，7〜9歳の子どもの多くが食べなくなると思います。彼らは経口摂取嫌いのために飲み込めないんです。そこで，私たちはスタッフに一緒にとりくんでもらう必要がありました。

インタビュアー：それはどうやったのですか？

看護師2：両親と一緒になって，母親が1日に2回，乳児を抱いて授乳させました。医師の1人がこの乳児たちをケアし，私たちが言っていることが医師にわかるようにしました。要するに，赤ちゃんが長く入院しているようにするのですが，実際には予定日より早く退院しています。成長して通常の食事がとれるようになるまでは，窒息したりよくない経験をすることのないようにしています。問題は，もう大きくてよく育っているのだから哺乳びんを使うべきだと人から言われることでした。「保育器のある部屋のドアを開けると，赤ちゃんの顔色が変わるんです。斑点ができて（酸素）飽和度が下がります。覚醒状態では自ら維持することさえできないので，吸啜と嚥下ができると考えたらどうでしょうか」「あの子はできないんです……保育器の外でか

ろうじて抱かれるだけで動きの安定性がないんです。哺乳びんから飲めると考えられますか」。そのことを誰か，ほかのスタッフに話したら，ほとんどの人が理解してくれました。みんな同じように，「いやあ，あなたの言うとおりよ」と言いました。でも若いスタッフは（型どおりに）「あの子は35週ですよ！　哺乳びんを使うべきです。それは，私たちが役割から引き出した仕事ですから」と言うと思います。そして，最終的に彼らは（しぶしぶ）「はあーい」と答えて，このやり方を試すと思います。

インタビュアー：あなたは赤ちゃんを乳房にもっていって，ただ味わわせるんですね。誰かが疑問をはさんでくるのは，どのようなときですか？

看護師2：結局，赤ちゃんは哺乳を始めます。

インタビュアー：それでは，赤ちゃんは自分から……

看護師1：それは反射的ですから。そうすることになっているんです。こちらはただ待つだけです。誰もそうしたがらないんですけど。

看護師2：35週で成熟し，それができるようになる子もいます。でも，この子たちは38週かかっています。この子たちは14週早く生まれているので，それほど早く退院できませんでした……とても重症だったのです。でもそのために退院まで長くかかったとは思いません。私たちは彼女たちの支援者ですし，両親もそうです。私たちは赤ちゃんが日に日に成長していくのを見ることができます。35週で始めるのに望ましいところまでいっていなくて，用意ができていないかもしれませんが。でも，あの子たちは37週半で用意ができて，だいたい5日以内に食べ始めました。このように早く進みましたが，それ以前に無理にやったら，うまくいかなかったと思います。

看護師3：先を見越していました。これから先，授乳の問題は起こらないと思います。

インタビュアー：これは実践のなかで発見された新しい知識ですね。観察力の鋭い看護師が「もっとよいものはないか」ということを理論化したんですね。この子たちが3か月先，どうなるかわかりましたか？

看護師1：この子たちは，もう2歳に近いのです。がっちりした体つきになりました。食べるのが好きで，何でも食べます。歩けるし，言葉を話すし，とても愛想がいいんです。でも2人のうちの1人がアプガースコア0で死産だったことを考えたら，悩んだと思います。

これは，経口摂取を注意深く，タイミングよく導入することで，乳児の成熟の経験に従い，よくない結果を防いだよい例である。この領域ではさらなる研究が行われる必要がある。また，この例は安楽が心身の健康にいかに重要かを強く物語っている。外傷性の疼痛体験は小児と成人に永続的な影響を及ぼすことがある。
　以下の膜型人工肺(ECMO)に関する観察では，看護師が処置中に乳児に行う安楽の方法について示している。

> **看護師**：そのような状況でよく私がすることは，思いやりをもって赤ちゃんを世話することです。
> **インタビュアー**：思いやりをもって赤ちゃんを世話する具体的な例を話していただけますか？　どんなことをされたのでしょうか？
> **看護師**：そうね，頭をなでて話しかけますね。そして心地よくしてあげるのです。
> **インタビュアー**：心地よくするのですか？　どのようにして？
> **看護師**：まあ，そうね……。
> **インタビュアー**：部外者はイメージしにくいのですが，ECMO のとき，赤ちゃんをどうやって心地よくしてあげるのですか？
> **看護師**：そうですね，麻痺や強い鎮静をされていないので，手を握ります。また，何かをしっかり握らせます。鎮静はされていても麻痺状態でなければ，赤ちゃんは動くことができます。彼らは目を開けて手探りをします。だから，触ってあげるのです。特に目を覚まして，周りを見ているときは。この赤ちゃんは警戒しているときもありますが，ただ彼女の目を覗き込んだり，話しかけたり，歌をうたったり，そしてどういうわけかわかりませんが，顔をなでたり，耳にキスしたりします。みんなが赤ちゃんにしてあげることのほとんどすべてです。
> **インタビュアー**：どれも心地よくさせるものばかりですね。(観察に基づくインタビュー)

　人を救おうとするこの非常に人間的な試みは，強い意思を伴う大胆な行為である。器械・器具による侵襲的な医療処置のさなかで人間性を維持するこ

とで，乳児だけでなく看護師をも支援しているからである．安楽はどちらの側にももたらされるのである．

　痛みは主な診断指標であり，看護師は患者の表情だけでなく，痛みを伴う状況や患者の生理的な反応，鎮痛薬の投与レベルからも苦痛の程度を判断することを学んでいく．痛みを伴う処置を介して患者を指導している看護師は，患者に（痛みがあるかどうかを）尋ねすぎたり，逆にあまり尋ねなかったりといった危険をおかしている．次の臨床での観察では，看護師が新たに入院した熱傷患者を指導している．その患者は両手にⅢ度の熱傷を負っていて，指を曲げて手の組織を伸ばす必要がある．

看護師：（患者に向かって）面倒なことをお願いできるかしら．もちろん，あなたのためになることです．握り拳を作ってみてください．ちょっとそれをする前に．
患者：痛いでしょ？
看護師：そうですね．だけどその前に，どうするのかを説明させてください．
患者：どうぞ（痛みをやわらげるための強い鎮静作用のために彼は目を閉じている）．
看護師：誰もが……ジム，目を開けてもらえないかしら．誰もがこれをします（指を手のひらのほうへすばやく，何度も曲げて，握り拳のような状態を作るのをやって見せる）．わかりましたか？　あなたには難しいかもしれません．さあ，ゆっくり手を握って．もうこれ以上できないと思ったら，1分間休みましょう．手を開かないで，少しずつ手を握りしめてください．いいですよ，続けて．これをするには目が覚めていなければなりません．
患者：わかりましたよ（目を開ける）．
看護師：確かに楽しいことじゃないことはわかります．でも，ジム，この手で握り拳を作るのを見せてもらわなくてはならないのです．曲げてみて．さあ，すべての指を手のひらのほうへ曲げてくださいね．
患者：手が裂けるみたいです．
看護師：そう，そう感じるのはわかるわ．でも大丈夫よ．
患者：ん～．
看護師：続けて，大丈夫ですから．

患者：大丈夫というなら。
　　看護師：大丈夫ですよ。（観察に基づくインタビュー）

　患者も看護師もともに勇気が求められる。看護師は痛みを受け入れながら，患者を指導していく。この場面では，患者は眠気を催す鎮痛薬を投与されていた。彼は当然，自分の手が痛むことを恐れた。この場面は困難に満ちているので，鋭い判断力と熟練が求められる。患者は，看護師のほかの患者との過去の経験に頼り，皮膚が裂けないという看護師の保証を信頼している。看護師の自信が，彼に痛みを伴う指の曲げ伸ばしをする勇気を与えたのである。

　看護師は痛みのレベルを処置や状況と結びつけるようになり，その予想によって患者を指導したり，痛みの表現を許容したりすることになる (Strauss, Fagerhaugh, Suczek & Wiener, 1982)。痛みの体験は一人ひとり異なるものであるが，苦しみは共通のものであり，状況や患者の表情と動きから判断することができる (Rubin, 2009)。看護師がこの患者は苦しみに耐えられると判断すると，不運にも苦しい痛みに耐えるという結果となってしまう。痛みの「現実性」を判断することは，主観的な視点からも客観的な視点からもその世界を分析した結果である。「主観的」と思われる痛み，あるいは恐怖心や「弱さ」（いずれも価値判断を伴う用語）による痛みは，「客観的な」損傷や疾患ではないため，簡単に片づけられてしまう可能性がある。診断目的で痛みの強さを判断することは大切であるが，苦しみを軽減し，安楽をもたらすという倫理的観点から考えると，どんな痛みの表現にも注意が必要である。安楽をもたらす技能によって鎮痛薬の効果が増大することはよくある。

　看護師は苦痛を評価する専門知識とともに関わりの技能があれば，痛みを取り除けなくても，患者の痛みを受容し緩和しながら患者を支援し安楽にすることができる。痛みを与えることが避けられない場合は，痛みを無視せず，使える安楽の方法をすべて使うべきである。痛みを否定することは安楽を否定することでもある。しかし，共感しすぎることも，まったく共感しないことも問題である。痛みのある人が痛みを伴う処置を乗り越えるためには，彼らを指導し親身になって彼らの苦境を看守ってくれる「他者」が必要である。

間近に迫った怖い状況から気が紛れるような会話をしながら患者の関心をそらすことで，それが妥当でうまくいけば，患者は痛みを伴うつらい処置を乗り越えることができる。看護師と患者の間に強いつながりがあれば，それはうまくいく。次のインタビューで看護師は，交通事故に遭い，飛び散った金属片で危険な状態にあった患者について詳しく話している。

看護師：（金属片は）患者の胸部か腹部まで達している可能性がありました。つまり物理的に（金属片が）どこにあってもおかしくありませんでした。そこで次のステップは，どの脈管系が損傷を受けているかを知るために，放射線による検査をすることでした。そこではおおいに満足できました。なぜなら，彼女のそばにいて観察する必要があったからです。また下肢に大きな穴があいていたので，かなり大量にモルヒネを使いましたが，それは適切な処置だったと思います。パルスオキシメータなどをそばに置いて，大量のモルヒネを投与しました。

また，造影剤を注入して画像を撮る間，私たちは長時間，何もしないでそこで待たなければなりませんでした。そのため，私は彼女とおしゃべりをすることにしました。「どんなお仕事をされているのですか？」「ご主人は何をしているのですか？」「お子さんはいますか？」など，私たちはどんどん話し続けました。彼女は「5人の子どもがいます」と言い，夫は最近閉店したサンフランシスコで非常に有名なレストランの共同経営者をしていて，ほかにも5つのレストランを所有していました。彼女は飲食業のことや子どもたちのこと，そして料理のことなどを話しました。私たちは2時間もおしゃべりを続け，私はすっかり彼女と話し込んでしまいました。彼女はとてもすばらしい女性で，話すことがとても好きでした。彼女は「あなたはどこの看護学校に行ったの？」と言い，私はそれに答えるといった感じで，とても親しく話しました。

インタビュアー：何か意図があったのですか，特別な……？

看護師：大腿部のラインから造影剤を注入しなくてはならなかったのですが，造影剤を入れると気分が悪くなるので，彼女の注意をそらしたかったのです。のぼせたり，膀胱がひりひりした感じがすることもあったり，不快なのです。この時点での私の目標は，起こっているあらゆることから彼女の注

意をそらすことだと判断しました……。

　彼女は自分の下肢がなくなるのではないかと恐れていました。あのとき彼女は「私の足を取らないで」と言いました。それで，私は何が起こっているのかをいちいち彼女に知らせたのです。「血管の映像はよく見えますよ」「でも，ひどい傷口なのです」と。彼女の傷がどうなっているのかを教えましたが，同時に必要なことができるように彼女の注意をそらしておきたかったのです。以上が私のしたことであり，効果をもたらしたと思います。

　その後，彼女からカードを受け取りました。そんな日は，看護師としてやりがいを感じます。彼女の下肢には先天的な異常があり，主動脈がありませんでした。彼女は筋膜切除術を受けました。彼女は手術室に運ばれてほんの少し創を洗浄されただけでした。その1週間後，皮膚移植をしました。1週間後，私は彼女に会いに行きました。前にも言いましたが，彼女は会うたびに，本当にすばらしい女性でした。彼女は時々，ER（救命救急室）に立ち寄ったり，「本当に感謝しております。何度お礼を言っても言い尽くせません」というカードをもってきたりします。

　看護師は，（検査を）待っている間の恐怖心と診断手順による不快から患者の気をそらすために，社交的なつながりや気をそらす話をして，「患者とおしゃべりをした」と思っている。注意をそらすこの行為は，鎮痛薬の効果を増大させる。繰り返し述べるが，安楽は双方にもたらされるものである。看護師は，苦しい体験の間，患者のそばにいて注意をそらすことができたことに大きな満足を感じている。患者も看護師もその関わりを記憶にとどめている。看護教育では，治療的なコミュニケーションをかなり重視しているが，患者に大きな恐怖心があるときに，その不安の波をせき止め，患者を自分の世界につなぎとめておく方法としての世間話について，看護師は卒後正式な教育の場以外の所で学んでいる。

　疼痛管理は，薬物依存に対して強い制裁を与える社会的背景では比較的困難である。長期間にわたって鎮痛薬を頻繁に多量に必要とする患者は，非常に薬好きであると疑われてしまう。このような懸念をもつのは臨床家だけではなく，薬物依存の経歴をもつ人たちも，同様の懸念を抱いている。たとえば，かつて，クランク（コカイン関連の麻薬）常用者だった熱傷患者が，痛み

があることを否定し薬の使用を繰り返し拒否した。懸念をもった看護師が彼の過去を探ったところ，患者は再度依存症になることが怖いと口にした。このような葛藤は，疼痛管理それ自体ではない論議を引き起こしてしまう。

　補完療法を患者の安楽法に取り入れる看護師が増えている。看護師がよく使うのはイメージ想起法や視覚化訓練によって患者をリラックスさせることである。通常，患者が過去に使っていたリラクセーション法や瞑想法を利用する。次に示す例は，麻酔看護師のプリシラ・ストダードが臨床的想像力を多くの安楽法，たとえば人間的なつながりによる安楽や，儀式や慣れ親しんだ物の使用，気分転換のための新しい発見などとどのように併用しているかを示している。ここでは，このような実践が彼女の仕事の治療的な側面と安全性の側面にどのように組み入れられているかが語られている。

> **看護師**：カイリーは，昼寝のときに添い寝する"お人形さん"を抱き締め，母親の膝の上に座り，頭を胸に向けて，疑い深い表情で私のほうをじっと見ていました。私は近くへ寄って，「あなたが部屋に入ったら，私はあなたに会いに行きますよ。でもマスクはかけたままですけどね（私は顔が見えるようにマスクを上にあげました）。マスクはかけているけど，声で私だとわかるでしょう。あなたが眠れるように虹のお話をしますよ。この部屋の天井には100本の虹があるのを知ってた？」と声をかけます。カイリーは虹を探して天井をじっと見ますが，もちろん何も見えません。私は続けます。「私が話をしているときに，飛行機のパイロットのマスクはどんなふうかを考えながら息をしてください。あなたの邪魔になることは何もしませんから。あなたのそばにずっといますよ。マスクはちょっと変なにおい，ママやパパとガソリンスタンドに行ったときのようなにおいがするかもしれません。強いにおいがするかもしれません。虹が見られるのは，この部屋ではあなたとお人形さんだけよ。楽しみでしょ？」。これで彼女の興味が引き起こされ，彼女は背をまっすぐにして，うんとうなずきます。
>
> 　虹の眼鏡は，1996年ごろ息子が虹についての科学フェアの企画を進めていたときに思いつきました。私は虹の眼鏡を科学物のカタログで見つけました。虹の眼鏡を見つけたときに，子どもをリラックスさせるのにおおいに役立つという考えが浮かんだのです。子どもは麻酔をしているときに不安に

なって泣き出すのが普通です。子どもが病院の中にいることで本当にトラウマを受けた場合には，必ずしも役立つとはいえませんが，大半の子どもには気分転換になります。私はそれを普通の眼鏡のフレームに合わせて，本当の眼鏡のように作りました。重要なことは催眠効果と一緒に使うことです。私はそのためにお話をするようにしています。私は麻酔専門看護師としての1年目に，ある麻酔科医のそばで働いたことがありました。その人は催眠の効果を信じていて，以前，帝王切開の女性に催眠だけを麻酔として使ったと断言していました。私はそれほど極端ではありません。でも麻酔の管理と同時に，私の声への手がかりを患者に与え，それを1つの焦点として絞ることで鎮静の効果があったことは確かです。私の声への手がかりを子どもに与えれば，私の声だけで子どもを眠らせることができるとスタッフに指導してきました……。

最初はお人形にマスクをかけ，次にはカイリーにマスクをかけ，笑気ガスと酸素を組み合わせます（笑気ガスは睡眠導入の速度を速めます。反応期を過ぎたら，挿管の前に100％酸素に切り替えます。子どもの機能的残気量は成人に比べるとずっと少ないので，気道が詰まっていると短時間のうちに重度の酸素不飽和に陥ります。100％酸素の投与により，麻酔医は時間の余裕がもてます）。カイリーはお人形さんを抱いて呼吸をしています。どちらも温かい毛布でくるみます。「さあ，虹が見えてきましたよ」。手術室看護師がカイリーの目に虹の眼鏡をかけます。「虹が見える？」と聞くと，カイリーは天井をじっと見ながら，「うん」とうなずきます。私は続けて，「虹は100本くらいあります。強いにおいがし始めます。においが嫌だったら，吹き飛ばしていいです。息を吸って吹き飛ばしてみて。誰もじゃましませんよ。虹をじっと見て，息をするともっといろんな色が見えてきますよ」と言います。

電動ベッドを私の背の高さまで上げ，穏やかですが単調な声で話し続けます。「カイリー，温かい風船のように，虹のほうへ浮いているように感じるでしょう。だいぶ眠くなっているでしょう。あなたとお人形さんとママはピクニックのランチを包み終えて，ずっと（町の）上のほうへ浮かんでいくと，全部の色が見えますよ。深く息を吸うと，色が明るくなって，オレンジ色やブルー，赤が見えてきます。みんな，どんどん明るくなってきます……さあ，すごく眠くなってきました。目を開けていられなくなります。さあ，気

持ちよい昼寝をしましょう」。私の声が聞こえていないことがわかるまで，もう少し続けます。気道は十分通っており，麻酔の第2期に達しました。眼球が偏位し，呼吸が不規則になっています（陥没呼吸がないか胸部を監視し，上気道の閉塞がないか聴診し，舌がゆるみ引っ込んでいないかを見ます）。これは微妙な徴候なので，気道を見て舌を前のほうへ引き戻し気道を確保します。心拍数は150前後で，まだ多く，バイタルサインは正常で，挿管の準備のために右目をテープで閉じます（チューブと回路は右側から入るので，抜管するときに右目に当たったのに気づかず角膜剝離を起こすおそれがあるからです。そのため私はテープで右目を閉じるようにしています）。麻酔の深さの徴候として左目を観察したいので，左目は挿管後にテープで閉じるようにしています。

　遊びと冒険の精神，保護と養育，心のつながり，そして視覚化を織りまぜることで，カイリーは手術室で経験することに対する覚悟ができた。虹の眼鏡は誰にでも役立つわけではないが，うまくいけば注目すべき結果が得られる。看護師の声がカイリーの注意を集中させ，穏やかな眠りに誘導し，手術後は麻酔から穏やかに目覚めさせることができた。この種の安楽は，手足をばたつかせたり泣いたり，怖がるなど頻繁にみられる反応とは明確な対照を示している。自分以外の人を安楽にするには，相手に合わせ，心のつながりを築き，想像を働かせる必要がある。プリスシラが新しく発見した実践は楽しみと安楽をもたらしたが，これに加えて重要なことは，睡眠導入の間に子どもの生理的・薬物学的に十分な管理を可能にしたことである。この看護師たちは，虹の眼鏡のような安楽法が臨床的想像力からいかに多く生まれてくるか，また苦しむ患者をケアしているときにそれが頭に浮かんでくるかを教えてくれる。可能なときはいつでも，楽しみが気分転換の1つの形として，また苦痛の対処法として現れてくるのである。

　看護師のパット・フェレンツは，倫理に反する治療・処置を少しでも楽しいものにし，実施しやすくする方法として，スポーツのようなごくありふれた普通の興味が，いかに人の想像力を喚起するかを示している。

看護師：14歳の男の子，ジャレッドは腹痛のため虫垂炎との鑑別目的で入院してきました。入院時のアセスメントをしているときに，この子を楽にさせてやりたいと思いました。そこで，とても大切な質問が2つあることを彼に話しました。1つは，レッドソックスかヤンキースのどちらのファンかで，もう1つはペイトリオッツのファンかどうかでした。彼は笑みを浮かべて，「もちろん，レッドソックスとペイトリオッツだよ。スティーラーズも好きだけどね」と答えました。アセスメントが終わったのですが……この子が虫垂炎であるとは思えませんでした。腹部の張りは軟らかく，触診で少し痛みがありましたが，それは右下腹部に集中していませんでした。診察台に何の苦もなく上がり，歩行も問題ありませんでした。この2つの動作は虫垂炎では通常，小児にはなかなかできないのです。初期の胃腸炎か便秘だと思いました。

外科医が電話をかけ直してきて，経口造影ではなくCTを撮るので，バリウム浣腸をしてほしいと言いました。「よかった」と私は思いました。「まさに14歳の子どもに必要なことだわ」。14歳の子ども，特に男の子は体の機能について尋ねられたり，体の機能を調べる必要あるときは恥ずかしがることが多いのです。体の機能について冗談を言うのは好きなのですが。私はジャレッドの部屋に行って，バリウム浣腸とCTについて説明し，これはジャレッドのおなかの中がどうなっているのか，また手術が必要かどうかきれいな画像を撮って調べるためだということを説明しました。ジャレッドの表情は，恥ずかしいという思いを示していました。彼は「そこは物を出すためだけにあるのに」と言うのです。それでも，彼は"検査を受けて片づけてしまう"ことには同意しました。……ジャレッドは，父親に一緒に来てほしいと言いましたが，母親には上の階で待っていてと告げました。

CTから戻ってきたとき，どうだったか尋ねたところ，「それほどでもなかった。大丈夫だった」と答えました。しかし，もう1度やるのは嫌だと言いました。私はジャレッドに，浣腸のバリウムを体から出す用意ができると，バリウムは固くなって土のようになると押し出すのが難しくなることを説明しました。また，ガスがたまってくると痛くなること，痛みをとるのに一番よい方法はうんちをすることだと説明しました。その後まもなくして外科医から電話があり，CTの結果，虫垂炎ではなかったが，便秘しているの

でフリート浣腸を指示したと言われました。「よかった」と私はつぶやきました。ジャレッドが聞きたいと思う言葉でした。

　私はジャレッドの部屋へ行き，よい知らせとよくない知らせがあることを説明しました。よい知らせは盲腸は問題ないだけれど，でも便秘をしていて，そのためにおなかが痛いのだと説明しました。ジャレッドと両親の反応は，手術する必要がなくてよかったというものでした。私はジャレッドに，うんちを出しやすくするために浣腸する必要があることを説明しました。「もう1回やるのは嫌だ」と彼が言うので，私は，今度はバリウムとは違うと話しました。ジャレッドは「すぐ受けてもいいです」と答えました。すぐに浣腸をする必要はなかったので，自分でやってみたらどうかと言いました。ただし，終わったときにどうだったかを知りたいと話しました。彼はこのときも，「冗談でしょ」という顔つきをしていました。看護師はうんちを見ることほど好きなことはないと，私は冗談を言いました。私はうんちを入れる"帽子"を用意することを伝えました。「野球帽ではないけど」と私は冗談を言いました。それはプラスチック容器ですが，私たちは帽子と呼んでいました。私は備品室へ行って帽子を用意し，テープの上に"ヤンキース"と書き，テープを帽子の前のほうに貼りました。ジャレッドはそのチームを好きではなかったからです。それを部屋までもっていくと，ジャレッドと両親の全員が笑い声をあげました。私はジャレッドに"ヤンキースの上でうんちをしてみたら"と言いました。……彼は浣腸への心の準備ができていないようだったので，もう少し様子を見てもよい（浣腸をしなくてもすむなら）と伝えました。緊急事態ではなかったので，とりあえず彼はその夜，病院で過ごしました。

　その後，腹痛が強くなったので，ジャレッドは浣腸を受けることに同意した。後に，「これがそう（お腹にたまっていたもの）なの？」と驚いていたが。浣腸によって，ジャレッドの痛みとそれによる影響も解消した。忘れられないのは，ジャレッドと両親が肉体的にも精神的にも"不快で恥ずかしい経験"をすることに理解を示したことである。

　恥ずかしさがあったにもかかわらず，ジャレッドの関心世界に楽しみと気分転換を生み出した看護師の熟練した技能により，ジャレッドは彼女と気楽

な関係ができ，男性看護師よりも彼女に浣腸をしてもらうほうを選ぶまでになった。この看護師がジャレッドと心のつながりを築いたことによって，彼は自分の痛みを緩和するのに必要なことを受け入れるようになった。一方で，看護師はジャレッドのタイミングを忍耐強く待つことができた。

　ユーモアと気分転換を活用するには，関係の調整とタイミングが必要である。またユーモアを働かせるには，看護師と患者が十分な共通理解をもつ必要がある。異なる文化をもつ人との間にユーモアを働かせるのは非常に難しいからである。したがって看護師は，ユーモアを使う際には慎重に事を運び，状況が患者に適していて，ユーモアが気さくなもので共有されていることを確認する必要がある。

■日々の日課や習慣が安楽をもたらすこと

　日々の日課や習慣は，予測でき，一貫性と連続性があり，安心するという感覚をもたらすために用いられる。昼夜の正常なリズムを確立することは，明るく照らされた騒々しいクリティカルケアの場の課題である。そのため，小児クリティカルケア看護師が指摘するように，日々の日課や習慣を確立することは，慣れない環境のなかで土壌を築く行為である。

> **インタビュアー**：そのことに関して何か多少コツがありますか？
> **看護師**：患者が眠れるようにすることに関して，ですか？
> **インタビュアー**：そして離脱させることは？
> **看護師**：普段どおりのことをさせることが，何よりも小児科での安楽の方法であることがわかっています。子どもたちと一緒に家でやっているように，夕食や入浴をしたり，物語を読んで聞かせたり，1時間テレビを観てから8時半になったらベッドに行くのです。このようにスケジュールを立てると，子どもたちは日中寝ることはありません。朝起きて，朝食をとって，遊戯療法をしたりいろんなことをしたりして，昼食をとり，1時間テレビを観て，2時間お昼寝をします。お昼寝から目覚めたら，その子どもに合ったことをします。
> 　私たちはお昼ごろに睡眠時間をとっています。この子たちは時々，昼間

ずっと眠って一晩中起きているということがあるからです。夜中の1時まで起きていたら，朝，母親がやってきてもずっと眠っています。そのような場合，子どもをもっと昼夜のスケジュールに合わせることができるかどうかを確かめるために，抱水クロラールを投与します。また，日中起こしておくため以外には鎮静薬は与えません。

バイタルサインの測定と痛みを伴わない普通の治療に追われていても，休息や気晴らしのサイクルは作れる。先の話では，患者を鎮静薬から離脱させる際に，離脱症状の問題を引き起こさず，かつ通常の昼夜のサイクルを定着させることについて，さらに話が進んだ。

看護師1：脳外科患者のなかには，バルビツール酸系薬剤による昏睡状態のため，昼夜のリズムを作り，大量のバルビツール酸系薬剤を取り除いて離脱させなくてはならない人がいます。この離脱症状はとても不快で，離脱させるためには多少のコツが必要だと聞きました。
インタビュアー：NICUと同じように？
看護師2：私たちには，子どもに決まってやらせることはそれほどたくさんありません。最終的に子どもたちが自分たちの時間をやりくりするのです。なかには日課が必要な子どももいますが。
看護師3：そうね，昼夜起きていたり受け持ち看護師が付き添っていたりすると，たいていとても興奮しやすくなります。どちらも，おそらく発達障害を起こしているので，長時間泣いてほしくも興奮してほしくもないのです。体重が増えなくなりますから。また，かなり頻回に鎮静薬を投与しないと気管支痙攣を起こす傾向のある，難しい早期産児もいます。人工呼吸器の設定が高かったり，用手換気をすると興奮し出し，病気を悪化させてしまいます。本当です。そうやって，実際に自分をどんどん病気にしてしまうのです。
看護師1：私たちもごく微量の鎮静薬を使います。
看護師2：それでは治療効果がないですよ。

安楽と休息のサイクルは「発達障害」の乳児にとって重要であると認識されているが，おそらくいかなる重症疾患の乳児や子どもにも，また成人にも

重要である。こういった正常に回復させる方法についての研究が増えている（Bruyna, 1981; Daiss et al., 1986）が，睡眠と休息の重要性に関する経験的・科学的な知恵が，クリティカルケア病棟での治療より優先されることはほとんどない。

前述したように，成人も同様に，休息と安楽のサイクルと昼夜のサーカディアンリズムの維持が必要である。習慣や宗教的な日課のある成人は，それを慣れ親しんで定着したものとして行っている。この熟練看護師は，個々の患者の例にならって，日常の身体的なケアのさなかでいかにして精神的な安楽を提供するかについての臨床的・倫理的な想像力を豊かにしてくれる。

看護師：不安定狭心症の患者を担当していました。この患者は心筋梗塞（MI）と心拍出量低下を起こしていて，胸痛と不安定狭心症になっていました。2日間はまったく意識が清明で，しっかりしていました。やさしくてとても寛容な家族が彼の世話をしていました。

　日曜日の夜に悪化し，電撃性肺水腫のため，多量のフロセミドが必要になりました。動脈ラインを入れ，ニトログリセリンを持続投与し，まずまず順調な経過でした。月曜日の朝，私が部屋に入ると勤務中の新人看護師がいて，手助けをしてほしいと頼まれました。それで，私は自分の患者をアセスメントした後，新人看護師と一緒に患者の部屋へ入り，その日の計画を立てるのを手伝いました。彼女は点滴を計算して，動脈ライン，圧ライン，すべてを調べていて忙しくしていました。私は患者に付き添っていました。患者の歯と義歯を歯ブラシで磨き，眼鏡を洗いました。彼がトーストと紅茶を希望したので用意しに行きました。戻ってきたとき，彼は「先に髭剃りキットをとってもらえますか」と言ったのでそれを用意しました。さらに彼は「祈りをあげさせてください」と言って，毎日行っていたお祈りを始めました。私はそのお祈りを知っていたので，彼と一緒に祈りました。彼は感謝して，「今まで長い間，毎日この祈りをあげていました。自分が今とてもよくないことがわかっているので，何度も祈りをあげているのです」と言いました。彼は死を恐れておらず，非常に重い状態であっても心強さを感じていると話しました。私は数日お休みをしていて，申し訳ないことに，その間に，彼は電撃性肺水腫で気管挿管が必要になり，よくない状態でした。彼は気管挿管

にとても動揺したので，フェンタニルが必要でした。麻痺状態ではありませんが，多量のフェンタニルとロラゼパムが必要でした。

　2日後に勤務に入ると，同じ（新人）看護師が彼のケアをしていました。私は再び彼女を手伝うように頼まれました。彼はまだ挿管されていて，このときまでにDNR（蘇生処置拒否）を意思表示していました。私は彼の家族のことを考えました。彼は今回の入院の際に，（死について）詳細に話し合っていましたが，実際に死がどのくらい差し迫っていたかは悟っていませんでした。それで，前に私が新人看護師を手伝った日の朝に，彼はDNRを表明していたのでした。彼女は点滴など，いろんなことをしていました。私は彼の髭剃り用のキットを取り出し，彼の祈祷書をとって，彼に祈りを捧げました。彼は私の祈りを十分理解できました。彼は私の手を取り，挿管されていたので私と一緒にお祈りを言うことはできませんでしたが，私の手を取って，終わったときうなずきました。そしてその日，彼は亡くなりました。彼の最後の日に彼と一緒にお祈りをしたことは，とても感動的な想い出です。

　出生，病気，傷害，喪失，回復，苦しみ，死は人間にとって一大事であり，その意味や経験は，治療や治癒すべき医学的障害を技術的に減らすことよりも大きい。儀式や宗教的な行い，日課などの安楽は，健康感をもたらし，ストレス反応を緩和すると医学的に証明されていなくても，経験的な研究に基づく科学的な根拠がある（Benner & Wrubel, 1989）し，人間にとっての徳，つまり生きるに値する人生，文化やアイデンティティ，人と人とのつながりや伝統をもたらす行為に関連する人間の道理にかなっている。

■まとめ

　看護や医学は，身体を客観視し，物理的構造と機械的機能として扱うという緊張のなかで行われるため，苦痛を与えたり，手術をしたり，擬人化によって生じる弱さから生まれる非難や恥の気持ちを遠ざけることに対する嫌悪や人間としてのタブーを克服することができるのである（Benner, Janson-Bjerklie, Ferkelich & Becker 1994; Young, 1997）。体を科学的に客観視することは医学的な治療に不可欠であるが，治療は苦しみをやわらげ，人間性を維持し，

生活の質(QOL)を向上し，回復をはかるという人間の徳に無条件に左右される。痛みや死の危険に直面する恐怖に対処するために，客観視することや距離をおくことは効果があるが，それは限られた期間しか役に立たず，常に人間性を奪う危険性がある。心臓の欠損を外科的に治療することと比較すると，安楽への援助は平凡で，あまり効果がないように思える。しかし，その非常に思い切った処置(手術)は，実は安楽の援助に依存しているのであり，それなくしては行えない(Benner & Wrubel, 1989)。危険や苦しみ，喪失，死という現実に直面する人間の徳にも，科学にも適したシステムや環境の土壌を築き，提供できる安楽の方法はすべて提供することが，今後の課題である。

● 参考文献

Affonso, D., Bosque, E., Wahlberg, V., & Brady, J. P. (1993). Reconciliation and healing for mothers through skin-to-skin contact provided in an American tertiary level intensive care nursery. *Neonatal Network, 12*(3), 25-32.
Bell, R. P., & McGrath, J. M. (1996). Implementing a research-based kangaroo care program in the NICU. *Nursing Clinics of North America, 31*(2), 387-403.
Benner, P., Janson-Bjerklie, S., Ferkelich, S., & Becker, G. (1994). Moral dimensions of living with a chronic illness, autonomy, responsibility and the limits of control. In P. Benner (Ed.), *Interpretive phenomenology, Embodiment, caring and ethics* (pp. 225-254). Thousand Paks, CA: Sage.
　　相良-ローゼマイヤーみはる(訳者代表)：ベナー解釈的現象学―健康と病気における身体性・ケアリング・倫理，医歯薬出版，2006.
Benner, P., Tanner, C. A., & Chesla, C. A. (2009). *Expertise in nursing practice: Caring, clinical judgment, and ethics.* New York, NY: Springer Publishing Company.
Benner, P., & Wrubel, J. (1989). *The primacy of caring: Stress and coping in health and illness.* Menlo Park, CA: Addison-Wesley.
　　難波卓志(訳)：ベナー／ルーベル　現象学的人間論と看護，医学書院，1999.
Bosque, E. M., Brady, J. P., Affonso, D. D., & Wahlberg, V. (1995). Physiological measures of kangaroo versus incubator care in a tertiary-level nursery. *Journal of Obstetric, Gynecologic, and Neonatal Nursing, 24*(3), 219-226.
Bruyna, M. A. (1981). Planned periods of rest in the intensive care unit: Nursing care activities and intracranial pressure. *Journal of Neurosurgical Nursing, 13,* 184-194.
Chesla, C. A. (1996). Reconciling technologic and family care in critical-care nursing. *Image: Journal of Nursing Scholarship, 28*(3), 199-203.
Daiss, S. R., Bertelson, A. D., & Benjamin, L. T. J. (1986). Napping versus resting: Effects on performance and mood. *Psychophysiology, 23,* 82-88.
Dreyfus, H. L. (1991). *Being-in-the-world: A commentary on Heidegger's Being and Time, division I.* Cambridge, MA: MIT Press.
　　門脇俊介(監訳)：世界的内在―『存在と時間』における日常性の解釈学，産業図書，2000.
Foucault, M. (1973). *The birth of the clinic: An archeology of medical perception.* New York, NY:

Vintage.
神谷美恵子(訳)：臨床医学の誕生，みすず書房，2011.
Goffman, E. (1961). *Asylums*. Garden City, NY: Anchor.
石黒 毅(訳)：アサイラム―施設被収容者の日常，誠信書房，1984.
Habermas, J. (1984/1987). Lifeworld and system: A critique of functionalist reason. *The theory of communicative action* (Vol. II). Boston, MA: Beacon.
Henneman, E. (1986). Brain resuscitation. *Heart & Lung, 15*(1), 3-11.
Holden, T. (1992). Dialogues with excellence: Seeing Joan through. *American Journal of Nursing, 92*, 26-30.
Ihde, D. (1990). *Technology and the lifeworld: From garden to earth*. Bloomington, IN: Indiana University Press.
Koenig, B. (1988). The technological imperative in medical practice: The social creation of "routine" treatment. In M. Lock & D. Gordon (Eds.), *Biomedicine Examined* (pp. 465-496). Dordrecht, The Netherlands: Kluwer.
Logstrup, K. (1995). *Metaphysics*. (Vol. 1). Milwaukee, WI: Marquette University.
Logstrup, K. E. (1971). *The ethical demand* (T. I. Jensen, Trans.). Philadelphia, PA: Fortress Press.
Madjar, I. (1991). *Pain as embodied experience: A phenomenological study of clinically inflicted pain in adult patients*. Palmerston North, New Zealand: Massey University Press.
Mitchell, P. (1986). Intracranial hypertension: Influence of nursing care activities. *Nursing Clinics of North America, 21*, 563-576.
Rubin, J. (2009). Impediments to the development of clinical knowledge and ethical judgment in critical care nursing. In P. Benner, C. A. Tanner, & C. A. Chesla (Eds.), *Expertise in nursing practice: Caring, clinical judgment, and ethics* (pp. 171-198). New York, NY: Springer Publishing Company.
Stannard, D. (1997). *Reclaiming the house: An interpretive study of nurse-family interactions and activities in critical care*. (Unpublished doctoral dissertation, University of California, San Francisco, San Francisco, CA.)
Strauss, A., Fagerhaugh, S., Suczek, B., & Wiener, C. (1982). Sentimental work in the technologized hospital. *Sociology of Health and Illness, 4*(3), 254-278.
Stretkowicz, V. (1996). *Florence Nightingale's notes on nursing*. (Revised ed.). Philadelphia, PA: Curtis Center.
助川尚子(訳)：ナイティンゲール看護覚え書決定版，医学書院，1998.
Taylor, C. (1985a). *Human agency and language: Philosophical papers 1*. (Vol. I). Cambridge, England: Cambridge University Press.
Taylor, C. (1985b). *Philosophy and the human sciences: Philosophical papers II*. (Vol. II). Cambridge, England: Cambridge University Press.
Taylor, C. (1989). *Sources of the self*. Cambridge, MA: Harvard University Press.
下川 潔，ほか(訳)：自我の源泉―近代的アイデンティティの形成，名古屋大学出版会，2010.
Taylor, C. (1991). *The ethics of authenticity*. Cambridge, MA: Harvard University Press.
田中智彦(訳)：〈ほんもの〉という倫理―近代とその不安をめぐって，産業図書，2004.
Thollaug, S. (1991). *Domesticating the environment of critical care units*. Paper presented at the American Nurses' Association.
Vitello, J. (1984). Recalled perceptions of patients administered pancuronium bromide. *Focus on Critical Care, 11*(1), 28-35.
Young, K. (1997). *Presence in the flesh: The body in medicine*. Cambridge, MA: Harvard University Press.

第7章
患者の家族へのケアリング

　文化や家族のなかでは個としての存在よりも社会的な存在としての人間にとって，家族はケアの基本単位である。家族は，ほとんどの病気が発生したり回復したりする社会的な状況を作り出し，構成している（Litman, 1974）。病気に対する反応は多かれ少なかれ家族によって形成される。ここでは，患者のケアや安寧に関わる重要人物をすべて家族と定義する。患者の家族をケアすることは，患者と家族の間にある相互関係だけでなく，患者特有の家族の社会的な状況も認識することである。それができなければ，医療のデカルト式モデル上で患者・家族を読み解くことは困難である。そのことについて，麻酔後回復室（PACU）看護師は次のように述べている。

> **看護師**：患者に気を配ることはもちろん，家族の一人ひとりにも気を配らなくてはなりません。なぜなら，本来，家族というのは患者の延長線上にあるものだからです。家族もまた，情報や励まし，支援を受けることを必要としています。

　専門的な家族ケアの技能をもつクリティカルケア看護師は，家族を患者の延長として看護する（Stannard, 1997）。しかし，患者と家族に気を配ったケアを提供することが，特に今日の医療に求められるものが高い場合は難しいことがある。急性・クリティカルケアの領域は医学的な要素が強く，臨床医がすぐに目を向けるのは，患者の命に関わる，あるいは変化する病態生理学的な状態であり，なんとかして患者を安定させることである。患者の不安や悲しみといった感情はまず脇において，看護師は手っ取り早く処置に集中す

表7-1　患者の家族へのケアリング

- 家族が患者と一緒にいられることを保証すること
- 家族に情報や援助を提供すること
- 家族がケアに参加できるようにすること

る。家族でさえも，重大な疾患や傷害を負った家族員に注意を向けてほしいと望む。したがって，悲しんでいる家族に対するケアは，一刻を争い，多くのことが求められる救命処置に対処する従来のやり方には含まれなかった。患者は突然の悲劇である疾患や傷害による悲しみや恐怖を表出することもあるが，多くの場合，彼らは強い鎮静薬を与えられていたり，精神的にひどく落ち込んでいたり，意識不明の状態でさえあったりする。一方，家族にとっては，死の不安や恐怖，悲しみは，目に見えていることであり，すぐ目前にあるものである。そのため家族をケアすると，看護師やそれ以外の医療従事者は患者や家族の窮地を認識させられると同時に，感情的に苦慮することになる。このような理由から，急性の重症患者の家族員をケアするためには，鋭い臨床判断や知識，技能が不可欠であり，重大な疾患や傷害の人間的な意味を受け入れる必要がある。

　本章の目的は，このような重要な関わりの作業に必要な臨床判断と技術を強調しながら，重症患者の家族に対する看護師のケアについて述べることである。家族への対処や働きかけは個々の状況の特異性に制約されるが，専門的な家族ケアの技能をもつ看護師は，**表7-1**に示す3つの方法で患者の家族をケアしている。

　家族ケアの内容と意図は，その場の状況や看護師と家族のスタンス（姿勢）によって異なる。家族に対する姿勢とは，看護師が状況に応じて用いる態度や行為，気遣いや技能であると定義される（Stannard, 1997）。患者・家族のケア環境や患者の臨床状態といった状況によって，実施できないこともあれば，家族を中心とした対応や働きかけができることもある。たとえば，金曜日の夜の慌しい救急室（ER）の環境では，同じERで落ち着いた午後に提供しているような家族ケアの量と質を同じ水準で提供することは無理である。

　家族ケアを提供する看護師の能力の重要な因子とされているものには，このほかに病棟の気風や患者と家族の（病院）滞在期間がある（Benner, Tanner &

Chesla, 2009; Chesla & Stannard, 1997; Darbyshire, 1994; Moore et al., 2003; Stannard, 1997)。病棟のテンポや雰囲気, 気風, 文化によって, ある種のケア行為が可能になったり, それ以外のことがうまくいかなくなったりする。このような因子と同時に患者集団や病棟スタッフも, 看護師が患者とその家族にどのように関わるのかに影響を及ぼす。たとえば,「家族に友好的な」病棟の気風とは, 家族ケアに対する社会に根付いた倫理観をもつ病棟の気風のことである。このような病棟の気風は, 自分たちの家族ケア実践を展開し広げていくうえで, 互いに共有し, 学び合う看護師の積極的な姿勢に大きく影響することがわかっている(Stannard, 1997)。しかし, その逆も言える。決して最良とはいえない家族ケアや, 患者と家族との分断が,「家族に制限を設ける」文化をもつ集中治療室(ICU)では頻回に起こってきた(Chesla & Stannard, 1997)。

また, 家族ケアは臨床家や家族が患者の状態をどのように理解するかによって, 異なった性質をもつことがある。家族中心型の働きかけや対応がいっそう顕著となるのは, 思いきった救命や生命維持の処置から, 患者が安らかに尊厳のある死を迎えられるようにすることに焦点が移ったときである。たとえば, 小児ICU看護師であるトレイシー・デイビスは, ある幼児が巻き込まれた溺死の悲劇について述べている。その幼児は, 家族がボートを降ろしている間にトラックから降りて迷子になった。瀕死の幼児は長い蘇生術の後も, 極めて悪い状態であった。

> **看護師**:ガブリエルは金髪に青い目をした2歳の男の子でした……(私たちの病棟に)到着したとき, pHは6.91, 体温は31.2°C, 瞳孔は動かず散大していました。彼はすでに循環器系の不安定性の徴候を示していて, 私たちは(昇圧薬を使って)彼の血圧を維持するのがやっとでした……私が彼の両親に面会したとき, 彼らがすっかり落胆していることは明らかでした。このようなときに, 取って付けたようなおざなりではない慰めの言葉はなかなか見つかりませんでしたが, 私は声をかけようとしました。私は自己紹介をして, 息子さんがとてもかわいいと思ったことを両親に伝えました。それからていねいにガブリエルの状態を説明しました。私は彼らが専門用語をあまり理解できないことに気づき, できるだけわかりやすく率直に話しました。自分が話している事柄のすべてが, 両親が耳にするには何よりも残酷なことという

のは，本当につらいものです……ガブリエルの状態は，悪化し続けました。私たちは彼を正常な体温まで温める必要があり，神経学的検査をいくつか行いました。私は父親がとりわけ静かで，ほかの家族員から孤立していることに気づきました……私は近づいて行って彼の横に座りました。私がガブリエルのことをとても残念に思っていることを口にすると，彼は泣き出しました。そして，彼は子どもたちがトラックから降りる前にライフジャケットを付けているかどうかを確かめるのが自分の仕事であったと説明しました。今回の旅行で，彼はそうするのを忘れたのでした。彼の罪悪感は計り知れないものでした。彼が泣いている間，静かに時間が過ぎていき，私は彼の肩に自分の腕を回しました。この男性の気持ちをやわらげたり，罪悪感を癒したりするための言葉は何もありませんでした……

しばらくして，私は父親に息子のことを話してくれないかと頼みました。彼は元気で，幸せで，楽しい子どものことを話し始めました。彼の息子に対する愛情は絶大でした……妻は4歳の娘ととても親密で，父親はガブリエルととても密接でした。彼らのお気に入りの儀式は就寝時間でした。父親は私に彼らの日課を話してくれました。ガブリエルはバーニーのパジャマとスリッパを身につけ，父親は彼を揺らしながら，寝る前にバーニーのベッドタイム物語を読み聞かせるのでした。それは2人にとって1日の終わりの特別の時間だったのです。父親はこのことを話すと，再び泣き始めました。もう2度とそうすることができないなんて信じられないと言いながら……。

翌日，神経科医はガブリエルに一連の検査を行いました。それらの検査から，私たちがすでに気づいていること（このかわいらしい男の子が脳死状態にあること）が伝えられました。ガブリエルの叔母も看護師で，彼女は彼の両親を手助けするために自分ができることがあるかどうか，私に尋ねました。私は彼女の申し出を受け入れることにしました。どんなことが起こるのかわかっていたので，私は彼女に誰かを自宅に行かせて，ガブリエルのパジャマとスリッパと絵本をもってきてくれるよう頼みました。彼女はおかしなことを言うと思ったかもしれませんが，私はガブリエルの家族とよい関係を築いていたので，彼女は私を信じてくれました。ガブリエルの家族に息子の脳が死んでいるという知らせを告げた後，私たちは生命維持装置を止めるという苦しい作業を行いました。ガブリエルの家族全員に彼を抱きしめる機会

をつくりました……私はこれからガブリエルを清拭するので，もう1度最後に彼を抱きしめることができると両親に話し，私を手伝ってくれないかと尋ねました。父親ははっきりと「はい」と言いました。それは私が父親に私の考えを話しているときでした。私はガブリエルのパジャマとスリッパと本を父親に見せて，叔母に自宅からもってきてくれるよう頼んだことを話しました。それから，私は父親が就寝時の儀式を一緒に行う最後のチャンスを望んでいるのではないかと思ったことを説明しました。父親は激しく泣いて，そうだとうなずきました。両親は一緒にガブリエルを着替えさせて，静かな部屋に運びました。そこにはすでにロッキングチェアが用意されていて，ガブリエルと父親はそこに座りました。私は必要であれば，廊下で待っていると伝えました。私が外で待っている間，父親がガブリエルに絵本を読み聞かせている声が聞こえてきました。それはとても感動的でした。両親は私の支援に対してとても感謝してくれました。私にできることはほとんどなかった，もっとしてあげたかったと私は伝えました。

　私は，バーニーのパジャマとスリッパを身につけて父親に抱かれたあの小さなかわいい男の子の姿を決して忘れません。父親が感じている痛みと罪悪感は決して消えないでしょう。絶望的で痛ましい状況であっても，父親に最後の思い出を与えたと信じています。そしてそれが彼の回復の一歩となればと願っています。

　患者の死に関連したケアリングの実践や働きかけについては，第9章でさらに詳しく説明するが，この話は患者の臨床状態が家族への配慮にどのように影響したかを例証している。看護師が両親に共感しうまく気持ちを汲み取ることによって，彼女は真実を伝えることや感情を表わすこと，うまく関わることといった難しい課題に向き合えるようになった。患者の命を救うことから，家族が子どもの死に立ち向かえるように援助することに主眼を移したとき，この看護師は深く悲しんでいる両親に気を配って，対応するための新たな方法を見つけることができた。

　このような移行を認識し，実践活動を父親の別れの儀式に向け直すには，患者と家族の状態をよく理解し，両親の見解の変化を常に受け止め，柔軟に対応することが求められる。看護師が父親の意向に応えて，その思いを汲ん

で就寝時の習慣ができるようにしたため，その両親は最期にこの慣れ親しんだ特別な形で死にゆく子どもを抱くことができた。

　家族に焦点をあてた働きかけや活動のなかには，看護師や家族の姿勢に頼る働きかけよりも，もっと受け入れやすいものもある。看護師が礼儀正しく丁重に接する「お客様関係」のレベルで，つまり通常はサービスのよさとしてビジネス界で知られているものであるが，患者や家族の心配事に深く配慮することなく，クリティカルケアの状況下で働くことは可能である（Berry, 1999; Stannard, 1997）。しかし，重篤な急性疾患の人間的な側面を身近に体験すると，疾患の人間的な側面とギャップのある以前のレベルに戻ることはまずできない。多くの看護師が，自らが患者になったり，愛する人が入院してしまったりすることで，どれほど患者や家族へのケア実践が変わるかを口にしている。このことは，以下の脳外科ICU看護師に行ったインタビューで示されている。

> **看護師**：中に入れてもらえず，長時間患者に会うことができずに動揺している家族に，私たちは多くの問題を抱えていました。大切な人の血まみれの姿や汚れた姿を見せたくはないですよね。もしそうすれば，家族の人たちはもっと不安になると感じたからです……自分が患者になる前は，家族をただそのまま待たせておきました。でも，待つということはとてもつらいことで，それがどのように感じることなのか，今の私にはわかります。だから，患者が手術から戻ってきて，家族が12時間近く患者に会うことができないでいるようなことがあれば，私は外に出て，「○○さんは今大変な状態ですが，中に入って声をかけてあげてほしいのです。ひどい状態であることを許してくださいね」と言います。そうすれば家族は中に入って，声をかけてから帰宅するでしょう。
>
> 　そう，患者になったことが，私の実践方法を変えたのだと思います。

　この看護師は入院を直接体験したことで，待つということはどのように感じることなのかということに対して，新たな解釈を開花させ，その結果，彼女の家族ケア実践を変えることにつながった。長い外科的処置の後に家族を入室させ，少し「様子を見て」もらうことは，患者と家族が離れている時間

を減らし，患者と家族の当初の不安を軽減させることができる。

　クリティカルケア看護師に変化をもたらすこのような経験は，これ以外にも報告されている(Chesla, 1996; Stannard, 1997)。看護師が自分たちの体験談をほかの人たちと共有し合えば，そこで学んだ臨床で役立つ教訓がみんなに行きわたり，広げることができるはずである。成長中の看護師にとって，たとえば前述の例は臨床的想像力や注意力，支援的な形で関わるすぐれた方法を掘り起こすものである。家族との困難な関わりで何ができるのかをもっと明確に理解できるようになれば，感受性が向上し，意味のある介入が引き出される。しかし，物語を共有するという実践には，看護師が臨床での学びを自ら報告し，かつ，相手の話に積極的に耳を傾けることができる人間関係や施設での場を作り出すことが必要である(Benner, Tanner & Chesla, 2009)。

　同様に，看護師が家族と「結びつく」と，看護師-家族関係そのものがある種の看護援助となる。お互いに気持ちが向き合っていたり，受け入れやすかったり，信頼をおくことによって，ほかの働きかけや行為が可能になる。スタンス(姿勢)によって，状況をどのように体験し，解釈するかが決まるし，また感情的な関わりや家族ケアに対する選択肢や見込みが影響される(Stannard, 1997)。たとえば，次のNICU看護師は，患者の両親との関係が距離をおいた表面的な関わりから，家族をもっと受け入れた姿勢をとるような関係に変わっていった様子を述べている。

　　看護師：私はやっと両親に接するようになりました。私は20年間，夜勤看護師だったので，両親と接する機会がまったくありませんでした。いろんな赤ちゃんに接してきましたが，これまでその家族のことをほとんど知りませんでした。でも今では，その日のケアをしている子どもの親のことを知ろうとしているだけでなく，先週，先々週に受け持った子どものフォローも続けるようになってきています。実際には親御さんを呼び止めて，おしゃべりをし，その子たちの様子を観察します。

　　インタビューアー：なぜそれがあなたにとって変化だと思うのですか？

　　看護師：現在，私の友人の多くには小さな子どもがいて，私は子どもとごく普通に出会うようになりました。……つまり，ここを去っていくのは赤ちゃんではなくて，ここでの物語が終わるだけなのです。私がその子たちの姿を

目にしなくなっても，彼らは物語を続けていくのです。(観察に基づくインタビュー)

　この看護師の私的な関係での子どもとその親との関わり合いが，特に，患者の親に対する職業上の関係のもち方に影響を与えた。友人が子どもを育てているという話を受け入れることで，この看護師は患者と家族の物語と彼らへの関わり方を考え直すようになった。同時に，夜勤から日勤に変わったことで，この看護師は患者の家族とかなり頻繁に関わるようになった。こうしてみると，交代制勤務は家族ケアに影響を及ぼす状況的条件といえる。この看護師の感情的な関わりのレベルによって，今や(ケアをした患者や家族のフォローアップを行うというような)ある種のケア実践が可能となり，ケア行為に対する理解が広がってきた。
　前述した3つの主な家族ケア活動は重複する部分があるため，すぐれた家族ケアの技能をもつ看護師は，次のPACU(麻酔後回復室)での例に示されるように，患者や家族の状況に合わせて働きかけや行為を途切れることのないように調整している。

　　看護師：(麻酔から)覚醒したときに，子どもは親がそこにいてくれることを望んでいることは明らかで，また親も子どもが目覚めたときにそばにいられると，術前で説明されます。まあ，麻酔から覚めると子どもたちは少し機嫌が悪くて，ちょっとくってかかってきたり，めそめそしたり，泣きわめいたりすることもあれば，目を開けることも，どうなっているのか話すこともまったくできなくなるときもあります。
　　昨日，私は10歳の男の子のケアをしました。その子はちょうど目覚めたばかりで，お母さんとお父さんが病棟に入ってきたときは，目を閉じたまま泣き叫んでいました。親は自分の子どもがそのように運び込まれるのを聞いたら，ひどく動揺すると思います。ですから，お母さんとお父さんの不安を鎮めると同時に，患者が何を必要としているのかを明らかにすることが，まさにベッドサイドにいる回復室看護師の責務です。
　　時々，痛い痛いと言っているにもかかわらず，痛みはその子の問題ではないことがあります。多くの場合，それは不安そのものであって，子どもたち

は怯えているのです。彼らは何かが違っていることに気づきます。見覚えのない場所にいるわけですから。何か不快な感じがしても，何が起こっているのか完全に把握することができず，どうすることもできず，だから怯えているのです……。

それで昨日，母親に言いました。「お子さんに，あなたがここにいて，心配いらないことを話して，手術が終わったことを伝えてあげて」と。それで，お母さんはそばに寄って，息子の手を握りながら，やさしく耳元に話しかけ，何度も何度も「お母さんはここにいるから，安心して。大丈夫だから」と声をかけました。しばらくして私はその子が何度も顔をゆがめ，しかめ面をしていることに気づきました。麻酔記録を見ると，ほんの少量のフェンタニルしか使われていなかったので，もう少し鎮痛薬を与えたほうがいいと思いました。それで，母親には繰り返し耳元でささやきながらその子をなだめてもらい，私は鎮痛薬を投与しました。この連携は本当にうまくいきました。母親にはすべきことができ，その役目を果たしてもらい，結果的に私が投与した薬は功を奏しました。

私は母親に息子さんがまだ麻酔から覚めたばかりであることを説明しました。「ご覧のとおり，お子さんは目を開けていませんが，私たちに顔を向けて，直接話しているので，まだ，麻酔から醒めている途中だと考えられます。お子さんに触れて，そばにいて，手術が終わったことを繰り返し伝えることが重要です」さらに，「お子さんはもう少し経てば落ち着いて，うまくいけばもう1度眠りについてから，もう少ししっかりと目覚めるはずです」と，母親に話して安心させました。

このPACU看護師は，子どもが見知らぬ環境で寒さや混乱，不快を感じながら目覚めることが，どんなに恐ろしいことなのかを認識していた。また，子どもがそのような状態にあることを目にした親がどんなに落胆するかも正しく認識していた。看護師は麻酔によって出現する現象を理解し，なぜ子どもがぐってかかったり，ぐずったり，泣きわめいたりするのかというさまざまな理由をきちんと整理して話している。

臨床の場で何が起こっているのかを把握するには，物事の推移を識別し，推察する力が看護師に求められる。看護師の臨床判断によって，とりわけ状

況を解釈し，子どもを支援する方法を家族に指導するといった働きかけをどのように行うのかが導き出された。親たちは子どもと一緒にいられることで，子どもの不快感を理解したり，自分たちの不安を軽減したり，さらには看護師とその指導を高く評価し信頼するようになったことから，重要なことであったと考えられる。実際に，親がそばにいたことで本当に催眠作用が強まったのである。

家族の訪室が患者に与える影響を調べた研究は徐々に増えてきているが，公表されたある研究では，家族の存在が熱傷患者の処置に伴う痛みの軽減やミダゾラムの使用の減少と相関していることを示している（Byers et al., 2001）。また，別の研究では，PACUにおける親の存在が術後2週間の否定的な行動変容を抑えていることを示している（Lardner, Dick, & Crawford, 2010）。

前述の話は，家族がそばにいることがどれほど強い影響力があるかを強調している。

両親が患者のベッドサイドに着くとすぐに，看護師は彼らに，子どもの行動が典型的なもので当然起こりうるものであるという情報を提供し，安心させた。またこのPACU看護師は母親に，怖がる息子に話しかけて，触れてあげるように促し指導した。このような親の関わり方は，関係者全員に有益なものであり，初めの段階で家族が面会できるようにしていなかったら不可能であった。家族に面会させることが必ずしも絶対的な働きかけと見なされるわけではないが，この看護師は自分自身で行うよりも母親が行うことで，よりよい患者ケアを実施できた。

一般に実際の家族ケアは，この臨床事例のように部分的に重なり合っているが，互いがどのように家族ケアの中心となるのかについて，最もはっきりしている違いや重要点はあるので，それを分けて説明しよう。

■家族が患者と一緒にいられることを保証すること

家族ケアで非常に重要なことの1つは，重症患者と家族が一緒にいられるようにすることである。なぜなら，家族の面会は密接で結びつきのある強固な家族関係を促進し，患者の安寧を高め，家族に情報を提供するからである。ただし，従来のクリティカルケアの場では，家族の面会が厳しく制限さ

れてきたため，看護師-家族関係や，場合によっては家族ケアを実施する看護師の成長をも妨げてきた(Chesla & Stannard, 1997)。

　家族の面会を制限する理由として一般的によく言われるのは，患者の安定や感染，休息，プライバシーに関する憂慮，面会が家族に与える影響や空間的制約，医療者の活動能力に関する憂慮などである。このような配慮には利点もあるが，多くの研究によって家族の面会について調査が行われ，面会は患者の安定や感染になんの不利益も与えず，家族に否定的な結果をもたらすことはない，ということが明らかにされた(Ballard et al., 1984; Bay et al., 1988; Bru et al., 1993; Burke et al., 2009; Fiorentini, 1993; Fuller & Foster, 1982; Fumagalli et al., 2006; Hendrickson, 1987; Hepworth, Hendrickson, & Lopez, 1994; Kleman et al., 1993; Kowba & Schwirian, 1985; Lazure & Baun, 1995; Lewis et al., 1991; Nicholson et al., 1993; Oehler & Vileisis, 1990; Paludetto et al., 1981; Prins, 1989; Schulte et al., 1993; Proctor, 1987; Schwab et al., 1983; Simpson & Shaver, 1990; Solheim & Spellacy, 1988; Umphenour, 1980; Wranesh, 1982; Yu, Jamieson & Astbury, 1981)。

　臨床家が患者のニーズ，あるいはもっと最近であれば，HIPAA(医療保険の相互運用性と説明責任に関する法律)の遵守に専念できるように，これまで家族の面会は制限されてきた。このような制限を設けることで臨床家はおそらく人間らしい死や喪失に直面することの意味から逃れ，距離をおくことができたのだろう。HIPAAの観点から，プライバシー規則が近年繰り返し適用されるが，医療提供者は自らの裁量で，個別のケアのなかで援助している相手に対して保護されている医療情報を，家族員や親しい友人などに開示することは許されている(Roberts, 2003)。しかし，看護の領域へのアクセス，家族ケアの技能の育成にすら制限される理由として，HIPAAを持ち出す臨床家もいる。

　確かに家族のなかには，苦しむ家族員を誰よりも上手にベッドサイドで支えてあげられる人もいる。たとえば，ベッドサイドで手に負えないほど泣き叫ぶ家族は，患者を動揺させケアを妨げる場合がある。このようにケアが妨げられるので，医療提供者は家族の来訪を快く思わなくなる(Garrouste-Orgeas et al., 2008)。また，自分のおかれた状況にかなり上手に対処でき，重症患者に慰めや安楽を与えることができる家族もいる。同様に，患者のなかにも，家族がいてくれることに好意的な反応を示す人もいれば，1人でいることを

好む人もいる。筆者らが看護師に家族の存在自体を介入として捉えるよう促すのはこのような理由からである。たとえば，血管作用薬の滴定をする場合，ICU看護師は通常患者の生理的反応をモニターする。同様に，ベッドサイド看護師がどの看護病棟であっても，とりわけ入院した早期の段階で面会中の患者と家族の反応をモニターするのは当然なのである。

　どのような場合であっても，家族が恐怖や悲しみをはっきりと示すこともあり，それが看護師に精神的な負担を与える場合がある。患者や家族と感情的なやりとりをし，心を開き，重い疾患や傷害による不安や悲しみに対処できるようになることは，人間と社会との関わりの技能であり，すぐれた看護実践の特徴である (Benner, Tanner & Chesla, 2009)。イラクやアフガニスタンから帰還した負傷兵のケアをしている看護師は，急性期や回復期のケアの早期に家族ケアも含むことを学ばなければならなかった。なぜなら，家族ケアは患者の長期にわたる複雑な回復過程においてきわめて重要だからである (Kelly, Benner, Benner, 出版準備中, 2010)。

　出産や死など，人生の節目にあたる時期には家族の結束を促しやすいと思う看護師もいるが，多くの家族はそれ以外のときにも一緒にいたいと望み，それができると期待している。特に，家族は重症疾患にかかった大切な人の容態が悪くなったときに一緒にいることを望む (Stillwell, 1984)。けれども，その時は医療提供者が患者の命を救おうとしている，まさに，家族に焦点をあてたケアが最大の難題を迫られるときである。あるICU看護師は次のように語っている。

> **看護師**：それはとっても大変だと思います。だって，患者の具合が悪くなればなるほど，面会者を入れたくなくなりますから。でも同時に，面会者がいるということはとても重要なことなんです……それでも，ベッドの周りにあまり多く人がいてほしくないですよね。急いでその患者に処置しなくちゃいけなくなったら，いちいち「どいてください」って言うようなことになると思いませんか？　だから集中治療室での家族の面会には非常に多くの看護判断を伴います。面会時間をとるということはとても大変なことだと思います。（観察に基づくインタビュー）

この看護師が指摘するように，家族が面会できるようにするには判断が必要である。家族の面会や関わりを厳しく制限している病棟の方針は，クリティカルケアを担当する看護師が，日々直面する患者と家族の多様な状況を考慮に入れたものではない。筆者らは規則よりも家族ケアのガイドラインをもつことを勧めたい。なぜならガイドラインであれば，看護師やそのほかの医療者は，特別な状況下で患者や家族の独特なニーズや強みに柔軟に対応できるからである。この看護師は「ベッドの周りに多くの人」がいることは「とても大変なことだ」と認めているが，患者の状態が悪化している最中に，家族が面会できるようにすることは倫理的に重要なことだとも十分に理解している。

クリティカルケア看護師のサービスを必要とするということは，明らかに患者が高度な訓練を受けた専門家による緻密な観察を受ける特別な状態にあることを意味する。死の可能性は常にある。家族は患者にとってこの上なく大事なものなので，愛する重症者に家族が面会できるようにすることは倫理的な事柄である。あるICU看護師が，まさにこの点を強調する臨床上の出来事について書いている。

> **看護師**：44歳の男性が午後からずっと続いている腹痛を訴えて，午前1時に救命室に歩いてやって来ました……モニターが装着され，看護師が採血している間に，患者は心室細動による心停止を起こしました。約1時間で蘇生され，その後ICUに運ばれました。病棟に着いたとき患者は，「骨盤高位（トレンデレンブルク体位）」にあり，血圧は，制限なく用いた昇圧薬と抗不整脈薬，そして輸液によって触診で50でした。心拍数は「測定不能なリズム」，QRS間隔の大きな延長を伴った不整脈で60回ほどでした。
>
> その場には，内科の勤務医3人と研修医1人に，外科の勤務医と研修医，7人の看護師がいて，さらに大勢の関係者が患者に会うために病室の外で待っていました。患者の家族は病棟のドアのすぐ外側で待っていました……心停止の状態が持続し，患者はますます悪くなるばかりで，よくはなりませんでした。救命室で家族に最初に会った内科勤務医が病室の外に出ては，家族に患者の状態の変化について情報を与え続けました。それまでのところ，患者が救命室に入ってきてから，家族は患者に会っていませんでした……私

たちはこの若い男性を助けるためにできることはすべて行いましたが，午前2時半に死亡宣告されました。

　心停止の後，私たちは誰もその部屋から出たくはありませんでした。というのは，患者の家族が病棟のすぐ外で待っていることを知っていたからです。ついに，年長の勤務医と患者の受け持ち看護師が家族と話をするために外に出て，残りの者は患者の身なりを整えました。このエピソードは私にとってとても重要でした。なぜなら，生きているうちに大切な人に会う最後の機会を，私たちが家族から奪ってしまったかのように感じたからです。この男性は救命室に歩いてやって来て，そして死んでしまいました。このエピソードによって，私は患者が重症なときには，患者の家族を訪室させるというふうに変わりました。

この臨床での強烈な出来事は，患者の生死がかかっているときの治療行為と，病気や喪失，死といった人の一大事とのバランスをとることが倫理的に難しいことを示している。緊急事態の場合，慣例的に家族は大切な人から引き離されていることが多いので，ほとんどの臨床家はこれが非人道的な行為だとは思わない。ところが，これまでの研究では，家族は死に瀕している大切な人と一緒にいたい，蘇生の努力や侵襲的な処置に立ち合うという選択肢をとってほしいと思っていることがたびたび示されている(Barratt & Wallis, 1998; Bauchner, Vinci, & Waring, 1989; Bauchner, Waring, & Vinci, 1991; Bauchner et al., 1996; Boie et al., 1999; Doyle et al., 1987; Duran et al., 2007; Eichhorn et al., 2001; Fraser & Atkins, 1990; Hampe, 1975; Mangurten et al., 2006; Mazer, Cox, & Capon, 2006; Meyers, Eichhorn, & Guzzetta, 1998; Meyers et al., 2000; Powers & Rubenstein, 2006)。患者の死が家族のアイデンティティとその世界を脅かす場合がある。患者の死とともに肉体的な死が生じるが，遺族にとって魂のレベルでの死は，患者が亡くなってかなり時間が経過してから感じられるものである。家族が死に瀕している大切な人と一緒にいる機会がないことは，患者‐家族関係について世間が認めている本来の姿が考慮されていないことになる。

家族員の死は，誕生と並んで，家族が経験する最も重要な転機の1つである。というのも，多くの家族員が，大切な人が蘇生や侵襲的な処置を受けている間，そばにいる選択肢を望んでいると述べているからである。このよう

な心情が，家族がそばにいることを許可するべきだという消費者の圧力が増している大衆紙に徐々に現れてきている(Harder, 2001)。このようなことは，産科医が分娩室から父親を当たり前のように締め出していたが，世論の変化によって自らの実践を変えざるを得なかった1950年代の社会的圧力と同じである。看護師は今後さらに家族の懸念や願いを尊重するために家族に面談する必要がある。もちろん，すべての家族員が患者の危機的ケアの証人になりたいわけではなく，彼ら（家族）が同席を望まない場合，（勝手に）同席することを判断されたり強要されたりせずに，適切なケアや情報で対応してもらうことである。

　家族との接触は患者の世界のなかでこの上なく大切なものと認識され，強調されている(Chesla, 1996)が，患者の重大事に家族がいると，臨床家の実行能力を妨げるほどの強い感情が生じる場合がある。フライトナースの話にはそのことが述べられている。

　　看護師：家族がそこにいると，（状況が）まったく異なった様相を示します。気道はただの呼吸器ではなくなります。（家族は）気道を生きた現実のものと見るのです。かなり集中して，自分に言い聞かせなくてはいけません。「そう，これは私がしなくてはならないことよ」と。自分を感情から切り離すように努めなくてはなりません……時にはきちんとけじめをつけなくてはなりません。

　第4章で述べたように，医療提供者は一般に，救命処置を実行しているときは，重症患者を一時的に客観化するように努める。この守りに徹した行動は，家族がいると難しくなる。というのは，気道そのものが，愛する家族にとって欠かせない人へと変わってしまうからである。看護師がこのような感情のままでいると，必要な救命処置を提供することができなくなる可能性がある。強い感情的圧力に対処する方法として，看護師は自分の行動に優先順位をつけて実行し，感情的になりがちな状況から自分自身を切り離すことに注意を注ぐ。またStannard (1997)も，すぐれた家族ケアの技能をもつ看護師は概して危機状況では患者の家族と距離をおくことを明らかにしている。ただし，このような看護師はひとたび患者の状態が安定すれば，再び家族と

きちんと関わっていることを心に留めていただきたい。

　適切な資源(家族の十分な心の準備や蘇生中に家族を支える人員，スタッフとの報告会や支援活動など)がある状態で，蘇生や侵襲的な処置の間家族を愛する人と一緒にいられるようにするという選択が，すべての領域のすべての家族にも広げられるべきである。しかし，前述のフライトナースの言葉は，スタッフを適切に配置する必要性を指摘している。そうすれば，直接救命行為に奮闘しているチームメンバーとは別のスタッフが家族を支援できる。さらにこの話では，危機状況下に家族がいることに関して，看護師にかかる余計な感情的負担も強調している。看護師が感情的に押しつぶされそうな状況に対処できるように援助するには，継続的に支援の会議を開いたり，スタッフとの情報交換を行ったりする必要がある。

　もっと決まり切った仕事をしている状況でさえも，重症患者を家族から引き離すには，家族の側から相当な信頼を得る必要がある。ある手術室看護師はこの「引き離し」が社会的・感情的に苦労を伴う仕事であることを指摘している。

> **看護師**：親は自分の子どもがきちんとした親切な人の手に渡っているということを知りたいのです。だから，アイコンタクトをとったり，腰を下ろしたり，タッチを行ったりといった非言語的コミュニケーションがとても重要なのです。

　家族が自分たちの大切な家族員のケアを見知らぬ人に託すという引き継ぎ時では，思いやりのある行為や関わりが家族の不安や恐怖を軽減できる。慌しく混雑した状態で患者を預けると，家族の不安は増すばかりである。信頼を築き，滞りなく引き継げるようにするには時間をかけるのがよいが，次々と患者が変わる場(たとえば処置室など)で働いている，すぐれた家族ケアの技能を身につけた看護師は，かなり短い時間で関係性を作り信頼を築くために，たとえば先ほどの手術室看護師が述べたような，強力な非言語的コミュニケーションを駆使することを身につけている。たとえ短時間であっても，家族が患者と一緒にいられることを保証することは，できる限り患者と家族が一緒にいられる時間を提供することになる。

このことは，外傷を負った子どもを移送する準備をしていたフライトナースへのインタビューでも示されている．

> **看護師**：できることなら……家族を入れることはとても重要ですので，忙しくないなら，私たちはそこにいる間中，家族にもいてもらうようにしています．そうすれば家族と少しはなんらかの関わりがもてますから．それに，特に空路輸送などでは，子どもを連れて行ってしまうことになります．そうなると，家族は3時間も車を運転しないと，そこにたどりつけませんから．

　このフライトチームは，3時間以内に重症患者に何かが起こる可能性があると判断した場合，たいてい輸送の前に家族が大切な人に面会できるようにしている．この患者・家族を中心とした倫理観によって，家族という単位のまとまりを保つことができ，家族が重症となった大切な家族員に触れ，抱きしめ，キスをし，別れの言葉を言うことができる．
　別の状況では，あるICU看護師が，新たに入院してきた患者が挿管される前に家族と一緒にいられる時間を作っている．

> **看護師**：Dさんは31歳の男性でした……Dさんは2，3日ほど風邪のような症状があって……どんどん昏睡状態になってきて，最終的にICUにやって来ました．入室時，彼の話はかすかに聞きとれる程度で，ほとんど動けませんでした．妻と母親が彼に付き添っており，彼女たちはひどく動揺し怯えていました．私は彼を安定させるまで待合室で待つよう彼女たちに頼みました．Dさんをアセスメントしたところ，気道確保のために挿管する必要があると判断しました．そして，挿管の準備をしているわずかな時間，家族に面会してもらいました．

　彼女の話には，新たに重症患者がICUに入室したとき，特に侵襲性のある救命処置の準備をしている最中に，必然的に起こる混乱については表現されていない．看護師とそれ以外の医療者は患者を「安定させる」必要があるだけでなく，悪化する患者の状態をアセスメントし治療しなくてはならない．看護師は患者の身体状況を把握する看護師の臨床判断と技能によって，

挿管前の貴重な時間を費やす危険性と，患者と家族がほんの短時間でも一緒にいられるようにする利点とを十分評価することができた。この看護師は家族を患者の延長として理解していたので，家族へのケアを患者へのケアにうまく取り入れたのである。挿管前に患者に面会できるようにすることで，家族は患者と言語的コミュニケーションがとれたのである。このケースの場合，その後の数週間は会話ができなかった。

　家族にとって患者との面会は重要で価値のあることであり，患者にとって家族の存在は有意義で，望ましいことである (Duran et al., 2007; Eichhorn et al., 2001)。重症患者は複数の薬剤によって深く鎮静されていることが多いので，多くの臨床家は家族の面会は患者の家族にのみ効果があると決めつけている。しかし，家族の存在は病んだ家族員に愛情や支えを与えることができ，それ自体に大きな治癒力がある。ある ICU 看護師がそのことについて，かつてケアをした患者と家族のことをふり返って話している。

> **看護師**：私は中西部の外傷センターで働いていました。ひどい頭部外傷と大腿骨骨折，それに胸腹部外傷を受けた 23 歳の患者をケアしました……医師は家族に，患者は助からないかもしれないと話しました。それで来る日も来る日も毎日，母親はやって来て，その息子に地方紙を読んで聞かせました。彼の出身は小さな町ですから，それは小さな 1 枚の新聞でした。たとえば，「スミス氏が今日，店を売却した」といった感じで。彼女は来る日も来る日もそうしていました。日曜日になると，彼女は驚くほど真っ赤なワンピースを着てやって来ました。それは彼（患者）が母親の 50 歳の誕生日か何かに買ってあげたものでした。それはかなり不格好なワンピースでした。私たちは「彼女はなんのためにそれを着ているのかしら？」と言っていました。それでも彼女は病室に入って，彼の手を取って言いました。「日曜日ですよ。あなたのお気に入りの赤いワンピースを着ましたよ」と。
>
> 　私たちは 3 か月間，彼を看ました。その後，彼はリハビリテーションホームに移され，1 年後に再び私たちに会いにやってきました。彼がなんと言ったかわかりますか？　彼が何を覚えていたか？　なんと，あの赤いワンピースです。彼が目覚めたときは日曜日で，彼は母親にこう言ったそうです。「日曜日だよ。母さんの赤いワンピースはどうしたの？」と。彼女はその

日，赤いワンピースを着ていませんでした。また，彼の耳には母親の声が届いていたのです。彼はスミス氏が店を売却したことを知っていたのですから。

この強烈な話は，重症患者が死を予測されたにもかかわらず生き抜いたという，このケースやそれ以外の多くの臨床状況の不確定な要素を示している。このケースで用いられた多くの治療や働きかけは，紛れもなく患者が生存に向かっていくのを後押ししているが，母親が支え続けたことが患者の回復への過程と回復の中心となっていたのは確かである。

この話は，よく行われるケアリング行動には深い意味と意義があり，治癒力があることも強調している。この母親は昏睡状態の息子と面会ができたので，毎日息子に町の新聞を読むことができた。慣れ親しんだ声で，その母親は彼にとって重要な人々や場所について励みになるニュースを伝えた。また，日曜日に彼の「お気に入りの赤いワンピース」を着ることで，その母親は息子を元気づけ，居場所を知らせた。それが，彼が昏睡から目覚めたときに思い出したことであった。結果的にこの話は，家族の面会が家族にも患者にも大切であることを強調している。クリティカルケアを行う多くの看護師は家族を「訪問者」として考えているが，患者-家族関係では実は医療者が訪問者である。家族が面会できるようにするのは，世界のどこにいても一生続く患者と家族との関係を認め，それを尊重するためである。

家族をもっと広い意味でとらえると，看護師はペットの面会を調整する援助もできる。ペットの面会は，急性期あるいはクリティカルケアの環境で失われたなじみの世界に患者を連れ戻す強力な介入になり得る。ICU 看護師のスーザン・フォイは，この 2 週間で 2 度の自殺をはかって ICU に搬送された若い女性に起こった臨床的出来事について説明した。三環系抗うつ薬の過剰服用により，患者は呼びかけに反応せず，人工呼吸器をつけ，機能不全の状態であった。

看護師：(看護)管理者と私が(患者の)ベッドサイドにいたとき，患者の両親が私たちにこんなことを話しました。彼女(娘)がいなくてゴールデンレトリバーが戸惑っているのだが，もし彼女が愛犬に会えたら，もしかすると元気になって生きる意欲を抱くかもしれない，いい案だと思っているのだがと。

当初，私は病院の方針に背くことになるので問題外だと思っていましたが，管理者のほうを見て，そんなことが可能なのかどうか尋ねました。生命維持のためにあらゆるものにつながれた状態でベッドに横たわっている患者を見ながら，（管理者は）「そうしましょう！」と言いました。数時間後，看護管理者と両親は静まり返ったなかでエレベータから犬を「こっそりと」連れ込みました。両親と一緒に犬を部屋に入れる前に，私は麻酔を中断し鎮静を軽くしたため，（患者は）目を開けて犬を見て触れることができました……犬は注意深くベッドサイドに近づき，父親が犬の顔を触れるように彼女の手をもち上げたとき，犬は（患者の）手をくんくん嗅ぎました。（患者は）指先を伸ばして犬に触れ，父親は犬をもち上げてベッドにいる彼女のそばへもっていきました。私は（患者を）観察しながら，心拍数や呼吸数が危険な状態でないことを確認しました。バイタルサインは良好で，彼女は30分間落ち着いていて，その間，犬はとてもおとなしくしていました。その時，私はその瞬間が「運命」だと思いました。患者は愛犬の存在に気づき，涙が頬をつたいました。

　残念ながら，このケースの患者は状態が悪化し続け，2日後に亡くなった。しかし，この大胆な介入は確かに瀕死の患者に平穏と喜びすらもたらし，さらに無力で悲劇的な状況のなかで，娘に何かしてあげたいという両親の強い気持ちを確かに後押しした。介護犬やセラピードッグ，面会犬などの出現により，多くの施設が今ではさまざまな方針や手続きを整えている（DiSalvo et al., 2005）。しかし，この例では，看護管理者と担当看護師は病院の方針から逸脱する代償として，患者と家族に利益をもたらすことを理解している。家族が重症患者に物理的に近づけるようにすることに加え，家族が病気になった大切な人に精神的に近づけるようにすることにおいても看護師は中枢となる（Chesla, 1996）。

　たとえば，新生児担当の高度実践看護師は，看護師とソーシャルワーカーからの働きかけが必要であった気がかりなケースについて報告した。

　　高度実践看護師：思い返してよかったと思えるケースは，私が世話をしていた新生児で，その子は左心室の形成不全症候群のある状態で生まれました。

それは先天性心疾患のなかでも最も難しいものの1つです。その疾患によって死や病的状態の可能性が山ほどあり，最良の手術が必要です。とにかくこの赤ちゃんは最初の手術を生き延び，人工呼吸器から離脱し，抜管され，徐々によくなっていきました。しかし，数日後，その母親が会いに来なくなったことが私たちの間で話題になりました。それで（ソーシャルワーカーと私が）母親と連絡をとり，赤ちゃんに会いに来てほしいと頼みました。
　ある日，私がその赤ちゃんを抱いているときに，母親がやって来ました。私は「来てくれたのですね。すばらしいわ！　とっても感激しています！」というようなことを口にし，「赤ちゃんをベッドに寝かせて，大きなゆったりとした椅子を用意させてください。あなたが座って，赤ちゃんと一緒にいられるようにしますからね」と言いました。彼女は私と目を合わせようとはしませんでした。彼女はかなり怯えていたのでしょう。それから彼女の腕に赤ちゃんをおき，しばらく2人きりにすることを伝えました。私が戻ったとき，彼女は泣いていました。その日を境に彼女は赤ちゃんとの絆を深め，関わりをもつようになりました。あの子は今おそらく1歳半くらいで，よく育って，かわいくて，幸せなはずです。彼女は私たちに会うたびに，彼女を母親らしくするために私たちが果たした役割について話します。でもそんなに多くのことをしたわけではありません。私たちがしたことの多くは，彼女に備わっていたものを引き出しただけなのです。ただ，入院中ずっと彼女と密接な関係をもち，関わり合いながら赤ちゃんをどうやってケアするかを教えました。彼女が子どもをお風呂に入れたり抱いたりできるよう，できる限りあの子を普通に扱うようにしました。

　このケースは，母親としてわが子に関わらないという気がかりで普通ではない状況であったため，高度実践看護師はその母親に連絡し，赤ちゃんのところに来て会うように促した。その赤ちゃんは最先端レベルの医療処置を必要とし，常に死の危険性があったため，母親が子どもと緊密な関係を築くことは困難であった。しかし，母子の結束は不可欠であり，母親の関わりや援助がなければ，おそらくその赤ちゃんはいくつもの手術を生き延びることはできなかっただろう。その母親は病棟に着いたとき，温かく迎えられ，赤ちゃんと一緒に「いる」ためにしばらくの間2人きりにされた。母性感情の

多くは「内面から」出てくるものであるが，看護師の活動のいくつかは，赤ちゃんと関わりをもち感情的な結びつきをもつことによって，母親の新たな可能性を引き出すことが中心であった。物理的に近くにいることは，その看護師が母子の結束を仕向ける前に明らかに必要であった。乳児のケアに母親を必要とすることで，その看護師はうまく感情的な結びつきを促し，同時に新米の母親にとって重要な，母親としての技能を教え，指導した。

すでに感情的な結びつきがある場合，家族ケアの技能をもつ看護師は，長引く病気や入院によって弱まっている可能性のある患者-家族の結束を強化する。ある PACU 看護師は，手術が終了した直後，患者とその家族に働きかけるときに有効だと気づいた方法をいくつか述べている。

> **看護師**：家族は，何かを傷つけてしまったり，何かを引き抜いてしまうかもしれないと思って，あるいはそばにいることが怖いために手術を受けた家族員に接することを怖がる場合がよくあることに私は気づきました。しばしば，家族に接触させることが必要だと感じます……時には，ベッド柵を下ろします。そうすれば母親も父親も子どもに触れたり抱いたりできます。ベッド柵が上がっていると，壁になってしまうからです。ベッド柵を動かせば，彼らは（患者に）接触することができます。それはとても効果的で巧妙なやり方です……患者さんにキスして抱きしめることができますよ，と家族に伝えることもよくあります……ただし，ほとんどの場合，家族の好きな方法で患者をかわいがったり，患者に触れたりできることを伝えなければなりません。多くの人たちはそれに応えますし，またそういうふうに導かれることを必要としていると思います。

多くの家族は急性期のケア施設での経験がなく，医療者が家族に何を期待しているのか，病んだ家族との関わりに関してどこまで安全なのかまったく思いつかないことが多い。そのような不確かさに加えて，家族はたいてい病気になった大切な人に対してとても不安になっている。

この話は，看護師が家族を援助していくにあたり，いかに寛容で柔軟である必要があるのかを示している。その看護師は家族に情報や援助を提供しているだけでなく，再び絆を結ぶ機会も与えている。目に見える障壁を取り除

き，不慣れでぎょっとするような環境のなかで大切な人と一緒に「いる」方法を家族に教えることによって，その看護師は，家族が回復しつつある家族員と感情的に再び結びつきをもてるように援助した。

　ほとんどの急性・クリティカルケアの場が，ケアよりも，患者を治療するためのさまざまな器械・器具を使いやすくするように設計されている。ケア環境を改善し，上手に管理して，家族に静かで邪魔の入らない時間をもっと提供することで，看護師は患者と家族との感情的な結びつきを比較的容易に持続させることができる。それは次のICU看護師からの話でも証明できる。

> **看護師**：私は心肺移植を受けた患者をケアしました。彼にはちょっとした拒絶反応が出ており，4週間ICUにいる必要がありました。4週間ICUにただいることは，まったく退屈なものです。そこで私たちはしっかりとカーテンを引き，患者と妻だけでいられるようにしました。なぜならそこはガラス張りでまったくプライバシーのない環境だったからです。カーテンを引くことで彼らはいくぶんプライバシーが保てたので，手を握り合ったり，すぐそばに誰もいない状態で，ちょっと話をしたりすることができました。（観察に基づくインタビュー）

　このケースでは，看護師は，「ガラス張りでまったくプライバシーのない環境」が家族の私生活や夫婦愛のためにならないと気づいていた。看護師の臨床判断と状況把握は，この働きかけが成功するためには欠かせないものであった。患者と家族の様子を読みとり，彼らを危うくする重要な問題を認めることで，看護師は即座に，患者と妻との感情的な結びつきが確実に持続できるような静かで邪魔の入らない時間が必要だと理解した。

　患者と家族の相互作用や力関係を読みとる技能のある看護師ならば，たとえば，情緒的な結びつきを維持するよう促すことが患者や家族の不快感を悪化させることもあることを知っている。そのような場合，有能な看護師であれば，まず今回のようなやり方で働きかけようとはしない。しかし，今回の状況では，カーテンを引き，患者と妻が私的な時間を一緒に過ごせるようにすることが，長引く家族の危機のなかで関係を維持しやすくするには重要であった。

クリティカルケアの場での家族の立ち会いはよく議論の的となるが，看護師はしばしば家族が物理的にいないときの家族単位のまとまりに関心を向ける。たとえば，あるICU看護師は患者の夫に，重症の妻が生きている最期の2，3週間，成人の子どもたちにもっと積極的にケアに関わらせるよう働きかけた。その45歳の女性は敗血症と呼吸不全で緊急入院した。

> **看護師**：（患者が）初めて入院してきたとき，その家族は2，3日ここに泊まっていました。しかしその後，父親は子どもたちを家に帰したまま，呼び戻して母親に会わせることはしませんでした。患者は全然よくなりませんでした。そこで私は夫に言いました。「お気づきのとおり，奥さまはあまりよくはなっていません。もし彼女が亡くなって，お子さんたちが母親に会えなくなったら，彼らはここに来て彼女と一緒にいることを許さなかったあなたに腹を立てるかもしれません。奥さまにはそのことが決められません。あなたが自分の決断を考え直さなくてはなりません」と。その週末に，子どもたちが母親に会いに来て，そして……彼女はひどい状態に見えました。子どもたちは若くて，18歳，20歳，21歳の大学生でした。でも，彼らはお互いに支え合っているように見えました。彼らなりに対処して，うまくやっているように見えました。（観察に基づくインタビュー）

　この看護師は状況がはっきりしてきたので，夫が妻の臨床状態の悪化を受け入れられるよう援助し，母親のケアに子どもたちを関わらせないことを考え直すよう促した。看護師はふり返ってみて，子どもを守るという夫の対処方法が，母親に会ってなんらかの別れの儀式に加われなくなった場合，かえって子どもたちに余計な悲嘆をもたらすことになると気づいた。つらい真実を話すことで，看護師は夫が状況をとらえ直し，自分の決断が悪い影響をもたらす可能性があることについて考えられるようにした。看護師の側に危険を伴うこのような働きかけを行うには，臨床状況をよく把握し，家族と関わり合いながら家族のことを十分読みとる必要がある。

　ほとんどの人が，百聞は一見に如かずということを経験によってわかっている。看護師が家族に与えることのできる情報で，最も重要なものの1つが患者に会わせることである。家族が面会できるようにすることで，重症患者

と家族と医療者が重要で多面的な情報を共有できる。ある PACU 看護師は，患者についての情報を医療者が聴取する際の家族の重要な役割について述べている。

> **看護師**：家族は重要な情報をとてもたくさんもっており，それこそが患者をケアするうえで役に立つものであり，医療記録からは決して得られない事柄です。患者がどんな人かという全体像は，重要他者からしか得られないことですからね。

そこから得られるものは，「物が言えない」重症患者や周囲と意味のある関わりをもてない患者から得るものよりもずっと多い。つまり，看護師や医療者はしばしば患者の家族を通して重症患者を「知る」のである (Benner, Tanner & Chesla, 2009, 1996; Stannard, 1997; Tanner, Benner, Chesla & Gordon, 1993)。たとえば，「物が言えない」重症患者と向き合い，患者のことをわかるようになるために，家族の写真を見たり，家族の話を聞くという方法をとると述べている看護師もいる。

別の例として，ある手術室看護師は，術後に特別な在宅ケアが必要となった小児のことを思い出した。その看護師が手術を担当した外科医に家族の異常な環境を報告したところ，外科医は「どうやってそれを知ったの？」と尋ねた。彼女は「家族と話をしたからです」と答えた。それからその手術室看護師はこう言った。「わずかな時間でも，家族からいかに多くの情報を引き出せるか，このことはどんなに強調してもしすぎることはありません」。このような情報を集めるには，とりわけ限られた時間のなかでは，うまく質問する手腕と落ち着いた物腰，そして患者について家族から教わるという謙虚さが看護師の側に求められる。

しかし，時には家族が長い道のりを移動できなかったり，仕事から抜け出せなかったり，あるいは手術室のような病院内の制限された場所に立ち会うことができない場合もある。そのような家族は多くの場合，看護師からの情報技術，つまり電話や電子メール，ファックスなどによって提供される情報に頼らなくてはならない。

現に「仮想面会」，つまりなんらかの情報通信網で家族に患者の状態を説

明し，詳細な情報を提供する方法について述べた看護師は多い。仮想面会は十分な情報を受ける手段となるので，家族は入院中の家族員の苦境を想像し，家族としてのつながりを感じることができる。また看護師が与える明瞭な連絡によって，離れていることへの不安が軽減される。たとえば手術室看護師は，両親が手術待合室で子どもの開頭術が終わるのを待っている間に，彼らに伝えてもさしつかえのない情報についてふり返った。

> **看護師**：たとえば，私はこう言います。「ジョンは何の問題もなく眠りに入りました。泣かずにマスクをつけて，ちゃんと眠りに入っていきました」と。あるいは患児が泣いた場合は，「息子さんは少しだけ泣きましたが，麻酔がかかるのでおそらくそれを思い出したりはしないでしょう」と言います。私は家族に「息子さんは大丈夫ですよ」というよりはむしろ，何か具体的なことを話すようにしています。「大丈夫です」と言うだけでは十分でないと思います。それから家族に声をかけるたびに，ちょっとした情報を与えます。「それから，ちょうどまた顕微鏡を動かしましたので，今モニターを見ながら手術が進んでいます」と。あるいは，終了したところなら，「骨の処置は終わりました。今は硬膜まで進んでいます」と言います。それで，ほとんどの家族が自分たちの子どもに何が行われるかがわかるからです。家族がわからなければ，説明します……ただしその情報は，何が起こっていて，これから何がなされるべきかを家族に伝えようとするものです。(観察に基づくインタビュー)

看護師から頻回に詳細な電話報告を受けることで，家族は物理的には患者から離れているにもかかわらず，情報を得た状態で関わることができる。このような状況で，熟練看護師はさらに，家族の待つという経験が，数分が数時間に感じられる場合，それはひどく息苦しいことであることを認識している。家族に(状況を)知らせることは道徳的判断であり，できる限り不要な悲しみや恐怖心をやわらげるための行為である。

別のケースで，特別治療新生児室で働く看護師であるルイジーナ・マニスカルコは，妊娠34週目に緊急帝王切開で出産した母親の状況について説明した。母親は出産後，合併症を起こし，MICU病棟への入院を余儀なくさ

れた．両親はまだ息子に会って抱く瞬間を得ていなかった．ルイジーナはアセスメントした後，母親への共感をユニークな形（赤ちゃんからの手紙という方法）で表出している．

看護師：私にとってこれは痛ましい状況でした．母親と赤ちゃんが離れ離れだなんて……保育器にいるブライアンを見ながら，私は母親が彼に会うことができていないことを思いました．私はブライアンをポラロイド写真で撮影し，母親に自分が彼のケアの一端を担っていることを伝えようと思いました．私はクレヨンでブライアンから母親への手紙を書いたのです．

親愛なるママへ
　僕は大丈夫だよ．加熱ランプのついた保育器にいて，体を温めているんだ．僕のほっぺにはモニターをつけるためテープが貼ってあるんだ．看護師のジーナは点滴を始めるために僕の右手をちょっとだけ傷つけたんだ．今はまだ僕は食べることができないからこれが必要なのよ，って言いながら．ジーナはママが僕に母乳を与えたがっていること，今は母乳をあげられないことを話してくれた．点滴が僕の食べ物だね．それから，また別の針を刺して，血液をとって検査室にもっていったの．ママも血液を検査室にもっていかなくてはいけないってジーナは言っていたよ．それから，僕は元気になるって．僕はママが大好きで，恋しいよ．僕をだっこしてくれるのが待ち遠しいよ．ジーナが僕の写真を撮ってくれたよ．僕のこと，かわいいって．ママもそう思ってくれると言っていたよ．
　　　　　　　　　　　　　　　愛を込めて，ブライアンより

　私はMICUへ行って，母親の担当看護師に数分間だけ彼女に会わせてくれないだろうかと頼みました……私は母親の看護師から，彼女が落ち着かない様子で，赤ちゃんのことを繰り返し尋ねていると聞かされました．私は母親に赤ちゃんのケアしている人に会ってもらいたいと思いました．
　私が母親に自己紹介し，ブライアンからの写真と手紙があると話したとき，彼女は泣き出し，その手紙を読んでほしいと言いました……私が母親に手紙を読んでいるとき，父親もやってきました．そこで，私は2人に手紙を読み聞かせました．私が手紙を読んでいる間，母親も父親もブライアンの写

真をじっと見つめていました。私は手紙を読み終えると，それを父親に手渡しました。私は必要であれば，午後11時に戻ってくると約束しました。母親は私に「そうしてください」と言いました。私はMICUから退室し，私の残りの勤務時間内のブライアンはとても安定していました。

　私は午後11時に，母親と話すためMICUに戻ってきました。担当看護師は私の最初の訪問後，母親がとても落ち着いたと報告してくれました……私は再び新しいポラロイド写真を母親に渡しました（なぜならば，赤ちゃんはめまぐるしく変化するからです。私は母親に赤ちゃんの大事な瞬間を見逃してほしくはありませんでした）。それから，ブライアンからのおやすみの手紙を母親に渡しました。

　親愛なるママへ
　　僕はもう疲れちゃったので，寝るね。ママもちゃんと休んでね。
　　　　　　　　　　　　　　　　愛しているよ，ブライアンより

　私はブライアンが落ち着いて夜を迎えていて，まもなくうまく寝返りができるようになることを母親に伝えました。おやすみなさい，明日もまた来ますと母親に言いました……次の夜，私は母親に会いに行きました（彼女はそのとき，産後病棟にいました）。彼女がSCNにやってきたとき，私の名前を覚えてくれていて，自分の具合がとても悪いときに「息子と一緒にいさせてくれたこと」に感謝されました……そして「写真のおかげで私はあの晩落ち着いて休めました」と彼女は言いました。母親がベッドサイドに近づいてきたので，私は彼女がアイソレット（閉鎖型新生児保育器）のそばに座るのを手助けしました。それから，ブライアンを抱けるよう準備していたとき，不安そうな様子が表れましたが，ブライアンを手渡したときの，母親の目に映った安らぎと平穏さを決して忘れないでしょう。彼女は必要としているところにいたのです。彼女は息子を抱きしめてキスをし，泣きながら「ずっと愛しているわ」と話していました……

　クリスマスに，両親は自分たちがブライアンの手紙を読むことが大好きであると書いたカードを私に送ってきました。「息子の手紙をありがとう」とありました。

これは，そばにいられなくても愛する人のそばにいる感覚をもつことが重要であるときに面会の機会をうまく作り出した例である。新生児室看護師の想像力とケアによってこのような独創的な介入が可能となり，別病棟に離れていたにもかかわらず，両親は子どものケアの一端を担うことができた。仮想面会は，決して，物理的にそばにいることにはならず，家族の面会のニードを満たすものでもないが，この面会形式は看護師がケアを患者の家族にまで広げる1つの方法である。熟練看護師は一瞬だけの必要なつながりでなく，一生残る大事な思い出を提供したのであった。

■家族に情報や援助を提供すること

家族ケアの中心となるもう1つの面は，看護師が患者の家族に情報や援助を提供することである。情報は家族のコーピングと満足に欠かせない要素とされてきた(Doerr & Jones, 1979; Nyamathi, 1988; Zawatski, Katz & Krekeler, 1979)。また看護師のケアリング行動と相互作用という形の援助は，患者にとっても家族にとってもケアの経験においてとても大きな影響を及ぼす(Benner, Tanner & Chesla, 2009, 1996; Burfitt, Greiner, Miers, Kinney & Branyon, 1993; Chesla, 1996; Holland, Cason & Prater, 1997; Stannard, 1997; Warren, 1994)。

この2つの看護ケアが行われれば，それは家族に高く評価され，家族と接触する際によりいっそう有意義なものとなる。

看護師は，家族に指南の情報を提供したり，移り変わる臨床状況に関連した事柄を家族が把握できるように援助したり，退院の指示や情報を伝える。指南の情報とは，文字どおり家族に(治療や病気の経過などの)方向性や，間近な状況を知らせるものであり，家族が周りの設備や患者の状態，予測される経過やおおまかな状況を把握できるようになることである。大切な人が手術を受ける前に，家族にICUを見学してもらうなどの指南のための活動を定めていることを，複数の看護師が述べている。

次のPACU看護師の言葉でもわかるように，家族が初めて訪問するときの準備をするという実践も，また別の指南のための活動である。

> **看護師**：それで，私たちがいつも「これからどうなるかご存知でしょうか？」といった確認のようなことをするのは，「彼があんなふうになるとは思ってもみなかった」「彼女があんなふるまいをするなんて知らなかった」と私のところへやって来て，訴えた家族がいたからです。そのため，私たちは家族がベッドサイドに行く前に，予測されることについて必要な情報を手短に提供します。大切な人がベッドに横たわって，血の気の引いた顔をしているところを見ることは，時に恐ろしい体験だからです。

愛する人について，生命維持の医療機器だらけのベッド周り環境について，病棟のペースや日課について，家族が見たり聞いたりすることを詳細に説明し前もって家族に知らせることは，大切な人の状態の変化に対処できるよう家族に準備させたり援助するための指南の活動である。変化に対する家族のコーピングは，家族の移行作業として考えることができる。たとえば待機手術の場合，患者の家族は回復室で大切な人の「真っ青」な顔を見るまでは，疾患や死の可能性に直面しないことがある。ここでの看護師が行う準備作業とは，最初のショックを取り除き，家族の移行作業ができるよう援助することである。

別の例では，ある小児 ICU 看護師が，呼吸器性シンシチウムウイルス（RSV）に感染した 8 歳の男の子の両親との関わり合いについて話している。

> **看護師**：私は折に触れ両親に情報を提供するように努力しました。そうすれば彼らは何が起こっているかがわかりますから。わかりやすく情報を伝え，母親の反応を把握しようとしましたが，私が話していることを彼女は理解していないように感じていました。彼女の表情だけを見ると，私の話を理解していないように見えるのです。（観察に基づくインタビュー）

家族が理解できる言葉で伝えることは，とても難しい。とりわけさまざまな言葉の壁や，「抗生物質耐性菌株」など日常の言葉に置き換えて家族に伝える必要のある複雑な概念があることを考えると，難しいものである。上記の看護師は「わかりやすく情報を伝えようと」し，別の看護師たちは，たとえを用いたり絵を描いたりして，知らせようとする指南のための情報を伝え

ていると話した。

　前述の看護師は母親の顔の表情から，自分が話したことを母親が理解していないと悟った。提供した情報に対する家族の反応を読みとるには，鋭い知覚による気づきと，場合によっては互いの文化を対照させる技能が必要である。患者や家族の理解力が足りないときは，言い換えたり視点を変えてみたり，繰り返したりすると有効である。また患者や家族が状況をどのように解釈しているかを尋ねると，看護師は理解の違いに関する情報を最も多く得ることができる。

　不安があるために複雑な事柄や詳細な事柄を理解しにくくなっている場合もある。ある NICU の看護師は次のように指摘している。

> **看護師**：赤ちゃんがそのような病気になったとき，必ず家族は強いストレスにさらされます。多くの場合，彼らは説明された内容を覚えていません。実際，記憶に残るまでには何回も説明しなくてはなりません。だから彼らが同じ質問を何度も何度も聞いてきても，それに対してかなり忍耐強くなければなりません。（観察に基づくインタビュー）

　家族が情報を受け入れられるようにするには，判断とタイミングが必要であり，効果的に伝えるために不可欠である。看護師は家族が窮地にいることを思い起こせば，忍耐強くなれる。看護師が家族のことを読みとることができれば，家族も看護師のことを読みとることができるようになる (Stannard, 1997)。家族は看護師が事務的に情報を提供しているのか，理解してもらおうと説明しているのか，その違いがわかる。看護師が忙しそうに邪険な対応をすると，多くの場合，家族の不安は増大する。相手のことを理解していること，すなわち話をじっくり聴く用意があることを伝えるには，雰囲気を整え，ゆっくりと話し，家族の心配事に耳を傾けたり応えたりする。

　次の PACU 看護師-家族のやりとりで示されているように，看護師は患者と家族とのやりとりのペースを整えている。

> **看護師**：最近，私は発達遅延を伴った 20 歳の脳性麻痺患者をケアしました。彼は骨盤腱両側剝離術を受けるために入院していて，車椅子に乗ってい

ました。彼はかなり不安が強く，両親も相当不安がっていました……彼らは慌しく感じていて，手術を受けるという差し迫った不安も，彼らを神経質にしていたに違いないと思います。母親は車椅子からベッドに移ることと服を着替えることに，かなりの不安を抱えていたようでした。

そこで，私は母親にこう伝えました。「大丈夫ですよ。息子さんはここにいらっしゃいますよ。しばらくの間，車椅子に座らせてあげて，周りの状況に慣れるようにしてあげましょう。お父さんもお母さんもよくやっていらっしゃいますよ。息子さんもがんばっていますし，ご両親もがんばっていらっしゃいます。数分か，10分ほど，このままにしてあげましょう。そのうち息子さんは楽になりますから，そうしたらガウンを着るのを私たちがお手伝いします。それから，今のところ，私がここにいる必要はないですね。お母さんが息子さんにガウンを着せることができますよね」と。それから，「時間をかけましょう。急がないので，お母さんは息子さんと一緒にここにいられますよ」と言って，彼らを安心させました。

私がそういった調子でやっていると，カーテンがさっと開き，麻酔科医が入ってきて，「はい，こんにちは。私は○○です。今から点滴をしますね。さあ，始めましょう！」と言ったのです。もう，まったく台無しです。それで私は静かに麻酔科医に言いました。「患者さんは着いたばかりです。もう少し時間が必要です。お母さんが患者さんと一緒にここにいます。これから着替えをします。だからもう少ししてから来ていただけませんか。これはいつものケースではありません。この方にはたくさんの援助が必要です。ですから，もうしばらくこのままにしておいていただけないでしょうか」と。つまり，こちらも救われるためには，努力が必要なのです。

家族の心配事に耳を傾け，彼らを穏やかに安心させることで，看護師はこの状況での感情の勢いを鎮め，うまく雰囲気を整えている。つまり，看護師は両親の顔に映った不安を読みとり，患者を新しい環境に慣らすために，しばらく待つことを提案してペースダウンした。また息子が病院のガウンに着替えるのを母親に手伝わせることで，それまで何もしてあげられず不甲斐なさを感じていた両親に安心感を取り戻してあげた。そして，看護師は患者と家族にこのような情緒的な雰囲気と場を作り出し，状況を知らない麻酔科医

にそれを壊させはしなかった。この看護師が指摘したように，患者と家族の準備状況を確実なものにすることは，医療チームが時間通りに外科的処置を始めようとする努力と同様に役立つ。このような状況では，声の調子やペースが話の内容と同じくらい重要になる。なぜならば，目標は患者と家族の不安を軽くし，「できる」という思いを抱かせることだからである。

看護師はまた，患者の変化する臨床状態を家族が把握できるようにも援助する。それは臨床上の経過がどうなろうと，それを受け止められるよう家族を支援することである。臨床上の経過は患者の改善を指す場合もあるが，クリティカルケアという特質から，看護師が思い起こすものの多くは悪化への道のりである。患者の状態が改善しようと悪化しようと，看護師が家族を支援するためには，第2章で述べたように，まず臨床上の重要事項の変化を明確に把握しなくてはならない。

ある手術室看護師は，心臓の欠損を治すための手術が予定されている子どもの家族についての出来事を語っている。

> **看護師**：その子は，いかにも教養のある若い夫婦の一人娘でした……。患者の末梢点滴（昇圧薬の点滴）が血管外に漏れていたことが手術待機室で発見されました。それは根本的に手術の危険性を高めるものでした。かなり漏れていたようで，患者の腕は相当膨れあがっていました。その子の手術には人工心肺が使用されるため，術後に重篤な合併症が起こる可能性がありました。そこで外科医と麻酔科医，麻酔科研修医，外科研修医，それに看護師が一団となって，この夫婦に伝えました。「最悪の場合，手術をしても，お子さんは手を失う可能性があります。でも，待っていても，もっと悪くなります。この手術は本当に必要なのです。どうなさいますか？」と。私は後ろに立ってその状況をずっと見ていましたが，ついに割り込んで，（その両親に）「手術室に入る前に，このことについてしばらくお2人で話し合われますか？」と言いました。すると彼らは「はい，ぜひそうしたいです」と答えたので，「私がお子さんを預かって，抱いていましょう。お子さんは大丈夫ですよ。あなた方のために部屋を用意しましょう。そこなら2人できちんと座ってこのことについて話し合うことができますから」と言いました。誰もが子どもを手術室に入れ，手術を始めることばかりに目を向けていたので，その両親

が完全に打ちのめされて，何も言えない状態であったことに気づきませんでした。(その両親は)部屋へ行って座り，手術を受ける決心をしました。

　あいにく私はしばらく街を離れていたので，その子どもの術後をチェックする機会がありませんでした。でも，その子が手を失わなかったとしても，その手に皮膚移植が必要となることはほぼ間違いないとのことでしたが，その家族は急いで決断を迫られても，怒りに駆られることはないと思います。

インタビュアー：あなたの働きかけの結果でしょうか？

看護師：ええ，そうだと思っています。手術チームの関係者たちは，その夫婦にとってどうあるべきかについて，まったく考えがなかったのだと思います……。あの両親はまったく感情が麻痺していたので，私はこう思ったのです。「もし彼らが今"はい，そうします"と言って，子どもの手に何かあったら，その後，自分たちを決して許しはしないだろう」と。彼らはいつも決まって「私たちには正しい決断をする時間がありませんでした……」と言うようになるでしょう。長く時間をかけられず，せいぜい15分ほどでしたが，両親にとって私のしたことはよかったと思います。なぜならば，結果に関係なく彼らはそのことを受け入れる準備ができましたし，「どうしてもっと時間をくださいって言わなかったのだろう」と残りの人生で絶えず後悔しなくても済むようになったと思うからです。

　こういった特別な決断を即座にしなければならないとき，看護師は親なら誰もが感じるであろう圧倒的な重圧を理解して，道義をわきまえた行為として，夫婦に術前待機室の慌しい雰囲気から抜け出し，選択肢について話し合う機会を提供した。手術チームのメンバーは，患児をできるだけ早く手術室に入れることに集中していたので，彼らの共通理解や物腰が危機感をおびた雰囲気を作り出し，そのことがひたすら両親の不安を増幅させた。しかし，看護師の巧みな働きかけによってその両親は時間を得ることができた。そこで，多大なエネルギーを必要とする一か八かの「危機」から，感情的な負担が少し軽くなった状況に変わっただけでなく，自分たちの子どもの状態に関する臨床経過と折り合えるようになった。

　前記のケースのように，家族が臨床状況の変化を理解できるようにすることは，家族に気持ちのうえで覚悟を決めさせる助けにもなる。それは，大切

な人にまた1つ医療機器が装着されるのを家族が目にする心構えをすることから，家族の差し迫った死に直面することまで，広範囲にわたる場合がある。たとえば，ICU看護師は患者を気遣う夫との関わりのなかでのことを話している。

> **看護師**：彼は私のことを知っていて，さよならを言う支度をしながら，「ねえ，何が起こっても私に電話をしてくれますよね」と言いました。私は「ええ，何かあれば私は必ずあなたに電話をします」と答えました。すると，彼は「でも，以前，悪いことが起こっても，誰も私に話してくれませんでした」と言いました。そこで，私は約束しました。「私はどんなことでもあなたに話します。たとえばX線室に行くなど，あなたが知りたいことはなんでも，あなたを起こしてでもお知らせします」と。

自宅にいる家族に彼らの大切な人の状態の変化を電話で伝えることは，優先度の高い家族のニーズを満たすものであるが(Hickey, 1990)，家族が病院に着いてすぐに予測されることについて家族に情報を提供し，準備をさせることにもなる。上の例では，以前に「悪いことが」起こったときに，誰も患者の夫に情報を与えなかった時点で，信頼が損なわれている。信頼を失うと，患者と家族のその後の経過に社会的・情緒的な働きかけが必要となる。そのため，看護師は夫に妻の状態の変化について知りたいことは「なんでも」話すと約束した。この場合，看護師の側にもっと努力が必要とされることもあるが，結局のところ人と人との信頼は慎重に扱う必要があり，提供された援助が家族に有益でなければならない。このような倫理的な関係づくりの技能は，すばやく弾丸のようなペースで進む急性・クリティカルケアの場では，不幸にも欠けていたり，見逃されていたりする場合が多い。

もう1つの例として，脳外科ICUの看護師が，重度脳外傷のある受け持ち患者の家族とどのように関わったかについて話している。

> **看護師**：そうですね，何日もの間，患者に関わっていると，変化がわかります。この患者のように前日から関節が曲がり出し，グラスゴー・コーマ・スケール(3～15の範囲)で3の状態で，肺炎にかかっていました……いずれ

> も，そうなってもまったくおかしくないことばかりでした。それで私は家族に，（患者から）少し距離をおいて，何がしたいかを自問するときでしょう，ということを話そうと思いました。家族には予測がつかないこと，つまり大切な人がこの先ずっと昏睡状態にあるかもしれないという状況を具体的に描写しようとしたのです。

　この看護師は患者の全体像を家族に提供している(Benner, Tanner & Chesla, 2009, 1996)だけでなく，「なるほどと思える」気がかりな臨床上の指標を指摘することで，患者の厳しい状態を理解できるよう援助している。家族が患者と一緒にいられるようにすれば，過渡期にある家族の気持ちを楽にすることができる。なぜならば家族は看護師が指摘した指標の多くに立ち会うことができるからである。
　臨床家は普通，患者の家族よりもかなり前に患者の状態が悪化していることに気づき，予期していたことが現実になっていくことを体験する(Stannard, 1997)。そこには基本的に2つの理由がある。まず，生理学の知識や科学的知識と磨かれた臨床知識によって，患者の臨床状態の悪化に関する事柄を把握している。ある程度の期間，高度医療の現場に従事していれば，この過渡期をよくわかっていて，患者の疾患や傷害に応じて臨床上の結末をも予測する。一方，多くの家族はこれまでに急性のあるいは重大な病気に直面した経験がなく，希望はもてても臨床家のように予測することはできない。次に，多くの臨床家が患者や家族に対して愛着を抱いても，悪化する患者は依然として彼らにとって家族のように大切な人ではない。看護師にとって，このような変化は職業上あるいは専門上(遭遇する)多くの変化の1つであるが，家族にとって，この日のこのような急性のあるいは重大な状況は，人生の転機なのである。そのため，臨床家は家族よりも，悪化の傾向を示す徴候に立ち向かいやすい。このような2つの理由から，臨床家と患者の家族は，共有している臨床状況に対する理解が分かれるのである。つまり，お互いに2つのまったく異なった経験と感情をもっているのである。したがって，看護師が臨床状況の変化を家族が把握できるように援助するということは，臨床家と患者の家族との間にしばしば存在するギャップを埋める援助をしているのである(Chan, 2005)。

重症患者の家族は，十分考慮したうえで正直に情報を提供されることを高く評価している。共感しながら真実を話すには，対話と関係性が必要である（第9章を参照）。しかし，看護師もそれ以外の医療者も，臨床的に不確かな部分がたくさんある場合，正直で正確な情報を家族に提供するのに苦労する。ある小児ICU看護師は，重度の神経学的欠損のある乳児について説明しながら，そのことを話している。

> インタビュアー：あなたの懸念について，その子の親にどのくらい率直に話していますか？
> 看護師：んー，こういう理由でよくわからないと言うことが多いです……私たちはまだこの子がどういった経緯をたどることになるかわかりません。よくなるのか悪くなるのか。でも私は彼らに現実的に接しようと努めています。親がやってきて赤ちゃんに授乳し，赤ちゃんの様子を目にしたら，「なるようになりますよ。それには，お子さんをあるがままに受け入れ，あるがままに愛する方法を考え出す必要があります」と話すつもりです。神経学的な話は本当に難しくて，それはどれくらい正直であるかという問題ではなく，不確かな部分があまりにも多いという問題なのです。（観察に基づくインタビュー）

　乳児の臨床経過がはっきりしないという現実があるので，看護師は断定的な言葉で家族に話したがらない。つまり看護師が家族に提供する情報は，患者の臨床状態に左右される。看護師が患者の臨床経過について見えてきたことを片端から受け入れていけば，患者の状態が明らかになったらなっただけの情報をその家族に提供することはできる。
　熟練看護師は経験を重ねて，臨床状況を受け入れていくようになる。それは，重症患者の臨床状態が劇的に変化することがあるからである。看護師たちは，突如亡くなった患者が息を吹き返し，あらゆる可能性や不動状態にもかかわらず，生き残った「奇跡的な」患者について語った。純然たる確証をもって家族に情報を誇張して述べたり，家族の重要な情報を否定して危険を避けたりすると，家族に不要な悲嘆や疑念を引き起こしかねない。このようなことを体験しながら学んでいくことで，看護師たちは臨床状況特有の曖昧さ

を反映させた，現実的で，しかし希望のある形で，家族に情報を伝える卓越した家族ケア技術を身につける。

　看護師は家族に退院時の指導や情報も提供するが，クリティカルケアの領域では，このようなことをする時期が遅くなる場合が多い。看護師は家族の希望を築ける詳細な退院指導に着手する前に，患者が生存するということを確認したいからである。2人の小児ICU看護師がこのことについて以下のように話し合っている。

> 看護師1：退院指導は入院の日から始める，ということは自分たち自身に言い聞かせていることですが……。
> 看護師2：理屈としてはそうですが，現実はどうかしら？
> 看護師1：ええ，それは子どもが抜管されて，直接的な個別のケアができるようになり，それによって両親が子どもと一緒にいることに気持ちが楽になって，初めて実現します。その時こそ，両親が知りたいことや，赤ちゃんへの授乳の仕方や赤ちゃんとの関わり方を教える時期です。

　重症の乳児があまり緊急でなくなり，抜管し，親らしい関わりや行為ができるまで先に延ばすことで，退院指導をもっと親に適したものにできる。なぜならば，両親が厄介な生命維持装置なしで家にいる子どもを想像しやすいからである。また子どもの改善した状態は，両親の学習が不可欠であることを納得するのに役立つ。

　クリティカルケアの領域で，退院を計画する過程に遅れが生じることは必然的に思える場合もあるが，短期間で情報提供や教育が行われることが比較的多いということでもある。入院期間が短縮したため，看護師は家族が知る必要のある情報をもれなく提供することができず，困窮することが多い。別の小児ICU看護師がこのような緊張について話している。

> 看護師：赤ちゃんが家に帰る準備を始めるころ，親にはかなりの教育が必要になります。初めての赤ちゃんか，初めての低出生体重児なので，親は怖がっていて，だからこそ多くの教育が必要になるのです！　私たちは彼らにお風呂の入れ方から体温の測り方，家で赤ちゃんが飲む薬の与え方，モニ

ターをつけて家に帰る場合ならモニターやCPRについて教えなくてはなりません。それには相当な時間がかかり，この時期の赤ちゃん4人の世話で奮闘するのと同じくらいの時間がかかります。(観察に基づくインタビュー)

不安を抱えている家族に教えるには，看護師に忍耐と理解力とすぐれたコミュニケーション技能が求められる。それは，しっかりと内容を把握することだけでなく，傾聴することも含まれているからである。つまり，家族の理解をより確かなものにするために，さまざまな方法を用いて簡潔に，何度も繰り返して説明することになるからである。教育の過程を省略したり，まとめてしまったりすることがあるが，このような「短縮」は学習者(家族)の損失となる場合が多い。家族が退院指導を受けられるほどに患者が「健康」な場合，病棟での人員配置はもっと健康レベルの低い患者への活動を考慮して調整される。しかし，退院計画や教育を行うケースが，緊急性が低いからという理由で，あまり時間をかけなくてもいいというわけではない。急性期ケア施設から自宅への移行は大変で，集中的にマンツーマンで看護師と家族とのやりとりをすることが必要な場合が多い。回復期にある大切な人を安全に，十分に家族が世話できるようにするために看護師が提供する情報の総量を考えると，患者の病状だけで，患者の複雑な事柄やケアの必要性に基づいていない人員配置体制はひどく不適切である。

情報に加えて，看護師は重症患者の家族に安堵を与え，信頼やラポールを築くことによっても援助を提供している。疾患や傷害はどの家族にも危機をもたらす。特別な出来事が起こっている患者，過渡期にある患者，あるいはそうなることが予測される患者の家族を安心させることによって，家族一人ひとりの恐怖心をなくし，不安を軽くすることができる。

たとえば，次の2人のPACU看護師は，手術直後に不安になっている家族を安心させる方法について話し合っている。

看護師1：ねえ，何か物理的なことで彼らを安心させていましたよね。「ほら見て！ 酸素の取り込みがよくて，心臓もよく動いていますよ。ほら，全然出血がありませんよ。彼女の様子を見てください。とってもうまくいっています！」ってね。

看護師2：私はよく，できるだけ家族が術創を見られるようにしています。そう，たとえば包交(包帯交換)を見せるのです。それが重要なことだと思うのです。私なら，大切な人の患部を見たいと思うからです。見物人として自分でガーゼをはがして中を見る度胸はありませんが，患者の家族だったら，包交を見せてくれる看護師を間違いなく歓迎するでしょう。

看護師1：親ならばたいてい包交を見たがりますが，友人や配偶者の場合は，彼らに選択を委ねます。彼らがそのことについて話し始めたら，「ああ，順調ですよ。ご覧になりますか？」と言います。でも，彼らがそのことについて話していないとか，患者が1人でいることを好むとか，人に見られたくないという場合は，そのままにしておきます……どんなやりとりが続いていたとしても，そこから手がかりを得なくてはならないようなところがありますね。

　この看護師たちは，大切な人が手術と同じくらい侵襲性のある処置を受けた後も，家族の心配を解消するため，肯定的な患者の反応や結果を強調することが重要であると理解している。この看護師たちの対話は，患者の反応に基づいた実践にも焦点をあてている。なぜならば彼女たちが，患者や家族の状況に対する解釈に基づいて，家族に情報や援助を提供しているからである。

　この看護師たちには，回復していく患者をケアして得た実践知識があるので，患者が「とてもよくなっている」ことがわかるが，一方の家族には大切な人が疲れて青ざめているようにしか見えないこともある。看護師は，危険な病気という家族にとってはまったく不慣れな状況のなかで，家族がその一員の病状を評価し直せるよう援助している。安堵した家族は現実的な希望をもつことができ，その希望はまた別の形で家族のニードを満たすので(Hickey, 1990)，家族にとって主要な対処方法となる。

　以下の例では，手術室看護師が家族に情報や援助を提供する際に，患者と家族とのやりとりを注意深く観察し，「彼らに従う」(Benner, 1994c)という方法について話している。

看護師：ほかの家族よりも愛情深くて思いやりのある，やさしい家族もいますので，私たちは彼らにきちんと合わせて対応しなくてはなりません……。

先週，私はある患者のケアをしましたが，（その患者の）父親は11歳の娘に誰かが接触することをとても嫌がりました。その父親はベッドの上で子どもを腕で囲むようにし，誰かが娘に質問したり，話しかけたりしても，彼が代わりに答えていました。娘のほうから話そうとしたときでさえも，父親は娘を遮ろうとしました。それで，誰もその子に接しようとしなくなりました。父親は妻に対してもとても傲慢な態度でした。妻はまず夫を見てから意見を述べていました。母親に向けて発せられた質問であっても，彼女は夫に尋ねました。だから私たちはそれに応じて動かなくてはなりませんでした。

インタビュアー：それであなたはどうしましたか？

看護師：ええっと，私たちがいったん手術室に入ると，患者はとてもよく話をして協力的で，また何をしたくて何をしたくないかを話してくれました。しかし，手術待機室では，私は患者のベッドのちょうど反対側に座り，質問をするときはまず父親を見てから彼女を見ました。それからしばらくおいて，母親を2，3歩脇に連れ出して少し話をしました。彼女はとても心配していたので，なんとか楽にしてあげたかったのです……。その家族に起こっていることに注意を払えば，3人の力関係について多くのことがわかり，そこに入り込んで彼らに対処する方法がわかるのです。（観察に基づくインタビュー）

このケースでは，看護師に家族のやりとりのパターンをとらえる能力があったので，患者とその両親が望んでいることや必要としていることに合わせて，関わりや働きかけを調整することができた。この家族は子どもの手術を前にして強いストレスを感じていたので，看護師はこれまでずっと使われてきたかもしれない家族の対処スタイルややりとりのパターンを変えようと努力する時期でもなければ，そのような場面でもないことを理解した。この家族の世界に身をおいて動くことで，看護師は家族の境界を尊重し，同時に，患者の母親に合った必要な援助と安楽を提供することができた。子どもがいったん両親から離れて，手術室に入ったときに，看護師は子ども自身の言葉で子どもと自由な関わりを続けた。

前のケースで示されているように，信頼やラポールを築き，家族とうまくやっていくことは，家族を援助するうえで欠かせないことである。このよう

な人と人との結びつきによって，家族は病気で弱っている家族員が耐えてきちんとやっていけることを理解しながら，安堵や援助を得ることができる。また別の例として，同じ手術室看護師が幼い患者と両親との典型的な対処の仕方について述べている。

> **看護師**：そうですね，私は家族やその子どもとうまくやっていくことが簡単だと感じていますが，それは私が子どものたくさんいる家族で生まれ育ったからです。普通，まず私は両親に対応しようとします。「こんにちは，私は○○です」とね。それから記録を見て，何か質問がないかどうか彼らに尋ねます。でもそれを始める前に，ただその部屋に生じていることだけから，言ってよいことかどうかが感覚的にわかるのです。私は子どもとその両親に生じていることから取りかかろうとします。彼らは子どもと遊んでいるのか？ その子は眠たいのか？ 家族はベッドの向こうでうろついていないか？ 非言語的手がかりがたくさんありますね。実践では，何が起こっているかを見極めるのにそれほど時間がかかりません。たぶん，子どもと一緒にいた経験の少ない人はそうはいかないでしょう。でも私は記録を見て，すぐに家族と話を始めます。両親，母親か父親，祖父母，養父母，誰とでも。そして，カルテを見るのに，家族を排除したりしません。「まあ，ここにはこんなふうに，こんなことが起こったと書いてあるわ。それは最近のことですか？」と言ったりします。ほんのちょっとしたコメントや何かを言うことで，私がここにいるということになりますからね。いったん両親からの信頼を得られれば，子どもとの対応がとても楽になって，両親が自分たちの子どもへの対応を私に任せてくれるということを知っていますから。

この話は教訓的である。というのは，看護師が家族と信頼やラポールを築くうえで役に立つ実践方法が示されているからである。さらにこの看護師は，あるケア設定から別の設定へスムースに移るための作業についても指摘している。それは場の状況にうまく溶け込む技術に注目したものでもある。看護師は家族にペースを設定し，家族の歩調に合わせてうまく状況に入り込んでいく。本章にある，ケアの移行を調整することに関する例と同様，この看護師は患者やその家族との信頼やラポールを築く方法を比較的短時間で見

つけ出している。

　また以下の例では，ICU看護師が患者の家族と厚い信頼関係を築くことの重要性について話している。

> **看護師**：私は実際にそうしています。つまり，家族がその夜よく眠れそうな気分で病室を去ることができるようにということです……家族が「まあ，今夜はあなたがいるのね。あなたがいてくれるかどうか尋ねようとしていたところでした」と言ってくれると，私はいい気分になれます。「それこそが」私をベッドサイドに釘づけにするのです。

　この話は多くの看護師-家族関係の力を示しており，関係そのものがどれほど働きかけの1つになるかを強調している。この看護師は，家族の代わりを務める自分を患者の家族が信頼しているという意味で，このような発言をしている。家族の代わりを務めるということは，家族がいないときに看護師が彼らの心配を受け入れて，代わりとなって患者のケアをすることを意味する(Stannard, 1997)。関係ができているおかげで，家族は自分たちの大切な重症患者が信頼のおける看護師にケアされることを知り，「よく眠ることができる」。

　看護師と家族とのつながりは，両者が感情的な求めに応じ，十分にやりとりをする時間をもつことができれば，関係性にまで発展する。しかし，看護師の人員配置水準が低下し，患者の緊急性が高いと，往々にして時間は直接的ケアに限られてしまう場合が多い。ICUでの看護師と家族との相互作用について調査した最近の研究で，Stannard (1997)は，家族とのやりとりに価値をおいている看護師が，複数の勤務帯を通して同じ患者と家族をいつも同じように受け持てるように努力したり，別の患者の受け持ちになった場合は，いつも受け持っている人たちを「フォローアップ」したりしていることを明らかにした。フォローアップすることで，看護師-家族関係を常に築いていくことができ，それによって家族はこれから継続されていくのだという思いを抱き，大切な人を看護師に委ねやすくなる。

　この研究では，患者の在院日数が短くなっていることから，多くの看護師が，患者が転棟した後で見に行ったり，患者が自宅に退院した後で連絡を

とったりなどのフォローアップをしていることも明らかになった。また，患者の葬儀に参列したり，家族が重要な地域資源のある場所を見つけるのを手伝ったりすることで，フォローアップしている看護師もいた。このような深い意味をもつ関係づくりは，これまでの人間と社会とのつながりが重要であることを確信したり，すべての関係者に未解決の問題や心配事に終止符を打つ経験をもたらしたりする。このような関係づくりは公的な仕組みに基づくものではないが，クリティカルケア領域の対人関係の枠組みには欠かせないものであり，適切な人員を確実に配置し，看護師と家族とがやりとりできる十分な時間を確保することで，奨励するべきである。

■家族がケアに参加できるようにすること

　家族がケアに関われるようにすることは，家族ケアのもう1つの重要な局面であり，ちょっとした関わり（例：家族にアルコール綿を取ってくれるように頼むこと）から，大きな関わり（例：患者の入浴を介助するよう家族に勧めること）まである。家族の関わりには数多くの障害（看護師側のためらい，家族の関わりを制限する病棟規則，不適切な人員配置や時間不足など）があるが，いくつかの研究によると，家族は大切な人のケアに関わることを望んでいて，それを重視しているという（Chesla, 1996; Coulter, 1989; Glaser & Strauss, 1965; Hammond, 1995; Li et al., 2000; Mitchell et al., 2009; Stannard, 1997）。手伝うという単純な行為が，患者と家族の結びつきや一体感を促し，患者の癒しや安楽を高めたり，家族の無力感や不安を軽減したり，家族が大切な人の状態を把握できるようにする。

　家族の関わりに関する話の多くは，小児科や新生児科の看護師からのものであるが，その理由は，この領域での家族の参加が，子どもが家に戻ったときに，家族がケアを提供する役割をとるための準備になるからである。同じことが成人のクリティカルケア領域についても言えるが，子どものケアに親を必要とすることに対する社会の期待と道徳的価値観は，成人患者の家族に対するものよりもはるかに強い。ただし，慢性疾患患者の家族は，直接ケアに慣れている場合が多い。成人患者の場合，家族による慣れ親しんだ整容や世話の仕方は，継続感や安心感を与えてくれる。一方，家族は（患者が）入院

することで普段のケア活動から離れ，必要な休息をとる機会が得られる。そのため，成人患者に対する安楽のケアや直接的ケア提供行為の可能性を開くには，患者と家族の好みや考えを明らかにする必要がある。

家族がどの程度関与したいと望んでいるのかを判断するには，鋭い感覚による認識とすぐれたコミュニケーションスキルを備えることが看護師に求められる。たとえば，あるICU看護師は，常日頃家族に「あなたがここまではしたいとか，ここまでならできると思っていることをしていいですよ。それを私に知らせてください」と話しているという。家族の要望がわかれば，すぐれた家族ケアの技能をもった看護師は，家族にとって大切な病人がクリティカルケアという不慣れな状況にあることに慣れてもらいながら，徐々に家族を巻き込んでいく。

たとえば，次のNICU看護師は，早期産児に対する母親の反応について話し合い，その病棟の看護師たちがどのように応えたかについて述べている。

> **看護師1**：その両親は颯爽とやって来たのですが，赤ちゃんを見てそそくさと帰ったようです。彼らは赤ちゃんを抱きたかったのに違いないのですが，期待していたようではなかったのです。こういうことは新生児室でよく目にします。妊娠すると，すてきなかわいらしい赤ちゃんが生まれることを思い描くので，生まれた子が小さくて骨張っていることにひどく戸惑います。だから，彼らも慣れるまでに時間がかかりました。でも私たちは彼らに赤ちゃんに触れるということを始めてほしかったのです。それで私たちは尋ねました，「赤ちゃんの熱を測ってみますか？」と。私たちはたいてい，そういうところから始めたり，赤ちゃんのおむつを替えるのを手伝うように頼んだりします。
>
> **看護師2**：でも，あなたはきちんと段階を追ってしていると思いますよ。あなたが言ったように，私たちは熱を測ったり，おむつを交換したりすることから始めます。それが気楽にできるようになると，両親は自分たちで世話をし始めるようになります。
>
> **看護師1**：それから私たちは親たちにスキンケアに参加してもらうことも始めます。洗浄液を用意して，「赤ちゃんのスキンケアをちょっとしてみませんか？」と言います。ほんの少しでも赤ちゃんを扱うことに慣れるようにし

ます……。さっきの家族の場合，最終的にはとても幸せになりましたが，そうなるには多くの援助と関わりが必要でした．

　この両親は自分たちの子どもを抱きたかったが，ショックや失望，恐怖といった感情や，重症な乳児を守るために必要な医療機器に圧倒されて，その愛情を表現できなくなっていた．看護師は両親の立場に気づき，それを理解して，まず高度な技術を必要とせず，怯えずにできる行為に両親が関われるようにすることで，彼らの参加を促した．この看護師たちは，いったん両親が赤ちゃんやICUの見慣れない環境に慣れてしまえば，子どもを人間として「見」始め，子どものケアをする行為に自分から関わるようになることを経験的に学んでいた．「段階を追って」いくことで，家族は子どもの状態や重症乳児の親としての新たな役割に順応していくという移行作業ができる．

　もう1つの例では，高度実践看護師が上部消化管の通過障害でICUに入院中の患者について話している．そのALS（筋萎縮性側索硬化症）患者は，自宅で妻の介護を受けていた．

>　**高度実践看護師**：その患者は在宅で人工呼吸器を使っていて，妻がこの2年間，彼のために何もかもやってきました……．（妻が引き続き夫のケアをしたがったので）私はスタッフに，妻の知りたいことやできることを私たちが判断できるように，少し手を引くようアドバイスしました．実際，妻はカニューレのケアの仕方や気管切開口の清潔の保ち方がわかっていました．そこで，私たちは彼女に物品のストックを渡しました．唯一争点となったのは，彼女の清潔技術による吸引でした．私は彼女に，それ（清潔技術）は家庭の条件にはよく合っていますが，病院では滅菌（技術）が必要になります，と話しました．彼女はそのことに抵抗を示しましたが，私は滅菌技術以外のものを用いると，感染の危険がとても高くなることを，基本的なところから彼女に話しました．すると彼女はそのことに好感を抱いたようでした．そこで私は，「あなたはこんなによくやっています．あなたが関心をもち，続けたいと思っている限り，必要で役に立つ器具や物品をお渡ししますよ」と，いうように彼女に肯定的な言葉をかけました．患者が入院してきた当初は，（患者のために）なんでもしようとする傾向が時々（看護師の側に）あると思い

ます。この場合，少し手を引くことが適切な対応だと感じました。

　この状況では，誰が直接的なケアを提供することが望ましいかを判断する必要があった。なぜならば，看護師の関わりが患者か妻のどちらかに望まれていないとしたら，援助行為が重荷として受け取られる可能性があったからである。夫のケアへの妻の関与を，慎重にうまく打ち解けながら取り決めることで，高度実践看護師はケアが医療者から家族へと無造作に切り替えられるのではなく，特に患者と家族の望みや能力，普段のケアの仕方にそって，確実に切り替わるようにした。
　成人患者に対応している看護師は，通常あらゆる患者ケアを提供している。そこから一歩引く時期を知り，家族が直接的ケアをする余地を作り出すには，判断が必要である。前述の例では，夫が入院している間にケアを提供することと休息することとの間で揺れ動く，妻のニーズがあると推察できる。ぴったりと妻と一緒に動きながら，妻を先導する(Benner, 1994c)ことで，妻がケアをしている間，看護師たちは別のケアしたり，妻を支えたりして，押したり引いたりしながら切り替えていたと考えられる。精神的にも身体的にも負担がとても大きい家族に休息を与えるには，患者や家族の状況を柔軟に広く見て判断する必要がある。
　前述の例は新生児や成人患者を扱ったものであるが，小児科で家族ケアを取り入れる場合，まず見知らぬ人に対する忠誠や信頼を容易に表現できない子どもを安心させ支える必要がある。親の声や存在は，聞き慣れていて心が安らぐものであるため，最も強力な道具となり，導きとなる。そのことは，次の例で示されている。そこではPACU看護師が，回復しつつある子どものケアに際して母親にどのように援助してもらったのかについて述べている。

　　看護師：昨日，私は酸素飽和度の低い患者を受け持ったので，深呼吸をするようその子に言い続けなくてはなりませんでした。そこで私は母親に，酸素飽和度が下がるたびに深呼吸をするように子どもに伝えてもらいました。

　酸素飽和度モニターのアラームが鳴るたびに子どもに深呼吸をさせるよう母親に頼むことで，看護師は非常に効果的に励まして指導することができ

た。また，母親を単なる観察者ではなく援助者にすることができた。このように援助することで，愛する子の回復に役立っているとか，積極的に関わっているといった感覚を家族に与えるだけでなく，愛する子の苦しみに立ち会う務めに耐えられるようにしている。というのは，直接行動を起こすこと自体がコーピングの一形態となっているからである。

　妻が手伝えるよう患者の入浴時間を遅らせる，などといったケアのスケジュール調整で，家族は大切な人のケアに参加することができる。患者のスケジュールの多くは看護師の裁量に任されているので，(ケアに)関心のある家族をもっと巻き込めるようケア活動を再調整することは，家族を含めた患者ケアへと発展させる方法の1つになる。たとえば，あるNICU看護師は，母親のスケジュールに合わせて授乳の時間を計画していることについて話している。

> **看護師**：その子は子宮内発育遅延でした。一番小さな赤ちゃんというわけではありませんが，1,000 g以下でした。母親は確か高血圧だったと思います。高血圧は骨盤への血流を抑え，発育を遅らせます。彼女(赤ちゃん)がとても小さいのはおそらくそのせいです。ただし，このような赤ちゃんはとても具合が悪くなる可能性があって……そこで，私たちがしていることは，その子に経管栄養が行われていても，母親に哺乳びん(による授乳)について教えるということです。たとえば，お母さんが5時に来ていたことを知ったら，この時間に経管栄養はしません。赤ちゃんには起きてもらって，お母さんに準備してもらいたいからです。そこで，私たちはそのように計画をします。(観察に基づくインタビュー)

　子どもの授乳時間を母親のスケジュールに合わせて調整することは，看護師の側にそうするだけの時間と心遣いが必要になるが，それによって母親に，子どものケアには母親の存在と関わりが重要であるというメッセージを伝えることができる。子どもの覚醒状態や食欲も，母親を子どものケアにいっそう引き込むものである。超低出生体重児のケアや重症の正期産児のケアに親を巻き込むことは，親子の結びつきには欠かせず，どの医療行為とも同じくらい重要である。

ケアに家族を巻き込むことは，家族が大切な人の状態を把握する助けにもなる．多くの重症救急患者は度重なる悪化に苦しんだり，何度も劇的な臨床上の転機を迎えたりしているため，看護師は家族が全体像をつかめるよう援助する必要がある．看護師はこういった情報を言語的に伝えるが，直接的なケアに関わることで，家族は患者の臨床上の悪化や改善をよりはっきりと理解できることが多い．次の例では，NICU看護師が，生後1週間の超低出生体重児の両親とどのように関わっているのかを話している．なお，その子の臨床状況はゆっくりと改善してきている．

> **看護師**：この赤ちゃんはいずれよくなると思いますが，一進一退の状態が続いています．授乳か何かで少し後退するかもしれませんが，今のところ順調です．それ以外にこの子にとって助けとなるのは，両親の存在です．両親はとても積極的に関わっており，赤ちゃんにとてもよく応対しています．母親は赤ちゃんや赤ちゃんの合図に対する感受性がかなり高いです．私は彼女と話しながら，赤ちゃんの意思疎通の方法をいくつか彼女に見せました．「もうおなかいっぱいだよ」っていうこの子なりの伝え方があるのです．両親は「赤ちゃんが生きていけるかどうか」をとても心配しているので，両親とそばにいて，赤ちゃんが言っていることを両親に見せることが必要です．それがとても重要なのです．なぜなら，赤ちゃんがこの先生きていられるし，しばらくここにいることを知ることで，このつらい日々を切り抜けようとしているのですから．赤ちゃんの発育上何が必要なのかを考えなくてはなりません．時には両親に赤ちゃんの手を握らせる必要があります．別の場面では，「赤ちゃんはなんでもしようとしていますよ．ちょっと見てみましょうか」と言わなくてはなりません．また，なだめる手段も一緒に探します．赤ちゃんが好きなことを両親が理解できるように．赤ちゃんの向きがわかるかしら？　うつぶせで寝るのが好きかしら，それとも横向きが好きかしら？
> （観察に基づくインタビュー）

この看護師にはすぐれた指導能力とコミュニケーションスキルがあり，また臨床状況を適切に把握しているので，赤ちゃんが死んでしまうかもしれないという両親が最初に抱いた恐怖心を克服できるよう援助すると同時に，赤

ちゃんの発育上のニーズに注意を向けるよう援助している。看護師が赤ちゃんの予測される経過について理解していることを伝えることで，家族は今後の患者の過渡期に備えられる。経験を積んだ看護師と密接に関わることは，両親にとって生じる可能性のある臨床上の出来事に対して準備する助けとなるだけでなく，一般的な「専門知識」や乳児の好みや反応に合ったケアや安楽の方法も学べる。

患者を安楽にする手段を学び実践することは家族から高く評価されるが，家族をケアに巻き込むことも患者の回復や安楽を促すことになる。経験の浅いNICU看護師が，家族を巻き込むことによって患者と家族にどんなに安楽をもたらすのかを学んだ臨床事例について，以下のように述べている。

> **看護師**：何もかもが，12時間の夜勤勤務が明けた，とても忙しい朝に始まりました。私はとても疲れていて，とにかく急いで夜勤を終えてしまいたいという思いだけでした。そうすれば家に帰れるから。そこへ電話が鳴りました。私がケアをしていた赤ちゃんの母親からでした。彼女は生まれたばかりの赤ちゃんに会いに来たがっていました。私はしぶしぶ彼女に会いに来てもよいと伝えました。
>
> 到着すると，彼女は自分の娘がどうなっているか矢継ぎ早に尋ねてきました。私は彼女の娘に対してあまり愛情を感じていませんでした。なぜなら私が一晩中そんなにも忙しかったのは，1つには，彼女の娘が一晩中めそめそと泣いていたからでした。私がこの母親に話していたときも，その子は（いつものように）泣いていました。だから私は母親に彼女を抱きたいかどうか尋ねました。もちろん彼女は「はい」と答えました。彼女はまだ娘を抱いたことがなかったので，特にそう思ったのでしょう。
>
> 私が赤ちゃんを彼女に手渡したとき，赤ちゃんの点滴の接続部が外れてしまい，血液が赤ちゃんとお母さんと床にこぼれ始めました。私は叫び声を抑えるのがやっとでした。ところがその母親は，たった今生じた混乱を気にするふうでもありませんでした。彼女は娘をゆすって，歌い始めました。すると昨夜以来，初めてその赤ちゃんは静かに落ち着いてお母さんを見始めました。母親は目に涙を浮かべて，私を見て言いました。「あなたが今私をどんなに幸せにしてくれたかわからないでしょ。今日は私の人生で一番幸せな日

です。私は自分の赤ちゃんを抱くのをそれは長い間待っていたのです」と（その母親はこれまでに 3 回流産を経験していた）。母親は何度もそのことを私に話さずにはいられませんでした。

　わずか 15 分間くらいの間に起こったことでしたが，私はその朝，時間どおりに帰れませんでした。でも本当に貴重な学びを体験しました。たとえ私が親御さんのために何かをする気にならないとしても，それは私の最大の関心事ではなく，彼らの最大の関心事であり，あるいは赤ちゃんの最大の関心事だからなのでしょう。でも，それこそが本当に大切なことなのですね。

　このケースでは，赤ちゃんはお母さんに抱かれてついに泣きやんだ。この話は母子の結びつきがもつすばらしい治療効果を強調するものであるが，患者と家族の生涯を通した機能と関係性を促すことの重要性にまで視点を広げることもできる。この看護師は時間どおりに退勤できるよう自分の業務を終えようとしていたが，その一方で，母親は新しい命（自分の赤ちゃん）を抱いて，「最高に幸せな日」を感じていた。すでにこの新米の母親は揺るぎない関係性を築いていたのであった。

　患者の退院を準備し，家族が安全にケアを行い，大切な人の状態やニーズを理解できるように援助するには，どうしてもケアを提供する仕事を医療者から家族へと移行させ，ケアにおいて家族を必要としていくことが重要である。病院から家庭への移行には計画や教育が必要であるが，入院期間が短かったり，患者の緊急性が高かったり，人手が削減されたりしている場合は特にそうである。退院指導や情報提供はスムーズで安全な移行には欠かせないが，回復しつつある大切な人をケアするために，家族が必要としている実践を「手渡す」ことも欠かせない。

　たとえば，ある NICU 看護師は，退院への確実な準備に関連して病棟で行っている家族を巻き込んだ実践について話している。

　看護師：私たちは日常生活行動，つまり，体温測定や体位変換，関節可動域運動など，できるだけ多くのことを親にさせています。できるだけ多くのことを彼らにしてもらうのです。そうすれば家に帰るまでに，彼らはまったく不安なく赤ちゃんを扱えるようになるでしょう。

入院生活全体を通して家族と密接に関わることで，この看護師や病棟のスタッフは，親として直接体験によって得た学習を最大限いかしている。幼児のケアに必要な技術についての学びは，技術的な手順や子どもの安寧に対する気遣いを重ねることで，いっそう大きなものとなる。家庭でのケアへの適応や不測の事態を予測するには，あらかじめ先行きについて臨床的に考慮し，指導をし，計画を立て，ケアに家族を関わらせることが必要である。危険性や要求はありのままに評価されなくてはならない。

高度な医療技術によるケアが必要な場合，家族が寝ずの番をしなくてはならないほどの難しい状態で患者が退院する場合は，周到な退院計画や家族との濃厚な関わりが必要となる。ある高度実践看護師は，在宅で人工呼吸器を必要とする成人患者の退院の準備状況に関わった経験について話している。

> **高度実践看護師**：私が責任を負っていることの1つに，家に帰っても人工呼吸器を必要とする患者への退院計画を立てるというものがあります……患者を家庭に戻すことに，ますます難渋しています。今まで比較的費用のかからない選択肢として考えられていたものが，費用のかかる選択肢となってきているからです……このような場合，調整を必要とするケアが個々のケースによって異なるので，いつもとても難しくて……家族が（大切な人を）家に帰したい場合でも，「あなた方は1週間のうちの7日間，1日のうちの24時間，責任を負うという負担を本当に理解していますか？」と（家族に）尋ねることに多くの時間を費やします。私が驚かされるのは，「えー，あのお母さんはフレット（患者）を，人工呼吸器をつけたまま家に連れて帰りたがっているよ。しめた，いいことだ。すぐそうしよう。2，3日でこれを実行して，それで彼らを家に帰そう」と医師が何回となく言ったことです。そうなると私は「ちょっと待って。時間が足りません。このことを患者に話しましたか？家族に話しましたか？」と言います。家族が快く応じ，関われるようになるには，多くの時間がかかるので，負担がかなり大きいのです。それに，患者のために最良のことであったのかという強い罪責感を伴います。でも（家族は）実際にやってみるまでは，自分たちがどんなことになるのかまったくわかっていません。
>
> 教育計画のなかに家族を入れることがとても重要なのはそのためです。技

術，それが経管栄養であろうと，吸引，皮膚や創傷ケアであろうと，いずれも家族が家に戻ったときに，そのやり方を知る必要があるでしょう。そのような技術を教えることこそが，看護に求められていることなのです。人工呼吸器の部品に関してはほんの一部でしかありません。実際に病院でできることは限られているからです。DME (durable medical equipment；耐久性の医療機器)の会社に患者の家まで出向いてもらい，安全確認をしてもらう必要もありますし，電気系統が問題なく動くかどうかも確認しなくてはなりません。家族は消防署と電力会社に手紙を書いて，優先者リストに載せてもらわなくてはなりません。緊急事態が起こったり，電気代を支払えなかったりした場合でも，電力を切られてしまわないための手段です。このような1つひとつの事柄すべてが，順を追って正しくなされなくてはなりません……それで，私は基本的に，ケアを提供するために必要な活動のすべてを調整できるようチェックリストを使用しています。それが1つです。

　2つ目は，私が開発した教育ツールで，さまざまなケアに関する介護者のための重要な一覧表です……私が強調したいことは，家族はそれに関してただ話を聞くだけでは済まず，実践しなくてはならないことです。何度も実際やってみながら説明するのです。私にとっては，能力の問題は必ずしも彼らが話すとおりではないので，それよりその技術を安全に実施できるかどうかが問題なのです……決め手は，本当にこれらのことを上手に調整して，計画しているかにかかっています。さもなければ，そのことは彼らが病院を退院するやいなや，患者や家族にとって仇となります。

　この話は，ケアを提供する責任を医療者から，ほかに選択肢のない家族に移行することに関する問題に焦点があたっている。この高度実践看護師は家族員に絶えずケアすることで，家族に生じる可能性のある精神的・身体的負担を適切に認識しているため，患者・家族や臨床家が，ケアの移行や在宅への移行にできる限り敏感に対応し準備する必要があることを強調している。患者と家族が最も関心があることを知ることで，看護師は複雑だが重要な退院に関する活動や患者と家族の学習計画を手際よく立てることができた。
　家族が安全にかつ快適に，回復しつつある大切な人を確実にケアできるようにすることは，看護の主要な責務である。患者と家族の円滑で安全な在宅

への移行のための準備し，確実に行うことは，看護師がケアの範囲を患者と家族の両者を含めたものに広げることのできる1つの方法である(Mahrer Imhof, 2003)。

■まとめ

本章では，重要であるにもかかわらず，しばしば軽んじられている，患者や家族とのやりとりに際しての看護師の日々の判断やそれに関する技能について強調してきた。看護の基礎教育ではカリキュラムのなかでもっと関連のある家族ケアの内容を紹介し始めているが，もっと多くのケアがまだまだ必要である(Benner, Sutphen, Leonard & Day, 2010)。そのため，看護師は絶えず状況のなかで努力して失敗から学んだり，ほかの人のロールモデルを目の当たりにすることによって，技能を身につけたり磨いたりしているのである。家族ケアの中心となる3つの局面，すなわち，家族が患者といられることを保証すること，家族に情報や援助を提供すること，家族がケア活動に参加できるようにすること，を示す看護の話を提示することによって，クリティカルケア看護師の家族ケア実践が普及し，広がることを望む。

● 参考文献

Ballard, J. L., Maloney, M., Shank, M., & Hollister, L. (1984). Sibling visits to a newborn intensive care unit: Implications for siblings, parents, and infants. *Child Psychiatry and Human Development, 14*(4), 203-214.
Ballard, K. S. (1981). Identification of environmental stressors for patients in a surgical intensive care unit. *Issues in Mental Health Nursing, 3,* 89-108.
Barratt, F. & Wallis, D. N. (1998). Relatives in the resuscitation room: Their point of view. *Journal of Accident & Emergency Medicine, 15*(2), 109-111.
Bauchner, H., Vinci, R., Waring, C. (1989). Experience and reason: Briefly recorded. *Pediatrics, 84,* 907-909.
Bauchner, H., Waring, C. & Vinci, R. (1991). Parental presence during procedures in an emergency room: Results from 50 observations. *Pediatrics, 87,* 544-548.
Bauchner, H., Vinci, R., Bak, S., Pearson, C., Corwin, M. J. (1996). Parents and procedures: A randomized controlled trial. *Pediatrics, 98,* 861-886.
Bay, E. J., Kupferschmidt, B., Opperwall, B. J., & Speer, J. (1988). Effect of the family visit on the patient's mental status. *Focus on Critical Care, 15*(1), 10-16.
Benner, P. (1994). The role of articulation in understanding practice and experience as sources of

knowledge in clinical nursing. In J. Tully (Ed.), *Philosophy in an age of pluralism: The philosophy of Charles Taylor in question* (pp. 136-155). New York, NY: Cambridge University Press.

Benner, P., Sutphen, M., Leonard, V., & Day, L. (2010). *Educating nurses: A call for radical transformation.* San Francisco, CA: Jossey-Bass.

早野 ZITO 真佐子(訳)：ベナー ナースを育てる，医学書院，2011.

Benner, P., Tanner, C. A., & Chesla, C. A. (2009). *Expertise in nursing practice: Caring, clinical judgment, and ethics* (2nd Ed.). New York, NY: Springer Publishing Company.

Berry, L. L. (1999). *Discovering the soul of service: The nine drivers of sustainable business success.* New York, NY: Free Press.

Boie, E. T., Moore, G. P., Brurmett, C., & Nelson, D. R. (1999). Do parents want to be present during invasive procedures performed on their children in the emergency department? A survey of 400 parents. *Annals of Emergency Medicine, 34,* 70-74.

Bru, G., Carmody, S., Donohue-Sword, B., & Bookbinder, M. (1993). Parental visitation in the postanesthesia care unit: A means to lessen anxiety. *Child Health Care, 22*(3), 217-226.

Burfitt, S. N., Greiner, D. S., Miers, L. J., Kinney, M. R., & Branyon, M. E. (1993). Professional nurse caring as perceived by critically ill patients: A phenomenologic study. *American Journal of Critical Care, 2,* 489-499.

Burke, C. N., Voepel-Lewis, T., Hadden, S., DeGrandis, M., Skotcher, S., D'Agostino, R., Walton, S., & Malviya, S. (2009). Parental presence on emergence: Effect on postanesthesia agitation and parent satisfaction. *Journal of Perianesthesia Nursing, 24*(4), 216-221.

Byers, J. F., Bridges, S., Kijek, J., & LaBorde, P. (2001). Burn patients' pain and anxiety experiences. *Journal of Burn Care and Rehabilitation, 22,* 144-149.

Chan, G. (2005). Understanding end-of-life caring practices in the emergency department: Developing Merleau-Ponty's notions of intentional arc and maximum grip through praxis and phronesis. *Nursing Philosophy 6,* 19-32.

Chesla, C. A. (1996). Reconciling technologic and family care in critical-care nursing. *Image, 28*(3), 199-203.

Chesla, C. A., & Stannard, D. (1997). Breakdown in the nursing care of families in the ICU. *American Journal of Critical Care, 6*(1), 64-71.

Coulter, M. A. (1989). The needs of family members of patients in intensive care units. *Intensive Care Nursing, 5,* 4-10.

Darbyshire, P. (1994). *Living with a sick child in hospital: The experiences of parents and nurses.* London, England: Chapman & Hall.

DiSalvo, H., Haiduven, D., Johnson, N, Reyes, V. V., Hench, C. P., Shaw, R. & Stevens, D. A. (2005). Who let the dogs out? Infection control did: Utility of dogs in health care settings and infection control aspects. *American Journal of Infection Control, 34*(5), 301-307.

Doerr, B. C., & Jones, J. W. (1979). Effect of family preparation on the state anxiety level of the CCU patient. *Nursing Research, 28*(5), 315-316.

Doyle, C. J., Post, H., Burney, R. E., Maino, J., Keefe, M., & Rhee, K. J. (1987). Family participation during resuscitation: An option. *Annals of Emergency Medicine, 16*(6), 673-675.

Duran, C. R., Oman, K. S., Abel, J. J., Koziel, V. M., & Szymanski, D. (2007). Attitudes toward and beliefs about family presence: A survey of healthcare providers, patients' families, and patients. *American Journal of Critical Care, 16*(3), 270-282.

Eichhorn, D., Meyers, T., Guzzetta, C., Clark, A., Klein, J., & Calvin, A. (2001). Family presence during invasive procedures and resuscitation: Hearing the voice of the patient. *American Journal of Nursing, 101,* 48-55.

Fiorentini, S. E. (1993). Evaluation of a new program: Pediatric parental visitation in the postanesthesia care unit. *Journal of Perianesthesia Nursing, 8*(4), 249-256.

Fraser, S., & Atkins, J. (1990). Survivors' recollections of helpful and unhelpful emergency nurse activities surrounding sudden death of a loved one. *Journal of Emergency Nursing, 16*(1), 13-16.

Fuller, B. F. & Foster, G. M. (1982). The effects of family/friend visits vs. staff interaction on stress/arousal of surgical intensive care patients. *Heart & Lung, 11*(5), 457-463.

Fumagalli, S., Bonicinelli, L., Lo Nostro, A., Valdoti, P., Baldereschi, G., Di Bari, M., Ungar, A., Baldasseroni, S., Geppetti, P., Massetti, G., Pini, R., & Marchionni, N. (2006). Reduced cardiocirculatory complications with unrestrictive visiting policy in an intensive care unit: Results from a pilot, randomized trial. *Circulation, 113*, 946-952.

Garrouste-Orgeas, M., Philippart, F., Timsit, J. F., Diaw, F., Willems, V., Tabah, A., Bretteville, G., Verdavainne, A., Misset, B., & Carlet, J. (2008). Perceptions of a 24-hour visiting policy in the intensive care unit. *Critical Care Medicine, 36*(1), 30-35.

Glaser, B. G., & Strauss, A. L. (1965). *Awareness of dying*. Chicago: Aldine.
木下康仁(訳):死のアウェアネス理論と看護―死の認識と終末期ケア,医学書院,1988.

Hammond, F. (1995). Involving families in care within the intensive care environment: A descriptive survey. *Intensive and Critical Care Nursing, 1*, 256-264.

Hampe, S. (1975). Needs of the grieving spouse in the hospital setting. *Nursing Research, 2*, 113-119.

Hanson, C., & Strawser, D. (1992). Family presence during cardiopulmonary resuscitation: Foote hospital emergency department's nine-year perspective. *Journal of Emergency Nursing, 18*(2), 104-106.

Harder, B. (2001). Opening the curtain. *U. S. News & World Report, 131*(9), 64.

Hendrickson, S. L. (1987). Intracranial pressure changes and family presence. *Journal of Neuroscience Nursing, 19*(1), 14-17.

Hepworth, J. T., Hendrickson, S. G., & Lopez, J. (1994). Time series analysis of physiological response during ICU visitation. *Western Journal of Nursing Research, 16*(6), 704-717.

Hickey, M. (1990). What are the needs of families of critically ill patients? A review of the literature since 1976. *Heart & Lung, 19*(401-415).

Holland, C., Cason, C. L., & Prater, L. R. (1997). Patients' recollections of critical care. *Dimensions of Critical Care Nursing, 16*(3), 132-141.

Kelly, P., Benner, P., Benner, R., Kenny, D. J. (2010). Nursing clinical knowledge development: an approach for continuity of care for war injured service members. "Analysis of Family Participation in Care" Federal Tri-Service Research Grant. In Progress.

Kleman, M., Bickert, A., Karpinski, A., Wantz, D., Jacobsen, B., Lowery, B., & Menapace, F. (1993). Physiologic responses of coronary care patients to visiting. *Journal of Cardiovascular Nursing, 7*(3), 52-62.

Kowba, M. D., & Schwirian, P. M. (1985). Direct sibling contact and bacterial colonization in newborns. *Journal of Obstetric, Gynecologic, and Neonatal Nursing, 14*(5), 412-417.

Lardner, D. R., Dick, B. D., & Crawford, S. (2010). The effects of parental presence in the postanesthetic care unit on children's postoperative behavior: A prospective, randomized, controlled study. *Anesthesia-Analgesia, 110*, 1102-1108.

Lazure, L. L. & Baun, M. M. (1995). Increasing patient control of family visiting in the coronary care unit. *American Journal of Critical Care, 4*(2), 157-164.

Lewis, M., Bendersky, M., Koons, A., Hegyi, T., Hiatt, I. M., Ostfeld, B., & Rosenfeld, D. (1991). Visitation to a neonatal intensive care unit. *Pediatrics, 88*(4), 795-800.

Li, H., Stewart, B. J., Imle, M. A., Archbold, P. G., & Felver, L. (2000). Families and hospitalized elders: A typology of family care actions. *Research in Nursing & Health, 23*, 3-16.

Litman, T. J. (1974). The family as a basic unit in health and medical care: A social-behavioral overview. *Social Science in Medicine, 8,* 495-519.

Mangurten, J., Scott, S. H., Guzzetta, C. E., Clark, A. P., Vinson, L., Sperry, J., Hicks, B., & Voelmeck, W. (2006). Effects of family presence during resuscitation and invasive procedures in a pediatric emergency department. *Journal of Emergency Nursing, 32*(3), 225-233.

Mahrer Imhof, R. (2003). Couples' experience of living with cardiac disease: An interpretive phenomenological study. (Unpublished Doctoral Dissertation, University of California, San Francisco.)

Mazer, M. A., Cox, L. A., & Capon, J. A. (2006). The public's attitude and perception concerning witnessed cardiopulmonary resuscitation. *Critical Care Medicine, 34*(12), 1-4.

Meyers, T. A., Eichhorn, D. J., & Guzzetta, C. E. (1998). Do families want to be present during CPR? A retrospective survey. *Journal of Emergency Nursing, 24*(5), 400-405.

Meyers, T., A., Eichhorn, D. J., Guzzetta, C. E., Clark, A. P., Klein, J. D., Taliaferro, E., & Calvin, A. (2000). Family presence during invasive procedures and resuscitation: The experience of family members, nurses, and physicians. *American Journal of Nursing, 100*(2), 32-43.

Mitchell, M., Chaboyer, W., Burmeister, E., & Foster, M. (2009). Positive effects of a nursing intervention on family-centered care in adult critical care. *American Journal of Critical Care, 18*(6), 543-552.

Moore, K. A., Coker, K., DuBuisson, A. B., Swett, B., & Edwards, W. H. (2003). Implementing potentially better practices for improving family-centered care in neonatal intensive care units: Successes and challenges. *Pediatrics, 111* (4 pt 2), e450-460.

Nicholson, A. C., Titler, M., Montgomery, L. A., Kleiber, C., Craft, M. J., Halm, M., Buckwalter, K., & Johnson, S. (1993). Effects of child visitation in adult critical care units: A pilot study. *Heart & Lung, 22*(1), 36-45.

Nyamathi, A. M. (1988). Perceptions of factors influencing the coping of wives of myocardial infarction patients. *Journal of Cardiovascular Nursing, 2*(4), 65-76.

Oehler, J. M., & Vileisis, R. A. (1990). Effect of early sibling visitation in an intensive care nursery. *Developmental and Behavioral Pediatrics, 11*(1), 7-12.

Paludetto, R., Faggiano-Perfetto, M., Asprea, A. M., Curtis, M. D., & Margara-Paludetto, P. (1981). Reactions of sixty parents allowed unrestricted contact with infants in a neonatal intensive care unit. *Early Human Development, 5,* 401-409.

Powers, K. S. & Rubenstein, J. S. (2006). Family presence during invasive procedures in the pediatric intensive care unit: A prospective study. *Archives of Pediatric & Adolescent Medicine, 153,* 955-958.

Prins, M. M. (1989). The effect of family visits on intracranial pressure. *Western Journal of Nursing Research, 11*(3), 281-297.

Proctor, D. L. (1987). Relationship between visitation policy in a pediatric intensive unit and parental anxiety. *Child Health Care, 16*(1), 13-17.

Roberts, D. W. (2003). Privacy and confidentiality: The Health Insurance Portability and Accountability Act in critical care nursing. *AACN Clinical Issues: Advanced Practice and Acute Care, 14*(3), 302-309.

Schulte, D. A., Burrell, L. O., Gueldner, S. H., Bramlett, M. H., Fuszard, B, Stone, S. K., & Dudley, W. N. (1993). Pilot study of the relationship between heart rate and ectopy and unrestricted vs. restricted visiting hours in the coronary care unit. *American Journal of Critical Care, 2*(2), 134-136.

Schwab, F., Tolbert, B., Bagnato, S., & Maisels, M. J. (1983). Sibling visitation in a neonatal intensive care unit. *Pediatrics, 71*(5), 835-838.

Simpson, T. & Shaver, J. (1990). Cardiovascular responses to family visits in coronary care patients. *Heart & Lung, 19*(4), 344-351.

Solheim, K., & Spellacy, C. (1988). Sibling visitation: Effects on newborn infection rates. *Journal of Obstetric, Gynecologic, and Neonatal Nursing, 17*(1), 43-48.

Stannard, D. (1997). *Reclaiming the house: An interpretive study of nurse-family interactions and activities in critical care.* (Unpublished doctoral dissertation, University of California, San Francisco.)

Stillwell, S. B. (1984). Importance of visiting needs as perceived by family members of patients in the intensive care unit. *Heart & Lung, 13*(3), 238-242.

Tanner, C. A., Benner, P., Chesla, C., & Gordon, D. R. (1993). The phenomenology of knowing a patient. *Image, 25*(4), 273-280.

Umphenour, J. H. (1980). Bacterial colonization in neonates with sibling visitation. *Journal of Obstetric, Gynecologic, and Neonatal Nursing, 9*(2), 73-75.

Warren, N. A. (1994). The phenomena of nurses' caring behaviors as perceived by the critical care family. *Critical Care Nursing Quarterly, 17*(3), 67-72.

Wranesh, B. L. (1982). The effect of sibling visitation on bacterial colonization rate in neonates. *Journal of Obstetric, Gynecologic, and Neonatal Nursing, 11*(4), 211-213.

Yu, Y. H., Jamieson, J., & Astbury, J. (1981). Parents' reactions to unrestricted parental contact with infants in the intensive care nursery. *Medical Journal of Australia, 1,* 294-296.

Zawatski, E., Katz, B., & Krekeler, K. (1979). Perceived needs and satisfaction with nursing care by spouses of patients in the coronary care unit. *Perceptual and Motor Skills, 49,* 170.

第8章
技術的環境での危険防止

　ほぼ100年近く前に，集中治療室(ICU)が重症患者のケアの扉を開いた(Hilberman, 1975)。それ以降，クリティカルケアの領域は，入院医療施設のなかでも最も複雑に設計され，技術的にも複雑な場へと発展した(O'Donnell, 1990)。そもそも救急ケア領域は機能一辺倒に設計されてきたが，最近では専門的かつ技術的に洗練された様相を呈するようになってきている。したがって，装備は今日の医療では当たり前のものとなり，一般的に用いられるもの(例：自動供給の医療キャビネット)から特別なもの〔例：McSleepyという名の自動麻酔システム(McGill University, 2008)〕まで，すべてがそのなかに含まれている。科学的・技術的な進歩によって，かつては手の施しようのなかったケースの多くを治療できるようになった。

　技術が急増するにつれ，技術使用者として最前線にいる看護師は，患者のニーズや臨床状態を隅々まで注意し把握することへの技術がもつ影響力について，技師やほかの医療職と積極的に対話する必要がある。たとえば，新しい実践基準が血糖値を厳しく監視し管理することであるとしよう。この新しい監視と管理はどのくらいほかの技術的な監視や介入を妨げるだろうか？生命工学技術との調和はいつも課題となる。技術は使用者の目の届く範囲や反応する能力を超えないよう，あるいは厄介なものとして登場しないよう設計されなければならない。

　映画『トップガン』からしばしば引用される典型的な例をあげると，"トップクラスの"パイロットのコックピットはパイロットの専門技能を抑制するのではなく促すように設計されている。器具類や計測器を搭載したコックピットは，複雑な情報を駆使し，時にはそれを処理するパイロットの

能力を超えて，飛行機を巧みに飛ばしている。病院では，コンピュータによる情報管理により，看護師は自分たちの患者のことを記憶する手段として紙や鉛筆を使用しなくなった。ペースの速い臨床実践領域で入手したり処理したりするにはあまりにも多すぎる情報が提供されるとしたら，情報の自動化は行き過ぎている。

　科学はリスクなしでも可能性なしでも存在し得ない。筆者らの最初の研究で対象とした看護師の1人は，患者のウェルビーイングと科学技術との関連性について，こう述べている。「科学技術が役に立たないとしたら，たいていの患者の治療が妨げられたり脅かされたりする」。新しい科学技術はその多くが新しい臨床的・倫理的な留意事項をもたらす。たとえば，患者は死に向かっているが積極的な緩和ケアのみが行われているときでも，幾人かの臨床家たちはモニターの画面や音をついたままにしている。そのモニターが最後の時を過ごす患者と家族員の静かで互いを尊重しあう人間的な空間に，厚かましくも邪魔をする存在となっているにもかかわらず。そして，そのモニターは無意識に彼らの注意を患者ではなく科学技術へ向かわせてしまっている。急性・クリティカルケア看護実践のきわめて重要な要素は，リスクなしでは科学技術の使用は不可能であっても，科学的環境のなかに実在あるいは潜在する危機をいかに避けるかにかかっている。

　急性・クリティカルケアでは技術が非常に浸透しているので，日常の実践でよく使われている治療や処置を，技術的な"もの"として認識することすら難しいことがよくある。聴診器を例にとってみよう。聴診器が発明される前，臨床家は視診や触診，打診，あるいは直接胸に耳を当てて心音を聴くなどの基本的な患者アセスメント技術に頼っていた。しかし，聴診器が開発されると，臨床家に聴診という名の新たなアセスメント指標をもたらした。ところが今日，技術の一片として聴診器を考える臨床家はほとんどいない。このように技術は，時間をかけて広く研究され安全だと判断された"もの"（例：酸素の経鼻カニューレ）から，患者あるいは医療従事者にまで合併症を引き起こす可能性が高い非常に危険そうな"もの"（例：発がん性や催奇性を有するエアゾール化された治験薬）まで，ピンからキリまである。ここでは技術を，急性期の重症患者のケアや援助に使用されているなんらかの薬物や道具，装置や器械などを含めて広義に定義する。申し分のない状況がそろっ

表 8-1　技術的環境での危険防止

- 実践的な技術アセスメントを行うこと
- 安全措置を行うこと
- 機器を活用することとその性能を理解すること

ており，安全な技術であるとはいっても，危険を及ぼしたり害を引き起こしかねない(Titler, 1993)。本章の目的は，技術の利用と管理を取り巻く看護の知識や判断，熟練したノウハウを記述することであり，そこには，**表8-1**に示した看護師に求められる3つの中核となる患者の安全が含まれる。

　このような実践の3つの側面は，すべて安全で慎重な技術利用に関連している。そのため，ICUで専門看護師(CNS)として働いた経験のある高度実践看護師の例で示されているように，この3つの側面はしばしば重複する。その話の背景として，高度実践看護師は食道マノメトリー，すなわち人工呼吸器装着患者の呼吸労作を測定する新しい装置の存在を知っていた。科学的な文献を徹底的に検討し，ほかの施設の使用者や製造業者と何度も話し合った後で，その高度実践看護師はその監視装置の購入計画書を作成した。

　高度実践看護師：私たちが数年前に研究開発した人工呼吸器からの離脱(ウィーニング)のプロトコルを使用していたにもかかわらず，何をやってもうまく離脱できない患者がいました。最善の離脱方法についての理論は数多くありますが，このようなときの合意は，一定の方法を用いるかどうかさえ，適切とは限らないということだと思います。しかし，この患者は多数の離脱の試みがうまくいかず，医療チームはどうにかして事態を好転させ，人工呼吸器を離脱させようと同じ方法を使い続けていました。
　患者の部屋へ入って気づいたことは，彼女がとても頻呼吸であったことです。彼女は1か月以上うまく呼吸器を装着しており，気管切開がすでに施され，明らかに呼吸器に依存していました。彼女は非常に高い安静時換気量を必要としていました。分時換気量は，およそ15～20 L/分で，誰と比べてもそれは高い換気量でした。彼女には，多くの患者に行っている離脱方法を用いていましたが，それはある一定期間をかけて，段階的なやり方で補助換気の量を徐々に減らしていくというものです。さらに，患者が離脱に耐えてい

ることを確かめるために，段階的変化と日単位で行っている臨床判断があります。このような離脱の試みを終結させる基準の1つは，呼吸数が増加し，それが持続することです。

　この女性の呼吸数は，1分間に約35回でした。そして，彼女が高い安静時分時換気量であったことを思い出しました。私はまず，「彼女がそういったサポートを必要としているのなら，人工呼吸器は取れないだろう」と考えました。そこで，私は彼女に呼吸運動を続けるよう伝え，人工呼吸器を完全に切って自発的な1回換気量を測定しました。彼女の肺活量，吸気力，それ以外のパラメータは，頻呼吸と高い分時換気量を除いては正常な範囲でした。

　そこで私は呼吸機能モニターを活用することを提案し，実際に食道バルーンのついた経鼻胃管を患者に留置しました。それで私たちは彼女の呼吸労作量を測定することができました。けれど，その技術を使えるからといって，私がその技術の強い支持者であるというわけではありません。使えるということが，必要性や効果を決めるものではないからです。実際に最も重要なのは臨床判断です。しかし，状況を見ながらやるべきことをやっても，それがうまくいかなかったときに，ほかの方法を考えることは道理に合わないわけではありません……本当に必要がなければ，私は彼女の鼻に何も入れておきたくはありませんでした。その一方で，このような測定によって，この患者を人工呼吸器から離脱するために必要な情報をいくらか得られるかもしれないと考えました。ですから，誰もが彼女の呼吸労作量を測定してみることに賛成したのです……。

　彼女の安静時呼吸労作量は，通常よりもずっと高いものでした。そこで標準的な離脱方法を断念し，気道内圧補助モードだけにしました。呼吸労作が正常範囲内になるように，気道内圧補助のレベルを上げました。医療チームのメンバーはこの装置をあまり理解していなかったので，私があげたどんな指標にも同意しました。だから患者の呼吸数や分時換気量に呼吸器のサポートを合わせるよりも，彼女にとって"耐えられる負荷量"に基づいて気道内圧補助のレベルを調整しました。それに伴う問題は，呼吸労作の正常な生理的範囲が平均値に基づいていることですが，この患者の負荷は正常よりは高いけれども，耐えられるだろうと考えました。ですから私たちは，呼吸労作が患者にとってどれくらい耐えられるかに関して，彼女からフィードバック

を得るためにヴィジュアルアナログスケール(VAS)を用いました。これは100 mmのスケールで，100は最悪，つまりまったく耐えられない状態で，0は最良，つまり問題なく耐えられる状態でした……。それで私たちは，呼吸労作を監視したこととVASからのフィードバックに基づいて，圧補助のレベルを下げる量をゆっくりと増やしながら調整していきました……。

また，それ以外の方法も活用しました。看護スタッフに毎日彼女をベッドから起こすことの重要性を理解してもらい，積極的に理学療法を行いました。理学療法は熟慮のうえで行われることなので，患者の状態が"安定して"いないと看護スタッフが考えれば，理学療法から手を引きます。ですから，誰かが口にして呼び戻してくれなければ，患者は忘れ去られてしまう可能性があります。いずれにしても，この患者は約1週間半で人工呼吸器から離脱することができました。

それが私たちの使っていた呼吸機能モニターのせいだったのかは確かではありません。というのも彼女の呼吸労作が決して正常範囲内ではなかったからです……。しかし，圧補助を元に戻したので，彼女の呼吸労作は変動が少なくなったように見えましたし，呼吸困難の程度は悪化しませんでした……。また，自分がそこにいなかったら，こういったことが起こらなかったかどうかも確かではありませんが……，私は彼女の呼吸労作が監視されていたとは思いません。また理学療法に自主的に積極的に関わるようになったためか，あるいは誰かがやってきて勧めてくれたためかを知ることは困難だと思います。私はこの患者の(回復)促進の，一部を後押ししたに過ぎません。

この例は，熟練した看護実践の多くの側面を強調しており，特に安全かつ患者に適合した技術の活用を説明している。患者は頻呼吸で分時換気量も高かったので，高度実践看護師は標準的な離脱プロトコルがこの患者にはうまくいかないことを理解していた。この看護師の呼吸生理と肺の病態生理に関する深い理解と新しい科学技術についての知識が，別の離脱方法を提案し実行することを可能にした。標準的な離脱プロトコルを放棄することは，危険がないわけではなく，臨床判断やコミュニケーションスキル，新しい規則の導入，臨床状況の確固たる把握が必要である。

高度実践看護師はチームの誰よりも新しい装置に熟知していたので，監視

された患者の反応に対する圧補助の調整について指導する立場にあった。ここで必要とされていたことは，看護師が監視装置を安全に管理し患者のデータを解釈するという点で，熟練した実践知を他者に伝えることであった。VASを活用して患者のフィードバックを引き出すことで，患者が呼吸労作の増加に耐えられるかどうかを確かめることができた。

　人工呼吸器に1か月も依存した後に患者をうまく離脱させることは，高度な技術による介入と高度な技術に頼らない技術とのバランスがとれていることを証明している。この患者は新しい監視装置を使ううえで非常に都合のよい対象者であったが，看護師はなお別の装置を活用することを慎重に検討している。「(技術が)あるからといって，それが必要である，効果があると判断してはならない」という看護師の言葉から，技術に関する実践的なアセスメントが導かれた。監視目的のために食道バルーンつきの経鼻胃管を留置されることの不快感や危険性と，より多くの情報が得られるという利点との比較・検討が行われた。日常的に患者をベッドから起こす，理学療法の積極的なプログラムを始めるといったローテクのケアも，先端技術の監視装置と同じくらい重要であり，結果的に呼吸器から患者を離脱させることに役立った。

　技術の使用に関連した安全な実践というものは，この例でも行われているように，概して熟練した実践と重複するが，その区別を明確にし，それぞれが技術的な危険から患者を守るためにはどれくらい重要かを強調するために，3つの側面を以下に述べることにする。

■実践的な技術アセスメントを行うこと

　実践的な技術アセスメントとは，副作用や後遺症の可能性を評価することで，患者にある技術的介入を適用する危険性と利点をはかりにかけることであり，ある技術的介入が特定の患者にとって適切なのか有益なのかを判断するために継続的で厳密な評価を行うこと，と定義できる。技術の安易な適用を予防するためには，技術の適用について厳しく検討しなければならない(Stannard, 1995)。実践的な(あるいは非公式の)技術アセスメントは正式の評価とは異なる。つまり，正式な技術アセスメントとは，「効き目のある，効率的で，有効な患者ケアに関する筋の通った判断ができる調査を計画・実施

するプロセス」のことである(Sibbald, Eberhard, Inman & Sprung, 1993, p.1778)。

2008年の医療費は2.4兆ドル,すなわち国内総生産(GDP)の17％に達し,2017年までにはGDPの20％にまで膨れ上がると予想されている(Pennington & DeRienzo, 2010)。筆者らが使っているシステムの莫大な費用は,ある領域・患者群における受け入れがたい患者結果と相まって,正確で体系的な技術アセスメントと結果調査の重要性を強調し,臨床家たちのシステムの購買判断と技術利用を促している(Stannard, 2011)。連邦政府レベルでは,医療研究・品質調査機構(AHRQ)が医療技術と介入の臨床的効果を調べる研究プロジェクトを支援するために膨大な資金をあてている。地方レベルでは,多くの医療施設が有効な分析を支援するために,緊急医療研究会(ECRI)などの第三者サービスを活用している。さらに,エビデンスに基づいたガイドラインのために,コクラン共同計画やキャンベル共同計画,ジョアンナ・ブリッグズ研究所などのデータベースを日常的に参照している臨床家も増えている。

技術の正確で厳密な科学的評価は不可欠であるが,同様に,エビデンスに基づく実践を導く包括的で体系的なレビュー,看護師が直接患者に行う継続的な実践的技術アセスメントも不可欠である。実践的な技術アセスメントによって,確かに個々の患者に適した技術が使われ,理にかなった用い方がなされるが,技術の使用が患者のニーズや治療目標を定めるのではなく,むしろその逆である。これは患者の大規模コホート研究に基づく正式な技術アセスメントと,多くの研究的試みの統合である包括的で体系的なレビューとを区別するものである。

実践的な技術アセスメントが,メディケア・メディケイド・サービス・センターの常識的な,しかし達成するのが困難な目標,すなわち患者が適切なときに適切なケアを受けられるという目標をかなえる臨床家の能力を支えるものであると信じたい。ここでは,技術の使用に関連した「行動しつつ考えること」を改善し,このような非公式のアセスメントをもっと正式な技術アセスメントと研究成果につなげるために,日々の技術アセスメントについて説明しよう。

一般の実践的な技術アセスメントでは,不要な介入や不当な介入は制限されている。Benner, TannerおよびChesla (2009, p.164)の文献で引用されて

いる抜粋のなかで，看護師は慢性閉塞性肺疾患（COPD）の急性増悪のため人工換気が必要になった患者のケアについて述べている。

> **看護師**：彼女は気管切開されており，私たちは積極的に離脱を試みていました。その日は約10時間彼女にマスクを装着し，夜は人工呼吸器に戻しました。彼女はＡライン（動脈ライン）を約50日間入れていたのですが，新しいものに入れ替えることが計画されていました。私は，「なぜＡラインを入れようとするの？　彼女には必要ないわ」と言いました。すると，「そうだとしても，彼女は人工呼吸器をつけているので，それが必要です」と言われ，「いいえ，器械を装着していることがラインを入れる基準になるわけではありません。私たちは彼女の血液ガス値がいくつであるかを知っているし，いつ彼女が困った事態になるかがわかります。ほかのパラメータが教えてくれるのですから」と言いました。

　この看護師は，以前この患者を担当していたため患者の反応を知っており，いつ患者が「困った事態になるか」を理解していた。差し迫った機能障害に対する患者の具体的なパラメータ，あるいは生理的・行動的指標（例：促迫で浅い呼吸，倦怠感や不安）の経過を追うことを医療チームに納得させることによって，患者の状態を監視し管理するために，もはや必要のない侵襲的で不快な処置を阻止することができた。
　また，看護師が臨床的にも倫理的にも患者の状況を把握していたので，動脈内留置カテーテルで生じる可能性のある合併症，たとえば感染や血栓，活動の制限，不快，日々の不要な採血，患者の橈骨動脈へのさらなる外傷なども予防できた。さらに，このケースでは不当な処置を制限したことで医療費抑制にも貢献したが，最も重要なことは，この看護師の行動が患者のニードや必要性によって駆り立てられたということである。技術使用の信頼性や適正さが高まることによって，実践的な技術アセスメントが間接的に経費を削減することもある。
　前の例のように，必ずしも多くの技術を使用するほうがよいとは限らず，あらゆる問題を解決するものでもない。新しい監視装置はいずれも多くのデータを提供し，そのなかには興味のあるものや意味のあるものもあるが，

基本的に不要な場合が多い。たとえば East（1992）は，巡回したある朝，重症患者のベッドサイドで 235 以上の異なる情報のカテゴリーを見いだした。臨床家が解釈し管理するには，まさに多すぎると言わざるを得ない。情報技術は，臨床家が状況を把握でき，患者に注意を向け，患者と関われるよう計画されるべきである。患者データがあまりにも多いと，臨床家は圧倒され，患者の心配事や臨床徴候・症状にあまり注意を向けられなくなってしまう。技術を理知的に賢く利用することを伝える格言に，「得られたデータによって治療の方向を定めたり変更しようとする場合には，技術を活用せよ」とある。

別の例では，経験を積んだ NICU 看護師が，新生児の変化を予測したことによって，複数の不要な処置を回避した出来事を想起している。

> **看護師**：妊娠 36 週目に産まれた双子で，2 人とも ICU に入室しました。医師の 1 人は双子の一方の肺が「がらくたのような音がしている」ことと「顔色がよくない」ことに気づきました。その頃，私はベッドサイドに行って，ほかの看護師がすることを少し手伝っていました。そこで，私はその研修医に，その赤ちゃんが分娩室で十分吸引されたかどうか尋ねました。彼は「さぁ，どうだか」と言いました。その間に，彼は（臍動脈）ラインを挿入するためのセットを頼んでおり，赤ちゃんを 30％の（酸素）フードへ入れたがっていました。私はただ赤ちゃんを見続けていました。赤ちゃんの呼吸努力は実際にわずかであり，「この子は病気ではない」と私は考えていました。私がためらっていたので，研修医は「さぁ，急いでくれよ」と言いました。そうだとしても，急ぐ必要性があるように感じなかったので，私は急ぎませんでした。
>
> そこで，深く吸引してから研修医に聴診するように頼みました。そして，「いくらか音がよくなったかどうか聴診して判断してくれませんか」と言いました。すると彼は聴診してから，「君は本当に肺を吸引したのかい？」と尋ねました。そこで，「いいえ，肺は吸引していないわ。気管の後ろ側から胃にかけて吸引しました」と答えました。さらに，「私が長年かけて学んだことの 1 つに，音は時々肺に広がるということです。そのせいでがらくたのような音が聞こえたように感じたのです。帝王切開の赤ちゃんを深く吸引す

れば，呼吸音が突然クリアになり，胸部のタッピングやそういったものが必要なくなるでしょうね」と言いました。彼は私を見て「そうだね，君が正しいようだな」と言いました。
　それよりも，この事例でよかったことは，3人の看護学生がそれらすべてをじっと見ながらベッドサイドにいたことでした。学校を出たばかりだったり，ほんの数年間しか新生児看護をやったことのない人であったら，赤ちゃんをすぐにフードに入れ，ラインを挿入したかもしれません。でも，この子は数分でルームエアに戻ったのです……。この子が酸素もラインも必要とせず，かなりよくなったので本当によかったと感じました。

　ある臨床的な事実を知ること（例：赤ちゃんが十分吸引されていなかった帝王切開児であったこと）と，熟練したアセスメント技術を活用することで，この看護師は新生児が急性呼吸困難に陥っていないことを察知した。看護師は新生児を深く吸引するという処置をしたが，このたった1つの処置によって，臍動脈ラインの留置や酸素療法の開始，積極的な肺洗浄といった不快な処置の実施をうまく防いだ。はっきりとした根拠や関心を表現することで，この看護師は自分の経験知を医師と共有し，看護学生のための実践的な技術アセスメントのモデルとなった。
　この看護師が教えてくれた別の格言は，「高度な装置で効果がなければ，おそらく苦痛を与えているだけである」(Benner, Tanner & Chesla, 2009)ということである。次の例ではICU看護師が，高度な技術装置でもはや効果が現れなくなった慢性重症患者について述べている。

　看護師：ちょうど6か月間，私たちの病棟にいた患者がいて，私たちは彼を退院はさせられないけれど，少なくとももっと自宅に近い施設に移そうと準備をしていました。彼は6か月のうち5か月の間，低流量のエアベッドにいて，私は彼の生活を少しでも正常に近づけようとしていました。看護師はそのベッドに患者を寝かすことは決めても，たいていの場合，患者をそのベッドから離すことは忘れています。彼をこのベッドから離れさせるためには，たくさんの事務的で面倒な手続きが必要でした。患者の具合が本当に悪いときには，そのベッドが患者に影響を及ぼさないことを知っていますが，患者

がよくなり始めたとき，そのベッドは実は適さないのです。患者をそのベッドから離すと，翌週を過ぎてから大きな変化が見られました。自分の環境をコントロールできるようになったので，これまで以上に自立したのです。それは当初からの私の目的でした。彼はボタンを押し，あちこち自分で動いて，これまでよりも簡単にベッドから寝起きできました……。シーツを敷くようになったので，私は彼のもっと現実的なことがみえるようになりました。やがて，彼は自分のケアに多く関与するようになりました……。低流量のエアベッドは皮膚に非常にいいので，私たちはみなエアベッドがすばらしいものだと決めてかかっていましたが，それが治療的でないと考えられる点があります。患者はそこに臥床している間，周りの音がよく聴こえないし，動きまわりにくく，自然な環境ではないのです。

低流量のエアベッドは皮膚損傷を予防するのに役立つが，ほかの技術的な処置と同様，患者に危険がないわけではない。看護師は特殊ベッドがこの患者のためにはならないことを認識したので，普通のベッドに彼を移し，劇的な改善を目にした。この患者にとって，この先端技術のベッドは重症であることと依存状態であることを意味するものであった。技術依存は患者を日常世界から遠ざけ，無力感を抱かせるという大きな象徴的な力をもっている。日常生活の感覚，味覚，触覚は患者をなじみの世界に招き寄せるので，施設収容や技術依存を減らすことになる。普通のベッドにいることで，患者の活動レベルや世界との関わりが増え，実際によくなっていることを患者が実感するのに役立った。その有効性を失った処置を取り除くことによって，看護師は患者が身体的にも精神的にも健康に一歩近づけるように手助けをした。

中心静脈ラインや尿カテーテルなどの選択された技術の有効性や適切さを調べるために，急性・クリティカルケア領域では献身的に回診（観察）することが一般的になりつつある。この看護師はかなり鋭く観察していたため，「看護師はそのベッドに患者を寝かすことは決めても，患者をベッドから離すことは忘れている」と述べている。同じようなことが入院患者に通常使用されている多くの種類のハイテク機器に言える。確実に臨床家が目的をもって観察し，各患者に対する技術的介入の有効性を調べることは，不要な技術を取り除き，合併症を回避し，費用を抑えるうえですばらしい効果をあげる。

ある特定の患者に施される技術的介入の費用と効果を比較検討することは，実践的な技術アセスメントの重要な側面であり，その適正と倫理的使用についての情報を与えることになる。産科で働く多くの看護師は，母親が早くから母乳栄養に苦悩すること，必ず「人工栄養 vs 母乳栄養」に関する論争があることを知っている。それぞれの熟練者の事例では，産科看護師がその状況で特定の母親と新生児に対して最もよいやり方を提言している。キャシー・ジャネッリは，産まれたばかりの新生児に母乳栄養を望んでいるが，問題を抱えている新米の母親について語っている。

> **看護師**：私がその日初めて患者の部屋に入ったとき，母親は赤ちゃんに授乳しようとするところでした。私は返答を知りながら，彼女に睡眠がとれているかどうか尋ねました。母親は睡眠時間のほとんどを奪われたような疲れた目をしていました。そして，「あまり（とれていません）。赤ちゃんにはほぼ2時間おきに授乳していますが，この子はずっと泣いています。私がうまく授乳できないからこの子は満足していないのだと思います。きっとお腹がすいているんだわ！」彼女の目に涙があふれ出て，泣き始めました。「そんなことないですよ。授乳はもう3日目ですから，赤ちゃんは少しでも初乳を飲んでいて，それで十分なんですよ……でも，授乳相談員を連れてきて，あなたのお手伝いをさせましょう」と私は言いました。すると，彼女はこう言いました。「昨日，私はその人に少しだけ調合ミルクをあげてもいいかどうか尋ねましたが，その人は"絶対ダメ！　母乳栄養だけにすべきです。哺乳びんを与えたら乳頭混乱を起こして，赤ちゃんによくないんですよ"と言ったのです」「私はなんて悪い母親なんでしょう。でもとても疲れているし，乳首に亀裂が入って痛いし……どうすればいいのかわかりません。私には授乳なんて無理なんです」と泣きながら言いました。それでも赤ちゃんに授乳しようとしていました。
>
> 　私はベッドに腰かけて，彼女を抱きしめて言いました。「授乳相談員のなかにはとても厳格で，母乳栄養の是非について確固とした意見をもっている人もいますが，とても柔軟な人もいるんですよ。この子はあなたの赤ちゃんです。あなたがしたいことならできるはずです。私たちはいつもお母さんたちにこう説明しています。母乳栄養を希望して，乳汁分泌を刺激するために

赤ちゃんに授乳しようとすることは非常に大切ですが，赤ちゃんが満足していないようなら，調合ミルクを 15 mL 補充してもいいんですよ」と。「乳頭の痛みにつける薬をもってきましょう。それから，赤ちゃんが正しく吸啜できるようお手伝いしましょう。そうすれば，あなたの乳首はこれ以上悪くならないでしょう……たいていの場合，物事には正しいやり方も間違ったやり方もないんです。あなたはあなた自身や夫や赤ちゃんにとっていいと思うことをやればいいんです……本当に母乳栄養を望んでいるなら，それを続けましょう。それでも，時々赤ちゃんに哺乳びんで与えたって構いません。それで赤ちゃんを傷つけることはありません。母乳栄養はすべての人に適しているわけではないので，あなたが母乳栄養を選ばなかったとしても，誰もあなたを悪い母親だなんて思わないでしょう。何が正しくて，何が間違っているかということを気にしないで，ただ赤ちゃんを愛してあげてください」。

　この出来事は求められる状態への反応に基づく実践を示している。キャシーはすばらしい思いやりを示し，怖がって疲れていた母親を安心させ自信をもたせている。その一方で，授乳のたった 1 つの方法を母親に強要するのではなく，母親に自分の赤ちゃんであり，最終的には自分の意思で決めてよいことを巧みに気づかせている。長年にわたる膨大な研究結果からは，数多くの理由により母乳栄養が断然好まれる授乳方法であることが示されている。しかし，すべての母親が母乳栄養をできるわけではない。この母親はほかの母親と同様，母乳栄養だけにすべきだという授乳相談員の融通のきかない主張により，悪い母親であることへの不安や罪悪感でいっぱいになっていた。

　キャシーはこの状況においてはこうしたらよい，という判断のもと，母親の罪悪感を緩和させようとした。幸い，新米の母親は翌日，赤ちゃんとともに退院した。引き続き母乳栄養に取り組んでいるが，赤ちゃんはあまり泣かなくなり，授乳の間隔が長くなって睡眠もとれるようになった。この状況での費用と効果を比較検討するには，看護師は新米の母親の母乳栄養の進行状況を指導し，支援し，観察する必要があり，一方で，別の介入も必要であることを知っていなければならない。

　キャシーのような熟練看護師は冷静で洗練された仕事ができるが，ほかの

人々は費用と効果を比較検討することが研究を知ることであり，患者の状況を知ることであると思いがちになる。エビデンスに基づくと母乳栄養が一方的に有利になっているが，最高の知識や最先端の研究所見を安易に適用したところで，この患者は取り乱したままである。熟練看護師は，新米の母親が相当不安を感じながらも他者の期待にそおうとし，うまく母乳栄養ができないことを鋭く把握した。母親の心配をやわらげ，母親として自信をもたせ，母乳栄養がうまくいくような穏やかな環境を作り上げたことは，キャシーの巧みな介入の成果である。心地よい思いやりのある交流は技術的介入の必要性と費用に取って代わる。さらに，母親と新生児との親密さも保たれる。

　もう1人別の産科看護師のナンシー・マックローリーは，新生児に母乳栄養をしたいと望んでいる母親の複雑な状況について語っている。この新米の母親のケアに技術が割り込み，その結果，苦悩を感じさせることになったため，ナンシーは影響を受けたものすべてをみごとに調整し，同時に別の役立つ可能性のある方法を紹介する費用についてまで考えている。ここで熟練看護師は，技術を賢く利用するための正しい考え方について指摘している。

看護師：ローリは30歳，初めての妊娠・出産で，帝王切開術後1日目でした。必然的に頻脈，境界性の高血圧，甲状腺ホルモンの上昇が生じていました。彼女はその日の午前5時に，内分泌専門医のK医師の診察を受けました。K医師は血液検査と超音波，ECG（心電図），そして心臓の診察を指示しました。私が8時半にローリに会ったとき，彼女は超音波を受けるためすでにベッドから降りていました。彼女を見た最初の印象は，痛みのある気がかりな女性，でした。ローリは腹部をかばって顔をしかめながら前かがみになっており，私が痛み止めの薬を渡したところ，彼女は喜んでそれを受け取りました。

　彼女を介助しながらトイレまで連れて行き，その後ベッドへ戻りました。ローリをアセスメントしながら，私はK医師の訪室について彼女に尋ねました。ローリは私に午前5時に起こされることに不快感を訴え，不安が残ったままであると話しました。「医師が午前5時にやってくる必要があるなんて異常ではないかしら？」私は，あまり普通ではないが，午前5時はK医師の通常の診察時間であることを説明しました。それからK医師が指示し

た検査についてローリと一緒に見直しましたが，彼女は診察のために起こされたため意識がぼんやりとしていました。

彼女はすでに母親に電話をしており，その母親は病院に向かっているところでした。ローリは夫にも電話をかけました。彼女は診察や検査，医師が予期していることについて夫に話そうとしました。けれど，彼女は夫の質問に対して少しイライラし，感情的になってしまいました。彼女の要望により，私はK医師の午前5時の診察が「通常」であることや指示が出された検査のことを彼女の夫に説明し，ローリがとても安定していることを保証しました。

母親が到着する前に移送チームがやってきて，心エコーとECGのためにローリを連れて行きました。ローリは母親が到着したときに自分が部屋にいなければ，心配するだろうと言いました。私は自分が彼女の母親を待って，自己紹介し母親を安心させることを約束しました。ローリがベッドから離れたすぐ後に彼女の母親がやってきました。母親の心配そうな面持ちがよくわかりました。私は自己紹介をした後，母親をローリの病室に案内しました。母親は目に涙を浮かべながら，当惑し，明らかに心配していました。そして，彼女は私にこう言いました。「ローリにとって何か不都合なことが起こったようですね。ローリは妊娠するのも大変でしたが，今度も」。私はローリの母親に，診察時間は今回の医師にとっては通常のことであったことを話し，そしてローリが穏やかでとても安定していて，1時間ほどで戻ってくることを伝えました。また，お孫さんに会いたいですかと尋ねました。彼女は会うことを望んだため，私は赤ちゃんを連れてきて，彼女が赤ちゃんをあやしている間一緒にいました。病院の規則によって，新生児と彼女を2人きりにできないことも説明しました。私は赤ちゃんを新生児室に戻した後，ローリの母親に紅茶を入れ，ローリが病室に戻ってくるのを紅茶を飲みながら待つように勧めました。

ローリがベッドを離れている間，彼女に出された検査指示の1つが副腎の抗体投与であったため，私は勉強する必要がありました。私は自分がよく知らない薬剤をローリに注射し，指定された時刻の前後に採血をすることになっていました。私はまず病院の薬剤部に出向き，薬剤部が渡してくれた薬剤指示書に目を通しました。それから薬剤反応の可能性，すなわち薬剤投与

が通常、患者にどのように作用するのかについて薬剤師と話をしました。また、内科外科看護の教育担当者とも話をしました。その検査が内科外科病棟では一般的に行われていることなのか、検査に関して私が理解しておくべき特別なことはないかといったことを知る必要がありました。私はK医師に電話をかけて話をしました。今回の検査で医師が何を予測しているとローリに説明したのかを知っておく必要がありました。そうすれば、私は検査やそれをする理由についてローリにうまく説明できるからです。また、薬剤投与後の母乳栄養についても懸念していました。母乳栄養はローリにとって優先事項であり、赤ちゃんにはローリが戻り次第授乳が必要だったからです。その薬剤について『ヘイルの薬剤参考書』ではないですが、製造元の説明書に「授乳による薬剤移行は不明。注意して使用すること」とありました。私は授乳相談員に連絡しました。彼女はすでにヘイル医師に電子メールを送っていて、医師は薬剤について見直したうえで、なぜ投薬と母乳栄養が禁忌となっていないのか説明をしてくれていました。この情報について小児科医へ電話をした後、私はローリが戻ってきたら、母乳栄養を中断する必要がないと伝えることができました。

　ローリが病室に戻ってきたので、私はすぐに赤ちゃんを連れてきました。彼女はまだ赤ちゃんに会っていなかったからです。私はローリと彼女の母親に、生まれたばかりの息子であり孫である赤ちゃんとの時間を作りました。いまだにローリの血液検査は続いていて、採血が必要でした。私はK医師から聴いた検査について説明しました。彼らの質問に答えられたので、彼らは少し安心した様子でした。その日の午後までにローリはすべての検査を終え、自らの回復と子どもに集中することができました。その日、私は帰宅する前に、ローリが先ほど話し合った疼痛管理計画をわかっているかどうか再度確かめました。そして私は向こう16時間のローリの母乳栄養計画を見直しました。それから、彼女にK医師の指示により夕刻に心臓専門医のW医師が訪室することを伝えました。その日はばたばたしていましたが、ローリは機嫌よくくつろいでいました。

　翌朝、報告を聞き、私はW医師がホルター心電図モニターの装着の指示を出したことを知りました。今までのところ、甲状腺ホルモンの上昇が続いている以外、検査はすべて陰性です。また、乳児が"一晩中授乳"しても

実践的な技術アセスメントを行うこと　515

"ぐずり"続けていたことも知りました。

　その朝，ローリに挨拶したとたん，私は彼女が疲れていることに気づきました。彼女は真っ先にシャワーを浴びたがっていましたが，ホルター心電図（の装着）の指示が出ていることを説明しました。そして，シャワーの後に検査を始めるように技師に電話をすることを彼女に伝えました。朝食とシャワーの後，痛みをコントロールして，ローリは母乳栄養に集中することができました。母乳栄養は彼女が優先事項だと言い続けていたことでした。私は乳児の吸啜状態を観察し，1度に数回吸っても乳児の吸引力が保てていないことに気づきました。私は再び授乳相談員とやりとりし，ローリの許可を得たうえで，出生後48時間以上経っているが，乳児の吸啜が十分でないためカロリーも水分も不足していることから母乳哺育補助システム（SNS）を始めることになりました。この介入はうまくいきました。乳児は数時間眠ることができ，ローリも休めました。また，彼女の乳汁分泌を促すため，私はローリに電気式搾乳器を渡しました。その日，私が帰宅する前，ローリはSNSと搾乳器の両方を実施していました。私は母親を疲労困憊させないため，母乳栄養の母親にこの「技術」を慎重に紹介していますが，ローリはとても受け入れがよく，感謝していました。彼女の目標は6か月間，母乳栄養をすることです。

　ローリはさらに2日入院しました。彼女の身体的状態はとても安定していました。彼女には甲状腺ホルモン補充が必要で，退院後1～2週間はPCP（かかりつけ医）によるフォローアップが進められました。これは彼女の乳汁分泌に影響する可能性がありますが，（私が尋ねたところ）ローリと彼女の赤ちゃんは退院するとき，幸せそうで，順調であることがわかりました。

　痛みの緩和もなく，出産と帝王切開後の疲労した状態で，この新米の母親は思いがけずたたき起こされ，技術の集中砲火に直面させられた。技術的な検査の必要性は不安をかりたてただけでなく，母親の優先事項，すなわち産まれたばかりの息子と母乳栄養に目を向けることができなくなっていた。ナンシーはこのケースでは重大な疾患が潜んでいる可能性があるため，診断技術の利益のほうが費用よりはるかに勝っていることを理解している。彼女は母親の痛みを緩和することで積み重なった苦悩に対応し，うまく安心させて

ローリと夫の疑問に対して答えたりもした。

　ナンシーはほかの熟練看護師と同様，必要とされるさまざまな技術が使われることで誘発される恐怖感を軽減するために多大なる労力を注いでいる。ナンシーは祖母を落ち着かせて安心感を与え，紅茶をふるまい敬意をもって対応するなど洗練されたケアリングの実践によって，技術を使用することによる精神的な負担を調整している。この熟練者は，たとえ技術が最高の状態で使用されたとしても，人間としての負担を理解していることを気遣いや対応で示している。さらに，ナンシーは技術によって引き起こされる疎外感や無力感にしっかりと対応するため，産まれたばかりの孫を連れてくることによって，祖母にとって強烈で実質的で人間的につながりがもてるようにしている。人間的なつながりによって技術の否定的な影響をなくすことは，まさに最高の看護である。

　筆者らはクリティカルケア看護師が常に技術的な環境と直面し，いかに慣らされてしまうのかを容易に想像できるが，ほかの専門領域であっても患者の日常的なケアにおいて，看護師に上記のような課題を突きつけてくる。午前５時の診察で，ナンシーは母親の母乳栄養という希望をくじく可能性のある別の技術（投薬）に鋭く気づいている。彼女は安全な母乳栄養を確実にするうえで必要な科学的知識を慎重に得るために，安全な投薬の問題について，また薬剤が母乳に移行することについて臨床的な問い合わせを行っている。

　母親が経験している数多くの恐ろしい技術アセスメントのさなかに，ナンシーは引き続き（さまざまなことを）調整し，新生児が１回に数秒以上吸啜できていないことに気づいた。それは，新生児が24時間に必要なカロリーと水分量を得ていないことを意味していた。ナンシーは授乳の専門家と協働し，さらに乳汁分泌を促すために電気式搾乳器を新米の母親に渡した。ナンシーはこう述べている。「私は母親を疲労困憊させたくないため母乳栄養にこの"技術"を慎重に紹介します。（この患者は）とても受け入れがよく，感謝していました。彼女の目標は６か月間母乳栄養を行うことです」。ナンシーは技術的な環境になじんでいるが，それによって現実的な快適さを生み出したため，別の技術を紹介したことがうまく受け入れられた。

　技術の使用は，その適用によって生じるいかなる利益をも上回る，意図しない影響をもたらすことがある。次の臨床上の出来事では，放射線腫瘍看護

師であるブレンダ・シルヴィアが外来腫瘍クリニックで患者と夫に対応している。

看護師：ベスの腹部の創部は，明らかな転移性卵巣癌の様相を呈していました。彼女と夫は，痛みと大量の排液とをうまく抑える方法について相談しに私のクリニックにやってきたのです。彼女はとても上品な身なりをして，着こなしも素敵でした。彼女と話しているとき，私は彼女が物理的にも精神的にも距離を置いているように感じました。医師による診察によってはじめて，私は「距離感」の理由がわかりました。腹部の創はかなり大きく，黄色と緑色の大量の排液があり，ひどい臭いがしていました。服を脱いだときにベスはきまりの悪い表情をしていました。彼女は服をきちんと着て，臭いを抑え，服を清潔に保つことに大きな困難があると話しました。診察の間，夫は黙って壁を背にして椅子に座り，まったく感情を表しませんでした。

　医師の診察の後，ベスには着替える時間が与えられ，その後，彼女と夫は治療計画について話し合うため，廊下を隔てた向こう側にある相談室に移動しました。私はベスと2人きりのときに，夫はいつもあのように静かなのかと尋ねましたが，彼女の返答に私は困惑しました。彼女は病気が進行して以来，夫があまり話してくれなくなったように感じていると言いました。排液と臭いの問題はもはや一緒の部屋では寝られないほどの問題になっていたのです。

　残りの時間は彼らがいつもしているように進められました……私は痛みをうまくコントロールする方法についてベスと夫に指導し，それから夫婦として2人に一般的な癌の診断について，家族や関係性に対してできることについて話しました。私は臭いの問題にも触れ，オストミー療法士に相談したうえで，臭いを抑えるのに役立つ方法をいくつか彼らに教えました。医師がはちみつを使うと創部の臭いを抑えられるという研究記事をもって部屋に入ってきたとき，私はダークグレーの服を勧めていました。患者も夫も懐疑的な様子でしたが，ダークグレーの服装が割安な代替案みたいなのでやってみると賛同しました。ベスの夫は，放射線治療が創傷そのものを小さくするのに役立つのに加えて，排液と臭いの問題に役立つことを知り，「元気になった」ようでした。

ベスの放射線療法は1週間後に開始されましたが，初日に私は彼女の表情に問題があることに気づきました。私が検査室に彼女を連れて行くと，彼女は泣き始めました。はちみつは彼女に混乱をもたらしました。排液に混ざると下着の中に流れ落ち，乾くとこれまで以上に粘つくようになりました。彼女は医師の提案を続けたくないことを私たちに告げる術がわからなかったのです。私は医師は気分を害しないこと，はちみつが彼女にどう作用するか確かではなかったので，続けなくても構わないことを伝えて安心させました。そして，彼女には提案された方法のいくつか，あるいはすべてを拒否する権利があることをもう1度伝えました。再び私は臭いの問題を解消する別の方法と抗生物質の内服についてオストミー療法士と話をしました。今回，懐疑的だったのは医師のほうでしたが，説明を聞いて文献をすばやく見直した後，医師は処方箋を書くことに同意しました。
　放射線療法の開始と抗生物質の使用から2週間ほどが経った頃，ベスの目は輝いていました。彼女は体にぴったりと合う服を着て，化粧もしていました。私が感じたことを彼女に告げたところ，彼女はもう1人では寝ていないのだと打ち明けてくれました。

　患者と家族に対して率直な態度を示すことで，この看護師は彼らの心配事を聞き出し，彼らのニーズに合うよう医療チームの介入を調整することができた。看護師は同僚と協働して，創部の排液と臭いに対処するために最も手頃で効果的な方法は何かを考えた。しかし，はちみつは患者が対処しなければならない別の大きな問題を引き起こした。これは技術が仇となった例である(Tenner, 1997)。仇とは副作用ではないが，技術的な介入の意図した利点を損なう，あるいは否定する予期せぬ影響と言えよう。
　患者が再びクリニックに来たとき，看護師は「何か問題がある」と巧みに見抜いた。患者と医療提供者との間には本来力関係があるため，患者は医師の「気分を損ね」たり，救命治療への影響を引き起こしたくないと思っている。看護師は強い倫理的姿勢とすばらしい臨床把握によって，「続けなくても構わない」ことを患者に伝えて安心させるとともに，実践的なアセスメントを行った。新たな協働作業を通して，看護師は経口抗生物質という形で新しい技術介入を思いついた。それは創部の排液や臭いの問題に対処しただけ

でなく，患者と夫に新たな親密感と健康と生活への可能性をもたらした。

　クリティカルケアの領域にはおびただしい技術があるので，臨床家は技術の一時的な流行に圧倒されがちになる。肺動脈カテーテルの使用は，重症患者での標準的な治療になるのかどうかの検討が，ごく最近まで不可欠な部類に入っていた技術の一例である (Shah, Hasselblad, Stevenson, O'Connor, Sopko & Califf, 2005)。次に記した手術室看護師へのインタビューでは，彼らと一緒に働く外科医の多くが，新しい技術に魅了されていることを説明している。

> 看護師1：外科医はこういったすぐれた新しい道具をすべて手に入れ……しかも，いつもそれらを所有したがります。彼らに見せれば見せるほど，手に入れたがるのです。彼らはいわば誇大妄想的で，これを5個，あれを10個と欲しがり，おまけにどれも1,200ドルもするのです。
>
> インタビュアー：そうね，誰がそれを手に入れるのですか？　また，誰が手に入れる人を決めるのですか？
>
> 看護師2：えぇっと，時に私たちはお金を使う前に，実際何回ぐらい使うかを調べることにしています。
>
> 看護師1：それは値段が高いかどうかによるわ。
>
> 看護師2：その部門のIV看護師が外科医に同席して，翌年は何が必要になるかを尋ねています。それから医師らに「実際にどれくらいそれが必要ですか？　すぐれたものでしょうが，それなしでも患者に処置はできますか？」と尋ねて，優先順位を決めます。
>
> 看護師1：いずれも，いくらかなのか，またどんなものかによります。
>
> 看護師2：それと，実際に何回ぐらい使おうとしているかにもよります。

　新しい技術が患者のケアを進展させるかどうかを判断することは，とても重大な評価であり，この施設では経営責任のある臨床看護師が外科医の決定を助けている。上記で説明したように，臨床的・倫理的な問題として，なんらかの新たな機器を購入するときに，患者ケアを向上する，あるいは高める可能性などを考慮する必要がある。それ以外には，新しい技術を導入するために求められる職員の配置変更や追加教育の必要性といった下流効果に加えて，技術が患者や家族，医療従事者に与える即座の影響と長期的な影響も検

討する。このように，実践的な技術アセスメントをするときに，将来に目を向け技術の進む方向を予想するには，知識や臨床判断，道徳的な想像力を必要とする。

前述の例は新しい機器に魅了された外科医を扱っていたが，急性・クリティカルケアに携わるすべての臨床家に，機器に「心を奪われる」傾向がある(Tisdale, 1986)。例として，ある ICU 看護師は次のように話している。

> **看護師**：確かに技術ってすばらしいわ。でも私は，新人看護師と新しい人たちみんながその機器に群がって，とても興奮していることに気づいたのです。彼らは"心躍らせる"患者に出会ったのですが，その人は LVAD(左心室補助循環装置)，バルーンポンプ，ジェット換気装置に接続されていました。私は彼らに，「この患者さんは状態が悪いのです。そうです，確かに技術は価値があります。でも私は多くの"機器"につながれていたにもかかわらず，亡くなった患者さんを数多く見てきました」と話しました。

新しい工夫や装置に対して溢れ出る熱狂さを鎮められるようになるには，技術よりも患者や家族にしっかりと焦点をあてることが不可欠である。技術は決してそれ自体が目的ではない。したがって，その計画と利用は患者と家族のニーズと関心に基づいたものでなければならない。上記の例で，看護師は「私は多くの"機器"につながれた患者が亡くなったことを目の当たりにしてきた」と話しており，技術を非神話化しようとしている。技術が十分審査されず，魔力を与えられると，技術を過剰に使用したり頼ったりすることがもっと多くなるだろう。1つひとつの技術的な処置を，個々の患者のニーズや要求に関連させてふり返り，慎重に評価することで，技術は適切に倫理的に用いられるようになる。

問題をうまく解決する方法がないときの現実的な方法は，絶対に必要なものだけに技術を用いるようにすることである(Benner, 1994)。その例が，麻酔後回復室(PACU)の看護師が最近ケアした，麻酔からの回復患者への身体抑制についてのふり返りのなかで示されている。

看護師：私は高齢女性のケアをしていました。彼女は85歳くらいか90歳に近く，大腿膝窩バイパス術を受けました。（手術室から）戻ってきたとき，彼女は挿管されていました。彼女はとてもよく動き，（患者による）抜管の危険性もあったので抑制する必要がありました。それから抜管後も抑制されたままだったのですが，明らかに非常に不快そうでした。私は鎮痛薬を投与しましたが，それはほんの短い間しか効きませんでした。本当は，彼女は胎児のような姿勢でいたかったのに，抑制のためにできなかったようでした。

そこで私は言いました。「抑制を外して，何が起こるか見てみるわ」。抑制を外すと，彼女はベッドから起きようとしました。私は彼女を落ち着かせ，ベッドに戻るように抱きしめました。そして彼女に規則を話しました。つまり，ベッドにいなければならないことと，ベッドにいれば抑制をする必要がないことです。彼女は小柄で品のある女性で，私の話に反発することはありませんでした。だから私は抑制を外したままにすることを選びました。

たとえ抑制されていない彼女を管理するほうがちょっと難しかったとしても，彼女が四肢を自由に動かせることのほうが，ただ抑制するよりも重要であると感じたからです。そして，唯一私がしなければならなかったことは，5分ごとに彼女をベッドに寝かすことでした。それから，彼女の息子が来ました。彼は本当に親切でやさしくて，母親を愛していました。それで私は彼に，ここに残って手伝ってくれるよう頼みました。

看護師は，全身麻酔の影響から回復する高齢の患者に，身体抑制を使用することの危険性と利益を天秤にかけた。当初，患者は自己抜管の危険があり，看護師の注意は患者の安全性に向けられていたので，抑制は正当なことと感じた。しかし，患者がうまく抜管され，鎮痛薬を投与されてもまだ不快となると，看護師はもはや身体抑制を正当化できなくなった。抑制されていない患者を管理するのは"ちょっと難しい"が，看護の便宜のために患者を抑制することは，彼女の倫理的・臨床的な判断からみて正当化できなかった。

状況によって，患者の安全をはかるための身体抑制が正当化される場合と，不適切あるいは虐待的な使用とされる場合とが明確に区別される。この2つの相違を見分けるには，すぐれた判断が必要である。この患者を抑制しないという選択は，倫理的・臨床的な判断であった。

どの技術的介入も慎重に検討する必要がある。なぜならば，多くの介入が甚大な被害をもたらす技術を次々に使用することになるからである。つまり，たいていたった1つの技術的介入から端を発し，それがさらに別の介入とともに対処する必要のある多くの問題を引き起こしていくことから，尽きることのない悲劇と考えられる。たとえば，次のように想像できる。先の例で，抑制したままであれば，患者はもっと不安になり，混乱し，攻撃的になっただろう。そのような状態の患者に対処するために，看護師は薬物によって患者を抑制し，その結果，患者の血行動態が変調をきたし，麻酔からの回復を妨げたかもしれない。この場合，息子の存在が安楽をもたらし，不要な技術的介入の使用を回避することができたのである。

技術を次々と利用していくという例を以下に示そう。

> **看護師**：WOC（創傷・オストミー・失禁）の教育課程を終えてすぐに，私は病棟での患者のアセスメントを始めていました。そして，内科病棟の看護師から"漏れやすい胃瘻"患者の評価に来てほしいと言われたことをはっきり覚えています。私は患者のカルテを見直した後，「これは直接話し合おう」と考えました。その患者は脳卒中で入院し，当初はICUにいましたが，その後内科病棟に移りました。脳卒中により患者は右側の麻痺と失語症，そして栄養障害が残り，栄養サポートのため胃瘻を挿入していました。その患者のケアを担当していたプライマリ看護師は患者に必要な多くのケアに困っていました……患者の胃瘻からは胃液が皮膚上に流れ出ていて，1時間ごとにガーゼ交換をしなければなりませんでした。患者はやりとりのたびに慌てている看護師にいらいらしていました。
>
> 　私は病室に入ると，"WOC看護師"として自己紹介し，チューブが漏れていることに対してお手伝いしましょうと伝えました。患者はすばやい脚の動きでいら立ちや不平を表し始めました……私は患者の腹部と胃瘻の部位に触れてアセスメントを始めました。すぐさま彼女の腹部から飛び出している"生々しい肉"に驚きました。胃からの腐食性の排液が彼女の腹部全体を侵食していました。私がもっとも優先すべきことは，患者に鎮痛薬を投与し，患者が当然必要としているケアを提供することでした。

この臨床での出来事では，WOC 看護師であるスーザン・ガニエ・レゴが「直接相談」のために患者の部屋へ行ったが，まったく異なる技術的な事柄，すなわち次々と起こる事態に直面せざるを得なかった。栄養障害に対処するために使われた技術は結局別の事柄，すなわち頻繁にガーゼ交換が必要な腹部の大きな傷部や疼痛，いら立つ問題など，関連問題を引き起こすことになった。幸い，この患者には皮膚の専門家が迅速に資源を動員し，体圧分散マットレスに寝かせることになった。さらに，患者は 24 時間鎮痛薬を投与され，表皮剝離が生じている腹部の傷を治すために治療計画が立てられ実行に移された。

残念なことだが，すべての技術的なものを食い止めたり中止したりすることはできない。この臨床上の出来事のように，手に負えない状況に陥り，生理的予備力を消耗してしまうケースもある。

看護師：私は，ナーシングホームから来た高齢の女性のケアをしていました。その女性は胆嚢からの敗血症になっていました。手術室では彼女に大量の輸液を入れていて，かなり悪い状態でした。彼女は 93 歳で，術後麻酔から覚醒しませんでした。午後 1 時に手術を受け，翌日の午前 6 時まで，時々目を開けること以外，何もしませんでした。研修医の 1 人はこの患者にはナロキソン（麻薬拮抗薬）が必要だと考えましたが，私は患者が高齢で多量の麻酔薬を受けたので，たぶんまだ肝臓を通過していないだけだと考え，まだ覚醒していないことをあまり心配はしませんでした……。3 年目の研修医がナロキソンを指示した後，私は投与すべきではないし，チームの残りの人がやって来るまで待つべきだし，患者は安定しているし，大丈夫だから……と考えながら，薬を手にもって突っ立っていたのを覚えています。

患者は血圧も心拍数も良好で，ただ覚醒していないだけでした。でも，私がそれを投与すると，患者の血圧は 210/120 まで上昇し，ナロキソンには肺の血管を収縮させる作用があるため，完全に肺水腫に移行してしまったのです。患者は部屋中にピンク色の泡状の痰を吐いていました。血管拡張薬の輸液を使い続けなければならず，血圧も血液ガスもひどくて……。最終的に患者は術後 2 週間で亡くなりました。この患者はあまりにも高齢だったので，このようなひどい状況に耐えられなかったのです。

この麻薬拮抗薬はよく使用され，長年かけて有効性が実証されているが，それは有益で副作用がない薬品であるということではない。高齢であり，すでに危険にさらされていたこの患者にみられた薬理作用は，立て続けに技術を用いるもととなった。この痛ましいケースは，ある患者への技術使用が理にかなっているか否かを批判的に評価する，継続的な実践的技術アセスメントの必要性を強調している。
　ほとんどの技術は危険をもたらすが，救命とまではいかなくても，重症患者の生命を脅かしている生理学的状態を援助・治療するためには，その技術の多くが不可欠でもある。そのためクリティカルケア看護師は，必ずしも実践的な技術アセスメントに基づいた使用に限定してはいない。たとえば白血病で頻回の下痢をしており，また好中球減少症の予防措置中の患者をケアしていたICU看護師は，次のように語った。

> **ICU看護師**：私たちは1～2時間ごとにシーツを取り替えていました。患者は眠れないため精神症状が出現してきました。そこでついに医師にこう話しました。「直腸チューブを入れないといけないわ。睡眠(不足)による危険性と，血小板数が少ない人に直腸チューブを挿入する危険性を比較検討しなければなりませんが」。

　結果的に，この処置は安全に実施された。このケースで，看護師はこの患者が直腸チューブを挿入することでもたらされる休息と安楽のほうが，それに伴う出血などの一般的な危険性よりもはるかに重要であると理解していた。しかし，その判断はほかの好中球減少症患者にもあてはまるものではない。判断には危険性と不確かさのどちらも伴う。技術的な処置を追加したり，差し控えたり，やめたりするには，個々の患者に対する十分な論理的思考が求められる。このケースでは，技術的な処置が患者に必要な休息と安楽をもたらした。
　ここでは，よい臨床判断に基づいて技術を使用することが課題である。熟練した技術の使用と臨床判断について，以下に記したNICU看護師が重症の生後12時間の超低出生体重児のケアをしているときのインタビューに示されている。その新生児の肺は十分には発達していなかったので，適切な換

気ができるように挿管し，筋弛緩薬を投与し，鎮静する必要があった。話は看護師がその新生児を吸引した後から始まる。

看護師：赤ちゃんは用手換気で実際にうまくいっているようで，それを知ることは役に立ちます。用手換気をすると十分空気が行きわたる赤ちゃんもいれば，まったく用手換気を嫌がる赤ちゃんもいます。彼はどちらでもないように見えました。実のところ，彼の頭の後ろの皮膚は非常に良好に見えます。つまり，ちょっと赤みを帯びてきています。

インタビュアー：どのように見えるものなのですか？

看護師：そうね，皮膚損傷を探しますが，彼はまだ十分に大きくなっていないので，皮膚損傷になるほど片側に長い時間寝かせることはしていませんでした。だけど，頭の向きを左右に変えることは首の筋緊張を保持するため重要ですし，頭に圧をかけないようにする機会にもなります。向きを少し変えようと……，いい子ね……，背中を浮かせるためにちょっとだけ横向きにしました。赤ちゃんはとにかく背中をまっ平らにしたくないのです。発達的には側臥位を保ち，手や足を曲げた状態に保たせようとするのがよいのです。この赤ちゃんはミダゾラムの影響を受けているので，自然にそうできませんが，私たちはできる限り発達上正しい姿勢をとらせるようにしています。

インタビュアー：その子がミダゾラムの影響を受けていることについて，何を心配しますか？

看護師：そうですね，動けないという副作用のすべてと，いろいろなことが何を意味しているのかが彼の動きから解釈できないことです。ミダゾラムは普通に得られるたくさんの情報を取り去ってしまうのです……。私は赤ちゃんの手を本人の顔にもっていくようにしています。それが赤ちゃんにとって気持ちいいことなので。赤ちゃんが実際に動けなくても，少なくとも私たちは赤ちゃんがおきたいと思うところに手をもっていくことはできます。

インタビュアー：赤ちゃんにはもうミダゾラムが必要ないということをどうやって決めるのですか？

看護師：酸素飽和度と血液ガスの経過を見ています。動脈中の酸素化が100を超え始めたら，医師はおそらく人工呼吸器の設定を，ちょっとずつちょっとずつ下げ始めると思います。現在，人工呼吸器はかなり高い圧になってお

り，また赤ちゃん自身，非常に弱いので，ちょっとでも動いたり，努力呼吸をしたりしてほしくありません。でも，人工呼吸器の圧がいくらか下がれば，圧による気胸を引き起こす危険性が少なくなります。そのとき，私たちは彼をほんの少し起こしてみようと考えています。（観察に基づくインタビュー）

看護師は，新生児が薬物で麻痺を誘発されたことによって情報が得られない状態で，注意しながら判断している。この話も，臨床家が重症患者のケアをするときに多くの臨床的・倫理的折り合いをつけなければならないことを示している。麻痺を引き起こす薬を使用する際は，必ず慎重に比較検討しなければならない。

この新生児は非常に弱く，鎮静と筋弛緩は適切に換気するために必要である。このような薬理学的方法は換気療法の危険を軽減するために用いられるが，それ自体が新たな技術的な危険となり，皮膚の損傷や筋肉の衰弱といった別の二次的な合併症を発生させる危険性が高くなる。治療は新生児の命を救うことが目的であるが，新生児の安楽と発達は看護師の関心の的でもある。その結果，彼女は安楽を重視し，動けるのなら新生児自身がとると思われる姿勢にしている。このようなケアの実践は，新生児の長期的な安寧と同じくらい重要である。その子を普通の子のように扱う安楽ケアは，可動性や皮膚の保全を保つだけでなく，その子を人間として扱い配慮することになる。筋弛緩薬の使用についての臨床的・倫理的危険性は非常に大きいので，この技術は新生児の状態が安定すればすぐに中止されるはずである。臨床的にも倫理的にも健全な形で処置を始めたり制限したりするには，継続的な判断と知識と配慮が必要となる。

■安全措置を行うこと

科学技術が使われるようになるとともに，急性・クリティカルケアで患者を守り人間らしい環境にするために深く定着した倫理的価値観がある。これは，善行で無害（つまり，最もよいことを行い，危害を与えないこと）という倫理的原理の実践を実行することである。安全措置を行うには多くの技能を

必要とし，患者や家族にとって科学技術の現実的な危険や潜在的な危険のおそれのない安全な環境を作り，維持し，修復する。熟練看護師は絶えず安全問題に配慮し，影響力のある研究(2000, 2004)では安全問題を前面に押し出している。

　急性・クリティカルケアの場で安全な環境を確保することは，大変なことである。急性・クリティカルケアの場は複雑になっていて，数多くの科学技術に囲まれ，さまざまな部門が関与することで支えられ，職員が配置されている。環境それ自体が患者や家族やスタッフにとっても危険となり得るが(Rogers, 1997; Sommargren, 1995)，確立された安全体制が崩れることによっても危険が生じる可能性がある。にもかかわらず，多くの患者が合併症や障害もなく，複雑な急性重症ケアの場を安全に通り過ぎていく。彼らが安全に通過できるのは，部分的には熟練によるものだが，日常的に看護師が行っている目に見えない安全措置が大きく貢献している。

　以下の例では，ICU看護師が医原性感染の発生から脆弱な患者を守るために，隔離の予防措置を始めている。

　　看護師：この週末，私は敗血症を起こしている白血病患者のケアをしました。その患者にはたくさんすることがありました。クリティカルケアの仕事ではなかったけど，かなり忙しかったのです。私はこの患者のケアで効果を示せたと思っています。

　　　私が病室入ったところ，患者の白血球数がゼロなのに，誰もマスクもガウンも何も着けずに病室に出入りしていることに気づきました。そこで最初に私がしたことは，患者を隔離室に置いたこと，つまり徹底的な隔離措置でした。この患者は以前に敗血症を再発したことがあり，家族は隔離措置がどういうものか正確に知っており，「ああ，私たちはあなたがそうしてくれたこと(患者を隔離したこと)をとても感謝しています。言いたくなかったけれども，それ(隔離の予防措置)がなされてなかったのですよ」と言いました。私は見過ごされていただけだと思いますが，家族は予防措置を心から喜んでいました。

家族でさえ，患者がこのように白血球数が少なく，さらなる感染の危険性があることを知っていた。この例は，安全措置とは，実践の標準を維持することであるということを示している。ここでの問題は，情報や知識が欠如していたことではなく，必要なことが行われているかどうかに注意を向け対処することが欠如していたことである。

日常的に継続される安全措置は，2つの主な理由によって当たり前の目立たない技能となっている。第1に，患者の安全な環境を確保するための熟練看護師の巧みなノウハウは，環境が崩れたり，彼らが作り上げたセーフティネットが働かなくなったりするまで，たいてい認識されないことである。第2に，自分自身を保護することができない者を保護するという実践の倫理的価値観は，子どもを害から保護し予防するというように，歴史的に"女性の仕事"と結びついていたことである(Ruddick, 1989)。こういった性差に関連した歴史的要因が安全措置の重要性をおとしめるものではないが，この知識と技術のきわめて重要な側面を十分に論理立てず，研究してこなかったことの説明にはなる。

患者の害を予防するという実践の倫理的価値観は，臨床における先見性と重複することが多い(第3章を参照)。なぜならば，合併症の可能性のある患者を予測することと患者の害を予防するために適切な行動をとることは，卓越した看護実践で同時に行われるからである。

筆者らはすぐれた看護実践の中核として日常の安全措置(しばしば臨床における先見性に左右される作業)に注目したい。それは環境が安全であることを保証する規律あるアプローチであり，決まりきった安全行為を展開することである。たとえば，救急カートの除細動器を調べたり，緊急のベッドサイド設備が各勤務の開始時にうまく作動することを確かめたり，といったことである。各施設の方針と手順には科学技術に関する安全措置の多くの面が義務づけられているが，あらゆる状況での本質的な予防策をとらえてはいない。したがって，危険の生じる可能性を察知することや行動しつつ考えることによって，標準的な方針と手順を補っていく必要がある。

以下のNICU看護師の例で示されているように，静脈ラインにラベルをつけるといった単純な行為でも患者の危険を予防できる。

看護師：その赤ちゃんは昇圧薬を使っていたので，私たちはポンプやチューブ，そしてそれを装着している赤ちゃんの手首にラベルをつけています。それは血管作用薬か何かの持続点滴をするときに必ず重要になります。それに，はっきりとラベルをつけているので，誰かがやってきて，薬を投与するためにその点滴を使うことも，ボーラス投与をすることもありません。それは赤ちゃんにはひどく有害になるからです。(観察に基づくインタビュー)

点滴中の薬剤を明らかにするために，輸液ポンプやチューブ，刺入部位にはっきりとラベルをつけることで，ほかの人が別の目的で静脈点滴ライン(IVライン)を不用意に使うことを予防できる。持続点滴用のIVラインに別の薬物を注入することは，ボーラス投与になるだけでなく，相互作用を引き起こす場合もある。つまり，IVラインの中に沈殿物を生じさせたり配合禁忌をもたらしたり，両方の薬剤の薬効がなくなったり，危害の可能性を生じたりといったことが起こることがある。ライン自体にラベルをつけるという行為そのものは簡単ではあるが，このような予防の必要性や安全措置の力は大きい。

別の看護師は，患者の危険を予防するための設備を確保することと安定させることについて語った。また別のNICU看護師は以下のように，自分の病棟でよく行われている安全措置をいくつか述べた。

看護師：私たちは動脈ラインと臍帯静脈ラインを確保しますが，もっと正確なデータを読むために，心臓の高さでCVPを測定しています。私たちは普段それらを(ベッドの片側へ)クリップでとめます……。そして，赤ちゃんにたくさんのワイヤーやチューブがついているのも事実ですが，それらをリネンにクリップでとめた場合，誤って引っ張られてしまうかもしれません。だからこのようにして，大事なものは無理に動かないようにします。(薬で)麻痺して動けない赤ちゃんでさえ，どうかするとベッドから乗り出すことがあるということをいつも想定して，片方の柵を上げたままにします。

この子の呼吸器も(ベッドの片側へ)クリップでとめています。赤ちゃんの気管は絶対手違いが許されないので，気管チューブが引っ張られないようにすることが重要なのです。チューブは食道の分岐点の下と気管分岐部の高さ

に位置していなくてはなりません。この大きさの子の場合，約1cmの余裕しかありません。（観察に基づくインタビュー）

　注目すべきことは，看護師が正確さとハイリスクを受け入れることを学んでいることである。誤差の余地が非常に少ない場合，生命維持装置を確実に安定させるすぐれたノウハウがあれば，看護師は過度に不安にならずに，ていねいにそして油断することなく行動できる。この例も看護の知識は社会的に体得したものの1つであることを示している。看護師が自分流の装置の固定の仕方を考え出すこともあるが，この看護師はチューブを固定する方法を慣例化することによって，患者を危険から予防するという理解と倫理的価値観を病棟で共有するよう共同作業を行ってきた。安全措置にはいつもそこだけの特有の知識がある。環境や機器は，個別の状況やスタッフに合わせて配置する必要がある。新しい科学技術が使用されるに伴って，技術の安全を取り巻く臨床知が蓄積され共有されていくが，その臨床知はさらに展開され看護界全体に伝えられていく(Benner, Tanner & Chelsa, 2009)。

　別の例では，手術室の間接介助看護師が，患者の頸部の切開予定部位を準備するときの配慮について述べている。

　　看護師：準備で考えることは，1番目にアレルギー，そして2番目に，患者の首が熱傷する可能性があるので，患者の体の下にポビドンヨードがたまらないようにすることです。つまり，私は準備するとき，安全について考えます。（観察に基づくインタビュー）

　この例は，安全措置が浸透していて習慣になっていることを示している。この比較的単純な行動から生じる安全性は注目に値する。患者がヨードアレルギーであれば，この液剤を用いて準備することは禁忌である。しかし，そのアレルギーがない人でも，液自体が皮膚の炎症を引き起こす可能性がある。看護師はそのことを知っていたので，安全のために慎重に手術の準備をした。焼灼器の近くに液のたまった下地パッドがあると，熱傷を起こしてしまう。看護師の行為は患者を危険から守り，"安全について考える"という彼女のモットーのとおりであった。

観察の後で，看護師は多様な活動を同時に行っていた。つまり，ほかの人の手術ガウンのひもを結ぶのを手伝い，外科医が患者の頭部を正しい位置に置くのを助け，手術室看護師と一緒に手術用滅菌ガーゼの枚数を数え，手術室の温度を監視し，そして必要な機器と器材がきちんと配置され使える状態であることを確かめていた。このようなまとまったルーチンの業務はいずれも安全措置に則っている。その基本は，滅菌状態の維持である。

また，看護師は注意深く患者の（手術）体位を保持することによって，神経と筋肉の損傷を防いでいる。手術前後に直接介助看護師と一緒に手術用滅菌ガーゼの枚数を数えることは，術中に使用された物品がすべて患者から取り除かれたことを検証するための方法である。間接介助看護師は手術室の温度を維持するという責任があるので，患者の体温を監視しながら高体温や低体温を予防するために麻酔担当者と情報交換を行う。

最後に，先のことを考え，患者の予期せぬ事態に備えることで，看護師は手術に必要な機器と器材を二重に確認している。このような安全措置には，各術式の一般的な流れを知り，全貌を見失わずに細部に気を配ることのできる経験豊富な臨床家を必要とする。

安全措置は，患者の合併症を防ぐうえで非常に重要だが，目立たないがゆえに見過ごされることが多い。なぜならば，それが欠如することで，円滑で安全な患者のケアが阻まれるからである。小グループ面接で数名の手術室看護師は，一緒に働く外科医の多くが間接介助看護師の本質的な仕事をどれほど理解していないかを語った。

> **看護師1**：私はある日，外科医の間接介助（外回り）をしていました。その外科医は「君が器械出しすべきだよ」と言いました。私が彼のガウンのひもを結び終えると，彼は私の横を通り過ぎてテーブルの先端まで歩いて行き，そして「君は今日何も仕事をしないのかね」と言いました。彼は私が間接介助であり，直接介助ではなかったからそう言ったのです。私は，「先生，RN（看護師）は法的に直接介助者と一緒に手術室にいることが求められている，ということに関心をもっていらっしゃらないのですか？」と言いました。すると，彼は「ふ～ん」と言って，立ち去りました。
>
> **看護師2**：まあ，私が一緒に働いている外科医は，「そのケースの間接介助

なら誰でもできるさ」と言いましたよ。なんてこと！　非常に侮辱されたわ，だって私たちは非常に複雑なケースをやっているのですから。
看護師3：非常に複雑なケースですよね。
看護師4：間接介助をすることは，器械出しよりもずっと難しいですね。
看護師2：そう，間接介助をすることは難しいことですよ。それなのに彼らは，手術したいときにスタッフがいないと，「あぁ，誰でも間接介助くらいできるさ」と言います。
看護師1：でも，それはあなただから間接介助ができるのですよ。そのことに熟達しているのですからね！

　日常的に何千という患者が合併症もなく複雑な手術を受けているという事実は，積み重ね継承されてきたことの賜物であり，熟練した手術室看護師がたえず安全措置を行っている証である。皮肉にも看護師たちの技能と専門技術が，多くの点で彼らの仕事の価値を覆い隠すことになってしまっている。このような看護師は同時に手際よく患者の状態を評価し監視できるので，どんな手術に関連した多彩な行動（例：緊急に必要とされる物品を予測しておくこと，X線撮影を指示すること，病理検査室や臨床検査室へ送られる標本を手配すること，血液製剤を確認すること，外科医の呼び出しに答えることなど）でも調整したり，個々人が必要とすることを覚えておいたり予測したり，証拠書類を提供したりする。つまり，常に安全な患者環境を確保しているのに，看護師たちとともに働く外科医は，看護師の役割がどれほど重要であるかを"理解していない"。手術室を宇宙船として考えると，間接介助看護師は宇宙官制センターなのである。
　だが，看護師の油断を怠らない安全な実践にもかかわらず，以下の話で説明されるように，システムのブレイクダウンによって患者の合併症が今もって起こっている。

看護師：未明に手術室から帰室した患者がいて，私は次の日に彼女のケアをしました。彼女は大動脈バルーンパンピングを行っていて，最初に手術室から戻ってきたときは，足がまだらになっていて，末梢循環が犠牲になっているためバルーンパンピングを中止しなければならないかのように見えまし

た。しかし、それは夜の間に改善され、私が彼女のケアをするまでには脈拍もよくなっていたのです。足は冷たかったのですが、彼ら（手術チーム）は脈が触れたので満足していました……。

ところが私の勤務が終わった後で、脈拍が消えました。彼女のケアをしていた看護師は主任看護師に知らせ、その主任看護師は再三医師に電話をしたのですが、医師からは返答がありませんでした。患者を診に来なかった研修医に責任があったことが判明しました。しかし翌朝の回診で、外科医が入ってきて、すぐにカテーテルを取り除き、右足を膝上部で切断するため手術室へ患者を連れて行きました。その後、誰の責任だったかを明確にしようと、ICUで徹底捜索が行われました。それ以降、私は自分がすることすべてにもっと気をつけるようになり、とにかくよく確かめ、本当に脈があるか二重に確認をしています。

人間のもたらす結果が非常に重大であるとき、肩書きや立場にかかわらずすべてのスタッフが責任をもって安全措置を行うことが求められる。この悲劇的な話は患者ケアチームの相互依存に焦点をあてており、教訓的である。患者の脈拍に対して看護師はあまり注意を払ってはいなかった。彼女は責任を引き延ばして研修医の判断をあてにしたが、彼はすぐには来なかった。看護や医学では、時に看護師は一連の命令系統をたどって適切な医学的な返答を得ることを非公式に期待している。したがって、状況に応じて適切な行動や対処が行われる場合に限り、安全措置は患者の危険を防ぐことができるのである。

もう1つの安全措置の形は監視システムで、科学技術による危険から患者を守るために具体的なシステムを構築し、実行し、修正していくことである。前に示した例で、手術の前後で滅菌ガーゼの枚数を数えるという実践が示されている。別の例では、患者の血液型に対して別の看護師あるいは医師と一緒に血液製剤を確認している。このような統制ある行動が標準的な実践と考えられており、患者を合併症や事故から防御することを意図している。監視システムは一般的にある特定の間違いを犯さないという目的で意図して作られているという点で、一般的な安全システムとは異なる。ちなみに安全措置の主な目的は、安全な患者環境を確保するという大きなものである。

監視システムの例として，手術の開始時に筆者らが手術室看護師を観察しているとき，彼女は自分が何に気をつけているのかを話してくれた。

> **看護師**：ちょうど今，私は外科医が手袋などをうっかり汚さないかどうかを確認するために，彼の手技を観察している最中です……。覆いをかける間に，よく手袋を汚し，それに気づかないのです。だから直接介助看護師と私（間接介助看護師）の両方が観察するのです。（観察に基づくインタビュー）

　直接介助看護師も間接介助看護師もどちらもたえず注意を怠らず，（外科医が手袋などを）うっかり汚してしまわないかを監視している。滅菌野が損なわれないよう看護師が注意することは，患者を感染から守ろうとする監視の1つの形である。
　別の例では，より高度の鋭い観察力を要する新生児の入院に応じて，病棟の監視システムを変更することをNICU看護師が述べている。

> **看護師**：私たちは，各々の看護師がベッドサイドで行う一連の安全確認の開発にとりくんでいます。この確認は，私たちの病棟で今はそれほど厳重ではありませんが，より集中的な病棟になるともっと多くの機器があり，警告音が正しくセットされたかとか，そういったことを確かめることがいっそう重要になるでしょう。

　患者のベッドサイドで安全確認をすることは監視システムの1つの形であり，たとえば，指示された呼吸器の設定と，呼吸器が実際に患者に実施していることを看護師が照合する必要がある。波形やモニターのアラームの範囲，点滴の注入速度と薬剤，ライン，部位，ガーゼ交換を前の勤務帯の看護師とベッドサイドで照合して確認することは非常に重要な行動であり，間違いを見つけたり減らしたりするだけでなく，経過用紙や看護計画，カーデックスではとらえきれない実践的なモニタリングと管理の情報を伝えることにもなる。このような安全確認は，看護師が注意する習慣を身につけたり，定着させたりするのに役立つ。それなりの安全確認を組み込んだベッドサイド報告は，監視システムに従って，科学技術による危険から患者を保護するた

めのすぐれた方法である。

　また，安全システムは，時には危険の再発に注意するという共通認識を作り出す。この例としては，世界保健機関（WHO）が推奨している（WHO, 2009），多くの専門分野にわたる手術の安全確認リストを実施するための「タイムアウト」がある。これは，麻酔の前や切開の前，患者を手術室から連れ出す前に行われる。また，ハイリスクの薬物療法に対して看護師による独自のダブルチェックもある（Cohen, 2007）。この最前線の補修作業は，通常病棟レベルで行われ，新たな安全システムを作り出す可能性もある。たとえば，手術室では多くの医療従事者が患者にアレルギーと術式について質問する。頻回の質問が患者とその家族を不快にさせるかもしれないが，質問を繰り返すことは備わった安全システムなのである。しかし，この安全システムは多くの臨床家がきわめて重要な患者の情報をダブルチェックする場合に限りうまくいく。

　以下の例では，手術室看護師が救援を求められた救急の小児外科患者を思い出している。この看護師は別の患者のところから引っ張られてきたので，通常の安全措置をいくつか行う時間がなかった。

> **看護師**：それで，私たちは患者に導線をつけながらそこに立っていましたが，麻酔科医が患者の問診を済ませたかどうか確認しなければいけません。ですから私は「子どもの体重はどのくらいですか？　何かアレルギーがありますか？」「最後に食べたのはいつですか？」といったありとあらゆることを尋ねました。それできちんとできていれば，術前の準備をします。ところがカルテの表紙を見ると，メモがついていて，「患者はポビドンヨードアレルギーあり」と書いてありました。私はもうポビドンヨードで患者の術前準備をしてしまっていました。こういうことは，手を抜いていると起こるものです。そして，事が生じてしまうのです。不意打ちを食らったように，患者にはなんらかのアレルギー症状が出ます。そうなると，全員，することになっている仕事を遅らせなければなりません。それを効率的にできたとしても，（それを確かめる）時間が必要です。仕事ができるようになると私たちが直面する問題の1つに，真っ先に患者への注意を手抜きしようとすることがあります。注意することが余分なことだと思っているのです。

この状況で看護師は，子どもの両親と術前に話す機会がなかったので，麻酔科医から与えられた情報に頼っていた。注意や監視には時間や関与，サポートを必要とするが，このような安全措置によって患者の合併症を予防するほうが，このような実践のための看護師確保に費やす費用よりはるかに重要である。

　しかし技術は医療において急増しており，作業をわかりにくくしているため，新たな間違いが起こる可能性が高くなってきている（Reason, 1990）。国中の医療システムで展開され始めている CPOE（医師によるコンピュータへの指示入力）システムを考えてみよう。このシステムは電子薬局プログラムと直接やりとりをする。すなわち自動薬剤キャビネットに連絡することになる。統一基盤をもつよう迫られる一方で，多くの医療システムの最近の状況は，システムとしてお互いに「話」せるよう，多様な第三者とのさまざまなソフトウェアプログラムがついていて，複雑な迷路にはまったようになる。このようなバラバラなシステムは，人間側の要因を配慮していない（Benner, Malloch, & Weeks, 2010）。

　近年，安全な薬剤投与の研究所（ISMP, 2009）はさまざまな種類の投薬ミスを示した報告書を提出した。内因性のミスは内部要因によって引き起こされ，ミスを犯す個人のなかで生じる（投薬量の計算を誤る計算ミスなど）。また，外因性のミスはよく見えない薬品ラベルや不明瞭な情報など外的な状況から生じる。看護師による独自のダブルチェックは内因性のミスも外因性のミスも取り除くうえで役に立つが，ISMP はダブルチェックがすべての誤りをとらえるわけではないと認めている。ミスの頻度を減らすにはシステムの変更が不可欠なのである。

　それでも，システムの変更が実施されても，いつも有効に機能するわけではなく，ミスを増やすことすらある。アマンダ・サベージは急性期のクリティカルケアの派遣看護師であるが，もどかしく最終的には悲劇的な結果となった臨床での出来事（インシデント）を詳しく語った。

　看護師：これ（臨床でのインシデント）の前に，書類について膨大な量の電子メールが送信されていました。看護がすでにそのような項目を文書で記録していたにもかかわらず，文書記録に対して「プロセス介入」が追加されまし

た。その新しい追加事項は"さらに具体的"(であるよう)に指示されていました。現行の文書記録(の項目)から取り除かれたものは1つもなく、ただ追加に追加を重ねていました。メディケアが尿路感染症や褥瘡などの"予防可能な"合併症への支払いを拒否しようとすることには全員が備えていました。さらに、Fさんをケアする前のその月の前半には、現行のソフトウェアが大きく"アップグレード"されて、その更新についての講義に出席するよう求められていました。

この日、(病棟にある)7台のノート型パソコンのうち3台が稼動していました。ノート型パソコンはケアや介入、与薬の記録や指示の確認のために使われています。私は(自分の勤務帯が始まっているのに)必要な機器が使えないことにいらいらしていました。その午後、私は、自宅で倒れ姪に付き添われてきた80歳の男性について救急部より報告を受けました。患者がどのくらいの時間倒れていたのかは不明でしたが、身体所見は脳卒中と一致していました。Fさんは姪に付き添われて病棟にやってきて、話せましたが、発語が不明瞭でした。私が彼を診察したとき、左腕の力が弱く、左脚はまったく動かず、右脚もいくぶん弱くなっていました。瞳孔は左右同じで、問題はありませんでした。患者は高血圧のため複数の薬剤を服用していましたが、(その薬剤名を)思い出せませんでした。姪によると、彼が帰宅したとき(薬剤の)びんをもっていたようでした。

このときまでにノート型パソコンはすべて回復していて、私は1台確保しました。午後5時、私は必要なアセスメントと文書記録の「プロセス介入」を終えました。そして、静脈からの水分補給点滴を抜去することも含めたオーダー(指示)に取りかかりました。アセスメントからプロセス介入、医師のオーダーまで私がコンピュータの前にいたのは少なくとも40分ほどでした。私が患者に遠隔心電図をつけたところ、心房細動を呈したため脳卒中の原因がわかりました。私はそのほかのすべてのオーダーに従い、午後7時に夜勤の看護師に報告をしました。「ありがたいことに今日はもう終わりだわ！」と私は思いました。患者の状態は非常によかったのですが、私の日勤を引き延ばす要因を生んでいたのはIT技術であり、それにつけ込まれていました。ともかく私は帰宅し、何か満足できない気持ちになりましたが、その原因を突き止めることはできませんでした。私は何か過ちを犯したことだ

けはわかっていました。「これやあれを記録したかしら?」と私はふり返り、やらなければならなかったことすべてを実行したことを思い出しました。問題は、やろうとしていたことを何もしなかったことでした。なぜならば、私は自分の頭を使っていなかったからです。実践のなかで私が考える時間は、際限なく続く数多くの文書記録によって費やされていたのです。

その夜,眠りながら私は自分がしそこなったことに気づきました。実際に私はCK(クレアチンキナーゼ)の夢を見たのです。私はFさんにCKの検査をしませんでした。彼は自宅で誰も知らない長い時間床に倒れていて、誰もCKを検査しないまま、私は点滴の水分補給を外してしまったのです! 私は起き上がって電話をかけ、(看護師に)午前中の検査にCKを加えておくようお願いしました。

私は派遣看護師ですが、幸い翌日も同じ病棟を担当しました。私が最初にしたことは、まっしぐらにFさんのCKの結果をチェックしに行くことでしたが、結果が出ていませんでした……私は検査技師のところへ行き、Fさんの採血をしたかどうか尋ねました。技師は「やったわよ」と答えました。私がFさんに会いに行ったところ、彼の意識レベルは低下していました。私は(患者が横紋筋融解症を発症しているのではないかと心配になり)医師に電話をしました。医師が折り返し電話をしてきたとき、私はFさんにCKの検査をしていなかったこと、夜勤の看護師にその検査を追加するよう伝えたこと、患者の精神状態に変調があり発声が弱っていること、そして、患者に点滴による水分補給が必要だと考えていることを説明しました。医師は、救急部でCKの採血がされなかったことに驚き、点滴での水分補給を了承しました。私は検査室に電話をし、なぜそんなに時間がかかっているのか尋ねたところ、相手はCKの指示が出ていないと返答しました。夜勤の看護師はCKを追加しなかったのです。その理由は私には検査を指示する権限がなかったからだというのです。私は指示を入力し、検査部を急かしました。60分後、明らかにCKが上昇しているという結果が出ました……。

その日の残りの時間、私はFさんのケアをしました。彼の意識レベルは悪化し、腎機能は水分補給をしているにもかかわらず低下し、衰弱は深刻でした。前日の夜の間に、脳卒中が進行していたため、姪はFさんのDNRを申し出ていました。DNRはFさんの意思と一致していました。私はFさん

の安楽に努めながらその日を過ごしました……。

　通常は，私は膵炎や横紋筋融解症の患者への適切なケアに対してすごく厳しいのです。なぜなら，そのような患者はきちんと治療されていないことが多いからです。しかしFさんのケアに対しては厳しくありませんでした。必要な情報はすべて私のもとにありました。高齢で，床に倒れていて，下肢に違和感があったのです。夜になるまで，私はすべての文書記録をこなし，自分に任されていることをすべてやったことに相当の自信がありました。けれど，私は自分がいつも自信をもっていること，つまり自分で考えるという技能を駆使していませんでした。私は機器を使いこなし厄介なシステムの膨大な文書記録を完成することばかりに目を向けていました。それは私にとって後からもたらされた習慣であることを忘れていたのです。

　この寒気のするような臨床での出来事（インシデント）は，全員ではないにしても，最近臨床でこの手の活動に関わっている多くの臨床家の心に響くものであるだろう。（監視や管理をするよう看護師に向かってなされる）命令の調整が1点に集中すること，煩わしい文書記録システムと頼りにならない情報基盤，性急でしばしば準備不足システムの大幅変更，州や国レベルで看護の判断を制限しようとする最近の傾向，これらがこのようなインシデントとなって，すべての患者や家族にとって悲劇的な結果をもたらす最悪の事態を作り出す。このような最悪の事態の要因は今日の医療に特有のものであるが，患者の死亡は幸いにしてまれである。しかし，残念ながらもっと小さな臨床的インシデントは，同じ要因が作用していて珍しくはない。

　医療の提供システムの中心を再び患者や家族，そして臨床家の判断へと戻すため，また文書記録システムや技術的な"調整"，命令の調整が正しい場所，つまり支援役割として設置されるために，このようなインシデント（や似たようなこと）が警鐘となることを筆者らは望んでいる。

■機器を活用することとその性能を理解すること

　看護師が科学技術を使う環境で患者を危険から守るためのもう1つの方法は，機器や装置，治療法，そのほかの技術を理解したうえで巧みに使うこと

である。急性・クリティカルケアの領域は，科学技術的な"もの"にかなり煩わされていると批判され，看護師が患者のケアよりも機械装置のほうに多くの時間をかけていると陰口をたたかれてきたが，Hooper (1995)は機器が熟練看護師の影を薄くしているにすぎないことに気づいた。むしろ看護師は患者の生理的な状態に関して与えられた情報に焦点をあてるため，"機器を通して見ていた"。しかし，そうするためには，熟練したノウハウや判断力，知識が必要となる。

　看護師は通常，機器を安全に扱う方法を学び，"仕事をしながら"試行錯誤してその性能を理解する。クリティカルケアの領域では常に技術的な進歩があるので，看護師は継続的に新しい技術を学び習得しなければならない。つまり，ただ機器を取り扱う方法を知るだけではなく，その機器がどのように作用するのかを知っておく必要がある。ある看護師が述べたように，看護師は"常に最先端技術を用い"なくてはならない。正規の勤務では，新しい技術に関してのオリエンテーションが行われ，すべての勤務帯で情報や指導をオンラインコンピュータモジュールで知らせることに重点が置かれているため，"実際に役立つ"デモンストレーション(演習)やシミュレーションの時間はほとんどない。その結果，看護師は患者のベッドサイドで新しい機器に慣れ親しんでいくのである。

　重症患者のベッドサイドで新しい機器について学ばなければならないということは，学習者に多数の矛盾することが求められるため，困難なことである。ストレスが多く，高度なことが求められる状況では，学習者は十分に学べないものである。また，理想からほど遠い状況で，新しい技術について学ぶことは患者を危険にさらす。次の例で説明されるように，装置が故障し，トラブルや修理について看護師に十分なオリエンテーションがなされてないと，患者に合併症が起こる可能性がある。

　ここでは，ICU看護師がケアした補助人工心臓(VAD)をつけて心臓移植を待っていた患者での危うい体験を思い起こしている。

　　看護師：機器が故障したこれまでのケースのなかで，私が最も忘れられないのは，患者のVADが動かなかった日のことだと思います。患者は移植を待っており，VADを数週間つけていました……。私は正式なVADの講習

は受けておらず，ここでは多少不慣れでした。私はその患者がCCUにいたときに，派遣看護師としてケアに携わっていたので，その患者を知っていました。そして今回この機器をつけたため，彼は私たちのCCUへ転棟してきたのです。この患者を知っていた誰もが，彼をケアすることは難しいとわかっていたので，「あなたは上の階のときから彼を知っているから，あなたが彼のケアをしてね」と言いました。私は「いいことだわ！　すばらしい！　この新しい機器について学ぼう」という感じでした。

　でも私が現場に行ってから数人の看護師がベッドサイドで勤務中に手短に指導してくれただけでした。とにかく，その患者は歩き回れるぐらい安定していたので，看護師はしばしば彼と一緒に散歩に出かけていました。そこで私たちは階下へ降りて散歩に行きました。そのとき，彼のケアを始めてから数週間たっていましたが，私はまだVADを熟知していませんでした。私たちはそんなにたびたびVADを使うことはありません。

　散歩に行くと，バッテリーライトが点灯しました。患者は「ライトが点いてから30分は大丈夫です」と教えてくれました。でも私たちはともかく階上へ戻ることにしました……。それで，器械を押しながら廊下を進んだところで，装置が止まりました。普段は，（もっと早く）"カチッ，カチッ，カチッ，カチッ"と動いているのに，その時は，非常にゆっくりと"カチッ……カチッ……カチッ……カチッ……"と聞こえました。それこそが患者の心臓の音なのです。「電気コンセントにつながなくちゃ」といったことを口走ったと思います。

インタビュアー：患者は歩いていたのですか？　車椅子はなかったのですか？

看護師：なかったので，彼は歩いていました。患者が器械を押していたのです！　それは大きな装置なので，今度は私が押しながらこう言いました。「コンセントのあるところまでたどり着かなくては」と。そして，壁のコンセントまで行き，それにプラグを差し込みましたが，スピードが上がりませんでした。AC電源とバッテリー間の切り換えをする方法がありましたが，私はこう言われていました。「器械をもち出すときはいつでも，バッテリーに切り換えなさい。そしてプラグを壁のコンセントに戻せば，問題はありません。切り換えを元に戻す必要はありません」と。私はそう聞かされていま

した……。だから，私は灌流チームを呼んだのです。彼らは最終的にバッテリーパック(もち運びのできる手術室のバッテリーパック)をもってきたので，患者を病棟まで戻すことができました。何もかも無事に終わりましたが，言うまでもなくVAD講習会が早急に開催されました。

このぞっとする話は，スタッフの教育が不十分であることと，ハイリスクな臨床状況に資格をもたない者を配置していることの危険性を指摘している。この看護師は正しい知識や技術がなく，先のことを考えて不測の事態に備え，重大な救命技術に関する問題を解決するために迅速に行動するということがほとんど身についていなかった。看護師は灌流チームを呼び，最終的に患者は何の悪影響もなくICUに搬送されたが，心停止や患者の死の可能性は大きかった。この例は，臨床家が安全に科学技術を使えるようにし，患者を科学技術による危険から守るために，教育的な講習と演習を継続的に行う必要性を強調している。組織は，経験による学習には「試行錯誤」を伴うことを知っているが，失敗の余地がない状況では，患者を守るための強力で安全な管理体制が求められる。

近年，航空業界と医療との類似性が多く指摘されるようになった。航空業界と同様，急性・クリティカルケア看護はますます先進技術に依存するようになってきたが，(人や技術を含む)看護を動かしているシステムは一般的に飛行機よりもずっと複雑で変化が多く，したがって安全を高いレベルで維持することが大きな課題がある(Webster, Stabile, & Merry, 2009)。システムの専門家であるCharles Perrow (1999)は2つの側面，相互作用(interaction)と結合(coupling)にそって技術の機能と人間のシステムについて述べている。プロセスあるいはデバイスの要素間の相互作用は，終了や導入などある時点で実行するうえで必要な付属作業が多くある場合，複雑だとみなされる。結合の側面とは行動がその結果に関連する程度のことを指している。結果が行動に密接に関連していれば，システムは強く結合していると言われる。Perrowの言葉を借りれば，原子力発電所は複雑で強く結合している。あまり喜ばしいことではないが，急性あるいは重症患者のケアは原子力発電所と似たようなシステムの特徴があり，コックピットで慎重に操縦することとはあまり似ていない(Weick, 2009; Weick & Sutcliffe, 2007)。

前述の話で，看護師は「公式な講習を受けたことはなかった」にもかかわらず，VAD 患者のケアを任された。もっと多くの医療施設や看護学校が，可能であれば，患者や実践者が本当の危険を冒すことなく，患者状況を示し緊急で瀬戸際の状況を忠実に再現した高度なシミュレーション教育を行うべきである。さらに，忠実度の高いシミュレーションでは，技術の故障や人間と機器との相互作用にさらされる場面がよい (Mudumbai et al., 2010)。シミュレーションには多くの利点があるが，この方法だけでは効果はない。実際の臨床場面，特にあまり経験のない看護師が担当した勤務帯での状況的コーチングや，臨床場面で学習できるようナラティヴの活用が必要となる (Benner et al., 2010)。

機器を安全に管理することは，科学技術を操作する一側面にすぎない。看護師はその性能を迅速に，正確に理解する必要がある。そのためには臨床知識や熟練したノウハウ，装置とそれが引き起こす危険への配慮を必要とする。たとえば，致命的な律動異常の可能性と運動による波形異常とを見分けて識別するには，臨床知識と判断が必要であり，患者の治療と最終的な成果に大きな違いを生じさせることがある。このことは次の臨床でのインシデントで示されている。eICU*看護師のデボラ・リチャーズは科学技術を使って新人の ICU 看護師に指導・教育している(*訳註：電子集中治療室のこと。遠隔監視システムを使って，24時間 ICU スタッフをサポートしている)。

看護師：月曜日の朝8時，ICU の新人看護師が，その日私が働いていた eICU の援助を求めて，病棟から呼び出しボタンを押しました。私はその部屋のカメラの電源をつけ，自己紹介をしました。かん高い不安げな声で新人看護師は矢継ぎ早にこう言いました。「助けてください！ 私はオリエンテーションが始まったばかりで，どうしていいのかわからないのです。モニターでは，患者が VT を起こしていて…12誘導が必要でしょうか？ 正直なところ，患者が発作を起こしているのかどうか私にはわかりません」。

画面に患者の ECG を映し出してよく見たところアーチファクトでしたが，動脈は正常な波形で数値は 100/70 でした。また，酸素飽和度は 90 台なかばでした。私は患者の既往歴を見ました。ジョーは 75 歳の男性で，発作の既往はありませんが，数日前に AMI のため入院し，人工呼吸器を装着し

ていました。私はカメラで患者を見ました。彼の顔は穏やかで顔色もよく，目は閉じていました。彼の静かな表情からはいかなる苦痛も見られませんでした。間代性筋けいれん活動は見られませんでしたが，患者の体幹と四肢に振戦があることに気づきました。患者は発作というよりも震えているようでした。（カメラを使って）私は患者の部屋を見回し，患者が何かの機器で体が冷えていないかを確かめました。そして，「正常な動脈波形ですし，患者の血圧は100/70で安定しています。酸素飽和度も安定していて，VTでも発作でもないと思います。私には患者が震えているように見えますが，患者に発熱はありませんか？」と尋ねました。すると，新人看護師は「わかりません。私は病室に入ってきたところですし，モニターでは患者はVTになっています」と言うばかりです。

　私は彼女に患者はシバリングであることを話しながら，モニターで洞調律は正常であることを確認しました。彼女はお手上げだと思ったのか，「患者がVTなのかそうでないのかがどうやってわかるのでしょうか？　私は12誘導をすべきだと思うのですが」と繰り返します。彼女の声はこの時点でパニック状態になりかけていました。私は彼女に，患者の血圧が安定していることを考える必要があることを気づかせました。そして，プロトコルでは致死的な不整脈が疑われる場合はいつでも12誘導心電図の使用が許されていますが，12誘導はシバリングによる筋の不自然な震えも拾ってしまうことを伝えました。彼女は躊躇し，「では，どうすればいいのですか？」と言いました。私は彼女自身がECGで患者が洞調律であることを確認するまでは，私の言うことを信じようとしないだろうという気がしました。そして，ECGの正確な結果を得るために，シバリングを抑えられるかどうか，必要であればロラゼパムを投与することを提案しました。

　彼女はしぶしぶ同意し，ロラゼパムを取りに部屋を出ました。ロラゼパムを投与する際，彼女の手は震えていました。ロラゼパムはある程度シバリングを抑えましたが，それは一時的でした。私は，シバリングがなくても，洞調律が正常であることを認めるかどうか彼女に尋ねました。彼女は微笑んで私のアセスメントに同意しました。彼女は患者がVTではなく，彼女が最初に恐れていた心停止寸前でもないことに安心しました。

　私は患者の体温について尋ねました。彼女は体温を測っていなかったた

め，私の提案に応じました。ジョーは40℃の熱がありました。患者にはアセトアミノフェンの指示が出ていなかったので，私は彼女の代わりに研修医に電話をして指示を依頼しました。研修医と話をしたときに，私は患者の最新の情報を伝え，電話によるアセトアミノフェンの指示を受けました。ジョーの部屋に画面を戻し，私は新人看護師にアセトアミノフェンが指示されたこと，研修医がまもなく回診に行くと言っていることを知らせました。新人看護師は何度もお礼を言いました。私たちは少しの間会話をしました。そのときにはシバリングは止まり，新人看護師は患者の心律動とバイタルサインが安定していることに疑いをもちませんでした。研修医が患者の部屋にやってきて，新人看護師がよい1日を過ごすことを願ってカメラの画面を切りました。

この施設のeICUは，患者にとってもICUで働く看護師にとっても，援助者としてセーフティネットとして機能している。そこには熟練のICU看護師が1日24時間，週7日間配属されている。このような臨床での出来事はわかりやすいため，熟練看護師は新人看護師に系統的なアセスメントと状況を"よく考える"よう冷静にうまく指導した。新人看護師は患者が心室頻拍(VT)である可能性にこだわっていて，明確な診断のために是が非でも12誘導心電図をとりたいと考えていた。しかし，熟練看護師は賢明にも12誘導心電図が患者の持続するシバリングによって体動異常をとらえるだけだろうと指摘した。また，熟練看護師は，新人看護師に介入の優先順位を決めて，計画的に実施するよう手助けしながら，シバリングを止めるために必要に応じたベンゾジアゼピン系薬の投与とECGの再アセスメントを提案した。その後，熟練看護師は新人看護師に患者の体温を測るよう提案した。

このような一連の介入は経験のある臨床家には当然のことと思えるかもしれないが，新人看護師にとってはどうしようもない状況となる可能性がある。特に患者の状態が危機的と思われる場合はそうである。多様な技術を幅広く利用することによって，eICU看護師はこのようなインシデントを学習させながら，新人のICU看護師を教育し，手引きすることができた。

患者は心臓に問題があったので，新人看護師は心臓の合併症を予測し，それだけで体動による波形異常を重篤な律動異常と間違えた。熟練看護師が

セーフティネットとして機能し，律動異常と考えられていたものが，ただの体動による波形異常であることを認識するよう新人看護師に指摘しなかったら，不要で不適切な処置が始められていただろう。新人看護師は，医療従事者の誰もが学ばなければならない教訓を学んだわけである。一方，知覚を鋭くするには，臨床実践で経験的に学習すること，積極的に学ぶこと，実践をふり返ること，そして実践的な臨床知を視覚的に，理解しやすく公表し，積み重ねていくことを目的に教えたり学んだりすることを重視し支援する環境が必要である(Benner, 2000)。

　危険性が高く要求の多い状況で，機器を安全に活用しその性能を理解することは，特にその機器をあまり知らず，機器から得られたデータを解釈できず，結果的に十分熟練していない実践者にとって，困難なことである。さまざまな科学技術の円滑で巧みな操作に頼って生きている急性期の重症患者を安全にケアするためには，管理者や経営者はまだあまり熟練していないスタッフを支援するために，どの勤務帯にも(eICU の場合は実質的に)経験豊富な看護師を必ず配置すべきである。次の話で示されているように，比較的経験豊富な看護師と一緒に実践し学ぶことは，学習者の学習体験の質を向上するだけではなく，患者の安全を確保することにもなる。

　　看護師1：私たちの実践の大部分はたくさんの機器を取り扱うことだと思います。そして，機器についてちゃんと理解し，うまく事が進んでいない危機の最中に修正ができなければなりません。私が考える1つの例は……，私は最近，病棟を出て，あるコード(救急蘇生チーム)に参加していました……。患者が心停止し，看護師が到着したときには，(患者の心律動は) VT (心室頻拍)とはまったく対照的に VF (心室細動)に悪化していました。しかし，彼らが除細動器(AED)のパドルを患者の胸の上にのせたとき，リズムが見えませんでした。彼らは(AED を)"モニター"から"パドル"のほうへ切り替えなかったので，リズムを見ることができなかったのです。それは純粋に機器の問題でした。

　　インタビュアー：それであなたはどんな役割だったのですか？

　　看護師1：私はCCUの主任看護師で，勤務交代のときにこのことが起こったのです。空床状況はぎりぎりだったので，私は(この患者のために)ベッド

を1つ空ける必要があるかどうか，早晩知る必要がありました．そこで私は患者が救急蘇生によって助かり，CCUに入室するかどうかを予測するためにそこへ行きました．そのAEDについているダイヤルは，除細動するときの鍵となるものでした．いったんAEDのリズムが得られると，そのAEDはそれ自体からは充電されません．そこで，救急蘇生の最中に私が提案したことは，パドルから充電することでした．結局それはうまくいき，その方法で患者を除細動しました．その後私たちはAEDを点検しましたが，救急蘇生中に起こったことを再現することはできませんでした．いつもそんなふうなのです(笑)！……．だから，全体的に見て，私はその状況に肯定的に影響を与えたいと思いました……．そのために，救急蘇生の状況で責任を果たし，AEDを活用するということに関して，私はそこの看護師にこの2週間，講習をしています．

インタビュアー：あなたの知識を使って，どのようにこの状況にいたったのかについてもっと話してください．

看護師1：いつもCCUではベッドサイドにAEDを置いています．私たちはAEDのことを非常によく知っています．毎日各勤務帯で点検します．私たちは毎日，自分たちの(使う) AEDを点検しています．それが実践の基本です……．たぶんそういうわけでAEDについてよく知っているのです．

インタビュアー：彼らが救急蘇生のためにもっている機器は，スタッフのほとんどが慣れていない機器だったのですか？

看護師1：いえ，彼らは(それに)慣れていますが，私たち(CCU看護師)のように頻繁には用いていません．彼らのところには，日常的にVTになる患者はいないのです．

看護師2：彼らは毎日その装置を点検する必要がないのです．

看護師1：彼らはAEDを見ることさえないのです．救急蘇生の後，彼らと一緒に報告を受けているときに，私は「このAEDを知っていますか？」と尋ねました．すると，多くの看護師は，廊下の向こうの隅に出してあるのでそれを見たことさえなく，めったに使う必要がないことを認めました．

CCU看護師は，AEDの操作についての経験的知識と熟練したノウハウによって，装置を修正するスタッフを支援し臨床知識を広めた．AEDはCCU

で活用される装備なので，この看護師はこの機器を取り扱うための熟練したノウハウを具体的に発揮した。意識しなくても，CCU看護師はそのAEDが"パドル"の側へセットされていないことを即座に把握し，その後機器が一時的にうまく作動しないときに，パドルを再充電する別の方法をすばやく提案した。その看護師の具体的な熟練したノウハウは，経験を積んで習慣化された，状況に応じた対処のなかで示されていた。しかし，この例のように，思考や行動の習慣は意識されなかったり，見落とされたり，忘れられたりしてはいけない。内在する危険を心に留めて常に注意することが求められるのである。熟練看護師の注意の先にあるものは，経験的学習によって変わる (Benner, Tanner & Chesla, 2009)。

　科学技術の危険を予防するというもう1つの基本的な側面は，所定の装置が正確にきちんと動くことを確かめることである。機器のなかにはスイッチをつけたときに自動チェックをするものもあれば，定期的に手動で目盛りをゼロの位置に合わせたり正したりする必要があるものもある。たとえば，圧トランスデューサー（血管内圧をモニター表示が可能な電気信号に変換する留置ラインが設置されている部品）によって多くの技術的進歩がなされてきたが，圧力変化の波形の低下はいまだによく発生する。患者の治療が信頼できるデータに基づいていることを確かめるために，間違ったデータが疑われた場合は，どのトランスデューサーも目盛りをゼロの位置に合わせ，正すことが重要である。

　あるICU看護師はメモリの正し方を説明するのに，そのことについて触れている。

> **看護師**：私は少なくとも4時間ごとに侵襲的なラインの目盛りをゼロに合わせ，正しています。それは重要なことです。そんなに頻繁にゼロに合わせられないという理屈があることも，私は実感しています。でも私が病室で出会った患者さんは肺動脈楔入圧（PCWP）が高く，CVPが低く，さらに血圧も低いために治療を受けていました。圧トランスデューサーは基底線から45cm下がっているか，あるいはその上端より30cm上のどちらかでした。（観察に基づくインタビュー）

この看護師は，正確ではないデータに基づいた不適切な患者の治療を目撃していたので，トランスデューサーの水準を合わせ，目盛りを正すという日常業務を重視してきた。これは安全措置の1つの形であるが，特定の器械の性能を安全に管理し，正確に理解することも重要である。

その後，この看護師は重症の神経損傷患者のケアをした。以下に，彼女は予備的なアセスメントの所見をいくつか述べている。

> **看護師**：患者の肺の上葉には明らかにラ音が，下葉には喘鳴があります。彼女は呼吸音が非常に減弱していたので，私は呼吸を助けるためのプレッシャーサポート（圧補助）か，PEEPを受けているかを確かめたいのです。彼女の酸素飽和度は100%ですが，それが下がらない限り，私はそれを実際には調べることは絶対しません。このケースでは，彼女の足指にパルスオキシメータがついていますから……。そのため，たとえそれが100%だとしても，必ずしも正しい示度ではないのです。お気づきかもしれませんが，それとは別に，パルスオキシメータのセンサーは向きが変わるので，爪ではなく皮下組織を通して測定していることがあります。だから，私はセンサーの位置を変えるつもりです。呼吸数は少し上昇しています。彼女は（患者の呼吸器の設定によれば）12回ですが，22～26回呼吸しています。そのため私は吸引をして，どうなったかを見るつもりです。（観察に基づくインタビュー）

看護師は患者をうまくアセスメントする一方で，科学技術が用いられていた方法とそれによるデータの正確さを評価した。彼女は患者の呼吸音を聴診し，それから現在の人工呼吸器の設定を確認し，患者に適切な換気のサポートが提供されていたかどうかを見た。彼女にはパルスオキシメータを疑うもっともな理由がある。下肢のセンサーの位置が間違っていると，パルスオキシメータの示度は正確でなくなる（Szaflarski & Cohen, 1989）。検査所見や行われている治療，看護ケア，患者の反応，技術を統合することによって，看護師は重症患者の全体像をアセスメントした。全体的な患者像をつかむことによって，看護師は思いがけない患者の反応と変化を知るだけでなく，先のことを考え，発症する前に合併症を予防することができる。

正確にきちんと作動することを確かめるだけでなく，看護師は目的にそっ

た信頼できる患者データと，見せかけや常軌を逸したデータとを識別できなければならない。磨き抜かれた解釈の技能をもち，予測されないことがわかるということが，熟練看護師の特徴である。つまり，彼らはたいてい，無意味な検査結果や疑わしい血行動態値，それ以外の患者の身体所見に反する非典型的なアセスメント所見を見抜けるのである。不適切な治療を始める前に，常軌を逸したデータをとらえることや検査値を再確認することで，重症患者の潜在する致命的な合併症の多くを防ぐことができる。

たとえば，産科看護師であるキャシー・ジャネッリは患者の検査結果と，彼女が患者と家族をアセスメントしたこととが相関しなかった状況を思い起こしている。

> **看護師**：ある日，朝の報告で私は患者の1人，ニコルがmethadoneによって薬物依存症から回復してきていることを知りました。彼女はまだ19歳で，先の3〜11時のシフト中に帝王切開によって出産しました……私は(その朝)ニコルの尿がPCP（フェンシクリジン）すなわち合成ヘロインが陽性に戻っていると報告されました。私の病院の方針では，患者は"問題のない"尿が継続しなければ，母乳栄養はできません。さらに，赤ちゃんの父親（クリストファー）が"関わって"いて，一晩中ニコルといたことも知らされました。彼も薬物依存から回復し，おそらく2年間は依存状態ではなかったはずでした。私の病棟では，看護師は赤ちゃんだけでなく母親のケアにも責任を負っていますので，私はニコルに母乳栄養ができないことを告げる必要がありました。その朝，私はニコルの部屋に赤ちゃんを連れて行き，薬から離れるためにこれから産まれてくる子どもに十分なケアをしていないもう1人の薬物依存症の母親のことを考えていました。私が部屋に入ったとき，ニコルは入ってすぐの，入口のそばのベッドにいました。彼女は肩まで伸びた黒髪と大きな茶色い目をした小さな女の子のように見えました。彼女の肩にはタトゥ(刺青)があり，私はそれがきっと1つだけではないと思いました。クリストファーも腕や脚の2〜3か所以上にタトゥをしていて，5サイズほども大きく見えるような，だぶだぶの洋服を身につけていました。
>
> 私は自己紹介をして母親と一緒に赤ちゃんのIDバンドを確認した後，彼女の腕の中に赤ちゃんを置きました。それから，「ニコル，あなたは母乳栄

養ができないわ。尿検査でPCPが陽性だったからよ」と伝えました。彼らはお互いの顔を見て，困惑しているようでした。私は続けて2人に病院の方針を説明しました。クリストファーがPCPとは何かを尋ねたので彼らに説明したところ，ニコルは泣き出しました。「誓って言うわ，私はmethadone以外何も飲んでいないわ。そんなことするわけがないでしょ？ 私は先月からずっと安静にしていたのだから！」涙が頬を伝い，彼女は赤ちゃんを見下ろしました。私はどうしてなのか説明できませんが，そのとき，ニコルを信じました。私には（ニコルと）同じ歳の娘がいて，ニコルを見たとき，「ここに横たわっているのが（自分の娘）である可能性もあるわ。彼女にやさしくしてくれる人が欲しいと思うでしょ？」と考えました。クリストファーは怒りながら言いました。「彼女が通っているクリニックは，彼女が（薬物を）使っていると知っていながら，どうしてmethadoneを服用させたんだ？ 僕はずっと彼女と一緒にいたんだ……」。私は彼らに，「このことについて調べて，何かわかったらあなたがたに知らせましょう。それから，母乳をとるために搾乳器の使い方を教えます。そうすれば，私たちがこのことを解決するまで，（母乳を）確保しておけるわ」と話しました。その間は赤ちゃんに哺乳びんでミルクを与えなくてはいけませんが，彼らは私が部屋を出るとき，感謝の言葉を述べました。

　ニコルの出産前の記録を見ると，ニコルが妊娠末期にPCP尿検査結果が2回陽性であったことがわかりました。私はとてもがっかりしました。どういうわけか，私は彼らを心から信じていたからでした。私は部屋に戻って彼らに自分が目にしたことを伝えました。再び困惑した表情で，ニコルは言いました。「D医師は私に何も話してくれませんでした。このことを耳にするのは初めてです」。さらにクリストファーが，「何も言ってくれなかったD医師に憤りを感じているよ。どうして彼はニコルに何も言ってくれなかったんだ？」と言いました。この時点で，私はどのように考えればよいのか，まったくわかりませんでした……私はD医師に連絡をし，ニコルとクリストファーがどれほど困惑しているかを伝えました。そして，陽性の尿検査結果について医師に尋ねました。医師は「（彼らに話は）しなかったよ。どうしてそんな義務があるのさ？ 彼らはやりたいようにしているだけだ」と言いました。控えめに言っても，私は彼の返答にショックを受けました。私は彼

に言いました。「これがあなたの娘さんのことだったら，どなたに話してもらいたいですか？」彼の返答はこうでした。「いったい僕にどうしろって言うんだ？」

　次にどうすべきかわからなかったので，ソーシャルワーカーに連絡をしました。私は彼女に何もかも説明し，ニコルとクリストファーが私に正直に話しているという実感があることを伝えました。彼女は私に，過去に検査室が陽性結果を出しても実際は陰性で，問題となった話をしました。そして彼女は，「キャシー，私はあなたの判断を信じます。私は検査室に電話をして，ニコルの尿を別の検査室に送って再検査させますよ」と言いました。私は患者の部屋に戻って言いました。「決して私を騙そうとしないで。私はあなたたちを信じているわ。あなたの尿を別の検査室に送って再検査をします」。ニコルは泣き出して，「こんなによくしてくれて，私たちを信じてくれてありがとう！」と言いました。翌日，私は休みだったのですが，私が職場に戻って最初にしたことはニコルについて尋ねることでした。ニコルの尿検査の結果が問題ないと知ったとき，私は言葉にできないほどの喜びを感じました。

　このケースでは，看護師が新米の母親と父親に面会した後に，自らの当初の判断を脇に置いて対応することができなかったとしたら，結果は大きく違っていただろう。新米の母親の誠実さに対するキャシーの知覚的な鋭さは，事態を覆す可能性が低いなかでのことであった。しかし，この熟練看護師の直観により，別の可能性を模索することになった。彼らを"信じる"ことによって，患者たちに対応する新しい道が開けた。この場合，技術とは最初の検査のことであり，不正確な結果を出してミスを犯している。看護師が心を開き患者たちを信じたおかげで，検査所見の妥当性に疑問を抱くことができ，別の検査室に検体の再検査をさせることができた。このような介入によりこの若い夫婦は，母乳栄養を通して赤ちゃんとのつながりをもつことが可能となった。また満足のいく結果が得られたうえ，自分たちを信じてくれる人がいることを知って，自信と希望をもって家族を築く可能性へと踏み出している。この臨床の出来事での技術（検査）は新しい家族を潰してしまいかねなかったが，看護師の倫理的な努力により状況を変える結果となった。

戦争地帯で看護師はたびたび簡略化することと，以前の技術に戻ることを学ばなくてはならない(Richards, 2005)。たとえば，薬剤の量と流量を計算する複雑なIVポンプは，砂漠に立つ仮設の"病院"の砂だらけの環境ではうまく機能しなかった。最近卒業した看護師は点滴をするためにIVポンプの補助がない状態で点滴の管理を学びなおさなければならなかった。経験のある看護師は1時間ごとの注入量をIVに記入するという時代遅れだが機能的な方法に戻すことができ，IVバッグのテープに指示された流量に適した時間間隔を書き込んだ。正確な流量を得るために看護師は，毎分の滴下を計算し，毎時のIV流量に変換しなければならなかった。

災害地や戦争地帯にいる看護師は自分たちの多くのやり方について語っている。彼らは供給が限られた自然災害や戦争地帯で使う科学的な機器を改造することを「ジェリー・リギング(jerry rigging)」と呼んだ。このことは，供給が限られた災害や戦争，緊急事態，あるいは技術を使用するために新しいやり方を求められる環境で，技術を適用したり，その代わりとなるものを使ったりするために，看護師が自分たちの使用する技術の目的と機能を理解する必要があることを示している。イラクやアフガニスタンでのケア提供は，無駄をなくして合理化し，計画的に実施している。携帯用のICU機器を軍に装備させていれば，すぐに救急ケアを提供することができる。患者は戦場から航空輸送する前に野戦病院でケアを受ける。

看護師は技術を応用して，航空輸送の狭い環境で負傷兵にクリティカルケアを提供する方法を身につけている。たとえば，看護師はたびたび必要になる基本的な薬剤と滅菌ガーゼ，IV機器，鉗子，医療器具を常に携帯することを学んでいる。なぜならば飛行機が離陸しても，かなり小さなスペースで作業をすることが可能だからである。航空輸送という特別な状況では，看護師はまったく新しい偶発事に対するケアを応用する必要があった。特に飛行機が離着陸する間は，多めの鎮痛薬が必要であることがわかった。近年，科学的研究も行われ，この増強する痛みの生理的原因が酸素レベルの低下，加速や重力，そのほかの潜在的な原因による振動であると判明している(Richards, 2005; Kelly, 2009; De Jong et al., 2010)。このような例の要点は，看護師が技術の目的を学ぶことを強調していること，そして技術が破綻したり使えなくなったりしたときに，類似するケア目標を達成するためにほかの方法を想起

することである．当然のことだが，技術の設計や管理，使用のために前もって十分準備しておくことは，看護師の今後の学習を強化することになる．

■まとめ

　筆者らは科学技術がIOM（Institute of Medicine: 2001）の医療の質の6つの目標*（安全，効果，患者中心の医療，適時性，効率，公平性）を後押ししていると信じている（*訳註：医療の質の6つの目標；①safety（安全）医療で患者を傷つけてはならないこと，②effectiveness（効果）最新のエビデンスに基づいた医療が行われること，③patient-centered healthcare（患者中心の医療）患者の価値観に基づいた医療が行われること，④timeliness（適時性）適切なタイミングで医療を受けられること，⑤efficiency（効率）不必要な検査をしたり，患者をたらいまわしにしたりしないこと，⑥equitability（公平性）性別，社会的地位，人種などによって医療の質に差があってはならないこと）．医療改革の影響はまだわからないが，クリティカルケアの領域では近い将来，技術的にもっと複雑になるだろう．科学技術を用いた環境で実在あるいは潜在的な危険を予防することは，相変わらず看護実践の重要な要素である．

　このような知的作業には，クリティカルケアの場に限られた特有の知識について十分な訓練と適切な教育を受けた看護師を必要としている．患者を観察したり，患者と接したりする時間を減らすこと，あまり熟練していない技術者と一緒に業務を行うことで全体の技術度を下げること，過剰な業務などはいずれも安全措置にしわ寄せをする結果になる．看護師は実践的な技術アセスメントを通して，合理的で倫理的な方法による技術の使用を確実にすることを促進している．また，看護師は社会的な一部である安全措置や患者を危害から守ることをめざした危険監視の実践にも従事している．最後に，機器を安全に管理し，その性能を理解することによって，看護師は科学技術による危険から患者を守っている．このような安全措置には，自分が関与しているという強い意識と注意深さが必要になる．

　科学技術を用いた環境で患者を確実に保護するためには，教育の場でも臨床の場でも，そのような技術を教え育成し，その基本的な予防的患者ケア実践を支えるふさわしい組織としてのシステム（例：スタッフの配置と教育資源）があることを看護師に保証する必要がある．

● 参考文献

Benner, P. (1994). The role of articulation in understanding practice and experience as sources of knowledge in clinical nursing. In J. Tully (Ed.), *Philosophy in an age of pluralism: The philosophy of Charles Taylor in question* (pp. 136-155). New York, NY: Cambridge University Press.

Benner, P. (2000). *From novice to expert: Excellence and power in clinical nursing practice*. Menlo Park, CA: Addison-Wesley.
　　井部俊子(監訳)：ベナー看護論　新訳版―初心者から達人へ，医学書院，2005．

Benner, P., Malloch, K., Weeks, V, (Eds.) (2010). *Nursing Pathways for Patient Safety*. Philadelphia, Pennsylvania: Elsevier International Press.

Benner, P., Tanner, C. A., & Chesla, C. A. (2009). *Expertise in nursing practice: Caring, clinical judgment, and ethics* (2nd ed.). New York, NY: Springer Publishing Company.

Cohen, M. (2007). *Medication errors* (2nd ed.). Washington, D. C.: American Pharmacists Association.

Connors Jr., A. F., Speroff, T., Dawson, N. V., Thomas, C., Harrell Jr., F. E., Wagner, D., … Knaus, W. A. (1996). The effectiveness of right heart catheterization in the initial care of critically ill patients. *Journal of the American Medical Association, 276*, 889-897.

De Jong, M., Benner, R., Benner, P., Richards, M. L. Kenny, D. J., Kelly, P., Bingham, M., Debisette, A. T. (2010). Mass casualty care in an expeditionary environment: Developing local knowledge and expertise in context. *Journal of Trauma Nursing* (17)1, 45-58

East, T. D. (1992). Computers in the ICU: Panacea or plague? *Respiratory Care, 37*, 170-180.

Foley, M., Arias, K., Rich, V., Saliba, G., Gallagher, S., & Stannard, D. (2011). Promoting patient safety: Ensuring the involvement of the frontline healthcare worker. *Perspectives: Recovery Strategies from the OR to the Home, 9*(1), 1-7.

Hilberman, M. (1975). The evolution of intensive care units. *Critical Care Medicine, 3*(4), 159-165.

Hooper, P. L. (1995). *Expert titration of multiple vasoactive drugs in post-cardiac surgical patients: An interpretive study of clinical judgment and perceptual acuity*. Doctoral dissertation, University of California at San Francisco, San Francisco, School of Nursing.

Institute of Medicine (2000). *To err is human*. Washington, D. C.: National Academy Press.
　　医学ジャーナリスト協会(訳)：人は誰でも間違える―より安全な医療システムを目指して，日本評論社，2000．

Institute of Medicine (2001). *Crossing the quality chasm: A new health system for the 21st century*. Washington, D. C.: National Academy Press.
　　医学ジャーナリスト協会(訳)：医療の質―谷間を越えて21世紀システムへ，日本評論社，2002．

Institute of Medicine (2004). *Keeping patients safe: Transforming the work environment of nurses*. Washington, D. C.: National Academies Press.
　　医学ジャーナリスト協会，井部俊子(監訳)：患者の安全を守る―医療・看護の労働環境の変革，日本評論社，2006．

Institute for Safe Medication Practices. (2009). Independent double-checks are vital, not perfect. *Nurse Advise-ERR, 7*(2), 1, 3.

Kelly, P. (2009). *Nursing clinical knowledge development: An approach for continuity of care for war injured service members Tri-Service Nursing Research Award*. Unpublished manuscript.

McGill University (2008, May 2). World first: Completely automated anesthesia system developed. *ScienceDaily*. Retrieved May 6, 2010,
　　from http:www.sciencedaily.com/releases/2008/05/080501180308.htm

Mudumbai, S. C., Fanning, R., Howard, S. K., Davies, M. F., & Gaba, D. M. (2010). Use of medical simulation to explore equipment failures and human-machine interactions in anesthesia machine pipeline supply crossover. *Anesthesia & Analgesia, 110*(5), 1292-1296.

O'Donnell, J. (1990). The development of a climate for caring: A historical review of premature care in the United States from 1900 to 1979. *Neonatal Network, 8*(6), 7-17.

Pennington, C. & DeRienzo, N. R. (2010). An effective process for making decisions about major operating room purchases. *Association of periOperative Registered Nurses, 91*(3), 341-349.

Perrow, C. (1999). *Normal accidents: Living with high-risk technologies*. Princeton, NJ: Princeton University Press.

Reason, J. (1990). *Human error*. New York, NY: Cambridge University Press.
　林　喜男（監訳）：ヒューマンエラー――認知科学的アプローチ，海文堂出版，1994.

Richards, M. (2005). *Clinical knowledge development of nurses in an operational environment*. Tri-Service Nursing Research Division: MDA905-03-1-TS15 Study in progress.

Rogers, B. (1997). Health hazards in nursing and health care: An overview. *American Journal of Infection Control, 25*, 248-261.

Ruddick, S. (1989). *Maternal thinking: Toward a politic of peace*. New York, NY: Ballantine.

Shah, M. R., Hasselblad, V., Stevenson, L. W., Binanay, C., O'Connor, C. M., Sopko, G., Califf, R. M. (2005). Impact of the pulmonary artery catheter in critically ill patients: Meta-analysis of randomized controlled trials. *Journal of the American Medical Association, 294*(13), 1664-1670.

Sibbald, W. J., Eberhard, J. A., Inman, K. J., & Sprung, C. L. (1993). New technologies, critical care, and economic realities. *Critical Care Medicine, 21*, 1777-1780.

Sommargren, C. E. (1995). Environmental hazards in the technological age. *Critical Care Nursing Clinics of North America, 7*(2), 287-295.

Stannard, D. (1995). Preface: New technologies in critical care. *Critical Care Nursing Clinics of North America, 7*(2), xv-xvi.

Szaflarski, N. L., & Cohen, N. H. (1989). Use of pulse oximetry in critically ill adults. *Heart and Lung: The Journal of Critical Care, 18*(5), 444-453.

Tenner, E. (1997). *Why things bite back: Technology and the revenge of unintended consequences*. New York, NY: First Vintage.
　山口　剛，粥川準二（訳）：逆襲するテクノロジー――なぜ科学技術は人間を裏切るのか，早川書房，1999.

Tisdale, S. (1986). Swept away by technology. *American Journal of Nursing, 86*(4), 429-430.

Titler, M. G. (1993). Technology dependency and iatrogenic injuries. *Nursing Clinics of North America, 28*(2), 459-473.

Webster, C. S., Stabile, M. & Merry, A. F. (2009). The challenges of technological intensification. *APSF Newsletter, 24*(3), 33, 35, 43.

Weick, K. E. (2009). *Making sense of the organization: Volume 2: The impermanent organization*. Chichester, West Sussex, Wiltshire, UK: John Wiley & Sons, Ltd.

Weick, K. E., & Sutcliffe, K. M. (2007). *Managing the unexpected: Resilient performance in an age of uncertainty*. San Francisco, CA: Jossey-Bass A Wiley.

World Health Organization (2009). *Implementation manual: WHO surgical safety checklist 2009*. Retrieved May 6, 2010, from http:www.who.int/patientsafety/safesurgery/en/

第9章
死と向き合うこと：
終末期ケアと意思決定

　急性期の，とりわけクリティカルケアの場は，大きな犠牲を払ってでも見事に死を防ぐという，伝統的に引き継がれてきた義務を象徴している(Kaufman, 2005)。米国やいくつかの欧州の国では患者の50％以上が病院で死を迎える(WHO, 2004)。命を救うために闘うという意味では，死は敵とみなされ，それが自然なものであるということが見過ごされている(McCue, 1995)。事実，誕生と死において"自然なこと"とみなされていることが高度な技術力によってすっかり変貌させられ，通常の生活のあり方は，従来とはすっかり異なったものとなりながらもそのまま機能を維持してしまっている(Kaufman, 1995)。末期の状態にあるときに，自分の意見を押しつけるような一方的な質問やその人が解決しなければならない問題が会話のなかに入り込んできて困惑させられるのは，少しも驚くことではない。その会話の話題になるのは，医学や科学技術，人生経験，宗教，人間関係など，さまざまな倫理観や人間的なものについての考え方の源泉に関することである。希望や否認，悲嘆，あきらめなどの人間的な側面は，病状についての専門的な論議や治療・処置の陰に追いやられている(Spichiger, Wallhagen, & Benner, 2005; Oakes-Greenspan, 2007; Sunvisson, et. al., 2009)。死は，死に打ち勝つための技術的躍進やたゆみない進歩という北米の文化のテーマを途絶するので，実践にあたる人々は救命処置のみに集中し，死の必然性と，死にゆく人とその大切な人をケアするという感情労働を認め対処する素地を作っておかないと，死や死にゆくことが，クリティカルケアの場の文化的な基礎構造を揺るがすことになる。

　Lock (1996; Oakes-Greenspan, 2007)は，"生命の終わり(end of life)"という言

葉は，死への生物医学的なアプローチの意味合いがあるので，この言葉の代わりに"生活の終わり(end of living)"という言葉を使うことを勧めると述べている。この15年，緩和ケアが広まって，大規模な入院型の緩和ケア病棟を開設する病院が増えている(Meier, 2002)。そして，質の高い緩和ケアを保証するための実践ガイドラインが開発されている(National Consensus Project, 2004)。しかし，緩和ケアの基準が病院内で達成されていない場合が多い(McGrath, 2001; Meier, Morrison, & Cassel, 1997; Bruera, 2006)。医療業務の原則からすると，緩和ケアは症状の緩和と死にゆく人の精神的・宗教的な不安を管理することに焦点をあてるものであるが，症状管理が主であるのが普通である。患者や家族は，そのために終末期に十分なケアを受けられなかったコミュニケーションの問題について話すことが多い(Dunne & Sullivan, 2000; Keegan, et. al., 2001; McGrath, 2001; Rogers, Karlsen, & Addington-Hall, 2000; Teno, 2004)。

Spichiger (2010)はスイス人の悪性疾患患者10人とその親密な家族10人を対象にした研究を行っている。患者は女性3人，男性7人で，平均年齢は62.7歳(35〜85歳)であった。10人の患者はもはや治癒目的の治療は受けておらず，入院中あるいは数か月以内に死亡すると予測されていた。Spichiger (2010)の研究は，副作用と利益とのバランスをとりながら安楽と症状管理に努力を注いだにもかかわらず，その最善の意図に反してこれらのことは必ずしも達成されるわけではないことを報告している。彼女は次のような例を示している。

> ……重度の疼痛と麻痺を生じる椎骨への腫瘍転移と診断された患者に，非根治的な治療，すなわち放射線療法が提示された。患者はそれに同意し，後に最初の治療後に痛みは完全に消失したと話したが，放射線療法による副作用の問題には決して触れることがなかった。また，別の患者が重度の進行性食道癌と診断されたときは，手術も，放射線療法も，化学療法も，ステントの挿入も提示されなかった。というのは，専門家の判断によるとこれらの治療はどれも患者のQOLに何も貢献しないからというのがその理由であった。この説明は患者と妻に受け入れられた……しかし診断検査や治療，また療法の選択についての諾否の決定は，次の例が示すように必ずしも容易になされたわけではなかった。

この患者は誤嚥性肺炎による息切れと胸水に悩んでいた。この患者は入院後すぐに，胸水を排出するためのチューブが挿入された。この第1回目のドレナージは功を奏し，患者の息切れはある程度緩和されたが，それは長くは続かなかった。2週間後，医師は2回目のドレナージを提示した。この時点で患者は，決定を妻に任せたため，妻はしぶしぶ同意した。2回目のドレナージは問題が多く，ほとんど効果を示さなかった。それは，胸水が被包性であったためである。チューブによる痛みはうまくコントロールされていたので，患者は治療のための苦痛を味わうことはなかった。しかし，息切れを緩和することはできなかった。患者は数日後に死亡した。
　ふり返ってみると，専門家の見方では2回目のドレナージの効果は疑わしいということであったが，これは患者の家族の見方でも明らかであった(Spichiger, 2010. p.321)。

　Spichigerによる患者と家族の病院における終末期ケアの経験についての"濃密な記述＊(thick description)"では，最善の緩和ケアを行うという意図にもかかわらず，それは必ずしも達成されたとはいえなかった(＊訳注：行動そのものだけでなく文脈も含めて説明すること)。治療・処置に対する患者の反応についての予測が，医療者の経験によって禁忌となることが多かったからである。最高の器械・器具や薬剤，臨床判断にもかかわらず，症状が必ずしも管理されたわけではなかった。Spichiger (2004; 2010)は，思いやりのあるコミュニケーションや気遣いを提供し，求めに応じてそばに付き添って患者や家族の不安に耳を傾けるためには，約束したことや達成できることについて，患者や家族を裏切ってはならないと結論づけている(Halpern, 2001 も参照)。
　病院内の緩和ケアの経験が豊富な医師は，患者に対する気遣いやコミュニケーションを豊かにするすべを学びとっている。Oakes-Greenspan (2007)は，緩和ケア実践について調査した医師14人のうち6人が，患者や家族を相手に仕事をすることで緩和ケアに対する理解が変わり，患者や家族から死にゆくことの意味や不安を聞き出す能力が高まったと話していることを報告している。たとえば，次の例の研修医は，患者に別れの言葉を言うことが難しいことがわかり，そのことで緩和ケアの実践が変化してきている。

……1人の人間であるという事実に気づかなかったわけではないんです。ただ，怖くてそのことを認めることができなかったんです。死にゆく人に生きている者として別れの言葉を言うことができないという，特別な考えをもっていたんです。そして……それ以来，何度も……何度もそのような役割に出くわしました。それは，その人の死後もしばらくはこの惑星にいて，その人に別れを告げ，感謝の言葉をかけ，その人が死にゆくことを認める人たちの代表としての役割です(INT 1, 453-464，下線は参加者)(Oakes-Greenspan, 2007, p.58)。

　看護師や医師は，年月が経つうちに，すべての患者を助けられるわけではないこと，また積極的治療専門の医師と長く一緒にいると，患者や家族，ケア提供者に対する臨床でのスタンスや会話が非人間的になることを患者や家族から教えられる(Oakes-Greenspan, 2007)。

　Elizabeth Spichiger (2010)は入院した家族員をもつ家族の生活経験を研究している。彼女は，終末期とは「あらゆる診断的・治療的な介入が，患者や家族との関係という観点から患者の状態を改善するという目的に向けて学際的なチームの活動が開始される時期」と定義している。クリティカルケア病棟が，時に"最後の思い切った努力"の場になることがある。生命維持が明らかに死を先延ばしにするだけとなり，命を救うために"できることはすべて"やったが，患者や家族，医師，看護師，すべての医療チームが治療から手を引くことを検討し治療をとりやめたならば，症状緩和を強化しなければならない。死がICUで調整され管理されがちになるのは，このつなぎ目の時である(Kaufman, 2005)。業務管理上の関心やコスト削減上の関心が，死を先延ばしにするだけの無駄なケアを終わらせることについての話し合いに入り込んでくるからである。この移行は，ICUでの終末期ケアの議論を最近公式に始めたばかりのICUスタッフに，特別の課題を提示している。

　クリティカルケアの臨床家は通常，死にゆく患者は緩和ケアやホスピスケアの病棟に入院すべきだと考えている。このような通念にもかかわらず，クリティカルケア領域では，治癒をめざすケアから緩和ケアや死へと移行することがよくある。死亡率はさまざまであるが，多くの患者がクリティカルケア病棟で，しばしば大胆な処置の最中に亡くなっている。ひとたびDNAR

(蘇生処置を行わない)と指示されたら，たいていその患者はクリティカルケア病棟から追い出されることになる。この前提は十分合理的で，治癒をめざすケアを提供するというクリティカルケア病棟の任務や目的とも一致しているが，この前提では医療提供者と患者およびその家族との関係が見落とされてしまう。

> ICU の環境で DNR 患者をケアし続けることは，経費のかかる環境にそのような患者を滞在させて医療費を費やすべきなのかという倫理的懸念を引き起こす。このような患者は，内科や外科の病棟で同等のケアを受けられないのだろうか？ ICU から DNR 患者を連れ出せば，ICU でケアを受けられるか否かで生死が決まる患者にベッドを提供できるのである(Jezewski, et. al., 1993, p.308)。

Jezewski らは，患者の死が差し迫っているときに，クリティカルケア病棟から患者を退室させることの人間的意味を見落としている。生命維持の処置が行われて，DNAR が決定されたら，その患者は通常 1〜2 日以内で亡くなる。その時点で患者を移送するのは，とりわけ患者や家族にとって適切な個室がなかったり，ホスピスの緩和ケアの空きベッドがなかったりした場合は，人間的観点からも経済的観点からも損失が大きすぎることもある。会計手続き上，新しい病室を準備して患者を移すというような隠れた経費は，通常計算には入れない。このような隠れた経費を計算に入れれば，死が差し迫った患者を移すほうが費用効率がよいとはほとんど考えられないはずである。筆者らの調査結果によると，死が差し迫っている場合，患者が別の病棟へ転送させられることはほとんどない。患者と家族の世話を会ったこともないスタッフの手に委ねるのは，患者・家族に動揺を与えるし，混乱を招くものである。このような遅い段階での転棟は，患者と家族に「見捨てられた」という思いを抱かせてしまうので，できる限り避けたいものである。しかし，ICU が混んでいて騒がしい場合，家族のなかには個室に移るほうを好む人たちもいる。個室ならば，ほとんど邪魔されずに家族は患者に付き添うことができるからである。

治癒をめざす治療の段階から DNAR の段階への移行を認識し，それに応

じることは，看護師や医師の倫理的な臨床推論の主な部分である。本章では，死にゆく患者とその家族によく見られる問題や，看護支援やケアリングの実践だけでなく，このような移行に必要な倫理的で臨床的な洞察力にも焦点をあてる。死が差し迫っていると思われても，なかなかそうならないこともある。つまり，死は確実には予測できないものである。また，患者の命がどうにか保たれているときには通常，患者と家族をもっと静かでもっと居心地のよい環境へ移すほうが人道的である。

　緩和ケア患者をクリティカルケア病棟から組織の決まりとして出していくことは合理的であるが，死にゆく患者がクリティカルケア病棟にいるべきではないと結論づけてはならない。このような固定観念があると，死にゆく患者とその家族に対して安全で人道的なケアが提供できなくなってしまうからである。患者が，回復の可能性がある状態から死にゆく状態へ移行することはしばしばある。したがって，クリティカルケアの臨床家はこの移行を認識し，明確に説明できるようになると同時に，その移行を認識したときには，緩和ケアをうまく提供できるようになる必要がある。

　治癒をめざした妥当な緩和医療から緩和ケアへ移行する間にもっと密接に関わり，死が差し迫っている患者をケアすることは，死にゆく患者をケアする技能を見直し，向上させることができる。また，死に対する忌避がなくなってくれば，医療者が緩和ケアへの移行を認識し，それを受け入れる能力も向上するはずである。

■意思決定のポイントと移行

　意思決定のポイントや結果にばかり目を向けていると，意思決定のポイントにつながる重症患者の移行を見落としてしまう。ある特定の時点で治療を見合わせたりとりやめるという重大な決定のために，医療者や患者，家族が時間の経過のなかで移行しながら推論するということができなくなることがある。死にゆく過程の間はずっと，患者の状態の改善が回復への希望の合図になっているからである (Lynn, et. al., 1997)。

　Brody ら (1997) は次のことを観察している。

生命維持のための治療を見合わせることが，ただ1度の決定ではなく，数日にわたって連続して起こることがある。……たとえば，どの治療をとりやめるかの問題がある。どの指示に従うのか，あるいは生命維持のためのすべての治療を同時に中止すべきなのかという問題もある。治療をとりやめることの根拠は何なのか，このような状況の下での医療ケアの目的は何なのか。……実際に行われたことの記述はほとんどない，何をすべきかについてはさらに少ない(Brody, et. al., 1997. p.652)。

Brodyら(1997)は蘇生や気管挿管，透析についての決定が最も早い時期に行われていて，次には血管収縮薬についての決定が続くことを見いだしている。輸血や血行動態のモニタリング，体液管理，抗生物質やそのほかの薬剤を中止するか継続するかについては最後に決定されていた。患者に挿管しないという決定は，まだ人工呼吸器を着けていない患者では早くに行われ，すでに人工呼吸器を着けている患者では換気補助を中止するという決定は遅くなり，ほかの処置について検討した後で実施されていた。

患者や家族は，患者の現在までの臨床的経過やこれからの反応の予測について説明しながら，患者の懸念や恐れ，希望について語るが，それが患者の回復の可能性について明確に表現し伝えることだけでなく，倫理的かつ臨床的な推論を向上させる。Sharon Kaufman (2005)がインタビューした経験豊富なクリティカルケア看護師は，人工呼吸器や血管収縮薬，また透析でさえ，その実施は患者の状態にかかっていると指摘している。その治療は回復への橋渡しになるのか，またそれは病態が悪化し続けている患者を単に維持するだけなのか。Kaufmanは，人工呼吸器は常に"生命維持"のための治療と考えるべきなのか否かの疑問を投げかけている。

　　私は，人工呼吸器は生命維持のための機器とは思いますが，常にそうとは限りません。もう少し，詳しくお話しします。肺炎の患者が入院してきました。その人は肺炎以外には何もありません。でも肺炎のため呼吸が十分でなかったので，私たちは挿管をしました。この場合，人工呼吸器は生命維持になるでしょうか？　私の考えでは，"ならない"です。これは状態をよくするための治療の補助となるものです。肺炎だけが問題ならば，それを治療し

退院してもらいます。しかし病気が進行し続ける場合は，ドパミンまたはそのほかの血管作用薬で終わります。繰り返しになりますが，それは肺炎の進行状態によります。患者の水分量が増えていなかったり，また血圧が低くて，まだ感染が進んでいなければ，それを続けます。繰り返しますが，それは，その地点までの橋渡しとなる治療の補助です。それは治療可能な問題ですが……とても不明瞭な領域です。正しく把握しようとした人は誰もいないと思います。というのは私の場合，その人の生命維持をどこで始めるかの考えと，また別の人の生命維持をどこで始めるかの考えとは，まったく違っているからです (Kaufman, 2005, p.238)。

経験の豊かさという点からいえば，エビデンスに基づく実践は，透析であっても，腎臓病患者の腎移植治療に使われた場合は生命維持とは考えられないと指摘している。現在，腎移植治療は重症熱傷患者のケアの初期に，腎臓への影響を防ぐためにも行われているからである。この看護師が説明しているように，生命維持のための治療では，常にその状況や患者の状態によってその意味を考える必要がある。患者の状態が悪化すると，補助療法と思われることが生命維持になることもある。ある一時点での意思決定は，治療や移行に対する患者の反応に基づいた今後の意思決定のポイントを先取りしたものでなければならない。

　GlaserとStrauss (1965)は，どのようにケアを計画し患者に提供するかという点に関して，死にゆく経過の「速い」患者と「遅い」患者とは区別されることを指摘した。クリティカルケア病棟でさえ，死にゆく経過に「速い」「遅い」がある。そこでは患者や家族，医療チームのメンバーが無傷で生還できるという望みを抱いたまま，すぐに亡くなってしまう患者もいる。しかし，経過が遅くなると，曖昧な点がぐっと多くなる。

　重症患者の生理学的反応をアセスメントする高度な知識と能力があっても，看護師や医師の誰もが，回復が期待できる状況からこれ以上の努力は無駄であるとわかる状態へと移り変わっていることに気づくわけではない。この気づきは社会的に形づくられていく。そのような判断が単独でできる特別な人はいない。むしろ，その状況の関係者たちは，職務内容，慣行や慣習，患者とのそれぞれの関わりのレベルによって判断できなくなっている。患者

の状態が進行し確実に死にいたるというときにしか，明確に判断できないのである。そこにいたるまでは，回復の可能性が曖昧であることから道徳的な緊張がある。

　無駄な治療を提供することや，患者を回復させるのに最もよいと考えられる標準的な治療を施さないことは，倫理違反となる(Holden, 1992)。ちなみに標準的な処置とは，正当性があるとみなされているものである。Knausら(1991)が開発したAPACHE（アパッチ）ⅡとⅢのような重症度判定スコアは評価基準やガイドラインとなるが，個々の患者についての倫理的かつ臨床的な推論の代わりとなるものではない。予後点数化システムは，医療チームや患者・家族が参考にできる重要点として，個人および全体の臨床判断に取り入れることができる。患者・家族あるいは代理人と懸念について継続的に対話し，患者の経過についての根拠を引き出していくことが，最善の判断やケアに必要である。初期のアセスメントや治療計画の展開が，患者の状態が変化するたびに，臨床状況を把握したり臨床推論を進めたりするための基礎となる。結果的に亡くなるだろうという理解は一般的に，徐々に深まっていくため，患者は時間をかけて折り合いをつけていくことになる。

　本章のねらいは，具体的なケースからの経験的学習を形成し，臨床での経験的学習の戦略を練る臨床指導者を支援することである。また，そうすることで，治癒をめざす治療から緩和ケアへ移行しながら推論することについて，累積的な知恵と効果を医療チームで高めることができる。

　筆者らのインタビューと参加観察のデータによれば，人道的な終末期医療について意見の一致が多く見られたが，そのようなケアをするにはさまざまな実践上の障害や倫理的障害や，関係性やコミュニケーションの曖昧さと障害があると看護師たちは述べている。尊厳をもって死に向き合い，気持ちの整理や別れの言葉，親族の癒しを可能にすることに対する意見の一致はかなり高い割合であった。しかし，死にゆく患者に人道的かつ適切なケアを実施しようにも，避けられない，あるいは避けられるがさほど難しくはない人間的・組織的な制約によって妨げられている。

　クリティカルケアでの治療の決定についての臨床判断には，**表9-1**に示すように，大きく分けて4つの実践的・臨床的留意点がある。

表9-1 死と向き合うこと：終末期医療と意思決定

- 治療が開始された早期の段階で，ケアの妥当なレベルを評価し計画すること
- 治癒をめざすプライマリケアから緩和ケアへの移行を認識し伝えること
- ひとたび治癒をめざす治療から緩和ケアに移行したら，死にゆく患者と家族のために思いやりのある緩和ケアを計画し，実行すること
- 死と向き合うこと

■ケアの妥当なレベルをアセスメントし計画すること

　治療が開始された早い段階で，ケアの妥当なレベルをアセスメントし計画するには，すぐれた臨床技能とコミュニケーション技能が必要である。現在の病気と治療目的に関する患者の経過を理解することは重要であるが，断片的なケアによって流れが中断されることが多い。たとえば，事前指示や現在の治療に関する情報をもたないまま入院してくる患者は多い。夜中の緊急入院であれば，後から患者の病歴について知ることもある。しかし，できるだけ早く，別の経過と不測の事態のためのガイドラインを作成すれば，家族や患者が自分たちのおかれた状況を理解し，計画や意思決定，今後の移行への対処にうまく関与できるようになる。

　患者と家族の状況に対する理解や希望，懸念，宗教的な信念や期待をアセスメントするのが，第一段階である。この最初の聞きとりによる理解は事態が進展するなかで，補充し肉づけしていく必要がある。病気についての患者や家族の話（希望や懸念，過去の決定を含む）の経過によって理解したり修正したりすることは，ケアの妥当なレベルを計画し実行するために重要であり，また患者と家族の移行を理解するために重要である。これは関係を築く段階であり，移行するにつれて，その移行を理解する枠組みとして，難しい転換点をおおまかに定める段階である。やがて変化に直面し，境界線を引き直すことになるが，そのためには，患者・家族の希望や計画を最初から理解している看護師との安定した関係が必要になる。その場での意思決定や一時の意思決定という表現は，どんなケアが妥当であるかという点について折り合いをつけるのに必要な関係作りを取り入れていない。このことは以下の例に示されている。

以下は，パトリシア・ナッシュが看護の理論的・倫理的視点に関する修士課程の授業で提出したものである。このなかで，看護師は娘の死に勇敢に向き合い，見届けた母親と医師を目の当たりにし，彼らから学んだことを伝えている。ナッシュは，治癒をめざして多大な努力をすることから死と向き合うことへ転換した倫理的・臨床的経過を理解するうえで必要な過去の出来事を，語ることで示している。

　看護師（看護学修士）：この出来事は約2か月前のことで，私の記憶にとても鮮明に残っています。患者の名はジーナ。白血病と診断された16歳の女の子でした。化学療法では寛解せず，骨髄移植（BMT）のため入院し，およそ2か月間，私たちの病棟にいました。その間に私がジーナを担当したのは2回だけでした。私は毎日の申し送りで彼女の状態と進行具合を知っていました。私が主任看護師だったときも，しばしばジーナの受け持ち看護師を手伝っていました。

　1度，ジーナについての勤務交代時の申し送りを耳にしたのを覚えています。夜勤看護師は，ジーナがこう言ったと話していました。「私は運がないのよ。今まで何も楽なことはなかったもの」。ジーナの経過は，入院したときから苦痛の連続でした。化学療法による嘔気がひどく，移植後には重度の粘膜炎を起こしました。彼女はしばしば高熱を出し，アムホテリシンをはじめとする複数の抗生物質が投与され，そのせいで悪寒がありました。

　ジーナが意識を取り戻したちょうどそのとき，容態がひどく悪化し，肝不全と腎不全を併発しました。ますます脳に障害が現れ，過剰輸液による進行性の呼吸障害が起こりました。この時点で，BMTチームとPICUチームは，処置の選択肢についてご両親と話し合うことになりました。誰もが，彼女がこのひどい状態から回復しないだろうと思っていました。ジーナの命を保つためには，なんらかの形で緊急の透析をすることが最低限必要でした。免疫機能が低下しているので，透析による感染の危険性として，敗血症が命取りとなる可能性がありました。ジーナはあまりに混乱していたので，治療に対する自分の望みを言い表せませんでした。ご両親は透析をやってみることに決めましたが，もし1週間以内に改善しなければ，生命維持の処置を取りやめることも考えていました。

まったく驚いたことに、ジーナはおよそ4日後によくなったのです。血液検査の結果、移植した骨髄が定着した徴候を示していました。また、脳障害によるいかなる神経病学的徴候も出ていないようでした。肝機能検査でも正常値を示し、腎機能も回復していました。ついに、彼女は相応の運をつかんだのでした。

　ところが、悲しいことにジーナの幸運は長続きしませんでした。回復して1週間ほどすると、ジーナは息切れを感じ始め、酸素を必要としました。胸部X線を撮ると、最悪の診断でした。ジーナは、CMV（サイトメガロウイルス）肺炎というBMT患者にとってしばしば致命的となる感染症に罹ってしまいました。

　BMTチームは、ジーナの容態が悪化した際にとる生命維持処置の範囲について、ジーナとその家族の望みを尋ねました。まぁ、ジーナはかなり成熟した16歳だったのでしょうね。自分の医学的処置の決定に非常に前向きでした。処置を受ける前に、ジーナは卵子を採取しておくことに決めていました。それは処置のせいで不妊になり、将来、子どもが欲しくなったときに困らないようにするためです。医学的生命維持について意思決定するにあたり、ジーナは薬物を大量に投与して生命を維持する道は選択しましたが、気管挿管は希望しませんでした。彼女は事前指示を明示したのです。快方に向かわなければ、少なくとも自宅でホスピスケアを受けることを希望していたので、抗ウイルス薬でCMV肺炎を抑え、経過観察をし、退院指導を続けるという計画でした。家に帰るという目標は、彼女がCMV肺炎の診断を受けてから、ジーナにとってとても重要になりました。次の週はよくはなりませんでしたが悪くもなりませんでした。そして、彼女を家に送る日が決まりました。

　ジーナの容態が悪化した夜、私はその病棟の主任看護師でした。その夜は大混乱で、スタッフに余裕がありませんでした。私は主任としての仕事に加え、ベッドサイドで看護をしなければいけない不安定な状態の患者がたくさんいました。勤務開始頃に、ジーナの呼吸困難が悪化してきていることと、PICUの研修医がその病棟に長い時間いたことに気づきました。けれど、その時間に数多くの患者が次々とケアを必要としたため、彼女がどれほど悪化しているかを「本当には」理解していませんでした。その時、私はその夜

ジーナにどれくらい関わるべきかがまったくわかりませんでした。私は受け持ち看護師と連絡し続けていて，彼女から，ジーナが明らかに悪くなっているけれど，その状態が変わらず続いていると聞かされました。

勤務時間のほぼ半ばあたりで，ようやく私はBMT病棟へ行きました。その夜，夜勤だった看護師3人は全員ジーナの病室にいました。患者を一目見ただけで，悪化の一途を辿っていることがわかりました。彼女は極度の不穏状態で，体はぐったりとしていて，ひどく不安げな顔をしていました。彼女はベッドの上で身の置き所が見つからず，酸素を欲しがり続けていました。ジーナの母親はその週のほとんどをベッドのそばで過ごしました。ジーナの容態が悪くなる前，十分休養をとっておこうと，夕方早くに母親は道路を挟んだ向こうにある親戚の家に行っていました。ジーナは電話で母親を呼び出し，どんなに具合が悪いかを話しました。ジーナと母親の関係は信じられないほど親密で，支持的で，母親は非常に穏やかでもの静かな人でした。ジーナは母親と話すたび，不安から解放されました。頻繁な電話でジーナは落ち着いたようだったので，その時点で病院に来るよう母親に頼む必要を感じませんでした。

私は受け持ち看護師を呼び，ジーナに何がなされているのかを尋ねました。彼女は，研修医がたびたびジーナの状態を調べているが，まったく何もしていないと言いました。彼女はそのことにとても不満を感じているようで，なんらかの処置をしてジーナの呼吸困難を治療してほしいと望んでいました。この研修医は私たちのチームにうまく溶け込んでいませんでした。病棟に来た最初の日から，気難しく，尊大で，何も知らないくせに知ったかぶりをするというレッテルを貼られていました。私は受け持ち看護師と研修医との関係がさらに敵対的になっているのを感じました。夜が更けるにつれ，自分が2人の仲裁者としての役割をますます求められていることを感じました。

処置の問題を少しでも解決するため，私は研修医のところへ行き，夜が明けるまでジーナをどうするつもりでいるのかを聞き出しました。彼はジーナの呼吸困難は明らかに悪化していると言いました。ジーナをもっと楽にさせるには挿管するしかありませんでした。私はせめていくらか鎮痛薬を投与することはできないかと尋ねました。研修医はしぶしぶごく少量ならと同意し

ました。受け持ち看護師も肺の浮腫を改善し呼吸困難を軽減させるため，フロセミドの投与を望んでいました。水分出納バランスの問題から利尿薬は禁忌となる可能性があったものの，研修医はこれにも同意しました。ジーナは水様便を大量に排泄しており，1時間に約1Lの補液が行われました。

ジーナにはフロセミドとモルヒネがよく効きました。少なくとも薬を投与した後は，楽になった様子でした。受け持ち看護師も研修医も私も，この状況に対する私たちの「応急処置」にちょっと驚きました。このやり方でジーナが今夜，楽でいられればと願いました。

もちろん，そういうわけにはいきませんでした。午前3時頃，ジーナの呼吸困難が悪化しました。看護師は「早く来て！」とアラームを鳴らしながら私を呼びました。私が廊下を走って病棟に入ると，ジーナが「挿管して！息ができないわ！　挿管して！」と叫んでいるのが聞こえました。時が止まったように感じたのを覚えています。無数の考えが脳裏を駆けめぐりました。「彼女は16歳よ。挿管してほしいならそうしてあげなければ」「挿管したくない。彼女が死を引き延ばされている姿なんて見たくないわ」「母親はここにいるべきだわ。どうして最初に問題が起こったときにもっと早く母親を呼ばなかったのだろう」と。そういったことを考えている間に，研修医と受け持ち看護師が激しく議論を闘わせているのが聞こえました。受け持ち看護師はもっとフロセミドを投与したがっていました。明らかに無駄な処置でしたが，さっきは効果があったからです。一方，研修医は終わりが近いと感じていて，「そういった」処置はもうしたくなかったようでしたが，ジーナの「空気飢餓」感をやわらげるために，ほかに何をすればいいかわからないようでした。こういった重大な問題が何もかも自分に押し寄せてきたのを感じ，私が決断する必要がありました。私は主任看護師として，しばしばこの病棟のチームリーダーの役割を担うことを要求されています。ジーナがこの勤務帯での私の患者ではなくても，もちろん私が彼女の担当医でもありませんが，この決断の最終責任は私にあると感じていました。一方で，私の中の患者を擁護する部分は，ジーナが望むことをすべてしてあげたいと感じていました。また一方で，こういったことは以前にもあったことで，彼女に提供すべきサポートをしたつもりになっていないかを確かめたいとも思っていました。

受け持ち看護師は母親に電話していました。どうやら母親はジーナが何を求めているかを聞いていたので，受話器を置くやいなや，病棟まで駆けつけてきました。母親は到着したとき，動揺していました。病室に飛び込んで来てジーナを抱きしめ，「いやよ，ねぇ。絶対いやよ。あぁ，かわいそうに」と言いました。彼女がもっと早く来なかったことを謝罪していたのか，娘に受け入れるよう説得しようとしたのか，私にはわかりませんが，それはとても強烈な瞬間でした。母親はしばらくジーナを抱いているだけでした。ジーナは依然として苦しい息づかいでしたが，不安はやわらぎました。母親は，何が起こっているのかについて，研修医や受け持ち看護師と話し始めました。ジーナはその会話を聞いていました。それからジーナは母親に尋ねました。「これが死ぬっていうこと？　私，死ぬの？」母親は涙ぐんで「そうよ」と言いました。ジーナと母親は静かに話を続けました。そして，ジーナは挿管しないことに決めました。ジーナはそれからとても落ち着きましたが，呼吸はますます苦しくなりました。彼女は時折母親と話をし，尋ねられると「大丈夫」と答えました。研修医はしばしば鎮痛薬が必要かどうか，ジーナと受け持ち看護師に尋ねましたが，ジーナは一貫してその申し出を断りました。ジーナはおよそ4時間後に息を引きとりました。

　私はその夜，ジーナの母親に対して尊敬の念を強く抱きました。彼女は，私が相当負担に感じていた問題をすべて解決し，ジーナの意見を取り入れて決断を下しました。もっとすごいことに，それ以上の処置は無駄だということを理解し，ジーナに苦痛ばかりで尊厳のない死を経験させませんでした。彼女はジーナの最も強力な擁護者の役割を果たしました。娘を16年間も育てて，しかもその娘に死が迫っていて，ほかに方法がないと本人に話さなければならないなんて，私には想像もできません。ジーナと家族は骨髄移植という最先端の医療処置を受け入れていました。私の経験によれば，そういう家族はそこまで高額の投資をしたのですから，合併症が出たらどんなことでもし続けることを望むのが普通です。ところがジーナの母親は，集中治療室の医療機器の誘惑や，ほんの少しでも長生きさせられれば，万一回復するかもしれないという望みを蹴ったのでした。

　私は研修医に対しても新たに尊敬の念を抱きました。PICUの看護スタッフは，十分な経験を積んだ看護師で構成されており，患者の意思決定のため

のチームアプローチに強い信念をもっています。私には，それが新人の研修医にとってどれほど恐ろしいものだったかわかります。私たちはなんでも疑う傾向にあるため，新人の研修医はみんな，「私たちの」患者を治療するのに安全で役に立つということが証明されるまで信じてもらえません。この研修医はきっと個人的に，指示に疑問をもったのでしょう。それが看護師に対する自己防衛の態度となったのです。もちろん，その態度が看護師をもっと不信にさせたのですが，このような状況で彼はジーナのケアに精力を注ぎ，本当にジーナにとって安全で，かつジーナの望みにそった決定をしようとしていました。ジーナの挿管を要求するのはたやすいことでしたが，彼はそれをせず，この状況では無駄だと気づいて，ジーナをもっと楽にさせる方向でとりくみました。互いに反発し合っていたにもかかわらず，受け持ち看護師とともに時間をかけてそれを解決しようとしました。

　最終的に，この経験によって患者を擁護することを考え直すことになったように思います。患者の一番の望みや欲求にそぐわない保守的な決定と闘い，最後に患者の唯一の擁護者となれるのは看護師であると感じることがよくあります。患者のケアに携わる看護師以外の人，この場合は母親と医師ですが，こういった人たちもこの微妙な問題に関わり，その患者のために現実的で，患者の気持ちに立った成果を出すように行動したということがよくわかりました。

この話は，医学的な推論と，人間が死と向き合うという経験との間にある曖昧さと両者の交錯を示している。16歳の娘の死と向き合うことは，言葉に表せないほど悲劇的である。ジーナとその母親は，一緒になってどうにかこのことを成し遂げた。この話は事態が進行している真っ最中での，不確実性，全能者による救済を願う夢，賢明な行動をするための奮闘を描いている。ジーナに対する臨床的意思決定は，状況が不確実ですぐに変わるという環境のなか，苦痛と恐れの真っただ中で行われた。この結末は，悲劇的な状況で得られた最高のものであったと思われる。

■治癒から緩和ケアへの移行を認識し伝えること

　重症患者やその家族とコミュニケーションをとることは，恐れや希望に満ち，教育や理解のレベルを超えた脆弱なプロセスである。患者の質問や患者理解のための傾聴が，誤解や断片的なものばかりであっても不思議ではない。家族が，自分たちに示された医学的な選択や治療の実質的な意味を理解できないこともしばしばある。

　以下に，看護師が過剰だと考えている現在の処置レベルに対する患者の日々の体験を，家族に説明したり明確にしたりした劇的な例を示す。家族とのコミュニケーションがうまくいかなかったのは，看護師の立場から見ると，心臓病専門医が家族に間違った希望を与えていたからである。

> **看護師1**：医師たちの態度はとてもあやふやだから，うまく避けて通るのです。
> **看護師2**：「同じようなケースで，よくなった症例を見たことがあります。だから，もう1つなんとかしたいことがあります」と(言うんです)。
> **看護師1**：それがまさに曖昧で，家族は自分たちが聞きたいことを，その曖昧な説明から読みとっていました。
> **看護師2**：白黒はっきりした答えを示さなければ，家族はもちろん希望のあるほうに読みとろうとします。看護師が全員集まって，「私たちはもうこうしたくないですよね」と言いました。そこで，家族が入ってきたとき，私たちは家族を座らせて，こう言いました。「これがあなたのお母さんに起こっていることです。これが，私たちが毎日お母さんにしていることです。体の向きを変えたり，この管類を入れたり，針を刺したりするのです。私たちはお母さんに毎日こういうことをしていて，かなり痛みを伴います。でも，お母さんは少しもよくなっていません」と。さらに私は，「ここにいる人は誰もお母さんがよくなるとは思っていません。残念ながらあなたはその希望をもたされているだけなのです。これはお母さんにとって，単なる責め苦にすぎないと思います」と言いました。家族は，お母さんが楽しく幸せそうにそこに座っているだけで，体も機能していると考えていました。家族は，私たちが管を突っ込んで，こういった処置をしているとは考えていませんでした。

> **インタビュアー**：違った意見について，後で医療スタッフと交わした話とか反論とか何かありましたか？
> **看護師2**：いいえ。けれど，息子さんと娘さんが後で私のところに来て話をした際，感謝してくれました。息子さんは，「実際に何が起こっているかを私たちに教えてくれてありがとう」と言ってくれました。

　この状況では，現在の処置が無駄であり，心臓病専門医の説明が家族に対して現実的でなかったということが，医学的にも看護学的にも一般的に意見が一致していた。家族は処置が患者の苦痛になっていることを理解していなかったし，臨床的予後の重大さについてもはっきり認識していなかった。回復の可能性がどれくらいあるのか示されず，提供できる処置しか説明されていなかった。このような移行，つまり苦痛と機能の回復という観点から治療の意味するものを伝えることは，患者の病気の進行と処置に対する反応を述べるために医学用語による説明からは省略されてしまう。

　看護師は，もの言わぬ患者が日々の処置によって経験していることや，医療処置の意味が正式に伝えられていない生存の可能性について，道徳上，患者の家族に明確にしなければいけないと感じていた。しかし，その時点で設定されたケアの目標に応じて，ケアとコミュニケーションが行われていた。家族と関わりながら大切な人のケアをしている看護師は，家族の状態や日々の経験を実践的に見抜けるものである（第7章を参照）。

　勧める選択肢が成功する可能性をはっきりと示さずに，行うことのできる処置の選択肢を示すことはよくあることである。以前は，無駄だとわかっている状況でも，それ以上処置をしないという選択肢が提供されることはあまりなかった。従来の考え方では，処置不足よりも過剰処置のほうが望ましいとされていた。しかし，営利目的による医療処置の増加に伴い，多くの医療機関で過剰処置を抑える管理戦略がとられるようになった。新しい倫理基準によれば，現在では，処置は最小限にするほうが望ましいとする傾向にある。移行期にある患者に対する健全な臨床判断と熟練した推論の必要性が，これほど大きくなったことはかつてない。

　以下の例は，処置をしないという選択肢を慎重に検討するよりもむしろ，何ができるかを提示するという方法を示している。

看護師：この患者はもともと，上部消化管出血でここに来ましたが，末期の慢性閉塞性肺疾患でもありました。それで，医師たちは「出血が始まるかもしれないし，手術が必要になるかもしれない。呼吸困難になることもある」というように話を始めますが，直接，「心臓が停止したり，生命を維持できない心律動になったりしたら，電気ショックをしてほしいですか？　人工呼吸器につないでほしいですか？」とは言いません。こういう質問を単刀直入にすることはありません。本当は聞きたいのですが。おそらくしてはいけないと考えられることではなく，自分たちができることを話して，回りくどく説明します。ただ，「できる」ことをたくさん示すだけです。

インタビュアー：それが，この男性にしていたことなのですか？

看護師：ええ。

　人間の通過点としての死と向き合う際，私たち看護師には窮屈な言葉しかなく，死にゆく患者に対するケアの実践は，医療の端のほうへ追いやられてきた。医学的介入と治癒をめざす治療が，患者をケアし患者に重点を置くことを象徴する言葉となっていた。このような家族や医療チームが処置を施さないことは，「価値のないものとみなしていること」と解釈される。

　予後判定スコアが語るもの，死を予測すること（生物学的出来事としての病気や死の知識）が人間の通過点として死と向き合い，それに関連する言葉ではないことが，インタビューや参加観察で明らかにされた。このような2つの領域が語るもの，すなわち医学的システムと人間の生きている世界が語るものは，象徴的に使われ，互いに代用されることが多い。意思決定できるよう現実的な予測を知らせることで真実を話しても，死にゆく患者を見送り，別れを告げ，死と向き合うという人間のプロセスにはうまく対処できない。看護師が患者や家族と交渉する「真実」には，たくさんのレベルがある。病気についての客観的事実に即した真実，死が不確実であることや死の意味に向き合うことについての真実（死と向き合うことについての文化的・宗教的真実も含む）である。終末期医療ほど，推移を見通すことがはっきりと現れるところはなく，そこでは，本当に希望をもてる状況か，それとも偽りの希望なのか，あるいは積極的な処置に効果があるのか，それとも無駄なのか，といった質的な判断をつけることが中心となる。

複雑な人間の出来事を「いつ何をするか」と，合理的に計画してしまうことは，状況が変わっていくなかでよい方法を見つけたり，可能性に迫ったりするよりも，余儀なく意思決定させることになり，状況が求めることをあまりにも簡単に扱ってしまうことになる。決断の言葉はあまり豊富ではないので，関係性の問題や時間をかけて深まった理解，実際に行われた行動の道徳的および関係上の重要性を十分とらえることができない。Lynn（1997, p.179）の指摘のとおり，このことは，SUPPORT（サポート）の研究で扱われた問題の1つとなった。

> 公共の言葉は事実上，選択や決定に関して史実をすべて表している。私たちは，「人工呼吸器を使うことにしました」「呼吸があまりに苦しかったので，医師は私を入院させることにしました」などと言う。医療倫理と法律では事実上，どの行動も意思決定として語られていて，最適の治療システムの説明では，最適の意思決定をひどく重視している。もちろん，ささいな点では，そのような言葉は正確ではない。ほとんどの行動では，別の行動も可能であり，「選ぶ」こともできるはずである。しかし，一般的に意思決定をすると想定されている人がこのような選択肢を認識しているかというと，まったく明らかではない。看護師は非常に多くの時間を費やして，病院の機能や病気の性質，役に立つと思われる資源などを説明している。患者や家族は今何をすべきかを知りたいとよく訴える。意思決定で何を考えるべきかを想定した概念枠組みでは，彼らがうまくできた意思決定樹(decision tree)と優先する方法を探し出しているもの(合理的な生物医学的話法)と思われている。しかし，その言葉を借りるなら，実際に彼らは「進むべき道」を探していただけと思われる(Lynn, 1997, p.179)。

看護師はそこに居合わせて，どのように事態が進行するかを家族が理解しようとしているなかで，患者と家族の苦境を最も間近に目撃している。看護師の行動や処置の計画は，死から生還する状況なのか，さらに積極的な治癒をめざす治療が妥当な状況なのか，あるいは焦点を緩和ケアや死との対峙に向けるべきなのか，いつそうすべきなのかといったことによって変わってくる。進むべき道を見つける，つまり死が差し迫ったときに人間が経験するこ

と(つまり，大切な人と別れ，さよならを言い，人生を終えること)について推移を見通すことは，医学的な意思決定の推移を見直すこととは違った速度で進む。2つの異なる真実を伝えるためには，異なった人間関係を作るコミュニケーションスキルが必要である。人間の死と生物医学的出来事としての死では話す内容は異なる。先のインタビューにあるように，大切な人に聞かれた場合，「何ができるか」について話すタイミングと内容は異なる。

当然，どの患者も救命のためにクリティカルケア病棟に収容される。この場合の集中治療の内容はホスピスの場合とは根本的に異なり，それぞれの段階でどのような処置，症状管理，ケアが適切であるかについて推移を見通す際に影響を及ぼす。それでも，適切な処置と症状管理は患者の変化に応じて変わるため，ホスピスの患者も絶えず症状管理が移行していくのである。

以下は，ある患者が挿管をしない処置のためにICUに入ったときに生じる可能性のある曖昧さと葛藤を示している。生還の可能性から苦痛を伴う死にゆく段階への移行は速かった。この看護師は，道徳的苦悩を伴う出来事とその状況から学んだことを述べている。積極的な処置が制限されたため，鎮痛が不十分であった。行き詰まった状況と過度の苦痛に対する看護師の誠実な評価は，移行の間の実践的な道徳的推論と同時に，善の概念も示している。

> 看護師1：夜中に移送された患者がいました。私の日勤中に，男性が血液ガス不良のため移送されてきたのです。喀血し，つまり肺の中で出血していました。患者は本人と家族の希望によりDNR(蘇生処置は行わない)でした。ここに来たのは，挿管の前にできる限りのことをしたかったからです。基本的に夜間はかなり安定していました。ちょっと微妙なところですが，私が午前6時にやってくるほんのちょっと前に，酸素分圧が40まで落ちました。6Lで100%の非再呼吸弁つきの酸素マスクをつけていましたが，少し不安定になり始めたので，夜勤看護師は楽になるようモルヒネの指示をもらおうとしていました。研修医はまったく気乗りしない様子でしたが，最終的にモルヒネの皮下注射に同意し，夜勤看護師がそれを投与すると，ちょっとだけ落ち着いたように見えました。私が部屋に入った頃には，再び不穏状態になり始めていましたが，私たちも患者に対してありとあらゆることをしていました。輸血や薬品の準備でかなり慌しいときでした。この男性は私の目の前

で悪化していきました。不穏状態になり，頻呼吸になりました。意識が混濁し始め，私は3～4回ほど病室から出て，薬の量を増やすかモルヒネの点滴静注をするかについて医療チームと話をしましたが，彼らはあまり乗り気ではありませんでした。彼らは少しだけ同意するものの，乗り気ではなかったのです。主治医がやって来て患者を診て，何か決断するのを待っていたのです。家族は駆けつけてきて彼に会うのを待っていたので，家族のためにも彼には覚醒していてほしかったのです。モルヒネの皮下注射の量を増やすよう指示が出て，私がそうしましたが，ほとんど助けになりませんでした。

　医療チームがやってきたとき，私は一人ひとりに対応しなければなりませんでした。回診前の朝早くのことでした。研修医がやってきて，「そうね。モルヒネ点滴をすべきですね」と同意しましたが，その準備はしませんでした。そして，まったく改善していないことを示す動脈血ガス分析のために採血をしていたちょうどそのとき，ようやく主治医がやってきました。本当に患者は死にかけていました。彼は死にかけていて，私は引き裂かれる思いがしました。私が真っ先にすべきことは，彼を安楽にすることだとわかっていたからです。同時に私にはやらなければいけないたくさんの指示がありました。薬品や血液製剤をぶらさげておくといったことです。そして，やっとモルヒネ静注の指示が出ました。私はすでにその準備をして，看護師の1人にセットさせていたのですが，私がモルヒネを静注しに行ったとき，モニターを見ると，心拍が30回/分くらいまでゆっくり下がり始めました。それは勤務を始めてから2時間弱くらいでしたが，私にはまるで，15分くらいに感じられました。それほど速く時間が経ったのです。とても動揺した経験でした。私は泣きそうでした。それでもなんとかして静脈注射をしました。私はモルヒネを吊り下げました。それをしてもたいした効果がないとわかっていたというより，むしろとても無力だと感じました。患者のために十分なことをしてあげられなかったように感じました。

　私は実際，こうすればよかったと思ったことがあります。後でふり返って考えてみると，私と一緒に医療チームに病室に来てもらって，彼を診てほしかったのです。私は彼を見ていて，彼が何を経験していたかを見ていたからです。絶えず口から出血があり，かなり気持ち悪そうでした。私がもっと医療チームの人たちを動かせばよかったのだと思いました。彼らはすばらしい

人たちで，必要なときはいつでも手伝ってくれます。そこに誰かを連れて来ることができればよかったのに，と思いました。

インタビュアー：誰のことですか？

看護師1：ほかの看護師です。

インタビュアー：ほかのスタッフですか。スタッフ看護師ですか。

看護師1：つまり，私がこの問題に対処している間，そこにいる誰かに医療処置に関する業務をやってほしかったのです。なぜなら，この男性を楽にしてあげることが私の一番優先すべきことだと感じたからです。だけど不幸にも，それをしてあげることはできませんでした。

インタビュアー：それであなたは何をしたのですか？　どうしてモルヒネを投与することに躊躇したのだと思いますか？

看護師1：そうですねぇ。血液製剤（血小板と血漿）がこの出血を抑える助けになると彼らが考えていたかどうかはわかりません。彼らが本当にどう考えていたのかもよくわかりませんが，ある種の責任転嫁をしていたことはわかります。彼らは主治医と連絡をとりたがっていました。家族にももっと関わってほしがっていました。患者はここに運ばれてから数時間しか経っていなかったのです。それは集中治療室全体の問題で，何がなんでも患者を生かしておくことに集中するのです。特に初めてやってきた患者の時は。つまり数日経って，思ったとおりうまくいかなかったら，たぶんこの人にはこれをすべきことではない，と考え始めるのでしょう……。

インタビュアー：スタッフがこの男性が亡くなりつつあることを認識したり，あるいは，患者のことをもっと知ろうとすることが大事だったのですか？

看護師1：そうです。そうだったと思います。つまり，私はある時点で彼らを病室の中に入れ，特に研修医にはこう言う必要がありました。「これは正しくない」と。

インタビュアー：これ？　何が正しくないのですか？

看護師1：この男性が呼吸できず，窒息しつつあるということです。彼らはこの事実を知っていたはずですが，その前に2回目の血液ガスを採取したようでした……彼らが，奇跡的に2回目はもっとガス値がよくなると考えていたかどうかはわかりません。1回目と2回目とになんらかの違いをもたらす

ようなことは，実際何も行われませんでした。
看護師2：その間，患者の意識は清明でしたか？
看護師1：私が最初に来たときはそうでしたが，それから混濁していきました。患者はベッド柵を乗り越えようとしたり，マスクを引っ張って取ろうとしたりしました。ただただひどい，ひどい有様でした。
看護師2：患者は苦しいと表現していたのでしょうか……。
看護師1：何も言っていませんでした。何も。まったく。
インタビュアー：患者は動揺していましたか？
看護師1：とても。
インタビュアー：だから，あなたは患者の動揺から推測したのですね。患者の……。
看護師1：彼は低酸素血症で，空気に飢えていました。彼は呼吸しようとしていただけです。
看護師3：挿管すればもっと楽に呼吸できるのに，彼らがそうしようとしなかったので，可能な範囲で最善を尽くして患者を楽にさせたかったのですね。
看護師1：はい，そのとおりです。
インタビュアー：この話はどのくらい前のことですか？
看護師1：数週間前です。
インタビュアー：つい最近，比較的新しい話ですね。
看護師1：はい。それは，たぶん私が出会った最悪の経験の1つでしょう。
インタビュアー：何が，つまり，そのなかで何が最悪でしたか？
看護師1：患者が相当苦しんでいたことです。それを防ぐことができたような気がします。実際に防げたはずです。苦しむ必要はありませんでした。そして，それは私の責任です。つまり，医療スタッフがそれを優先すべきこととして理解していないことがありますが，看護師として私たちがそうしなければと思います。すべきなのだと思います。
インタビュアー：何をしましたか？　何を……続けてください。
看護師4：つまり，あの人たちはほんのちょっと離れているというだけで，それがどんなに悪いことかわからないのだと思うことが時々あります。言いたいことがおわかりいただけますか？　看護師はずっとそこにいて，そこで起こるちょっとした小さな変化も，小さなニュアンスもすべて見ています。

実際に誰かを病室に引きずり込むことができたら,「きちんと見なさい」と言うでしょう。

看護師1：それが私のしたかったことです。確かに彼らは患者を見ました。病室の中へ1度連れてきましたが,彼らは……私が彼らを病室に連れて来て,ずっと\と続けさせていたら……。

インタビュアー：鎮痛しなかったのは異常なことでしたか？ あなたはそれが異常だと気づきましたか？

看護師5：それは誰の出番かによって変わると思います。

看護師1：まあ,それに彼は新しい患者でもありましたから。それに,わざわざ集中治療室に入れた人にモルヒネを与えて,ただ死なせたりはしません。自宅のベッドでなら,そうするでしょうが。治療するために集中治療室にやってくるのですから。

看護師2：時々,彼らはそれを理解していなくて,家族に十分説明ができないことがあります。

看護師5：そうとも,そうでないとも言えます。私は認知症のある100歳の高齢者の世話をしたことがあります。その息子たちも娘たちも医師でした。彼らは自分の親にスワン-ガンツ・カテーテルを留置してほしかったのです。それに対して何と言えばいいでしょうか。「いいえ。あまりにも年をとりすぎているので,スワンは入れないつもりです」とは言えないでしょう。それで,スワンを入れるのです。わかりませんが,ある意味,時間がない状況でしたから。看護師たちは質問をしましたが,それに深く関われるほどの時間は本当にありませんでした。なぜなら,ほかにもたくさん……

インタビュアー：モルヒネを打った後,患者はすぐに亡くなったのですか？

看護師1：ちょうど私が注入していたときです。つまりその,それが本当に入るところまでもいかなかったのです。つまりその,私がモルヒネを注入しようとしたときに心拍が低下し,モニターを見ると,ちょうど……

インタビュアー：それでも,どうにかして投与したのですね？

看護師1：点滴もぶら下げました。それはちょっと馬鹿げていましたが,だけど……

インタビュアー：それが馬鹿げているかどうかはわかりませんが,あなたにとってなんらかの意味があったことは確かです。ある意味,それをする必要

がありました。あなたはどのようにして立ち直りましたか？　あなたは泣いたと言いましたね。

看護師1：ええ，私は，一緒の部屋にいた看護師の1人に話しました。同僚の支えがあることはうれしいことです。彼女がかなり支えとなってくれました。

　この話は，移り変わりの早い状況で死にゆく患者をケアする際に起こる偶発的出来事と障害を示している。クリティカルケアの文化と期待によって，すばやい対応が押し進められている。一方，家族は患者と一緒にいて，治療を取りやめるという決定に関わるものという人道的・倫理的な事柄がある。この看護師は，患者が必要以上に恐ろしい死に苦しんだので，道徳的に苦悩しているが，医師に患者の苦しみを確実に理解させられなかったことに責任を感じている。これは倫理的に学んだことを語っている。この看護師は将来起こる同じような状況を認識し，患者が必要とするものを得るためにもっと効果的に行動できるようになるだろうと思われる。また，これは臨床的実践で不明確なことが繰り返し起こる例でもある。看護師は緊急の処置でどれほど行動しつつ考えることが鈍るかを理解していたが，自分の行動を弁解していない。ふり返ってみると，彼女はもっと効果的に同僚を先導し，医師に直接患者を観察するよう主張できていればよかったと思っている。患者と家族は，挿管やかなり大胆な処置はしないということで合意していたが，静脈注射による薬物治療は受け入れた。状況が次々と変わり，患者が生き延びる可能性がなくなる一方，患者の苦痛は増大していった。道徳的状況が変わり，看護師は患者のつらい死によって挫折と後悔の念でいっぱいになった。

　この話は，患者を蘇生させないという決定が臨床で変わっていくことを示している。患者・家族・医療提供者は，挿管や心臓マッサージをせずに薬物投与のみとすることに合意することがよくあり，俗に「ファーム・コード（pharm code）」と呼ばれている。しかし，患者の死が迫っていて，合意した手段ではうまくいかないときに，ほかに技術的に効果があるとわかっていることを何もせずに済ますのは実際難しい。

　以下のインタビューでは，ひとたび生命を救う努力を始めたら，技術的に可能なことはなんでもする方向に突き進む現実が示されている。

看護師：患者は少なくとも1か月いました。心筋梗塞が徐々に徐々に悪化し，患者は亡くなりました。彼の状況は複雑で，肺にたくさんの問題がありました。結局，カテーテルを入れることになり，最後には挿管もするようになりましたが，徐々に悪くなっていくばかりでした。私は，彼がまだ軽い心筋梗塞で，かなり具合がよかった頃からケアしていました。それからカテーテルが入ってからも，挿管してからも，彼のケアを担当しました。

けれど患者が亡くなった夜，ケアしていたのは別の看護師でした。その夜，彼は徐々に悪くなっていきましたが，その看護師はこの病棟に不慣れでしたので，たくさんの援助が必要でした。患者はドパミンとノルエピネフリンを投与されていましたが，限界に達していたので血圧を保てず，循環血液量が減少していると判断され，プラスマネートカッター®（加熱ヒト血漿蛋白）が投与されました。医師が家族を呼び，家族は午後6時くらいに面会に来ました。妻と2人の息子でした。午後7時頃，引き継ぎ直前に彼は心不全になり，ファーム・コードに修正されました。私はモニターの前にいて，彼が心不全になるのがわかったので，走っていくと，別の看護師がそこにいました。患者はファーム・コードであり，呼吸療法士(RT)がすでにいたので，結局，正式な救命処置を要請しませんでした。そこで，私たちは彼に人工呼吸を開始し，ただ薬を入れました。私たちは家族に退室するよう頼まなければなりませんでした。このような場合，患者はまったく心拍もなく，ただ薬を入れられるだけで，何も効きませんでした。灌流されていないし，心肺蘇生もできませんでしたから。以前彼を1，2度ケアしたことのある看護師は動転していました。そこで補助していた日勤の看護師の1人が病室の外に出て，「心肺蘇生を望んでいないというのは確かですか？ ほら，私たちが入れている薬は効いていないし，拍動もないし，血圧もないのですよ」と言いました。

私たちが心臓外科のスタッフを緊急に呼び出して，心臓専門医が到着するまで，たぶん10分くらいでしたが，1時間ほどにも思えました。というのも，私たちはただ薬を入れては待ち，また別のエピネフリンを入れては待つことしかできなかったからです。私はただ彼を見ているだけでした。その頃，彼の顔は青ざめ黒ずんでいました。RTは人工呼吸をし続け，私たちは時計ばかり気にしていました。もう1回アトロピンを与えることができるで

しょうか？ もう1回エピネフリンを与えることができるでしょうか？ 私は涙が出てきました。この患者の世話をたくさんしていましたし、本人だけでなく息子さんとも本当によい関係を築いていたからです。それを乗り越えるには、長い時間がかかりました。患者が苦しんでいないことはわかっていましたし、私はある意味、彼の死を望んでもいました。彼は大変な手順を踏んで蘇生する必要がなかったのですから。彼はとても素敵な人で、軽い心筋梗塞でした。けれど状況が複雑すぎて、「なぜ彼でなければならないの？」と考えてしまいました。

　この話は患者を失うという苦しみを示しているだけでなく、蘇生術を薬物に限るという合理的に見えた決断と、不十分だとわかっていながら処置を施すこととの実践上の距離も示している。このような心停止の状況では、蘇生へのとりくみを行うことは無駄であった。患者が完全に心停止したわけではなく、血圧がそんなに低くなく心拍が維持されているのに状態が不安定になった場合、薬物だけでも患者が回復することもある。しかし、この患者は死が差し迫っていて、死にゆく人としてのケアを受けてはいなかった。そのため、看護師は適切な蘇生へのとりくみと死にゆく患者にふさわしいケアの手ごたえを得られなかった。患者の生命を救おうとするためにできることが限られていて、無駄ではあったが、最後の最後まで治療が続けられた。患者の生命を救うには効果のない処置を行ったため、看護師は道徳的に苦しんだ (Reich, 1984; Rushton, 1990)。その処置は、安楽で平和な死を促すものでも、完全に蘇生させようとするものでもなく、失敗する運命にあった。そのような非合理的で納得のいかない行動は、患者の移行の本質が明らかでないことを示している。

　まれであるが、ファーム・コードにする決定の理由が、患者の一番の関心事であるからという例がある。比較的一般的なのは、ファーム・コードつまりドラッグ・コードが、関係者が心肺蘇生法かDNAR指示か意見が一致せず、妥協した結果というものである。多くの場合、ファーム・コードはうまくいかず、患者を苦しめ、死の間際に患者と家族をいたずらに引き離してしまう。そうなると、看護師には妥当な限界を設けるよりも、効果がなかった結果や不注意の結果と理解して、死を処理するという状況が残されることに

なる。明らかにこの状況は、患者が生き延びるかもしれないと臨床上解釈されたため、曖昧になってしまった。「部分的に」極端な処置には、どちらにも受け取れる多義的な意味合いが多く、処置が無駄になる状況への移行に注意していれば、上記のような悲劇は防ぐことができる。

　積極的な救命処置から死にゆく患者と家族のケアへの移行を、集中治療室でよく起こるものとは違う名称をつけ、特徴づけることは役に立つと思われる。処置と苦しみの受け入れがたいレベルへの移行は、名称がないため論じられないことがあまりに多い。間違った処置に直面せずに突き進んだり回避したりすることは、チームを形成したり、体験から学ぶ責務を果たしたりするうえで倫理的に反する。そういう移行に名称をつけ、出来事の後で臨床的・倫理的報告の機会をもつことで、見識が蓄積でき、医療チームのすべてのメンバーの臨床的・倫理的洞察力を向上させることができる。限界を設けることは、可能性を受け入れやすくするための妥当な戦略である。しかし、人が亡くなるのを目の当たりにして、救命の名のもとに効果のない処置を施しがちであることについて表した共通の理解や言葉はほとんどない。患者・家族への倫理的暴力は明らかだが、効果のない処置を施したり、人間の通過点としての死に対する注意が欠如したりすることで看護師が道徳的に苦しんでいることは、看護師の経験を一人称で報告することでしか明らかにされない。

　看護師は患者に対する責任に忠実でありたいと望み、いたずらに患者を苦しませたり、可能な救命処置を省いたりしたくないと思っている。しかし、その状況で熟考している時間はほとんどない。心臓病専門医の回答が10分遅れただけで、道徳的葛藤が大きくなる。出来事の起こるタイミングとその進行は、実践における道徳的推論の中心となる。出来事が起こった後で行動を正当化するためだけに焦点をあてる倫理的原則では、タイミングと行動は省略される(Beauchamp, 1994)。上記のような物語は、道徳的想像力(Murdoch, 1970/1991; Nussbaum, 1995)や道徳的認識(Benner & Wrubel, 1982; Blum, 1994; 1980; Vetleson, 1994)、卓越した倫理的態度(Benner, Tanner, & Chesla, 2009)を強化することができ、忠実や善意、無害の倫理的原則(Beauchamp, 1994)を保持することに新風を吹き込むことができる。

■思いやりのある緩和ケアを計画し実行すること

　死にゆく患者に緩和ケアを実施するという決定がなされると，そのケアをどのように計画し実施するかについては，患者と家族に関しての機敏な技能が必要になる。これは，人間の通過点としてのある個人の生命の終わりである死が，尊敬と尊厳をもって看取られるようにするためである。IOM（Institute of Medicine）は，尊厳には文化的・社会的・個人的な意味が重なり合っているので，あらゆる経験を取り込んで"尊厳"とは何かを定めようとするのではなく，その人に内在する尊厳を尊重する形で死にゆく人を遇することを勧めている（Field & Cassel, 1997）。

> 死にゆく人を尊敬し保護する，すなわち大事にするケア，尊厳が身体的な特徴にではなく人々のなかに存在することを言葉と行動で伝えるケア，避けられない身体的な傷害と喪失に対処しながらもその人らしさを保てるよう援助するケアによって尊厳を与えられた死（p.25）

　Anne Hughes（2001）は，都市のスラム街の貧困者にとって"尊厳"ある死とはどういうものなのかについて研究を行い，"他人"や死にゆく人としてではなく，人として尊敬し接する関係認識の実践を見いだしている。これとは対照的にChochinovら（2002）は，経験的に引き出された終末期の尊厳のモデルを提示している。彼はカナダ人の末期癌患者50人を対象にインタビューを行っている。患者に対して，尊厳とはどういうものと考えるか，そしてその尊厳の考え方はどのような経験に裏づけられているか，あるいは傷つけられるかを尋ねている。また，不可避の死を早めてほしいと患者が願う理由として"尊厳"がどのような役割を果たしていると思うか，意見を聞いている。

　Chochinovら（2002）は，3つのカテゴリー（病気に関連した不安，尊厳を保持する能力，社会的尊厳調査）の相関性を説明するモデルを提示している。このモデルでは，尊厳を成果変数と位置づけている。社会的尊厳に関する主題はプライバシーの境界，ソーシャルサポート，ケアの流れ，他者の負担，死後の心配の5つであった。尊厳を保持する能力は，このモデルの重要な調

節変数であることが明らかにされている。尊厳を保持する能力には，次の7つのサブテーマがある。すなわち，自己の継続性，役割保持，生殖性／遺産，希望，自律／コントロール，受容，回復力／闘争心である。尊厳を保持する行動の3つのサブテーマは，その瞬間を生きること，常態を維持すること，スピリチュアルな安楽を求めることの3つである。この"尊厳を保持する"患者の能力は，居場所の存在スキルと関連がある(Weiss, 1996; 2010, Sunvisson, Habermann, Weiss, & Benner, 2009)。

Sara Weiss(1996)は，居場所の存在スキルとは次のようなものであるとしている。

> ……存在スキルは，居住世界において以下を促進し維持する。(a)記憶と，意味ある習慣や儀式，慣習への体現的参加を促す感情へのアクセスを含む身体的・認知的能力，(b)相互認識に基づく他者関係における自己によって特徴づけられる人間関係のあり方，(c)人や対象を重視するケアリングや今現在の気遣い，意味の構造。このような気遣いによって，特徴あるものが際立って見えてくる(Weiss, 1996, p.117)。

Weissは，Winnicott(1953/1986, p.256)の子どもや宗教的意味，成人のスピリチュアリティに対して確立される，関係に伴う移行対象の観察について述べている。

> Winnicott(1953/1986, p.256)は"経験の中間領域"，すなわち自己と他者とを認識し，現実を受け入れる能力が発達する人間の部分について語っている。新生児では，それは幻想的な経験の領域であり，そこでは移行対象や移行事象が初期の対象との関係を促す。Winnicottは，内的現実と外的現実との緊張関係が完全に折り合いがつくことはないので，この幻想の領域は成人になっても残ると主張している。この領域，すなわちあらゆる現実検証の支配の外にあり，芸術的経験や宗教的感情の夢想，そして創造性が存在し，内的自己と外界とを橋渡しする場である(Weiss, 2010, p.307)。

Judith Wrubelら(2009)は，生きること，すなわち関係と生活世界の中で生きることにより，患者は死ぬまで自分の生を生きることができるが，その一方で，身体的な死の前に社会的な死を経験した人は，これとは対照的であることを見いだしている。

> 19人の研究参加者は，病気によって余儀なくされた空間的・一時的な制限にもかかわらず，主として自己認識した不安を取り囲む日常性を生きることについて述べている。19人のうち12人は研究が終了する前に死亡している。3つの主な不安が研究参加者の中核となる価値観と個性を形づくっていた。すなわち，(a)人間関係に関するもの，(b)スピリチュアルなもの，(c)目標志向の3つである。この3つは，互いに排他的なカテゴリーではない。多くの研究参加者の語りには，複数の不安がみられた。この中核となる不安の1つあるいはそれ以上に対峙していくことは，病気の好転や悪化，疼痛や苦痛の再発や遷延の最中にありながらも肯定的な感情をもつための源泉である。13人の研究参加者(うち8人は死亡)は，生活世界保持群がもっていた中核的な不安を感じていなかった。以下のような研究参加者にみられた生活の側面や病気の状態の少なくとも1つが，生活世界の維持を妨げていたように思われる。(a)研究の直前あるいは研究中の転居，(b)疾病が原因の認知障害またはすでにあった精神医学的状態，(c)もはや維持できなくなった病気になる以前の目標への傾倒，(d)継続する物質乱用(Wrubel, et. Al., 2008, pp.1429-1430)。

Wrubelら(2009)は，患者が死の時までその生を生き続けられるよう援助するために死を看取る看護師の共通の気遣いを指摘している。このことは，本章で示した実例で証明されている。

Weiss(2010)は，一般に対象関係を身につけるのに役立つ移行対象の重要性を指摘している。彼女の仕事は，視野を広げ高齢期と死にゆくことの可能性の感覚を保つという現象を強調している。

筆者らがインタビューした看護師たちには，終末期において維持されている生活世界と関係性に関するこのような気遣いがみられた。重病の最中であってもスピリチュアリティと生活世界を維持できるよう援助することに，

職種を超えて聖職者の仕事との重なり合いがみられるのは，ここにおいてである。

> 病気という人間の経験から回復し対処することに関わる場合，看護師は患者の生活世界，すなわち家族やコミュニティ，そして彼らの生活を作り上げている関心事に焦点をあてる。これを実施するには，合理性に対するより広い視点が必要である。究極的には，出産や傷害や急性疾患からの回復，慢性疾患への対処，死に臨むことなどはみな，人々の生活世界に深く埋め込まれており，狭小な技術的な合理性によっては正しく説明できないものなのである（Benner & Sutphen, 2007, p.108）。

筆者らの最初の研究（Benner, Hooper-Kyriakidis, & Stannard, 1/e, 1999）とその後の10年を通してみると，安楽ケアの中身と特性についての見方の相違が数多くあることが明らかとなってきた。死が避けられないものであり，これ以上うまくいく延命処置の方法がないと判断されたため，死にゆく患者のケアに悲惨な変化が起こった。それを以下のインタビューで紹介しよう。

> **看護師1**：2つの立場があるようです。「ノー・コード（すべての処置をしない）」だからといって，血圧が下がったとき何もしないとか，トレンデレンブルク体位にしないという意味ではないと言う人もいます。ドパミンを投与しなくても，別の非侵襲的処置をしたり，血圧を戻せることならなんでもします。50 mLではなく100 mLを静脈注射します。血圧を戻すためならなんでもするということです。
> 　でも，「まあ，いいでしょう。血圧が落ちていますね。患者を楽にして，経過を自然に任せましょう」と考える人たちもいます。
> **看護師2**：…私自身，どちらの立場にも立っていることに気づくことがあります。
> **看護師1**：そのとおり！

この看護師たちは死と向き合い，その死の証人になる際の人間的な葛藤と不確かさを表現している。スタッフの育成や倫理的な事項に関して相談する

ことで，亡くなるまでの苦痛を長引かせる（すなわち臨死状態を延長する）のを防ぐことと，死が間近だが十分に蘇生を行えば成果が得られるかもしれない患者の命を救うことのどちらがよいのかという対立を明確にさせるのに役立つ。

息絶え絶えの新生児に呼吸をさせるため，触って刺激を与えるという例もあった。それは新生児（早期産児）を回復させるための普通の処置である。看護師は，死が間近に迫っているわけではない新生児に対する普通の救命処置と，死が間近な新生児に適したケアの区別をつけられないことがよくある。その結果，刺激によって繰り返し無呼吸が中断され，新生児の死を先延ばしにしてしまうことがある。この例では，すべての処置を取りやめたとき，死にゆく人をケアする実践的な倫理を明確にし，それに基づいて働く必要があることを示している。無呼吸が出現したときに新生児を刺激するというような，普通なら当然と思われる処置を中止するには，緩和ケアの必要についてよく考え，同意を得る必要がある。

処置をしたり，処置を取りやめたりする人が，死にゆく人に最も近い存在であるという道徳的重要性は，倫理的な意思決定の議論では十分に説明されていない。死が間近のDNAR患者の血圧を操作することがどれほど広まっているのかわからないが，この処置をもっとよく理解するための調査と質保証の研究が望まれる。命を救うための最も重要な慣習や事柄，また死に立ち会う者としての感情的・道徳的要求が，看護師に死を先延ばしにするよう処置をさせているのではないかと推測される。また別に，死を急かそうという誘惑もある。この研究では，死を急がせた例には出会わなかった。Brody, Campbell, Faber-Langendoen および Ogle (1997, p.547) が指摘しているように，死にゆく患者のケアがどういう意味をもつのかを十分話し合い，明確にすることがなかった。

> 52人のうち15人の患者に対して，医師は"緩和ケア"を実施すべきだと決定した。しかし，その後これらの患者に実際に行われたケアにはかなりの違いがあり，必要に応じて酸素とモルヒネを投与する以外のすべての医学的治療・処置を中止したものから，昇圧薬と経管栄養の継続，抗生物質の開始，また透析を拒否した患者の血清クレアチニン判定のための採血を中止し

たものまでの開きがあった……死にゆく患者のケアの主な焦点は，治療中止の最初の決定にあてられていた。その患者は死が間近に迫っており，それ以上の強力な治療は認められないと医師が1度認識したら，どの治療を中止しどのようなケアを提供するかの具体的な決定の指標がなくなってしまう（Brody, et. al., 1997, p.547）。

筆者らの記述的研究は，このような観察を補足するものである。ホスピスケアからクリティカルケア領域に取り入れることのできる臨床知や卓越したノウハウはたくさんある。また，意見の相違をめぐる倫理的な協議や緩和ケアをめぐる実践は，目的が交差する看護ケアの多様性を軽減するために各病棟単位で必要である。

次の例では，看護師のシンディ・ロジャースが患者であるマリーの進行した乳癌の病状の悪化について語っている。彼女は，患者と家族が望んだ自宅でのホスピスケアへの患者の移行を，勇気をもって擁護している。

> **看護師**：マリーに初めて会ったのは，私が外来クリニックから癌病棟に異動になったときでした。私は仕事で病棟に行ったときに何度か彼女に会ったことがあったので，彼女の病歴についてはある程度知っていました。彼女はまだ44歳で，その前の年に，進行した乳癌であると初めて診断されました。彼女は診断までの1年間，乳房の大きなかたまりを無視していたのです。彼女には息子さんが2人おり，そのうちの1人はまもなく結婚する予定でした。もう1人の息子さんは16歳でした。彼女はご主人とは離婚していましたが，ご主人は彼女の癌に関して手を差し伸べることを約束していました。彼はとてもやさしくて，何度も徹夜で付き添うなど彼女をとても愛しているように見えました。
> 　このときの入院は悪性の胸水のためであり，マリーは以前に胸腔穿刺と胸腔チューブの挿入を何度か受けていましたが，胸水の再発が続いたための入院でした。再度の化学療法が試みられました。好中球が減少し白血球数はわずか100で，重症感染症に罹患するおそれがありました。赤血球が何単位か注入されました。完全静脈栄養が行われ，多剤耐性菌肺炎のため何種類もの抗生物質が静注されました。彼女は衰弱していき，腕や脚，腹部は浮腫のた

め膨らんでいました。皮膚は青白く，半透明で光っていました。喜ばしいことに，胸腔チューブは前の週に除去されており，疼痛は少量のオキシコドンでうまくコントロールされていました。

この数日，マリーは肺塞栓を起こしており，ヘパリン静注による治療が行われていました。マリーは私に，癌と化学療法によるさまざまな問題の治療のために行われる無駄な試みに疲れてきたと言いました。彼女は1か月間，病室から出たことがなく，家に帰りたかったのです。元ご主人はリクライニングチェアに寝ながら，ほとんど毎晩付き添っていました。ある晩，彼にマリーの生きる可能性について尋ねられ，私は低い声で答えました。「彼女は生き延びることはできないと思います」と。

マリーは私に，自分はよくなるのかと聞きました。私は，医師がすでに話したことを繰り返しましたが，癌が広がっており治癒は無理だろうと正直に言いました。化学療法があまり効果を示さなかったので，私は彼女に，病態が重いのでその時点で化学療法をさらに行うのは危険であると話しました。彼女はショックを受けて元ご主人のほうを見て，自分がそれほど重病であることを知っていたのかと彼に尋ねました。彼女は，癌が治って，それまで耐えてきた苦痛がすべて消え去ると思い込んでいたのです。元ご主人が彼女に言いました。「神様の思し召し次第だよ」。

マリーと元ご主人，そして私は病状がこれ以上悪化しないでほしいというマリーの望みについて話し合いました。彼女と元ご主人は，これが神様の計画ならば，神様の計画が彼女を天国へ行かせることで彼女を癒すことだとしても，それは神様が一番よく知っていることだからと心を決めたようでした。私は彼女の決定に従うと伝えました。

翌日の夜，私が病室へ行くとマリーは悪化の方向へ向かっており，100％の酸素が投与されていました。蘇生は行わないということに彼女と家族は同意していました。また，彼女を在宅でのホスピスケアへと移行させたいと思っていました。しかし残念なことに医師は，それをするには彼女は問題を抱えていると考え，DNR指示を書いていたにもかかわらず，マリーに呼吸補助のためにモルヒネの持続注入を開始したのです。ホスピスには紹介されませんでした。したがって，医師は残りの時間は出番がなくなりました。申し送りの後，彼女をチェックしに行ったところ，下顎呼吸をしており昏睡状

態でした。彼女の小さな顔に比べて酸素マスクがとても大きく見えましたが、その表情は穏やかに見えました。元ご主人が、PCAについて説明してくれるよう私に依頼しました。私は、それはモルヒネを継続的に注入してマリーを楽にするものだと説明しました。すると彼は、マリーは痛みを訴えていないのに、またマリーは以前の経験でモルヒネを打ったときの感覚が好きではなかったのになぜそれを開始したのかと詰め寄りました。彼女はモルヒネを打たれると、ほとんど目が覚めることがなかったからです。彼は、マリーを家へ連れて帰りたいと言いました。私はホスピスへの相談がキャンセルされていたのを知っていましたが、午前中にマリーを家へ戻して彼女が好きなものに囲まれるようにする必要があると思いました。彼女の時間が尽き果てるのを私は知っていたからです。

　私はモルヒネのポンプを閉じ、元ご主人に彼女が目を覚ますかどうかみてみようと言いました。もし痛みがあれば、すぐに薬を入れる用意がありました。待機中の医師を呼び出したところ、医師は30分ほど後にやって来ました。私は彼に、PCAを中止し、家族の望みにそってホスピスへの紹介を復活するよう頼みました。また患者の安楽のためにフォーリーカテーテルの指示を出してくれるよう頼みました。彼はPCAとフォーリーカテーテルについては同意しましたが、ホスピスへの紹介については、午前中に患者担当のがん専門医が来るまでは復活したくないということでした。ホスピスの看護師が夜勤を終えて家に帰る前に彼女を捕まえるために、医師が病棟に到着する前に私はすでにホスピスに電話をかけていました。そして、彼女からは家へ帰る途中に家族と話すつもりだということを聞いていました。私はこのことを医師に伝えましたが、医師はまだ待とうと言い、決定をほかの医師に任せようとしていました。彼は「明日まで待っても大丈夫だ」と言いました。

　私は言いました。「でもマリーは待てません。彼女はとても弱っています。今夜さえもつかどうか。マリーは担当医が来るまで待てません。来たとしても入院が長くなるだけです。ホスピスの看護師は、今夜家族と会って、明日の午前中に自宅に病院のベッドを置くよう手配すると言ってくれました」。私は指示が出るまで医師を病棟から出さないつもりでした。彼はとうとう抵抗をやめ、指示内容を書いてくれればそれにサインすると言いました。

　私はフォーリーカテーテルを挿入するためにマリーの部屋へ行き、ホスピ

スの看護師が来ることを伝えました。彼女はモルヒネによる混乱から覚醒していました。私がフォーリーカテーテルを挿入した後，マリーははっきりと目を覚ましました。家族の人たちが部屋へ戻ってきて，彼女が目を覚ましているのを見て喜びました。みんながこの面会を満喫し，マリーはホスピスの看護師と話すことができました。相談が済んだ後，マリーが眠れなさそうな様子なのに気づきました。私は彼女に，何か眠りやすくするものが欲しいか聞きました。「モルヒネはいや！」と彼女が言ったので，ロラゼパムを少量与えました。

翌日の夜出勤すると，マリーはその日の午前に救急車で家へ帰ったと聞きました。マリーはその3週間後に亡くなりましたが，病院にいたままだったらそんなに長くは生きられなかったと思います。彼女は穏やかな死を迎え，彼女が愛したものに囲まれていたと家族が教えてくれました。家族は，マリーが望みどおり家へ帰れるようにしてくれたということで私に感謝していました。

今日でさえ，治癒をめざすケアと対になって緩和ケアに重点が置かれるため，安楽ケアだけのための指示やDNAR指示が，患者の要求を無視することになると考えている医師もいる。このことは，看護師と医師との話し合いを記述した以下の報告で明らかである。そのなかで看護師は，患者の安楽とDNAR指示を擁護している。

看護師：その夜，私は対応を少しでも変えようと決心しました。私は医師のそばに座り，私からいくぶん一方的に彼を会話に引き込みました。私は彼に患者のコード状態について尋ねました。すると，彼は「もちろん，フル・コードですよ。どうしてそんなことを聞くのですか？」と答えました。彼は本当に知りたくないと思っていたようでしたが，私はどうにかして彼と話すつもりでした。絶対に話そう。さあ行くぞ。私は深呼吸し，できる限り如才なく会話を続けました。進行性の疾患と最終的な予後から，この患者は病気を克服できそうにない，と私は答えました。この点について医師は，数年前よりも今のほうが多発性骨髄腫患者は長く生きるという，事実を歪曲した報告で反論しました。私は彼を調査研究の世界から引き離し，今夜私たちが向

き合っている現実の状況に連れ戻そうと決めました。私は，コードする（処置する）ことによって患者のすでに蝕まれた体がどうなるか，できるだけ視覚に訴えるよう穏やかに説明しました。「心肺蘇生の最初の一押しで，少なくとも肋骨の半分とたぶん胸骨も折れてしまうだろうということがわかりますか？」と私は尋ねました。「患者は蘇生に耐えられるでしょうか，QOLはどうですか？」私は真剣に，そして心から尋ねました。「患者はすでに相当多くの苦痛を味わっています。私たちが彼の体位を変えるとき，何度も"もう終わりにしてくれ"と言っています。どうして，この人にこれ以上のことを経験させることができるのですか？」

　この医師は数分間何も言いませんでした。私はそれ以上沈黙に耐えられなくなり，「何を考えているのですか？」と尋ねました。彼は「私が考えていることをあなたは気に入らないでしょう」と答えました。私は「本当に知りたいのです」と答えました（私の中ではこう言っていました。「さあ，さあ，私に話しなさい」）。彼はついに姿勢を正して椅子に座り直し，こう述べました。「ノー・コードの患者にはほかの患者と同じ治療をしません」。すぐに私は防衛に回りました。すると彼はすかさず「ほら，気に入らないって言ったでしょう」と言いました。私は深呼吸をして静かに言いました。「私たちにはそれぞれの意見をもつ権利があり，それを分かち合う権利もあります。まったく同意する必要はないのです。本当に重要なのは，この患者にとって本当に大切なことは何かということです」。

　このとき，別の患者がトイレのためにナースコールを鳴らしました。誰か代わりにやってくれる人がいないかと見回しましたが，手の空いている人がいなかったので，会話を中断し，「ちょっと待っていてください」と言い，「この話は終わっていません。まだこのことで山ほど話すことがあります」と伝えました。しかし失望したことに，私がまだ椅子にぬくもりが残っているうちに戻ってきたのに，その医師はいませんでした。私はひどく動揺しましたが，そこに開いたカルテに驚きました。そこには「ノー・コード・ブルー（どのような処置も行わない）」という文字が5cmもの大きさで，全世界に見えるように書いてありました。私は仲間の看護師の1人に向かって，「何が彼の心を変えたのかしら？」と尋ねました。すると彼女は静かに答えました。「あなたよ。あなたがいない間に，彼は私のほうを見て，"彼女の言

うとおりだ"と言ったの。それからすばやく指示を書いて出ていったわ」と。2日後，この患者は静かに尊厳ある死を迎えました。すでに痛めつけられた患者の体を骨折させる人はいませんでした。気道にむりやり管を入れる人もいませんでした。その代わり，看護師と妻がベッドの脇に立って手を握り，彼にさよならを告げ，安全な旅路を願いました。この出来事が私にとって重要なのは，1人の看護師が患者の擁護者になり得る静かな夜があることを学んだからです。この出来事のおかげで，私はもっと多くの機会で発言する勇気を得ました。今では容易に医師に近づいて，患者のコード状態について知的かつ患者の立場に立って議論することができるようになりました。

生から死への移行を認識することは人間ならではのことであり，この移行をめぐる臨床知識は患者・家族・医療チームで協議される必要がある。上記のとおり，この過程は，人間の通過点としての死についての会話が合理的で医学的な意思決定の言葉でしか語られないと，複雑になってしまう。時には，たとえ無駄であっても「仰々しい処置」を行うことが，その人にあらゆる努力をする価値があると伝える象徴的な方法となることもある。つまり，その価値観が象徴的に極端な処置をさせることもある。

> **看護師**：時には，家族がなんでもしてもらいたいと望みますが，それでは意味がないと思うことがあります。26歳くらいの若い男性で，AIDSの患者がいました。患者は看護師で，父親は医師でしたので，明らかに病気の進行を理解していたはずです。患者はニューモシスチス肺炎になり，集中治療室に入ることを望みました。挿管し人工呼吸器をつけ，全力を尽くしてほしいと望みました。彼は集中治療室に入って24時間以内に亡くなりました。患者や家族が重要だと本当に強く感じていたことがそれでした。彼がAIDSだったからといって，誰にも無価値だとみなされたくなかったからです。それは本当に相反する状況でした。その短い時間に，彼の世話をした看護師は，「どうしてこんなことをしているのかしら」と考えていましたが，家族にとってはとても重要なことでした。彼らは医療関係者でしたから，この状況が好転しそうにないことはわかっていました。

この状況はAIDSの人に特有なものではない。どの方法がうまくいくかを臨床で判断しようとしても，献身さを表すために医療処置がなされることがある。希望や抗議，絶望を表すために宗教や芸術が利用されるのと同じように，命の価値や重要性を象徴するために科学の論説が取り上げられる。そこでは，医学的処置は理性的に決定された効果のある処置ではなく，神聖な行為となる。できる限り合理的に十分やり尽くそうとしたところで，人間の通過点としての死を合理化できるわけではない。死を人間の通過点として受け入れ，大切な人を失う悲しみや恐れ，不安を認めることによって，なんとか死と向き合い，それまで生きてきた患者と家族の人生に敬意を払い，それを伝達し合えるようになる。また，機転や臨床知，共感的関係が必要となる。
　私たち看護師は，死にゆく人とその家族が一緒にいて慰め合う文化的習慣を数多く知っている。たとえば，次のとおりである。人は1人で死んではならない。宗教的儀式を尊重しなければならない。人は最後の願いをもち，その人の代わりに願いをかなえてもらうことを許されるべきである。人は死が差し迫っていることを知ることができ，知ることが文化的に期待されているのなら，それを知るべきである。そうすれば，死と向き合い，どんな課題も達成され，悔い改め，さよならを言うことができる (Gordon, 1997)。
　安心をもたらす環境が必要であり，侵襲的なものや破壊的なことがあってはならない。心地よさと意識が清明であることを患者が望むなら，できる範囲で最大限の安楽と意識レベルを保つことを尊重すべきである。「尊厳死」とは，できる限りその人の命を保とうとするのと同じくらい，その人自身を損なわないようにしようとすることである。尊厳を守る指示は，人間味のない科学技術の恩恵を賢く利用しつつ，その使用に制約を課す倫理的意味が付与されている。尊厳とケアには，無駄な処置を控え，患者と家族が心地よくなれるような方法で安楽をもたらすことも求められている。
　経済界では，文化的かつ民族的多様性に基づき一般的な規則や手順の必要性が高まっているが，それは文化的に異なった見知らぬ者同士が円滑に商取引するためである。このような非個人的で合理的な市場原理を健康産業に導入すれば，葛藤や苦悩がなくなるだけでなく，苦しみや死の問題を「解決」できると考えたくなる。しかし，死に関連した倫理も医療ケアも，一般的・典型的な状況での規則や手順では適切に扱うことができない。戦略的な目標

志向型の言葉は，人間の通過点としての死の重要性をとらえられるほど豊かではない。死にゆくことは，その人の人生の物語を締めくくり，家族や近しい人々の人生を永遠に変えるものである。

　死に関連する人間の関心事は，人によって大きく異なり，文化に左右される。このことは以下の，望ましい死について議論している小グループへのインタビューに示されている。多くの看護師は，死にゆく患者のケアに関する善の概念や原理を明確にもっている。それでも，死が不確かで感情が高まっている雰囲気のなかで，あるいは死に対する理解が文化的に異なることに直面するなかで，倫理的なふるまいを上手に行うことは容易ではない。

　インタビュアー：人がどう死ぬべきかという考えと，善の考えとの葛藤がありますか？　どうすべきなのか，あるいはどのように死ぬべきなのかについての葛藤は？　また，どうあるべきかについて同意が得られていますか？　いずれも私が不思議に思っていることなのです。
　看護師：人があるべき姿をどう感じるかについては，かなり多くの同意が得られていますが，実際に実行するとなると……
　インタビュアー：死ぬ前にできるだけ意識を保たせたいという衝動はありますか？　死を取り巻く文化的慣習について考えているのですが。
　看護師：家族の人が死ぬのを許せるということですか？　だって家族は死ぬのを許さないですよ。それに医師は家族の意思に反してまで，生命維持を取りやめたいとは思いません。とても不快な感じがするからです。まさに最期の時まで，患者は何度もみんなの目の前で実際に死にかけています。家族はたとえ怯えていたとしても，人工呼吸器を外したり，静脈注射をやめたり，薬を投与したりといった，現実の死を招くようなことをするんじゃないかと恐れています。だから，家族が望むなら，静観して，彼らの好きなようにさせる必要があります。けれど，一般的には……
　インタビュアー：スタッフの間で同意は得られていますか？
　看護師：スタッフは，そのような死に不安を覚えます。しかし，家族が望むことをするのは苦痛ではありません。スタッフは家族に光明を見せようとしますよね(笑)。しかし，家族が光明を見ようとしなければ，その意思に反して行き過ぎたことはできません。時々医師は，家族が望もうが望まなかろう

が，生命維持処置をやめることを強行したり，これ以上何もしないでおこうとしたりします。それは別です。そうはしません……患者の死が間近であっても何かを中止したり，100％の酸素を与えっぱなしにしたりしませんが，さらに何かをすることもありません。進行していて，どんどん悪化していることがわかっているので，患者を死にいたらせる病気を治そうとはしないのです。でも実際，そうすることは困難だと思います。特にICUの看護師には難しいことです。彼らはそうするのが好きではありません。つまり，ガッツがない，というようなことが嫌いなのです（笑）。

インタビュアー：あなたが病室に入る際に考えることについて，あるいは，そこにいなくて，「いるべきだ」というようなことについて話してくれますか？

看護師：死にゆく患者とのことで，ですか？

インタビュアー：はい……

看護師：私にとって書きとめることは非常に難しいです。なぜなら，ただ「そうある」という類のものですから。それに，人によっては……それはある意味，かなり文化的なことですから……でも，個々の家族が何を必要としているかを考えます。そして病室に入る際，長い間彼らと一緒にがんばってきたとしたら，彼らが必要とすることがちょうど起こってくるのです。

上記の話し合いで示されているように，看護師は家族の主導に従う。死は個人的かつ地域社会的な出来事であり，個別のものである。個人や家族，地域社会の人間は，自分たちの慣習と固有の事柄を尊重してもらいながら注意を払ってほしいと望んでいる。このような特殊性や多様性に注意して気を配るためには，患者を知る必要があり (Tanner, Benner, & Chesla, 1993)，対話や理解を可能にする認識能力を身につける必要がある (Taylor, 1993)。予測や操作に焦点をあてた戦略的計画で用いる言葉は，人生の終わりで結集される大切な事柄や意味，関係を語る人間の世界と調和しない。人間の死ぬ場所を用意するという看護師の道徳的感覚は例外ではない。時間を費やして死のための場を用意するという儀式なしに死が起こるときは常に，看護師はケアにおける看護と人間としての誤り，また人間としての尊厳ある死をもたせることができなかったという悔悟の念を経験する。強硬な救命は別れの儀式の多くを

奪い去るが，以下の話や，またほかの話にもみられるように，このような儀式は提案され回復されるべきである。看護師のクララ・レーガンが語る次の話は，患者に未完成の仕事を完成させて患者が穏やかに死ねるようにするホスピスの知恵を示している (Byock, 1997)。

> **看護師**：去年，クリスマスの週に私はベンとアリスに会いました。ベンは70歳代で転移性の肺癌でした。彼の治療は基本的に外来で行われており，彼はそのときまで入院はしていませんでした。数週間前に治療が中止され，彼は家でホスピスケアを受けていました。彼は妻のアリスに，死が間近になったと思ったときには，病院へ連れて行ってもらってそこで死にたいと話してありました。自分が家で死んだことを妻に思い出してほしくないと妻に話していたのです。その数日前に，ベンはその時が来たとアリスに言い，そこでアリスは彼の望みを尊重し彼を私たちの病棟へ連れて来たのでした。
> 　私がベンのケアを初めて行った日，彼はほとんど話しませんでした。私は彼に，力が出なくて話せないのか，あるいは悲しくて話さないのか聞いてみました。彼は肩をすくめただけでした。私は彼の手を握り，私たちは十分なケアを提供すること，確実に楽にいられるようにすること，またアリスにも同様の援助を提供することを伝えました。彼は笑みを浮かべ私の手を強く握りました。私はその後，その日の午前中にアリスと会いました。彼女は糖尿病で，この数日，インスリンを十分とるために家へ帰っていたことを，その時に話してくれました。彼女は夫のそばを離れるつもりはなかったと言いました。私は彼女に，食事をとり睡眠を十分とって自分自身のケアをすることが大切だと話しました。私はベンの部屋に睡眠用のカートを用意し，シャワーと患者用のキッチンがある場所を教えました。ベンはあまり食べなかったので，私は彼女に，とにかくメニュー表にすべて書き出しておけば，食べる物を用意しておくと言いました。
> 　ベンは日中の大半を寝て過ごしていたので，私はアリスと知り合いになり，彼らについてできるだけ多くの発見をすることに時間を費やしました。何度かの入院と長い時間をかけた人間関係ができている場合は，患者や家族の助けになり安らぎを与えるように支持的に行動するのはたやすいことです。そこで私は，ベンとアリスの生活についてできるだけ多くの情報を集めよ

うと試みました。彼らのことがわかれば，彼らは私のことを他人とはみないだろうと考えたのです。ベンはアリスに，入院前に自分にはあまり時間がないと話していたということなので，時間が一番重要なことは私にはわかっていました。

　私は答えを誘導する基本的な質問をいくつかしてみましたが，アリスはただ自分たちの話をしたいだけで，私はただその話に耳を傾ければいいのだということが，1つか2つの質問をするうちにわかりました。彼女は私に，ベンのことは2人が子どものころから知っていると言いました。お互いの家は2, 3軒離れたところにあり，一緒に小学校へ通っていました。10歳代のころ，彼女はベンが近所で一番かわいいといつも思っていたと話してくれました。問題は，当時の女の子がみんなそうであるように，ベンは自分のことをきょうだいのようにみているとアリスは考えていたために，2人がカップルになることはありませんでした。結局，どちらの家も引っ越しをして近所ではなくなり，接触がなくなりました。どちらも結婚し家族をもうけました。何年も経った後，アリスの夫が亡くなってまもなく，彼女はあるバーにいたとき，ベンがカウンターに腰掛けているのに気づきました。彼女は，そのことが信じられなかったと言いました。アリスが言うには，彼はそのときも変わらずハンサムだったということです。彼が結婚指輪をしていないのに気づいたので，彼女は何気なく彼のほうへ近づき，彼の隣に座り，「ねえ，1人でこのまま座っているだけなの，それとも私に1杯おごってくれる？」と言いました。ベンはすぐに彼女だと気づき，2人はその夜を共に過ごし近況を話し合ったのです。ベンも最近離婚したことを，アリスに打ち明けました。2人が若かったころに，アリスをデートに誘わなかったのは，アリスが承諾してくれるかどうかわからなかったのが唯一の理由だったと。

　彼女はベンに，もう2度と離さないと言い，2人は数週間後に結婚し，それ以来，ずっと一緒にいるとのことでした。

　次の2, 3日もベンは黙ったままでしたが，気分はよさそうでした。私はアリスが食事をちゃんととり，血糖値をコントロールしていることを確認しました。アリスはベンにやさしく話しかけ，またベンのことについてうれしそうに話していました。アリスはベンに，あなたはやさしくて，本当の幸せと愛を教えてくれたと話しました。また，あなたがいなくなったら寂しいけ

ど，いつか2人は永遠に一緒にいられると信じていると話しました。

　その同じ日のしばらく後に，アリスは私をベンの部屋に呼びました。「ベンが何か変なんです」と彼女は言いました。私が部屋に入ってみると，実際ベンは苦しそうにしていました。彼はあえいでおり，汗でぐっしょり濡れていて，深刻なチアノーゼがみられました。彼はベッドの上に体を起こして座っており，息を吸うために前かがみになっていました。彼は助けてくれという言葉をもぐもぐ言っていました。肺塞栓のようだと私は思いました。「大丈夫よ，ベン。楽にしてあげますから」。私はベンに非再呼吸マスクを装着し，静注用モルヒネを取り出しました。私がモルヒネを注入したとき，牧師がたまたま立ち寄りました。彼はベンをひと目見て，すぐにお祈りを始めました。それは患者が最期の息を引き取るときに聴くものでした。

　このお祈りをアリスも同じように受け取ったと思います。彼女はベンのベッドに飛びつき，ベンの上体を抱きかかえ，彼の頭を胸の中で揺すりました。彼女はベンに話しかけました。「大丈夫よ，あなた。行って，天国へ行って。神様と一緒にクリスマスを過ごして」。ベンはとても苦しそうにして，眉間にしわを寄せて頭を前後に振っていました。これは肺塞栓による不穏状態ではないことが私にはわかりました。ベンは，自分はまだ向こうへ行く用意ができていないと私たちに言おうとしていたのだと。

　私は牧師を肘で少し押して，お祈りをやめるよう促しました。牧師はそれに気づき，「ベン，大丈夫ですよ。あなたはもう用意ができましたよ」と声をかけました。私はアリスにやさしく言いました。「私が間違っているかもしれないけど，ベンはまだ最期の息を引き取っていないと思います。ベンは私の声を聴いていたと思います。だって，彼は頭を前後に振って，いや，まだ用意ができていないと言いたそうでしたから」。

　私はベンに言いました。酸素とモルヒネのおかげでもっと楽に息ができるから，私を信じてリラックスして休んでと。私が彼の手をもう1度握ると，彼は握り返してきました。

　数分後，アリスは子どもたちに部屋に来るよう伝えたと私に言いました。私は彼女に，それはよかった，ベンはみんなに会いたいだろうからと言いました。ベンはまだ用意ができていないと私は思ったのですが，彼の状態が急に変化しました。そのとき，私は部屋が人でいっぱいになっているのに気づ

きました。おそらく12～14人くらいいたと思います。ベンとアリスの家族がすぐに私に自己紹介をしてくれました。ベンはみんながここにいることがわかっているのか聞いてみたところ，彼らはまだベンを起こしていないと答えました。私はベンの肩をやさしく揺すって，人が部屋いっぱいに来ていると話しかけました。彼は目を開き，みんなが彼に話し始めました。私は入り口の所でそれを見守っていました。ベンはベッドの上に起き上がり，文字どおり部屋のなかをなめるようにゆっくりと見渡し，誰か特別な人を捜しているようでした。それが終わると，彼は頭を枕にどさっと降ろしました。うーん，誰がいないんだろうと私は思いました。

　アリスと娘さんのうちの2人を残して，みんなが部屋を去りました。私たちはその日のことについて話し，アリスが言いました。「あのう，私はベンが今朝死んだと思うの。結局，彼は用意ができていたのよ。病院へ来る前に，彼は家でそう言っていたんですもの」。私はアリスに，ベンは何かを，おそらく誰かを待っていたのだと思うと言いました。私は彼女に，面会の人たちがみんな，ここにいたときに気づいたことを説明しました。そして，ベンが会いたい人，あるいは会う必要のある人がいるかどうか尋ねました。彼がしばらく会っていない人がいるのではと。

　アリスの娘さんの1人が言いました。「そうですね，それはおそらく彼の息子さんだと思います。でも，息子さんは来ないと思います。この1年半ほど，何かばかげた理由で彼は父親に会っていません。本当に変な人なんです」。私は，そのとおりかどうかよくわからないと言い，ベンが死を受け入れているようにみんなは思っているようだが，それでも私はベンが家族の誰かを待っているように思うと話しました。アリスの娘さんが言いました。ベンが息子さんを待っていることはわかっている。ベンは息子さんと話ができないことをいつも心残りに思っていて折り合いをつけようとしたのに，息子さんはベンの呼びかけに一切応じなかったと。私が彼女に，息子さんに連絡をとるにはどうしたらよいか尋ねたところ，彼女は彼の職場の電話番号が電話帳に載っていると思うので，そこにかけてみると言いました。

　翌日はクリスマスでしたが，ベンは目に見えて弱っていました。何も摂取していない日が数日続いており，尿量はごくわずかでしたが，ベンは持ちこたえていました。私がアリスの娘さんに，ベンの息子さんから連絡があった

かどうか尋ねたところ，彼女は「いいえ，でもメッセージは残してあります。彼はおそらく私のことを信用していないのだと思います。私が彼をだまして父親に会わせようとしていると思っているのでしょう」と言いました。私は彼女に，それはあくまでも，その可能性があるということですよねと尋ねたところ，彼女はそうですと答えました。私はアリスに，ベンの息子を呼んでほしいかどうか聞きました。すると彼女は，「ええ」と答えました。彼が来ればベンは心が安らぐことをアリスは知っていたのです。

　私は電話番号が書かれたメモを手にとり，空き部屋へ行って，交換手にその番号につないでくれるように頼みました。私の場合も留守番電話でした。私は自分が何者か，なぜ電話をしたかを説明しました。また，彼がアリスの娘さんからのメッセージを受け取ったことは知っていること，そして父親の死が本当に迫っていることを話しました。彼と父親がなぜしばらく話をしていないのか理由はわからないが，とにかく来てほしいと話しました。そうしてくれれば父親は心が安らぐし，あなた（息子）自身も心が安らぐだろうと私は言いました。私はほとんど20年間，死にゆく人のケアをしていて，罪の意識というのはほかの誰かではなく自分が自身に課すものであることがわかっていると話しました。私は援助の手を差し伸べる用意があること，そして自分自身と父親を解放して楽にしてほしいと話しました。

　私はアリスに，電話でメッセージを残したこと，息子さんがベンのために来てくれることを祈っていると伝えました。彼女は，彼が来てくれるなら，それは奇跡だろうから，奇跡のために祈ってほしいと言いました。私は，「ベンにはクリスマスの奇跡が起こりますよ」と言いました。

　その翌日から2日間，私は休日でした。休みから戻ったところ，ベンの部屋は空でした。私はスタッフに，ベンはいつ亡くなったのか尋ねました。昨日の朝早くという答えでした。息子さんが来たかどうか尋ねましたが，誰も知りませんでした。

　その日の午前中に牧師が立ち寄ったので，私は彼女に，ベンの息子さんが面会に来たかを尋ねました。彼女は，来たと答えました。彼はそっと来て，父親に会いたいと言ったのでした。部屋にいたのは彼とアリスだけで，アリスはベンとその息子に2人だけになる時間をもたせました。牧師は，ベンはあまりに死が迫っていたけれど，その状況でできる限りの和解が

行われたと思うとアリスは言っていたと話してくれました。また，ベンは息子がそこにいることがわかっていたと思うとアリスが言っていたと教えてくれました。

　さらに，ベンは息子さんの面会後2，3時間して亡くなったと牧師は教えてくれました。ベンが本当に安らかになれてうれしいとアリスは話していたとのことでした。

　私は心の中で，ベンにクリスマスの奇跡をもたらしてくれたことに，神様に感謝の祈りを捧げました。

　クララ・レーガンは，20年に及ぶ看護実践のなかで死にゆく患者のケアを通して多くの経験的知恵を得てきている。彼女は，ベンが家族でいっぱいになっている部屋の中で息子を捜していることに気づいた。彼女は好奇心を保ち心を開いて，なぜベンは持ちこたえているのかを考え，彼はまだ死ぬ用意ができていなことに気づいた。彼女は息子が義妹（アリスの娘）のことを信用していないことを知り，息子に電話をするのに特別の努力を注いだ。彼女は彼らの人生の物語について一緒に発見をすることで，アリスとベンとの間に絆を築いた。彼らについて，また彼らの一緒の生活についてこのような知識がなかったら，ベンの死を看取るのに効果的に動くことはできなかったであろう。彼女の実践は，心を開き，相手に合わせ，好奇心をもつことを基本とした，関わりと臨床的な想像力の熟達した技能を示している。

　死が間近であることを患者本人に告げるのは，文化によっては，患者の幸せにならないことがある。家族が知っていれば十分であり，家族が（文化的に配慮した方法で）患者に伝え，別れの儀式を行う。北米では，直接患者と話し合うことになっているが，文化や民族が違えばそれが暴力になる。私たち看護師は自分たちの理解と，よいと思っていることを伝える必要があるが，その考えが別の文化では通用しないこともあることを認識している。間違いを犯すとしたら，たとえその背景となる習慣を理解できなくても，家族の先導にそった方向で間違ったほうがよい。

　別れの儀式をするには，死期が近いことに患者と家族が気づいている必要がある。個々の患者や家族には患者の死が間近であることを知る権利があることを看護師が道徳的に認識していれば，人間の通過点としての死を知る権

利を尊重できる。死が間近であることを知ると，患者も残される家族も苦悩するかもしれないという不安があるが，それを克服するには，道義的な危険をおかす勇気が必要である。たとえば，ある急性肝不全の男性を救おうとあらゆる蘇生処置をした後で，患者と家族と医師はすべての処置を取りやめると決断した。患者はあとどれくらいで死ぬのか看護師に尋ね，看護師は「もうすぐです。たぶん数時間のうちに」と答えた(Benner, Tanner, & Chesla, 2009)。看護師は，男性の単刀直入な質問と知りたいという欲求によって真実を話さざるを得なかった。ある意味で，この看護師の行動は尊敬と尊厳の精神に基づいていると思われる。その男性に死が差し迫っていることを隠して，男性とその家族が必要としていた別れの儀式をする機会を奪ってしまうことは，看護師は間違っていると思った。秘密を保持したり互いに言い訳したりして，家族や周りの人が気づいていることをうやむやにすると，患者は社会から切り離されてしまう(Glaser & Strauss, 1965)。トルストイは『イワン・イリッチの死』のなかでこう書いている(Tolstoy, 1886/1996)。

> 最悪の苦痛はいつわりであった。このいつわりはある理由からすべての人に受け入れられ，彼は病気であるだけで死ぬわけではないとされ，彼が穏やかでいられて自分をいたわることさえできれば，それですべて問題ないとされた……彼が苦しんだのは，彼らが嘘をつき，このごまかしに彼がむりやり加担させられたからであった。このいつわりは，彼の死という，畏怖すべき荘厳な行為をおとしめるものであった(Tolstoy, p.137)。

患者の死が間近であることがわかれば，患者や家族は死と向き合える。しかし，そうは言っても，患者や家族の欲求や文化的慣習，家族が共有してきた人生史も含め，それぞれの状況や文化的意味に特有の事柄によって，それぞれのケースは異なってくる。

■死と向き合うこと

死との対峙の仕方は人それぞれであるため，クリティカルケアでは多くの道徳的混乱と苦悩が生じる。しかし，宗教的・文化的な伝統によって，死と

向き合うことについての考え方は多様である。宗教的・文化的な伝統の違いとは関係なく，死にゆく人や死を目撃する人は，死の実際と向き合うことの不確かさや神秘，知恵，恐怖，苦悶，そして希望さえも見つけることになる。

ゴードン・スチュアートは癌で死に瀕している33歳の作家であるが，彼はホスピスの担当医に次のように指摘している。「死と向き合うことは決してすべてか無かということではなく，それゆえ死にゆく患者のケアに対して，目標達成や科学技術中心のアプローチでは，十分死と向き合えない」と（Kleinman, 1988, p.147）。

> ゴードン：私はもうすぐ死ぬのですね？
> ハドレー：ええ，そうです。
> ゴードン：今は庭を眺めることも，日差しを見ることもできます。来週には，いや明日かもしれませんが，それは同じように輝き，同じように美しいのでしょうが，私はもうそこにはいないのですね。私はもうここからいなくなるのです。ねぇ，こんなことを言って，本当に自分が死のうとしていることを知っているのがどんな感じか，想像できますか？
> ハドレー：想像はできますが，はっきりとはわかりません。
> ゴードン：死にゆく段階についての書物を読んでも，まったく意味がないですね。まるで完全な移行があるかのように，部屋へ入っていき，その中を通り抜け，そこから永遠に立ち去ると記されてありました。ひどい話だ。怒りやショック，不信，悲嘆に毎日さいなまれます。それに特に順番もない。最終的に受け入れるようになるなんて，誰が言ったのでしょう。私は受け入れていません。今日は受け入れることができません。昨日はちょっとだけ受け入れていました。土曜日は，一種の恍惚状態となって，死ぬ覚悟ができていました。だけど，今はできない。また，恐怖でいっぱいです。
>
> 死にたくない。私はまだ33歳です。自分の人生を生き抜いてきましたが，今，死ぬわけにはいきません。これだけでは終われません。どうして私なのですか？　どうして今なのですか？　答える必要はありません。今は惨めな気持ちだけだ。終わりを待っていると涙もろくなり，精神的に弱くなります。普段はかなりいいのですがね。時々，熟していない恐ろしい何かが沸

き起こるばかりです。さもなければ，覚悟を決めた老人のようになってしまいます。でも，それも何年もではなく，数週間のことなのです(Kleinman, 1988, p.147)。

死と向き合うには，その人の人生を生きることや，その人の友人や家族，期待や不安がある世界で存在することから切り離すことができない。承認，逃避，否認，怒り，覚悟，これらはすべて，患者と家族，それに専門的スタッフが協力してこそ乗り越えられるものである。誰もまだ心構えができていないのに，それでも死がやってくることも多い。だから，人は死を支配するのではなく，死と向き合うのである。以下の抜粋が示すように，死と向き合うには，医療提供者と患者，家族とが共通の理解をもつ必要がある。

看護師：人工呼吸器を装着した患者を何か月も世話していました。患者は気管が閉塞するところまできていました。人工呼吸器を外しましたが，夜になると彼女は再びぐったりして，ひどい呼吸労作が出てきました。そして，みんなの前で死ぬ決心をしました。医療チームは彼女の夫のビルと相談しました。ビルは妻を逝かせたくなかったからです。私たちは基本的にビルを待ちました。妻も，ビルが「いいよ。もう逝っても。今度疲れても，再び人工呼吸器につないだりしないよ」と言ってくれるのを待っていました。

このケースでは，患者が疲れ切ってしまい，人工呼吸器がただ死を引き延ばすだけのひどく苦しい装置になり始めていることを，看護師や医師，そして最終的に夫が受け入れるのが困難であった。この患者はまだ完全に自我を保っており，意識もはっきりしていた。彼女はうつ状態にはなっておらず，看護師は彼女の衰弱と苦痛の限界を理解できたとき，患者の要求に応じて逝かせてあげることができた。彼女を死なせたくないという人々（看護師や医師を含む）の思いや夢ではなく，彼女の現実と徐々に折り合いをつけたのだった。このケースは，医師や看護師の理解，すなわち患者は回復の見込みがなく，臨床的に悪化しているという理解に，夫も到達するのを待ったという点でも注目に値する。残される家族員に自ら理解や移行に気づき，受け入れられる機会を提供することは，ケアの倫理が患者を超えて広がってい

とを示している。死という，世界を壊してしまうような体験は家族に起こるものであるから，医療者は終末期の問題を話し合う際，患者の家族を含む義務がある (Stannard, 1997)。

家族員が子どもの死と向き合えるようになるには，まだ生ききれていない生命への期待や望みを喪失する悲壮感が伴う。つながりをもち，逝かせてあげるという儀式によって死の悲しみと不可避さに向き合えるようになる。以下の抜粋では，看護師が，父親が早期産児の息子の死と折り合いをつけられるまで待つという，道徳的・人間的必要性について語っている。

> **看護師**：彼(赤ちゃん)が死ぬ前の朝，父親以外の誰もが，抜管しその子を死なせる覚悟ができていました。父親だけその覚悟ができていませんでしたが，その日勤帯の終わりまでには，点滴を再開しないことに同意する気になりました。点滴が漏れても，再び点滴は始めませんでした。そして，気管チューブが詰まっても挿管し直さないことにしました。父親はそこまで覚悟できましたが，最後の一歩を踏み出せませんでした。私はそれでいいと思いました。
>
> そこで，その日，赤ちゃんをベッドから連れ出して，昼間は母親や祖母や父親が抱いて過ごし，私たちはその間，基本的なケアだけをしました。そして，2, 3時間ごとにモルヒネを投与しました。医師たちがやってきたとき，このような(処置の範囲を限定するという)合意に達していました……私は主治医にDNR指示についてかなり明確にしてもらいました。それは「心肺蘇生はしない」だけではなく，「心肺蘇生はしない。救急薬品を使わない。新しい静脈注射を始めない。再挿管しない」というものに変わりました。私がいなくなって研修医が担当となった場合，その人が日中いなくてこの状況を協議したことをよく知らなくても，それ(処置を制限するという合意)がはっきりわかるようにするためです。そして，私はこの情報を看護師全員に伝えました。それは大切な人が死ぬこととどうやって折り合いをつけ，両親がどんな段階を踏む必要があるかということを理解することと関係があります。父親は理解しなければなりません。彼は1日中そこにいたので，その過程を見るのは本当に興味深いことでした。彼は病室に入り，ベッドサイドに30分いて，涙ぐんでいました。2, 3分席を外して，また戻って

きました。赤ちゃんの死がいかに間近であり，何をしても効果がないということをもっともっと示して，父親が理解し折り合いをつけ，もっと早くできたはずの決断を受け入れるまでにかなり時間がかかりました。この両親はこれから死に対処しなければならないのです。そして両親は，そのことと距離をおき，抽象的に見ることはできないのです。子どもから抜管したら，そのことを背負って生きていかなければなりません。それは本当に大変なことなのです（Benner, Tanner, & Chesla, 2009）。

この話は，子どもの死と向き合う悲しみのなかを突き進んでいくという個人的悲嘆をとらえている。意思決定は状況の外で行うことはできず，両親や祖父母が子どもと一緒にいて容態の変化を感じていなければ理解されることもない。このプロセスをもっと効率的にやろうとすると，悲嘆している人々，つまりケアをして思い出をもつ人々に取り返しのつかないほどのダメージを与えてしまう。悲しみに直面し死と向き合う前に，明確にしなければならないことはある。少なくとも，死が現実のことであり，それを回避するには人間として限界があるということを明確にする必要がある。

対照的な状況である在宅ホスピスケアでは，高度実践看護師が，在宅死と折り合うのに同じようなプロセスがあることを述べている。

高度実践看護師：高度な実践の教育を受けると，違った視点で全体像を見ることができるようになります。これは在宅ケアでは本当に重要なことだと思います。私は子どもたちを見ていますが，ただ子どもにだけ対応するわけでなく，もちろん両親や家族にも対応します。全体の状況を見ることが本当に重要なのです。それで私は……個々人の見解を耳で聞いて理解します。そこでは医師の指示に従いますが，さらに……ほとんどの場合，私は先天性障害や後天性疾患などの慢性疾患の子どもをもつ家族と関わっていて，そこでは，彼らは望んでいたけれど得られなかった申し分のない子ども時代が二度と得られないことを嘆いていて，それに対処するといった問題がたくさんあります。小児科ホスピスの場合，私の経験では親は決してあきらめません。あきらめきれないのです。あるときはあきらめていても，本当にはあきらめてはいません。親は……あきらめることができないのです。段階理論は，両

親にはまったくあてはまらないと思います〔キューブラー＝ロスの死と向き合う段階（否認，怒り，拒否，受容）の理論に言及している〕。親は段階を行ったり来たりし，飛ばすこともあります。理論どおりに悲しんだりしません。確かに，（子どもが死ぬ）前に深く嘆き始めますが，希望は捨てません。

在宅で子どもを看る場合，普通とは言えない，QOLがあまりよくない子どもが多いです。病院では医師が，この認知能力に欠け，生まれたときからほとんど植物状態である子を診ています。今，この子は死に瀕しています。医師たちは「まあ，仕方ないな」と思います。一方，在宅では，その子を愛している両親も看ます。彼らはその子を世話し，その子をあるがままに愛し，その子から得たものを大切にしてきました。

私たちはこの秋に小さい女の子を死なせました。その子は，医師が「う～ん，そうだねぇ。彼女は死に瀕しているけれど，それは仕方ないんだよ」と言うようなケースでした。両親はまったく彼女を逝かせる覚悟ができていませんでした。その家に行って，家の中がどのようになっているかを見なければ，両親がどれだけ彼女を愛していたかを理解するのは難しいと思いました。彼女は彼らにとって初めての子で，たった1人の子でした。そして，その子はこれまで1度も目を覚ましたことがありませんでした。おならをする以外，笑ったこともなく，その子の世話は相当な負担でした。その子は頻繁に発作に襲われました。胃瘻チューブをつけていて，発作でひどい無呼吸状態になるので酸素が必要でした。その子は両親と一緒のベッドに寝ていました。彼女は彼らの人生の一部になっていました。両親はそれほどまでに娘を愛していたので，医師や看護師のようにあきらめることはできませんでした。彼女が抑えきれないほどの発作に襲われ始めた頃，私たちはホスピス・プログラムを導入しました。そして，両親はそうすることができました。

でも，小児科では違います。DNARに署名しないからです。つまり，DNARを変えてしまうのです。それで，私が救急車を呼ぶことについて必ず両親と話し合うのは，彼らが本当にしたくない一連のことを準備してしまうことが多いからです。今回の場合，彼らは救急車を呼びたくないと思っていましたが，娘を逝かせる覚悟はまったくできていませんでした。数か月間彼らを訪問し，歓迎されるようになったので，次のような話を始めるのにちょうどよいときでした。つまり，この子はどんな方法でも，今までまった

くコミュニケーションがとれず，2歳近くになっているということです。普通の赤ちゃんのようなコミュニケーションはまったくできませんでした。けれど，両親とはコミュニケーションをしていて，それはすばらしいことでした。彼らは娘をとても愛していて，それが私にとってかなりの利点でした。私は彼らに尋ねました。母親に「ジェニファー(患児)は今あなたに何と言っていますか？」と。そしてこれを機に母親は，娘が死にたい，死なせてほしいと話している，という思いにいたるようになりました。その質問がこの母親にとって，また後には父親にとって，そのことに目を向けるきっかけとなったのです。それから，赤ちゃんに死が差し迫っている徴候が出てきました。そう，尿量が減ったのです。それについて娘の体が何を言っているかについて話しました。彼らは娘が好きで，彼女がどうやって意思疎通するのか，何を彼らに話しているのか，何を必要としているのかを知ることが上手でしたから。そのことは彼らにとって多くの意味がありました。彼らは受け入れて，彼女を逝かせることができました。彼らは考え始めたのです，彼女が死んだときどうあるべきか，逝かせるためには何が必要か，と。そして気持ちが峠を越し，彼女を逝かせることができました。彼らは本当にそうする必要がありました。そのことは彼らが……私は彼らが希望を捨てたとは思いません。医師や看護師がずっと前に到達していたように，娘の死と向き合うことができて，本当によかったと感じることができました。

　きっとそれは成人の患者にもあることで，死にゆく人すべてにあることだと思います。その人は死んでも，両親は残りの人生をその思い出とともに生きることができます。きょうだいも同じです。そして，私たちはそこにいて，家族や両親よりも客観的になれるのだから，彼らに次のように言って気づかせることが本当に重要だと思います。「あなたは，その後長い間，この決定とともに生きることになります。あなたの決断は，あなたがともに生き，よい決断をしたと感じられるものでなければなりません」と。それが目的の1つで，その家族にどう関わるかに影響します。こちらの……こちらが正しいと思うことを押し付けることはできないということです。彼らにとって重要なのは何か，必要としているのは何か，恐れていることは何かをよく聴いて，努力して理解しなければなりません。

人とのつながりや儀式もなく，あるいは認識することもなく，ひとりぼっちで名も知られずに亡くなることは，現代が作り出した制度主義の悪夢である。人の死を自分や他者の手で正確に時間調整することは，自分の運命を選び，創造するという北米の強い伝統に適合しているが，死のタイミングや状況までも選ぶのは，生命を保護するというほかの文化の意義や実践と衝突し，自分や他者の生命を断つという宗教的信念とも相入れない。

以下の話で，看護師は死に直面しているある人物の生と死のせめぎあいに遭遇する。ここでは，医療機器が効果をもたらしていないと考えられる。

看護師：それはとてもすばらしい話で，私の看護業務だけでなく私の全人生をも確かに変えたと言わざるを得ません。その男性は55歳で，農場で生まれ育ち，トラック運転手をしていました。結婚して2人の子どもがいましたが，どうしたことか，彼の妻は目が見えませんでした。患者には心室性頻拍の問題があり，私たちがオーバードライブ刺激のためにペースメーカを埋め込む前（約8，9年前）から，夫婦はいろんな薬を試していました。私たちには古い除細動器しかなく，それに加えて患者は心室性頻拍の時間が長くなるたびに，心筋梗塞を起こしていました。そのたびに少しずつ心筋がダメージを受けていたので，彼は心不全に陥り，胸痛が出て，バルーンパンピングを行いました。けれど，挿管はしませんでした。彼はまだきちんと呼吸しており，意識もはっきりしており，見当識もありました。

2日の間に，だいたい1勤務帯に20回以上も電気ショックを受けていたはずです。それでますます悪化し，心不全もひどくなり，その回数もどんどん増えていき，状態は悪くなる一方でした。

彼の妻はすべての状況に深く関わっていました。彼女はベッドのそばに座ることを望んでいました。ある日の夕方，異所性拍動がかなりの回数で現れ始め，患者はまったく反応しなくなり，私たちは絶えず心肺蘇生をしていました。あるとき，彼の呼吸が止まったので，心肺蘇生して電気ショックを与えると息を吹き返したことがありました。目が覚めると，彼は私たちにどんなに怒っているか話し，「もうこれ以上こんなことしないでくれ。命を救ってほしいなんて思っていない」と言いました。またあるとき，「すばらしい光景を見たよ。それで神様に会って，死ぬ覚悟はできていましたよ」と言い

ました。私たちは，「まあ，リドカインか何かの副作用だな」と思いながら彼を見ていました。

　すると，彼は「牧師様と話したい」と言いました。まだ朝早い時間だったので，運がいいことに牧師は病院にいました。そこで牧師を呼んで，来てもらいました。患者は牧師と2人きりにしてほしいと言いました。牧師は聖書やそういったものに書いてあるあらゆる韻文の聖典を引用し始めました。すると，彼の妻はこう言いました。「夫は聖書について何も知りません。聖書なんて，今まで1度も持ち出したことはありません。トラック運転手ですから」と。そこで，彼は牧師と話をしました。牧師は病室から出ると，「ええ，彼は本当に正気ですよ」と言いました。牧師は，彼が真剣だと感じていました。彼は最後の懺悔のようなものをして，今まで誰にも知られたくなかった自分の人生について，また家族を失望させたと感じていることについて，牧師に話したのです。牧師は「本当にこの男性はまじめだと思いますよ。精神的にも，話し方にも，おかしなところはありません」と言いました。

　やがて彼は妻に来てもらい，手を握りたいと言いました。そこで，妻は病室に入り，夫の手を握りました。1時間ほど経ちましたが，彼は大丈夫そうでした。すると突然，心室性頻拍が再び始まり，ありとあらゆる問題が起こってきました。そこで，彼に再び心肺蘇生をしましたが，今度は反応がありませんでした。

　救急処置を始めたとき，ICU主治医や研修医がやって来ました。ICUから駆けつけてきた研修医は，まず「この女性を部屋から出しなさい」と言いました。でも，私たちは彼女の好きにさせようと決めていたので，「いいえ，彼女はここに残ります」と言いました。その研修医はかなり驚いたようでした。

　救急処置をしていたのは45分ほどだったかと思います。妻はその間ずっとそばに座って，彼の手を握って話しかけていました。この狂ったような騒ぎは彼女の周りで行われていたのです。騒ぎが収まったころ，彼女は立ち上がって私たち全員に感謝を述べて，去っていきました。彼女は，「これ(臨終の時，妻に付き添ってもらうこと)は夫がまさに望んでいたことだと思います。みなさんは，最期の時まで私たちのしたいようにさせてくれました」と言いました。彼女にとって一番大事なことだったのです。

このときのこと(彼の願いに反して蘇生を行ったこと)を考えると，今でも胸が詰まる思いがします。起こったことをすべて鮮明に覚えています。毎日絶えずそばにいた看護師であれば彼のことをよく知り，本当に彼が(処置をしないことを希望するということに)真剣だったことがわかり，彼を逝かせるべきであり，さもなければ彼の望みに基づいて彼自身か妻に決断させるべきだったという状況でした。医師も医療チームもすばらしい医薬品も何もかも，まったくこの男性の望んだものではありませんでした。必要だったのは時間であり，妻と一緒に過ごし，死にたいように死ぬことだったのです。だから，その人の見解を理解し，たとえあなたが強引に推しすすめたいと思っても，相手を理解し，少し譲歩しなければならないという謙虚な気持ちを常にもっておくことです。それは双方向的なものであり，相手が死にたがっていると確信すると，医学や看護が時に何であるか疑問に思い始めるようになります。看護とは患者にその権利を与えることかもしれないし，救命処置のために駆けつけてきて，あらゆることをしたがる医師が，時折あなたも関与しなければならないプロトコルにそって突っ走ろうとしているかどうかを確認することなのかもしれません。

夫のベッドサイドにとどまりたいという妻の願いを擁護することが，この看護師の話の中核である。また管理され，隠された物々しい死の覆いを取ることも，話の中核となっている。妻が夫から無理やり引き離されていたとしたら，どれほどの悲しみを経験したのかは，推測の域を出ない。ただ，心肺蘇生を望まないという意思に従うことは，少なくとも倫理的不履行にはあたらないといえる。

これは難しい道をどうにかして進んでいく話である。8, 9年前に起こったことだが，看護師の記憶は今でも新鮮である。この話は道徳的教示の一形態として語られている。看護師は患者の望みに反して，患者の「ため」に何かをするという医療中心主義やパターナリズム(父親的温情主義)の問題に直面している。限界がどこまでなのかを確信するのは容易ではなく，このような状況になる前に限界が定められていなかったことは確かである。明らかにこの男性とその妻は，最初は「なんでも」することを望んでいた。しかし，状況が変わり，患者は死ぬ覚悟ができていた。一方，医療チームは彼と一緒

に変わる準備はできておらず，かつて十分な処置を受けていたときの決断で彼に対応していた。医療チームがなぜ牧師の話を聞かなかったか，なぜ患者から要請があった時点で倫理委員会の会議を開かなかったかは不明である。これは，いかに一般的な倫理規則が判断や実践の代わりになれないのかという例でもある。倫理上，この男性には「やめてくれ」と言う権利があることは，全員わかっていたはずである。しかし，全員が救命処置，つまり死を先延ばしにする処置を行っていて，そこから撤退することができなかった。状況が進行している最中に出された倫理的決定が，その状況の外側に立って十分な考えのもとでなされた決定とは異なることはよくあるものである（Taylor, 1993）。状況が変わるにつれて，善であったこと（死を先延ばしにすること）が悪になったのである。

　事前指示は役に立つが，人生の終末での混乱に対する万能薬ではない。はっきりと出されていた欲求や望みでも，その瞬間に変わることが多いからである。前もって決めておいた代理人と話し合っておけば，事前指示は柔軟になり，指針を加えることができる。事前指示は医療チームの注意を喚起し，個々の闘病体験に関連して話し合う必要がある。しかし，事前指示を書きあげることとそれを実践することは異なる。たとえば，部外者には耐えられない苦痛に見えるが，患者はまったくそうではないということがある。同様に，患者自身の予想が期待したのとまったく違った経験となることもある。事前指示は不測の事態を議論するための土台であり，その指示を準備することが議論のもととなる。

　別の例（Benner, Tanner, & Chesla, 2009）では，心臓移植を受けた男性の妻が夫の死に立ち会うことができなかった。死については話されず，医学的事実と処置についてのみ話された。心臓移植の後，結局，2人は積極的な救命処置に同意した。しかし，その治療はどこでやめるものなのだろうか？　看護師は別れの儀式の話を妻にもちかけた。死と向き合い，故人を旅立たせるという文化的慣習を妻に示したのである。この儀式によって，妻は困難で大変な闘いの状況から立ち直り，最終的には夫の死が避けられないという事実に向き合うことができた。愛する人の死後に家族を亡骸と対面させ，別れを告げ，死という結末に直面させることは，ごく当たり前の看護業務である。このことは，以下の看護師のインタビューでも示されている。

看護師：2，3か月前，私は夜遅く勤務していました。私たちは術後の幼児を看ていました。その子の両親はわりと年齢が高く，母親は看護師でしたが，その時は知りませんでした。その子は手術室で亡くなりました。そこで，子どもが亡くなったことを知らせるため，病棟に連絡し，両親が子どもに会いたがっているかどうか病棟の看護師に尋ねました。すると，「はい」と返事がありました。両親が子どもに会いたいということでした。しかし，その後「いいえ」と言いました。会いたくないということです。そこで，私は言いました。「わかりました。それでは，霊安室へ運ぶよう準備します」と。それで，全部私がやりました。私は事務処理の準備も全部しました。2階にいる医師の1人からサインをもらう必要があったので，私はPICUに上がっていきました。

PICUに入ると，その子の両親がいました。そこで，両親のところまで足を運び，「お子さんを亡くされて本当にお気の毒です」と言いました。母親というものは……私がそう言うと，かなりうろたえます。とてもうろたえるのです(声が震えている)。でも，その母親が，「あなたはあの子と一緒にいらしたのですか？」と尋ねたので，「はい，一所懸命お世話しましたが，残念ながら助かりませんでした」と答えると，「あの…，私には終わったような気がしないのです」と言いました。私が「では，お子さんに会いたいですか？」と尋ねると，彼女は「はい，わ，私，会わなくちゃ。会わなければ，終わりにできません」と答えたので，「わかりました。ちょっと待ってください。下に行って準備を整え，降りてこられるようになったらお呼びします」と言いました。

そこで私は階下に降りて，検死官に検死が終わったことを確認し，その子から管も点滴も全部外しました。それからその子の髪を洗い，体に血がついていないことを確認し，すっかりきれいに整えてから毛布で包みました。そして幼児用ベッドに入れ，小児科病棟の手術室へ連れて行きました……

それから，母親と父親を呼ぶと，牧師と一緒に降りてきました。私たち4人は全員でそこに入り，4人で一緒に思いきり泣きました。とても悲しかった。でも，この経験を経た後，私は前より気分が楽になり，みんなの気分もよくなったと思います。母親はその後，気持ちの整理がつけやすくなりました。私も彼女も気分が楽になったのだと思います。それに，母親の気分が前

よりよくなったので，夫の気分もよくなったと思います。
インタビュアー：この状況が展開しているとき，あなたは何を考えていましたか？
看護師：……私は看護師として彼女に対面しました。彼女の立場に立って考えてみました。これが私の子どもだったらどうだろうかと。私がしたいと思っているのと同じくらいの思いやりや親切を誰かにしてほしいと思うでしょう。私はできる限りの仕事をしたと思っています。まるでその子が自分の子であるように。あなたもそうすると思います。たとえその人をよく知らなくても，その人と面と向き合うと感情的に巻き込まれます。そんなに短い時間しかその人たちを知らなくても，彼らはあなたにとって身近なものとなります。そうなれば，それはもっと難しくなります。

この手術室看護師の話は，他者の苦しみへの感応やなすべきことをするときの内面を描写している。子どもの死に立ち会った人と話すことは，母親にとって重要だったと想像できる。子どもに会うことは，母親が子どもの死と向き合うという難しい作業を開始するうえで不可欠であった。

■終末期医療と意思決定についての現在の倫理的議論

初版で報告したこの研究のデータ収集をしている間も，そして，10年後の本版（第2版）でも，医師による自殺幇助と死にゆく患者の悲痛に関して，終末期ケアや公共政策についての議論が専門家の間でも社会的にも関心を呼んでいる。オバマ政権下の医療保険改革の議論では，終末期ケアについて不安と政治的な討論が噴出した。Daniel Callahan (1993)は，私たちが2つの医学的な幻想に悩まされていると述べている。1つは，不老長寿の特効薬があるとか，その特効薬が発見されるだろうという幻想である。もう1つは，「命に対する尊敬を最も雄弁に表現する方法は，どんな犠牲を払ってでも命を救おうとすることである(p.85)」という幻想である。人間の命の尊厳や価値，命を救おうとすることはいずれも，ギリシア人やユダヤ教徒，キリスト教徒の伝統に深く根ざしている善の概念である。しかし，それは最終的に，すべての死を防ぐことができると想像し，瀕死の人間に無駄な処置を受けさ

せることが命を尊重することであるとか，医学的な処置のみがケアしていることを表す唯一の手段であるという幻想となる。

　治癒する可能性があることと，クリティカルケアで死を先延ばしにするだけの無駄な処置を患者に受けさせてしまう危険性によって，患者，家族，看護師，医師に道徳的な責任が発生する。しかし，死と向き合うという人間の経験によって，患者の状態が変化するにつれて，希望や苦悩，死の可能性について道徳的関心と話し合いがもたらされる。これが人生の通過点，すなわち1つの命とその人間関係の終焉としての死についての対話になる。医学的・科学的に合理性のある道徳的関心によって，処置の成功と失敗の可能性について話し合われ，手に入る最善の統計データに基づいて結果が予測される。しかし，このような個々の道義的関心は人生でほとんど区別されない。時々，看護師や医師，家族が，人生の通過点としての死に対する関心を伝えるために，医学的かつ科学的な見込みを言葉にすることがある。確かに，医学的な言い方が医療専門家の唯一適切で合法な言葉遣いであるかのように思える。というのも，死と向き合うことについての重要な専門技術が提供されていないからである。人生の通過点としての死と向き合うことについて話すのは，看護師や牧師，ソーシャルワーカーや心理学者の独占的な領域であるようだ。医学的な説明は，事態を説明し，事態を制御できるという思いを与えるとともに，西洋社会では中心的な対処方法とされている。そのため看護師が，死の重要性の表現と終末期ケアについての医学的な可能性と「合理的な意思決定」の議論とのギャップを埋めている。

　終末での意思決定と看護の研究は，利益と負担，生還の統計的確率と処置の結果を合理的に勘案することに焦点をあてる傾向にあり，死と向き合う過程や愛する人を逝かせる過程が，社会的に合意された終末期医療や医学的な意思決定にどのように影響するかを見落としている。ロバート・ウッド・ジョンソン財団が，終末期ケアと意思決定についての大規模な全国調査に資金を提供した「SUPPORT（サポート）」研究(1995)は，2段階の研究であった。第1段階では，2年にわたり4,301人の患者に前向きの観察研究を行った。次の2年間は，4,804人の患者に対照化比較試験を行った。この研究は，一般人や専門家の多くの関心を呼んだ。第1段階の記述的研究では次のような結論に達した。

意思決定はしばしば理想からはほど遠いものであった。たとえ患者が心停止の危険性が高くても，患者が蘇生に関して何を望んでいるか医師は知らなかった。DNR 指示は，人生最後の数日のうちに書かれていた。病院で死んだ患者のほとんどが，最後の数日間の大部分を ICU で人工呼吸器につながれて過ごした。特に癌以外の疾患で強い苦痛が報告されるとは予想していなかったが，昏睡状態の患者を除いて，9つの病気*のどれかを患っている患者の半数以上が相当な苦痛を体験していることが（患者または家族によって）報告された〔*訳注：「SUPPORT（サポート）」研究における9つの特定の診断とは，急性呼吸不全，敗血症による多臓器不全，悪性腫瘍による多臓器不全，慢性閉塞性肺疾患，うっ血性心不全，慢性肝不全，非外傷性昏睡，大腸癌，肺癌である〕。そこで，苦痛を取り除くことを処置の目的とする義務があると感じた。第2段階の介入研究は，この最初の段階である記述研究に基づいて行われた。Lynn (1997)はこの介入を次のように説明している。

……この介入研究には，コンピュータ・モデルによる予後の予測結果と，患者とその家族を対象としたインタビューの報告内容が多数含まれている。それが可能となったのは，特別に訓練された看護師が患者と家族に助言を与え，医師たちと会合をもち，優先順位を引き出し，将来の偶発事態に対する計画を練り，予後と優先順位についてできる限りの最高の情報を医療チームが確実に利用できるようにすべての時間を費やしたからである。看護師はうまく，強力に，タイミングよく介入をすることができた。彼らは介入を行った患者の医師全員とコミュニケーションをはかった。予後は全体の94%の症例に伝えられた。そして，1週間以上入院した患者には，「SUPPORT」研究看護師が平均6回訪問した。……データが公開され，このような介入によっても，目標としていた以下の問題のいずれの結果も改善しなかった。

1. 蘇生処置を行わない (DNAR) という指示のタイミング
2. DNAR 指示についての患者と医師との合意
3. 死ぬ前に昏睡状態または人工呼吸器装着の状態で ICU にいた時間
4. 疼痛
5. 資源の活用 (Lynn, Harrell, Cohn, Wagner, & Connors, 1997; SUPPORT, 1995 も参照)

疼痛管理を除いて，成果の測定指標は方略を示すものであり，病気の進行や死のタイミングを操作することに関連するものであった。患者と家族が死と向き合う準備をすることやそのサポートをすること，率直な人間関係や誠実な人間関係を維持することは考慮されなかった。悲嘆の結果も治療に対する家族の反応も評価されなかった(Lynn, Teno, Phillips, Wu, et. al., 1997)。

Lynn (1997)は，「SUPPORT」研究が合理的な意思決定プロセスを重視しすぎて，苦しみや死と向き合うという人間的側面を軽視しすぎているという結論に達した。

■まとめ

本章の話は，回復の望みのある状態から死にゆく状態へと移行する患者をクリティカルケア看護師がケアするときに，推移を見通すことに関連する背景を示している。倫理的推論と臨床推論の関連がこれ以上明確にされたものはない。

前述した看護の物語が示すように，人生の通過点としての死と向き合うことは，倫理的な力がなければ，予測や制御の争点を軽減することはできない。死と向き合う際にとり得る処置のどれを選ぶかということについての知恵は，本章に示されるような経験的学習を共有することによって，それぞれの領域で蓄積していくことができる。患者と家族の話を残しておくことは，証言をすることとケアリングの関係を築くことの一部になる。そのどちらも，死にゆく患者のケアを安全に進めるために必要である。

臨床家と患者と家族の間で，沈黙，誤った移行，予測できる誤りに名前をつけることは，医療チームでの新しい可能性を作ることにつながる。臨床家が，教訓となった患者の物語を記憶にとどめておくことによって，クリティカルケア領域で尊厳ある平和な死が多く成し遂げられていくだろう。

● 参考文献

Beauchamp, T. L., & Childress, J. F. (1994). *Principles of biomedical ethics, 4th edition.* New York, NY: Oxford University Press.
永安幸正, 立木教夫(監訳)：生命医学倫理, 成文堂, 1997.
Benner, P., & Wrubel, J. (1982). Clinical knowledge development: The value of perceptual awareness. *Nurse Educator, 7*, pp. 11-17.
Benner, P., Hooper-Kyriakidis, P. & Stannard, D. (1999). *Clinical wisdom and interventions in critical care: A thinking-in-action approach.* Philadelphia, PA: W. B. Saunders Company.
井上智子(監訳)：ベナー 看護ケアの臨床知―行動しつつ考えること, 医学書院, 2005.
Benner, P., Stannard, D., & Hooper, P. L. (1996). A thinking-in-action approach to teaching clinical judgment: A classroom innovation for acute care advanced practice nurses. *Advanced Practice Nursing Quarterly, 1*(4), pp. 70-77.
Blum, L. (1980). Compassion. Berkeley, CA: University of California Press.
Blum, L. (1994). *Moral perception and particularity.* Cambridge, UK: Cambridge University Press.
Brody, H., Campbell, M., Faber-Langendoen, K. & Ogle, K. (1997). "Withdrawing intensive life-sustaining treatments: Recommendations for compassionate clinical management. *New England Jo. of Medicine, 336*(9), 652-657.
Bruera, E. (2006). Foreword. In H. Neuenschwander, R. Baumann, E. Bergsträsser, S. Eberhard, S. Eichmüller, H. Gudat, et al., *Palliativmedizin* [Palliative medicine] (p. 11). Bern, Switzerland: Krebsliga Schweiz.
Byock, I. (1997). *Dying well: The prospect of growth at the end of life.* New York, NY: Riverhead Books.
三浦彊子(訳)：満ち足りて死ぬこと―バイアック博士のホスピス医療, 翔泳社, 1997.
Callahan, D. (1993). *The role of emotion on ethical decision making.* New York, NY: Simon and Schuster.
Chochinov, H., Krisjanson, L., Hack, T., Hassard, T., McClement, S., & Harlos, M. (2006). Dignity in the terminally ill: Revisited. *Journal of Palliative Medicine, 9*, 666-672.
Chochinov, H. M., Hack, T., Hassard, T., Kristjanson, L. J., McClement, S., & Harlos, M. (2002). Dignity in the terminally ill: a cross-sectional, cohort study. *Lancet, 360*(9350), 2026-2030.
Doyle, D., Hanks, G. W. C., Cherny, N., Calman, K. (Eds.). (2005). *Oxford textbook of palliative medicine* (3rd ed.). Oxford, England: Oxford University Press.
Drought, T. S., & Koenig, B. A. (2002). "Choice" in end-of-life decision making: Researching fact or fiction?. *Gerontologist, 42 Spec No 3,* 114-128.
Dunne, K., & Sullivan, K. (2000). Family experiences of palliative care in the acute hospital setting. *International Journal of Palliative Nursing, 6,* 170-178.
Field, M. J., & Cassel, C. K. (1997). *Approaching Death Improving Care at the End of Life.* Washington, DC: National Academy Press.
Glaser, B. G., & Strauss, A. L. (1965). *Awareness of dying.* Chicago, IL. Aldine.
木下康仁(訳)：死のアウェアネス理論と看護―死の認識と終末期ケア, 医学書院, 1988.
Gordon, S. (1997). *Life support: Three nurses on the front lines.* New York, NY: Little, Brown and Co.
勝原裕美子, 和泉成子(訳)：ライフサポート―最前線に立つ3人のナース, 日本看護協会出版会, 1998.
Halpern, J. (2001). *From detached concern to empathy: Humanizing medical practice.* New York, NY: Oxford University Press.
Hawker, S., Kerr, C., Payne, S., Seamark, D., Davis, C., ... Roberts, H. (2006). End-of-life care in

community hospitals: The perceptions of bereaved family members. *Palliative Medicine, 20*, 541-547.

Heyland, D. K., Dodek, P., Rocker, G., Groll, D., Gafni, A., ... Pichora, D. (2006). What matters most in end-of-life care: Perceptions of seriously ill patients and their family members. *Canadian Medical Association Journal, 174*, 627-633.

Holden, T. (1992). Dialogues with Excellence: Seeing Joan through. *American Journal of Nursing. 92*, 26-30.

Hughes, A. (2001). The Poor and underserved: Special patient population. In B. R. Ferrell & N. Coyle (Eds.), *Textbook of Palliative Nursing* (pp. 461-466). New York, NY: Oxford University Press.

Jennings, B., Kaebnick, G. E., & Murray, T. H. (2005). Improving end of life care: Why has it been so difficult? *The Hastings Center Report* (Special Report, November-December), S1-S60.

Jezewski, M. A., Scherer, Y., Miller, C., & Battista, E. (1993). Consenting to DNR: Critical care nurses' interactions with patients and family members. *American Journal of Critical Care, 2*(4), 302-309.

Keegan, O., McGee, H., Hogan, M., Kunin, H., O'Brien, S., & O'Siorain, L. (2001). Relatives' views of health care in the last year of life. *International Journal of Palliative Nursing, 7*, 449-456.

Kaufman, S. (2005). *And a time to die: How American hospitals shape the end of life*. New York, NY: Scribner.

Knaus, W. A., Wagner, D., Draper E., Zimmerman, J., Bergner, M., Bastos, P., Sirio, C., A. Murphy, D., Lotring, T. & Damiano, A., et al. (1991). The APACHE III Prognostic system: Risk prediction of hospital mortality for critically ill hospitalized adults. *Chest 100*(6) 1619-1636.

Levenson, J. W., McCarthy, E. P., Lynn, J., Davis, R. B., & Phillips, R. S. (2000). The last six months of life for patients with congestive heart failure. *Journal of the American Geriatrics Society, 48*, S101-S109.

Lock, M. (1996). Death in technological time: Locating the end of meaningful life. *Medical Anthropology Quarterly, 10*(4), 575-600.

Lynn, J. (1997). Unexpected returns: Insights from SUPPORT. In S. L. Isaacs & J. R. Knickman (Eds.), *To improve health and health care 1997: Robert Wood Johnson Anthology* (pp. 161-186). San Francisco, CA: Jossey-Bass.

Lynn, J., Ely, E. W., Zhong, Z., McNiff, K. L., Dawson, N. V., ... Connors, L. (2000). Living and dying with chronic obstructive pulmonary disease. *Journal of the American Geriatrics Society, 48*, S91-S100.

Lynn, J., Harrell, F., Cohn, F., Wagner, D., & Connors, A. F. (1997). Prognoses of seriously ill hospitalized patients on the days before death: Implications for patient care and public policy. *New Horizons, 5*(1), 56-61.

Lynn, J., Teno, J. M., Phillips, R. S., Wu, A. W., Desbiens, N., Harold, J., Claessens, M. T., Wegner, N., Kreling B., & Connors, A. F., Jr. (1997b). Perceptions by family members of the dying experience of seriously ill patients. *Annals of Internal Medicine. 126*(2), 97-106.

McCue, J. D. (1995). The naturalness of death. *Journal of the American Medical Association, 273*, 1039-1043.

McGrath, P. (2001). Caregivers' insights on the dying trajectory in hematology oncology. *Cancer Nursing, 24*, 413-421.

Meier, D. E. (2002). United States: Overview of Cancer Pain and Palliative Care. *Journal of Pain and Symptom Management, 24*(2), 265-269.

Meier, D. E., Morrison, R. S., & Cassel, C. K. (1997). Improving palliative care. *Annals of Internal Medicine, 127*, 225-230.

Murdoch, I. (1970/1991). *The sovereignty of the good*. London, England: Routledge.

菅　豊彦，小林信行（訳）：善の至高性―プラトニズムの視点から，九州大学出版会，1992.
National Consensus Project. (2004). *Clinical Practice Guidelines for Quality Palliative Care*. Retrieved September 10, 2006, from http://www.nationalconsensusproject.org/Guideline.pdf
Nussbaum, M. C. (1995). *Poetic justice: The literary imagination and public life*. Philadelphia, PA: J. B. Lippincott.
Oakes-Greenspan, M. (2007). *Running Toward: Reframing Possibility and Finitude Through Physicians' Stories at the End of Life*. Ph.D. Dissertation, University of California, San Francisco, Department of Physiological Nursing.
Rogers, A., Karlsen, S., & Addington-Hall, J. (2000). 'All the services were excellent. It is when the human element comes in that things go wrong': Dissatisfaction with hospital care in the last year of life. *Journal of Advanced Nursing, 31*, 768-774.
Sepulveda, C., Marlin, A., Yoshida, T., & Ullrich, A. (2002). Palliative care: The World Health Organization's global perspective. *Journal of Pain and Symptom Management, 24*, 91-96.
Spichiger, E. (2004). *Leading a life with a terminal illness: An interpretive phenomenological study of patients' and family members' experiences of hospital end-of-life care*. Doctoral dissertation, University of California San Francisco, San Francisco, Department of Social and Behavioral Sciences.
Spichiger, E. (2010). Patients' and Family Members' Experiences of Hospital End-of-Life Care. In Chan, G., Brykczynski, K. A., Malone, R. E., Benner, P. (Eds.), *Interpretive phenomenology in health care research: studying social practice, lifeworlds, and embodiment* (pp. 313-336). Indianapolis, IN: Sigma Theta Tau.
Spichiger, E., Wallhagen, M., & Benner, P. (2005). Nursing as a caring practice from a phenomenological perspective. *Scandinavian Journal of Caring Sciences*. Dec; 19(4):. 303-309
Stannard, D. (1997). *Reclaiming the house: An interpretive study of nurse-family interactions and activities in critical care*. Doctoral Dissertation, University of California, San Francisco School of Nursing.
Sunvisson, H., Habermann, B, Weiss, S. & Benner P., (2009). Augmenting the Cartesian medical discourse with an understanding of the person's lifeworld, lived body, life story and social identity. *Nursing Philosophy* (2009), 10, pp. 241-252.
SUPPORT Principal Investigators (1995). A controlled trial to improve care for seriously ill hospitalized patients: The study to understand prognoses and preferences for outcomes and risk of treatments (SUPPORT) *Journal of the American Medical Association, 274*, 1591-1598.
Tanner, C., Benner, P. Chesla, C., & Gordon, D. R. (1993). The phenomenology of knowing a patient. *Image, 25*(4), 273-280.
Taylor, C. (1991). *The ethics of authenticity*. Cambridge, MA: Harvard University Press.
田中智彦（訳）：「ほんもの」という倫理―近代とその不安，産業図書，2004.
Taylor, C. (1993). *Explanation and practical reason*. In M. C. Nussbaum & A. Sen (Eds.), The quality of life. Oxford, England: Clarendon Press.
竹友安彦（監修），水谷めぐみ（訳）：クオリティー・オブ・ライフ―豊かさの本質とは，里文出版，2006.
Teno, J. M., Clarridge, B. R., Casey, V., Welch, L. C., Wetle, T., Shield, R. et al. (2004). Family perspectives on end-of-life care at the last place of care. *Journal of the American Medical Association, 291*, 88-93.
Tolle, S. W., Tilden, V. P., Hickman, S. E., & Rosenfeld, A. G. (2000). Family reports of pain in dying hospitalized patients: A structured telephone survey. *Western Journal of Medicine, 172*, 374-377.
Tolle, S. W., Tilden, V. P., Rosenfeld, A. G., & Hickman, S. E. (2000). Family reports of barriers to optimal care of the dying. *Nursing Research, 49*, 310-317.

Vetleson, A. J. (1994). *Perception, empathy, and judgment: An inquiry in to the preconditions of moral performance.* University Park, PA: Pennsylvania State University Press.

Weiss S. (1996). *Possibility or despair: Biographies of aging.* Doctoral dissertation, University of California, San Francisco, CA.

Weiss, S. (2010). Dwelling-in-the-world: Realms of meaningful involvement in late life. In Chan, G., Brykczynski, K. A., Malone, R. E., Benner, P. (Eds.) *Interpretive phenomenology in health care research: Studying social practice, lifeworlds, and embodiment* (pp. 287-312). Indianapolis, IN: Sigma Theta Tau.

Winnicott, D. W. (1986). Transitional objects and transitional phenomena: A study of the first not-me possession. In P. Buckley (Ed.), *Essential papers in object relations* (pp. 254-271). New York, NY: New York University Press. (Original work published in 1953)

World Health Organization (2004). *Palliative care: The solid facts.* Retrieved 02/28, 2009, from http://www.euro.who.int/InformationSources/Publications/Catalogue/20050118_2

Wrubel J., Acree M., Goodman S. & Folkman S. (2009). End of living: maintaining a lifeworld during terminal illness. *Psychology and Health.* 1476-8321. Vol. 24 (10) Pp. 1229-1243. Doi: 10.1080/08870440802320463. Reprinted in Chan, G., Brykczynski, K. A., Malone, R. E., Benner, P. (Eds.), *Interpretive phenomenology in health care research: Studying social practice, lifeworlds, and embodiment* (pp. 337-358) Indianapolis, IN: Sigma Theta Tau.

第10章
論理的に述べること：
臨床評価の共有とチームワークの改善

　科学に基づいた臨床実践には，不確かな臨床的解釈や実践的・倫理的な問題が出てくるたびに，それらをうまく伝えられることが求められ，そうすることで正しい臨床判断ができる。科学的知見と治療の理論的根拠が異なると，論争や意見の相違の種になることがある。

　本章の目標は，日常的な臨床での問題解決とチームワークのために，コミュニケーションがとれる状況を作るという作業を説明することであり，本質的に不確かであるために他者とコミュニケーションをとりにくい臨床判断の領域を指摘することである。

　臨床家は標準的なコミュニケーション法を使うよう勧められている。たとえば，SBARというものがある。SBARとは，①状況(Situation)：報告者と患者の名前を伝えた後，患者の問題を簡潔に述べる，②背景(Background)：検討中の状況と密接な関係のある情報，③アセスメント(Assessment)：臨床家が原因と考えることとその重症度の要約，④提案(Recommendation)：状況を解決するのに必要なもの(Pope, Rodzen & Gross, 2008)である。カーネギー財団全米看護教育研究(Carnegie National Study of Nursing Education)を見ると，看護学生は，ほかのチームメンバーに自分の意見を論理的に伝えたり，患者の現在の状況に関して一番重要だと思うことを見極める教育や実習をほとんど受けていないことがわかる(Benner, Sutphen, Leonard & Day, 2010)。問題の一部には，看護学生は臨床指導者や医療提供者以外から法的には電話による指示を受けることができないという事情*がある(*訳注：米国の場合)。動きの目まぐるしい臨床の場でこのことは調整が難しく，看護学生は電話をかけてくるスタッフ看護師に話しかけることが多い。Benner,

表10-1　論理的に述べること：臨床評価の共有とチームワークの改善

- 臨床的な移行を伝えること
- 臨床経過のなかで，予測の逸脱や予想外の変化を伝えること
- 実践を変えることと新たな臨床知識を身につけること
- 実験的な治療についての臨床知識を身につけること
- チームを作ること：注意深く有能で協調性のある集団を育成すること

Sutphen，Leonard および Day は，学生や経験の浅い看護師は自分の意見を論理的に述べる教育をシミュレーション演習室で受けることを推奨している(2010)。

　以下に述べる5つの臨床的な側面は臨床の解釈とアセスメントにかかっているので，特に難しい。この5つの側面はどれも，さまざまな意味合いをもつ臨床状況の報告のシミュレーションや多職種が参加するセミナーを企画するのに非常によい基礎的教育の機会を提供してくれる。SBAR のコミュニケーション法は非常に有用だが，これは臨床の問題と最終的な行動が明確ではっきりしている場面に焦点をあてている。その明確さを導くには，ほかの臨床家よりも微妙で，より曖昧な患者傾向をとらえて比較する必要がある。学生にも，また看護師にも同様に，患者の曖昧な変化の早期の警告徴候を経験豊富な臨床家に報告できるよう，また観察した変化や傾向の語りによる事例を提供し，相反する原因や生理学的状態の確認と否定ができるくらいに前進できるよう教える必要がある。これは臨床推論とその推論についての伝達が最も難しい段階である。明確できちんと記録された患者の傾向と反応について伝達するほうが，ずっと容易である。**表10-1** に示した5つの臨床的な側面は，特定したり人に伝えるのが難しいことが予想される移行の例である。

　多様な考察ができるか否かは，臨床知識や臨床推論を伝えられるかどうかにかかっていることが多い。不明瞭な患者の変化や患者が気にしていること，実践的・倫理的な問題を表現する技能がより確実になることで，コミュニケーションや臨床判断の信頼性が向上する。その第1段階は，問題をうまく表現できるようになることであり，それによって，このコミュニケーションと実践のきわめて重要な領域が，臨床家の教育にもっと取り入れられるようになる。ある看護師が次のように指摘している。

看護師：看護学生に医師と話す練習をさせる教師がいました……通常はそういうことをしていないので，看護学校を卒業しても，医師とどのようにコミュニケーションをとればよいのかわからないからです。教師と話したり，患者を担当している看護師と話したりします。さらに，医師のすることに配慮もしますが，確かに医師とコミュニケーションをとる方法は1度も学んでいません。

患者の状況を継続的に次々と把握しながら，情報を集め解釈し伝えることは，臨床での問題解決の直線的で合理的・実用的な段階モデル（例：看護過程）ではあまり教えられていない。通常，特定の臨床状況を解釈することに焦点があたることはほとんどなく，臨床指導のなかでこれらの解釈を伝達することに注意が払われることはさらに少ない。多くの臨床経過の体験とその臨床的解釈をはっきり述べる実践は，卓越した臨床判断を育成するためにも，その判断を効果的な行為に移すためにもきわめて重要である。

絶対確実であると主張できる臨床家はいない。明確なコミュニケーションによって，また経験に基づく臨床知の比較や蓄積によって，間違いは減り，臨床判断は高まる。臨床判断のしかたは，患者の変化を実証するためにどんな証拠が入手できるのか，主に臨床的に理解できることなのか，あるいは主に科学的な解釈や標準的実践，クリティカルパスについての理解なのかによって変わる。臨床推論についてのきちんと整理された証拠や明確な説明が一番よいが，とらえにくい徴候や不確かな変化について早期にコミュニケーションをはかることは，さらなるデータ収集や解釈，問題解決に必要な観察のきっかけとなる。

臨床判断に関して事例を誇張したり，逆に控えめに述べたりすると問題が生じる。しかし，患者の状態の変化がはっきりしない場合は，その不明瞭さを認めるのが最善のことだが，その後，懸案事項に応じてさらに観察や検証が必要である。こういったコミュニケーションの多くは口頭で非公式に行われる。というのは外的状況の多くが，不安定であり不明瞭であるためである。次で説明されているように，ほとんどの臨床的解釈は必然的に不確かなものである。

> **看護師**：この男性は順調に経過しています。彼は数日前に肝移植を受けましたが，腎機能不全になり，術中と術後にCVVH（持続的静静脈血液濾過法）が行われました。そして，状態は非常によくなったのです。でも，私たちは心配しています。ヘマトクリット値が完全には安定していないので，医師たちはまだその治療計画を検討しています……患者のことを知っていれば，もしカルテを読んでも必ずしも患者の状態を表していない，つまり，カルテが必ずしも患者の全体像やどんな治療計画であるかを表していない，ということがわかります。なぜなら，私たちはまだその治療計画がどんなものかについて話している最中であり，選択肢が2，3あって，まだ記録したくないからです。（観察に基づくインタビュー）

カルテに書かれていることと，考えられていることや推測していることとは，たいていギャップがある。臨床家は患者の臨床状態について自分の理解を論証しても，その解釈はのちに確認や質問，反対意見を受けなければならない。このようにして，多様な見方によって臨床的理解は深まる。臨床的に患者に何が起こっているかを知っているだけでは十分ではない。つまりタイムリーに反応できるようにするためにこの知識をほかの臨床家に伝えて確認する必要もある。臨床データを収集し，整理し，提示するにはいずれも判断と技能が必要である。事例を示すことに関するコミュニケーションの過程自体が判断と技能を必要とする。

　特に地位や権力に差がある場合，専門領域を超えたコミュニケーションは難しくなる可能性がある。皮肉なことに，呼吸療法士と看護師と助手とのやりとりも，看護師と医師とのやりとりも，地位と権力によって決まってしまうと考えられている。しかし，やりとりがもっぱら権力に関わるものであるなら，すべての臨床家が患者の安寧に対する関心を失い，臨床知識に皮肉や疑いをもつようになる。患者と家族の満足度や利害に立ち返ることや臨床判断と理解を明確に述べることによって，問題が権力闘争へと堕落しないように押しとどめているのである。（実践の）正確さと患者の最大の関心に対する誠実さを犠牲にして，ある人の主張に従うことは倫理にもとることであり，混乱をまねいて，臨床理解を見失い，患者に危険をもたらす。「患者と家族のために」立ち返ることは，個人レベルであるいは専門レベルで，また施設

レベルで話をする際,倫理的・臨床的洞察力を実践し修正するための1つの形である。

　臨床状況が変わりつつあり,決断するのに必要とされる入手可能なデータがいまだに明確でない場合,権力の問題は最も顕著となる。しかし,このような変化がはっきりしない時間が,出現しつつある合併症の治療に不可欠な準備時間となる。率直なコミュニケーションと対話は患者の安寧に重要なものである。このことは,胸腹部動脈瘤(TAA)の治療を受けた患者が手術室から戻り,心タンポナーデになった以下の状況に示されている。

　看護師：その手術は長時間に及び,患者は大量に出血しました。患者は非常に不安定な状態で病棟に戻されました……そのため,患者を管理する部屋には,胸部外科研修医,ICU研修医,受け持ち看護師,私の4人がいました。1年目の研修医が担当になっていましたが,その担当医は部屋の中におらず,電話で私たちに指示を与えました。彼は病室で何が起こっているのかを知らないうえ,術後の患者に会ってもいません。そして彼は私たち全員が拒否した指示を出したのです。
　インタビュアー：どんな指示だったのですか？
　看護師：患者の状態からみて不適切と考えられる点滴を始めるようにとのことでした。患者は心タンポナーデを起こしていました。つまり,心臓の周りの空間に出血を起こしていたのです……担当医はドブタミンを始めるよう指示しましたが,それでは血管をさらに拡張するだけで,心臓への圧迫が増えてしまいます。いったいどこまで？　彼の胸にもっと多くの血液が？……私はその指示に疑問を感じました。私はそのことを受け持ち看護師に進言しました。彼女は私に賛成しました。病室にいた2人の研修医は「何を始めるって？」という感じでした。
　インタビュアー：あなたが電話で話をして,この口頭指示を受ける役割だったのですか？
　看護師：いいえ,病室にいた研修医が担当医に電話をしに机のところに行きました。彼はドブタミンの指示を受け,それを私に伝えましたが,私は「できません」と言いました。彼は電話のところに戻りました。私は決して患者を置き去りにはしませんでした。彼は電話口に戻り,「それを始めたくない

そうです」と言いました。その後，そこにいた受け持ち看護師は研修医に「ここにいらっしゃってから始めます，と彼に言ってください。その準備をしておきます。彼はここに来て患者を診る必要があります」と言いました。私たちは担当医と取引をしたのです。もちろん彼は怒り狂いました。

そして，ちょうど彼が到着したとき，患者が心停止しました。それで，担当医はそのことを家族に話しに行くために部屋を出ようとしたのです。すると管理者の1人である別の外科医が，「ちょっと待って。我々は彼の胸をまだ開けてもいないよ。わからないけど……君たちが望むなら，そうするけど」と言いました。その胸部外科研修医は今まで開胸をしたことがありませんでしたが，1分以内で胸を開けて完全にその患者を蘇生しました。私たちはようやく患者を手術室に戻すことができ，患者は助かったのでした。患者には長い期間が必要となりました。結局，彼は相当長い間，人工呼吸器をつけることになり，しばらく状態が悪かったのです。退院するまで，彼はさらにもう1か月から6週間ICUにいました。でも彼は軽快して，その病院を退院したのです……

このことで興味深かったことは，その担当医は私たちが患者のケアを阻害していたように感じていて，研修医に「あのさ，僕はドブタミンの点滴を始めたかったのだよね」と言ったことです。その担当医は患者のベッドサイド管理に全然慣れていませんでした。それで，彼は翌日，ICUチームがやってきてこう話すまで，その場にいたほかの外科医を「道化師」と呼び，指示を遂行しなかった2人の看護師についてこきおろしたいと思っていました。翌日ICUチームがこう言いました，「おめでとう！　昨夜，君たちは本当にすばらしいことをしてくれましたよ！　口をはさんでくれて，開胸してくれた外科医は驚異的だったよ！　そしてドブタミンだ，誰がドブタミンなんかを始めることを考えたんだ？」と。周りにいたほかの医師もその指示に疑問をもちました……そこにいて手伝ってくれた外科医に対して，担当医から率直な謝罪といったほどのものはなされませんでしたが，彼らがしたことが本当に高く評価されたことを知りました……。

インタビュアー：その研修医はあなたに口頭でドブタミンの指示を与えたときに，何か根拠があったのでしょうか？

看護師：彼はただの仲介役といった感じでした。彼は何をすべきかが実際に

わからなかったのです。彼は新人で，以前にこの業務についたことが1度もなかったのです。私には，彼がこれと似た状況を経験したことがあるとは思えません。彼が病室にいる間，たとえその病室にいたほかの2人の外科医がその業務の分担者ではなかったとしても，私たちは基本的に彼らをあてにしていました。彼らは経験も知識もずっと豊富で，研修医は（先輩の）担当医から何も得られないとき，助けを求めて外科医たちに頼っていました。電話をした研修医は，担当医に助言を求めました。彼は確かなことがわからなかったのです。彼は「僕は担当医に何を話したらいいんだい？」という感じでした。彼は患者もフローシートも画像も見ることができず，行われていることを中継できるほど十分にまとめられませんでした。「電話をするときには，血圧のことや胸腔ドレーンから出てきているものなどについて担当医に話すべきですよ」と，彼に噛んで含めるように教えなければなりませんでした。
インタビュアー：それで，あなたは彼にそれを言っていたのですか？
看護師：ええ，みんなが言っていたわ。チームだったのよ。全員が病室にいて，誰一人として立ち去らなかった晩でした。一緒によく働くチームでした。だからその晩の患者は私だけの患者ではなく，みんなの患者だったのです。ICU研修医でさえ血液バンクに行こうとしました。みんながんばっていました……全員がその晩は看護師として働きました……。

　この例は，本章の要点を多く示している。患者の状態がかなり不安定であり，また胸腔ドレーンを挿入しているため，変化が認識しにくいというところから始まる移行しながらの推論をうまく説明している。状況では力の争いが多少あったとしても，患者の命を救うことが，"指示のままに動くこと"や権力という伝統的な上下関係を守ることよりも重要である。臨床問題を明確にするうえでの看護師の役割は，電話で担当医に対して実状を説明する，そのやり方をICU研修医に指導するという例に見てとることができる（Benner, Tanner & Chesla, 2009）。またこの例は，臨床問題を解決するためには，看護師と研修医と外科医によるチーム構築と協調性が重要であることも示している。さらに，ここではとりわけ，胸腔ドレナージが続けられた状況で，実際に患者の状態を診ることが的確に臨床把握をするのにいかに重要であるのかが強調されている。受け持ち看護師も不適切だとわかっている指示を伝え

る前に，担当医が患者を診るべきだと主張することによって，直接患者に関わる医師と看護師を支援した。ここでは，直接得た臨床状況の理解を伝えられるよう，できることなら患者の臨床状況を一番理解している人が医師に電話をかけるのが最も適していて，できることなら，指示を書く人が患者を診るのが望ましいことの理由も説明されている(Benner, Tanner & Chesla, 2009)。

医師は妥当と思われる解釈の範囲を絞るために，看護師に臨床的根拠を述べさせたり，臨床データを示してもらうことを覚えるようになる(Benner, Tanner & Chesla, 2009)。臨床解釈を提示できるかどうかは，患者の状態や治療への反応を追跡すること，つまり継続的に推移を見通したものを統合できるかどうかにかかっている。ケアがばらばらであったり，患者が転棟や転院をしたり，患者をケアしている専門家同士の引き継ぎがなかったりすると，このプロセスは中断する。患者の移行とは，患者の状態の変化を示す病歴にそったものである。患者記録に患者の移行について記すことで，患者の病歴や経過，治療への反応を十分理解していないために引き起こされる悪化を繰り返さずに済む。臨床状況に対する理解は固定したものではなく，あくまでもその時点での理解である。上の状況では，患者の不安定な状態のなかで，心タンポナーデである証拠が得られず，残念ながら効果的に対処できず，患者が心停止を起こすまでにいたった。

カーネギー財団全米看護教育研究(Benner, Sutphen, Leonard & Day, 2010)を見ると，病気や治療に応じた患者の状態の経時的な移行や変化の追跡のしかたを学生に教えることに臨床指導者が格闘していることがわかる。治療に対する患者の反応のアセスメントのしかたを学生に念入りに教えることはできるが，薬物，特に血管収縮薬に対する反応との関連で学生が指導者と一緒に薬物を点滴静注する機会があまりない。また，病棟の時間の流れのために学生はクリティカルな変化を観察する余裕がないことが多い。看護ケアにおけるこの重要な役割を学生に適切に教育するには，患者の状態の変化と血管収縮薬やそのほかの点滴薬に対する患者の反応のシミュレーションが必要であり，このことは看護教育における実践と教育の大きなギャップとして確認されている(Benner, Sutphen, Leonard & Day, 2010)。

一般的に，看護師は患者の経過と現在の状態についての自分の解釈を語りながら，医師に臨床データを提示する。よくある臨床的状態に対してはよく

行われる臨床的処置が必要であると認識されるが，新しい科学と技術が現れるときには，この習慣化された予測が問題となる。Benner, Tanner および Chesla (2009, p.99) より引用された以下の抜粋では，看護師はある治療法とフローシートに記録されたバイタルサインの変化とを関連づけて，実施された治療とそれに対する患者の反応について重要な話をしている。

彼女の話は臨床判断を実践的かつ即座に指導・学習し，解釈し，提示することを説明している。

> **看護師**：肺動脈圧を記録している心臓病患者とそれ以外の患者の24時間のフローシートは，「これがどのように尿量に影響し，さらに心拍数にどのように影響し，そしてドブタミンを減らしていくことがこれにどのように影響するかを見なさい」と私が言って(教える)内容を示しています。だから，彼らが紙面からそれを学べるよう，私はいつもすべてを提示します。これがいつもの私の(教え)方です。それに，「わかりましたか，それじゃあ，あなたはこれとこれとこれを見て，何が起こると考えますか？」と言って，ありがちな筋書きも教えます。彼らが心拍出量の増加を常に察知できるとは限らないからです。彼らは，「ああ，心拍数がほんのちょっと上がった」とは思わず，むしろ薬のことやもっと具体的なことを考えているので，私は全容を示すものを活用しています。

フローシートからわかる患者の話は，ここで語られている血管作用薬と輸液，体温，尿量，患者の血行動態との相互作用についての理解を教えるためのものになる。しかし看護学生や新人のスタッフ看護師には，フローシートの読み方と解釈のしかたを教育する必要がある。彼らは傾向と変化の見極め方と追跡のしかたを学ぶ必要がある。新人看護師と医師とがフローシートを検討することで，治療選択をめぐる共通理解と予測をもつことができる。新人看護師がその病棟の臨床"データ"の示し方に従わないと，彼らのメッセージは誤解されたり見落とされたりする。たとえば，ある新人の大卒看護師が患者の悪化状態について2人の医師に電話をした。彼女は，該当するすべての検査データを伝えはしたものの，血液ガス値の変化の重大さを強調しなかった。患者は代謝性アシドーシスを起こし，血液透析が必要になってい

た。医師は重要な指示とデータの解釈に慣れていたが，血液ガス値の変化を見落としてしまった（Benner, Tanner & Chesla, 2009）。これは公的な予測と非公的な期待の違いを示している。従来の医師と看護師とのやりとりでは（Stein, 1967; Stein, Watts & Howell, 1990），看護師はただ臨床データを示すだけで，データについての判断は医師がすることになっている。しかし，そんなに完全に切り離すことは不可能であり，また看護師が患者の臨床データや状態について判断できないのなら，看護師は医師に電話などできないはずである（Benner, Tanner & Chesla, 2009）。

患者の状態の変化を伝えることに関わる臨床判断の曖昧さや内省を素直に受け入れることは，批判や改善点を求めることであり，それによって経験的学習を高める。

本研究では，看護師が医師との衝突を避け，必要と思われる処置の指示を得るために，医師に敬意を表したり間接的なコミュニケーション方法を活用し続けたりしているという証言が多く得られた。しかし，医師と看護師の双方が良識ある民主的な実践をするためには，こういったコミュニケーションパターンはやめて，臨床理解と判断を率直に伝達する必要がある。だが，このパターンが変わりつつあるという証拠もある。たとえば，集中ケア新生児室（ICN）の看護師は，メディカルセンターのICN看護師についてよく耳にする冗談を次のように語っている。

> **看護師1**：ICN看護師は，新しい医師からひどい言い方をされていました。みんなが「ええ，噂は聴いていますよ」と言うのです。ローテーションの予定のことなんですが……
> **看護師2**：わずか1か月いただけなのに。
> **看護師1**：だから，こう考えることが大事なのです。自分の意見をはっきり述べる人だという評判があることは当然だと思うのです。
> **看護師2**：また，こうも言われています。「ICN看護師に決して言ってはいけない3つのことは何かしら？ あなたはどう思いますか？」
> **看護師3**：「私はあなたの言ったようにやれていますか？」
> **看護師1**：そうです。「私はあなたの言ったようにやれていますか？」そして，「さあ，私に指示を書かせて」（全員笑う）。

看護師2：（あるいは）「私にサインしてほしい指示がありますか？」（全員笑う）

　これが"よく耳にする冗談"であることは，このような発言が口にされていたという証拠である。また，ここのICN看護師が自分の意見をはっきり述べていたことと，看護師たちの主張が医師に葛藤をもたらしていたことを示している。ある指示をうまく断った例や指揮命令系統をたどった例，新生児の命を保護し救うことをしつこく警告した例などが定着していることは励みになる。このように成功例を語り，それをその施設の記憶にとどめておくことは，患者成果の改善のために看護師の患者擁護の合法性と重要性を強化する。

　この研究には医師が含まれていなかったが，医師の専門知識や判断を考慮に入れないのは軽率である。医師と看護師の意見が相反する事例では，不十分なコミュニケーションや誤解によって，問題を不確かで複雑にしていることが多い。このように，力説したり自己主張したり，指揮命令系統をたどったりしても，十分な傾聴と協働の技能の代わりになるわけではない。看護師が聞き損なったり，また処置の必要性を力説するために医師を再三にわたって呼んだり，そしてついには不要な指示を書くように医師を説得したというケースをいくつか医師が報告している。

　たとえば，ある看護師は血清アルブミン値が低いICU患者にアルブミン製剤を注入することを力説した。その医師がなぜアルブミンの指示を出さなかったのか繰り返し説明し，また最新の研究所見を示し，看護師はその医師のことを内科医長に報告した。なぜなら，彼以外の医師は全員，同じような患者にアルブミン製剤を用いて日常的に治療していたので，看護師はその医師の臨床知識と判断を非難したのである。内科医長はその医師と同意見であったが，治療のたびに繰り返される圧力に屈した。しかし，内科医長はこれを，その治療の不適切さについての，看護師と医師への現任教育の機会にした。この例は，患者の最も大事なことに焦点をあてて多面的な見解を話し合う際に，心を開いて理解するためには，聴くことがいかに本質的な技能であるかを示している。また，すぐれた最新の科学技術をいかに経験に基づく学習に取り入れ，日常の実践を刷新していく必要があるかを示している。

■臨床的な移行を伝えること

たとえば,「これは血液量減少というよりは心不全です」というように臨床状況が再評価されると,指示される処置が変わるだけでなく,徴候や症状の重要性も変わる。臨床状況が再評価される前や,患者の臨床状況が変わったり,臨床予測と一致しなかったりする徴候が見られている間は,患者の状態の変化は不確かで混乱するが,積極的に問題解決をするチャンスでもある(第2章を参照)。証拠を集めて提示したり,変化が差し迫っているという感覚を伝えたりするには,臨床判断が必要となる。しかし,患者の状態の不安定さや変化は以下のインタビューでわかるように,非常に重症な患者には例外的というよりむしろ標準的なことである。

> **看護師**:そのような状況では(患者のケア)計画を変えなければなりません。つまり,これこそがプライマリナーシングなのです。実際は,仲間や同僚を尊重し,その時ベッドサイドにいる人がアセスメントして,その時のその人自身の看護判断で正しいことをしなければならないのです。私たちの病棟では,計画は数日ではなくて,数時間で変わります。昨日勤務していたとしても,朝出勤してみると,事態が変わっていたなんてことは当たり前です。それが現実なのです。あなたが立てた計画を誰かが変えるのは,あなたの計画が悪いからではありません。ただ状況が変わったというだけのことです。

臨床解釈(特に早期で十分煮詰まっていない解釈)を効果的に伝えられるようになるには,行動しつつ考えることや患者の状態の移行を示すとらえにくい変化を指摘する能力が必要になる。臨床推論は,その疾病特有の症状の出現を知覚する鋭さと個々の患者の把握に基づいた移行時の推論と呼ばれ,すべて解釈である。解釈は当然,社会的である。臨床家はその時点ではっきりとしている状況の臨床把握にそって行動するため,多くの曖昧さによってコミュニケーションが中断してしまう可能性がある。臨床家は曖昧なところにばかりとらわれたり,厳密な計画や期待にこだわってしまったりすると,個々の状況に応じて考えて行動することができなくなる。つまり,自分の理解や自分の行動のしかたを見失ってしまうのである。臨床家は,患者の個別

の経過に応じて，筋の通った妥当と思われる話をしたり，循環機能がどのように腎機能と脳の機能に影響し，それがどのように血行動態や体温，患者の活動などに関連しているのかについて他者に伝えたりする必要がある。

以下の例では，看護師が，患者の意識があったときの病状経過の変化について思い出している。その看護師は，肺機能検査が示す患者の呼吸状態に対して，かなり異なる評価をした。それが解決される前後，状況は不確かであった。

　　看護師：患者は40歳の女性で，肺炎とうっ血性心不全(CHF)と癌(CA)の疑いでMICUに運ばれてきました。彼女は動脈血ガス値が非常に悪く，1981年からの特発性肺線維症の既往があり入院しました。入院時に，必要であれば肺炎を治療するために挿管し，2,3日後に抜管したい，と説明されました。S夫人はそれに同意しました。患者は，CO_2 が90台にまで上昇したので，入院後12時間以内に挿管され，混乱状態を呈しました。動脈血ガスは急速に悪化し始め，全面的に人工呼吸器(の補助)と鎮静と麻痺のための薬を必要とするまでになりました。

　　S夫人はほぼ3週間，鎮静し麻痺させられ，非常に悪い状態でした。彼女はかなり不安が強く，効果的に換気するために鎮静されたままでした。この間，彼女にいろいろな処置が施されました〔例：気管切開，胆石の手術，多くの(侵襲的な)ラインと複数の胸腔ドレーン〕。私たちは何度も，彼女を人工呼吸器から離脱させようとしました。でも，彼女の肺の機能はひどくなり，私たちがやってみるたび悪化し，安楽を保つためにさらに多くの薬が必要になり，適切な動脈血ガスを維持するために人工呼吸器の設定をさらに高くする必要が出てきました。この間，患者は自分がどれほど悪い状態なのか，自分を生き続けさせるために医療者が何をやっているのか，全然わかっていませんでした。

　　S夫人は大家族の一員で，その全員が彼女と強い関係にありました。彼女の家族はそろってイタリアからこの国へやって来ました。彼女はこの国でイタリア人の男性と出会って結婚し，2人の子ども，11歳の息子と7歳の娘をもうけました。家族のなかで彼女の役割は妻であり母親でした。つまり，彼女は子どもの世話をし，家事をこなし，食事の用意をする役割を担っていま

した。家族には患者の状態を十分知らせていました。彼らは何度も深く悲しんでいました。私たちは彼女が死んでしまうのではないかと思ったことが何度もあったからです。ですから患者がよくなり始めたとき，家族はS夫人が生きていることをとても喜び，数週間前よりも100％以上よいようだと感じていました。

　S夫人はようやく薬から覚醒したとき，残念ながら事態に満足しませんでした。彼女は意識がはっきりしていて状況をよく理解しました。薬の作用が残らなかったのです。そして，彼女は人工呼吸器も気管切開もしたくなかったことをきっぱりと明言したのです。「これ（人工呼吸器）を外して！」「これがひょいっと外れたとき，自分でうまく呼吸しているのに，どうして私が息をするのにこれ（人工呼吸器）が必要なわけ？」「これ（気管チューブ）を外してくれない？」「私はどうやったら（人工呼吸器をつけて）家に帰って家族の世話ができるの？」患者は嘆き，泣き叫び，人工呼吸器を外すことを懇願していました。彼女はそれが必要であることを否定しました。

　S夫人がただうつ状態であるだけではなく，人工呼吸器を必要としていた事実を否定していることが，私は気になりました。また，彼女が家庭での役割を維持することができないことが，私には心配になりました。誰もが，S夫人の状態が今や慢性化しているという結論に達し，社会事業部がふさわしい転院先の施設を探している間，彼女はMICUにいました。この転院の準備をするために，週単位で家族との打ち合わせが行われました。

　患者のケアをしている間，人工呼吸器はいらないという患者の主張に私は刺激を受け，人工呼吸器から患者を離脱してみたいと思いました。彼女が在宅人工呼吸器プログラムに認定されるくらいに，私たち（チーム）は少なくとも彼女の人工呼吸器の設定を十分下げられるはずだと感じていました。また，私は患者か家族にそのことをもち出す前に，これが可能かどうかを試してみたかったのです。そこで，私の目標は，この機会に患者の換気の設定を減らしてみることと，生きるためには機械的換気が必要であることを患者が受容できるようにすることでした。私は患者が人工呼吸器から完全に離脱できるとは，まったく期待していませんでした。

　私がこう考えた根拠は，患者が入院したときの肺の状態の悪さでした。彼女の肺機能は非常に悪かったのですが，私たちは彼女が入院する前，在宅で

はどうであったかをちっとも知りませんでした。多少変わっていないか？　少し悪くなっているのか？　患者も人工呼吸器を外すことに大きな希望を抱き，それに伴うつらい努力も厭いませんでした。やってみない理由などありません。

　翌朝の回診には，研修医2名，インターン2名，その月の担当医，かかりつけ医，看護師長，そして看護師の私がいました。オンコールのインターンが簡単な説明をしました。変化がないことから介護ケア（日常生活全般の介助）が予定され，入所先の空きを待っていました。全員が病室に入り，患者をアセスメントし，患者と話をしました。患者は人工呼吸器が必要ないとどれほど感じているかを話しましたが，医療チームは取り合いませんでした。

　看護師長は，患者が離脱に耐えられるかどうかを，私が試したいと思っていることに気づいていました。患者のかかりつけ医は記録を書くために部屋を離れました。看護師長と私は，彼に話をもちかけるために部屋を出ました。医療チームの決定を揺さぶるためにはかかりつけ医の助けが必要と感じました。医師は病室を出たところで記録を書こうとしていました。私たちはかかりつけ医に話をもちかけました。「私たちは，Ｓ夫人のことや彼女がどうして人工呼吸器が嫌だと言い続けているのかについて話し合ってきました。それで，私たちはもう1度人工呼吸器から彼女を離脱させてみたいのです」

　かかりつけ医は，「今までに何回も試してきたけれどもうまくいかなかったのですよ」と言いました。そこで私はこう説明しました。「それはわかりますが，患者は今までよりもかなり元気になっています。彼女は人工呼吸器を必要としていることをまったく信じていないので，私たちは彼女にそれが必要であることを示す必要があると思います。また，私たちが彼女の人工呼吸器の設定を下げることができれば，彼女は在宅人工呼吸器プログラムの適応となるかもしれません」と。私は，医師が退院計画にかなり関心を抱いていることに気づき，それがこのケースの助けとなるかもしれないと思いました。

　かかりつけ医は，「それでは，Ｓ夫人がそうであるかどうかやってみましょう」と答えました。さらに「私が今日の回診で，チームにそのことをもちかけましょう。たぶんあなたは，その前にＳ夫人と話したいと思ったの

ですね？」と言ってくれました。

　かかりつけ医は，チームが去ろうとしたときに再び病室に入り，患者に近づきました。私は医師がこの試みに同意してくれたことをうれしく思いました。私はかかりつけ医が人工呼吸器を外す際，私たちと一緒にやってみるつもりだと言ってくれることを期待していませんでしたが，何日もS夫人が私たちに言ってきたこと（「この人工呼吸器を外してちょうだい！」）をかかりつけ医に聞いてほしいと思いました。チームがその日の彼女の計画を検討していたとき，たいした変更はありませんでしたが，私が離脱の件をもち出し，「もう1度S夫人を呼吸器から離脱させようと思っています」と言ったところ，研修医は，「それほどよい考えだとは思わないな。以前にもやってみて，当初よりもさらにひどい状態に終わったんだよ」と言いました。（全体的な計画を変えるのは難しいだろうとわかっていましたが）私は言いました。「私もそのことは十分わかっていますし，あなたのおっしゃるとおりです。でも，今のところ患者は前よりもずっと元気なのです。今こそ，やってみるのに理想的な時です。彼女は喜んで私たちに協力するでしょうし，彼女は人工呼吸器を外したがっています。これまでで一番よい機会なのです」と。

　ところが，研修医は「いや，何も変わっていないよ」と答えました。そこで，私はこう説明しました。「彼女は変わりました。彼女は1か月以上も眠り続けていたから，今後一生，人工呼吸器が必要となることを理解するには時間がなかったのです。私は，生きるためには本当に器械が必要であるということを彼女に示すだけで，彼女（の呼吸数）が下がるかどうかを試してみたいのです。彼女は器械なしで息をすることがどんなものなのかまだわかっていません」と。その時，不意にインターンが口をはさみました。「私にはそれが理にかなった考えのように思えます。仮に1か月間眠っていた後，私の残りの人生に人工呼吸器が必要だとあなたが私に言ったとしたら，私はあなたがなんてひどいことを言うのだと思うでしょうね」。そして，誰もが黙り込んでしまいました。インターンが，少なくとも筋が通っていると感じ，自分も患者と同じように感じるだろうと言ってくれたことをうれしく思いました。私は，やってみるべきだということを誰かが言い出すことを願っていました。それからかかりつけ医が病室から出てきて，グループに同席しました。

　研修医は，「ま，君は彼女を人工呼吸器からただ外して，Tピースをつけ

たいのかい？　彼女はそう長く耐えられないよ」と言いました。

その月の担当医は，「いや，私ならそうはしないだろう。だって彼女は現在，人工呼吸器による最大の強制換気（サポート）の状態にあるからね。うまくいかないさ」と答えました。

かかりつけ医は，「私はS夫人と話しました。彼女は（人工呼吸器を外すことを）やってみたいのです。あなた方が最善だと考えている方法は私も異論はありません。でも私は今日やってみることを彼女に話しました」と言いました。

研修医は，「うまくいかないことくらい十分わかるでしょう？」と言いました。私はこう言い返しました。「私たち全員がその点には同意していると思います。ですけど，患者は希望しているのです。なぜやらせてあげないのですか？　仮に私たちが彼女の人工呼吸器の設定を下げることができれば，おそらく彼女を在宅人工呼吸器プログラムに入れられるのですよ」。

担当医は，「彼女の呼吸機能はひどいから，たぶんこれ以上下げることはできないよ」と言いました。私は，「彼女の呼吸機能が悪いことはわかっていますが，これと同じくらいの呼吸機能で在宅で過ごされていたかもしれないのです。ここに来る前，明らかに彼女の呼吸状態は悪かったのです。なぜやってみることすらできないのですか？」と言いました。

担当医は答えました。「そうですね，私たちはやれると思います。私はまずいくつかの数値を得たい。彼女の安静時と努力時の分時換気量の数値が得られますか？」私は「もちろん」と言いました。

インターンは「じゃあ，IMV（間欠的強制換気）に下げるのですか？」と尋ねました。

担当医は，「彼女の数値を待ってから，やり方を決めましょう」と答えました。

チームは次の患者へ移動し，私は呼吸療法士を呼びました。彼はすぐにやって来て，数値を得ました。S夫人は安静時換気量を倍増することができたのです！！！　このことはまったく予想していませんでした。呼吸療法士はそれが正しいかどうかを確かめるため，2つの異なる方法による手順で行いました。私はびっくりしましたし，S夫人にとっても非常に喜ばしいことでした。おそらく最終的に人工呼吸器の設定を下げることができるでしょう。

次に，私たちはＳ夫人に対して吸気筋のトレーニングにとりくむために理学療法士を呼びました。呼吸療法士と私がどの患者を見てもらいたいのかを説明していたとき，その理学療法士は私たちを笑いました。でも，Ｓ夫人が分時換気量を倍増できることを知って，彼女はうれしそうに驚きました。理学療法士がその朝Ｓ夫人に働きかけたところ，患者は15分間人工呼吸器を外して吸気筋のトレーニングをすることができたのです！！　私たちは，2～3分はもつだろうと考えていましたが，Ｓ夫人にそこまでできたことが信じられませんでした。私たちは人工呼吸器の設定を下げようと彼女とともにがんばりました。

　Ｓ夫人は人工呼吸器を外して，1週間後に病棟を退出しました。この事例は私にとって重要でした。というのは，私たちは医療提供者として，いかに患者が話していることに耳を傾け，患者の擁護者としてその情報に基づいて行動すべきかを教えてくれたからです。この事例で最も重要な私の行動は，患者の話に耳を傾け，自分がしたいと思っていることを裏づける科学的根拠を用いて，チームと一緒にその件にとりくんだことだと思います。そして，まったく思いがけなかったことに，Ｓ夫人は人工呼吸器から離脱できたのでした。検査数値（このケースでは彼女の呼吸機能を代表する）は実際，あくまで1つの数値でしかないことを改めて学ぶこともできました。その数値が何を意味するかについて全体像を見る必要があるのですね。

　看護師や患者のかかりつけ医は，ごくわずかでも可能性があるならば，治療を拒否する患者の権利を倫理的に考慮して，人工呼吸器から患者を離脱させることにした。看護師は患者の道義的な要求を活用し，患者を擁護しながら，うまく人工呼吸器から離脱させたのである。看護師やインターン，患者のかかりつけ医は患者の苦境を推測でき，患者の権利のために人工呼吸器のサポートから離脱を試みようと議論した。

　この事例でわかるように，状況の変化や患者の経過や移行の再評価を受け入れられるには臨床判断と調和が必要である。この例は，患者の個々の適応パターンを熟考することを生き生きと示した教訓であり，状況の変化に基づいて新たな理解を話し合うことの難しさを示している。患者が意識を回復することで状況は劇的に変わったが，医療チームの大多数は初期の理解を固く

もち続けていた。以前に人工呼吸器のサポートを減らそうとしたが，うまくいかなかったからである。

　患者のために最善の臨床理解に到達することに焦点をあてるには，患者や家族，関与している他職種の医療チームのメンバーの話を，敬意をもって傾聴する必要がある。そのためには，敬意を表した傾聴を促進する直接的なコミュニケーションのとり方を練習することが有効である。

　たとえば，医師の臨床理解や治療の根拠について自分の解釈を言い直すことで対話を始めることができる。また，鋭い質問をすることでも対話を始めることができる。状況によっては，治療をするかしないかという医師の決定に基づいて，自分の臨床予見と予測される活動の方向性をはっきり述べることが役に立ったり，事が明らかになったりする。同様に，その状況で予測される事態について医師に尋ね，それから各事態に対する治療の選択肢について尋ねることで，医師の移行しながらの推論を理解できるようになる。まだ全体像がはっきりしていないが，議論に打ち勝つためではなく患者のために目標を準備すべきであるということを認識し受け入れることで，緊張が緩和され対話が促されることもある。この場合の目標は，コミュニケーションと理解を閉ざす頑な姿勢を避けるためのものである。

　議論の際，勝つか負けるかという対抗的な姿勢では，患者の状態を深く考えたことにならない。複雑な臨床問題を熱意をもってすばやく解決することに加えて，効果的なコミュニケーションと非効果的なコミュニケーションを報告し明らかにすることによって組織が改善され，コミュニケーションプロセスがよくなり，チームがともに学ぶようになる。

■臨床経過のなかで予測の逸脱や予想外の変化を伝えること

　ほとんどの手術からの回復には，経過と患者の反応によくあるパターンがある。経験と熟練によって，通常の反応がみられないことに気づく能力が備わる (Benner, Tanner, & Chesla, 2009)。

　通常の反応がみられないことは，合併症が差し迫っている兆しである。普通の予測がそれたときは，予測が外れたことを認めて伝えることは特に難し

い。というのは、予定が外れたことのもっともらしい説明は数多くあり、常に曖昧だからである。

以下の例では、看護師が、冠動脈バイパス手術から患者がうまく覚醒しなかったことに触れている。患者には血圧を維持するためにバルーンポンプが装着され、たくさんの昇圧薬が投与されていた。医療チームは昇圧薬から離脱させ、腎機能は回復したものの、彼はなかなか覚醒しなかった。

> **看護師**：私はほかに患者になんらかの理由があるかどうかを知るために、「CT撮影をしてはどうでしょうか？」と毎日言い続けていました。というのも、手術以来、私は患者に鎮静薬を投与していませんし、（患者の反応は）本当に普通じゃなかったからです。通常、覚醒し始めると、動き回り、体を震わせたり揺さぶったりします。だからモルヒネを少しだけ投与しますが、患者は何もされていないのです……とにかく私には変に思えました。患者が戻ってきたときには死にそうだったのが、神経の状態を除いては手術後非常に多くの点でよくなりました。でも通常の経過ではなかったのです。だから、最終的に患者をCT室に連れて行きました。そして脳に梗塞部位があることが報告されました。

これは、臨床推論の特徴を考えるごく普通の方法である（第2章を参照）が、予測が外れたことを伝えることは、明確な徴候や症状を伝えるよりもかなり曖昧である。クリティカルパスのなかで詳細に示されているような典型的な患者に関する具体的な予測について、もっとはっきりと言えるようになれば、逸脱を見分け気づいた変化を伝える能力を高めることができる。先の例で説明されたように、看護師は、予測が外れたことを表明して患者の反応を解釈している。

ここで、予測の逸脱を認識することを強調しているのは、それがきわめて重大な臨床的問題解決の手段であるが、とらえにくいものだからである。それはしばしば、事態があまり順調ではないという不安な気持ちから始まる（Benner, Tanner & Chesla, 2009）。当惑していることは対処していることにはならないが、問題を探り始めて警戒レベルを高める根拠には十分なりえる。患者が予測したように反応していないようだということを他者に警告すること

は，医療チームに観察と調査をもっと徹底させる必要があるという合図にもなる。

■実践を変えることと新たな臨床知識を身につけること

　患者ケアの管理方法を変えて患者の反応や経過を変えるには，必然的に新たな状況で新たな臨床知識と判断力を身につける必要性が出てくる。日帰り手術はますます増え，入院期間は短くなる一方である。そのため，以下のPACU（麻酔後回復室）看護師のインタビューで示されているように，患者がクリティカルケアの領域から安全に退院することができる時期について確固たる臨床判断を下すことが重要になってくる。

　インタビュアー：では，それが，患者が退院できる時期についての本当の判断ですね。
　看護師1：共同決定なのです。私が患者は退院できる状態にあると思い，そして彼ら（麻酔科医）が退院できると思えば，患者は退院します。
　インタビュアー：ここでは医師の意見はどこに組み入れるのですか？　それとも，主に看護の意見に基づいているのですか？
　看護師2：（患者を退院させる）前に彼ら（医師）に尋ねます。
　看護師3：私たちは基本的に，いつ彼ら（患者）が退院できるのかを医師に話します。
　インタビュアー：あなた方はそばにいるから，患者が退院できる時期についてもっとよく知っていますよね。ところで，その駆け引きについてちょっと知りたいのですが。
　看護師1：医師が「この患者をこのために"x"時間観察したい」と言うときがあります。以前，小児科の患者を受け持ちました。その女の子は中東部かどこかの出身だったと思います……その子は腕を骨折し，それをどこかで整復しました。家族は病院へ行って，再度整復してもらいましたが，腕全体にかなりの腫脹が現れました。そこで今回，医師はもう少し慎重にしたいと思ったのです。医師は私たちがその子を帰宅させる前に腫脹がないことを確

かめるため，彼女に6時間はここにいてほしかったのです。それで，私たちは何もすることがないので，テレビを観ていました。

看護師3：そうですね。患者の状態が単純か複雑であるかを理解し，それから必要ならば医師に関わってもらうことは看護師の責任です。たとえば，私が以前関わった（術後にひどい痛みのあった女性の）例では，非常に多量のオピオイド系鎮痛薬を患者に投与していたので，私は夕方ずっと医師に関わってもらうべきだと考えました。彼女が帰宅することは，彼の決定でもあり私の決定でもありましたが，彼女には大量の薬が投与されていたので，私1人でできる決定ではありませんでした。

でも，また一方で，決定できることがはっきりしている本当に単純な事例があります。その場合，医師に関わってもらう必要はなく，ただ医師に今がその時だと話すだけです。それから曖昧で，ともかく同僚に関わってもらって，「あなたはどう思う？　ここに来て。看護コンサルタントが必要なの。この状況についてあなたがどう思うか教えて。あなただったらどうする？」と尋ねる必要があるときもあります。その日何が起こっているかによって，私たちにとってあまりにも難しく複雑な患者には，同僚たちの新鮮な見解を知ることが役に立つこともしばしばあります。

蓄積した臨床的見解が求められることは多い（Benner, Tanner, & Chesla, 2009）。臨床判断を上達させるために非公式な相談の有効性について研究が必要である。集計データと科学的根拠に基づいた医療（EBM）は，早期退院や日帰り手術といった比較的新しい実践を評価するのに役立つが，集計データが，特定の患者と特定の状況を臨床判断する必要性に取って代わることは決してないだろう。施設の方針と倫理は，臨床の専門家が曖昧さと危険を確実に認識できるような最先端の臨床的意思決定を裏づけるものでなければならない。患者の危険が不確かで予測不能な場合に，プロトコルやコスト管理による戦略が安全な予防手段に取って代わってはいけない。患者の安全を考慮して特例を設けたり患者の退院を延期したりすることは，褒められることではないが，患者の安全を最優先する施設の指針で支持する必要はある。

標準化することによって実践の変更を制限するという論理は，標準以下の実践を容認できるレベルまで向上させるには一番効果的である。しかし，熟

練した臨床家に実践の変更をしないよう規制をかけてしまうと，行為の達成度を高くするのに必要な変更もできなくなってしまう。革新が必要とされるところで変更を抑えることは，知識の成長と実践の発展を妨げる。安定した状況であれば，EBMの理論は，十分に検証された質の高い成果に最も効果的に作用するが，医療の成果について集められたデータはもともと実践や革新，あるいは新たな臨床知識を開発するためのものではない。経験に基づく治療なのか，十分に検証された治療なのかを熟練者が判断する必要があるのは，このためである。

■実験的な治療についての臨床知識を身につけること

　クリティカルケアは，低侵襲性の手術や迅速な緊急入院システム，移植患者の新しい免疫抑制療法，脳卒中後の血栓溶解療法など，実験的な治療を展開する場である。科学的な理解や治療的介入を大幅に変更するには，いずれも臨床知識を身につける必要がある。

　疾患や治療があまり理解されず検討もされていない臨床状況での変化について，患者や家族に伝えたり教えたりするという倫理的規範が臨床判断を導く。AIDS患者のケアは劇的な例を示している。

> 高度実践看護師：ええ，このようなこと(AIDS患者をケアすること)は，医療提供者と患者が一緒になってやったという体験でした。
> インタビュアー：一緒にそれを学んだのですね。
> 高度実践看護師：ええ，私はHIV検査がある前からここで働いていました。そのころ，私たちは何もわかりませんでした。1つは，私が同性愛の男性であったこと，もう1つは，私たちが看護師として，患者からそれをうつされるかどうかということを知りませんでした。ですから，後で私たちは，スタッフについて誰が感染していて，誰が感染していないかがわかりました。でも，その当初，私たちは知らなかったのです。

　感染症だとわかっていない疾患に初めて遭遇したとき，臨床知識を積極的に展開する必要があると思いいたることは難しい。患者の疾患や治療への反

応を説明することは非常に重要である。別の例では，HIV（AIDS）についてかなり多くのことを学んだ後，焦点が臨床アセスメントと治療を改善することへと移った。

以下のインタビューと観察が行われたのは，新しいプロテアーゼ阻害薬と新しいウイルスの負荷テストが使えるようになったころで，AIDS 患者のケアをしている外来診療部であった。ウイルス負荷テストの意味，つまり患者がその情報をどのように解釈するかについては，ほとんど知られていなかった。この看護師は，ウイルス負荷テストが示す新しい情報を患者が望んでいるのか，あるいは聞く覚悟ができているのかを患者と率直に話し合った。また，プロテアーゼ阻害薬を開始するのか，いつ開始するのかについても患者と話し合った。個々の患者に対する新しい治療の影響や適切さを評価する際に，臨床判断が行われたのである。

高度実践看護師：私は今朝，2人の患者に会いました。最初がフランクで，その次がジェームズでしたが，2人の話し合いのレベルは全く違っていました。1つには彼らがどういった人であるかに対する反応であり，また彼らの話し合いに対する関心のレベルでした。
インタビュアー：私は違いがわかります。1人は完全な協働者だったのですね。
高度実践看護師：ええ。
インタビュアー：フランクはずっとあなたと一緒に問題を解決していったのですね。
高度実践看護師：そうです。フランクはその薬が自分に合っているかどうか，悩んでいます。ですから彼は，私がその薬を勧めたとき，私がどのような思考プロセスであったかを聴くことで知識を得ました。実際に，彼は以前，私が彼に勧めた薬について，なぜそれを選んだのかを正確に聴きとっていました。確認のためにもう1度それを聴きたいといった感じでした。もう1人の男性（ジェームズ）は，「あぁ，元気になりましたよ。いろいろお世話になりました。ありがとう」です。私はどちらかのほうが賢くて，すぐれているとは全然思わないし，そんな気はさらさらありません。彼らの反応のしかたに過ぎないのです。彼らがどのような人で，どうやって決定するのかと

インタビュアー：ええ，薬を理解する彼らの方法なのですね。

高度実践看護師：そうです。

インタビュアー：すぐれた臨床家は薬のことをよく知っていると思うのですが，それを口にすることはあまりないですものね。

高度実践看護師：でも，「わかりません。どうすればいいか教えてくださいよ。おっしゃるとおりに何でもするつもりですから」と，そのようなことを言う患者がいるときには（口を出します）。そういう患者たちとは，そんなにうまくはやれません（笑）。

インタビュアー：そうですね。

高度実践看護師：そんなことは好きじゃないし，気分はよくないです。それがインスリンだったら，私は気が楽かもしれません。でもこのような薬にはとても気を遣います。

インタビュアー：責任重大ですからね。そこが問題なのです。だって，治療の危険性がはっきりわかっているかどうかと関係するからです。

高度実践看護師：うーん。

インタビュアー：インスリンの場合，使うほうがいいということがかなりはっきりしているので，それほど重大な責任がないのでしょうか？

高度実践看護師：その場合でも，初めは看護師に決めてもらいたいと思う人がいます。けれども，教育することによってもっと関与させて，自分のヘルスケアの全体的な見方を変えることができる人もいるのです。そして，最終的には実際にうまくできた経験をもてて喜んでいる人もいます。

インタビュアー：あなたはどのように指導して，彼らの姿勢を変えるのですか？　そのやり方をあなたに教えた人を覚えていますか？

高度実践看護師：今すぐに特定の誰かを思い出すことはできませんが，それができたことは確かです。

そこで，「さて，ここには最善の答えをもっている人が1人もいません。なので，私たちはここで検討しなければいけないことがいくつかあります（というような方向）」で始めます。私たちが何もかも答えをもっているわけではないという事実は一般的に知られていると思います。私たちは（危険に対する）畏怖を十分もつ必要があると思います。このような薬と比べると，

（インスリンを使うか使わないかの）臨床的な成果は非常に明確です。（観察に基づくインタビュー）

患者がどんな治療計画にどの程度従えるのか，従おうとするのかを話し合って取り決めるという実践的な対人関係スキルは通常，臨床判断の1つとして教育されるわけではないが，このような実践的な対人関係は，どの実践家の臨床判断にも大きな役割を果たしている。学生が治療について学び，治療計画と患者教育の実践面を展開する技能を身につけることに，もっと多くの時間を費やすことを，筆者らは薦めたいと考えている。情報を伝えて，患者が意思決定とセルフケアを実行できるようにする倫理的必要性は，すぐれた実践には常に求められる。危険と利益がまだ十分に検証されず，臨床家が治療の利益が危険に勝るという確信をもっていない場合，倫理的必要性がよりいっそう高まる。これは実践的な科学技術のアセスメントの1つであり，詳細は第8章に記述されている。

■チームを作ること：注意深く，有能で，協調性のある集団を育成すること

本書の初版発行以降，病院内における極端な階層構造や立場の不平等の有害な影響に対する注目が高まってきている。人を尊重しない言動が患者の良好な変化を脅かす大きな要因になっていることは誰もが認めている（Lower, 2008）。2009年1月，米国病院協会（American Hospital Association）は認定基準（LD.03.01.01 JCAHO, 2009）を策定した。これは保健医療機関が，専門職の容認できる行動や容認しがたい行動，破壊的な行動を規定し，容認しがたい行動や破壊的な行動を管理する方策を講じるものである。医療チームの構成員には，コミュニケーションスキルと対人関係スキルを実際に示すことで専門家同士の関係を維持することが期待される。これらのスキルは患者や家族，医療チームの構成員に尊敬の念を示すものである。また，患者や家族，医療スタッフの多様性を常に意識することが求められる。職場環境の改善の"規制化"へのこのような動きは，礼儀正しい言動や良好なコミュニケーション，協働が患者成果を改善するというエビデンスから生じている（Baggs,

1989; Baggs, Schmitt, Muslin, et. al., 1999)。Pattersonら(2002)は利害関係が非常に強い場合のコミュニケーションの方策を開発している。

　看護師の役割は相対的に目に見えにくいとしても，チームを構築することは重要である。看護と医学は知識集約型であり，また同じように知識集約型のほかの医療専門職を頼りにしている。実践と役割についての実践的ノウハウと共通理解を十分向上させるためには，共通の期待を構築する必要がある。実践のやり方やチームの作り方での類似点と相違点を伝えて，交渉するという日常業務はほとんど目に見えない。看護師は，クリティカルケアの場で必ず患者と一緒にいる人間であるので，手術室からの以下の例でわかるように，役割や関係，実践の方法について理解し話し合うのは，主に看護師である。看護師は実践の多様性や不測の事態をとらえようとしているので，かなり省略された事例や断片的なやりとりにも多くの言葉があふれ出ている。

　看護師1：私は医師の特異なところをいくつか知っています。彼らは，総じてさまざまなことが毎回同じであることを好みます。でも，外科医が機器を右側に置いているのに，患者がそれを左側に置くよう望んだ場合，患者はなぜ右側でなくてはいけないのか理由を知りたいと思います。また，麻酔科医がある薬を投与したいと思い，それが(外科医が考えているものとは)異なる薬の場合，外科医はなぜなのか知りたいのです。だから，妥当な理由があれば，私はこう言うことにしています。「外科医は刺激を避けようとしているので，あなたにその薬を投与してもらいたくないのです」と。

　インタビュアー：それが，あなたがやっている役割であり，援助している事柄なのですか？

　看護師1：いえ，私の役割とは少し違います。私は，直接介助や間接介助の役割もしますが，普段はそのような役割ではありません。今日は，通常業務の看護師として動きました。ですから，私の仕事は手術室と備品だけではなく，直接介助看護師と間接介助看護師の活動を調整したり，いつものように手術が進んでいるのを確かめたりすることなのです。だからちょっと違うのです。

　インタビュアー：でも，このような役割のいずれも，あなたはこの人たちとの経験に基づいて，自分がもっている情報を熟考し，会話に割り込んで，お

そらく別の看護師や外科医，あるいは麻酔科医の誰ももっていない関連情報を，情報の一片を提供しているのですね。
看護師1：たぶん。もしかすると，彼らももっているかもしれません。あるいは，彼らは何か言うことに居心地の悪さを感じているかもしれません。ただ状況次第ですね。私が何も言わない状況もあるでしょう。
インタビュアー：その1つを思い出せますか？
看護師1：そのことで患者が苦しむだろうという場合でなければ，ありません。
インタビュアー：「それによって患者が苦しむならば」と言うのは，どういう意味ですか？
看護師1：ええっと，動脈瘤を治療したとき，患者の血圧が急激に下がり，その時病室には若い研修医だけで，先輩医師はいなかったとします。私が顔をあげて血圧モニターを見ると，60だとしたら，たとえば私はこう言うでしょう。「あの，通常の範囲は……」また，血圧がどんどん下がれば，「あなたの指導担当医を呼ぶ必要がありますか？」と私は尋ねるでしょう。いろいろと厳しい体験をすることが人間にとって学習になるとは思いません。多くの苦悩をもたらすだけです。
インタビュアー：あなたが言っていることはわかります。
看護師1：人によって強弱の違いはあるでしょうが，みんなそれには賛成すると思います。
看護師2：そうです。
看護師1：リンダを見てください。彼女は外科の研修医と一緒に働いていても，絶えずそうしているのです。「あの医師はこれとあれが好きですよ」「かまいませんよ」「あぁ，すばらしいわ」「ありがとう」というように。

　（医師の好みや考え方の）ばらつきを埋め合わせたり，指摘したりしてもうまく協調できないが，総合的なコミュニケーションとチーム構築の技能には必要なことであり，複雑な人間関係における実践では特徴的なことである。チームは，手近にある課題とチームメンバーの力量に応じて機能する。業務の公式的な計画や業務概要（例：システム設計）を修正したり，社会集団がうまく機能することによって，チームはその場の条件や関係性にそって実際に

機能することができる。このようなチームワークを期待したり，予測したり，操作することは不可能かもしれない。というのも，チームの協働的なやりとりはまったく新たに生じたり相乗効果によって生じるからである(Benner, Tanner, & Chesla, 2009, pp.233-278)。

チームの発展を左右するのが「患者の利益」であるというのは，あまりにも理想的すぎるかもしれないが，患者の最善の利益の働きかけを中心とした結束が，チームの多様な見方や技術，知識を調整し，うまく組み合わせるために必要な構造と内容を生み出すのである。実際のところ，「患者の利益」というものが誤解されたり，きちんと答えが出ていなかったりしているが，この指針がなければ事は前に進まない。ところが，この患者のために働くという目標が，この仕事につきものの危険や弱点を引き起こす。なぜならば，不測の事態や多様性，危険に満ちた環境で，患者の利益を理解し続けなければならないからである(Murdoch, 1970/1991)。患者と家族との間に信任関係や契約の関係(May, 1983; Pellegrino & Thomasma, 1988; Sharpe, 1997)があることによって，うまく実践ができるのである。

PellegrinoとThomasma (1988)の指摘によると，患者は無防備で，医師(および看護師)と患者との力関係が不平等であるため，信任関係が必要になるという。Sharpe (1997)は，信任関係の意味を，受託者が専門知識をもち，特別な資源を入手できることとしている。受託者とは，「他者の利益のために使い，法的に高い水準で行為をするよう規定されている権力や富をゆだねられている人」である(Rodwin, 1995)。Sharpeは続けて以下のように説明している。

> 信任関係は，依存や信頼，一任された権力，信用に基づいているため，受託者の活動は，委託者(受託者のサービスに頼らなければならない人)の福利に対する利害の対立とそれ以外の潜在的な脅威に関して規定されている(1997, p.204)。

医療提供者が商店主と違って，サービスを提供する相手に対して善行の責務を負っているのは，患者特有の脆弱さがあり，医療提供者には信頼が必要だからである。市場言語によって医療がますます見直されることになり，

"患者"が"顧客""依頼者""被保険者"になるにつれて，私たち医療提供者は，患者は医療の"顧客"だけではないという事実を忘れてしまう危険がある．患者は医療の直接の対象なのである(Sharpe, 1997, pp.204-213)．

　この信任関係が破綻するとき，実践は混乱し崩壊する．患者の最善の利益に関する臨床家の関与がなくなると，臨床的に最善のことすら不明になる．このことは手術室の極端な例のなかで明らかである．その手術室では，侵襲的外科治療の間，患者と臨床家との境界が意図的に滅菌布で覆われ，人(対象化すべきもの)としての患者の存在を隠している．

> **看護師1**：1日の中で私が最悪だと感じるのは，引き継ぎをして家に帰ることです．その事例を誰に引き継ぐかによりますね．
> **インタビュアー**：「最悪」というのはどういう意味ですか？
> **看護師1**：最も難しいということです．
> **インタビュアー**：なるほど．
> **看護師1**：1日中この家族と関わり，家族を呼んだり，患者に対処したり，それはかなり大変で，そうやって家族と患者と親交を結んできました．
> **インタビュアー**：そうですね．親交を結んで……
> **看護師1**：彼らはこちらを知っていて，こちらも彼らがわかります．私はよく帰る途中で家族の人に会いに行きますが，私は私服を着ているので，こう言います．「いえ，私たちはそれを明日終える予定なのですよ．今は家に帰りますが」と，笑顔で，ね．でも，時々自分が本務の多くをこなせなかったと引き継いで，これとこれ，これもこれもと繰り返していることが馬鹿げているように感じることもあります．
> **看護師2**：彼らが，基本的なことをすべて引き継ごうとしていることはわかりますし，その理由もわかります．あなたの悩みは，変わる可能性がある事柄があまりに多いことですよね．その要点を述べる報告などありません．「さぁ，これが起こったら，ただちに次の行動をとる必要に迫られますよ」なんてね．(多くの不慮の出来事を列挙する)非常に漠然としているようですが，それが現実です．信用していない人に自分の患者を任せて基本的なことをしてもらうなんて，できないですよ．まして，その人たちが残りの業務をしてくれるかなんて，わかりっこないです．

看護師3：でなければ，多大な努力をしなければならないですね。
　看護師1：んー，確かにそうですね。
　看護師4：関わっている患者の一人ひとりに対して，すべての結果を好ましくて，円滑なものにしようなんて，一体誰ができるかしら。

　このインタビューの会話では，看護師が感じている責任感が明らかにされている。彼らは患者のそばにいて，患者を見守ることで，家族と契約を結び，つながっている。手術が終わる前に帰ってしまうと，この非公式な契約を侵害してしまうので，"業務時間"が終わることを口にしているのである。また，有能ではないと思っている看護師に患者を任せなければならない場合，状況は道徳上厳しくなる。だから会話は自然に，代わりを務める看護師に対する手ほどきや指示へと流れる。患者の状態や環境の変化に応じて解釈と継続性を織り込むには，患者の出来事を筋道を追って回想する必要がある。

　高度実践看護師：新しい担当医C医師は患者が予後不良だと理解していたようで，「一体私たち看護師はここで何をやっているのだろう？」と思っていました。私たちはこのかなり大がかりなCVVH（持続的静静脈血液濾過法）をしていたからです。それは長期にわたる治療ではなく，これが「選択の結果であり，患者が死に瀕している」のに，なぜ私たちはそれをしているのかと思いながら，私は理屈をこねなければいけませんでした。「患者は自分の予後を知っていて，受け入れています。彼女はすでに葬式をどうしたいか考えていますが，それも必要なことなのです。私たちも彼女を家に連れて帰りたいのです。彼女にはやらなければならないことがもう2，3あるので，点滴をやめる必要があります」と。ですから，担当医のところに行って会話を始めるよりも，その情報を知ることでものの見方が変わりました。
　私はここにいて，医師（研修医）が変わっても，情報がつながるようにしています……私は1時間ほど前か，医師の回診の前に巡回して，知っていることについて看護師に話します。だから，できれば看護師たちが回診に参加できるといいと思っています。でも，ほとんどの時間をベッドサイドでケアをしている看護師にはできません。だから，回診につけなかった人には，

> 「ICU チームからの計画は何ですか？」と尋ねて計画に関する話し合いを引き継ぎます。私は看護師にそれを引き継ぐのですが，呼吸療法士が一緒のときもあります。

ケアの継続性や複雑な状況について話し合ったり，つなぎ合わせたりするやり方には(Gordon, Benner, & Noddings, 1996; Schindul-Rothschild, Berry, & Long-Middleton, 1996)，断続的に勤務しているケア提供者や患者と短い時間しか接触していないケア提供者の活動を橋渡ししたり，埋め合わせたり，調整したりするという特徴がある。前述の例で，看護師は関連のある臨床的な詳細をすべて埋め合わせているわけではない。なぜなら彼女は，患者の話を完成させる作業や，回診につけなかった人に詳細を説明する作業がばらばらで，受け止め方によって異なるという性質があることを指摘しているからである。このような一貫性のあるコミュニケーションとチーム構築の機能は，患者の安全と安寧にとってきわめて重要である。

システム工学的な方法(例：新しい工学技術やシステム設計)に伴う問題の1つは，個々の機能や課題，目標が確認され，システムの中に組み込まれることである(Champy, 1995)。しかし，信頼性や即座の問題解決に必要な幅広い統合的機能や知的業務は，システム設計の方法では見落とされる。なぜならば判断やタイミング，チームワークが複雑であるため，それらを形式化しにくいからである(Bourdieu, 1980/1990; Dreyfus, 1992)。そのため，どのシステム設計業務にも必要な第一線の問題解決者が作る信頼性や成果，特殊性，偶発性に焦点をあてるよりも，システム設計の効率や再発する問題に焦点をあてるほうが簡単になる(Benner, Tanner, & Chesla, 2009)。

たとえば手術室やベッドサイドでの滅菌処置で滅菌規定の違反が発見された場合，業務の誤りに注意を促すには勇気と透明性が必要である。患者の心身の健康と安全が脅かされる危険が高いからである。次に示す例は，すでに病院内で確立されている処置の継続に関して新たに禁忌事項をいくつも差し挟む場合によくみられるものである。この場合，心臓カテーテル室の看護師キャロル・サミュエルズは，心臓カテーテル手術が予定されている子どもの水痘感染が発見さたときの話を語っている。

看護師：心カテ室でのその冬の，ごく当たり前の朝でした。マイケルは母親と一緒に心房中隔欠損の閉鎖術のために入院してきました。この入院はほかの多くの場合と同じでした。マイケルは6歳児で，バイタルサインは正常，小児のスクリーニング検査でも異常はみられませんでした。咳嗽もなく，風邪も引いておらず，発疹や感染症のある人との接触もありませんでした。ただ，水痘のワクチンを接種していませんでした。私はマイケルの母親に，さっそく始めましょうと言って，病院衣に着替えさせるように話しました。術前与薬のために部屋へ戻ったとき，私は母親にほかに何か質問がないか尋ねました。彼女は，質問は特にないが，昨晩寝るときにはみられなかった斑点が子どもの首に2つあると言いました。

その斑点を見たところ，水痘の可能性もありうると思いました。本当のところ私にはわからなかったのですが，母親に，スミス先生に診てもらうのが一番よいと話しました。スミス医師は循環器科の相談医で，マイケルの心房中隔欠損の閉鎖術を行う予定になっていました。

スミス医師は部屋に行って母親と話し，マイケルの斑点を診ました。彼が部屋から出てきて話を聞いて，私はショックを受けました。それが水痘なのかただの虫刺されなのか誰にもわからないので，「誰にも言わないでください」というのです。誰にも言うなということの意味は，あまりにも恐ろしくて考えたくもないものでした。私はスミス医師に何も言いませんでしたが，私の目が語っていることは私自身にもわかりました。スミス医師は，手術の順番を変えてマイケルは最後にしようと私に言いました。

私はマイケルと母親を別室へ連れて行き，母親に，マイケルを部屋から出さないように言いました。私は病院内のほかの子どもたちへの水痘の影響を説明し，この病気に感染すると多くの子どもたちが重症になり，死に至るおそれがあることを話しました。水痘かどうかわからないが，スミス医師はその可能性を考えていること，可能性がある限り，今のところはそうだと考えたほうがよいと話しました。

誰にも言わないことがよい解決法であるとは，私は心からは信じていなかったと思います。私はスミス医師に，感染症の相談医に水痘の確定診断を頼むかどうか尋ねました。スミス医師は「いや，彼らにしても今のところはわからないと思う」と答えました。私は心房中隔欠損の閉鎖術を予定してい

る人たちに手術の順番が変更されたことと変更された理由を伝えました。もちろん，このことはこの事例への対処が最善の方策なのか，また何をすべきなのかの論議をかもし出すでしょう。私は今のところ，とりあえずマイケルを隔離し，次の処置をとる時間があるうちにスミス医師が感染症の相談医に水痘の確定診断を頼んでくれるといいんですが，とみんなに言いました。

次の患者の手術が終わったときに，スミス医師は私に，感染症の相談医を呼ぶように言いました。オンコールの研修医が懐中電灯を手にした感染症の相談医と一緒に降りて来て，水痘の診断を確定しました。私たちはマイケルの手術の予定を組み直し，水痘が治るまで家で過ごさせることにしました。6週間後にマイケルが病院へ戻って来たとき，彼がどのように過ごしていたか尋ねました。マイケルの場合はそれほど重くなくて，発疹は10個程度でしたが，母親の見たところでは彼のきょうだいが最悪の状態で，発疹が全身に広がり，頭髪や口の中にもできたとのことでした。私は彼らが戻って来てくれてうれしく思いました。また，結果的に私たちはマイケルと病院の子どもたちにとって正しいことができたことをうれしく思いました。

この場合，循環器科医師と心臓カテーテル室の看護師が何年も一緒に仕事をしていて，看護師の意図的な驚きの"目つき"が医師の疑わしそうな判断に対するショックを伝えた。キャロルはほとんど言葉を発せずに，確定診断のために感染症科に相談する必要があることを助言したときに自分の意見をはっきりと述べている。進行するおそれのある危機があるときに，誰にも言わないようにとの指示にもかかわらず，キャロルはみんなに話し，医療チームの看護師がわかったうえで，あるいは誤ってその子を心臓カテーテル室へ連れて行き，多くの重症患者や免疫が抑制されている子どもを生命にかかわる病気に接触させてしまわないようにしている。医療チームはそのことの用意はできていたが，安全を確保する持ち場につく必要がなくてすんだ。

チームの能力向上や指導という仕事は，とりわけインターンや新人看護師といった，あまり経験のない臨床家とともに働くときによく見られる。

高度実践看護師：私はインターンを教育することもあるし，専門知識があるのでワルファリンの問題について決断を下すこともあります。私たちは連携

をとっているので，担当医が問題を処理するために私たちを呼ぶことがあります。外来患者の問題で電話をかけてきて，それを私たちの管理のもとで処理することもあります。こういったことはよくあることですが，ただその日その日によって違います。

　このインタビューでは，高度実践看護師が意図していることを何もかも話しているわけではないが，仕事中にインターンや新人看護師を指導するため，柔軟な方略が必要となることは，どの看護師も経験していることであろう。継続ケアのシステムがない病棟であっても，多くの看護師はなお患者や家族のニードを満たすために，転棟する患者とその家族をフォローアップしている(Stannard, 1997)。この看護師が述べているように，「私たちはつながりがある」。このチームの継続性と安定性は，時間を経て，施設の決まり事や学習の積み重ねを作っていく。

　前述のインタビューの「その日その日によって違う」という表現は慎重に受け止める必要がある。看護師にとって1つか2つの例で実践を特徴づけることは困難である。医療従事者は多様であり，患者は変わりやすいため，その変動性に応じることは，組織のなかで最も一貫した存在である看護師の知的業務の一部である。患者の状態に関して臨床家同士が相談することで，しばしば新たな臨床理解が生じる。なぜなら多彩な臨床的見方によって臨床判断が明確になり，豊かになるからである(Benner, Tanner, & Chesla, 2009, pp.233-278)。クリティカルケア領域で高度実践看護師が活躍するようになってから，医師と看護師の実践の境界はますます不鮮明になっている(Benner, Tanner, & Chesla, 2009)。

　看護師1：病棟で経験のある看護師は違うなと思います。直観的・経験的に物事を知っていて，インターンが抵抗を示した場合でも，比較的経験豊富な看護師は病棟主任看護師やほかの先輩看護師のところに行って，「これは私が観察したことです。あなたはどう思いますか？」と言えるのです。それから，私たちは一連の指揮命令系統をさかのぼっていきます。そうしなければいけないことはよくあると思います。スーは私に腹膜灌流をしていた赤ちゃんの話をしてくれました。その子は生まれつき腎臓が非常に小さかったので

す（インターンはフロセミドを指示しましたが，看護師はそれを与薬することを拒否しました）。
看護師2：すると担当医は，「どうして君はフロセミドを与薬しないの？」と言い続けて，研修医たちにさせようとしました。研修医たちは，「あなたの言うことを聞き入れることはできません」と言うと思います。
看護師1：それはどの担当医なの，ジョー？
看護師2：「あなたの言うことを聞き入れることはできません」と言いながら，結局，その研修医はそれをやってしまったので，その赤ちゃんを危険な状態にするところでした……

患者のことを常に話し続けることは，最も身近な実践家である看護師の機能に不可欠である。上記のように，複数のチームメンバーと協働できるのは，失敗から学んだ後だけである。このケースで，研修医は看護師の早期警告がいかに重要であるかを学んだ。看護師は指揮命令系統をさかのぼって，もっと適切な医学的処置を確保した。

また，看護師は回診中の日々の実践で違いを指摘するだけでなく，ベッドサイドや継続教育プログラムで看護師を積極的に教育してくれる医師たちから，質的な区別も学ぶ（第2章，質的な識別をすることを参照）。さらに，協働関係が生まれるのは，臨床的な教育関係を通してである。協働関係がすでに確立された病棟文化では，積極的な関与が期待されるようになる。

インタビュアー：この赤ちゃんの担当医がベッドサイドに来たとき，あなたが関わることはありますか？　あなたは回診に参加していますか？　あるいは回診に関心がありますか？　この時点であなたの役割は何ですか？
看護師：医師が朝の回診をするとき，看護師はベッドサイドにいて，赤ちゃんに何が行われようとしているのかを聞くべきであり，直接関係のあることやその医師の知らない新しい展開についてはなんでも口をはさむということが期待されています。私たちはただ盲目的に指示に従うのではなく，回診に参加し，チームに積極的に関与する必要があります。
インタビュアー：この赤ちゃんの管理について，彼らに違ったやり方でやってほしかったことがありますか，あるいはあなたがその管理で安心していら

れたことがありますか？
看護師：いいえ，私はその管理に全面的に安心していたことはありませんが，医師によってかなり違います。
インタビュアー：どのくらい満足していますか？
看護師：実際に，この赤ちゃんは研修医が管理しているわけではありません。この子の病気の程度は研修医のレベルで管理するには，あまりにも難しいのです。担当医は事態から片時も目を離さずにいました。あまり経験のない研修医がそれほど状態の悪くない赤ちゃんを管理している場合，不確かなことがあれば私は指揮命令系統にそっていきながら，非常に多くのことを質問し，事態の経過を追います。しかし，この場合は「指揮命令系統の頂点の担当医」がいるので，赤ちゃんの管理にまったく問題はありません。
インタビュアー：あなたが，この赤ちゃんの具合が相当悪いとおっしゃったことは興味深いです。というのは，ちょっと見たかぎりでは，つやつやでふわふわの髪をした，十分に栄養のいきわたった血色のいい赤ちゃんに見えたからです。
看護師：でも，とてもたくさんの医療機器をつけていますよ。（観察に基づくインタビュー）

　患者管理の仕方に安心するかしないか，つまり的確な臨床把握と対処であるかどうかは，上記で示されているように，熟練した臨床家によって継続的にアセスメントされる。新生児は重症であるが，うまく管理されているので苦しんでいるようには見えない。これは第12章で紹介するが，重症ではないのに，新人看護師が新生児の寝かせ方をよく知らなかったために急速に悪化させてしまった例とは異なる。患者の状態の評価には必然的に，患者がどのくらいうまく管理されているか，患者の状態がすべてのチームメンバーにどの程度よく理解され共有されているか，を感じとることが必要になる。それぞれの環境では，最善の臨床的管理と手ほどきを得るために，誰が利用できるかを判断することがある。
　以下のNICU看護師の例は，不確かで変わりつつある状況での相談と即座の問題解決で活躍できる，十分訓練された高度実践看護師（このケースではNP）を組織の一員にもつという状況に基づいたものである。

インタビュアー：私は，看護師がいつあなたを呼ぶか，いつ研修医を呼ぶかをどのように決めているのかをちょっと探りたいと思っています。今回，看護師は最初に研修医を呼んだようですね。

高度実践看護師1：そうですね，近くに研修医がいる場合は研修医を呼ぶかもしれません。でも基本的に，私たち（高度実践看護師）が近くにいれば，必ず声をかけられます。というのは，看護師はたとえ問題が本当に小さく見えても，私たちが患者を診に行くということを知っているからです。それが看護師には重要なのです。だから，ほとんどの場合，私たちが行って患者を診て，問題を解決しようとしているのだと思います。

高度実践看護師2：（非常にやわらかい声で）看護師は医師を呼ぶよりも私たちを呼ぶほうが多いと思いますよ。

高度実践看護師3：その研修医がどんな返答をしてきたかによると思います。私は，看護師の1人が研修医のところに行って，「私はこの患者が胃チューブと気管チューブから出血しているのではないかと，かなり気になるのです」と言っているのを目にしたことがあります。研修医というものはたいてい「ああ，わかった」といった感じです。だから看護師は直接，私たち（高度実践看護師）の1人のもとにやって来て，「私はすごく気になっています。そのことについてどう思われますか？」と言います。それで，私たちは患者を診に行って，問題を処理します。ですから看護師は，答えを出せない研修医ばかりなのに，答えが必要だというストレスと負担を抱えていると思います。そういう経験から，彼らはたいていのことに関しては私たちのところにやって来るのです。だから，（高度実践看護師2の）言っていることは正しいと思います。

インタビュアー：そういったことで，軋轢を引き起こしたことはないですか……チームはどのように動いていますか？

高度実践看護師1：研修医が誰であるかによってかなり違いますが，私たちは結構うまく働いていると思います。そして，彼ら（研修医）は私たちが彼らの仕事の多くをこなしていることをわかっています。だから，彼らが私たちに親切にすればするほど，彼らにとってもよいことなのです。

高度実践看護師2：私たちに頼っていることも彼らはわかっていると思います。

高度実践看護師3：そうね。私が思うに……時々，私たちがかなり重症な患者に注意したり，大変なことに対処したりしたことがそのような安堵感になっているのでしょう。なぜなら，彼らはそれをする必要がなくなったということにほっとするからです。彼らがする必要がなくなったことは，このほかにいくつもあります。

高度実践看護師1：研修医たちは私たちがすることや私たちにできることがわかると，今まで以上に私たちの周りに多くいるようになりました。それを知っているので，私たちは外来患者に関する問題を取り上げ，クリニックから患者を入院させます。というのも研修医はクリニックへ行かないからです。それは私たちと3年目の研修医で，（彼らが学んだのは）私たちには一貫した力があり，誰かを入院させたり，ほかの誰かが見落としたことを見つけたりすることは珍しいことではないということです……おそらくその患者は2，3日前から救急治療室にいたので，看護師は私たちのところに来て，「あの，とても困っています」と言いました。そこで私たちは，「わかったわ，じゃあ後でね」とは言わず，答えを見つけようとし，それが誰かを入院させなければならないことであればそうします。それはとても普通のことです。

　患者の状態をふり返ったり多彩な臨床的見解を伝えたりすることは，すべての医療職者に必要な基本的な教育プログラムであり，要求度の高いかなりきつい職場でも必要とされる。コミュニケーションは効果的であったが，滞ってしまったケースについてチームメンバー同士で報告しあうことは，誤解を明らかにし，多職種間のコミュニケーションを促すのに役立つことがある。

　時間と経験に伴ってチームメンバーの技能と能力がよくわかるようになり，この知識を活用することでチームの機能の強化に大きな違いをもたらすことができる。産科看護師のリサ・メイヤーは，急性の腹痛で救急部から入院してきた若い女性の事例のなかでこのことを説明している。

看護師：私は彼女を救急部からカートで病室のベッドまで搬送するのを手伝いました。皮膚が冷たくてじっとりとしていたので，私は脈拍をチェックしてみました。弱くて速い脈でした。私はすぐにモニター機器を装着し，同時

に日常の活動について彼女に尋ねました。何か深刻なことが起こっていることは明らかでした。その患者は循環血液量減少性ショックの徴候を示していました。私は医師を呼び，静注ラインの挿入を確認し，点滴速度を血圧が維持できるよう十分に上げました。

医師が部屋に到着したとき，私は心が沈みました。私には誰がオンコールなのかを知る機会がありませんでした。その医師はとても経験豊かな産婦人科医で，ほとんどコールを受けないので，私は彼の"ハイリスク"患者に対する能力に確信がありませんでした。彼は患者を評価した後，指示を出しました。私はそのほとんどに同意しましたが，2，3の修正に関して質問しました。その患者は胆嚢疾患のあらゆる徴候を呈していましたが，その医師はCTで確定する必要があると言いました。私は撮影のために患者を地下へ連れて行くのが少し不安だったので，放射線科技師のペニーに一緒に行ってもらいました。患者は起き上がって話しており，痛みは私が与薬した後，改善していましたが，何かに準備する必要があると気づきました。

放射線科医は患者を撮影しました。胆嚢は問題ないように見えましたが，肝臓の周囲に水がたまっているように見えました。「これは腹水ではないことは確かだ」「でも，確かにそこに何かの水がある」と医師は言いました。私は彼に子宮を撮影したかどうか，また出血の有無がわかるかと聞きました。それから同時に，ペニーに産科の研修医を呼んで画像を見てもらって子宮破裂を診断してほしいと言いました。その放射線科医は子宮を見つけられませんでした。産科の研修医が到着し，放射線科医の報告を聞いた後，「22週の子宮が破裂することはないし，子宮出血もない」と私に言いました。でも私はあきらめませんでした。この状況のコントロールを失うまいと思いました。

この時までに，患者は混乱の徴候を示していました。私は研修医に，患者を早く移す必要があるので，産科へ戻すのを手伝ってほしいと頼みました。患者は病棟へ戻る途中で息切れを訴えていました。私たちが到着すると，医師は彼女をひと目見て一般外科・ハイリスク部門の応援を呼びました。私たちは患者を手術室へ移し，そこで挿管が行われました。

多くの医師が手術室に集まりました。外科医は輸血のため中心静脈カテーテルを挿入し始めました。2人の麻酔科医は血圧低下に対して同時に動脈ラインを挿入していました。私はとても心配でした。患者の目には恐怖が見え

ました。産科のハイリスク部門の医師が来ました。患者は息ができないと訴えましたが，誰もが無視しました。私は彼女の手を握り，もう一方の手を彼女の肩におき，「大丈夫，すべてうまくいく」と話して安心させました。しかし彼女は自制心を失っていました。私は彼女と一緒に息を吸い，彼女をなだめ，鎮静し挿管するまで大丈夫だとずっと話して安心させました。

原因は相変わらず不明でしたが，腹部が開かれました。子宮が破裂し，大量の血液が失われていました。子宮摘出術が行われました。医師たちが縫合を終了したので，私は彼女の死んだ胎児を清拭し覆布でくるみました。

私たちは患者をICUへ移送しました。新しい看護師に報告をした後，私は退室の準備を始めました。すると，中年のとても品のよい男性が待合室で1人でショックを受けたように腰かけているのに気づきました。私は手を差し伸ばして彼に近づきました。私は自己紹介をし，その日，奥さんとずっと一緒にいたと話しました。奥さんはとても運がよく，このような緊急事態を切り抜けてきたので，大丈夫だと話しました。彼はこの事態を防ぐことは何もできませんでした。私は彼に，息子さんは沐浴され産科ICUの安全な場所にいると話しました。彼はいつでも子どもに会うことができましたが，奥さんが会いに来るまで待つことにしたようでした。私は彼に「おやすみなさい」と言い，部屋を出ました。

この例では，リサは患者のために必要であった医学的な専門性と経験を得ようとうまく手配した。それは，産婦人科の担当医がハイリスクの事例にあまり経験が豊富でなかったからである。リサの臨床のリーダーシップとチームの調整がなかったら，患者のケアは非常に危険な境界にまで遅れたことであろう。残念なことに，CTを撮って診断してもらうために呼んだ産科の研修医は，22週の胎児は"決して"子宮破裂を起こすことはないと信じていた。その看護師のハイリスクの産科患者についての経験は，研修医の経験よりずっと豊富であった。その女性の急性の腹痛の原因が曖昧で混乱していたにもかかわらず，また専門職間で意見の不一致があったにもかかわらず，患者は手術室へ遅れることなく運ばれ生命が救われた。

長年にわたり一緒に働いているチームメンバーは，期待されていることを日常的にこなせる。たとえば看護師は，電話をする前に医師が欲しい情報を

予測し用意するようになる。医師の業務を知ることで，看護師は見落とされたケアの側面に注意を向けた話し合いが終わるまでに，何を尋ねられるかもわかる。また，看護師は患者の状態に変化があったら，医師がX線撮影を必要とすることがわかる。仮に医師がそれを言い忘れたとしたら，看護師は翌朝の回診中に，X線の所見が役に立つかどうかを確認するために質問をする。医師も看護師が患者のケアで必要としていることを予測していることを知っている。たとえば，たいていの医師が，特に夜遅い時間に，看護師が安楽ケアを行っていることを知っている。このレベルのコミュニケーションは，すでに協議されて折り合いがついている実践・見解であるので，もはや決まりきったコミュニケーションを必要としない。

次のインタビューの抜粋では，在宅ケア看護師が意思決定での自分たちの影響力に気づき，医師とこれまで以上に効果的にコミュニケーションをとる方法を学んだことを明らかにしている。

> **高度実践看護師**：基本的に，私がいつも決まって患者に話すことは，自分が本質的に医師の目や耳として職務を果たしていることです。ですから，私が診たことや聴診器で聴いたこと，そして体重や顔色など，頭の先から爪の先まで，あらゆることを継続して電話で伝えます。そのほとんどは，かかりつけ医に話します。そうやって，私はかかりつけ医や薬剤師と連絡をとります。それは誰にとってもまったく新発見だったのですが，それほど私たちはこの患者を細かく診ていたのです。
>
> **インタビュアー**：あなたが電話をするときの例を出していただけますか？また医師と話したり，電話で医師に患者のデータを読みあげたりしたときのことを思い出せますか？
>
> **高度実践看護師**：ええ，でも具体的に1つあげることはできません。私たちの電話業務は膨大です。当然，在宅ケアでは医師との膨大な量の電話連絡を必要とします。だから電話口にいると，医師は質問をあびせます。「どのくらい体重が増えてきたか知っているかい？　浮腫の圧痕の程度はどのくらい？　呼吸音はどう？　心音はどう？」「患者はどんな様子に見える？」という具合に。うまくいけば検査値をいくつか得ますが，しばしば結果が判明するのが遅れることがあります。時には，同時に薬剤師を介して電話をつなぎ

ます。このように医師に臨床情報を提供しようと努力します。その時も簡潔に，正確に伝えます。

　私が学ばなければいけなかったことの1つに，「非常に複雑な患者が急激に悪くなったとき，どうすればいいか？」という問題でした。それで，15分ごとに患者を診なければならない開業医に，それは彼らがマネジドケアを実践しているからなのですが，最新の情報を早急に彼らに提供しようとしているときでも，彼らは私たちとの電話に多くの時間を費やすことはしません。だから，彼らがあまり聞きたいと思わないだろうことは除外するのです。だって時間の無駄になるだけですから。

　私はそのノウハウを教わることができず，自分で，最も適切で，簡潔で，手短な臨床情報を伝える方法を学ばなければなりませんでした。医師が私たちを信頼していて，私たちの観察に基づいて重要な治療を指示しようとした場合，私たちが自分のしようとしていることがわからなければ，それは何にもならないですし，彼らを侮辱することにもなりかねないのです。要するに臨床での確実性なのです。そこでの問題は，末期患者に対応しているとき，「私のことを知らない人にどうやって信用してもらうか」ということなのです。

　この会話は，専門職者同士のコミュニケーションが大きな賭けであること，そして，医師がいない場合，看護師の臨床理解力と状況説明によって臨床的意思決定がなされることを強調している。このインタビューは，医療チームのメンバー同士の協働関係の欠如やギャップ，断片的なサービスによる損失も説明している。

　治療の指示にそって臨床状態の共通理解を伝えるために，専門化された，その領域だけの言葉が発達する。このような共通パターンは症例という形で新人に教えられる。臨床知識は看護師や医師が特定の患者から学んだ説得力のある例によって導かれるが，間違った方向へ導かれることもある。このような共有された経験を中心として臨床理解が共有されていく。たとえば，Hooper (1995)は，医師と看護師が，臨床での新たな可能性や危険性を学んだ忘れられないケースをふり返って参考にしていることを発見した。また，以下のナースプラクティショナー(NP)のインタビューでは，実践のやり方

を確立し，伝えることが説明されている。この高度実践看護師は，医師の特徴的な実践のやり方を理解することについて語っている。それによって，彼女は臨床的診断と治療の共通パターンだけでなく，患者との関係やコミュニケーションパターンも話している。

> **高度実践看護師**：私は，NPに必要なことは，医師が誰であれ，医師免許のもとでの彼らのやり方，つまり彼らの(患者ケアの)管理の方法をとるということだと思っています。そして，私たちには従うべきプロトコルがあるので，そうすることが効果的なのです。また，プロトコルは実際に私たちの間に多くの継続性を作り出している限り，役に立つのです……私たちには多くの類似性がありますが，違いもたくさんあると思います。それこそが本当にうまくやることだと思います。私は実際，ある家族と衝突したことがありましたが，ジェーンは本当にうまくやっているようでした。そして私たちがずっとお互いの得手と不得手を学んできて，これを活用して，自分たちの強みとしてきました。それがいっそうグループに貢献したのだと思います。

プロトコルやクリティカルパスによって，形式的な予測や実践のパターンを確立しているが，その記載内容は実践の類似性だけではなく，チームをうまく動かすことにも関わってくる。つまり，チームの話し合いや，異なる性格とニードをもつ個々の患者や家族と関わるためにチームメンバーのさまざまなやり方を活用することに変わりつつある。

■まとめ

ここでは，医療者同士の臨床的かつ倫理的理解をはっきりと話し合うことで，的確な臨床判断のための対人関係の状況を作っていくという作業について強調してきた。臨床状況と問題解決のこのような側面を目に見えるようにすることは，実践や管理だけではなく臨床についての教育(学校でも実践の場でも)にも多くの示唆をもたらす。臨床決断の実践的かつ倫理的側面は，臨床判断をするための"合法的"基盤から外れてしまう。それにもかかわらず，決定や行動は臨床判断のこのような側面に左右されている。科学は必要

であるが，患者にとって最善の成果をもたらすために他者と話し合い，うまく協働し，賢い臨床家になるのには十分ではない。

　チームの構築や対人関係の要素を見落としているシステム工学や組織の設計は，安全で信頼のできるケアの提供や，次世代の臨床家を育成するために必要な臨床知識，判断，人間関係をもたらすには不十分であるため，やがて失敗に終わるだろう(Champy, 1995)。本章の例は，患者や家族のためにチームで関わっている実践家の信頼に足る見守りと関心に対する患者の脆弱性と同時に，実践の脆さも表している。本章で紹介した物語的な説明は，チーム構築や患者のケアを編成するのに必要な実践的な臨床推論やコミュニケーションスキルを描写している。ほかの医療チームメンバーの見方も，患者・家族からの説明も，この対話を広げるために必要とされている。基礎教育および大学院教育プログラムにある学際的で協働的な実践経験によって，臨床判断や倫理的判断を行ったり伝えたりする際のほかの医療者の見解が学べるようになる。

　明確で十分に立証された患者の変化の臨床でのエビデンスを伝えることは，比較的容易である。しかし，すぐれた実践を行うには，患者の変化の認識についての初期の仮説についても話し合う必要がある。仮の判断や早期の警告を伝えるには，さらに信頼感や尊敬の念，傾聴しようとする意思が必要になる。また，臨床知識は協議されるものである(Benner, Tanner, & Chesla, 2009)。葛藤は科学的基盤を超えて生じるが，最善の決定にいたるためには相互の尊敬や傾聴が不可欠である。

● 参考文献

Baggs, J. G. (1989). Intensive care unit use and collaboration between nurses and physicians. *Heart and Lung, 18*, 332-338.
Baggs J. G., Schmitt M. H., Mushlin A. I., Mitchell P. H., Eldredge D. H., Oakes D., & Hutson A. D. (1999). Association between nurse-physician collaboration and patient outcomes in three intensive care units. *Critical Care Medicine, 27,* 1991-1998.
Benner, P., Sutphen, M., Leonard, V., Day, L. (2010). *Educating nurses: A Call for radical transformation*. San Francisco: Jossey-Bass and Carnegie Foundation for the Advancement of Teaching.
　早野 ZITO 真佐子 (訳)：ベナー　ナースを育てる，医学書院，2011.
Benner, P., Tanner, C. A., & Chesla, C. A. (2009). *Expertise in nursing practice: Caring, clinical*

judgment, and ethics. New York, NY: Springer Publishing Company.

Bourdieu, P. (1980/1990). *The logic of practice* (Richard Nice, Trans.). Stanford, CA: Stanford University Press.

Champy, J. (1995). *Reengineering management*. New York, NY: Harper Business.
田辺希久子，森　尚子(訳)：限界なき企業革新―経営リエンジニアリングの衝撃，ダイヤモンド社，1995.

Dreyfus, H. L. (1992). *What computers still can't do: A critique of artificial reason*. Cambridge, MA: MIT Press.

Gordon, S., Benner, P., & Noddings, N. (1996). *The care voice and beyond*. Philadelphia, PA: University of Pennsylvania Press.

Hooper, P. L. (1995). *Expert titration of multiple vasoactive drugs in post-cardiac surgical patients: An interpretive study of clinical judgment and perceptual acuity*. Doctoral dissertation, University of California at San Francisco, San Francisco.

Joint Commission 2009 Leadership Standards LD.03.01.01 http://www.jointcommission.org/SentinelEvents/SentinelEventAlert/sea_40.htm, accessed March 31, 2010.

Lower, J. S. (2008). Creating a culture of civility: Challenges and recommendations. *OR Nurse, 2*(5), pp. 10–12.

May, W. F. (1983). *The physician's covenant*. Louisville, KY: Westminster/John Knox.

Murdoch, I. (1970/1991). *The sovereignty of the good*. London, England: Routledge.
菅　豊彦，小林信行(訳)：善の至高性―プラトニズムの視点から，九州大学出版会，1992.

Patterson, K., Grenny, J., McMillan, R., Switzler, A., & Covey, S. R. (2002) *Crucial conversations: Tools for talking when stakes are high*. New York, NY: McGraw-Hill.
本多佳苗，千田　彰(訳)：ダイアローグスマート―肝心なときに本音で話し合える対話の技術，幻冬舎ルネッサンス，2010.

Pellegrino, E. D., & Thomasma, D. C. (1988). *For the patients good: The restoration of beneficence in health care*. New York, NY: Oxford University Press.

Rodwin, M. A. (1995). Strains in the fiduciary metaphor: Divided physician loyalties and obligations in a changing health care system. *American Journal of Law and Medicine, 21*, 241–242.

Schindul-Rothschild, J. A., Berry, D., & Long-Middleton, E. (1996). Final results of the AJN survey. *American Journal of Nursing, 96*, 23–28.

Sharpe, V. A. (1997). Why "do no harm". In D. C. Thomasma (Ed.), *The influence of Edmund Pellegrino's philosophy of medicine*. Dordrecht, Netherlands: Kluwer Academic.

Stannard, D. (1997). *Reclaiming the house: An interpretive study of nurse-family interactions and activities in critical care*. (Unpublished doctoral dissertation, University of California, San Francisco, San Francisco.)

Stein, L. I. (1967). The doctor-nurse game. *ArchGenPsychiatry, 16*, 278–284.

Stein, L. I., Watts, D. T., & Howell, T. (1990). The doctor-nurse game revisited. *The New England Journal of Medicine, 332*(8), 546–549.

第11章
患者の安全：質のモニタリングと
実践のブレイクダウンの予防と管理

　ちょっとした事故や誤り，筆者らはこれを実践のブレイクダウンと呼んでいるが，これを予防することは看護における中心的な役割の1つである。看護師は患者ケアの最前線におり，また患者ケアの誤り，入院や体動不能などの避けられない弊害に対する患者の最後の防御壁である。患者の安全の監視やモニタリング，予防，促進は看護師の仕事と密接に一体化しているので，患者の安全に費やされる看護師の仕事の割合を特定するのは難しい。このことは，重症患者のケアをしている看護師に対する筆者らの初期の研究(Benner, Hooper-Kyriakidis & Stannard, 1999)を見ても明らかであり，2つの実践領域の全体が患者安全に対する看護師の注目と明らかに関係しているので，安全の問題について技術の利用との関連から1つの章を割いている（第8章を参照）。また，本章は患者の安全について言及している。

　病院組織認定合同委員会(Joint Commission on Accreditation of Hospital Organization: JCAHO)は，その基準の約50％が患者処置や薬物管理の"正しい理由"を含む患者安全に直接関連があることであると認めている。次に示す看護の用語は，全米州看護評議員協議会(National Council of State Boards of Nursing)による看護の実践基準ブレイクダウンに関する広範な研究から得られたものである(Benner, Malloch & Sheets, 2010)。

- 安全な薬物管理：看護師は正しい薬の正しい量を正しい経路で正しい患者に正しい時間に正しい理由で投与する。
- 患者データと臨床アセスメントを明確に伝えること，記録：患者についての重要な情報と，患者のニーズに応じて実施された手段または必要となっ

- 注意集中と監視：看護師は患者に起こっていることをモニターし，起こった変化に継続的に注目し対処する。
- 臨床推論と判断：看護師は患者の徴候や症状，治療に対する反応を解釈し，プロトコルや医療提供者(機関)の通知に従って治療を調整する。
- タイムリーで，正確かつ技能に長けた治療・処置：看護師は看護行為を適切に実施する。
- 権限のある医療提供者の指示を解釈すること：看護師は医療提供者の指示を解釈し明確にする。
- 専門職の責任と患者の擁護：看護師は専門職としての責任を示し，患者と家族の関心事とニードを擁護する。
- 州看護局へ報告義務のある犯罪行為：犯罪行為は看護実践の法的規定の範囲外にあり，必ず州看護局へ報告すべきである(pp.12-15)。

　個々の"誤り"に焦点を絞っても実践を十分に向上させることはできないし，またその後の似たような実践のブレイクダウンを予防することもできないということは，意見の一致するところである(IOM, 2004)。安全工学とシステム再設計により，誤りの原因であることが判明した構造や機能，過程を解決することができるようになった。しかし"システム設計"によって，医療提供者，特に複雑な看護ケアを提供する看護師が必要とする，その時々の状況に応じた思考や行動のすべてを解決できるわけではない。広範な知識を基礎にした，状況に応じた"行動しつつ考えること"が必要な場合には，その知識の働かせ方と適応能力，そして行動しつつ考えることが専門職実践家の側に求められる。

　臨床現場では，患者ケアがブレイクダウン(破綻)する可能性が絶えずつきまとう。ここでいうブレイクダウンとは，医療チームメンバーの行為や，必要な資源を活用できないこと，システム上の問題などの結果，状況が望ましくない方向に進むことである。WeickとSutcliffe(2001)は，間違いが間違いとして始まるのではなく，時間とともに間違いになっていくと指摘している。最高の環境では，システムの構造や人員配置，病棟の環境ですら，危機管理とブレイクダウン防止に向けて設計されている。十分な教育と高度なト

レーニングを受けた専門スタッフは，危険な状況の発生と同時に認識し，介入し，再発を防止するために行動を起こすことができる。質を監視し改善するには，①臨床における先見性(第3章を参照)，②システムの修正，③ミスから学ぶこと，④危険な状態を見極めること，⑤事故の防止，⑥チームの構築，⑦臨床知の集積(第5章を参照)が求められる。

そもそも進行が早く非常に重篤な状況はブレイクダウンをまねきやすい。重篤な状態や危機状況を，ブレイクダウンの修復と定義する場合さえある(第5章を参照)。組織というものは形式的には，ブレイクダウンを予防するために，建物の構造や施設の方針，手順を開発することに焦点をあてている。危機管理や質のモニタリングの構造を含む，そのような手続きを正当化すると，看護師やそれ以外の医療提供者が第一線で非公式にとりくんでいる質の改善や危機管理を覆い隠してしまうことになる。看護師は常にベッドサイドにいるのだから，看護師こそ，システムの修正やチームの構築に重要な役割を果たしているのである(第10章を参照)。

目的は，システムの欠陥を予防し，介入し，修正するために必要な日々の臨床判断と専門知識を明確にすることである。なぜなら，最高の環境であっても，これは看護師の果たすべき重要な役割だからである。最前線で質を監視し，臨床知を蓄積し，ブレイクダウンを管理することは，看護師である読者にとっては"あたりまえ"のことかもしれないが，このような看護業務に対する自覚を高めることで，組織をよりよくし，共通理解を促し，組織の公式的な支援や承認を得やすくすることができる。この研究の第2段階(1996～1999)では(本書の初版を執筆していたころであるが)，看護師が医療システムの急激な変化によって生じたブレイクダウンを改善しようと，これまで以上に多くの関心を払っていた。

ブレイクダウンが患者の身体的ケアに限定されないことは，毎日の看護実践で遭遇する事例を見れば明らかである。そこにはケアの心理的，宗教的，文化的，道徳的な側面も含まれている。チームが協力して機能していないことが，患者の状態をブレイクダウンさせる原因となることはよくあるが，いくらチームメンバーを非難しても，状況の改善にはつながらない。非難することに気持ちを集中させると，本当に集中しなければならないこと，すなわち患者の安全や安寧から注意がそれてしまう。患者に集中するには，チーム

のエネルギーを患者や家族にとって最高の結果をもたらすように注ぐ必要がある。ブレイクダウンが実際に生じていたり，今にも起こりそうであったりすることもある。ブレイクダウンが実際に生じるのは，患者のニーズに合ったケアができなかったり，タイミングがよくなかったり，あるいはまったくケアができなかったりした場合である。また，ブレイクダウンが今にも起こりそうな状況とは，行動が適切でない，あるいは十分でないことから，患者の最も重要な問題に対応できていない場合であると言える。

　性質や程度によって，ブレイクダウンの状況は患者ケアや患者の状況を危うくすることもあれば，そうならないこともある。実践のブレイクダウンに関連した患者への被害は，とりわけ正式に起訴された重大な事故に関連するものは現在記録に残されている(Benner, Malloch, & Sheets, 2010)。患者の安全と実践のブレイクダウンの問題は，患者の安全に関するIOMレポートが公表されて以来，多くの注目を集めている(IOM, 2004; Institute of Medicine, 2001; Cooper, Gaba, Liang, Woods, & Blum, 2000; Cronenwett, et. al., 2007; Gawande, 2007; IOM, 2003; IOM, 2000; Leape, Lawthers, Brennan, & Johnson, 1993)。協働できないことがブレイクダウンの原因であることは，すでに周知のことである(Mitchell, Armstrong, Simpson, & Lentz, 1989; Shortell, et. al., 1994; Zimmerman, et. al., 1994)。ブレイクダウンによる患者の合併症や入院の長期化はよくあることである(Fridkin, Pear, Williamson, Galgiani, & Jarvis, 1996)。さらにブレイクダウンの結果，訴訟になったという話もよく聞く。しかし，患者にとっても，医療チームにとっても，施設にとっても，不利な結果とならないようにブレイクダウンや潜在的なブレイクダウンを予防することは，容易には文書化できず，成果研究ではうまくいった事例に比べて望ましくない結果にいたった事例が報告されることはほとんどないのが普通である(American Nurses' Association, 1996a, 1996b)。

　患者ケアは必ずしも「完璧」に提供されるわけではないので，ブレイクダウンが管理できることは，すぐれた臨床看護実践には不可欠である。本章では**表11-1**に示したようにブレイクダウンを管理する際の，すぐれた看護活動の6つの側面について説明する。

　看護師は，患者の状態が悪化したときのブレイクダウンの状況を覚えていて，説明できるものである。そのようなときには，即座に問題を特定し介入

表 11-1　実践のブレイクダウンを管理すること

- 実践のブレイクダウンを管理する際の仲介者の役割
- 最前線での質の改善とモニタリング，危機管理
- 差し迫ったブレイクダウンと実際の実践のブレイクダウンを立て直すこと
- 実践のブレイクダウンが生じているなかでのチームの構築（葛藤と混乱を解決すること）
- 今後の実践のブレイクダウンを予防するためにシステムを改善したり設計し直したりすること
- 事例の比較：大きな困難に立ち向かい実践のブレイクダウン（システムが機能していない状態が放置されていること）を受け止めること
  - 不安定な職場環境で医療システムの欠陥を最小にすること
  - 適切な看護ケアや社会サービスのないところで高度な医療を提供すること

することが基本である．以下に示す小グループのインタビューでは，経験豊富な看護師が，重傷を負った患者のケアをしている新人看護師に援助が必要だと気づいていた．患者はバイク事故に遭い，神経と骨と腹部臓器にさまざまな損傷を負った．さらに，家族とのコミュニケーションの問題もあった．

> **看護師1**：この患者をケアしていた新人看護師は，外傷チームを呼ぶことを考えていませんでした．新人看護師はかなりストレスを感じていたのだと思います．患者の家族が彼女に精神的な重圧を与えていたのです．それに，この患者に必要なケアの多さに，彼女は圧倒されていたと思います．あまりにも当惑していたので，彼女はどこに助けを求めるべきかさえわからなかったでしょう．その週末，私自身も非常に忙しかったのですが，目の届く範囲以外のこともチェックしようとしていました．それで，結局「口をはさんで」しまったのです．私はプライマリ看護師がここ数日間不在であることを知っていました．この週末，新人看護師と私は同じ勤務帯で働きましたが，週明けには正反対の勤務帯で働くことになっていました．彼女は日勤が始まったばかりで，私は夜勤に入ろうとしていました．私はやれやれ首をつっこんでしまったと思いました．私は自分を無理やり付き添い者にして，チームの一員に仕立て上げてしまったと感じました．最初は，この患者が必要としているケアを受けているかを確かめて，次に，チームに入って，状況に「口をはさむ」というやり方ではなく，チームの協力を得る方法をこの看護師に教育

するようになっていました。先にも言ったとおり，その時「何かしなければならない」という気持ちがかなり強かったのです。
インタビュアー：どうして「口をはさもう」という気持ちになったのですか。
看護師1：ん～実際に私が関わるのは，患者を助けるためです。
看護師2：いいえ，彼女も感謝していると思います。そこにいる誰かが，特にどうすればよいのかわからない場合，何をすべきか，といったことを話してくれたことに，ね。
看護師1：ええ，確かに，彼女は感謝してくれていると思います……私は口をはさむ，と言いましたけど，誰もそうは思っていないと思います。ほとんどの場合，私の手助けをみんな感謝してくれます。
インタビュアー：それで，あなたが夜の勤務に行ったとき，効果はありましたか。
看護師1：ええ，かなり効果がありました。その患者には，経験不足のために見つけられなかった損傷がいくつかありました。外傷チームですら見逃していたのです。私がとても気になったことは，この患者が右腕を動かさなかったことで，「なぜ右腕を動かさないのかしら」と考えました。軟部組織に損傷があるのは確かですが，骨折はなく，頭部に外傷がありますが，外傷を受けた部位が右腕の動きに影響を及ぼすようなことはありませんでした。

　それで翌朝，チームのみんなが戻ってきたとき，「ねえ，この患者の上腕神経叢損傷について誰か気づいた人はいない？」と聞いてみました。すると，「あら，そうねぇ，でもこの患者は鎖骨骨折と肋骨骨折のはずよ」という答えが返ってきました。患者はすでに6日間もここにいました。私はこのような発見されなかったことに気づくことができたのです。
インタビュアー：あなたの考えは正しかったのですか？　患者は本当に上腕神経叢損傷だったのですか。
看護師1：ええ，限局性の上腕神経叢損傷でした。神経系の状態は改善されたので，腕の機能は完全とは言えないまでも，かなり回復しました。筋電図をとったときに，受傷したものだったのです。

　この看護師は付き添い者としての役割を意識することによって，非公式な介入を公式な介入に変えている。その看護師のインタビューのなかには，見

逃した傷害(上腕神経叢損傷)に気づき，この患者の損傷と回復を継続的に注意深く支えた，この看護師の成果に対する家族の情報は何1つない。

　差し迫ったブレイクダウンを予防し，迅速かつ正確に対応することは最も重要なことであり，暗黙に了解されている。しかし，このような対応に必要な技能を教えることはめったにない。その理由は，「正しく事を行うこと」や標準的な実践に到達することばかりに目が向けられているからである。第一線の実践で質を監視し改善することは，複雑な治療を安全にする。患者のケアでブレイクダウンが生じたとき，すぐれた看護師はしばしば問題を認識し，問題を修正するために介入することを強いられる。看護師はこれを患者擁護とよく呼んでいるが，それは，看護師が理想的とは言えない環境のなかで最高の患者ケアをめざしているからである。

　ブレイクダウンの管理が救命処置であることが多いため，筆者らは看護の技能の役割を明言したり，システム・実践の改善の一部として，継続的なシステムの修正やチームの構築の戦略をさらに開発したりすることをお勧めしたい。システムを設計し直す最も基本的な形式は，ブレイクダウンの原因を見つけ，それに基づいて継続的に設計し直すことである。実際の目標や機能に合ったシステム設計は，課題を分析し，業務の流れを図式化し，新しく外部で生み出された業務設計を作り出すというシステム工学的方法を補うものである(Champy, 1995)。システム工学はあくまでも骨格となるものであり，状況に埋もれた数多くの不慮の事故や実践知を除外している。

　また，配慮や思いやり，自己補正といった文化を創り上げる人間としての作業を"技術的に設計する"ことはできない。チームを作って，気遣いの社会を作り上げるには，システム設計よりもさまざまな技能や戦略が必要である。チームの構築とは，システムというよりも組織文化あるいは生活世界(lifeworld)と呼ばれる，組織の人間的で非公式な面を育てていくことである(Habermas, 1984/1987; Ihde, 1990)。この生活世界を育むとは，過失を繰り返さないため，また厄介な行動を修正するのではなく変えるために，学習する社会を作り上げることである。臨床知の蓄積とは，失敗から学んだ結果，もっともうまく行動するための具体的な知識を指す。そのような経験的学習は，重症患者に必要な，人間味のある医療ケアに関連した複雑な知的作業に不可欠である。実践を積む(例：社会に受け継がれてきた知識)には，実践に備わっ

ている善の概念に注意を払う必要がある(Benner, Tanner & Chesla, 2009)。実践知は，実践に関する臨床科学の研究が続けられているとはいえ，やはり経験的学習に基づいて身につくものである。

■実践のブレイクダウンを管理する際の仲介者の役割

　先の話で看護師は，家族とのコミュニケーションを改善するために積極的に介入し，予測できるが見過ごされている損傷を発見し，その結果，その問題に必要な医療上の配慮をもたらすことによって，道徳を実践する者としての役割を果たしている。ブレイクダウンの状況に適切に介入するために，看護師は患者の状態や，事態がどのように展開するのか，患者のケアを変更したり改善したりするために何が必要なのかをよく理解しなければならない。そのため，看護師には学校で学んだ知識も経験的な知識も必要であり，行動する勇気も技能も必要である。それが重要な事柄をはっきりさせるための仲介者(agency)なのである。Benner, TannerおよびChesla (2009)の指摘によると，巧妙な仲介者には以下の点が求められる。

　　①すぐれた道徳的感覚(洞察力とよい臨床実践やケア実践に全力を注ぐ姿勢)，②鋭い感受性(ある状況での主な道徳的問題を見分ける能力)，③熟練したノウハウ，④患者，家族，同僚との上手な関わりと尊敬し合う関係，⑤タイミングよく状況に対応する能力(p.158)。

　ブレイクダウンの管理での仲介者の役割は，患者の予後に効果をもたらすうえで重要になる。なぜなら，看護師は一般的に，地位や権限が不平等な状況で働いているからである。公式な権限と非公式な権限は衝突するものである。仲介者の育成はうまく行動しブレイクダウンを管理するためには重要であるが，同僚は必ずしも適切に反応してくれない。次の事例にあるよい実践に対する集団の視点と悪い実践との葛藤は，エンパワメントの源になる可能性がある。システムの欠陥や社会的不公平を克服するには，実践的，管理的，社会的，政治的なレベルでの行動が必要になる。

　社会システムに影響を及ぼせるかどうかは，社会的権限と職場での人間関

係に左右される．たとえば，以下の事例で説明されているように，派遣看護師が他者に影響を及ぼそうとしても，うまくいかないことがある．その事例では，派遣看護師が患者の神経学的状態の変化の初期徴候を察知したにもかかわらず，周囲からタイミングよく対応されなかった．この看護師はこれまでの経験から，急激で患者の命に関わるような悪化が起こっているのではないかと予知したのであった．

看護師：何よりも，私は17年間も重症ケアの看護師をしてきました．この事例のとき，私は派遣の仕事をしていました．私は自分の経験から，ICUスタッフや担当看護師が派遣看護師を重症ケアで働かせることに遠慮があることを知っていました．

私は仕事に呼ばれ，到着するとすぐに病棟主任看護師のサリーから，トラックから落ちた19歳の外傷患者について簡単な報告を受けました．彼女は患者を遠隔計測器（テレメーター）で監視できる病棟に運ぼうとしたけれど空床がなく，観察のためにここに来たのだと話しました．また彼女は私に，患者が意識清明で見当識はあると言い，末梢に点滴ラインがあり，神経の状態とバイタルサインを4時間ごとにチェックするよう指示をしました．そして，彼女は私にこれで十分かどうか尋ね，私は「はい」と答えました．患者の意識レベルについてはいくぶん疑問がありましたが．救急部では実際に意識が喪失しているかどうかを確認する時間はありませんでした．患者は鎮静されておらず，CTには異常がなく，検査はすべて済ませていました．また，頸部や背部，腹部に損傷の徴候はなく，腎機能は良好のようでした．患者の母親はスペイン語しか話せませんでしたが，通訳を介して説明を受けていました．そうこうしているうちに，ストレッチャーでICUに運ぶ準備ができました．

患者がICUに着いたとき，私は患者の四肢が非常に強く動いているのに気づき，目には恐怖の色が見えました．患者は黙って部屋を見回しました．私は自己紹介をし，彼になんと呼んだらよいかを尋ねましたが，彼は何も言いませんでした．話ができるようになる前に，まず周囲の環境に慣れる必要があったのだと思います．その間，酸素を送り込むための経鼻カニューレを接続しました．点滴の状態に変化はなく，瞳孔反射は左右同じで2～3mm

でした。また，バイタルサインはとても良好にみえました。それから私は説明しながら，やさしく血圧計のカフを巻き，パルスオキシメータを装着し，心電図のリードをつけました。心律動を含め，すべてが安定しているように思われました。

　この時，再度名前を尋ねたところ，彼は「ホセ」と答えました。そして，私は「どうしてこんなことになったの？」と聞きました。彼はじっと私の顔を見て，それから記憶を辿っているようでした。彼は病棟内の音や動きにかなり動揺し，落ち着かない様子でした。たぶん不安だったのでしょう。一方，私の直観ではこの行動から潜在性の頭部外傷を疑っていました。それは彼の臨床所見が示すよりもずっと重症の可能性がありました。でも，私はこれが不安によるものか，認知障害によるものか，自問自答しなければなりませんでした。頭部外傷患者を診る場合，かなり注意する必要があります。この場合，患者が19歳であることを思い出す必要があります。私は彼が精神的に少し過敏になっているのだろうと判断してしまいました。

　私は2つのベッドの間にあるカーテンを閉めて，彼が目にするものを制限しましたが，窓とドアのほうのカーテンは開けたままにしましたので，少しは恐怖心がやわらいだはずでした。再び私は「どうしてこんなふうになったの？」と尋ねてみました。でも，彼はそばを通った別の看護師に視線を向けただけでした。そこで，今度はもっと簡単に「ホセ，私の言っていることが聞こえますか？」と質問しました。彼は顔の向きを変え，私の後ろの窓に視線を向けました。この時，どちらの耳からも浸出液がないこと，耳の後ろや下に打撲傷がないことも観察し，頭蓋底骨折の徴候がないことを確認し，おそらく大丈夫だろうと推測しました。彼は「ええ，聞こえますよ」と言いました。さらに私は見当識レベルをアセスメントするためにほかの質問もしました。彼は自分がどこにいるのかわかっていると言いましたが，何年で何日なのか思い出せないようでした。彼は今日が12月で，何曜日であるかはわかりましたが，何年であるかがわからなかったのです。最初に彼は「1984年」と答えたので，私は「今は1984年ではないと思いますよ。もう少し考えてみましょう」と言いました。やがて「えーっと，1987年かなぁ」と言い，続いて「たぶん1994年だ」と答えました。私はなぜ病院に運ばれてきたのかと繰り返し質問しました。彼はあくびをしながら「よくわからない

よ。家に帰ってもいい？」と言ったので、「今朝、何が起こったのか覚えていますか？」と尋ねてみました。彼が視線を外したので、私は視線を戻すためにやさしく腕に触れてみました。「僕はここにいられないんだ。保険に入っていないし、払うお金もないからね」と言いました。このことは、高い見当識レベルを必要とする情報を理解する能力があることを示していました。さらに彼は、「僕には出血がない。出血していないのなら、どうしてここにいる必要があるの？」と言いました。それで「体の内部が傷つくこともあって、その場合は外から内部の傷を見ることができませんから」と説明しました。彼は視線を戻しながら「どこも痛くないよ」と言いました。彼に痛いところがないのなら、それは幸いなことでした。

　患者は引き続き、少し落ち着かない様子でした。私は彼にやや羞明があることに気づきました。それが神経学的な徴候なのか、単に窓からまぶしい光が射し込んできたからなのか疑問に思いました。とりあえず、彼の要望に応じて窓のカーテンを閉めました。それから再び病院に来たことを覚えているかどうかを尋ねてみました。この時、キョロキョロとした目の動きが止まり、明らかにカーテンを閉めたことがよかったようでした。彼は私の後ろの空間をじっとみつめました。「僕は救急車の中で目が覚めたんだ」と言いました。このことは、ある程度の記憶喪失を起こすほど重度の頭部外傷を受けていることを示しています。それから数分ほど、彼はさらに会話できる能力があることを示しましたが、彼の落ち着かない動きは気になりました。ベッドは心地よくなかったし、彼はベッド柵で囲まれていることが気に入らない様子でした。それでも彼は記憶の断片から、どのように自分の手がうまく動かないのかを話し、トラックから落ちる前に、すでに握力が低下していたと言いました。彼はただ上司がどう思うだろうかということを気にしましたが、次の瞬間、自分は失業していると言いました。私が失業について質問すると、その時々で違ったことを答えました。私はどこまでが事実でどこまでが混乱なのか、すっかりわからなくなってしまいました。

　私はカルテをぱらぱらとめくり、脳浮腫を軽減する利尿薬などの必要と思われる薬が処方されていないことに気づき、それが問題を悪化させているのではないかと思いました。そのことが少し気になりましたが、連絡をとる時間がありませんでした。この時点でホセはますます落ち着きがなくなってき

ました。彼は起き上がり，ベッドから飛び降りるのではないかという状態で，部屋にいた看護師長(メアリー)と私はホセを見ました。私は彼にしたいことを尋ねましたが，彼は何も答えませんでした。最後に「お小水をしたいですか？」と聞くと，彼は「うん」と答えました。私は尿器の使い方を示しましたが，彼は「今はしたくない」と尿器を床に投げました。その後，「僕は死ぬの？」とホセが尋ねたので，メアリーは「死ぬなんてとんでもない。私たちは患者さんを死なせたりしないわよ」とおどけて言いました。ホセはそのことを確認するように私のほうを見たので，私はベッドで安静にしている必要があることを説明し，家に帰れるようにしてあげるから，と話しました。彼に見られた漠然とした徴候が何なのか，私の頭から離れませんでした。彼は無愛想に見え，私はそのようなことを考えながら，私の懸念やホセに見受けられることについて伝えるために，医師を呼ぶ理由を考え出そうとしました。患者が不安そうに見えるということ以外に，もっと具体的なことを報告できなければ，相談に乗ってもらえないからです。

　それから彼は目を閉じ，緊張がほぐれているように見えました。私はカーテンの後ろにいる看護師(クレア)に脳外科医を呼んでくれるかどうか相談しました。私たちは私が見たことと見なかったことについて話し合いました。最終的に，彼女は私が目にしたことは，年齢相応の不安でしかないということで，脳外科医を呼び出すことに同意しませんでした。さらに彼女は，「何かあるかもしれないという直観的な考えで，患者を診てもらうために脳外科医を呼び出すことはできないわ。もっと具体的な証拠が必要よ」と言って，私のもっと具体的な観察が必要であることを指摘しました。そして，ここの外傷専門医のD医師を通さずに，脳外科医に相談することはできないと説明しました。ホセは覚醒し始めて，落ち着きなく手すりにつかまって体を起こそうとし，「吐きそうだ」と言いました。私はすぐにプラスチックの膿盆をとり，顎の下に置きました。数回嘔吐してから，彼はばったりと後ろにもたれました。この時D医師が入ってきたので，私は呼び止めました。私は「ホセは嘔気があり，数回嘔吐しました」と報告しました。私は自分の観察に確信をもてず，困惑した顔を医師に向けました。

　D医師は彼を診てから瞳孔を診ました。ホセは黙ったまま，瞼をしっかり閉じて，頭を左右に振っていました。D医師は「君はきっとよくなるよ，ホ

セ。よくなるよ」と言い，矢継早に一連の質問をしました。D医師は「はい」と答えられる質問だけして，ホセにそれ以外のことを答える機会を与えませんでした。D医師がベッドサイドを離れたので，「私は彼の不穏状態がとても気になっています。そのことをわかっていただけたでしょうか」と質問しました。D医師は私の気持ちをわかってくれたように見えました。そしてすばやく「君は彼に何が必要だと思うのかね」と言い，彼に鎮静薬が必要と考えているのかどうかを尋ねられました。「いいえ」と私は答えました。ホセはこの時，眠っていました。「そうではありません。私が思っていることはそのようなことではありません。私は彼にもう1度CTが必要だと思うのです」「そうですか，じゃあ明日の朝CTをしましょう。それまでに何か必要であれば私を呼びなさい。それから，もし彼がまた嘔吐するようだったら，クロルプロマジを与えなさい」と指示しました。

　私は彼のベッドサイドに戻り，誰か脳外科医と連絡をとってくれる人がいないか，主任看護師と話をするために呼び出し用ボタンを押しました。メアリー（師長）がインターホンに出たので，私は彼女が脳外科医を呼ぶことに当然同意してくれるものと思いました。この時，バイタルサインは良好で，ホセは目が覚めつつありました。彼は体を揺らし，ベッドの足元のほうへずれて行き，ベッド柵に足を掛けていました。私は彼の体を起こしました。彼は後ずさり，腹部を下にし，足元のベッド柵を両膝で抱えて，顔を下に向けました。私が彼の体の向きを変えて，ベッドの上のほうへ引き戻そうとしているとき，彼は「放っておいてくれ」と言いました。私はカーテンの後ろからクレアに声をかけました。私は再び呼び出し用ボタンを押し，プラスチックの蓋を開けてアンビューバッグ（バブル・バッグ・マスク）を取り出しました。そして，マスクがないことに気づきました。クレアがやって来て，「どうしたの」と言ったので，私は「アンビューバッグのマスクがないの」と答えました。彼女は「彼の酸素飽和状態は良好に見えるわ」と言ったので，私は「ええ」と答えましたが，私は彼女にホセを見るよう合図しました。ホセはまだ腹臥位で横たわり，裸になっていて，体だけではなく，感情もむき出しになって理性を失っていました。この行動は私にとってかなり奇妙に思えましたが，クレアにはその年代の青年にありがちなことのように思えたようでした。私たちは彼をベッドの頭のほうへ引き上げようとしたその時，ホセ

の不穏状態が始まりました。彼の約90kgもある体を引き上げようとする私たちに，彼は抵抗しました。クレアはメアリーに助けを求めに出て行きました。彼はまだこの時点では正常の洞調律で，バイタルサインは安定していました。

ところが，私が何かを言おうとする間もなく，ホセは四肢に激しい弛緩と緊張を繰り返す発作を起こし始めました。私は酸素を開き，頭の下の枕を引っ張り出しました。そしてサリーにこう言いました。「彼が今，痙攣を起こしているの。挿管トレイが必要だわ。呼吸療法士(RT)を呼んでちょうだい。それから薬を持ってきて。できればフェニトインとジアゼパム。挿管できる医師を呼んできて。それからもう1度CTスキャンをして」と。彼女は躊躇しませんでした。私はアンビューバッグを装着しました。メアリーが入ってきたので，2人で背部を引っ張り上げ，頭を上に向けました。この時，私はアンビューバッグをつかんで，マスクを当てて，バッギングを始めました。RTもやって来ました。私は彼の瞳孔をチェックし，散大を確認しました。右側の瞳孔は6〜7mmでした。私はそれが重大な問題であることをよくわかっていました。私はクレアにマンニトールを取ってくるよう頼みました。ホセは脳挫傷があり頭蓋内圧が上昇していました。反対側の脳組織を圧迫し始めるほど十分高い脳圧でした。そのため私はマンニトールを頼んだのです。点滴スタンドにつるして側管から入れました。それから採血をしてメアリーに手渡し，血算と血液型，クロスマッチをするよう頼みました。私はきっと手術が必要になるだろうと思ったのです。それからサリーが病室にやって来て，私に薬剤を渡してくれました。フェニトインとジアゼパムでした。そしてもう一方の手に受話器を渡し，「脳外科医のT医師よ」と言いました。

私はホセに目をやり，「ホセが発作を起こしています。強直間代発作です。瞳孔は両方とも散大し，バイタルサインと酸素飽和度は今のところ良好ですが，バッギングを続けています。挿管が必要ですし，なんらかの処置が必要です。CTを撮るために下の階へ連れて行く必要もあります」と単刀直入に言いました。T医師はためらうことなく，「わかりました。彼をそこに連れって行ってください。それから外傷専門医師に挿管してもらい，フェニトインを投与して，ジアゼパムも。えーと，それからCT室へ彼を降ろして

おいてください。私はもうすぐ病院へ着きます。CT室で会いましょう」と言いました。

そこにちょうどD医師がやって来て,「何が始まるのかね。今来たばっかりなんだよ」と言いました。私はフェニトインとジアゼパムを別々の静脈ラインに注入しました。慎重に計算しなければならないので,私はこのことを考えながら,D医師がどのように役に立つか考えていました。D医師は立場がないように見えました。そこで私は,「ええ,これが事実です。あなたがここにいた数分前は,こんなに悪いようには見えませんでした。でも今は挿管が必要ですし,CT室へ連れて行かなければなりません」と話しました。D医師は平静さを取り戻し,彼の瞳孔を観察し,瞳孔が散大していることを確認し,挿管しました。そして10時38分から10時40分の間に病室を出ましたが,CT室までの道のりがこんなに長く感じたことはありませんでした。10時50分頃CT室に着きました。私たちはガラスのしきり壁の後ろに立って,応急用のカートを部屋の隅に置きました。D医師が歩いてきたときにこのカート上にフェニトインやマンニトール,ジアゼパムはあったかしら,とふと思いました。T医師は「おお,これを見て。信じられないよ」と叫び,スクリーンを指しました。スクリーンには2枚の写真がありました。彼は1枚を指して,「これは今朝撮ったものだ」と言いました。硬膜に損傷はなく,何の問題もないように思えましたが,もう1枚の写真には不透明な部位があり,出血で脳組織がかなり圧迫偏位し,緊急手術を要する状態でした。「手遅れでなければいいが。手術室に運ぶのにどれだけかかりますか」と彼は尋ねました。「できるだけ早く入室させます」と答え,私たちは患者を11時05分に手術室へ入れました。私がホセに会ってから1時間5分後のことだったとはっきり覚えています。瞳孔が開いていたので,なんとか手術に間に合ってくれればと祈りました。

病棟に戻ったとき,ホセの母親を呼ぶことを思い出し,私はスペイン語の通訳者にお願いして,ホセが脳内出血を起こし,脳内の血塊を除去するために手術室に運ばなければならなかったことをなんとかして伝えました。母親に大至急来院してもらう必要があり,彼女はできるだけ早く来ることを約束してくれました。

インタビュアー:それで,ホセはどうなったのですか?

看護師：ええ，私が母親と話し終えたのが11時半頃でした。午後2時になって手術室から電話があり，「君があの子の命を救った」とT医師が言ってくれました。私はすっかり感激しました。彼は続けて，「手術はうまくいったよ。この子が助かったのは君のお陰だ」と言いました。ホセは2時30分に手術室から戻ってきました。彼はがんばりました。私は彼がこれほどよくなるとは思っていませんでした。それから1か月が経ちましたが，彼は何の神経障害もなく，順調に回復していると聞いています。

　この患者の損傷が発作によって明らかになってから，看護師は緊急に処置が必要な患者のニードに対処するための資源を動員することができた。派遣看護師として彼女は，このような職場環境で自分の認識不足や限界を感じながらも，患者のために粘り続けた。道徳を実践する者として，臨床的な問題を(客観的な裏づけが明らかになる前であっても)認識し，医学的な支援が得られるまで適切な処置でうまく対処し，患者のニーズに対応できるまで根気強くほかの医療従事者と協働したり，働きかけたり，意見を交わす努力をした。看護師の働きかけと，師長や脳外科医の対応によって，患者は壊滅的な脳損傷から脱し，九死に一生を得た。しかし，看護師がもっと早く医師や師長を説得できていれば，患者の状態に対応できたはずであることから，これもブレイクダウン状態に該当する。航空業界であれば，「ニアミス」に相当する。

　経験に基づく臨床理解は，信頼に足る(管理主義や権威主義とは対照的な)知識を生み出す。たとえば，ナースプラクティショナー(NP)はうまくいった実践や，早期の警告サインがありながら何もしなかったために生じた悪い結果を見たり経験したりすることで，患者の早期の状態変化に対する自らの認識を信じるようになる。このような経験をすれば，看護師は患者のためにもっと早く行動するようになる(Benner, 1994a)。回避できたはずの損傷や死を経験することで，ブレイクダウンの原因を調べ，今後このようなことを起こさないために予防しようという動機が高まる。第10章で述べたように，臨床理解は個々の解釈に基づいているため漠然としている。そのため，個々の解釈を伝えるには，論理的にうまく表現することや，思慮に富んだ対話をする能力が必要になる。反感をかうことなく自然に対話できるような表現で

臨床ケースを述べることができれば，成功例は増える。耳を傾けてもらえるような対話形式で表現することは，ストレスが高いときの意思疎通に有効である。たとえば「これ（要約する）が私の目にした変化で，ほかの原因に関連している可能性もありますが，頭蓋内圧が亢進しているのであれば，躊躇している時間はないですよね」と言ってみるのである。

　話を聞き入れる姿勢がコミュニケーションの過程できわめて重要である。挫折感や失望，自責の念を処理するための対処方法は，このような出来事の再発をいかに予防するかについての経験的な学びを妨げることもあれば，高めることもある。自責の念や罪悪感にとらわれたり，他人を非難してばかりでは，再発を予防できない。ブレイクダウンの原因を解決しようとせずに，自分自身や他人を非難することは Logstrup の言う「モラリズム（行き過ぎた道徳主義）」の1つである (Benner, 1997; Logstrup, 1997)。ブレイクダウンによって，コミュニケーションのとり方や危険の背負い方，自己主張といった個人の習慣の修正のため，あるいは今後よりよい結果をもたらすためのシステムの再構築やチームの構築のために行動を起こさないと，内部的にも外部的にも関心を「道徳不履行」に向けてしまう。また，罪悪感のような否定的な感情ばかりに目を向けると，問題に目が行かなくなる。一方，その状況での自らの行動を棚上げして，他者ができたはずのことやすべきだったことばかりに目を向けると，自責の念はやわらいでも，無力感や被害者意識が出てくるようになる。エンパワメントの方略を始めるには，自責の念や挫折感を受け入れ，解明や社会的支援を探し，そのような感情を問題の原因を理解することに方向転換し，今後のブレイクダウンを予防するために具体的な活動を起こすことである。ほかのスタッフとの口論に勝とうとするよりも，患者によりよい成果をもたすために行動するほうが，新しい見解を作り出せるものである。

■最前線での質の改善とモニタリング，危機管理

　看護師がモニタリングの仕事を継続的に行っている例はたくさんある。たとえば，静脈点滴を安全に行うためには，徹夜で監視する必要がある。
　以下の例は，点滴漏れが起こったときのブレイクダウンの状況である。

看護師：……赤ちゃんは前の晩からずっと足をばたばたさせていました。足には点滴があって，それを蹴飛ばしていました。蹴飛ばしていた部位が赤くなり始めたので，父親はすっかりおろおろしていました。そこで，点滴ラインの挿入部分を綿花で覆ってみたら，蹴るのをやめました。それが効を奏したようでした。それで，必ず毎時間かぶせた綿を外し，その部位に問題のないことを確かめました。

　次の夜に行ったときには，点滴は別の部位に変わっていました。末梢の点滴は24時間しかもたないからです。私が部屋に入ると，派遣看護師がいたのですが，私は点滴のことが気になっていました。というのは，その赤ちゃんが点滴ラインをどれくらい蹴っていたかを知っていたし，もしカルシウムが漏れていたら大変な問題になるからです。それで私は勤務交代の11時になって，「点滴はどうですか」と聞いてみました。「ああ，たった今チェックしたけど，問題ありませんでした。よく流れていますよ」と彼女は言いました。その後，私たちは11時15分に引き継ぎを済ませました。

　ところが，赤ちゃんはかなりいらいらした様子で泣き叫び，あやしても泣きやまず，私は「何かおかしい」と思いました。かぶせていた綿をもち上げると，赤ちゃんの小さな足はすっかり膨れ上がっていました。後ろまでずっと膨れ上がっていました。足にバンドをしていましたが，その部分まで広範囲に膨れ上がり，とてもきつく縛ってあったために，足は白くなっていました。それで，「バンドを外そう，さもなければこの子は足を失うことになる」と考えました。赤ちゃんのつま先はすでに蒼白になっていました。そこで，皮膚を傷つけないようにしながらハサミをバンドの下に入れ，前後に振動させるように動かしてみました。バンドを切ると，すぐに点滴を抜いて足を挙上させました。点滴を抜去すれば，普通は出血するものですが，その時は漏れた液が出てきただけでした。壊死は起こしていませんでした。カルシウムが浸潤していなくて幸いでした。私はものすごく憤慨しました。派遣看護師に確認したのは11時だったのですよ。たった15分でこんなことになるはずがありません。もし私が気づかなかったら，赤ちゃんは足を失ったかもしれないのです。点滴のチェックは1時間ごとに行うのが常です。もし私が12時までチェックしなかったら，どうなっていたでしょう。

点滴漏れによる薬剤の浸潤は重大な影響をもたらすため,絶えず監視する必要がある。特に危険な薬を点滴する場合,看護師は十分注意しなければならない。彼女は,同僚の看護師の反応を警戒心がないとみなし,道徳から外れた行為に怒りを感じた。重症ケア病棟は,継続的なモニタリングや観察を必要とする医療処置や医療機器があふれている(第8章を参照)。点滴の問題を発見した看護師は,同じ乳児を昨晩もケアし,末梢点滴の危なさに気づいていた。この例は看護学校で教わる看護職の倫理綱領を浮き彫りにしている。つまり患者に対する注意と責任は,受け持ちの患者以外(の患者)にも及ぶものなのである。看護師は,すべての患者に安全なケアを提供するのに必要なケア集団であるという意識をもっている(Benner, Tanner, & Chesla, 2009)。高い代償を支払った経験から学んだ教訓を共有するという伝統があり,それによって,患者も看護師もミスが減るという恩恵を受ける。

慣れた場でなじみの患者に対応するのであれば,看護師は一般的な問題や危険に注意する準備ができている。しかし,成人病棟から新生児病棟や小児病棟に異動した看護師は特に,機器や与薬量がかなり異なるので,問題を起こしやすい。以下にその例を示す。

> **看護師**:私は子どものケアに挫折を感じています。フリーで働いていた頃は,私はいつも子どものケア,つまり,多様な問題を抱えた新生児のケアをしていました。挿管中の新生児のケアは,小児看護の専門家ではない看護師にとってかなり悔しい思いをするものです。挿管チューブを見るとわかりますが,チューブにカフがついていませんよね。バッギングしながら,「あぁなんてことでしょう。私の手技ではらちがあかないわ」と思うのです。それでもどかしい気持ちになり,新生児看護の研修を受ける必要があるとか,私の専門ではないのだから,そんなことはできないとか考えるのです。

小児が成人病棟に入院することも珍しくなく,それが小児には大きな危険になる。なぜなら成人病棟の看護師は成人と小児の違いについての知識が欠如しているからである。

以下に示す例は,与薬ミスで小児に不適切な量の鎮痛薬が投与されたことを示している。

看護師：私にも落ち度がありました。その子にはフェンタニルを 12.5 μg（マイクログラム）投与することになっていました。私たちが病室にきたとき，点滴バッグが空っぽだったので，私は新しいバッグを取りに行きました。バッグを見ると，50 mL 入っていて，「このバッグは 12.5 mL 持続注入で使うとたいしてもたないわね」と言ったのを覚えています。小児用ポンプの設定がそうなっていたからです。それで，私はそのバッグをつるして，オリエンテーションへ行きました。

　1 時間半ほど過ぎた頃，看護師が私のところにやってきて，「ねえ，どうして君の患者さんはこんなにボーっとしているの？」と言いました。彼がそう言うやいなや，私はピンときて，「しまった！　12.5 mL は 12.5 μg じゃない」と病室へ飛んでいきました。患者はその量で 1 日中その薬を与薬されていたのです。それで急いで点滴を止めました。

インタビュアー：その患者にはどのくらいの量を与薬するはずだったのですか？

看護師：12.5 μg で，小児用ポンプで 1.2 mL でした。……成人病棟では，その子がどうなるかわかりません。私は「太刀打ちできないわ」と担当医に言いました。彼は同意して，「患者を小児病棟に連れて行こう。小児病棟ではこの子をどのように扱ったらよいかを知っているからね」と言ってくれました。私はもっと早く担当医に言うべきでした。でも，その患者は私の患者ではなかったし，受け持ち看護師は担当医を知っていたので，きっと医師に質問するにちがいないと思っていました。でも，受け持ち看護師はそうしませんでした……けれど，後から考えると，私は「この子を小児病棟に連れて行くよう（担当医に）」言うべきでした。いつもはそうしているのです。

　幸いにも，その子は与薬ミスによる危機を乗り越えた。この事例は考え方や行動の習慣を成人から小児へ変えることの難しさを指摘している。成人のケアに慣れている看護師が自分自身を方向転換させ，普段の考え方や行動を設定し直さなければならないため，かなり慎重な変更が必要になる。事例で医師が認めているように，小児病棟では子どもの扱い方についてのノウハウがあるということである。

　第一線での質の改善とモニタリングのもう 1 つの大きな領域は，入院患者

とその家族の教育である．患者と家族は，治療内容を理解したり，賢明な意思決定をしたりするための情報を十分得ていないことがある．以下の事例では，患者は心筋症が進行していて，心臓カテーテル検査に同意するか否かを決定するための情報を十分に得ていなかった．医師とうまくコミュニケーションがとれないことが，この問題をいっそう難しくしていたのである．

看護師：患者は，心筋梗塞は認められなかったものの，インフルエンザ様の症候群を呈していました．彼女はここ数年内科医の指示に従い，いかなる心負荷もかけないようにしてきました．内科医は彼女に対しあまり積極的ではなく，むしろ消極的でした．彼女は完全に肺浮腫をきたしていて，四肢は紫色で，相当な苦痛がありました．しかし，彼女は利尿薬や酸素療法によく反応し，状態はかなりよく見えました．2回目のCK（クレアチンキナーゼ）酵素の結果は中程度の陽性でした．3回目の採血をしたので，その結果も知っておくべきでした．

　……私たちはすでに彼女への教育を始め，次週の火曜か水曜に行う予定の心臓カテーテル検査について説明を始めました．関係する2人の医師はそのことについて簡単に述べましたが，詳細は説明しませんでした．医師たちは私に彼女には十分な説明が必要であると言いました．それで私はていねいに説明しました．彼女はよく理解し，的を射た質問をしてきました．私はすでに心臓に関するパンフレットを渡していて，ビデオを観てもらう予定でした．ここには，患者に観てもらえるようビデオテープとビデオデッキがあるので，ビデオを始めようとしました．私は彼女が1度情報を得て，このビデオを観れば，きっとカテーテル検査に同意するはずだと思っていました．でも，彼女は何事も急ですることを望んでおらず，医師は誰一人として彼女に十分時間を割くことはありませんでした．

　今のところ，彼女への教育は糖尿病が優先されているようです．私は2人の医師がほかのことをしているのだと推測しています．2人ともあれから彼女に会っていません．心臓専門医はこれまであまり彼女に関わってきませんでしたが，今日は会わないわけにはいきませんでした．それで，彼女は長い間診てもらっていた家庭医に加えて，新しい医師と対面しましたが，その新しい医師は大変困惑しているようでした．その医師は，患者が神経質になっ

ていると思っていて，患者の話を聞こうとしないのです。少しの間だけ彼女の病室に行き，すぐに出て行ってしまいました。彼は今日の午後には休暇に入るので，彼女のことをこの心臓専門医に押しつけたのです。彼女は私にその新しい医師のことや病院のこと，日常の仕事のことについていろいろと尋ねました。彼女には信頼と安心が必要なのです。私は非常に具体的に，実際的な方法で働きかけました。情報を提供し，これまでに心臓カテーテル検査をたくさんやってきて，たくさんの患者を診てきたことを伝えました。

看護師は，信頼が失われたためにコミュニケーションに問題が生じていることに気づき，即座に介入して患者のために対応している。これは最前線の説明および指導の機能であり，未解決の問題を発見し，病院内で医師と各部門とのコミュニケーションや連絡を円滑にする機能である。

■差し迫ったブレイクダウンと実際の実践のブレイクダウンを立て直すこと

一貫して見られるブレイクダウンを管理する2つめの側面は，ブレイクダウンを"立て直す"ことである。立て直すとは，支援したり，補助したりして介入する方法である。多くの場合，看護師は，医療チームのメンバーに干渉し，指導し，チームの力を増強することでブレイクダウンの状況を立て直しているが，それは，患者のケアを改善するためであり，メンバーたちに実際にある問題や潜在的な問題を認識させ，適切な治療を開始させ，介入を変更させている。つまり，他者に必要な介入を指導したり，難しい状況でどのようにケアをするのかを教えたりするのである。また，立て直すには，このように熟練を要する臨床知識の育成を手助けするような形で，メンバーと交流し，指導するという意味もある。時にはとりわけ危機的状況で，チームメンバーの能力に限界がある場合，立て直すということが，状況が修正されるまで，あるいはブレイクダウンを改善するための適切な資源が使えるようになるまで，介入し続けるという意味になる。以下の手術室での事例は，ミスを予防するためには絶えず注意を払う必要があることを示している。

看護師1：私のところで実習していた学生たちは，自分の経験したことをレポートに書かなければならないし，そこで一緒だった人の評価もしなければなりません。

それで，学生の1人が，「看護師は外科医や患者に関するすべてのことを知らなければならないばかりでなく，外科医が正しいことをしているかを確かめるために，そこにいなければならない」と書いていました(笑)。

看護師2：その学生は問題の核心をついていますね。

看護師1：その学生の指導者が私にそのことを伝えてくれたのです。それで私は，「そうですね，それはおおげさかもしれません。でも，少なくとも私たち看護師がそこに存在することがいかに重要であるかを，学生に強く認識させることができたようですね」と言いました。

看護師3：こんな話が問題解決のきっかけになるといいのだけど……。私が遭遇したことではなく，手術室に勤務する姉が私に話してくれたことです。それは最近起こったことで，彼女はそのことでずいぶん落ち込んでいました。手術室看護師たちは次々と(やってきて)膝の手術を受ける患者に急いで対応していました。自分の受け持ち患者を回復室に連れて行くと，外科医や麻酔科医がまた次の患者を車椅子で連れてくる，そんな状況で彼女は記録を見る機会はありませんでした。しなければならないことが山ほどあったし，膝の手術を受ける子どもも何人かいたようです。

簡単に言うと，姉が「まだ手術承諾書を確認していません。時間がなかったので，これから確認します」と外科医に言ったとき，彼らはまさに足にメスを入れるところでした。それから，姉は承諾書を見に行きました。案の定，承諾書には左足とあるのに，右足を手術しようとしていました。それで姉は「先生，承諾書には左足と書いてありますが，私たちは右足に取りかかろうとしています。私は患者に確認していません。先生は右足か左足か，ご存知ですか？」と言いました。外科医は「なんてことだ。我々は違う足を準備していたのか」と驚きました。姉は大きな間違いを見つけたのです。もし彼女が承諾書を確認しなかったら，間違いに気づく前に右足の手術は終わっていたでしょう。もしくは手術の途中で気づいたかもしれません。いずれにしても大きな医療ミスであり，この手術に関係したすべての人の過失になったでしょう。

わずかな人員で，わずかな時間に多くの手術をすみやかにこなしていくシステムで，患者が危険な状態におかれる場合，過失を未然に防ぐために必要な監視機能となるのは，看護師が患者や家族に面談しながら，日常的にインフォームドコンセントを確認・再確認することである（第8章を参照）。

　看護師たちは経済原理の圧力にもかかわらず，患者との接触をもつ実践をなんとか維持しようとすることを主張した。しかし，日課としての安全確認や患者・家族との接触は，重大な過誤を起こす危険性が高い場合ですら省略されている。このようなシステムを作り上げることや看護の業務改善は概して当然のこととみなされ，システム工学的方法ではすぐに見逃されてしまう。

　看護師たちは学生が，「看護師はすべてを知る必要がある」と誇張して発言したことを面白がっているが，それはたくさんの専門家たちの仕事を調整し整理するという，このジェネラリストの知識が，安全に仕事をするうえできわめて重要であると正式に認められることはほとんどないからである (Benner, 2001)。このような総体的な知識は，外科的な手技に焦点をおいた外科医の知識と同じではないが，外科医が外科治療に集中できるようにするための，外科の業務につきものの能力や機能，目標といった環境を作り出す知識である。

　このことは，看護師が救急スタッフの手に負えない状況であると判断した際に，専門医を呼ぶことが頻繁にある救急部門でも明らかである。たとえば，ある看護師が，小さな病院で熱傷患者に不適切で専門的でないケアが行われたことを述べている。その病院では，患者にフロセミド（禁忌とされる利尿薬）が投与され，体液管理もされなければ，体温の低下を予防するための適切な処置もなされなかった。しかし，あまりに問題が複雑であったために，熱傷専門医の所見なしにその看護師がミスを指摘することはできなかった。

　看護師：熱傷の治療をしていた医師は受話器を取って，「フロセミドは禁忌かどうか知っている？」と尋ねました。こんなとき，私たちは嫌になります。私たちは毎時間，患者の輸液に追いまくられているのですから。私は熱傷をケアしていた看護師たちが（このインタビューに登場する CNS のよう

に），知識が豊富でよかったと思います。「失敗したわ！」と呼ぶと，「すぐ行くわ」と答えてくれるのです。……それで「お願い，なんとかして！」と求めるのです。

　高い専門性が求められる医療システムでは，医師に相談するばかりでなく，看護師自身が自分に不足している専門知識に気づき，それを必要とする臨床の場面に注意を向けることが求められている。また，看護師はさまざまな実践家を監視する立場にあるため，きちんと相談して，ブレイクダウンを予防したり，介入したりすることも期待されている。
　経験豊かな看護師は，慣れない状況で新人看護師を指導することがある。そのような場合，特に援助が必要なときは，ブレイクダウンが円滑に管理される。以下の事例では，経験豊富な看護師がブレイクダウンを立て直したことを説明している。

　　看護師：その時，新人看護師が重度の COPD 患者をケアしていました。患者は CCU から搬送されてきたばかりで，突然のことにかなり動揺していました。この患者には，酸素マスクで 35％の酸素が投与されていました。私は患者の爪床を見ました。患者の酸素飽和度が 60 以下になっていることは，サチュレーションモニターで測定するまでもなく明らかでした。PaO_2 はおそらくこの時点で 50～56 くらいだったでしょう。私は病室に入り「酸素飽和度を 70％以上にしてください。医師からの指示は後でもらうから」と言いました。
　　患者は本当に不安そうでした。爪床は紫色になり，皮膚はまだらで，明らかにより多くの酸素が必要な状態でした。それから心室頻拍になりました。CCU から来た患者にはよくあることです。私はこのような患者にはリドカインが効かないことを知っていました。静脈ライン(IV)も良好ではなく，(IV からの)血液の逆流も不良でした。それで私は新しい IV を確保しました。医師はプロカインアミドを指示しましたが，ケアにあたっていた新人看護師はプロカインアミドをどのように投与してよいのかわかりませんでした。それで私は彼女にこの薬の正確な量と投与時間を教え，血圧を観察するよう指示しました。部屋の外で話をする時間的余裕がなかったので，私たち

は患者のベッドサイドで話し合い，私は彼女にどうすべきかを教えました。こうして患者にプロカインアミドを投与し，不整脈はようやく治まりました。

このように即座に，そして瞬時に指導し，これを状況下でのコーチングと呼んでいるが，情報を与えることが，患者への危険を予防するためにも，次世代の実践家に臨床知を伝えるためにも，非常に重要である。伝えられた知識は，次へ，また次へと新人看護師に受け継がれていく。どんな施設でも，管理者は余裕をもって職員配置を行い，経験のある看護師から即座に臨床指導とブレイクダウンの管理を受けられるような支援体制が整っていなければならない。人員が不足していて，労働環境が不安定なときは，このように職員を教育したり，患者を守ったりすることができなくなる。

以下の事例は，看護師のストライキ中に起こった重大な事故についてである。この看護師は循環器系の外科的治療を受ける患者のケアの専門家であり，病棟専属ではなく，フリーでオリエンテーションを行っていた。

看護師：彼らは私たちが職員のオリエンテーションをすることを望んでいました。病院はストライキ中だったのです。新人看護師がたくさんいましたが，管理的な立場にある看護師も数人いて，その人たちが患者ケアを始めました。そのなかの1人で，長い間患者のベッドサイドケアをしていない管理職の看護師が「点滴ポンプの操作方法を見せてください」と言ってきたので，開胸術を受けたばかりの患者の病室に行きました。そこにいる患者は全員開胸術を受けた患者です。ニトロプルシドやニトログリセリン，ミルリノンが自動的に注入されていました。それから彼女に「点滴ポンプのドアを開けるには999と押しますが，ポンプ作動中は絶対押してはいけません。そんなことをしたら輸液を強制的に流し込むことになりますから」と言って，ポンプの使い方を示しました。

　それから私は病室を出て，再び部屋に戻りモニターを見ると，モニターは心停止を示していました。完全な心停止状態でした。私は患者を見て，何かとんでもない間違いが発生したと思いました。それから急いで「ボブ！」と叫んで（もう1人の看護師を）呼ぶと，彼はすごい勢いで病室に来てくれました。私たちは患者を水平に寝かせて，ポンプの電源を切り，ポンプの表示が

999であることを目にしました。彼女はなんとニトロプルシドのポンプを999にセットしてしまったのです（驚きのあまり息が止まる思いでした）。私はニトロプルシドのラインを外して，補液をしました。でもその時，彼女はそこに立ったままでした。心の中で「あなたは管理者でしょう，……あなたが管理者なのよ」と思いました。私は悲鳴を上げなかったけれど，みんなが病室に駆けつけました。私は1人でなんとか解決しようとしました。できるだけ迅速に状況を判断して，「彼女がこの人を殺したのよ。患者の心臓は止まったわ。なんてひどいこと」と思いました。けれど，多くの心臓病患者がもち直すように，この患者の心臓も再び動き始めました。それがせめてもの救いでした。

インタビュアー：あなたは何をしたのですか？ 輸液を外したとおっしゃいましたね。

看護師：ええ，私は輸液を外して，IVラインにある薬をすべて吸い上げてから補液しました。それで患者はすぐに回復したのです。

この後，話は血管拡張薬の即効作用について続けられた。この事例は，精通していない立場や状況におかれた看護師と患者の危険性についての訓話である。このような不安定な環境で注意し続けることは不可能であり，"ニアミス"事故を立て直せはしない。

■実践のブレイクダウンが生じているなかでのチームの構築

O'Neillは著書『Towards Justice and Virtue: A Constructive Account of Practical Reasoning（公正と美徳をめざして；実践的推論の建設的解釈）』(1996)のなかで，ケア業務につきもののチーム構築や職場作りには，注意深さとかなり基本的な作業が必要であることを指摘している。その作業こそが，実社会で行動できる可能性を支える構造となる。

信頼やコミュニケーションを維持する感情や文化，慣習といった構造は，常に壊れやすく脆い。損害や破滅から守らなければならないだけでなく，単な

る無関心や怠慢からも保護しなければならない。また，「次世代の糧」（現世代の糧でもあるが）を残すために，絶えず創造し維持し，作り直し更新する必要もある。コミュニケーション，忍耐と信頼構築，忠誠と約束，教育と励ましといった維持できる活動を誰もが保持し，貢献しなければ，その糧は減っていき，度量や能力が損なわれてしまう。それは，活動ややりとり，人間の潜在能力や文化の発展を可能にするものである。人間的な生活ややりとりの社会状況は，関連のある仲介者の間だけで維持・支援されるわけでなく，新しい世代を教育し，個々の特性や度量・能力を育成し，啓発的な慣例を改善しようと促進したり探求したりすることによっても維持・支援される。信頼や信用を維持し構築するために，またそれらによって社会構造を維持し構築するために，私たちは正しく行動してそれらを壊さないようにするだけではなく，これまでの生活習慣や生活の仕方も新しいやり方も活気づけるようにしなければならない(p.202)．

処置にあたり意思疎通を行って合意を得ることは，交渉の重要な過程である。自分が臨床で得た知識が同僚に通用しないと問題になる。なぜなら，ある臨床家がケアを通して身につけたことが，ほかの人に伝わらず，患者の状態を悪化させかねないからである。

以下に小グループでのインタビューを紹介する。

看護師1：この患者は3か月入院していました。彼女は26歳で，これまで気管支狭窄症で28回もの外科的処置を受けてきました。彼女の家族は大家族で，彼女は数え切れないほど入退院を繰り返しながらも，6か月前に結婚しました。最近受けた治療は結腸間置術であり，誤嚥性肺炎を起こしていました。100％酸素でICUに収容されましたが，酸素飽和度は不良でした。彼女にはさまざまな種類の薬が大量に用いられていました。疼痛コントロールは不良で，鎮痛薬があわなかったり，効果がなくなったりすると，自分で呼吸ができませんでした。時間が経ってようやく私は疼痛管理チームに関与してもらい，私と意見が一致する担当医に出会いました。それからいろいろなことが起こって，軽減していた疼痛管理が問題となり，今度は非飽和状態で呼吸困難になって，患者は死にそうになりました。とにかく私たちは新しい

薬に変え，それで少しよくなったようでした。けれど，すでに患者には多くの薬が用いられていて，ほとんど効果がないように思えました……。それからさまざまな専門職との会合を開き，看護師たちと一緒に ICU を 3 回巡回しました。このような場合，必ず私たちのコミュニケーションは欠如してしまいます。その後，私は 3 日休んで，再び勤務に戻ったところ，やったことすべてが台無しになっていることがわかりました。何もかもが変わっていて，投与されるべきでない薬がまた使われていました。

　私はまた振り出しに戻って，疼痛管理チームの人たちと話を始めました。そして今までよりも少ない量にしました。私は少しだけ薬の量を減らしてから，どんな反応が現れるのかを観察し，心拍数を見ました。案の定，数時間以内に心拍数が正常範囲になり，患者は緊張が解けてウトウトしているようでした。疼痛管理チームの人たちは巡回してきたら，「心拍数が下がって，彼女の状態は良好のようですね」と言うでしょう。けれど私が休みに入ったら，また状態は元に戻ってしまうのです。夜勤に交代したときでさえ，元に戻ってしまうことが何度もありました。私が患者の痛みを管理した方法はほかの人と違うのだと感じました。私がやっていることをみんなに説明するのは難しいことでした。その方法は患者のニーズに応えようとする私の感性であり，薬の量を増やすことではありません。私は彼女にはそんなに大量の薬は必要がないと感じているのです。

看護師 2：あなたはそのことを私たちに伝えてくれましたね。
看護師 1：ええ，伝えました。
看護師 2：ではなぜ変わらないのですか。
看護師 1：変えようとしましたよ。私は会合で伝えたり，その業務に関わったすべての人と話をして伝えたりしました。最も注意を払った業務が，疼痛管理の業務でした。でもほかの人たちは，こうあるべきという昔のやり方で対応していました。

　この事例は，1 人の臨床家が得た知を次の実践家へ受け継ぐためには，うまくいった臨床実践を伝えていく作業が必要であることを示している。非常勤職員の多用と，十分なコミュニケーションの余地がないほどの労働負荷では，経験的学習やチームワークを保持できない。この看護師が指摘している

ように，このようなコミュニケーションには，うまくいったケアの説明に，積極的に耳を傾けることが求められる。ほかの臨床家への「報告」として，成功したケアに焦点をあてるための時間を設け，治療計画として文字にしたものから患者が処置にどのように反応したのかにまで，コミュニケーションのレベルを高くする。録音した申し送りのように，より"効果のある"報告の仕方への動きは，複雑な患者や治療・処置に対する患者の反応を明快にもれなく伝達するのに必要な，臨床家同士の対話を妨げてしまう。

　看護師は非公式なコミュニケーションのパターンや実践の形式を学んで，チームワークや業務の流れを促す。看護師とほかのチームメンバーとの地位の不公平さは依然として問題であるが，看護師は患者を中心におく医師とのやりとりのパターンを重視している。

　以下のインタビューでは，口にしていないことも多くあるが，高度実践看護師たちが多職種からなるチームでの円滑なコミュニケーションの構築で学んだことを伝えている。

高度実践看護師：そして，どのサービスをどのような方法で得ようかという段階にまで行き当たります(ほかの看護師たちも同意する)。神経科医に対応する際には，脳外科医と違う形で対応します。心臓病専門医とも，集中治療医とも違い，みんな違います。本当はこんなこと，おかしいですよね。でもそれぞれのやり方なのです。医師が望んでいる方法をとらないかぎり，看護師は患者に近づくこともできません。それでも構わないのです。当初，私はそんなことから逃れようとして，自分のしたいことを好きなようにしました。けれど学生ではないのですから，そんなことは通用しません。ですから自分を含めて誰も苦しめることなくそうするには，どうすればいいかを考え出す必要があります……。でもHさんが言ったように，自分自身を厳しく見つめ，何年も学び続けるのです。自分が集中しているものとして患者を前面に出し続けていれば，その患者に事を起こすために必要なところへ到達するはずです。それが誰にとっても利益になるのですが，そのためには絶え間ない内省と修正が必要なのだと思います。

■ 今後の実践のブレイクダウンを予防するために システムを改善したり設計し直したりすること

事前に理解されていることが変わったり，新しい課題が生まれたり，本人の理解に微妙な差異が加わったりするとき，経験的学習が起こる。臨床実践では，常に経験的に学ぶことがある。蘇生チームの迅速な対応や特殊性から，行動しつつ考えることと，うまくいったことやいかなかったことについてふり返ることが必要となる。蘇生の努力が実を結ばず，無駄にすらなるようなときは，学ぶべきことや改善すべきことがたくさんある。高度実践看護師がそのような蘇生の場面について述べている。

> **高度実践看護師**：緊急事態を示すコード連絡がありました。私たちの施設ではコード連絡があると，いつも ICU の看護スタッフが対応します。たまたまそのコード連絡を受けたときは，ICU の仕事が難航していて誰も対応できない状況でした。それで私がポケベルで呼ばれ，「コードに対応できるかしら」と尋ねられました。私がコードを受けたとき，ICU 病棟では私たちが一昨日転棟させたばかりの赤ちゃんの大変な蘇生にとりくんでいる最中でした。そこは，私が以前勤務していたことのある病棟でした。私はその赤ちゃんのことも，両親のことも，さまざまなことを知っていました。だから私は彼らがその子に処置を施しているのを見てショックでした。なぜなら，その子は AIDS による多臓器不全となり，安らかな死を迎えるために私たちが転棟させたからです。
>
> 誰もが，気が動転していて，救急カートのそばには 8 名もの看護師がいました。物品がそこら中に散らばって，同僚たちは走り回り悲鳴を上げていました。注射針が散乱していましたが，赤ちゃんは IV ラインの確保がなされないまま処置台の中央に寝かされていました。呼吸(療法)は施されていました。ベッドサイドには確か，集中治療医が 3～4 名取り囲んでいたようでした。多くの看護師がいましたが，やらなければならないことを何もしていませんでした。私がそこに着いたとき，みんなが叫んでいたので，私は物腰やわらかく，「平静に，落ち着いて。あなたたち 2 人はここ，あなたはあそこ，あなたはそっちに行って」と指示しました。それからその赤ちゃんにし

なければいけないことを，みんなでできるようにしました。そして，その子は助かりました。全過程を通してよくやったと思いますが，明らかに誰もがほかの誰かがこの赤ちゃんに処置をしたり，決断をしたりしてくれることを期待し，誰もそれ（蘇生すべきか否かについての意思決定）をしようとしなかったのです。私たちはそこからMRIへ行くところでした。一方で，もう1人の看護師がやって来て，赤ちゃんをMRIに連れて行こうとしていました。私はその時，赤ちゃんと一緒に行こうとしました。その看護師がうまく行動できなかったことは明らかで，彼ら自身も自分たちがうまく対応できなかったことを知っていました。

　私がそこにいた意味は，うまくできなかったことをできるだけ自分で気づいてもらうことでした。それで私はためらいました。そして赤ちゃんがMRIに向かった後，彼らはそこに立っていましたが，私はドアを閉めて振り向き（態度を一変させ）「これからどうするの。ここで何をするの？」と言いました。彼らは「どうしてよいのかわかりません」と最悪の答えを返してきました。でも，彼らは赤ちゃんの回復のために一所懸命だったのです。それで私は彼らに話し始めました。おそらく将来の役に立つような観察について話しました。けれど，そうしたことは適切でなく，彼らの気分を害したようにも感じました。それで私はうまくいったことを見つけ始めました。「そうね，今回は確かにうまくいったことも，うまくいかなかったこともあるわね」と。そして私はしばしためらってから，そのことについてしばらく話し合いました。そして彼らの気持ちが立ち直ったところでその場を離れました。

　このように即座に報告を受け，その場で手ほどきすることは非常に重要である。この高度実践看護師は賢明にもグループを再編成し，このような難しい蘇生にまつわる感情を克服するために必要な時間をとった。彼女はこのグループのスタッフの指導者としての役割を果たしてきたため，実際に発生したコードを指導しながら時間をかけて，あらゆる不慮の事故に備えることを基本とした。筆者らはこの赤ちゃんがその後どうなったかについては知らない。それに倫理的な意見を聞いたかどうかもわからない。

　重症ケア病棟や麻酔後回復室，救急部，手術室には新しい医療技術が導入されることが多い。新しい医療技術が導入されながら，看護職員に何の準備

もないことは問題である（第8章を参照）。なぜならば機器類を安全に維持する際に，看護は重要な役割を果たすからである。

以下の事例は，そのような場面で，システムのレベルを変更する高度実践看護師の技能について語っている。

高度実践看護師：それは土曜日の午前中にNICUで起こりました。うちの病院の新人麻酔科医が，前の晩に新生児の硬膜外カテーテルを挿入したのです。そんなことはこれまで1度もなかったし，方針も看護手順も何もありませんでした。私たちは新生児専門看護師ですが，硬膜外カテーテルなんてこれまで1度も扱ったことがなかったのです（笑）。それはまったく未知のことで，私が呼び出されたのはその朝でしたが，彼ら（看護師）はどうしてよいかわからないようでした。カテーテルはすでに挿入されていて，与薬も始まっていましたが，誰もそのことについては知りませんでした。

麻酔科医が来たので，私たちは見解の相違について話し合いをしました。私は麻酔科医が患者を危険な状況にし，看護師にも危険な状況を課したことを説明しました。また，看護師はそれに関するケアの方法を教えられていないし，合併症が発症する危険性があるし，彼は病院にも危機状況をもたらしたのだと説明しました。私たちにはそれに対する手順などなく，仮にそうすることが患者にとって正当なことだとしても，今日行うことが正当であるとは言えません。週の半ばにすべきであり，真夜中にすることではありません。それから外科医を交えて，かなり活発な議論をしました。そして私はその日の計画を書き上げました。実際にはその赤ちゃんはよくがんばったと思います。

けれど，看護師が頼みの綱として私に訴えようとする状況や，自分の手に負えないと思うこと，そして誰もケアの方法を知らないのに，医師がカテーテルを挿入したことを患者のリスクであると思うことは，よくない状況であったと思います。それに，どちらかといえばCNSとしての積極性を欠くものでした。どうすれば患者にこの処置ができるようになるのか，私はとても挫折感を抱きました。

インタビュアー：それから変化はあったのですか。

高度実践看護師：ええ，実は麻酔科医や関係者から謝罪文をもらいました。

> 今では硬膜外カテーテルを挿入しても，私たちの誰もがそのケアへの心構えはできています。彼らはそのようなやり方で行ったことを謝罪しました。

この高度実践看護師は，夜勤帯に新しい医療技術を導入することで生じる質管理の問題を予想し，問題を解決するためにシステムを変更した。彼女は公式の意思伝達の経路を活用し，プロセスを変えることができた。

多くの事例に見られるように，システムの変更や再編は病棟レベルで行うが，患者ケアの質に悪い影響を及ぼした管理レベルや経営レベルでのブレイクダウンの事例もあった。たとえば，複雑で急激な変化を，臨床的な視点での利益を考慮せずに経営レベルで承認してしまい，ケア提供システムを，患者ケアを妨げたり遅延したりするものにしてしまったという状況もある。また臨床の領域を超えた部門の再構築や，臨床医でない管理者の任用が，臨床的に信頼できる資源を得るうえで障壁を作ったという状況もある。またグループ間の権力争い，特に医師と看護師との争いや管理者と医師との争いが，患者のケアを最悪にした事例もある。

■事例の比較：大きな困難に立ち向かい実践のブレイクダウンを受け止めること

これまで，システムの変更やブレイクダウンの管理，チームの構築などの事例を数多く見てきたが，システムのブレイクダウンや不安定さがあまりにもひどく，看護師が自分たちのシステムの変更やチーム作りを維持できなくなったという臨床状況もたくさん見てきた。筆者らは存続の危ういヘルスケアシステムの事例を残している。それは教訓として役立つからである。また，健康保険会社と医療提供システムの全面的な改革に伴って，より公正なシステムへ移行するまでは医療提供が不安定になることが予想される。

看護師不足は今後も続く。看護師を教える資格のとれる大学院に進む看護師が少なくなると，特に看護師不足は続くことになる(Benner, Sutphen, Leonard & Day, 2010)。3,200万人もの人が新たに医療を受けられるようにしようという新しい医療改革においては，より熟練した看護師，特に高度実践看護師の必要性が劇的に高まる。看護師が高度な実践役割を身につけることがこれほ

ど重要になったことは，かつてないことである。高度な実践役割は，米国の医療提供システムにおいて必要とされる困難な改善を実現し，医療をより受けやすく，より公正なものにして，よりプライマリケアと予防ヘルスケアに焦点をあてるようにするために欠かせないからである。

2010年3月23日，オバマ大統領は包括的な医療保険改革法案である「患者保護および医療費負担適正化法」("医療改革法"とも呼ばれる)の法制化に署名し，何百万人もの国民が新たに対象になることになった。そして2010年3月30日，オバマ大統領は一連の修正法案("調整法"として知られている)に署名し新法が成立した。法案に署名が行われたので，この法律の施行に向けての次のステップが始まることになる。高度実践看護師がこれまで以上に活用され，プライマリヘルスケアの広範な不均等が是正され，急性期また長期入院の看護ケア施設でNPやCNSが新たなサービスを提供することが予想される。とはいえ，医療提供におけるこの全面的な変化により，このシステムは多くの人々を取り込むことになるので，移行とシステムの再編成の激動の時期を生むことは疑いない。

医療提供システムの最後の大きな危うさは，クリントン政権時代の医療改革がもたらしたものである。つまり，医療産業がさらに利潤追求の姿勢を強めたことである(Weiss, Malone, Merighi & Benner, 2002)。システムの問題がはなはだしく蔓延している状況では，システムの欠陥を調整したり埋め合わせたりすることに焦点がおかれたり，看護師がシステムの道徳的欠陥やその欠陥の共犯者に甘んじたりしていた。経費削減や規模縮小，危機意識といったどこにでもある無言の圧力が表面化した。不安定な職場環境の欠陥を最小限にすることと，基本的な看護ケアや福祉がないなかで高度な医療機器を導入することは，ブレイクダウンの効果的な管理とはまったく対照的な反応である。

この研究の第2段階のデータ収集は，米国の医療システムがさらに市場主義のマネジドケアへと変わってきた真っただ中に行われた。第一線で働く看護師が臨床で語ったもの(Benner, Tanner & Chesla, 2009; Gordon, 1997; Schindul-Rothschild, Berry & Long-Middleton, 1996)には，この急激な変化への緊張と危機感が現れており，病院での過激な規模縮小も反映されている。筆者らが調査対象としたような非常に不安定な臨床現場では，システムの欠陥による問題によく遭遇するが，そのような繰り返される問題点に気づかなかったら，

データは信頼できないものになる。筆者らは，労働環境が不安定であったために，看護業務がシステムの変更や再構成，チーム構築へと広がったことに気づくことができた。1996～1997年の第2段階のデータ収集期間には，ブレイクダウンを修正し対処することが，ほとんどのインタビューでの中心的なテーマとされていた。また，インタビューでは医療システムの欠陥によって患者に危害が及んだり，患者に心身の苦痛を与えたりしてしまったことが数多く表現されていた。繰り返されたシステムの欠陥のうち特に目立ったのは，①極端な規模縮小と労働環境の不安定さ，②適切な看護ケアや福祉サービスのない状態で高度な医療機器を使おうとする危険性の2つであった。

■不安定な職場環境で医療システムの欠陥を最小にすること

経費削減や社会の急激な変化，保険適用外のケアの系統的な計画がない緊迫したシステムのもとで，尊厳をもって人間として患者や家族に対峙する際のブレイクダウンの事例に数多く遭遇してきた。Christine Maslachは人間的な思いやりの欠如として"バーンアウト（burnout）"という言葉を紹介した（Benner & Wrubel, 1989; Maslach, 1982）。バーンアウト（燃えつき）は，組織員としての意識を妨げる離脱と解釈されることもある。距離をおくことで客観性を高め，問題の焦点を絞り，危機状況での行為を改善する可能性もあるが（第2章を参照），完全に離れて関与しなくなると，何をする必要があるのかさえわからなくなる（Rubin, 2009）。

確かに仕事の負担が重すぎて混乱していると，他者に対して親切に，敬意をもって接することは難しい。しかし，問題や苦痛を抱え困窮している他者と対峙することが「簡単」になる完璧なシステムや理想的なタイミングがあると考えるのは間違っている。困っている人や苦しんでいる人と向き合うことは，環境や状況にかかわらず倫理的な課題を提起するが，もちろん苦しい状況によって情緒的な負担はさらに重くなる。哲学者であり神学者でもあるLogstrup（1997）は，他者の苦しみを軽減しようとすることが最も自然で人間的な反応であり，人々が他者の苦しみに対して反応しない場合は，その理由が必要であると指摘している（Martinsen, 2006）。他者の苦しみに反応するとい

う「自然さ」は，特に暴力や争いだらけの社会では賛否両論があり，物議を醸すかもしれない。複雑な制度や暴力的な態度，要求が多すぎること，他者をまったくの他人とみなすこと(本人の社会性や人間性さえも無視すること)は非人間性の原因であり，それによって医療従事者は他者の苦しみを理解したり，援助しようとしたりすることができなくなる。しかし，他者の苦痛に社会として対応することができない「理由」に目を向けず，社会の苦痛や暴力の緩和にばかり注目していたら，どうなるのだろうか。

社会的行動がない状況で個々が責任を負うことには終わりがなく，抑圧的な構造に関わることになる。O'Neill (1996)の指摘によると，ケアは不公平で冷淡なシステムのなかで育まれたり，システムの代わりになることはできないが，ただ1つとりうる選択肢になることもある。

> 社会的美徳を直接的に表明することは，公的施設がひどく不公平であったり，きわめて困窮していたりする場合，特に重要であり，それを無視すると特別な害を及ぼす。道徳的な行動は不正による損害を補うことはできないが，一定の違いをもたらすことができる。すべての人をケアし援助できる人など1人もいないが，そうする義務を選びとるべきである。まして不正な施設や堕落した施設に屈服したり，ひどく資金が不足していたりする場合は，なおさら義務を選びとるべきである。美徳は個々の人格に組み込まれているため，個々人の違った形で行われるという事実こそが，公正さが失われても美徳は生き残るということを意味している。比較的楽なときでも，すべての人に対して関心や思いやりを示せる人はいないが，複数の人に対して思いやりや関心を示し，たとえ軽減できなかったとしても，貧困と不公平の痛みをやわらげる団結や友情という形式を作り出し，維持することができる人はいる。時には，散発的な団結や支援であっても，それが集積して世間に影響を及ぼすこともある。これは厳しいときにあっても，無力という力があることを示している(p.201)。

この研究の対象となった看護師たちは不公平や急激な変化，業務の過剰な負担といった問題と，苦しんでいて困っている人々と対峙するという倫理的に求められていることとを切り離してはいなかった。定員削減によって仕事

の負担が重くなったり，労働者の賃金を下げたりすると，看護師は援助をかなり必要としている患者や家族に対して，心を開いたり目を配ったりすることが難しくなったり，できなくなることさえある。

次のインタビューでは，看護師が忙しくて患者の悩みを聞いたり，真剣に考えたりできなくなっていることを反省している。しかし，親切にするようにとの同僚からの忠告によって，援助するという自分の仕事がやりがいのある仕事であることを再認識した事例である。

高度実践看護師：私は先日頬を殴られた思いがしました。救急部に運ばれて来る人は数多く，特にマネジドケアでやってくる人はたくさんいます。そのような人はプライマリケア医を利用する方法もわからず，利用しようとも思いません。またプライマリケアとは何か理解できず，いら立つ人もいます。実際，救急部でないほうがよいケアができるかもしれないというケースも多く目にします。先日は，そのような患者で始まりました。

1人目の女性は気分がよくないという理由で救急車に乗りましたが，それはプライマリケア医が扱う問題でした。ほかによくある問題は歯槽膿漏です。歯肉の状態が悪くなるまで放置して，ついに我慢ができなくなると抗生物質を求めて救急部に来るのです。そして歯科医に診てもらわずに，再びここに戻ってくるのです，まるで回転ドアみたいに。2人目の患者は歯槽膿漏で，ほんの2日ほど前にやって来て，ペニシリンを投与されました。私はその日にその患者の以前の診察票を引き上げてしまったので，歯科医に予約したと思っていました。私は間髪入れず彼に，「歯科医のところへ行ったのですか？」と非難がましく尋ねました。彼は「ええ，はい，歯医者へ行きましたが，歯科医は感染が治まるまで何もしてくれませんでした」と言ったのです。彼は自分の状態が悪化し，病気であることを知らせようとしました。でも，私は聞く耳をもちませんでした。すでに決めつけていたのです……，「このような人」はするだろうと期待されたことを行わないものだと決めつけ，関わりたくありませんでした。

私は1人で作業を進め，適当なところで彼を診察しました。そこで私は謙虚になりました。なぜならば，彼は本当に病気であり，広範囲の感染で救急室から手術室に移されたからです。それに彼はやるべきことをすべてやって

いました。抗生物質を内服していたのに，よくならなかったのです。病気だったのです。彼は「病気でなかったら，ここに来ないよ」と話そうとしたので，私は彼に謝りました。しかし，私は決めつけていました……彼が路上生活者かそれよりちょっと上くらいにしか見えなかったため，きちんと話を聞かなかったのです。彼の言ったことを問題にせず，聞こうとしていませんでした。そうするのが嫌だったのです。

　ここには，いつも親切にしなさい，親切にしなさいと口うるさい技師がいて，私は「はい，できています」と答えていました。でも，そうすることを忘れてしまっていて，簡単にできると思っていたことにすっかり動転してしまいました。本当に恐ろしいことですけど，実際に起こるのです。患者が大勢いるとそうなるのではないか思います。実際，患者がとんちんかんな話をしているかどうかを判断するのに必要な数分間は，親切心や同情心をすぐに忘れてしまい，誰もがそのように扱われるに値するということを簡単に忘れてしまいます。それはつい先日のことだったので，私はまだそのことを本当に気にかけています。個人的な葛藤です。

　（インタビューは続き，看護師が親切心を失ったことや，1人の人間として接することができなかったことの影響について話をした）

高度実践看護師：なぜそもそもこの仕事をするようになったのかを思い出そうとすると，多少楽しいことも思い浮かびます。だけど同時に，そこからわかったことは，これまでの自分の態度でした。それは「そのような人」だから，という見方です。「そのような人」は何なのでしょうか？　なぜ私たちはそのような人に補助金を出しているのでしょうか？　それが，私には何より悪いことでした。「そんな集団，そんな人」と考え始めることは関係ありません。そう考えることが私には最悪で，まさに自分の感情を殺すよりも悪いことです（彼女は感情が麻痺することと，人の苦しみとの関連の喪失のことを言っている）。後で感情のプロセスをたどることは簡単ですが，誰とも1人の人間として接していないことにすでに気づいているのなら，ほかには何もありません。それだけです。だから，がっかりしたのです。

インタビュアー：では，その歯槽膿漏の患者とのやりとりの後，あなたの行動に何か変化が出ましたか？

高度実践看護師：患者のどの質問にも私が答える時間を必ず2〜3分間とる

ことにしています。いつも親切にするために，患者が言わなければならないことや覚えなければならないことを聞くようにします。そうすれば，それが楽しいことになるのです。ある朝，私は楽しいことが何もなく，すでに腹を立てていました。私は厳しい批判を周りに振りまいて，その日を楽しく過ごせそうにありませんでした。でも，私がそう(親切に)する理由に立ち返るには，患者がどれくらい手間隙かかるかは関係ありませんでした。なぜって，私はそうしたかったからです。それに，誰かを癒す援助ができることは才能だと……感じています。面白いです。でも，私は相手がそれをどのように考えているかを考え直さなければなりませんでした。「私たち対彼ら」ではないのです。それは私かもしれないし，その辺の誰かもしれません。だから，私は自分が望む方法で対応するつもりです。それはいつも課題です。けれど，私が1度ギアを変えてから，よい日になりました。忙しいけど，よい日でした。ここには仏教徒の技師がいます。彼はとても率直で，親切で，私たちが人々に親切にする必要があるのにいらいらしているときは，必ずそのことに気づかせてくれます。彼のおかげで私は親切にしようという気持ちになります。

　ブレイクダウンをなんとかうまく切り抜けるために看護師がとった手段は，自分の実践をふり返り，その状況のなかで自分の能力をもっと肯定的な形に改善することであった。彼女は，親切にするようにとの同僚からの助言に応えている。この例では，他者の人間性を尊重しないという形のブレイクダウンが，看護師の内省や立て直しのよい機会になっている。インタビューでは，路上生活者は彼女とあまりにも違うため，尊敬と注意を向ける対象から外れていたことを示している。「自分がそうしてほしいと望むやり方で他者に対応すること」という一般的な道徳を思い起こすことで，彼女は人に対して自分たちのグループか別のグループかといった区分けをしなくなった。

　また，このことで自分自身の内部での葛藤が生じることもわかっている。親身になって相手を尊重するという態度を示すことで，個人的な疎外感がなくなり，本来の仕事に戻れるようになった。彼女の内省は同僚の直接的なサポートがあったため，個人のレベルのままでとどまった。彼女はおそらくシステムの欠陥への対処に夢中になっていたため，管理上や政策上での変更を

求めるまでには及ばなかったのであろう。しかし，彼女が述べているように態度を反省し変えることは，病棟レベルやシステム全体のレベルで，よい実践が行えるようにシステムを変えようとする，外に向かう情緒的なエネルギーを動かす条件になる。システムの変更に積極的な対策をとらずに，看護師自身の責任だけに目を向けてしまうと，犠牲や失敗を繰り返す悪循環を生む。

この調査によるとほとんどの看護師が，在宅ケアや地域社会でのケア，急性期ケア，ホスピスケアのいずれの環境でも，かなり不安定になる可能性があり，職場環境の急激な変化によって悪い影響を受けていたことは明らかである。以下に，外傷クリニックの場で高度実践看護師を観察したときのことを示す。

> **観察ノート**：巡回を始める前に，待合室の前を通り過ぎたところ，大勢の人が診察を待っていることに気づきました。診察室に入ると，机の上に5〜7人分のカルテが積み重なっていて，診察を待っている患者の数を示していました。ジーンはもう1人の外傷の高度実践看護師のスーと一緒に診察室にいました。医師が1人来るはずでしたが，すぐに応援に来てくれる医師はいませんでした。どうやら医師の1人は病院内でまだ回診しているようでした。もっと早く来てほしかったのですが，医師は正午まで姿を現さなかったので，医師の診察が必要な具合の悪い患者や，ケアの内容を医師と共同で判断する必要のある患者を診るための応援が得られませんでした。事態は悪化するばかりなので，受付の人(秘書)は途方にくれていました。
>
> 外傷クリニックの患者を中心に対応しようとしていたとき，別の診療科で処置を受けていた新しい患者が来ました。この時，秘書たちは手がふさがっていて対応できなかったため，ジーンとスーは，患者を診察室から動かすことも，外傷患者に必要なものを得ることもできませんでした。この状況にとりわけジーンがいらいらしていることに，私は気がつきました。ジーンはかなり深刻で，朝から患者に起こったことや自分の思いなどをほとんど話せない状況でした。また，ジーンはとても忙しくて切羽詰まっていたので，巡回のとき，それぞれの患者についての情報をわずかしか私に教えてくれませんでした。彼女は経過を追おうと心の中にかなり多くのことを抱えていて，巡

回を続けていた私の目には危なっかしそうに見えました。そのため，この巡回で話し合ったことはほとんどが患者とのやりとりについてでした。前回巡回したとき，ジーンはそれぞれの患者を診た直後に，患者のことや既往歴，検診や所見，治療計画について書きとっていたけれど，それと比べると，今日のジーンは私がいる間にカルテに何も書きとりませんでした。カルテは積み上げられ，彼女は後でそれを仕上げる必要がありました。

看護師たちが患者を診ているとき，観察と略式の問診が続く。するとある看護師が，十分な交通手段がないのに遠くからやってくる患者が，ある診療科（整形外科外傷）の受診が予定されていながら，必要な外科外傷部門の再診が同日に予定されていないという問題が繰り返されていることに気づいた。さらに，十分なスタッフがいないシステムで過剰なスケジュールが組まれているという話が続く。

観察ノート：高度実践看護師（ジーン）は，ある診療科での専門診療が予定されている一方で，別の診療科での専門診療の必要性があったり，間違った診療科が予定されていたりすることが，何度も問題になっていることがわかりました。そこで，その日の状況にただ対処するだけでなく，彼女は思い切ってシステムを調べ始め，どこに問題があるのか，どこから問題解決に着手するのかを明確にし，それによって患者が間違った診療科に予定されたり，1つだけしか予定されていなかったりすることがないように努めました。おもしろいことに，ジーンはいらいらしていても，いつもと変わらず患者にとても親切にしていました。彼女は患者と話すとき，まっすぐに目を見て，患者に近寄って，触れたりしました。

彼女は患者と一緒にいるときは，ほかのことに惑わされないように見えました。ところが，私たちが病室を離れると，彼女はほかのことに心を奪われているように見えました。私が注目したことは（患者と関わることで生じるストレスの影響を認識しながら），彼女がしばしば先回りして患者の最終的な判断をしたり，話し合いを急かしたりすることでした。話し合いは来院した理由についてではなく，関係のないこと，特に初診の患者では今の病気に特に関係のない過去のたくさんの病歴についてでした。そんな状況でも，そ

れ以外の状況でも，彼女は会話を終了して，話の方向を変えようとするか，顔をそむけて患者の目を見なくなるのです．

これは人手不足のため労働が過剰になるという，よくある話であるが，このケースでは，ほかの医師や高度実践看護師，秘書などのスタッフが少ないことが原因であった．にもかかわらず，高度実践看護師は患者との関係を高いレベルで保ち続けている．しかし，彼女はいつも以上に急いでいて，患者の話を聞くほどの余裕がなかった．カルテは山積みになり，おそらく十分な人員をそろえていた頃に比べたら，記載が不完全であろう．

次の事例は，救急部の高度実践看護師との小グループインタビューで，看護師は職場での負担の重さと混乱の大きさを述べている．そのため，自分の役割の有効性を考えると，定員削減や職種間トレーニングの影響があるという．彼らは，自分自身の役割が限界を超えたため，断っている業務もあった．初めは自分たちの仕事の範囲を制限することに同意しなかったが，壊れかけているシステムに適応するのを制限することは，仲介者の役割の1つである．この救急部はほかの施設では医療を受けられない人が最後にいきつくところであり，救急部では業務記述に規定されていることよりも，患者のニーズを満たすほうがずっと大きな負担になる（Malone, 1995a, 1995b）．

以下は，看護師と医師が個人のレベルで不足を補おうとすることで生じる，繰り返されるシステムの欠陥の話である．

看護師：救急救命室は病院の経費削減でかなり多くの変更を行っていると思います．X線検査部門を大幅に縮小したので，X線写真を撮るのに時間がかかるようになりました．それから検査室のあらゆる経費を削減したので，検査結果が出るまでの時間も長くなりました．そこでの看護もすべて削減されて，それでも「あなたは看護師だから，電話に応対し，採血をして，すべての患者をX線検査室に移送してください」と言われます．それに，こんなことを言う医師や医学生がいるのです．昨夜，ある医学生が「○○さんに新しいおむつをつけてあげて」と言ったので，私は（笑いながら）「私はおむつの処理はしませんよ．誰か別の人に頼んでください」と答えました．ある時には，「いいえ．あなたのために何もかもするつもりはありません」と答え

ます。なんでもしていたら本当に大変になるけれど，「動かしている患者の数が少ない」なんて言われると気が重くなります。こういったことから患者ケアの時間が削減されているのに，「これはあなたがもっとうまくやるものよ」と言われたら，「ちょっと待って。X線撮影に時間がかかるし，検査をするのにも時間がかかって，電話にまで応対しなければならないのに，どうすればいいわけ？　こんなことに関わっているときに，どうやって患者を運ぶの？」と言いたくなります。こんなわけのわからない状態だから，慌しく感じているときに，生理痛みたいなことで救急車で病院へ運ばれた人のことなんか聞きたくもないわ，と思ったりします。そんなことを聞き始めたときに，ほかに看護師がいなければ，その日はもっと大変になります。

　看護師もいない，秘書もいないのに，誰かが「この人たちの情報をコンピュータに入力して」と言ったら，どうすればいいのかわかりません。それに，6週間前に出産した人が会陰切開の痛みを訴え（笑），救急車で運ばれて来るなんてこともあって，「そんなことには関わりたくない」という気持ちになるのは簡単です。そんな人たちはここに来るのにふさわしくない（笑）ということを知るべきです。なぜなら，そんな人たちがここに来たら，私は自分の仕事ができなくなるからです。それに，そんなことが起こっているときに，いったいどうすれば本当に急を要する人たちに対処して，必要なことをすることができるでしょうか。時にはそういったことがかなり正当な訴えであったり，まともな苦情であったり，そこにいる理由としてかなり重要であったりすることもありますが，私はそれが患者を不当に拒否することの理由の1つであると思います。こういったことはいずれも医療現場や施設以外のことが原因で起こっています。ただ，救急部門の人たちが，マネジドケアではどのように事が進むのかを理解できないからです。周りの病院はこのような増大する苦労を乗り越え，次の段階の苦労を経験し始めています。その一方で，私たちの医療センターはまだ生き残る方法を学んでいる段階です。私たちには日常的な，まったく違う課題があります。

インタビュアー：では，そのような状況で，コンピュータに入力する必要があるのに看護師がいない状況で，あなたはどうしますか？

高度実践看護師：私はできません（笑），コンピュータに入力できませんと言います。私がしたら台無しになってしまいます。私はすべてノートに書い

て，後で誰かに入力してもらいますと言うのです。「私はできません。できないわ。絶対できません。みんな明日まで待合室にいることになってしまうわ(笑)」と言います。起こりうることですよ。確かに，私が「ここまでが限界」と言ったので，秘書を1人送ってきました。私はコンピュータを使えません。電話の応対も，検査室への移送もできますが，コンピュータは私の手に負えないので，だから秘書になることもできません。それに，これからも秘書になることはないでしょう。確かに，午前2時から30分間なら，すべて入力することができます。それはたいしたことではありません。でも時には，それを理解してもらうのに誰かの協力を得なければならないこともあります。そういうことなのです。私はカルテを整頓することならします。そうすれば私でなくても，誰かほかの人が入力できるからです。私はそうしてうまくやってきました。鎮痛薬や何かほかのものを求めて戻ってくる人々を受け入れます。でも，本当に必要で戻ってくる人は，「何か変です。なんだか具合が悪いです」と言うので，歯科にかかった彼女のように，何が起こっているのか見聞いて確かめる必要があります。そうしないと私たちは事態を見逃してしまうおそれがあります。それが医療の業務であり，看護の実践なのです。そこでは技術や技能，知識，正しい意思決定が必要です。でもそのほとんどは実践であって，厳しい規則などはありません。つまりほとんどが判断力にかかっているのです。(小グループインタビューより)

　かなり負担があるときに秘書のような仕事を求められると，看護師は拒否する。実情にそぐわないシステムに合わせることに限度を設けることは，高度な技能を有し，専門的な教育を受けた労働者である看護師にとっての正念場である。問題は境界線が正当であるかどうかである。臨床の判断力をほとんど必要としない役割を代行していると，患者ケアにおける看護師の存在価値が弱くなる。看護師を電話に応対させることが，費用対効果があるとは言いがたい。さらに問題なのはそれが安全ではないことである。複雑な医療環境できわめて重要，信頼と正しい臨床判断は，多様で注意散漫な仕事をしていると損なわれてしまう。
　次に示す同じグループのインタビューでは，患者とほかのサービスとの関わりの不足を補うために，救急部の業務を拡大することが困難であることが

示されている。インタビューはシステムにおける今現在の大混乱を鮮明に述べている。

高度実践看護師：この施設での実践は開業のクリニックとは違います。なぜなら，彼ら(患者)が再びここに戻ってくることがほとんどないからです。私たちは一発勝負で実践していると思っています。開業での実践にはおそらく必要ないと判断される人にも，ここでは次の日に様子を見て話を聞くより，今Ｘ線を撮ってしまいます。開業だったら初めて患者を診たときにＸ線を撮ることはありません。ここでは，実際に何か見落としていないか，彼らが再び受診しないのではないか，といったことがいつも気になります。彼らはここを出てプライマリケアセンターへとさまようでしょう。ここかもしれないし，あそこかもしれないと。そのため，私はやり方を変えるのです。別の施設にいる場合よりも多くの検査やＸ線撮影を指示していると思います。

インタビュアー：あなたがどんな違いを経験したのかとても知りたいです。

高度実践看護師：必ずしもというわけではありませんが，私が自分の臨床での判断力を信頼している場合，咳のある人にはあまり検査やＸ線撮影をしません。たいていの場合，ごくわずかなラ音があっても，心の奥底では病気ではないとわかりますが，患者を診る際，この一時の時間だけでは，何か見落とすことがあるかもしれません。時には，それほど悪く見えない人が結果的にかなりの重症であることもあります。そのたびごとに，はっとします。胸部Ｘ線を撮らないと，患者は戻ってきて，「撮ってもらえないだろうか」と言います。

　だから……私はここを出て行った人たちのことが心配なのです。とりわけ路上生活者が。本当に心配で……彼らには受診する手立てがあまりありません。彼らは私たちが指示すれば，そのことをすべてします。プライマリケアセンターに行って，1日5,6時間も順番を待って，それでも診てもらえないこともあります。どう言えばいいのでしょう？　……1人の医師に診てもらうために，1日5時間もかけたいと思いますか？　貧しかったり，十分な収入が得られない仕事しかなかったり，立派とはいえない仕事に就いているという理由だけで。とても難しい問題です。特に保険に入っていない人のケアをフォローアップするのはとても難しいです。大変なことです。それに，自

分の臨床判断が当てにならないと感じることや，保険適用外のことをすることもあり，自分が思うほど満足していません。それをすればさらに費用がかかるうえに，必ずしもそれ以上の情報が得られるとは限りません。でも私はいずれにしてもそれをしなければならないのです。自分でしたことを「十分やった」と思うしかありません。私にはそれよりうまくやる方法がわからないのです。

これは施設のやり方の違いであり，不十分で不公平な医療システムを補おうとするものである。余裕のないシステムで，裏づけとなる検査をせず，自分の臨床判断だけを頼りにするのは危険である。救急クリニックでさえも，フォローアップの訪問や検査は経費に計上されることが多い。それは，看護師が特にこのシステムで通常求められている以上のことに踏み込んだり，行ったりする道徳者としてのやり方である。ほかにケアを受ける方法がない人には，次の診察を受けることはなさそうなので，追加検査の形で精密な検査が行われることがある。もし診断を誤ったら，フォローアップはほとんど，またはまったく不可能であるため事態はより深刻である。ここではケアと正義が必要である(O'Neill, 1996; Sherman, 1997)。いつもより慎重にケアすることで，危険性を少なくし不適切なシステムを一時的に修復できるが，このようなケアでは医療を受ける公平さの欠如を是正することも，極端に負荷のかかる仕事を求める不公平さを正すことも決してできない。

システムを変えるには政治的な活動が求められる(Gordon, 1997; Gordon, Benner, & Noddings, 1996)。公平にケアを利用したり，治療を受けたりするという問題に対して，看護師の政治的な活動は今始まったばかりである(National Academy of Sciences, 2009; Smedley, Stith, & Nelson, 2002; Commission on the Social Determinants of Health, 2008)。システムや地域への活動の問題については，第12章のリーダーシップで述べることにする。インタビューを続けるなかで示されたように，看護師はシステムを修正するという次の段階での問題にとりくむよりも，システムの欠陥を補うために部分的に行動してしまう傾向がある。

以下は，看護師の小グループインタビューによるフォローアップについての話である。

高度実践看護師：……電話でフォローアップしているとき，ボクサーの骨折と同じような骨折をした患者がいて，私は骨折を見たときにとても変だと思いました。骨が少しずれてとがった部分があり，それを見て「私には元の状態に戻せそうにない」と思いました。私はかなりうまくまっすぐに整復することができるので，普通なら徹底的にそのような骨折を整復します。その自信もあります。でも，その時私は2年目の整形外科の研修医2人を呼んで相談しました。「この状態をなんとかしたいのですが，彼は右利きの大工で，これは特殊な骨折に見えます。でも，この人はこれ以上治療を受けることはないでしょう。私たちが今日治療をしなかったら，治療されることはないでしょう……」と。彼らは「あなたの意見は正しいよ。この男性はどうなるのだろう。もし彼が両腕の機能を失ったら働くことはできないけれどね。何もかも認めてくれる保険会社はありませんから。彼にとっては，この救急部がすべてだからね。保険会社だったら6週間副木をあてたままにするよ。6週間というのは，うまくいって彼の骨が屈曲してもひどい状態にはならない程度の期間です。ましてや，郡のクリニックではなんの処置もしないさ。結局，彼はどんな専門的な処置も受けられなくなるでしょう」と答えました。
　そして次に起こったことは，主任医師が来て処置を再びやり直したことでした。彼は処置したものを完全にとりはずして再度注射し，再びX線写真を撮って処置を終えました。それはケアの一連の流れのようでした。それから彼は，「あなたは正しい。これからのことをわかる人はいませんからね」と言いました。

　この話で強調されていることは，患者の骨折が彼の利き手であったことから，高度実践看護師の臨床判断と状況理解の能力により，整形外科研修医の診察が求められたことである。この看護師は技術にすぐれ自信をもっていたが，その骨折を最初に見たときに典型的なものではないと悟ったため，患者のためにほかの援助を求めようと思った。患者の生計は彼の手が器用に使えるかどうかにかかっている。このような看護師は医療の場でよくあるギャップを埋めるためには貴重な存在である。

■適切な看護ケアや社会サービスのないところで高度な医療を提供すること

　高度な医療処置を必要とする患者に，支援サービスが十分でないために，危険や精神的緊張がもたらされた事例は多数ある。たとえば16歳の少女は児童保護事業のサービスを受けながら，21歳の従姉妹に面倒をみてもらって生活している。これは彼女の実家が安全でないとみなされたためである。彼女はバイク事故によって広範な傷害を受けていた。骨盤と脛骨に骨折があったためピン固定され，足の血栓の予防のため毎日ワルファリンを服用していた。しかし，在宅療養の資金援助はすでに尽きてしまい，従姉妹には3人の子どもがいて，彼女の面倒をみることは到底不可能であった。

　ナースプラクティショナー(NP)は，患者はまだ車椅子の生活を余儀なくされているため，ワルファリンの服用を中止すると血栓ができる危険性があることを指摘した。同様に，適切な医学的管理をせずワルファリンを与えっぱなしであることも危険であると指摘した。患者は4回目の受診予定日に来院せず，薬は中断されていた。患者は外科的な治療を受けただけで，自分の安全を守るために必要な支援は受けていなかった。ワルファリンを中断した後のことについては，NPたちの情報データにはない。NPたちは6か月もたってからこの16歳の少女が"システムから欠落している"ことに気づいたのである。誰も彼女のその後のことは知らない。

　このようなぞっとするような事例からわかるように，どの施設に限らず，経済的な理由が高い危険性や死の危険性さえも隠す要素となる。看護の支援は粘り強いが，システムを動かせないためどうすることもできない。システムのブレイクダウンがあまりにも広範囲で，看護師個人がなんとかできるものではないため，システムの操作や変更もあきらめざるを得ない。しかし，受け入れられそうになかったことでも，5年も過ぎれば当たり前になる。システムを変えることをあきらめて，ひどく後悔している看護師は，個人的な責任感には何も触れず，安全でない2つの選択肢から選ぶことを求める欠陥システムに対する良心の呵責を口にする。たとえば，リスクがあるから何もしないか，リスクがはっきりせず安全性の確立していない治療を行うかのいずれかを選択させるようなシステムである。

NPは"匿名の(誰とわからない)"悲劇を受け入れざるを得ない。つまり，両親や養父母，医療チームを含む誰もが，直接的な責任を感じないことを意味する。倫理的には，外からの実利的な力によって起こされた悲劇と理解される。人々が，命令の実行の名のもとに筆舌しがたい罪を犯したナチの戦争犯罪に対するニュンベルク裁判において，罪悪が当たり前のものとされたことを観察したハンナ・アーレントをも思い起こさせる (Arendt, 1963; Bliton & Finder, 1996; Levinas, 1985)。これはシステムと実世界との危険な分離である。両者の溝を埋められるのはシステム内にいる人々の要請だけである。

ある高度実践看護師は，適切な基本的ケアや社会サービスの欠如に直面している看護師とソーシャルワーカーの道義的ジレンマについて辛辣に語っている。

> **高度実践看護師**：メディケアは「慢性的なケア」の経費を抑制しようとします。つまり，慢性閉塞性肺疾患(COPD)や慢性心不全のような疾患のある患者を受け持っても，状態が安定したら，看護師であるあなたは支援者から外され，訪問看護をやめることになります。けれど，現実には私が受け持っている社会的弱者である多くの高齢者は言語障害があったり，言うことを聞いてくれない介護者がいたり，患者自身が治療の指示に従えなかったりします。彼らが安定しているのは，看護が関わっているからなのです。看護師が撤退するとすぐ，彼らは食事が摂れなくなり，薬が飲めなくなり，いろいろあって，ついには入院することになります。ところがメディケアの規則には，「状態が安定したら退院する」とあります。患者にとって入院することは大変なことですが，入院することがメディケアを受ける唯一の方法なのです。でも，スタッフは問題をたくさん抱えたまま患者を退院させます。退院した患者がばったり倒れて，再入院になったとき，そのことがよくわかります。私たちはそんな大変な努力をしているのです。

ここの看護師は，システムの欠陥が今後も繰り返されるだろうと言っている。今のシステムでは，慢性疾患の急性増悪を防ぐケアを提供できない。

このことは，次の看護師の事例でもわかる。患者は43歳の元教師であり，AIDSによる初期の認知症がみられる。看護師はこの患者の危機につい

て述べている。

　高度実践看護師1：(前述の)繰り返されるシステムの欠陥は，今日私が診察した事例についてお話できるようになるまでの長い道のりです。患者は43歳の元教師で，AIDSによる初期の認知症を呈しています。CD4の数値は非常に低いのですが，日和見感染はありません。一時急性期の病棟にいましたが，それから全介助つきのナーシングホームに移り，ケアを受けていました。かつては学校の教師をしながら市街地に住んでいましたが，症状が現れてからは家財一式を売り払い，母親のもとでしばらく一緒に暮らしていました。その後ここに来たのです。

　理由はわかりませんが，当初彼には何のサポートもありませんでした。友人もなく，彼を支援する人は1人もいませんでした。一方，初期の認知症によくあることですが，彼は人の言うことを聞かず，よく徘徊します。今日，彼の加入するHMO（会員制民間保険会社）が，そのナーシングホームから退院させるよう要求してきましたが，彼には行くところなんてどこにもありません。彼は基本的に路上生活者です。「精神障害者施設入所」規定に適応しません。自傷他害の危険性がないからです。行くところがないことは大きな問題です。けれど，この市で決められている「重大な身体の障害」は文字どおりの精神疾患者のことで，独言があり，感情失禁があり，本当に重い障害のある状態を指します。彼は歩行でき，正しく行動できます。ただ，最後まできちんと続けることができないのです。彼と連絡をとって，あっちこっちの待機リストに乗せようとしても，（彼は最後までやり続けることができないのですから）どこからも受け入れがありません。彼は今ケアの管理下にありますが，ナーシングホームにいられる時間はそう長くないので，それらのことがこれから彼の身に起こるはずです。彼を引きとめるための正当な理由は何もありません。

　外から見ていると，彼には今後の成り行きがわかっているように思えますが，実際何が起こるかはわかりません。彼が退院すれば，私たちは路上生活者避難所に問い合わせることになるでしょう。これまでも私たちはそうしてきました。私たちは彼に「あなたはここに行かされるのよ。この避難所に」と言いました。せめて私たちがタクシーで彼をそこに連れて行ってあげられ

ればいいのにと思います。うまくいけば，彼はそこに書類を提出します。そしてうまくいけば，彼は私たちに紹介されることでしょう。そうなれば，看護師に彼がどんな様子か見に行ってもらえます。でも原則的には，彼が本当に病人となって再入院して，私たちのケアを必要とするような衰弱した状態になるまで，待たなければならないのです。

　退院は退院調整係が計画することで，ソーシャルワーカーが行います。私たち看護師には何の選択権もありません。私たちにはこれから何が起こるか想像がつきます。このような医療システムや個々の自由選択にとらわれていると，きっと誰かにしわ寄せがいって問題になるのです。私は実際にそのナーシングホームの構内へ行き，患者と話をしました。彼は非常にまともで……外見的には何も問題がないように見え，よい方向に迎合することもできるようでしたが，何かをやりとげることはまったくできません。私は事の成り行きを説明しようとしましたが，それに対し彼は多くの認知症患者がするように，すぐに的外れな答えを返してきました。「あなたは悪くない。悪いのはシステムですよ」と退院調整係に教えたい気持ちです。彼は退院しなければならないでしょう。路上生活者になることは彼にとって残酷な経験になるでしょう。彼は中流層の高校数学教師で，路上生活の知恵はありません。それでも私たちは彼を麻薬売買で汚染された区域にある路上生活者避難所に連れて行かなければならないのです。その後，彼はおそらくそこに現れることはないでしょう。彼には何のサポートもないし，お金もなく，兄弟も何もしてくれません。彼には高齢の母親がいますが，別の州に住んでいてもう彼の世話をできません。母親は私たちがここで彼の世話をしてくれることを望んでいます。AIDS財団の施設は一時的な保護をしてくれますから，普通なら自然の成り行きでそこへ行って，リストにサインをして滞在することになりますが，彼にはそんなこともできないのです。

　私たちはいくつもの病気を抱えた人がやってくるのを待つだけです。「システムをそのままにして，失敗させなければなりません。そうすれば彼が病気になったとき，システムが支払うことになるでしょうから」と言うしかない状況なのです。みんなの胸に厄介なものを抱えさせるようなものです。あるいは，家庭内暴力や幼児虐待を証明しようとしているような感じで，そこでは突然物事の白黒がはっきりしなくなって，本当に必要な支援が得られな

いのに，誰かの身に降りかかることが何かがわかっているのです。ひどいと感じるでしょう。熟練した介入や専門技術は……細かい点に注意を払ってきています。でもここでは私たちは何の影響力もないのです。結局この人には，正面玄関から立ち去ってもらわなければならないのです。おそらく避難所に行くことはないと知っていながら……

インタビュアー1：このことについてHMOの人と話をしましたか？

高度実践看護師1：HMOにできることは何もありません。HMOが対応するのは医学的な問題です。彼の場合，社会的な問題で，必要なのは家だから，自分たちが関与する問題ではないというのがHMOの言い分です。彼が座って必要な事項に書き込みをして，書類を最後まで完成させなかったら，HMOは家どころか彼が生きる場所さえ探そうとはしないでしょう。これはHMOの……責任ではないのです。彼には日和見感染はありません。彼は若々しく，栄養状態もいいし，よく食べ，きちんとした身なりができて，健康そうに見えるのです。日和見感染にかかっていないので，衰弱していません。彼はおそらく，他人を食い物にするような人々の餌食になってしまうでしょう。それでも彼にはちょっとの間，身を寄せる場所さえ得る術がないのです。

インタビュアー2：あなたがどのようにソーシャルワーカーに相談したかについて，もう少しお話いただけますか。

高度実践看護師1：ええ，ソーシャルワーカーは今にも泣きそうになって連絡してきて，「問題がありますが，どうすればいいのかわかりません」と言いました。「どうすればいいのかわからない」と言うのですよ。このソーシャルワーカーはこの仕事しか経験のない新人でした。あ，学校を卒業して何か月か経っていますけどね。彼女はソーシャルワーカーとして仕事を始めた途端，とんでもない状況に遭遇してしまったのです。だから，年季の入ったソーシャルワーカーのようにはいきません。人を呼び出して，陰で操る方法を知っていて，つまり，かなりうまく仕事をこなして何年も働いているソーシャルワーカーは，多くの場合，システムを巧みに操る術や，あっちかこっちかどちらが困難をくぐり抜けられるかをわかっています。私はずっと地域に関わる立場にいたので，困難をくぐり抜ける方法も，操作方法も知っています。それで実際にそのことに目を向けて知恵を絞り，何回か電話をか

けましたが，何の解決にもなりませんでした。私たちは追い込まれました。
　神経学的な損傷があって，徘徊し，指示に従わないという特殊な事例に対応するシステムがないというだけの理由で，私たちは隅に追いやられました。それは基本的に在宅ケアに関わるすべての者にとって最悪の悪夢です。それに支援システムがあっても，受け入れられない，何も利用できない人もいます。ですからどの意思決定も何もかも考えて，私たちにある唯一の選択権が，不十分で「1回限りのチャンス」といったようなものしかないということをソーシャルワーカーに伝えて安心させるのです。路上生活者避難所に照会すれば，そこには医療サービスがあり，HIV患者に対応していることがわかります。そして訪問看護師に照会することで，私たちは唯一「つながり」や「きっかけ」を手にし，ソーシャルワーカーに関わってもらえることができます。そうすれば，やむにやまれぬこととして，待機リストの順番より早く取り上げてもらえるよう，関係者に働きかけることができます。けれど，私たちが彼を今すぐ正しいシステムの適した位置に入れる必要があるのです。つまりホームから出てもらって，私たちが彼と関わることができる場所へ移動させ，最小限の治療を済ませてもらうのです。ソーシャルワーカーは自分の感情をコントロールするものですが，彼女は今回初めてそういったことをしなければならなかったので，非常に取り乱しました。私もこのようなことを通り抜けてきました。
　決していい気分はしませんが，管理的立場にある医師といった人たちがよく口にすることで，「システムは時々失敗しなければならない」というものがあります。だから私は彼女の気持ちをやわらげるために，できるだけ多くの時間を彼女と過ごしました。それこそが必要なことなのです。「あなたのせいではないわ。だけど，あなたに抗議する人はいるでしょう」「母親があなたに電話して，金切り声を上げるかもしれない」と言いました。何かをしたいけれど，何もできない友人は非難してしまうものです。「あなたができることは何もないわ」「社会システムの欠陥であって，あなたは悪い臨床家でも悪い人間でもないわ」と。

　これは，システムが提供できること以上のニーズをもった人に直面したときの，倫理的ジレンマを示しているため，非常に悩ましい話し合いになって

いる。看護師は繰り返されるシステムの欠陥について理論的に説明する方法を見つけ，今ソーシャルワーカーに，1人で行動することの限界や，たった1人の看護師が影響を及ぼせる範囲について教えている。看護師やソーシャルワーカーの倫理的な行動は，システムの慢性的で絶え間ないブレイクダウンによって弱められている。そして，その弱さがケアの実践力を消失させてしまう。

　この患者のためには，いかにシステムを操作するかをソーシャルワーカーに指導するのではなく，時には「システムを失敗させる」ことも必要である，などということを，看護師は不本意ながら認めてしまう。この患者が加入しているHMOは給付を打ち切ってしまったため施設から出されるが，それが傷害や死をまねく結果にすらなる。もはや彼が利用できる公的なサービスはない。この看護師は，この対策のない状況の方向を，自分の力でなんとかして提供を受けられる少数の公的サービスに向けていこうという意識をほとんど，いやまったく表していない。

　患者を退院させる場合，病院には退院する患者にある一定の安全レベルを保証するという倫理的責任がある。この看護師は無力感を感じ，その責任を放棄している。また，患者の安全を守る公的なネットワークを変更することなどできないと思っている。人を危険にさらすことや不当な死を「システムを失敗させること」という言葉でごまかしている。経済的な力というものは道徳や人間性をうち負かしてしまう。

　MohrとMahon (1996) は"汚れた手"という倫理的ジレンマについて述べている。それは2つの悪い選択肢から1つを選ばせようとする，どうしようもない状況で，いかに倫理的に行動するかという問題である。

> このような状況は，一般的に遭遇する多くの倫理的ジレンマと異なり，組織員が選択すべき正しい行為がない，つまりどの選択肢も間違っているという状況である。汚れた手のケースとは，1人の組織員が事実上，ほかの誰かに不正行為をするよう強いられる場合か，そうでなければ間違っている場合である。汚れた手の重要な要素は，間違った2つの選択肢からどちらかを選ぶというだけでなく，汚い手で行うことを必要とし正当化する状況を作り出す不道徳な行為でもある (p.29)。

民間の医療システムの20%ほどの採算を上げるために，無理に経費を節約すると，患者の安全性が犠牲になる。社会的視点がないまま，誰もが医療を受けられるようにすると，不道徳な組織や公的医療政策を作ることになる。そのような不公平なシステムを管理するよう求められた人は「汚れた手」をもち続ける。利用できる社会福祉がないために，病気で路上では生きられない人を退院させるということがこの国ではよく起こっている。看護師はプロトコルやガイドラインに従って患者を退院させるよう圧力をかけられている。患者がそのガイドラインから外れたとき，もっと長く入院させるよう保険会社に主張したり，危険な状況下にある患者を退院させることを，道義的に支持できない立場にあるのは看護師である。MohrとMahon (1996)は，ナチのユダヤ人大虐殺という極限の環境にあった医師の非人間的な行動を研究したLiftonの著作(1986)を引用して，自分がよいと感じることと相反する状況で，自己を維持するために「精神的な二面性」や自己の分裂が発生することを記述した。また，MohrとMahonは，筆者らが観察した無秩序なシステムに対処しようと努力したり意気消沈したりする，ある看護師のインタビューの抜粋を引用している。

> でも私は手も足も出なかったので，仕事に出かけて彼らの望むことをしました。彼らが望んだことはほぼすべて。私はそこにいるような，いないような気持ちでした。薬を渡して，記録を書いて，チームの会合を開いて，それなりの機能を果たしていました。でも，残念ながら看護師としての私はそこに存在しませんでした。私はできるだけ患者に手を出さないようにしました。なぜなら，あまり関わりたくなかったからです(p.33)。

Logstrup (1995)は「決定の倫理」に焦点をあてたことで注目されている。そこには，責任の所在は行った行動ではなく決定したことにある，とある。この研究は，約束や注意深さ，道徳的行為をとる人であること，といった道義的重要性を明らかにしている(Weil, 1952)。注意が散漫になったり仕事の量が過剰であったりすると，苦痛のある人の顔を見ようとしなくなり(Halpern, 2001; Levinas, 1985; Logstrup, 1997; Vetleson, 1994)，倫理的な要求が，病人や弱った人たちをケアするという養育的で保護的な仕事に不道徳な雰囲気をもたら

す。高度な医療技術の提供は，それ自体が危険であり脆い。治療を安全で受けやすくするために必要な社会的ケアや看護ケアがないのに，このような医療を提供することも，不道徳な状況を作る。そのことは，金属を埋め込んで骨を支える手術をしたために動けないという医学的リスクを抱えているにもかかわらず，ワルファリンの服用を続けられなかった10歳代の少女のケースにも，住む家がなく，病気で精神的な障害のある元教師のケースにも示されている。

　システムの欠陥はよいことではない。患者の命が危険にさらされてしまう。必要な援助を得るための公的な方法はないが，看護師もソーシャルワーカーも道徳的な苦悩から抜け出せていない(Reich, 1984)。

　そのような欠陥だらけのシステムでは，すべての実践家がよい実践をするために倫理的な勇者になることが求められる。しかし，日々繰り返し勇者のふるまいをすることは続かない。心をかき乱すようなひどい話である。政治的活動として取り上げられる唯一のことが，システムを「操作」することであるのと同じくらいひどい話である。このような欠陥システムには操作が必要だが，もっと人間味のあるシステムに変えるためには，臨床的かつ政治的な活動も必要になる（例：強力な手段という形で）。システムのブレイクダウンの繰り返しを直視するには勇気がいるが，システムの欠陥に直面し，公的な政策問題にしない限りシステムは変わらず，看護師たちは他者の苦痛に応答できない正当な理由を探し続けることになる。

■まとめ

　本章の目的は看護実践のブレイクダウンのモニタリング，質の改善，管理，普及の実態を述べることであった。入院による合併症を予防し患者の安全を促進する役割は，現在の医学研究所(IOM)が病院と長期ケア施設における大規模な人数の患者の安全の問題に焦点をあてるずっと以前から，看護教育と看護実践の中核になるものであった。しかしIOMの報告と，実践のブレイクダウンと患者の安全の問題に対する社会認識の高まりが広く注視の的になり，患者ケアの向上と安全の向上の科学が芽生えてきた。

　研究の最初の段階では，市場原理の医療システムの発展に伴って発生した

問題が，これほど重い負担になっているとは予想もしなかった。本文中には，すばらしい実践家の道義的役割を示した。それは看護実践の本質を貫くものである (MacIntyre, 1981)。システムの欠陥が広がると，ケアリングや道義的な要素があまり適切でなくなったり，まったく適切でなくなったりさえすると示唆する人もいる (Chambliss, 1996)。筆者らは，ケアや公平性のためには，組織的な状態に作り直すべきだと信じている。しかし，いかに完璧に設計されたシステムであっても，質を監視し，欠陥を補い，ブレイクダウンを管理することに，日々勇敢にとりくむ道徳者の存在は必要不可欠である。

本章で紹介した看護師たちの話では，結果的に最悪の事態にいたったケースであっても，看護師が達成しようとする実践のやり方が垣間見られた。やり方によって，実用的な活動方法は設備や目的，立場と相互関係があり，整理されるのである (Spinosa, Flores, & Dreyfus, 1997)。Spinosa, Flores および Dreyfus (1997) は，実践のやり方が構造的である，つまり状況に応じて生み出され，形成されるということを指摘している。

> ……自分の実践を有意義なものに変えるとき，すでにもっているやり方に基づいてそうするものである。やり方は，これまでの実践を保護する基盤となり，新しい実践を展開する基盤にもなる。したがって，やり方は人間が行動する意味の根拠なのである。やり方，すなわち行動の調整は，明らかになった箇所を公開し，①行為を調整する，②事柄や人がどれくらい問題かを判断する，③状況から状況へ移動する，という3つの方法によって行う。このやり方の3つの機能が，物事を明らかにし，私たちの道理にかなう方法を決める (p.20)。

本書で終始一貫して述べてきた最高の看護実践とは，注意深さと思いやりのある態度である。看護師の実践を構成しているものは保護といたわり，反応する能力である。Spinosa, Flores および Dreyfus は，変化の機動力としての不調和をあげ続けてきた。本章にある対照的なケースは，実践に生じた強い不調和の例である。現行の医療システムの不安定さや危機状況は，最善の実践を促すためにシステムを作り直す機会となる。どうすれば気が散っていたり見て見ないふりをしたりせず，注意深くとりくめるシステムを作るこ

とができるだろうか？　真に患者中心の組織であるためには，1人の標準的な患者を念頭に設計するよりも，多様な範囲の患者を念頭に設計するほうがよい場合もある。そのような多様性をもたせるには，さまざまな医療提供者で構成する必要がある。多様な組織の人たちがもつスタイルは自分の強みや機知に富む才能はもとより，自分の弱みを踏まえたうえで，他人の要求に応えるものである。

　第一線の質のモニタリング，ブレイクダウン管理，システムの変更，チーム構築で看護師が普及させてきた非公式な役割を認めてもらうことができれば，それらの役割を果たすための看護活動をするのに支持と承認が得られる。本章のいずれの事例でも，よい患者ケアとは何かという概念が看護師を擁護し，看護行為に方向性を示している。こういった看護師の役割の側面が，管理者や医療スタッフが支持する組織の目的によって公式に認められたら，ブレイクダウン状況での役割葛藤や，行為を躊躇することはなくなるかもしれない。このような日々の機能は，質のモニタリングと危機管理の現在の構造につながる可能性がある。

　ブレイクダウンの話や道徳的な苦悩の話をすることが重要であるのは，筆者らが最も高く評価している，よい患者ケアの概念がそこにあるからである。真の患者中心のケアに価値をおいた施設であれば，状況が大きなブレイクダウンに進行した場合，誰かに責任をとらせたり，誰かを非難するのではなく，ブレイクダウンの状況をその場でただちに修正しようと積極的にとりくむだろう。質の改善やチーム構築，システムの再設定は，問題に最も近い人たちによって解決されるのが最もよい（Demming, 1986; Senge, 1990）。よい実践に到達するために勇者の出現を求めているような欠陥だらけのシステムには，システム自体の変革と公的政策の再編成の両方が必要である。

　Havel（1986）の無力という力についての考えは，消散した善良さに対する道徳的視点を生み出す。その善良さによって，ギャップを埋めたりシステムの欠陥を補修したりする日常的な業務で，システムの欠陥の片棒を担いだ集団的な罪悪感を克服することができる。しかし，患者や家族を危険にさらす，現実にそぐわない経済的な決定を管理するよう依頼されたことに対する道義的怒りが，個人および集団による政治的な活動へと変わっていくにちがいない。道義的怒りは，臨床やシステムのレベル，社会的なレベルでコミュ

ニケーションやさまざまな行動の形で導かれる必要がある．看護師は自分が日常観察している不当な行為を，州や連邦の議会へ論説や書簡によって証言することができる．実際，多くの看護師が新しい医療計画を支持する国際的な草の根的活動に加わっている．このような運動は，以下のように「活動への呼びかけ」が米国医師会雑誌(1997)に掲載され，新聞で注目された．

> 私たちは市場経済優先の医療がこれまでの過ちをうやむやにし，弁明したことだけでなく，医療システム改革の進行が，看護学や医学をケアリングや公平性，能率からかけ離れたものにすると警告したことをも非難する．私たちは改革の多くの側面で意見が異なるが，以下の点は共通の見解である．
> 1. 医学や看護学はその基本的な課題から逸脱してはならない．基本的な課題とは，患者の苦痛を軽減すること，疾病を予防し治療すること，健康を増進することである．資源を効率的に有効に配備することは重要であるが，それが基本的な課題を損ねるようなことがあってはならない．
> 2. ケアを提供することに組織や個人の利益を追求する余地はない．
> 3. 経済的な報酬でケアの過多や過少を促すことは，患者−医師，患者−看護師の契約関係を弱めるものであり，禁じるべきである．同様に，患者ケアの調整を会社企業や雇用主が行ってもよいという取り決めは禁止すべきである．
> 4. 医師(看護師やそれ以外の医療専門家)を選択する患者の権利を奪ってはならない．
> 5. 医療を利用することはすべての人の権利でなければならない(Ad Hoc Community to Defend Health Care, 1997)．

私たちが大切にしてきた価値観が取り返しのつかないほどに失われてしまう前に，私たちは医療の将来についてともに語りあうことを医療専門家と市民に求めたい．利潤主義へのがむしゃらな疾走は，患者や実践家の同意を得ることもなく，公の目にさらされることもなく，市民が参加することもなく起こった．このような流れは，金銭や政治的な影響によって声高となったが，権勢を振るうということのない解放的で包括的なプロセスに変えていかなければならない．

　米国の歴史には，勇敢な道義的な声によって火がつけられた精力的な社会

運動の前例がたくさんある。18世紀のボストン茶会事件，19世紀の奴隷廃止論，そして20世紀の市民権と核武装解除の声明などである。同じように大衆の抗議だけが唯一，医療を更生することができるのである。

このほかにも，クリニックを充実させる，貧困者や保険の未加入者を救済する事業を拡大するなどの方法がある。看護師は保健省の関係者として，また教区看護師として，これまでも教会や宗教的な場で医療を提供する活動を築いてきた(Solari-Twadell, 1999)。

本研究で得られた不吉な知見は，ブレイクダウンを暗黙のうちに修正しようとする慣例が，今日の市場原理のなかでは蝕まれているということを示している。そこでは，公的な政策によって基本的な看護ケアや社会サービスを抑制する一方で，高度な技術による医療を提供し続けている。その結果，高度な技術による医療は安全であるとする社会構造の闇が解き明かされようとしている(Benner, 1997; Gordon, 1997)。経済主義の言葉が，危害を与えないこと(無害)や患者にとってよいことを行うこと(善行)，擁護や道義的義務という言葉に取って代わってきている(Beauchamp & Childress, 1994)。患者の権利も，看護や治療の実践に内在する善の概念も台無しにされている。

あらゆる場で看護師の仕事の大半を占める質の改善と危機管理の知的作業がもっと明らかになり，公的に認められ，組織の継続的な発展の公的なとりくみに組み込まれることを望んでいる。そうすれば，看護の重要な社会的機能に根づいた知識は増えていく。

以下に，質のモニタリングと改善，さらにブレイクダウンの管理の実践の最高のスタイルを促進する方法を紹介する。

1. 異なった専門分野にまたがる学習の場を設ける。そこでは，臨床知識や卓越した臨床判断が獲得でき，他者に活用してもらえる。私たちは臨床知を発展させる形で，一部の施設でこのようなことを行ってきた(Benner, Tanner, & Chesla, 2009; Kyriakidis & Vitello, 出版準備中)。経験で習得したことを語ることで，知恵や善の概念，実際行っている実践の刷新を共有し，理解させる。同僚，特に新人看護師とともに，ブレイクダウンがうまく管理されている状況について患者ケアの話を共有することは，さま

ざまな人やさまざまな職種とともに困難な状況によりよく対処する方法を教えるのに役立つ。そしてそれが，特殊な職場で働く際の，蓄積された知恵を身につける方法となる。この知識はほかの職場でも通用すると思われる。看護師の話は道徳的な考えをもたらし，警告にもなる。

2. 看護師が「権限がない」という思いを抱いて，危険な状態にある患者に対する介入を中断したり，躊躇したりしないよう，公的な看護相談部署を設ける。早期対応チーム(Rapid Response Team; RRT)はこの目的にかなっているが，その効果が発揮されるには十分な訓練と継続的な調整が重要となる。ケアや責任の共有という専門家の考えを，自律的な専門家の道義的見方に加えて，十分に育成する必要がある。

3. ほかの臨床家に臨床事例を提案できるよう看護師の能力を高める。臨床知識はすべて解釈であり，専門であれ専門外であれ，他者に明確に伝えるためのすぐれたコミュニケーションスキルが必要である。あまり経験のない臨床家への状況下でのコーチングは，臨床で強く主張する技能を身につけるにはきわめて有益である。

4. 実践知識やシステムの知識を提供し，状況に即した学習ができるCNSなどの高度実践看護師の存在は，医療チームメンバーの多くが新人で，経験がなかったり非常勤だったり，臨床医が患者のことを知らないという場合，特に重要である。非常に不安定な病棟では，臨時雇用者を状況に応じて指導したり指示したりするために，それぞれの勤務帯に高度実践看護師を雇う必要がある。そうすることで，特別な環境で安全に機能するのに必要な，特殊な知識がないということが原因で過失が生じることは少なくなる。

5. 専門技術を備えた看護師が状況下での指導者という立場で(第13章を参照)，看護師としての発達段階の初期にある新人看護師と必ず一緒に働くよう勤務帯に組み込まれているか注意する必要がある。このような方針は，すぐれた患者擁護が求められる実践の洞察力を育むうえで不可欠である。

6. 高度実践看護師はさらに，保険会社からの償還率が患者の求めているケアにうまく釣り合っているかどうかを確認する必要がある。そのため，保険会社の払い戻しの方針と給付手続きを構築するための努力がますま

す必要になる。また，看護師は保険会社の不当な扱いに不満をもっている患者に対して，代弁者としての役割を果たすことができる。保険加入者のなかで特に弱者に注意を払うことで，加入者全体の平均的な成果によってシステムの弱点が隠されてしまうのを防ぐことができる。

7. 信頼性が効率性と同じくらい重要とされる複雑な組織で，経験が浅い者に委任できる責任は何か，全体の仕事のなかで最もうまく維持されているのは何か，つまり模範となる専門家を明らかにしておくことが重要である。病院はさまざまな専門実践の模範と官僚的な組織が混在しており，それが非常勤を取り入れる際に緊張をもたらすことになる。有用性と効率性を同時に保持できるよう，知識労働者の役割を明白にし，強化する必要がある。

8. 支持的な看護や社会サービスの必要性がないところで，高度な技術を要するケアを提供する必要はない。それは倫理的な苦悩や葛藤を生み出すことになる。治癒（キュア）とケアの公的資源は関連している。最近では，医療サービスが支援を受けるための唯一の接点として求められている。緊急時や病気が重篤なときだけしか対応しないケアが，緊急で重篤な病気を作ってしまう。加齢に伴い慢性疾患が増えているが，慢性疾患は，住宅や栄養，基本的な公衆衛生への配慮を含めた長期ケアを必要とする。システムはすでに失敗している。今こそ私たち全員の関心をシステムに吹き込むときである。出来高払い制のシステムは徐々に廃止され，市場原理モデルは経費削減の点からもケアの質の点からもうまくいっていない。政府が医療改革に力を入れると公約している混沌とした変化の時代は，ケアと治癒をもっと十分統合し，より統合されたケア中心の医療システムを作るよい機会である。

9. カーネギー財団全米看護教育研究（Benner, Sutphen, Leonard, & Day, 2010）は看護教育における実践と教育とのギャップを明らかにし，看護教育の向上と自然科学と社会科学の科目の増加，そして現在，定員過剰で資金の少ないコミュニティカレッジを卒業するのにあまりに長い時間を費やしている学生の進む軌道を改善することを求めている。このような著書では，提供される医療が複雑であり，また現行の医療提供システムが複雑であるので，すべての看護師によりよい教育が必要であるとしてい

る。もっと多くの看護師が大学院レベルの教育に進学する必要がある。カーネギーの研究は，そのためには，看護の修士課程と博士課程を増やし，また看護の基礎課程の卒後10年以内にすべての看護師が看護の博士課程を修了することを勧めている。
10. 新卒看護師の全員に対して1年の研修を課し，一定の患者集団についての詳細な臨床知識を学ぶために指導者(メンター)の指導を受けさせる。これに加えて臨床研修を受けることで，新卒看護師は特定の医療施設で一般に知られている，その病院限定の知識を学ぶ必要がある。これは，患者集団や実践のスタイルが異なり，またその施設限定で作られてきたケアのパターンがあるからである。
11. 最後になるが，すべての看護実践の場がより実践的な継続教育と状況下でのコーチングを提供することを勧めたい。これは，新しい臨床知識を開発し，熟練看護師レベルの実践を通して臨床看護師の能力を向上させるためである(Hooper Kyriakidis & Vitello, 出版準備中を参照)。すべての実践の場の教育部門は規則や標準化，新しい技術以上のことを強調すべきである。スタッフの能力向上のこのような側面は重要である。年数を経るうちに指導を受け支持されて臨床の専門能力を身につけることがなければ，患者の安全と患者ケアの質を向上させるのにほとんど何もしないであろう。

　看護師の語りで示されたように，看護実践は市場や組織を再構築するための実質的なものを有していると思われる。1つの組織である看護は，1つの公的なケア実践にすぎないが，それは，心やさしい他者による文化的革新を体現している。筆者らは看護師が心やさしい他者であり続けられるように，組織の状態を設計しなければならない。そのような作業が，社会の構造となるのである。

● 参考文献

Ad Hoc Committee to Defend Health Care (1997). For our patients, not for profits: A call to action. *Journal of the American medical Association, 278*, 1733-1735.

American Nurses' Association (1996a). *Nursing quality indicators: Definitions and implications.* Washington D.C.: ANA.
American Nurses' Association (1996b). *Nursing quality indicators: Guide for implementation.* Washington D.C.: ANA.
Arendt, H. (1963). *Eichmann in Jerusalem.* New York, NY: Viking Press.
大久保和郎(訳)：イェルサレムのアイヒマン―悪の陳腐さについての報告，みすず書房，1969.
Beauchamp, T. L., & Childress, J. F. (1994). *Principles of biomedical ethics.* (4th ed.). New York, NY: Oxford University Press.
永安幸正，立木教夫(監訳)：生命医学倫理，成文堂，1997.
Benner, P., Malloch, K., Sheets V. (Eds.) (2010). *Nursing pathways for patient safety: Expert panel on practice breakdown.* Philadelphia, PA: Elsevier.
Benner, P., Sutphen, M., Leonard, V., & Day, L. (2010). *Educating nurses: A call for radical transformation.* San Francisco: Jossey-Bass and Stanford, CA. Carnegie Foundation for the Advancement of Teaching.
早野 ZITO 真佐子(訳)：ベナー ナースを育てる，医学書院，2011.
Benner, P. (2001). *From novice to expert: Excellence and power in clinical nursing practice.* Menlo Park, CA: Addison-Wesley.
井部俊子(監訳)：ベナー看護論 新訳版―初心者から達人へ，医学書院，2005.
Benner, P. (Ed.). (1994a). *Interpretive phenomenology: Embodiment, caring, and ethics in health and illness.* Thousand Oaks, CA: Sage.
相良-ローゼマイヤーみはる(訳者代表)：ベナー解釈的現象学―健康と病気における身体性・ケアリング・倫理，医歯薬出版，2006.
Benner, P. (1997). A dialogue between virtue ethics and care ethics., *Theoretical Medicine, 18*: 47-61.
Benner, P., Tanner, C. A., & Chesla, C. A. (2009). *Expertise in nursing practice: Caring, clinical judgment, and ethics.* New York, NY: Springer Publishing Company.
Benner, P., & Wrubel, J. (1989). *The primacy of caring: Stress and coping in health and illness.* Menlo Park, CA: Addison-Wesley.
難波卓志(訳)：ベナー/ルーベル 現象学的人間論と看護，医学書院，1999.
Bliton, M. J. & Finder, S. G. (1996). The eclipse of the individual in policy (where is the place for justice?) *Cambridge Quarterly of Healthcare Ethics, 5,* 519-532.
Chambliss, D. F. (1996). *Beyond caring: Hospitals, nurses, and the social organization of ethics.* Chicago, IL: University of Chicago Press.
浅野祐子(訳)：ケアの向こう側―看護職が直面する道徳的・倫理的矛盾，日本看護協会出版会，2002.
Champy, J. (1995). *Reengineering management.* New York, NY: Harper Business.
田辺希久子，森 尚子(訳)：限界なき企業革新―経営リエンジニアリングの衝撃，ダイヤモンド社，1995.
Commission on the Social Determinants of Health. (2008). *Closing the gap in a generation: Health equity through action on the social determinants of health.* Geneva: World Health Organization.
Cooper, J. B., Gaba, D. M., Liang, B., Woods, D., & Blum, L. N. (2000). The national patient safety foundation agenda for research and development in patient safety. *Medscape General Medicine, 2*(3), E38.
Cronenwett, L., Sherwood, G., Barnsteiner, J., Disch, J., Johnson, J., Mitchell, P., & Warren, J. (2007). Quality and safety education for nurses. *Nursing Outlook, 55*(3), 122-131.
Demming, W. E. (1986). *Out of crisis.* Cambridge, MA: MIT Press.
Fridkin, S. K., Pear, S. M., Williamson, T. T., Galgiani, J. N. & Jarvis, J. R. (1996). The role of under-

staffing in central venous catheter-associated bloodstream infections. *Infection control and hospital epidemiology. 17*(3), 150-158.

Gawande, A. (2007). Annals of Medicine: The Checklist. If something so simple can transform intensive care, what else can it do? *The New Yorker*, December 10, 2007.

Gordon, S. (1997). *Life Support: Three nurses on the front lines.* New York, NY: Little, Brown.
　勝原裕美子，和泉成子（訳）：ライフサポート—最前線に立つ3人のナース，日本看護協会出版会，1998.

Gordon, S., Benner, P., Noddings, N. (1996). *The care voice and beyond.* Philadelphia, PA: University of Pennsylvania Press.

Habermas, J. (1984/1987). Lifeworld and system: A critique of functionalist reason. In *The theory of communicative action* (Vol2). Boston, MA: Beacon.

Halpern, J. (2001). *From detached concern to empathy: Humanizing medical practice.* Oxford, England: Oxford University Press.

Havel, V. (1986). The power of the powerless. In J. Vladislav (Ed.), *Living the truth.* London, England: Faber and Faber.

Ihde, D. (1990). *Technology and lifeworld: From garden to earth.* Bloomington, IN: Indiana University Press.

Institute of Medicine (2000). Kohn, L. T., Corrigan, J. M., & Donaldson, M. S. (Eds.), *To err is human: Building a safer health system.* Washington, DC: The National Academies Press.
　医学ジャーナリスト協会（訳）：人は誰でも間違える—より安全な医療システムを目指して，日本評論社，2000.

Institute of Medicine. (2001). *Crossing the quality chasm: A new health system for the 21st century.* Washington, DC: The National Academies Press.
　医学ジャーナリスト協会（訳）：医療の質—谷間を越えて21世紀システムへ，日本評論社，2002.

Institute of Medicine. (2003). Greiner, A. C., & Knebel E. (Eds.), *Health professions education: A bridge to quality.* Washington, DC: The National Academies Press.

Institute of Medicine. (2004). *Keeping patients safe: Transforming the work environment of nurses.* Washington, D. C.: The National Academies Press.
　医学ジャーナリスト協会，井部俊子（監訳）：患者の安全を守る—医療・看護の労働環境の変革，日本評論社，2006.

Kyriakidis, P. H. & Vitello, J. (in progress). *Applying Benner's research to entry level registered nurses: An investigation of development and retention.*

Leape, L. L., Lawthers, A. G., Brennan, T. A., & Johnson, W. G. (1993). Preventing medical injury. *Quality Review Bulletin, 19*(5), 144-149.

Levinas, E. (1985). *Ethics and infinity.* Pittsburgh, PA: Duquesne University Press.
　西山雄二（訳）：倫理と無限—フィリップ・モネとの対話，筑摩書房，2010.

Lifton, R. J. (1986). *The Nazi doctors.* London, England: MacMillan.

Logstrup, K. (1995). *Metaphysics.* (Vol. 1). Milwaukee, WI: Marquette University Press.

Logstrup, K. E. (1997). *The ethical demand.* Notre Dame, IN: University of Notre Dame.

MacIntyre, A. (1981). *After virtue: A study in moral theory.* Notre Dame, IN: University of Notre Dame Press.
　篠崎 榮（訳）：美徳なき時代，みすず書房，1993.

Malone, R. E. (1995a). Heavy users of emergency services: Social construction of a policy problem. *Social Science and Medicine, 40*(4), 469-477.

Malone, R. E. (1995b). The almshouse revisited: Heavy users of emergency services. Doctoral dissertation, University of California at San Francisco, San Francisco, School of Nursing.

Martinsen, K.(2006). *Nurse - Philosopher Makes a Serious Case for COMPASSION as a Primary*

Value, March 31, 2006 http://www.publicchristian.com/?p=423 accessed June 5, 2010.

Maslach, C. (1982). *Burnout: The costs of caring*. Englewood Cliffs, NJ: Prentice-Hall.

Mohr, W., & Mahon, M. (1996). Dirty hands: The underside of marketplace health care. *Advances in Nursing Science, 19*(1), 28-37.

National Academy of Sciences (2009). *Race, ethnicity, and language data: Standardization for health care quality improvement*. Washington, DC: The National Academies Press. Available at: http://www.nap.edu/catalog.php?record_id=12696 accessed 6-14-2010.

O'Neill, O. (1996). *Towards justice and virtue, a constructive account of practical reasoning*. Cambridge, England: Cambridge University Press.

Reich, W. T. (1984). Moral absurdities in critical-care medicine: Commentary on a parable. *American Journal of Emergency Medicine, 2*(6), 554-558.

Rubin, J. (2009). Impediments to the development of clinical knowledge and ethical judgment in critical care nursing. In P. Benner, C. A. Tanner, & C. A. Chesla (Eds.), *Expertise in nursing practice: Caring, clinical judgment, and ethics* (pp. 171-198). New York, NY: Springer Publishing Company.

Schindul-Rothschild, J. A., Berry, D., & Long-Middleton, E. (1996). Final results of the AJN survey. *American Journal of Nursing, 96*, 23-28.

Senge, P. (1990). *The fifth discipline, the art and practice of the learning organization*. New York, NY: Doubleday.
守部信之(訳):最強組織の法則―新時代のチームワークとは何か,徳間書店,1995.

Sherman, N. (1997). *Making a necessity of virtue: Aristotle and Kant on Virtue*. Cambridge, England: Cambridge University Press.

Smedley, B., Stith, A., and Nelson, A. (2002). *Unequal treatment: Confronting racial and ethnic disparities in health care*. Institute of Medicine.

Solari-Twadell, P. A. & McDermott, M. A. (1999). *Parish nursing: Promoting whole person health within faith communities*. Thousand Oakes, CA: Sage.

Spinosa, C., Flores, F., & Dreyfus, H. L. (1997). *Disclosing new worlds, entrepreneurship, democratic action, and the cultivation of solidarity*. Cambridge, MA: MIT Press.

Vetleson, A. J. (1994). *Perception, empathy and judgment: An inquiry into the preconditions of moral performance*. University Park, PA: Pennsylvania State University Press.

Weick, K. & Sutcliffe, K. (2001). *Managing the unexpected: Assuring high performance in an age of complexity*. San Francisco, CA: Jossey-Bass.

Weil, S. (1952). *The need for roots: Prelude to a declaration of duties toward mankind* (A. F. Wills, Trans.). London, England: Routledge & Kegan Paul.

Weiss, S. M., Malone, R. E., Merighi, J. R., & Benner, P. (2002). Economism, efficiency, and the moral ecology of good nursing practice. *Canadian Journal of Nursing Research, 34*(2), 95-119.

第12章
道徳的なクリニカルリーダーシップの
すぐれたノウハウと
他者を指導し助言すること

　有能なクリニカルリーダー(臨床指導者)とは，経験から得た広範囲の蓄積された知識と科学に基づいて，最良の看護実践を体現している臨床家のことである。卓越した実践には強力なクリニカルリーダーシップが求められる。このようなリーダーは地域社会での実践や院内の特定のシステムを理解している。彼らが患者の最大の利益について同僚の推論を導いたり，影響を及ぼしたりすることができるかどうかは，巧みなふるまいや権威ある臨床知識，英知，悪い結果をもたらすとしても道徳的行為者(moral agent)として行動することへの信念，そして他者の強みに耳を傾け強化する能力にかかっている。このようなリーダーの権威ある(つまり"専門的"という意味であり，権威主義的，支配的とは異なる)知識は，臨床での熟練した知識によってもたらされる。熟練した知識とは正式な知識と熟練したノウハウを含むため，クリニカルリーダーは専門的な臨床知識を体現している。このような権威あるクリニカルリーダーは，臨床実践のブレイクダウンを修正するシステムを立て直すため，また患者の安全を向上させるため，特定の患者群に対して具体的な臨床状況に見通しと方向性をもたらす。この実践領域では，クリニカルリーダーが特定の患者群や特定の複雑な患者ケアの状況に対して，あるいは臨床知識を身につけはっきりと言葉にするうえで，すぐれたノウハウと権威ある知識を活用し，他者の成長を支援し，医療チームの臨床的機能を改善することに焦点をあてている。

　対人関係やクリニカルリーダーシップの技能によって，看護師は患者のために困難で混乱した状況に，うまく柔軟に介入できるようになる。関わりのリーダーシップには，2,3例をあげると，教育(teaching)やコーチング

表 12-1　道徳的なクリニカルリーダーシップのすぐれたノウハウと他者を指導し助言すること

- 他者の臨床的成長を促すこと
- 患者の経過を解釈・予測し，対応するなかで他者をコーチングすること
- 患者ケアのギャップを埋めること
- 怒っていたり要求の多い患者や家族との対立（コンフリクト）に折り合いをつける：管理からつながりや理解へ
- 協力関係を築き，維持させること
- ケア提供システムを作り変えること

（coaching），助言（mentoring）が含まれる。本章では，混乱や多様な関連用語の繰り返しを避けるため，他者の理解や判断，巧みなノウハウ，新しい可能性を探求する寛容さを促す多様な関わりの技能を示す際は，"コーチング"という言葉を使う。関わりのリーダーシップ技能は看護に固有なものではなく，どの実践のリーダーシップにも基本的なものである（Bennis, 1997; Bennis, 2009; Black & Gregersen, 2008; Byham & Cox, 1997; Covey, 1992; Covey, 2004; Daly, 2009; George, 2004; Greenleaf, Spears & Covey, 2002; Wheatley, 2007）。

　教育やコーチングといった基本的な関わりの技能は，看護師が熟練したクリニカルリーダーシップ技能を身につけられるようにするための礎石である。熟練した実践の特徴であるクリニカルリーダーシップの技能について**表 12-1** に列挙する。

　熟練したクリニカルリーダーは，自分や他者の行為を改善したり，発展させたりする現実的な可能性を思い描いている。本章の目的は，熟練したクリニカルリーダーが体現している関わりの技能を明らかにすることである。第 1 に，クリニカルリーダーは，他者が状況の特異性を認識し，不安定な患者の状態をうまく管理し，臨床における先見性を説明し，臨床判断を磨けるよう援助することで，他者の成長を促進する。第 2 に，クリニカルリーダーは他者と一緒に働いて，患者の変化の前兆を早期に認識し，解釈し，予見する能力を育成し，ケアについて巧みに指導する。第 3 に，必要なケアが妨げられたり，遅れたりして患者ケアにギャップが生じた場合，必要な資源や支援を動員することがクリニカルリーダーシップに求められる。クリニカルリーダーは通常，患者ケアの不足やずれを認識し，対応を改善するためにシステ

ムのなかで巧みに働き，ケアのギャップを埋める方法を他者にコーチングしたり教育したりする。第4として，患者が健康を失う危険性があるとき，患者やその家族は自分たちのもろさを感じることが多い。個々人がどのような危機に瀕しているかによるが，さまざまな負担に対処せざるをなくなり，時には極端な行動を起こすことにもなる。熟練した道徳的なクリニカルリーダーは，怒りや無理難題をつきつける患者や家族の葛藤と折り合いをつける。第5に他者との協力関係を築いて維持することであり，クリニカルリーダーシップを発揮する基本的な方法である。衆知(多くの人々の知恵)は，対話や共同実践を通して，質的な違いを作り出すチームの能力を高めることによってもたらされる。クリニカルリーダーシップの第6の側面は，ケア提供システムを転換し，ケア提供システムを変える方法を他者に教えることであり，そうすることで，みんながもっと敏感に，効率よく，安全に，柔軟に患者のニーズを満たすようになる。

　本書のいたるところにある実践の物語は，看護師の臨床判断と指導の技能が患者のニーズを安全に効率よく満たすうえで，いかに重要であるかを示している。前章(第11章)までの内容を理解していなければ，クリニカルリーダーシップが熟練した臨床の中核であることがはっきりしない。リーダーシップの技能が最も習得されるのは，仕事の世界に精通し，患者の立場に立って良質で安全な患者ケアを提供できるようになった後である。このクリニカルリーダーシップの側面は，多様な臨床における先見性を協議する場合(第10章を参照)や，患者の最大の利益をめざして困難な状況を解決するためにリーダーが介入するようなブレイクダウン(第11章を参照)で，顕著となることが多い。他方，多くの物語は，看護師が患者の具体的なニーズに対応するために資源やチームを動員する必要がある状況で，いかにすばやくクリニカルリーダーシップの役割を果たしているかを示している。このような特別な状況に応じたクリニカルリーダーシップは，危機を管理する(第5章を参照)「経験的リーダーシップ」と言われている。状況に応じたクリニカルリーダーシップは，他者の実践とリーダーシップの発達を援助するうえで，さらにリーダーシップの技能を展開していくための基本である。患者の具体的なニーズや選択を絶えず満たすケアをするには，チームが協力して機能する必要がある。

多くのクリニカルリーダーは意図的に作られてきた。彼らはクリニカルナーススペシャリスト(CNS)，クリティカルケア看護師，主任看護師(charge nurse)*などのリーダーシップの役割を正式に任命される(*：看護部長や看護管理者も公的なリーダーであり，通常，臨床実践に影響を与える。しかし，彼らはこの表現には含まれない。なぜならこの研究では患者ケアを直接行う臨床家のみを対象としているからである)。しかし，非公式なリーダーの役割もある。彼らがリーダーであるのは，必要に応じて状況や他者に作用し，導く能力が高いからである。非公式なリーダーには，プリセプター，同僚，教育者，熟練したスタッフ看護師などがいる。公式・非公式にかかわらず，看護職者は役割や職位よりも確かな知識に基づいて，クリニカルリーダーとして成長する。また，具体的な臨床での役割にかかわらず，ベッドサイドでも高度な実践でも，看護師は臨床状況を導くのに同じ方法を共有している。このような理由から，本章では役割を超えて共通するクリニカルリーダーシップの活動に焦点をあてる。

　すぐれたリーダーシップの技能には，患者や家族，ほかの看護師や同僚に対して最良の対応とケアを行うため，正しい臨床判断と成長中の臨床家であっても正確に「把握」することが求められる。このようなリーダーシップは，その状況で必要なことと可能性によって，リーダーの介入内容が決まるため，状況に応じたクリニカルリーダーシップと言われる。

　以下の話は博士課程在学中の高度実践看護師が打ち明けてくれたもので，この領域の関わりのクリニカルリーダーシップの技能が数多く示されている。コーチングと役割モデルは，展開しつつある患者の状況と臨床家の成長に対して平等に責任を負い，よく注意を払っている。さらに，生理学的な説明が詳細であることから，彼の行動しつつ考え推移を見通している様がよくわかる。

> **高度実践看護師**：32歳の女性が本態性肺動脈高血圧症で内科ICUに入院してきました。患者は1か月前から多少の息切れと活動耐性低下の徴候に気づいていました。彼女は一連の簡単な検査を受け，肺動脈高血圧症との仮診断を告げられました。彼女は肺動脈圧を下げるプロスタグランジンI_2の治療を受けるため，内科ICUに入室してきました。私が初めて彼女に会った日の午前中，ベッドサイドに看護師がいたので，私は話しかけました。その看

護師は私に昨晩の患者の様子を語ってくれました。(看護師は)彼女の血圧もそれ以外のバイタルサインもかなり安定していると言いました。血圧はだいたい132/78で，その値よりほんの少し低くなる程度でした。また，心拍数は，たとえば108のように100ちょっとでした。いくつかの波形を見るために部屋に入ったとき，患者が非常に不機嫌だったことに気づきました。

インタビュアー：不機嫌？

高度実践看護師：……私たちが病室に入って患者に話しかけたとき，呼吸には何も問題はありませんでした。実のところ彼女は臥床していました。起坐呼吸ではありませんでしたが，非常にいらいらしている様子だったので，私たちは病室に長居をしたくありませんでした。記録を見たところ，肺動脈圧は106/50でした。

インタビュアー：とても高いですね！

高度実践看護師：CVPは29で，心係数は1.9でした。けれどそれらの数値から，2つのことをふと思いました。私は波形を見たとき，突然あることに思い当たったのです。なぜなら看護師が私に，カテーテルがどうしても入らない，と私が病室に入る前に言っていたからです。波形を見ると，カテーテルが入らない理由が右心室の波形からわかりました(カテーテルの先端が肺動脈にではなく右心室にあったのです)。血圧がかなり高く，医師がプロスタグランジンI_2だけでなく，カルシウム拮抗薬を投与しようと検討し，まさに開始しようとしていたのです。その薬は心筋収縮を下げることによって，心係数を低下させるものです。

インタビュアー：そうですね。

高度実践看護師：心臓病専門医は「係数は実際に正しいのでしょ？　そうじゃないの？」と質問しました。彼らはフィック式*を実施していませんでしたが，今朝，私が実施しておくべきことの1つでした(*訳注：血流量の測定のこと)。それで，私は重要な質問を投げかけました。「あの，酸素化の観点から患者の状態はどうなのでしょうか」と。とにかく右心室の波形を見たとき，すぐにモニターが正確な値ではないことがわかり，実際の圧は拡張期の観点からは思ったほど低くありませんでした。実際は，測定値より高いはずです。けれど，重要なことは心係数1.9が非常に低い値であり，フィック式で計算する必要があったことです。私がその看護師に興味を抱いたのは，私が

そのことを尋ねることを彼女が知っていたからです。彼女がそのことを口にしてすぐに，私がそのことを尋ねようとしていることを彼女がわかっていたということに気づいたのです。私は彼女に「SvO_2 値を計測しなかったのですか？」と尋ねました。彼女は「まだです」と答えました。私たちは，常に SvO_2 値をモニターするため，通常肺動脈カテーテルを入れるのです。どのような理由があるにせよ，この患者の SvO_2 を計測していなかったので，私は「すぐに SvO_2 を見て，すぐにその値を知らせて」と言いました。患者のバイタルサインを見たとき，何の異常も示されていなかったからです。パルスオキメータはだいたい90％を示しており，6ℓの酸素を投与されていました。先にも言ったように，起坐呼吸ではありませんでしたが，係数が低いことが問題で，組織の酸素化と無関係ではありませんでした。およそ40分後に SvO_2 値がわかり，36でした。それはどのような新たな刺激にも耐えられない値でした。その間に私は呼吸器の担当医に話し，カテーテルが正しい位置に入っていないことを知らせました。彼らがカテーテルを抜去したのは，彼女の右心がとても拡張していて，特に大腿静脈からのアプローチであったため，カテーテルが正しい位置に入らなかったからです。それで彼らは内頸静脈からのアプローチに変更し，カテーテルを挿入したので，SvO_2 値を継続してモニターできるようになりました。さてもう1つ，その値に基づいて医師たちは治療を変更しなければなりませんでした。SvO_2 値が30台だったので，再度，呼吸器専門医と心臓病専門医は，カルシウム拮抗薬の投与はできないことを認めました。それは心係数をさらに低下させるからです。カルシウム拮抗薬の投与を試みる代わりに，プロスタグランジン I_2 が続けられました。以上の処置から，2つのことを学びました。まず，カテーテルが右心室に入っていることを見つけ，心拍出量の値が正しくないことがわかりました。

インタビュアー：はい，私もそう思います。

高度実践看護師：心拍出量の理論により，SvO_2 値が非常に低かったので初期治療が変更になりました。血流に問題があることが疑われる場合，迷わず SvO_2 値を調べるということを全員がわかっていてほしいのです。心拍出量は血圧や心拍数のように予測することは困難ですから，心拍出量や心係数に問題のあることが疑われたら，組織の酸素化を調べなければなりません。数

値が低く拍出量が正確でないことを確かめたとしても，それだけでは十分ではありません。目標は，血流を右側から左側へ増加させるカルシウム拮抗薬ではなく，むしろプロスタグランジン I_2 のような治療を行って肺動脈圧をできるだけ下げることです。

　病棟スタッフはいましたが，残念なことに誰一人としてそのことを取り上げませんでした。この患者が，たとえ起坐呼吸が見られず，臥床していて，わずか6lしか酸素が投与されておらず，バイタルサインに異常がなくても，患者の酸素化の観点からバランスの崩れたかなり深刻な局面にあることを判断するために，もう少し分析する必要がありました。おそらくそれで患者は不機嫌だったのでしょう。それが手がかりとなったのです。しかし，私たちは患者が本当に困難な状況にあることを明らかにし，実際に彼女が生存する可能性は非常に低かったのです。おそらく彼女にとって確実に生存できる治療法は肺移植だけで，彼女には右心に障害があるため，おそらく心肺移植となるでしょう。たとえ治療によって患者を回復させ，問題をただちに解決したとしても，患者の結果を変えることはできないでしょう。それが次のポイントとなります。患者の状態が重篤であることがわかったので，私は避けられない結果を彼女が受け入れることに焦点をあてる必要がある，と看護師に言いました。おわかりのように，患者と家族が，治癒のための治療から緩和的な療法へ方向転換しているかを確かめるのです。

インタビュアー：CNSにとってこの状況からどのような示唆が得られますか？

高度実践看護師：そうですね。基本的に私(CNS)は2つの決定的なこと，つまり重要なことを行ったと思います。1つは，彼らがモニターの読み方を知ったこと，2つめはモニターが波形を「反映していなかった」ためにそれが正確ではないことに気づいたことです。ベッドサイドモニターではRV(右心室)の波形を読むことはできません。

インタビュアー：そのとおり，読めません。

高度実践看護師：それは拡張期としては最低値ですが，右心室の波形でしたので，拡張期のものではありませんでした。それに，モニターが不正確であったことに加えて，波形を見ればそれが右心室の波形であることがわかるはずです。私はスタッフ看護師がそれに気づくことを望んでいました。もし

そうでなければ、「臨床的関心」は次のレベルの臨床家、つまり CNS レベルに向けられます。それ以外に、CNS は低い心拍出量を見ればすぐ、やってほしいと思う 2 つのことに気づきます。心拍出量が正確であることを確かめ、フィック法で計算しますが、もっと重要なことは組織の酸素量をアセスメントして、その低い心拍出量が危険なものかどうかを調べることです。SvO_2 値を見たところで、再び「スタッフ看護師はそれをすべきか？」を議論するのです。実際、私はそう望みます。私が最も重要だと考えていることが 2 つあります。先に述べたように、彼らが治療法を変えたことです。カルシウム拮抗薬を使わず、プロスタグランジン I_2 にしました。当初、考慮に入れていたものでしたが、彼らは実行しなかったのです。もう 1 つは、彼らが肺動脈カテーテルを抜いて、SvO_2 値を測定できるよう挿入し直したことです。翌日は SvO_2 によって患者が悪化しているか、よくなっているかがわかりました。SvO_2 はときに 10 台まで低下し、その数値がなければ文字どおり患者が悪くなっているとはわからなかったでしょう。何の生理学的な徴候もなく、彼女のふるまいには変化がありませんでした。彼女には目に見える形での変化はありませんでした。だから再度、いくつかの処置を変更しなければなりませんでした。

インタビュアー：あなたの経験のなかで、徴候もないのに SvO_2 が大きく変化したとわかったことは象徴的ですね。

高度実践看護師：そうですね。実際のところ、それは象徴的かもしれません。急変しつつある人を見つけて、「ああ、患者は不安になっているから、動き回って、酸素消費量が上がっているのですよ」と言うことはできます。けれど、心拍出量が変化し始めても、それに伴って出現するのはほんのわずかな身体的徴候です。低血圧であればそれに関連することもありますが、血圧がまったく関連していないことは多いのです。この例のように血圧が正常な患者でも、血流量が非常に低い場合はあります。そして、それは道理にかなっているのです。基礎物理学によると、血圧と血液量が常に相関するわけではないことがわかります。圧を上げても、流れが増したというわけではありませんからね。実際、抵抗力を増やすと、流れが塞き止められます。それは CNS が気づかなくてはならないポイントであり、それを看護師にも教えておかなくてはなりません。実のところ、あなたの質問は大変すばらしい。

私はスタッフ看護師に同じようなことを尋ねました。「SvO_2 が変わる前に，何か徴候が生じていましたか？」と。答えは「特に何も」でした。もしそうなら，SvO_2 は役に立ちません。でも私にはそのような徴候が見えました。ごく初期に現れる指標に比べて，身体的徴候が現れるのは遅いということはよく知られています。

インタビュアー：私がほかに興味をもったのは，あなたがRV波形であることを認識した後に，「彼らはカテーテルを抜いて，ファイバーカテーテルを挿入した」と言ったことです。それがどのように起こり，あなたがどのような役割を果たしたのか話してください。

高度実践看護師：要するに，私がRV波形であることに気づき，看護師に医師たちが回診に来たら，そのカテーテルでやっていくか，抜去するかのどちらかにする必要があると話しました。なぜなら今の挿入部位では機能していなかったからです。ちょうどそのとき，呼吸器の担当医がやってきてどうなっているのか尋ねたので，私はカテーテルが間違った場所にあり，そのため心拍出量があやしいので，SvO_2 値をとる必要があると彼に言いました。彼は私が伝えたことのすべてに同意し，それに対処したいと言いました。そして彼は病棟スタッフにそれを直接話しました。私は通常スタッフを通して事柄を進め，トラブルが発生した時点で呼ばれることにしています。そうしなければスタッフは成長しません。彼らは自分で説明できなくてはならないのです。私やほかのCNSがするのは簡単です。そうするほうがいいと思っているCNSもいますが，CNSがすべて(の状況)を操作しているとスタッフが成長しません。それに，スタッフのなかにはそうすることを非常に不快に感じている人もいます。彼らは医師とそのような問題を話し合うことを快く思っていないのです。

インタビュアー：それ以外に，この出来事の特別な状況について話したいことはありますか？

高度実践看護師：そうですね，このようなことが水曜日に起こって，金曜日に患者をその病棟から家へ退院させる準備として退院計画を立てました。そして，彼女を移植者リストに載せました。プロスタグランジン I_2 は彼女の心臓にほんのわずかな効果しかもたらしませんでした。目標は彼女を退院させて家に帰すことであり，あまり多くの治療が追加されないようにすること

であり，待機中なんとか彼女がやっていくことを望むことでした。ケアの焦点は苦痛の緩和であり，彼女にとってそれ(移植)が行われる確率が低いことは明らかでした。実に不幸なケースです。

　この状況では，高度実践看護師がすぐに患者の状況悪化の複雑さと重大さを把握した。肺動脈カテーテルの位置が間違っていることと心拍出量値の信憑性がないことをスタッフ看護師にコーチングすることによって，高度実践看護師は患者の状態の重大な変化を認知し，可能性のある治療を予測し，医師に連絡するための行動をとった。ここでの目標には2つの要素がある。高度実践看護師は，患者に卓越したケアを提供するために介入し，その一方で絶えず看護師が必要な行動を実行し，状況から経験的に学べるようにしている。このようなコーチングでは，距離をおきながら看護師の学習を促すことが安全で，頃合を認識するすぐれた判断力を養う。高度実践看護師は，看護師の学習のために患者を危険にさらさないようにすることと，割り込んで肩代わりすることが，看護師の経験や自信に影響を与えることがないようバランスをとらなければいけない。

　この状況では，高度実践看護師のリーダーシップは多面的である。第1に，スタッフ看護師は何かが間違っていると認識しても，全体的な臨床像や結果の意味が把握できなかった。そこで，高度実践看護師は状況を看護師の臨床教育の機会にしている。スタッフ自身が状況を把握することで，医療機器をアセスメントし，他者をコーチングして技術的な問題を理解させている。第2に，高度実践看護師の役割は，看護師との協働実践のモデルにも研修医との協働実践のモデルにもなっている。

　結果的にこの高度実践看護師は合併症に発展した夜間の患者ケアの不足を認識した。彼は(コーチングという方法を用いて)，スタッフが組織の酸素化を評価する必要について取り上げた。高度実践看護師は直接雇用され，(医師-看護師ゲームといった方略ではなく)医師に単刀直入に話をし，協力して関わり，このブレイクダウンを修復している。高度実践看護師は，まず患者の予備力が乏しいことを確かめ，潜在的な危険性があるカルシウム拮抗薬をやめて，プロスタグランジンI_2の投与を進めるように協調的に話し合っている。患者の予後が不良であることから，高度実践看護師は臨床的・倫理的

判断を行って，新しい臨床状況へとスタッフ看護師を導いている。回復の見込みがなく移植まで生きながらえる望みがほとんどないため，高度実践看護師は緩和ケアと自宅退院に向けて家族とともに動き始めた。

　熟練したノウハウは，何を行うかを知っているだけでなく，どのように行うか，特に流れを考慮することに基づいている。コーチングや役割モデルといった関わりのリーダーシップ技能は，日々の実践でそこだけ取り出すことができない。そのためナラティヴな説明によって熟練者の卓越した技を目に見える形で示した。ナラティヴによって，リーダーの判断と行動が流れに敏感であることがいかに重要であり意味があるかがわかる。それらを類型化した，あるいは段階的な手順表にすることはできない。

■他者の臨床的成長を促すこと

　看護実践のいたるところで，他者の成長を促すクリニカルリーダーシップの技能は普遍的なテーマであった。卓越したクリニカルリーダーが他者の学習を支援するだけでなく，成長中の看護師も同僚に教える手助けをしていた。看護のこのような側面はあまりにも浸透しているので，臨床知識を他者へ伝達することが看護実践の中心にもなっている。さらに経験知を互いに共有することは一般に専門領域を超えるため，ナラティヴな説明と観察がこのような多くの専門分野にわたる教育と学習になる。

　卓越したスタッフ看護師が，他者の成長を手助けする一般的な方法の1つに，新人看護師に対する日々のオリエンテーションがある。オリエンテーションの多くは，方針や手順，ルーチンについての指導であるが，熟練看護師は実践のクリティカルな部分の質的な違いも指摘している。

　以下の臨床観察では，熟練の熱傷看護師が新しく入院してきた第Ⅲ度熱傷のデブリドマン(壊死組織除去，創傷切除)を新人看護師に指導している。これは臨床教育上からもとりわけ困難な領域である。そこにはできるだけうまく疼痛管理を行うことと，有害な痛みへの対処を学習することが含まれているからである。彼らがデブリドマンを実践したとき，主任看護師は患者のもう一方の側にいて，熱傷部位を擦っていた。熟練看護師はさまざまな外観と熱傷領域の深刻さ，患者の通常の感覚について指摘した。熟練看護師は熟練

したやり方だけでなく，痛みを伴う処置をする精神的な問題も新人に教育している。

新人看護師：あのー…（熟練看護師の目には新人看護師が少しおどおどしているように映った。患者は鎮痛薬が投与されているのでデブリドマンがわからないようだ。新人の表情から，彼女にとってこれが苦痛を伴う処置であることがわかる）。

熟練看護師：では，この熱傷した皮膚をすべて取り除いてしまいましょう。いい？　これは痂皮とよんでいるものです。この右側のここです（手の甲の熱傷した皮膚を指摘する）。

新人看護師：はい。

熟練看護師：それから，ほら，この部分を見て。この茶色の部分を（熱傷した皮膚の別のところを指摘しながら）。

新人看護師：はい？

熟練看護師：ここがデブリドマンの必要のある部位です。でも，患者にはかなりの痛みを与えることになるでしょう。

新人看護師：どうしたらいいのでしょう。いずれその部分は剝がれてしまうのでしょうか。それとも私がいま剝がすのでしょうか？

熟練看護師：そうです，ただちにあなたが取り除くのです。

新人看護師：これで擦るのですか？

熟練看護師：そうです。大きく擦るのではなく，細かく動かすのです。あなたは彼を押さえるか，あるいは彼をきれいにしてあげたいのか，どちらにせよ挑戦してください（除去しなければならない熱傷した皮膚の別の部位を指摘し，それから彼女に短時間ですばやく擦ってはがす方法をやってみせる）。これですべて除去されるでしょう。すべてデブリードしてください（すぐに彼女に黒焦げの膿瘍や水疱に覆われた皮膚の部位を示す）。そうです，ただちに行ってください。やめないで。（観察に基づくインタビュー）

この状況では，熟練看護師が手全体と手首を注意深く観察し，熱傷部位の質的な違いを指摘している。また早い段階で，さまざまな部位の色や質感，深さと外側の皮膚層の外見とを比較している。さらに質的な違いを指摘する

だけでなく，新人に各熱傷部位を擦ってデブリードする方法をていねいに示すと同時に，患者が経験すると予期される感覚について知らせている。このようにして熟練看護師は，注意深いがしっかりと創をデブリードする方法についての自分の熟達したノウハウを新人に伝授した。質的な違いを教えることはベッドサイドで直接行われるのが最もよく，学習者は指摘されていることを正確に見ることができる。さらに熟練看護師は（明確な表現はしなくとも）それとなく貴重な知識を伝えているため，説明を受けた側は，熟練看護師が必ずしもはっきりとそのものを口にしなくても指摘したことを感じたり，見たり，聞いたり，認識したりしながら感覚を通して学んでいる。このような状況に応じた直接的な状況下でのコーチングの次によい方法は，CD-ROMによる対話型の教材やDVDのような視聴覚教材である。

　その瞬間に経験的に学習すること，すなわち状況下における学習のすぐれている点は，説明の受け手もそれとなく巧みなノウハウを学ぶこと，状況に特有の具体的なやり方で実践する方法を身につけることができることである。熟練者はゆっくりと時間をかけるのではなく，短時間で，しかししっかりした声かけで（技能の）使い方や使う場所を示している。説明の受け手はすぐさま（知識の使用により）どのように望ましい結果をもたらすのかの経過がわかったり関連付けたりできる。状況下での学習は，（熟練者と学習者の）両者が状況の展開を目にすることができるため，熟練者の推論を聞きながら学習者は論理的に考える能力が高まる。BurrittとSteckel（2009）があまりにも多くの非熟練者がベッドサイドにいることによる課題を説明しているが，それを埋めるために唯一必要なのが，経験に基づく学習やコーチングなのである。説明の受け手，すなわち成長中の看護師たちは況下における学習経験からおおいに恩恵を受けるだろう。もはやオリエンテーションの対象ではないが，交代勤務になったり，すばらしい臨床判断や臨床推論を指導してくれる人材がほとんどない新しい専門科に転属になったりした非熟練看護師にとっては，（状況下における経験的学習は）かなり重要なのである。

　1つの患者集団の症状や徴候，技能やケアが必ずしもほかの患者集団と同じ重要さや意味があるというわけではない。したがって，看護師は新しい専門領域で実践する際，自分の臨床判断と状況把握を変えなければならないことがある。それと同様に，具体的なケアを実行する技能も変えなければなら

ない。たとえば，休息が必要な場合，低出生体重児は生後1か月の新生児と同じように毛布でくるむ必要はない。ノウハウもなく安楽やケアを提供しようとすると，努力が無駄になるどころか害をもたらすこともある。

以下の話では，集中ケア新生児室(ICN)の新人看護師が，新生児にはほかの患者と違う養育が必要であることを学んでいる。

> **看護師1**：私はICNの主任看護師でした。医師の1人が私のところにやって来ました。彼は人工呼吸器を装着されている小さな低出生体重児の治療を担当しており，とてもいらいらしていました。彼はベッドサイドの看護師がその子によいケアをしていないと感じていたのです。看護師は，酸素飽和度が低く，体温が不安定なので，敗血症の一連の検査が必要であると考えていました。医師は，病気なのではなく，よい看護ケアを受けていないために症状が出ていると思っていたので，非常にもどかしい思いをしていたのです。彼は私にその子のところへ行って自分の目で見てきてほしかったのです。
>
> そこでその部屋へ行ったところ，その子は保育器に裸で寝かされていました。激しく体を揺らし，背中にはビリルビン光線が当たっていて，目は完全に覆われていない状態でした。看護師たちは酸素状態を改善するために，保育器の小窓を両側開放していました。そのため酸素飽和度は低く，体は冷えていました。看護師は，「その子はかなり状態が悪いと思います。飽和度は低いままです。その子の体を温めることができないのです。だから，あの，それで」と言いました。私は段階を追って彼女に話す必要がありました。「わかったわ。では体温から始めましょう。いつから不安定になりましたか？」「そうですね，用手換気の2時間後です」「そうですか，あなたは両側の窓を開けていますね。これだといろいろなところからの風が入ってきて，この子の体が冷たいので温めましょう」といった感じで。そこで私は震えていた子を温めるためにウォーマーの下に連れて行き，彼女に体位についてや，手足を体に近づけるように包み込めば少し風を遮ることができると話しました。新生児は安心したようで震えが止まりました。
>
> **インタビュアー**：あなたはどのようにして囲いを作ったのですか？
>
> **看護師2**：リネンで巣を作りました。
>
> **看護師1**：リネンです。通常使う機器をほとんど使いません。新人看護師は

鎮静する必要があると強く感じていました。彼女はロラゼパムや鎮痛薬を使いたいと思っていましたが，主治医は「この子は鎮痛やそれ以外の薬を必要としていないよ。この子はどこも悪くないさ」と言いました。

看護師2：彼女は新生児が病気であり，鎮静を必要としていると感じていたために，鎮静させたいと思っていました。でも，それは単に振戦を止めるだけではありません。私たちは新生児を腹這いにし，体位を整えました。光線療法の光が必要ない場合は光線を消しました。かなり明るい光なので，それが目に入らないように目を覆いました。15分以内に元気になりました。

インタビュアー：あなたは別の方法を用いるよう代弁しコーチングしたのですね。今の方法よりはむしろ……。

看護師1：そのとおりです。それだけが唯一の選択肢ではありません。ICNのケアにとって，それは最も大事なことです。それがケアの基準なのです。しかし，彼女はICNの新人でした……。それで私は彼女を教育し，私は医師のところに行きました。彼は相当歯がゆい思いをしていて，怒っていました。それは新生児にはこれらのケアが全部必要だったからです。彼は「基本的看護ケアでしょう，基本，基本，基本的看護ケアですよ」と言いました。それでも彼は私がしたことに感謝しました。私は彼に「彼女は，間違ったことをしたわけではありません。彼女はICNの新人看護師ですから」と言いました。体温が少し上昇し，新生児は低酸素状態を呈しました。それから，彼女は状態を確かめに行き，おくるみを取って，頭の先から足のつま先までアセスメントしました。

ICNの看護ではサイエンスとアートが混在しています。私が思うに，サイエンスは容易にもたらされますが，アートについて言えば，習得するまでに非常に長い時間がかかります。（経験のあるICNの臨床家である）私たちは，ご存知のように，新生児を見て直観的に「この子はどこも悪くない，よい看護ケアがなされていないのだ」と言えます。けれど，新人看護師はそうではありません。成人のICUの熟練看護師ですら，患者が仰向けで手足を伸ばしきっていて，低酸素状態で体が冷たければ，病気だと考えるでしょう。それは成人の患者では鋭い観察を意味していますが，私たちはサイエンスを超えてまさにアートに達しています。私はこれがICNの基本的なケアではないと医師に納得させることができませんでした。それは実に長い長い

時間をかけて生まれたアートであり，それによってすべてを全体としてとらえ，どのように働きかけたらよいかがわかるのです。

　医師は基本的な新生児ケアが必要であるのに，ICN の新人看護師が鎮痛薬や鎮静を主張し，敗血症の検査のために不要な侵襲的方法を主張することに憤慨した。彼の憤慨は，科学技術的な方法や薬物を，ケア提供や安楽の手段の代わりに決して用いてはならないという倫理的姿勢に由来していた。経験の浅い看護師は通常このスタンスを支持するが，経験がないと臨床把握能力が未熟なので，実践の初期段階では問題の区別が明確にできない。主任は新人看護師に低出生体重児の体位や包み方，巣の作り方を示した。このようなある特定の対象者に限局された実践を，新人看護師は ICN 以外では教えられていない。初期のコントロールされていない環境と新生児の症状とをつなげることによって，主任は新人看護師に新生児の体位，冷たさ，明るい照明，巣が作られていない状態が病児の臨床像の原因となっていることを教えたのである。

　主任看護師は環境要因と症状とを結びつけることで，新人看護師が新生児に特有の状況を把握する方法を習得できるよう支援した。さらに，新人看護師が具体的な技能技術を習得できるよう，うまく教育・コーチングし，それぞれのケアを実演して見せることで，実践知の側面を伝授した。このようなクリニカルリーダーシップによって，看護師は新生児にもっとうまくケアできるようになり，コントロール不能な新生児の反応を予防し，将来の有害な結果を防いでいる。

　経験の少ない看護師は，よいケアを行わなければならないという追いつめられたプレッシャーを経験することなく，常に穏やかでコントロールされた環境下で教育やコーチングを受けるというわけにはいかない。多くの技能は危機が加熱した状況や一刻を争う状況，さまざまなことが求められる状況などで習得される。プリセプターや先輩看護師，看護教員，または高度実践看護師による経験を積んだコーチングは，危機状況での学びや技術の習得を促すことで，将来にわたって未熟な看護師が学習と実践への情熱を継続できるようにする。このような穏やかで，落ち着いたコーチングは以下の話に示されている。

高度実践看護師：忘れられない出来事は，心停止アラームが鳴った成人病棟で起こりました。そのため，私たちは蘇生医を呼びました。私は CNS で，（施設内では）蘇生の担当をしていました。私は特別病棟に到着しました。私の役割は，スタッフを指導し支援することでした。二次救命処置（ACLS）を行う資格のある人がほとんどいなかったので，私は心停止の状況を率先して円滑に進める役割を担っていました。私がそこに到着すると CPR（心肺蘇生）が開始され，医師も到着しました。地域の施設であるため，とても多くの人々がやって来ます。それで私がしたことの1つは，多くの人々にそこから離れてくれるように頼むことでした。それから少し後ろに下がり，看護師たちが自分の役割を果たせるようにし，主となる研修医が心停止からの回復処置をうまく進められるようにしました。

　私は隣に1人の看護師が立っていることに気づき，話しかけました。彼女はこれまでこのような状況に遭遇したことがないということでした。そのため，この状況が彼女を教育する好機と考えました。彼女は私のすぐそばにいたので，私は彼女を薬剤投与の役割に誘導するため，「なぜあなたはこれをしないのですか？　あなたは何をやってもよいのです。私があなたのすぐ隣に立っているのは，この状況であなたを手助けするためです」と言いました。患者は心停止から回復し，彼女は大きな仕事をなし遂げました。さらに患者は ICU に移送されるまでに回復しました。のちに，「そこにいてくださって大変感謝しています。今回，私にとって初めての緊急事態でした。私と一緒に時間をかけて，このことにとりくんでくださったことを感謝しています」という彼女の言葉にとても報われました。あのような状況のなかで，彼女の体験を支援したことによって，むしろ私のほうが報われたのです。

インタビュアー：さて，あなたは彼女が以前，それに関与した経験がなかったと言いましたね。なぜ彼女が経験したことがないと判断されたのですか？

高度実践看護師：はい，心停止状態が続いていたのですが，私が声をかけるまで，彼女は後ろに立っていて，ただ観察していただけだったのです。彼女は心停止の状況で，積極的に役割をとっていませんでした。彼女は積極的な参加者というよりは，外側からの観察者のようでした。外側から観察していると感じたことによって，私は彼女がこの大きな出来事を経験したことがないかもしれないと思ったのです。

インタビュアー：かなり経験のある人が後ろに立って，経験の少ない人たちが経験できるようにと見ていることもあるのではないか，と思いますが，「後ろに立っている」ということで，あなたはなぜ彼女が経験の少ない看護師であると気づいたのですか？
高度実践看護師：実は，彼女が非常に若く見えたからです。（笑いながら）あまりにも若ければ当然経験もないですよね。

　この状況では，クリティカルケア高度実践看護師がほかの病棟の緊急事態に応じている。到着してチームの機能を観察し，彼はすばやく看護師のうちの1人が緊急事態をほとんど経験したことがないことを把握した。そんな人物が危機状況に関わるのは心もとないと考え，彼はその看護師に薬剤投与係として薬の管理の役割をとらせた。役割モデルは他者の行動を目にする機会を与え，実践での自分の行動が想像できるようになるため，新人看護師にはとても教育的である。このように頭の中でリハーサルをすることで，実際に実施する可能性が広がる。新人看護師は薬剤投与の役割として関わる感覚をつかむと，自分はそれができそうだとわかるので，すぐさま高度実践看護師はうまく彼女にその役割を担わせた。

　彼は新人看護師のすぐ隣に立つことによって彼女の恐怖心をやわらげ，その状況の間中彼女に話しかけた。彼はセーフティネットとして機能し，新人看護師がうまく実施できるよう支援した。経験ある臨床家は綿密に観察し，看護師に間違いをおかさせないようにするという確信があれば，あまり自意識過剰にならず，何が起こっていて，何が必要かということに十分注意できるよう学習者を援助することができる。新人看護師が高度実践看護師に対して深く感謝したのは，彼女が関わるタイミングと進行に対する彼の判断がすばらしく，また彼女の成長を導く彼の技能がすぐれていたからである。

　この新人看護師がACLSコースを受講していれば，彼女は，実際よりもあまりストレスを感じることなく，本番さながらの状況で緊急事態を管理し，役割を果たすことを学習し，実演する機会が得られたはずである。そうであっても，本番さながらの状況で必ずしも緊急事態に必要な技能をすべて修得できるわけではない。また模擬状況は，何をするのか，いつするのかを知るという点ではすばらしいトレーニングの機会になり，学習者は思考習慣

と予知技能をしっかりと身につけることができるが，実際の緊急事態と同じではない．模擬状況では，深刻さや関わりのレベル，実際の患者の特異性，患者の反応に対する実際のタイミング，同時あるいは単独で対処することの微妙な差異，といったことが欠如している．このような理由から，実際の状況では，オリエンテーションが終了したずっと後であっても，学習者を援助するために熟練した指導者が必要とされるのである．このような状況下でのコーチングは熟練した臨床的想像力の育成を促すものである．

　他者の成長を援助する方法をもっと理解するために，教師や指導者は学習者に何が助けになったかを尋ねたり，事後に教えたことのどの側面が役に立ったのかをふり返ったりする必要がある．各学習者に最も助けになったことを問うことで，教師の状況を"読む"能力が強化され，それに伴って学習者の個々のニーズに対して援助できるようになる．

　以下の話では，経験の浅い看護師が侵襲的な手順を実施するために，十分な教育やトレーニングを受けていたが，実際に実施したり緊急時に実施したことは1度もなかった．彼女は自分のパートナー，すなわち熟練看護師である指導者が，初めての輪状甲状間膜切開術で自分をどのようにコーチングし支援したかを説明し，どんなことが役に立ったかを述べている．

> **看護師1**：先日の(調査面談の)終わりに，ちょうどチームワークという側面から，フライトナースはどれくらい特殊であるかについての話が始まったので，私は(看護師2と)一緒にいたときのことを考えていました．(看護師2と)一緒に，初めて外科的な輪状甲状間膜切開術を行ったことを思い出します．おそらくそれは私たちが行う最も侵襲的な処置の1つであり，私はそれをすることにとても神経質になっていました．私は震えてはいませんでしたが，とても神経質になっていました．(看護師2は)患者の反対の側に立っていました．彼女は「大丈夫，そうよ，ええ，それでいい，大丈夫，あなたはよくやった」と言ってくれました．そして，彼女は私が処置をしている間中，静かに(微笑みながら)励ましてくれました．患者の喉に管があったので，難しい作業でした．私たちは輪状甲状間膜切開術を終えてから患者を病院に連れて行き，救命室のスタッフに患者を引き継ぎました．私が1つだけ覚えていることは，後になってからすごく震えてきたことです(笑)．なぜか

と言うと,それをしたのは初めてで,とてもはらはらしたからです。でも,(看護師2が)一緒にいてくれて,穏やかに助けてくれましたし,「あなたはよくやっている,大丈夫」と言ってくれました。彼女の支えが私に大きな変化をもたらしたと思います。その後,自分たちの輪状甲状間膜切開術をふり返り,この患者がとても重篤な頭部外傷でしたが,長期間のリハビリテーションの後,回復して自宅退院したということを知りました。

インタビュアー:あなたは(看護師2の)コーチングが役に立ったと言いました。彼女が言ったことを教えていますか? あるいは,あなたが何を言ったか思い出せますか……?

看護師1:私は,彼女が次に何をすべきかとは言わずに,穏やかに「大丈夫,よくやっている」と言ってくれたことが助かりました。私は切開を行い,彼女は「大丈夫,いいよ,よくやっている」と言い続けました。その後,私は切開部に指を入れ,膜の感触を感じました。彼女はただ私を応援し続けました。「すばらしいわ,大丈夫よ」と。それが大変励みになりました。

看護師2:そう,ありがとう。

看護師1:それは私たちの仕事のなかでも重要なものだったと思います。

看護師2:ときには,お互いにバランスをとらなければならないのです。

看護師1:そうですね。

この看護師は経験があったので,熟練看護師が彼女をコーチングした方法はいくつかの点で,先の新人看護師の場合とは質的に異なる。この看護師はこの処置のトレーニングを受けたことがあり,それに基づいて必要なことがわかっていたので,熟練看護師が彼女にいちいち手順を言わなかったことに感謝している。これに反して先の新人看護師は,その緊急事態で何をすべきかがわからず,実践内容のコーチングが役に立ったと同時に必須であった。この話では,指導者が黙って学習者と患者のそばにいて,処置を行っている学習者の行動に細かく注意し,常に励まし支援したことが助けになったと考えられる。類似した複数の事例から,一般的によいコーチングと,個々の看護師にとって特に役立つこととを区別できるようになるには,すぐれた判断力が必要であることが明らかになった。

このフライトナースはやるべきことをわかっていたのに,彼女が「震え

た」と言っていたように，人の命が自分の行動にかかっているという状況は，教室では決して体験できない深刻さがある。熟練した指導者やリーダーは「後ろだけど，そばに立つ」という重要な役割で，成長中の看護師が手元の作業に集中できるようにしている。リーダーの役割は重要であり，「輪状甲状間膜切開術を終えてから，患者を病院に連れて行き，救命室のスタッフに（患者のケアを）引き継ぎました」とあるように，学習者はきちんと理解していた。

　たとえ学習者に実施すべき技能の知識があったとしても，何をやるべきかをコーチングすることが必要な状況もある。状況が円滑に展開しない場合には，概してこのようなコーチングが行われる。学習者が複雑な状況におかれ，初めてある技能をやろうとするとき，集中力をもち続け効果を上げるためには，特別なコーチングが必要となる。したがって，ストレスの多い複雑な状況では，質的に異なるコーチングやリーダーシップが必要とされる。困難だが対処のしがいがある患者の状況では，あまり経験のない指導者はその状況の管理を割り込んで奪い取ったり引き受けてしまったりすることが多い。しかし，熟練した指導者やすぐれたリーダーは，患者を危険にさらさない限り，未熟な臨床家の学習を支援するため，自分が割り込みたい気持ちを抑える。次は，輪状甲状間膜切開術の手順に関する別の話であるが，同じように成長中の看護師に対するリーダーの"読み"とコーチングとの違いが描かれ，注目に値する。

> **看護師1**：（看護師2は）輪状甲状間膜切開術が初めてという研修医に指示をしなければなりませんでした。
>
> **看護師2**：それはフライトナースになった年で，初めて研修医を連れたフライトでした。ある光景を思い出します。それは最も印象深い光景です。患者のところへ歩いて向かっている途中，あちこちにガラスが散っていました。いたるところに割れたガラスがあったのです。「50台もの車がここで巻き込まれたのか，何がどうなったのだろう？」と思われるほどで，さっぱり見当がつきませんでした。それは，びんをいっぱい詰め込んだカートを押しながら道を渡ろうとしていた路上生活者が車にひかれたことによるものでした。救命士たちは，この患者に鼻からチューブを挿入していました。私たちは

FEF*をつけました。(*訳注：挿管チューブの末端についている装置で食道に入っているか，気管に入っているかを，呼気時のCO_2レベルで可視的に評価するためのもの) これはチューブが適切な箇所に入っているかを知るために，呼気時のCO_2をモニターできるのです。その結果，チューブが食道に入っていることがわかったので，それを抜きました。研修医と働いていると，彼らが私たちのプロトコルを使おうとしないことを感じます。

　私は彼に「経鼻挿管をもう1度やってみましょう」と言いました。患者は小さいけれど深い裂傷を負い，出血していました。研修医が「私は挿管したことがない」と言ったので，「それなら教えてあげます」と私は言いました。それで，彼は2回経鼻挿管を行いましたが，2回とも食道に入ってしまいました。一連の決まりによると，次は(経口)気管挿管でした。それで私たちは(薬で)患者をリラックスさせ，喉頭鏡を使いましたが，声帯が見えませんでした。私は彼にもう1度チャンスを与えようとしました。そして彼の後ろから見ようと，患者の頭のほうへ回ろうとした矢先に，患者は重篤な徐脈になってしまったのです。おそらく低酸素血症からきたものでしょう。それで輪状甲状間膜切開術が必要な段階に移ってしまったのです。最初に到着した救命士たちは立ったまま見ていました。おそらく私が研修医といたからでしょう。そこで与薬を開始しなければならず，私は彼らに点滴のチェックをお願いし，大丈夫であることを確認する必要がありました。なぜならやっとそこまでこぎ着けたからです。私は研修医に「さあ，ここからあなたに任せます。私はこれでおしまいです」と言って，調整しました。研修医はとてもよくやりました。本当によくやりました。輪状甲状間膜切開術は大変うまくいき，患者の心臓は薬によく反応しました。心拍は20台に落ちていましたが，アトロピンを投与し患者を蘇生させることができたのです。

インタビュアー：さて，状況がうまく進んだとおっしゃいましたね。看護師1は，あなたが研修医をコーチングするよう指示したのでしょうか？　そのことについてもう少し話してください。

看護師2：私は彼に順を追って指示しました。彼は私たちの技術がわかったと思います。私たちには特別な技術があるのです。

看護師3：でも，彼はどれも実際にやったことがなかったのです。

インタビュアー：あぁ，なるほど。

看護師 2：それで，彼が最初にしたことは，お話したように，「目印を探す」ことでした。彼は目印を見つけましたが，位置が外れていました。だから私は，「違う，それはこの上です。そう，この上。そう，そうです」と言いました。彼は外科用メスを手にして，1 か所切開しましたが，ご想像のとおり，彼は刃をそのままにしました。刃は出しっぱなしにせず片づけるものなのです。私は彼に気管ボタンを手渡しました。普通は気管ボタンを入れて引き下げるのですが，彼はそれを引き上げたのです。しかし，それは問題にはなりませんでした。穴は開いたままでした。それで私はその場所にチューブを挿入しました。そして，何もかも苦心の末やり遂げました。

　彼はアドバイスに実によく従ってくれました。たった 1 つだけ問題があって，私は歯がゆい気持ちになったのですが，それを乗り越えなければなりませんでした。なんてことでしょう。ほかのことをしなければならないため，気道の確保をほかの誰かに任せなければならないときがあるのです。けれど，この状況がそのケースではありませんでした。多くの人がいました。私は「いいわ。この気道はあなたの担当ですから，必ずここにいてください」と告げました。けれど，彼は注意をそらしたままで（彼は気道確保の重要性を理解しておらず），「これをつないでおきましょう」と言うのです。（研修医に向かって）「だめです。それはあなたの気道です。そのままもっていてください」と言いました。彼は再度つなげようとしましたが，私は気道をしっかりつかみました。そして彼を見て，「あなたはほかに何もしなくていいです。人がたくさんいるので，これ以上あなたがする必要はありません」と言いました。彼は「そうですか，わかりました」と言いました。

　これは研修医を連れた最初のフライトであったが，彼女は経験のあるクリティカルケア看護師であり指導者であった。挿管を行わなければならないと知った時点で，研修医はその経験がないと看護師に伝えた。看護師の反応は穏やかであり，挿管のしかたを説明するといって彼を安心させた。4 度挿管をやってみたが失敗に終わり，患者の心拍数が落ちていった。これは緊急性を知らせる警告であり，気道確保が必要であった。事態が切迫してきたため，プレッシャーが増し，研修医は落ち着きをなくして混乱し，輪状甲状間膜切開の目印をつけることができないほどであった。看護師は落ち着いてい

て，すぐれた支援と指示によって研修医は気をとり直し，集中してすばやく完璧に実施できた。このような状況では割り込んでその役割を引き受ける人もいるが，この指導者はセーフティネットが機能しておらず緊急事態というプレッシャーがあっても，研修医が適切に実施し身につけるべきだと知っていた。

先に述べたように，指導者は背後に立って学習を促していても，安全であるときと緊急段階にあり患者の安全確保を行わなければならないときとをきちんと見極めなくてはならない。この状況では，患者の徐脈によって，引き続き研修医に対処させることに懸念が出てきた。看護師はさらに状況をどのように読んだかを説明した。

> **インタビュアー**：研修医は患者の低酸素血症の程度を認識していましたか？
> **看護師**：そうですね，その時点では認識できていなかったと思います。なぜなら，経鼻挿管ができなかったからです。1度患者をリラックスさせましたが，彼は非常に緊張し，十分に肺が膨らんでいないようでした。そう，患者が低酸素状態であったとしても，できることが何もないと，集中できなくなるものです。

明らかにどの挿管もすみやかに行われなかった。看護師は「私たちは経鼻挿管ができなかった」と述べ，研修医も看護師も挿管の目印である声帯を見つけられなかったので，その時点で，看護師は患者ケアを引き受ける大きな利点を予見していなかった。

院外では，臨床家の役割と責任が院内とは異なる。一般に，医師はすでに患者が病院にいていったん挿管が成功してしまえば，気道管理を看護師に任せる。この状況では，最初に研修医がこの違いを把握していなかった。結果として，彼は簡単に抜けてしまう気道を自分が保持する責任があることを十分に理解していなかった。そのため看護師は「気道を保持すること」を彼にコーチングしようとした。彼がほかの処置に気が散っていたとき，看護師はもっと直接的で明瞭に指示して，患者の気道確保の重要性を印象づけようとした。どちらの臨床家にとっても，危機のなかでの教育と学習には，判断力や技能，感情の処理が必要になる。

同じ専門領域の臨床家の間では，教育とコーチングがより密接した職場環境へつながることが多く，多くの臨床家が関わるようになるにつれて，学習のコミュニティへと広がる可能性がある。組織によってはそうとは言えないが，多職種にわたって教育しコーチングし，成長を促すことが，協働関係に変わることもある。

以下は，人工呼吸器からの離脱モードを新人研修医に指導した際の自分のクリニカルリーダーシップが，どのようにチーム，すなわち協働体制を変えるようになったのかを，スタッフ看護師が説明したものである。

> **看護師**：今週，私は州外からやってきた休暇中の男性をケアしました。この患者は重篤な神経学的な障害を伴う延髄の梗塞を発症していました。患者は脳神経科 ICU 病棟にいましたが，一般病棟に転室した後，神経学的な原因によって心停止を起こしました。CCU で対象とする心筋梗塞から除外されたので，最終的に私たちの病棟に戻って挿管が行われました。
>
> 患者に会ったその夜は，彼が CCU から転棟してきた日で，神経学チームは人工呼吸器から離脱させようと大変な努力をしていました。私は彼らが延髄梗塞患者の離脱の特異性を十分理解していないと感じました。まず，このような患者は生理学的状態や呼吸器調整，操作方法が特殊です。彼らは患者を治療することができ，人工呼吸器からの離脱もすみやかにできると考えていました。ところが，私の臨床経験からは月単位の経過が予測され，そのためには忍耐と時間が必要となります。私たちは患者に安楽を提供し続けなければなりませんでした。
>
> そこで，私は介入しました。最初に，医師たちの換気モードの設定が不適切であることを指摘しました。彼らは圧補助の状態で患者を離脱させようとしていました。私は研修医に，彼が書いた指示書やどのように患者を管理したいのか尋ねたところ，その話し合いのなかで彼はモード設定を正しく理解していないことがわかりました。彼は圧補助状態が PEEP のようなものだと考えていたのです。事実，彼らは 2 つのまったく間違った治療をしていました。私たちはフローシートを記入しており，毎日 1 時間ごとに観察しています。一方，医師たちは 1 日 2，3 度回診し，そのときだけしか観察していないため，全体像を欠いていることがあります。

それで私はこの患者の反応パターンと，いくつかの変化が現れたことを指摘しました。医師は研修医であり，この部では新人でした。彼は先輩の研修医たちが望んだものとは異なる圧を患者にかけていました。彼はこの人工呼吸器のモードを理解していませんでした。先輩研修医の指示に関する彼の話から，私は彼が指示どおりに実施しているとは思えませんでした。それで私は彼に「あなたがこのことを理解して，治療チームに根拠を示したいと思うなら，午前中に私があなたにモードを説明する資料を持ってきましょう」と言いました。私は自分のファイルから文献を取り出してコピーし，午前中に準備を整えました。彼はその資料から学んで，自分のチームに論証しました。この患者は順調に人工呼吸器からの離脱ができました。

　それから私はその研修医が当直のときに一緒に働き，私たちが患者に期待している変化について話し合いました。特に患者が安楽であるかどうかについて議論しました。なぜなら患者の不快感は，空気が足りないという思いや，うまく呼吸できていないという思いから生じるからです。この患者を安楽にすることで，その後のケアは違ってきました。彼はかなり内向的で，なんらかの非常に大きな脱力感がありましたが，無気力ではありませんでした。彼には運動能力があり，明らかにリハビリができる可能性がありましたが，以前ほどは動けませんでした。安楽にして呼吸状態が安定すれば，ほかの活動もできるようになるはずです。

　新人の研修医がこの患者の管理を始めようとしたとき，看護師は人工呼吸器の離脱モードから，この研修医が延髄梗塞患者の特異的な反応パターンに精通していないことがわかった。研修医の間違いを「正す」のではなく，看護師は研修医と話し合いながら，この特殊な患者の反応はほかの神経疾患患者と質的にどのように異なるかを示した。何の変哲もない方法で看護師は研修医の考えを導き，彼女の信頼できる知識によって，研修医は先輩医師から受けているプレッシャーを看護師に打ち明けた。看護師を信頼することで，研修医は平等に責任のもてる関係を築いていった。看護師はそれから研修医の学習を助けただけでなく，先輩研修医の理解に影響を与え，続いて患者ケアを改善していった。看護師は研修医と一緒に仕事をし，関連文献を研修医に提示し，彼は力を得て先輩医師に別の設定方法についてうまく伝えること

ができるようになった．彼らはともに，患者を十分に安楽な状態にし続けることによって，患者ケアについてのチームの考えと治療法を導いていった．

クリニカルリーダーシップのこの例は，すぐれたスタッフ看護師が医師と対立せず，臨床での会話によって患者を中心におきながら，異なる専門領域間で協働関係を築いたり促したりしたことを述べている．

すぐれたクリニカルリーダーシップでは，一方向に他者の成長を促すものではない．リーダーシップは他者の援助に関わると同時に，他者のリードを追跡することも含む．他者のリードを追跡することとは，他者の観点から他者のニーズと他者の反応の"読み"とを区別し，いつ，どのように介入するのか，あるいは介入するかしないかをうまく判断することである．在宅で急性重症患者をケアする場合，高度実践看護師は，患者や家族から教えられたり導かれたりすることがいかに重要であるかを指摘している．

> **高度実践看護師**：在宅ケアではどうすることもできません．おそらく最も重要なことは，できることとできないことを教えることでしょう．病院内ではなんでもコントロールできます．けれど，誰かの家に入ると，基本的には相談者としての役割となり，「私の考えを申し上げます．私のお勧めをお伝えしましょう．ああすると，こうなりますよ．あなたの選択次第でこういう結果になりますよ」と言うことになります．そこでは，自分が選択しないようなことや，一番いいと思えないことを選択する人々（患者や家族）とうまくつきあう必要があります．「いいですよ，私はあなたが決定できるまで，いろいろなことを説明しましょう」と言って，ケアをしていくといった感じです．おそらく臨床家にとって在宅ケアで最も困難なことの1つは「あなたがコントロールしてはいけない」ということを新人に教えることです．患者や家族にあれこれ言えないのです．数日間その家へ行けないのですから．つまり，自分のいなかった23時間，あるいは週160時間に何が起こっていたのかわからないのですから．たとえ自分が準備した計画がよくても，それが在宅の場にそぐわなければ，計画し直し，改良しなければなりません．そして（新人の在宅ケア臨床家を教えるにあたって）大きなニーズの1つとして見なしていることは，「どうすれば人々があまり厳密に考えないようになるか」ということであり，その人たちのためのモデルを得ることなのです．

すぐれたクリニカルリーダーは，たとえ自分たちが同意していなくても，患者と家族が代替案や選択の結果を理解していれば，通常は患者と家族の選択を支持する。彼らの好みを無視すれば，誤った計画が立てられ，患者や家族のためにならないケアが行われることになるからである。しかし同時に，看護師は患者や家族の好みが明らかに有害な場合は，患者や家族の選択に盲目的に従うことはしない。状況に応じたクリニカルリーダーシップには，境界線を設けながら明白に理解することが必要になる。このような患者や家族と関わる際のバランスのとれた物の見方は，臨床判断と巧みな介入を行ううえで"正しい"ことよりも"適切な"ことが優先されることを示している。最終的にこの在宅ケア看護師は，自分自身を患者や家族の側に立つ相談者以上のものとして位置づけている。さらに，彼女はケアに対するこの見解を他者に伝えることで，在宅ケアでのクリニカルリーダーシップを発揮している。

■患者の経過を解釈・予測し，対応するなかで他者をコーチングすること

患者の経過または変化を本書の各章で説明したのは，それらは大きな難問であり，曖昧さの根源であり，臨床実践の課題だからである。多様で微妙な患者の経過は，急性重症患者のケアを複雑にしている主因でもある。Bourdieu (1980/1990)が指摘したように，実践的な推論(例：臨床推論)の中心でありスタート地点は，臨床状況の本質を認識することである。患者の状態は常に変化するので，看護師はその変化を連続的に解釈し，予測し，対応しなければならない。臨床家は専門知識を身につけていくにしたがい，状況が展開するなかで考えたり推論する状態から，熟知し変化とともに対応できるようになっていく。この認知技能こそが卓越した臨床看護師の特徴である(Benner, Tanner & Chesla, 1996)。そのため，はじめのほうの章に，推移を読めるようになるための手引きを示した。

卓越したクリニカルリーダーは，患者の推移の解釈，予測，対応といった技能に熟達しているが，それだけでなく，彼らはこの技能を身につけられるよう他者をコーチングすることもできる。クリニカルリーダーは，卓越した臨床看護師でもあり，①自分が認識している患者の変わりゆく反応の特性

を明らかにできる，②患者の経過についての解釈を明らかにできる，③特殊な経過に伴って生じる，予期あるいは予測したことをきちんと説明できる，④患者特有のニーズに対して適切なケアが説明できる。

推移を認識し予測できるようコーチングすることで，学習者は臨床把握と臨床的予測能力を向上させる。経過を明確に説明し，特性を明らかにすることは，決して小さな功績ではない。なぜなら，人が五感を通して把握していることの多くは，言語レベルでは表されないからである。そのため早期に推移を認識し，解釈し，推移の性質を明瞭に表現できることが，卓越したクリニカルリーダーシップの証となる。

推移の認識はまさにその性質から，協働作業を必要とする。教科書は一般的に状況説明がないまま事実や知識に焦点があたっていることが多く，患者の推移については正規の学習から除外されてしまう。一方，ナラティヴな説明は状況の流れや経時的な変化の様子が含まれるので，推移をとらえることができる。クリニカルリーダーは経過を通して他者を指導するという特別な状況での役割を理解しているため，概して状況が展開されるなかで教えているのである（重要な教育方法）。経過を通してコーチングする最も一般的な方法は，新人看護師に患者の生理学的状態の変化を説明するプリセプターのように，患者のベッドサイドで行われる。患者のベッドサイドでのコーチングは，学習者が展開している状況の明確な（具体的な）相違や変化を把握するのに最もよい方法である。

以下の引用は臨床での観察であり，熟練看護師が新人看護師に，処置に関連した2つの差し迫った論理によってコーチングしている様子である。

> 看護師：私が行ったことは呼吸管理と呼ばれるものです。
> 新人看護師：わかります。
> 看護師：しばらく，血液ガス分析をしていません。以前はCO_2が低かったけれど，患者はずっと覚醒しています。彼ら（RT）がすぐに患者にCPAPをつけないようであれば……
> 新人看護師：ええ，わかります。
> 看護師：……それから別の方法でガス値を知る必要があります。それで，私は検査を求めたのです。けれど（RTは）すぐに来て，CPAPを彼につけて

いきました。
新人看護師：あー，なるほど，わかりました。
看護師：そう，彼らはその後に血液ガスをとったのです。私は患者に針を刺したくなかったのです。それなのに RT がやってきて，再び針を刺したのです。（観察に基づくインタビュー）

Benner (1984/1999) は，初心者がどのように仕事を身につけるのかについて焦点をあてて記述している。上記の場合，熟練看護師は新人看護師に仕事の論理と進め方をオリエンテーションしようとしている。なぜなら1つの処置であるCPAPマスクの装着は，うまくいけば生理学的な変化を起こし，血液ガス値を改善するからである。それゆえにただちに CPAP マスクをつけなければならないが，検査のために最初に動脈血ガスを採血することは不合理である。このような実践の論理に関するコーチングは，特別な処置に関する予想ができるようになることが期待され，学習者が別の処置の種類やタイミングなどを実際に予測できるよう支援する必要がある。このように推移を通して新人看護師をコーチングすることとは，行動しつつ考えることや臨床判断を新人に教え，処置はどのように相互に関連し，連続させる必要があるのかを伝えることなのである。

新人看護師をコーチングする際のクリニカルリーダーの焦点は，正当な理由，つまり患者は救命治療中であるため，患者の生理学的推移や病態に向けられる。しかし，熟練者はしばしば患者や家族，それ以外の人たちとやりとりする自分たちのすぐれた対処を見過ごしてしまう。その結果，聞かれない限り，態度やすぐれた関わりについて新人看護師にコーチングしようとは考えない。それでも，新人看護師は熟練看護師が思いやりのある，知識豊富で，気の利いたケアリングの方法を体現している様子を"見る"ことができる。そのような技能がないと，さまざまな状況，特に死亡ケースでは，計り知れないほどの苦悩や悲しみ，無力感をもたらしてしまうのだが，そのような状況は一般的に見逃され，水面下に置き去りにされてしまう (Kyriakidis & Vitello, 出版準備中）。

優秀な熟練の臨床家でありリーダーであるロビン・ワトソンは，（患者の）死を目前にして怯えている看護師に，巧みな関わりによって，つまり看護師

が歳月をかけて身につけなくてはならない技能をどのようにコーチングしたのかを詳細に語っている。

看護師：メアリーは1年足らずの経験しかない新人看護師でした。私はその報告を耳にして，彼女が心配していることを感じ取りました。彼女は終末期が近づいている高齢女性を担当していました。メアリーの手が空いているときに，私は彼女に近づいていって，必要であれば手伝うと申し出ました。

メアリーは死が近づいている患者をケアしたことがなく，患者の死が近いことを訴えてきました。メアリーはこれまで死体のそばによったことも死体を見たこともありませんでした。彼女は"身動きが取れなくなった"かのように体が硬くなっているようでした。彼女が心底懸念していることは，家族とのやりとりでした。「自分の経験のなさがばれないようにするためには，何を言ったりしたりすればよいのでしょうか？」彼女はこの問題に対して気を確かにもって，思いやりをもち，知識豊富でありたいと思っていましたが，自分はとても不適格だと感じていました。このことについては看護学校で教えられたことも，議論したこともありませんでした。私は彼女の予感を感じとり，共感しました。

メアリーは私が死を目前としている患者のケアをたくさん経験していることを知っていました。彼女は援助が必要になったら私のところへ来ようと思っていました。私は自分の最初の経験を思い出し，彼女が私のところに戻ってくることをわかっていました。私はあの時ただ誰かが私をかばってくれて，自分に教えてくれたり指導してくれたりすることを望んでいたので，彼女にもそうしてあげようと考えていました。

ほどなくしてメアリーは私を探しにきました。「私は何を期待されていて，家族に何を言えばいいのかわかりません」。私は自分の患者のケアを終えたばかりで，病室の外でメアリーに会いました。私は病室に入ろうとしましたが，メアリーは尻込みしました。私は彼女に部屋に入るようやさしく誘導しました。家族は誰もいませんでした。メアリーはわからないことに対する恐れと不安の入り混じった表情をしていました。私はベッドサイドに立って，その女性患者を観察しました。私の最初の印象では，人生の最終ステージにいる，とても小さい高齢女性だということでした。その患者は私の大好

きな高齢の隣人を思い起こさせました。私は前の勤務時間にその患者の大家族に会ったことがありました。彼らはとても愛情豊かで協力的に見えました。また，患者とのたくさんの思い出を私に打ち明けてくれました。私の目の前にいるこの女性は家族全員から敬愛されていました。

　その患者はとても穏やかに眠っているように見えましたが，私は死が差し迫っている徴候に気づきました。私は観察しながら患者の腕にやさしく触れて，患者を直視し，静かに患者に話しかけました。そして心の中で私がこの数年間で学んだ，差し迫った死の徴候のすべてに留意しました。私はメアリーの不安を感じとり，彼女を私のそばにやさしく誘導し，アセスメントを始めました。そしてベッドサイドから離れている彼女とともに1つひとつの徴候を静かに声に出して確認していきました。私は死が近いことを知らせる徴候が数多くあることを説明しました。

　最初に私は患者がチェーン・ストークス呼吸になっていることに気づきました。患者の手を握りながら冷たいことを感じとり，皮膚にはチアノーゼ性の変化が見てとれました。2人で患者を診察しながら，私はそれらの変化を指摘し，それぞれの根拠を説明しました。患者はこの12時間排尿がなく，バイタルサインも変調をきたしていました。血圧はかなり低く，聴診器で聴きとることは困難でした。脈拍も弱く，（刺激に対して）無反応でした。患者の瞼はわずかに開いていて，私たちは閉じようとしましたが閉じることはできませんでした。また，ゴボゴボという音がしていて，私は患者の耳の後ろにスコポラミンのパッチがあることに気づきました。私はメアリーにそのパッチが患者の分泌物を抑制していることを話しました。

　そこで，メアリーは私に尋ねました。「家族はどのような質問をしてくるでしょうか？　私は自分がこの部屋に1人で入った場合に何を話すべきなのか，知っておきたいのです。ある程度自信をもって，ばつの悪い思いをしないで家族に答えられるようになりたいのです」。メアリーは何でも知りたがりましたが，彼女の第一の疑問は「患者が亡くなった後，どうすればいいのか，家族に何を話せばいいのか」ということでした。メアリーが話している間，私はアセスメントを続け，患者の手を毛布から出して患者の胸の前に置きました。私は家族が患者の手を握りたがること，こうしておくことで家族は手を握りやすくなることを説明しました。私はメアリーに，自分なら医師

がやってきて患者に(死亡)宣告することを家族に伝えると話しました。それから家人が息を引き取ったことを葬儀場に連絡する必要があることを教えました。それ以降のほとんどの質問は葬儀屋に向けられます。葬儀屋はあらかじめ準備できていなくても、洋服やサービスなど必要な調整をすべてしてくれるでしょう。私が葬儀場の名前と電話番号を教えると、家族は連絡します。それから結婚指輪などの装飾品を身につけたいかどうか家族に尋ねます。家族がそれを身につけると決めた場合は、私はそれを患者の指に貼りつけ、看護記録に家族が装飾品を患者の身につけるのか家にもって帰るのか記録します。また、誰かがそれを行った場合は、誰が実行したのかも記録します。私はメアリーに、家族が病院を去った後ご遺体にしてほしいことを伝える家族もいることを話し、そのときはご遺体をきれいにして、葬儀屋が受け取りにくるのを待つことも説明しました。私たちがアセスメントを終えたとき、患者の娘のサラが部屋に入ってきました。

　サラは母の死が近いことを知っており、それが避けられないことを受け止めていました。彼女は自分の母親がいい人生を送ったこと、今が安らかに逝くときであると言いました。私はベッドサイドに椅子を置き、ベッド柵を下ろしたので、サラは母親にもっと近づくことができました。サラは自分の手をそっと母親の手に添えました。私はさらに母親と話すよう提案しました。「あなたが言いたいことをすべて話してあげてください。お母様は話すことができなくても、あなたの声は聞こえていますから」と私は言いました。「母には私の声が聞こえるのですか」と、サラは信じられないといった様子で私を見ました。私は自分とメアリーが部屋を出るので、少しの間、お母様との2人きりの時間がとれますよ、しばらくしたら戻ります、とサラに告げました。

　まもなくメアリーは私のところにやってきて、「病室に戻って彼女の様子を見なくてもいいのですか？」と尋ね、私はそれに同意しました。私たちが病室に入ると、メアリーはサラが泣いていることに気づきました。メアリーは泣いているサラを目にしたとき、視線をそらし、私のほうを見ました。私はこの状況がメアリーにとって居心地がよくないことを感じとりました。私がサラに声をかけたとき、サラはこう言いました。「母は私の手を握り締めました。あなたがおっしゃったとおり、私は母に話しかけました。母は私の

話を聞いていました。ありがとうございます」。

　メアリーはただ黙って見ていました。サラが話しているとき，母親が最期の呼吸をしました。サラは穏やかにそれを受け止めました。彼女は母親に話しかけたことが自分にとって必要なことで，非常に大きな意味があったと説明しました。サラが母親には自分の声が聞こえないと思っていたら，母親に言いたかったことはすべて言わずじまい，聞けずじまいになったでしょう。

　私たちがこの後のことを教えると，サラは帰る支度をしました。彼女は私たち一人ひとりを抱きしめ，自分を支えてくれたことと母親の世話のしてくれたことに感謝の言葉を述べました。サラが出て行った後，メアリーと私はご遺体の準備をしました。私は1つずつ処置を行い，ご遺体を死体安置所へ運ぶ手伝いをしました。私たちがすべてやり終えたとき，メアリーは私を見ました。

　「あなたが娘さんにお母様と話すよう言ったことは娘さんにとってとてもすばらしい贈り物でしたね。私は家族に何をどのように話せばいいのかわかりませんでした。ご遺体の準備をすることやあなたが私に教えてくれた死の徴候は，これまで学んだことのないことで，私にとって貴重なものでした」。私は，経験を重ねていけば，このようなことはどれもたやすく学べることだとメアリーに説明しました。メアリーは今回，よい学習体験ができたと私に感謝しました。彼女はこの先同じようなことが起こっても対処できると自信をもちました。私はずっと以前に祖父母から学んだことが最もよい勉強になったこと，いつも自分の家族のように患者を扱えば間違いがないことを伝えました。メアリーはどんな本にも載っていないことを教えてくれたことや，経験による知識を共有してくれたことに感謝しました。これは1人の看護師が別の看護師にできる最大の贈り物だと思います。

　ロビンはそれぞれの生理学的徴候についてメアリーに思いやりをもって明確に指導し，現在現れている，あるいは予想される患者の身体的状態の推移について説明した。その瞬間に"見て"，生理学的変化の意味を理解することによって，メアリーは自らの感覚（視覚，聴覚，触覚）を通して状況がどのように展開していくのかを学ぶことができた。さらに，看護師は際立ったことを指摘する必要はなかった。彼女はそれに気づくよう指導されたので，後

で似たような状況の特徴的な側面を認識できる。このような実践での状況下における学習は現場学習とも言われるが，「獲得した」知識をすぐに「活用」する点で教室での指導とは異なり，したがってきわめて実践的である。このような状況は，教室やあまり現実的ではないシミュレーションでは手に入れられない直接的な経験学習になる。

　ロビンは文字どおりこの新人看護師に実践的な知識の贈り物をし，それによりメアリーは推移を解釈し，予測し，自分自身と家族に対して心構えができ，人生の最期の時にうまく対処することができた。メアリーにとってさらに重要なことは，ロビンが患者を人として扱い続け，家族と患者が最期までつながっていられるよう，またとない機会を提供する環境を作り出したことである。ロビンはメアリーと患者の娘とのやりとりと，娘と母親とのやりとりに対してすぐれた関わり方を指導した。

　生から死へ推移するなかで何を予期し，何をして，何を話し，どのように支援すればよいのかを知ることは，非常に困難な課題であり，（メアリーを含む）新人看護師はとても怖く感じるとたびたび伝えてきた(P. H. Kyriakidis, 研究記録より，2007年9月23日，Kyriakidis & Vitello, 出版準備中)。ロビンは，患者やその娘にとって，またメアリーにとって，穏やかな死にすることによって，不安や恐怖心を徐々に変えていった。優秀なクリニカルリーダーは，主要な問題は知識ではなく，むしろ知識の使い方であることを知っている。彼らは実行する"やり方を知って"いるわけではないため，それを身につけ，現場で速やかに実行することに歯がゆさを感じている。

　BurrittとSteckel (2009)は，安全なケアを提供するうえで喫緊の課題の1つが，熟練看護師に求められることとできることとの"ギャップが広がっていること"であると述べている。看護管理者たちはすでに明らかになっている熟練看護師に必要な育成を，適切に支援してこなかった。そのため，複雑なケアを提供しているあまりにも多くの経験の浅い看護師たちが，論理的に考えたり判断したりする際に苦境に立たされている。ロビンの例は，大きなギャップに対処し，新人から熟練への"学習(と育成)を支援する"ためには状況における学習と育成がいかに必要であるかを強調している。

　前述の例では，幅広いロビンの実践的(臨床的で道徳的)な知が，この特定の患者だけではなく，今後の患者や家族，仲間に対するケアの倫理観や思い

やり，責任感から生じていることに注目したい。何がよい看護師であるのかというロビンの考えは，現在だけでなくこの先の患者や同僚にまで及んでいる。この深く根ざした自己理解は優秀なクリニカルリーダーの間で広まっているが，それは彼らが倫理的に重要な問題について決定を下さざるを得ない立場にあるからである。

　優秀なクリニカルリーダーは必要時に足を踏み入れて指導するだけでなく，似たようなニーズを有する既存のグループを支援する方法を探してもいる。そのよい例をトレイシー・ヘッグ・デイヴィスが示している（個人的なコミュニケーション，2010年3月24日）。彼女はインディアナポリスのICUで「グループ・ハグ」を始めた。デイヴィスは経験の浅い看護師を集め，2～4時間の臨床報告・勉強会を開いた。そこでは，看護師は患者ケアに関する内容をなんでも打ち明けることができる。たとえば，心配事や悩み，不安，知っておけばよかったと感じたこと，具体的な状況で話すべきこと，知りたいことなど。

　グループは戦略上，オリエンテーションから情報の"刺激"を受けた18か月後に集まり，同時に新人看護師は自分たちが提供しているケアと自分たちが手にしている命に対する責任の重大さを認識し，体験する。共有されたことはすべて内密にするというのが規則であるため，看護師たちは自分たちの奥底にある恐怖心や失敗を打ち明けることができる。たとえば死の間際にいる人へのケアについて，患者や家族が最も記憶していることについてなど，非常に価値のある多くの叡智が伝わるのはこういう場である。患者に起こったことについての考え違いや誤解が明らかになり，看護師が患者にとってひどい結果になったと思い込んでいる失敗体験が修正され，具体的な困難な状況への対処の仕方が話し合われたりもする。

　グループ・ハグは新人看護師のために設立されたが，デイヴィスは2～3年目の成長中の看護師も参加する必要があり，参加してくれることを望んでいると明言した。なぜなら，多くの看護師は未解決の問題を抱え込んでいるが，そこでは貴重な状況下における学習が行われるからである。デイヴィスの展望はグループ・ハグが保持力を高めることである。しかし，彼女が成し遂げていることはその願いを遥かに超えている。ここでは，経験のない看護師が善の間違った概念に対処する方法を学び，次回には違ったやり方ができ

るよう身につけている。彼らは精神的な負担とうまく折り合いをつける方法を学び，患者や家族との関わり方においてもっとうまいやり方を学んでいる。

　このような支援は数え切れないほどあり，結局このような支援やケアはスタッフ看護師の離職を思いとどまらせるだけでなく，実践能力を育成する際の助けとなり，うまく関われないことで問題が深刻化することを防いでもいる(P. H. Kyriakidis，研究記録より，2007年10月1日；Kyriakidis & Vitello，出版準備中；Rubin, 2009)。うまく関われないと看護師は専門性を獲得することができない。グループ・ハグや似たような報告会や支援によって看護師たちは未解決の精神的な負担や不安に対処し，たとえば健全な対処方法を見つけて，関わりを続けている。関わりは調和や感覚的把握に欠かせないもので，したがって適切な臨床判断にとっても不可欠なものである。熟練者の育成は対人関係における関わりと具体的な状況によって左右される(Benner, Tanner & Chesla, 2009)。

　筆者らが数年以上かけた試行錯誤の学習で得た専門知識(臨床知や臨床判断，巧みな実践)を維持したり伸ばしたりしようとする場合，専門家としての看護師が最近頼りにしているのが，このような事柄の広さと厚みである。看護の同僚が病棟において公式であれ非公式であれ，優秀なクリニカルリーダーの要素を容易に明らかにできることは驚くことではない。組織は，意図的に安全で有能なだけのシステムを支持して，熟練者の実践知を排除したりレベルを下げたシステムを導入したりしているため，熟練した実践がなくなってしまう危険性が非常に高くなっている。看護の最高責任者は優秀なクリニカルリーダーに，彼らの視点について尋ねようとしていると同時に，管理者の思考，山積する問題を認識する意欲，判断，立て直し，問題解決，有効な介入・解決を形成したり指導したりするのを援助しようとしている。

　システムを革新したり，ガイドラインやプロトコル，チェックリストを使用したりすることが，状況のなかでの行動しつつ考えることや臨床推論，臨床判断に置き換わるわけではない。エビデンスに基づく，あるいは最善の実践のガイドラインやプロトコルは，標準を満たしていない経験の浅い者の臨床判断を大きく改善させるだろう。しかし本質的に，このような実践の改善や患者の安全の向上のために迅速に構造化されたものは固定化されており，患者の状態の変化(推移)とともに展開される臨床状況の複雑さには到底対処

できない。

　また，クリニカルリーダーは推移を通して患者と家族にもコーチングを行う。看護師は好ましい移行を，患者と家族へのコーチングの機会としているが，しばしば患者や家族が困難に直面し，混乱して，傷ついているときにコーチングが必要となることもある。最良のリーダーシップでは，実践家は患者や家族に起こっていることを発見し，彼らの心配を理解し，自分たちが問題に気づいているかどうかを明らかにするために，まずは患者・家族の話に耳を傾ける。話を聞くことで患者と家族に歩調を合わせ，彼らが理解できるようになるにつれて，看護師は彼らの望む方向へと支援していく。彼らの望むものが有害となる可能性があれば，看護師は彼らが危険をもっと理解できるように支援し話し合う。

　以下の話は，救急救命部の高度実践看護師が，精神的に傷ついている患者の支援を通して，共感的で繊細なコーチングについて述べている。看護師は判断を引き延ばす時間がなく，患者に別の行動をとるように勧めている。

> **高度実践看護師**：私は問診し，それから身体検査をします。全身の診査では，（レイプを）明らかにするまでに4時間かかります。なぜなら被害者はとても傷ついていて，通常は法的執行者の警察官が来て質問するからです。ときに性的暴行の事実が検出されますが，それはこの診査にかかっているのです。見知らぬ人や家宅侵入者，またはそのような状況でレイプが起こった場合，それは1つの事件になります。一方，知人によるレイプやデートでのレイプ，同じアパートに住んでいる知人などによるレイプであれば，それがどのようであるかによって変わってきますが，被害者は相当な精神的外傷を受けています。
>
> 　患者は大きな精神的な傷を受けて非常に脅えているので，訴えることができない場合もあります。私たちは患者と話をして，本人が（訴えたいと）望んでいるのかどうかを確認しますが，それを望まない人もいます。そうなると方法がありません。私の気持ちは，訴えたくないという思いを尊重すべきだということです。というのも，検査は「患者の精神的外傷への言及を証言すること」に比べたら物の数ではないからです。証言することは大変なことであり，ここでそのことを話したくなかったり，告訴して，刑事や警察官が知

る必要のあることを，つらいながらも彼らに提供することを望まなければ，私たちが検査をする理由はないのです。州検察に行くことに比べたらなんでもないことですが，そこからもっと悪くなることもあります。そのため，被害者には協力的になろうというかなりの動機がなければいけません。被害者が告訴を望まなければ，告訴はありません。彼らは脅えているので，そういったことは実によくあることです。私たちは彼らと話すことができ，彼らが(告訴を)決意することもありますが，そうしないこともあります。

医師：(医師が私たちの話を聞いて，加わってきた)私は本人が証言することを躊躇しているかどうかを警察官たちに話し，本人が告訴しないと決めた，あるいは告訴したくないと思っているかどうかを彼らがきちんと理解してわかっているなら，私が本人たちを強要することはできないと言います。

高度実践看護師：私のところに，ある被害者がやってきました。およそ1か月前にも私は彼女の最初の診察を行いました。彼女が以前レイプを受けた際，ここで診察を受け，今回，彼女は(加害者が)知人だったと話しました。そして，もう耐えられないと言いました。私はただ「わかります」と言いました。

　私たちが彼女に関わってきたところ，彼女は，「私は26年間この男性を避けてきたのです。見知らぬ人からそんなことをされて，どんなにつらかったことか。それなのに，今度は自分が知っている人にそんなことをされたなんて耐えられません。耐えられるわけがありません」と言いました。「わかります。大丈夫，私はあなたに対して何かできますか？　教えてくれませんか」と答えたところ，彼女は避妊薬を選びました。それは彼女が妊娠したくなかったからです。さらに，性病の感染予防策を希望したため，それを実施し，彼女を帰らせました。

インタビュアー：彼女はわかっていたのですか？

高度実践看護師：彼女は再びそれに耐えることはできませんでした。彼女は私に，「何があったかお話しします」と話してくれました。夫は彼女と離婚し，双子の子どもは養子に出され，取り上げられてしまいました。すべて，この一時期の間に彼女に降りかかったことなのですが，彼女はしっかりと自分の人生を取り戻しました。でも，それ以上耐えることはできませんでした。「仕方がない」ことです。

> **医師**：あれは最悪な事件でした。診査の結果ですべてが片づくこともありますが，ほとんどの人々にとっては，自分で追体験するには何か月もかかり，それから目をそらすことはできないのです。（観察に基づくインタビュー）

　これは患者が2回目のレイプを受けた後のことであり，高度実践看護師はすぐに患者がこの2回目のレイプに対して法的手段を講じることに気が進まないことを察知した。そして告訴しないという患者の決定を支持し，患者の要望に応じた。看護師は患者が過去に耐えた恐ろしい状況を知っていたため，患者や家族が繰り返し屈辱や精神的な外傷を受けたくないという患者の希望を尊重したのである。

　しかし，別のケースでは，彼女の臨床判断が異なってくる場合もあることを示唆している。彼女は普通に，最初は告訴を希望しないかもしれない患者に話をする。このケースの場合，彼女は決定後の患者の結果について十分に情報を提供している。その時点で，彼女はそれぞれの患者の選択を支持するのである。このように自分の世界観が一変する移行を通じて行われる，患者への卓越したコーチングはとても重要である。なぜなら，患者と家族の人生が永遠に変わってしまうからである。患者がどのように自分のトラウマに反応するかによって，彼らの将来の安寧に違いが生じるからである。

　患者の選択に従うことは，Benner（1994）の体の導き（the body's lead）の理解に似ている。体の導きの意味は次のとおりである。

> 人間の体の適応力と反応には，注目や尊敬，応答が必要な個性や意図性といった道徳的価値があるとみなされている。この倫理的要素は……体の反応やニードを無視した体の支配や操作を制限し……（さらに）体の適応力や回復力を変えてしまうようなケアや治療が行われる際，熟考することを人に求める (p.154)。

　患者の選択に従うことと体の導きに従うこととの本質的な違いは，患者が自分の希望や好みを，暗に表しているか，あるいは明確に表しているかという点である。卓越したクリニカルリーダーであれば，患者や家族の希望に道徳的価値をおいて敬意を示し，彼らの状態を保持し，医療提供者による操作

を最小限にする。

　熟練看護師が患者と家族の選択に従うもう1つの方法は，患者と家族の個別なニーズと強みに合った教育やコーチングをすることである。現在の実践や実践の基準では，看護師が手順そのものについて，また推移のなかで期待されることについて，患者に十分情報を提供することを推奨している。しかし，場合によって，患者は情報を与えられることを望まないこともある。以下の話では，看護師がどのように患者の好みを把握し，患者の選択にそって臨床判断を導いたのかについて説明している。

看護師：バードさんは69歳の男性で，下壁梗塞のため運ばれてきましたが，t-PA（組織型プラスミノゲンアクチベータ）の適応ではありませんでした。

インタビュアー：そのときは急性期を過ぎていたのですか？

看護師：そうです。急性期は過ぎていました。小さな梗塞であったため，強い全身症状は現れませんでした。心カテーテル検査の結果，病変が数か所見つかりました。今日の午後，PTCA（経皮経管冠動脈形成術）が行われる予定ですが，この患者に関していくつか懸念があります。技術者のうちの1人が，この患者はうまくいかないタイプだということをほのめかしたからです。昨日，心臓カテーテル検査に一緒に行く前に患者のところを訪ねた際，彼があまり多くの情報を求めていないことを知りました。彼は基本的な情報だけを求めていました。すでに教育用のビデオを見ているし，（教育用）パンフレットももっています。実際，彼は簡単に話を済ませて処置をしてもらい，終わりにしてほしいとしか思っていませんでした。

インタビュアー：どのようにして，あなたは彼が望んでいる情報量がわかったのですか？

看護師：私はいくつかの方策を用いました。説明した際に，質問がないかどうか尋ねました。私が自らすすんでいくつかの情報を提供したところ，事実が浮かび上がってきたのです。彼はいくつかの質問をしました。たとえば，足をまっすぐに保持しなければならないことの理由を尋ねました。それに対して私は答え，少しだけ情報を加えました。情報を追加する際には，彼に負担がかからないようにあまり多くの情報を提供しないように努めました。で

も彼が求めているものに対しては，耳を傾けるようにしました。（観察に基づくインタビュー）

　この看護師は，患者が多くの情報を求めておらず，自分が経験することの経過について基本的な情報だけを求めていると感じとった。そこから彼女は，彼に対する教育が「彼の尋ねることに真摯に耳を傾けること」に基づくものであることと判断した。患者が特に足をまっすぐに保持するような処置に関心を示したので，彼女はそれについて教えることにした。しかし，彼女の説明は患者が敷いた境界線に制限され，限界があった。それと同時に，この看護師は患者教育が重要であることに気づいた。彼女は「自らすすんでいくつかの情報を提供する」ことから生じる問題に注意を払った。そして，患者の次の質問によってその重要性が認められた。

　患者や家族を励ますことと，患者の経過から看護師をコーチングすることは同じくらい重要である。家族は看護師よりも患者の反応やニーズを理解していることがある。クリニカルリーダーは，患者の反応を解釈し，患者ケアで何が最も有益であるかを予測するために家族と関わっている。家族は患者の変化に関して教えてほしいと臨床家から求められるが，それがケアのためのよりよい判断につながっていく。麻酔後回復室（PACU）の看護師は，なぜ家族に是非ともその場にいてもらいたいのか，そして看護師の判断や患者へのケアに家族の存在がどれほど有益であるのかを説明している。

　　看護師：私は必ず主張します。たまたまそうしたのではなく，いつも家族が患者のベッドサイドにいるべきだと主張しています。その理由はいろいろあります。つまり，患者を守るため，患者のそばにいられるようにするため，患者の目標を理解するため，私たちの手助けをして患者に対応するため……です。私は（家族の方に）「患者さんや友人の方たち，あなたの母親や父親がどのような方なのかを私が理解できるようお手伝いしていただきたいのです。そのことについて私に教えてください」と言って，具体的な質問をすることもあります。
　　　たとえば，私が男性に（奥さんのことを）尋ね，彼が「彼女は我慢強いほうです」と言えば，それで彼女と一緒にやっていくことについての見解が変

わってきます。しかし，そうではなく彼がほんのささいなことでも奥さんは騒いで訴えるということを私に話していれば，話はまったく違ってきたでしょう。しかし，彼が奥さんのことを我慢強い人間だと言ったとき，私は昨夜，彼女に鎮痛薬を十分投与する必要があったことがわかりました。それで，私は塩酸ヒドロモルホンにしたいと考えました。家族は患者のケアのちょっとした秘訣をとてもたくさんもっています。それは私たちの記録からは絶対に得られないものです。また，誰でもから本人の全体像が得られるわけではありません。それは重要他者からしか得られないものなのです。だから，私は家族が患者のそばにいるべきだと考えました。それこそが本当に重要なことです。私は家族全員と関わりたいと思っています。患児に鎮痛薬を投与する場合であっても，たとえば私は母親に「あなたのお子さんは痛みを感じていると思いますか？」と尋ねます。

　家族の心配事や解釈を引き出すことによって，この看護師は患者の反応を把握している。この例は，すぐれたクリニカルリーダーがどのように他者と協力しあって，最善のケアや，ときには最も目的にかなったケアができるようになるのかに焦点をおいている。
　看護師は個々の患者にとって最善のケアの方法を学んでいるので，患者ケアを継続できるかどうかは，個々の患者の特性について同僚と意思疎通をはかり，彼らをコーチングできるかどうかにかかっている。周知するために，情報がケアプランに書かれることもあるが，複雑な問題や困難な状況に対処する効果的方法が書式に要約されても，人目につくことは滅多にない。次に示した内容は，生命を脅かす数々の合併症をもつ退役軍人のケアを行う際に，ICU看護師が行った同僚へのコーチングについてである。患者の「ふるまい」が不愉快なため，看護師の誰も彼のケアをしたがらなかった。一方，この看護師はかなり心地よいケアを彼に提供した。彼女はその方法を知っていたからであり，「一線を画す」ことに躊躇しなかったからである。それに対して患者は適切に応答した。

　看護師：新人看護師ばかりだったら，綱引き状態になっていたでしょう。私が患者のところへ行くと，看護師たちは彼から少し身を引いていました。彼

は身を乗り出して，看護師がやめるように言うまで，看護師にキスを求めたり，つねったりするのです。それで誰も彼のケアをしたがらなくなってしまいました。私は彼に関する患者ケアカンファレンスを企画する手助けをしました。なぜなら彼の入院中ずっと，私がそこにいるわけにはいかないことは明らかだったからです。多くのスタッフが彼のケアをためらうのはよくない傾向です。私は，どんな方法で彼に関わるのかを文書にしたり，ケアカンファレンスの参加者に話したりしました。

　患者は，自己紹介もなしに病室に入ってきて，自分に何かされるということが嫌だったのです。基本的なことなのに，看護師たちは忘れていました。自分が誰であり，何のために訪室したのかを話すことは看護の基本です。それは彼にとってとりわけ重要なことでした。そして，どうであれ，彼が感情を表し始めたら，かなり強引に，けれど冷静で親切でなければなりません。……私は彼を理解しました。そこが違うのだと思います。私は彼を理解し，彼も私を理解しました。

　私は部屋に入るとすぐに，「お加減はいかがですか？　ここにいるのは残念なことですが，順調にいけばあなたはきっとよくなります。でも基本原則として，私をつねったり，私にキスを求めたりしないでください。そうすれば，私は居心地が悪くなり，あなたにうまくケアができなくなります。私たちがここにいるのは，あなたをケアするためなのですよ」と伝えました。それで彼は理解しました。いつもそれを繰り返し伝えました。もちろん彼も努力しました。彼は入室してくる誰に対してもそうしようと努力しました。

　この難しい状況で，看護師は患者を威圧せずに患者とうまく関わる方法をほかの看護師にコーチングすることで，クリニカルリーダーの役割を果たした。彼女は患者の「感情をあらわにする」行動を理解していなかったが，患者に対する継続的なケアと，自分の不在時には代わってケアを提供せざるを得ない同僚たちの精神状態についてかなりの懸念を抱いた。彼女は患者の攻撃的な行動を変える効果的な方法を発見したため，カンファレンスを開いて，彼女が学んだことや境界線を定める効果的な方法を同僚たちに指示した。境界線を定めれば，患者の行動が変わっていく可能性が出てくる。このように，看護師はこの患者と関わる同僚を補佐しただけでなく，将来似たよ

うな状況で必要とされる技能を身につけられるよう彼らを支援した。

卓越したクリニカルリーダーは，偶然の場合もあるが，一般的に患者の状態，とりわけ心理的・情緒的側面に有益な変化が生じる可能性を作り出すことが最も重要であると理解している。しかし，指導される側に新しいケア方法を試そうとする気がない場合，変化が生じる可能性を作り出す技能を指導することは難しくなる。あるいは次の状況では，過重労働によって関与が妨げられてしまっている。そのような場合の別の方法は，ケアの役割モデルを果たすこと，あるいは最も有効なケアが何であるかを指摘してから教育することである。「百聞は一見にしかず」とことわざにもある。

以下の話では，当時CNSであったジェニファー・ハーレーが患者の抑うつと引きこもりを改善するために行った役割モデルを示している。

高度実践看護師：私は血液・腫瘍科のCNSでした。ジャクソンは5歳の男の子で，AML（急性骨髄性白血病）と診断されて以来，ずっと私が関わってきました。その子はインディアナの田舎から出てきました。そこは，彼が養豚場にいるおじいさんの"お手伝い"をしながら大半の時間を過ごしてきた場所でした。AMLの治療によって長い入院生活となり，その子が自宅に戻るのは治療と治療の合間のわずかな時間だけになりました。

2度目の入院は30日以上続き，ジャクソンのいつものお話好きと病棟での活動への積極的な参加は鳴りを潜めてしまいました。彼は家へ帰りたがりました。「いつまでなの…おうちに帰りたいよ」。彼の血球数は少なくとも1週間は高くなりそうもありませんでした。

私は病院で自宅での生活を模擬体験できることをジャクソンの母親と叔母に話しました。そして，通りの向こう側にある建物にいる子犬を訪ねる機会を提案しました。それは農場で育った子どもにとってなじみ深いことだろうと考えたのです。子犬は研究室のネズミ以外で，キャンパスで思いつく唯一の"動物"だったからでした。そこで，私は血液・腫瘍科の医師の1人から名前を聞き出し，動物実験室に確認しました。新しい小さな子犬が1匹いました。私は翌日ジャクソンが訪問できるよう，CNSの学生と動物実験室の職員の1人と連携して調整をはかりました……（この件では，感染の危険性とジャクソンのニーズについて医師と多くの時間話し合い，言質を取りまし

た）……私は感染の危険性についての医師の質問にすべて答えました。医師は十分手を洗うことを私に念押ししながら賛同してくれました。

翌朝，ジャクソンは行きたくないと言い張りました。私がそのわけを尋ねても，彼は答えませんでした。母親は息子に行こうと促しましたが，彼は頑なでした。私は，たとえ母親が私たちに同行するとはいえ，このことは彼にとってあまりにも並外れたことでいい気がしないのでないかと思いました。けれど，私にはジャクソンが"外の空気"を，つまり気晴らしに外へ出る機会が必要で，病院に長く"幽閉"されているストレスを軽減する必要があることは明白であったため，午後に私は別の提案をしました。私は病院の裏手にある公園のベンチへジャクソンを連れて行き，芝生を走り回る多くのリスを眺めました。このようなことは，病院の休み時間や勤務後に天候が許す限り（看護師やソーシャルワーカー，そして私自身が）日常的にやっていることでした。ジャクソンはとてもおしゃべりな子どもに戻れそうでした。彼は病院に最も長くいて，いろんなことについての話題をもっていたからです。"公園"にいる間，彼は家のことや家族のこと，動物のことについてのびのびと話しました。ジャクソンはどのようにリスを狩るのかを詳しく説明し，祖父はリスをつかまえるのが好きだと話しました。また，これを機に彼はゲームを考え出しました――彼は紙面いっぱいに動物を描き，スタッフや私がそれが何かを当てるというものでした。私の事務所にはジャクソンの思い出の品として，それらの絵の1枚が残っています。

ジャクソンに普通の機会を与えようとした私の最初の試みは失敗しましたが，2度目の（比較的に容易な）介入はうまくいき，選択肢を設けるというよい教訓を得ました。患者を特別な機会に病棟から連れ出すことはCNSの役割として私がとる手段の1つです。私はこれまで子どもの興味によって，目的をもって図書館や小児精神科のおもちゃなどを利用しました。それはコミュニケーションに最適な道具となり，親が子どもから離れる機会となったり，長い入院生活の気晴らしとなったりしました。私はいつもジャクソンのことを思い出します。彼は私の理想とする男の子でした。病気になったことは彼の思いとは異なることでしたが，彼は多くの可能性にあふれていて，病気や病院よりも釣りや幼稚園，カメや豚のほうにずっと興味があったのです。

ここでは，ジェニファーは十分に関わりをもって，ジャクソンの関心事に応じ，彼の精神的な安寧をもたらす可能性のある領域を"知って"いる。これは科学の限界を示す最高の例である。そこには，すばらしい臨床判断のための，あるいはこの子どもの安寧や回復に必要な介入のためのプロトコルも最善の実践のためのガイドラインもない。その代わり，実践の論理に導かれて，ジェニファーが何かをする必要があると把握したときには，どんな介入が必要なのかがすでにわかっている。彼女の鋭い感性は，この子どもを理解していること，その子が喜ぶ話を知っていること，さらにその子にとって何が重要なのか(を知っていること)から生じている。ジャクソンを血液・腫瘍科病棟から自然な環境に連れ出すことは，彼の大好きななじみの世界に再びつなげることができ，もう1度そこで"生きる"ことにつなげられる。慣れ親しんだ世界のなかでジャクソンはおしゃべりになり，"いろんな話題をもっている"面白い子どもに戻り，彼は再び元気いっぱいになった。このような介入の力は他者の実践のなかで見いだされてきており，過小評価されてはいない。気力や希望の再生には，とてつもなく大きな回復力がある。

　ジャクソンの大好きなことを認識し，たとえ一時的であっても，そのなかで彼にゆとりをもたせることは，ケアの実践であり患者によっては回復に向けての活力を生み出す可能性にもつながる。このように患者の関心事となじみの生活世界を認識することで，看護師は長引く闘病生活や入院で"閉ざされ"近づけなくなっている世界に，患者が再び入ったり関わったりできるよう援助することができるのである。ジェニファーは最初の介入(子犬)で失敗したことを告白しているが，必要とされていることの本質(領域)を把握し，すぐに"公園"が適切な選択肢であることがわかっていた。移行期での臨床判断と可能性を作り出す技能は，慢性疾患患者に対応するうえでは，人生の転機となったり，命を救う結果となったりもする。

　上記の状況で，ジェニファーは看護師をコーチングすることから始めてはいないが，CNSの学生にジャクソンの興味に関する話を聞き，手がかりを引き出し，どんな可能性があるのかを予測し，その可能性を作り出すよう指導している。ジャクソンの担当看護師には時間が限られているため，このような不確かなことをコーチングする余裕はない。しかし，ジェニファーはジャクソンがよく反応する適切な選択肢を見つけたことで，以降，看護師は

彼女の指示に従い，このような治療的で，しかもケアとなる実践を続けている。

移行期では，概して変化が早く展開していくなかで他者をコーチングすることになる。しかし，早期退院や日帰り手術によって，臨床家と患者との接触がかなり減っているので，臨床家は重要な身体的変化の経過をあまり長く観察することができなくなっている。状態を予見できない患者もいるが，それでも彼らを退院させ家庭に戻す必要がある。そのため，家庭での変化について彼らをコーチングすることが困難で，やっかいな場合もある。このような理由から，卓越した臨床家はできる限り詳細に，どのような変化が現れるのかを説明し，患者が助けを求める必要のある有害な変化を教えている。

以下の抜粋はPACU看護師たちが，退院後に予測される変化をどのように患者に指導しているかを述べている。安全策として彼らは，移行が順調に行われたかを確認するため，1～2日以内に患者に電話をしている。

> **看護師1**：私たち看護師は，どの患者にも電話をかけます。たいていは翌日に電話をかけますが，いつもそうとは限りません。電話をして，さまざまな系統的な質問を行い，何か問題は起こっていないか，痛みはないかどうかを尋ねます。
> **インタビュアー**：あなた方が電話をするということは，大変よいことだと思います。自分たちが（退院して家庭に戻るか，入院するかの境界線にあるケースについて）よい決断をしたかどうかを知ることができますから。去る者，日々に疎し，と言うじゃありませんか。
> **看護師2**：私たちがよい判断をしたかどうかはわかりませんが，私たちは必ず患者に自宅療養の指示を与えたり，退院後数時間で彼らが感じることに不安や疑問があれば電話できるよう，番号を記したメモを家に持って帰らせたりしています。ですからもっと援助が必要になれば，彼らはその電話番号に連絡してくるはずです。
> **看護師1**：でも，私は彼らがそうするとは思っていません。なぜなら多くの人々が，こんなふうになるだろうと期待していないと思うからです。それに彼らは自分に最適のケアを受ける権利があることを理解していません。患者がそう思っていない場合，私は彼らを家まで送る際，「これからお話するこ

とはあなたが体験すると思われることです。痛みが出てきますが，鎮痛薬を服用すればちゃんと眠れます。もし眠れなければ，うまく鎮痛されていなくて，どこか調子が悪いということですから，主治医に電話する必要があります。なぜならあなたには睡眠が必要だからです。眠れない場合は，どこか悪いのです」と言います。このように，彼らが理解できるように教える必要があります。誰もが予防を講じることができるわけではなく，「これはよくない」と言えるほど十分に自己管理できないからです。

　最初の看護師は，患者は期待できることがわからず，助けを求めて電話することを遠慮していると判断している。そこで，彼女はそれを見越して，患者が家で1度は直面することが予想される問題について具体的にコーチングしている。たとえば，看護師は患者が体験すると考えられる痛みについて説明している。それから疼痛の緩和レベルを判断する方法や，いつ助けを求めて電話したらよいのかをコーチングしている。患者が電話すべきことをわかっていない，また，電話するのを躊躇するような問題がある場合は，患者の回復状況を評価するため，看護師が電話して一連の質問を行いフォローアップしている。このようなクリニカルリーダーシップは，患者に重大な生理学的変化が生じている間，特に臨床家と患者との接触が少なくなる時期に非常に重要となる。

　この研究でのクリニカルリーダーは，地域のなかで非公式に健康動向を観察し，広範囲の問題が生じる心配がある場合，地域のメンバーに警告する役割を積極的に負っていることも，筆者らに教えてくれた。クリニカルリーダーは，変わった種類の疾病や予期せぬ季節病の異常な患者数に気づいた場合，新しい対象者に注意し，警告を発すべき問題かどうかを検証する。たとえば，ある高度実践看護師は，きのこ中毒にかかった患者の数が尋常ではないことに気づいた。その問題が命に関わる性質であったため，肝臓移植コーディネーターと高度実践看護師は，きのこを採ったり食べたり，菌を吸い込んだりすることが危険であると公衆へ警告する記者会見を開いた。

　高度実践看護師：（肝臓移植コーディネーターに向かって）私は彼女（インタビュアー）にすでに話をしましたが，ベッドがもうありません。

肝臓移植コーディネーター：そうです。あと2人以上出ると……。
インタビュアー：2人以上の何が？
高度実践看護師：きのこ中毒の患者です。
肝臓移植コーディネーター：私たちはもう1度記者会見を予定しています。
高度実践看護師：ニュースを見ました。記者はまだ来ていませんね。
肝臓移植コーディネーター：私がG氏に電話をかけて，「あなたに今ここに来てもらう必要があります」と言いました。金曜日のことです。そして「私たちのメッセージを放送する必要があります」と彼に伝えました。それが昨晩ラジオやテレビのニュースで流されたのです。
高度実践看護師：ええ，私も見ました。
肝臓移植コーディネーター：けれど，昨日の午後（多くの患者がやってきて），さらに2人の入院患者が出ました。
高度実践看護師：(ICUにいる入院患者を示しながら) 彼がその1人です。ここでは3人，いえ実際には5人の患者を受け入れています。
肝臓移植コーディネーター：実際にこの2週間のうちに（この地域で）9人の患者が入院しました。
インタビュアー：記者会見はマスメディアに報道するためのものですか？
高度実践看護師：ええ，そうです。驚くほど多くのきのこ中毒患者をここで受け入れているのですから。
肝臓移植コーディネーター：今まで，短期間でこれほど多くのきのこ中毒患者を見たことがありません。昨年1家族を受けましたが，1人は移植を必要としました。今彼女は元気です。でも，今回は10日から2週間にかけて5人の患者を受けたのです。
高度実践看護師：なんて多いのでしょう。
インタビュアー：その人たちは何か危険なことをしたのですね。
高度実践看護師：はい，(1人は)食べられるきのこだと勘違いして調理しました。別のケースは18歳の男の子で，友人も一緒に大晦日の日に中毒にかかりました。そう，彼らは数日前にきのこを乾燥させていました。きのこを採ってきて乾燥させたのです。(覚醒作用のある物質を吸って)気分をハイにしようとしたのです。とにかく彼らが移植をしなくて済んだのはとても運がいいと言えます。(観察に基づくインタビュー)

2週間の間に9人の患者がさまざまな種類のきのこ中毒となり，数か所の地域病院に入院した。害のないきのことよく似た毒きのこがたくさんあるので，かなり多くの人が誤って食べたり，菌を吸い込んだりした。毒きのこは肝毒性が強いものが多いので，鋭い肝臓移植コーディネーターはいち早く問題の発生に気づいた。前の週に彼女は公に警告し始めたが，患者の入院が続いた。彼女は再度の記者会見によってより多くの関心を集めることを望んだ。この例では，クリニカルリーダーがいかに状況に応じて，地域のリーダーとして行動するかに焦点があたっている。

■患者ケアのギャップを埋めること

患者ケアのギャップは常に問題となってきたが，近年の医療の急速な変化が困難な問題に拍車をかけている。ギャップはどんな患者ケアにも生じる可能性はあるが，複雑で衰弱した身体的，社会的状況にある患者には，もっと多様な専門領域によるケアが求められる。看護師はこのような複雑な患者とのギャップや，医師との協力体制のギャップに気づき，ほかの専門職からの援助を引き出せる臨床家でもある。重症患者の複雑で緊急の課題に対応している際，二次的ニーズは患者の状態が安定するまで，一時的に見逃される。

たとえば，あるICUスタッフ看護師は，患者の栄養状態が改善し呼吸筋が強化されるまで，人工呼吸器からの離脱ができなかったことについて述べた。その後栄養への援助と運動の改善によって，患者は離脱に成功した。別の例では，肺炎が急速に悪化した子どもについてである。地域病院の医師は，胸腔ドレーン挿入に精通していなかったため，移送後にICU看護師が子どものケアの大きなギャップを埋めるため，胸腔ドレーンを挿入しながらその医師を指導した。しかし，別の状況では，看護師が子どもの退院後のケアに対する外科医の計画と見込みが現実的でないと考えた。その理由は，その子の家庭環境が普通とは異なっていたからである。彼女の情報と指導を通して，チームは子どもと家族のニーズにあった現実に即した計画を考案することができた。

時折，ギャップは状況の複雑さを全体的に把握している熟練看護師によってうまく埋められる。たとえば，ある社会的にどうしようもない状況で，

ソーシャルワーカーの代わりに看護師が十分機能し，たとえかなりの制約がある状況であっても，緩和したりギャップを狭める援助をしたりすることができる。

アン・ベンソンは集中ケア新生児室の看護師であり，自分がしばしば社会に取り残されている，あるいは取り残されたことのある薬物依存症の親と新生児のケアをしていることをわかっている。アンは社会から取り残された人が思いやりをもって配慮されケアされるような文化を築き，その文化を維持する取り組みに貢献している。そういう活動をすることによって，彼女はわずかながらもいくつかの命に可能性を生み出している。彼女の例には，優秀な道徳的なクリニカルリーダーが作り出す豊かさが織り込まれている。

> **看護師**：私がデビーとスキップに出会ったのは，彼らの赤ちゃんであるブライアンのケアをしているときでした。ブライアンは新生児離脱症候群(禁断症状)のため監視と治療を受けていました。2人はヘロインとコカインの依存症といまだに闘っていることを素直に話してくれました。デビーは妊娠中，その2つの薬物を使用していました。ブライアンは2人にとって初めての子どもで，産まれたときのスクリーニングでヘロインとコカインの反応が陽性でした。
>
> チームとして私たちは治療的なコミュニケーション，敬意をもって，心を開いて，率直で友好的な(コミュニケーション)を確立したいと考えていました。私は両親がブライアンと一緒にいても大丈夫なのかをアセスメントする必要がありました。また，精神的なサポートと，麻薬の離脱症状や乳児のケア，安全性についての教育を行いたいと思っていました。さらに，ブライアンのケアをする準備を両親にしてもらいたいとも思っていました。両親と子どもにとって適切で安全な状態になればいつでも，彼らが子どもを自宅に連れて帰れることを望んでいたのです。
>
> 私たちのソーシャルワーカーと社会福祉部(DSS)の職員は積極的にデビーとスキップに働きかけました。彼らは，2人が積極的に依存性の薬物を使用しているうちは，赤ちゃんは安全に生活できないことを明確に伝えて，両親のそれぞれと治療プログラムについて話し合いました。スキップとデビーは継続的にDSSの調査が入ることを心配していました。自宅を調べら

れ，サポートシステムを尋ねられ，診療記録を精査されました。問題は深刻で，彼らの息子の養育権でした。

　夫婦は毎日やってきてブライアンの世話をしました。授乳の前に毎回，看護師は赤ちゃんの新生児離脱スコア(NAS)を計算しました。ブライアンは授乳のたびに新生児用モルヒネ溶液を投与され，離脱による消化管症状が管理されていました。両親はその症状，過度な吸啜，食欲不振，胃内容物の逆流，軟便だけでなく，いら立ちや振戦，激しい筋緊張といった中等度の神経系の症状も理解できていました。彼らはスコアを見守りながら，ブライアンを助けるために安楽の処置を施すことに関わっていました。彼らはブライアンからモルヒネを徐々に遠ざける計画について私と話し合いました。計画では，日曜日の昼間に最後のモルヒネが投与され，おそらく火曜日の午後に退院できるだろうということでした。両親が認識している障害は，月曜日のDDSによる養育権の審問でした。

　その週末，デビーとスキップはブライアンのベッドサイドに座って，子どもが授乳のために目覚めるのを待ちながら，寝顔を見つめていました。ブライアンの体の中に最後の鎮静薬が残っていたので，彼が泣いたりむずがったりすると，夫婦は彼を抱いてやさしく揺すっていました。夫婦は私たちが彼らを監視していて，観察記録をつけていること，つまり，夫婦が誠実(薬物を使用していない)かどうか，ちゃんと機能しているかどうか，息子と一緒にいても安全かどうか，適切な親行動を示しているかどうかを記録されていることを知っていました。

　デビーとスキップはこれまでのところ，ブライアンの見舞いに来たときは"誠実"そうに見えました。彼らは通常の新米の親としての行動を示していました。彼らは人工栄養を与える際に助けを求め，おむつを替えたり赤ちゃんをくるんだりするのに悪戦苦闘しながら笑っていました。また，ブライアンのいら立ちを収めるための自分たちのやり方や赤ちゃんの環境について，赤ちゃんを心地よくさせるためのアドバイスを求めました。彼らは教わったことを実行していることを示していました。数は少ないものの友人や家族の支援者たちも見舞いに来ました。

　土曜日にスキップは，まもなくやってくる法的審理の進行について私に話しました。彼らは養育権について心配していましたが，息子を自宅につれて

帰れるという希望とかなりの自信がありました。彼らは2人とも，長期間依存状態であったため，DSSが不完全な自宅プログラムではなく別の長期の入院患者プログラムに入ることを主張することを知っていました。しかしスキップは，DSSが望んでいることが"まったく非現実的"だと思っていました。なぜなら，夫婦は"赤ちゃんと一緒に過ごすことを心から求めていた"からでした。スキップと友人たちは一切隠しごとをせず，夫婦のすべての問題を協議の対象にしてきたので，夫婦の誠実さは報われると確信していました……(スキップはDSSに提示するために計画してきた別の計画について話しました)。夫婦は自分たちの計画が実際的ではないけれど，最も可能性のある解決策であることを私に説得しようとしているようでした。「アン，あなたはどう思う？ 僕たちがこれを実行できると審査員を説得できると思う？」

　正直なところ，私は夫婦が話しているように，彼らがあのかわいらしい赤ちゃんを連れてこの病院から出られる可能性はたぶんないだろうと思っていました。私にできることは，彼らの希望を損なうことなく，いかに正直に，現実的に，誠意をもって質問に答えるかということでした。

　「さて」と私は椅子を引き寄せながら話し始めました。「正直に申し上げると，妊娠中に回復プログラムに積極的に関わらなかった人が赤ちゃんを連れて帰ったというのを見たことがありません。赤ちゃんが産まれる前にプログラムを始めることが意欲──回復へのとりくみを示しています」と説明しました。「私はあなたがたの希望を打ち砕きたくはありません。なぜなら，あなたがたがいかにブライアンに愛情を注いでいるかを知っているからです。けれども私が確信しているのは，あなたがたは十分健康になって，あなたがたを支配する薬物や依存症の誘惑や影響力から解放される資格があるということです。薬物依存症と闘うのはとても大変なことなのです」。

　「あなたの言っていることは正しいよ」とスキップは私に言いました。「だけど，僕たちはデイプログラムでそれを克服できていると本気で思っているんだ。今回，心からそうしたい(赤ちゃんを連れて帰りたい)んだ。そうする必要があるんだよ」「なんとかなると思っています」とデビーは私に言いました。「でも，それができないばかげた理由があったとしても，私はあなたに私たちがブライアンを必要としていることをわかってほしいのです」。

それからデビーは鞄からふわふわのテディベアと一緒にライトブルーの洋服一式，おそろいのソックスとＴシャツ，帽子とセーターを取り出しました。赤ちゃんと一緒に帰るはずだった小さな茶色のテディベアもいました。次に，彼女はコーディネートされた青いベロアの毛布を取り出しました。「たとえ何があろうと」と彼女は言いました。「私たち２人とも息子を病院から連れ出すときはこれ（チャイルドシート）を着用させたいと思っています。息子には専用のチャイルドシートが必要ですから。そこが彼にとって一番いい場所になるんです。私たちは子どもの安全を本気で考えています。私は息子をつれて帰れると信じていますが，もしできなかったら，彼の持ち物で温めてあげてください」と言いながら，彼女の頬には涙がつたいました。「これから３日間，私はここにいるので，起こっていることを確認しますね」と私は彼らに言いました。

　デビーとスキップは週末の多くの時間をブライアンと過ごしました。彼らのスキルは向上しました。私たちは彼らが遅かれ早かれブライアンの世話ができる状態になると予想しながら関わりました。というのも，十分時間が経過したからでした。

　月曜の夜，私たちは両親が養育権を得られなかったことを知りました。ブライアンは養母のもとに退院することになりました。確かにそれは正しい決定でしたが，悲しいことでした。その夜遅くに，デビーは泣きながら連絡してきました。彼女はとても別れを告げに行くことができませんでした。その代わり，彼女はベッドが空いたら，世話をしに行けるよう荷物をまとめていました。

　火曜日に養母がやってきました。今回，里親になるのは初めてでしたので，彼女の家族は期待と不安を抱えていました。彼らは近くに住んでいて，養母は「すばらしい友人であり愉快なお母さん」としてよく知られていました。私たちは誰もが赤ちゃんと家族のことを心配しますが，彼らがよい雰囲気や態度を示すと安心するものです。その養母は興奮していました。彼女は微笑んで，ブライアンを抱きました。それから，ブライアンの両親が残していった洋服一式を彼に着せました。

　私はブライアンの小さなテディベアをもってめかし込んだ姿とチャイルドシートの中で安心している姿をデジタルカメラにおさめました。病棟の"女

性写真家"がやってきて、ブライアンのすばらしい写真をとりました。私は裏面にブライアンの足跡のついたクリップカード*や病院で撮影した写真、彼が最初にかぶっていた病院の帽子、チャプレン（牧師）から受け取った神聖なメダルをベビーベッドに集めて、それらをすべて別に保管しました（*訳注：ベビーベッドに付けられるカード）。それから、養母と一緒にブライアンを連れ出しました。私はその日、病院を出る前に、ブライアンからデビーとスキップにあてた手紙を、じっくりと時間をかけて作りました。

親愛なるママとパパへ
　僕は今日、病院を出るとき、とても格好よかったんだよ。看護師さんたちは僕が新しい服を着ているのを見て、"これまで見たことがないほどかわいい男の子"と言ってくれました。僕はテディを抱っこして、抱っこしながらママとパパのことを考えていました。僕はママとパパに僕が大丈夫だということと、僕が2人をとても愛していることをわかってもらいたくて、笑顔で写真をとりました。
　僕を迎えに来た女性はとても素敵な人だから、ママもパパも安心してください。それから、僕が2人のことと抱っこしてくれたことをいつまでも大切に思っていることもわかってください。
　僕のチャイルドシートは心地よくて安全です。残りの僕のもの——僕の足跡のついたクリップカードと初めての帽子、メダル、それからとてもかわいらしい僕の写真をママとパパに送りたいと思います。2人がそれらを気に入ってくれることを願っています。
　用意ができたらいつでも連絡してください。愛とハグとキスを送ります。
　　　　　　　　　　　　　　　　　　　　　　　　　ブライアンより

　その手紙の最後に私は写真を貼りつけました。宛名が書かれた大きな封筒に、私はクリップカード、帽子、メダル、そしてブライアンの歓迎のサインを入れました。私は慰めるために、もしかすると回復へのさらなる動機を与えるために、手紙と写真を郵送しました。彼らが順調に回復し、支援のネットワークを獲得し、もしかすると息子を養育するまでになることを私は願い続けています。決して希望を失ってほしくありません。
　この家族の希望、誠実さや誠意、ブライアンとお互いへの愛情表現にとて

も感動したため，この話を打ち明けました。裁判所は正しい判断をしたと思いますが，夫婦に対しては悲しい気持ちになりました。彼らは信用できる人たちです。彼らはテーブルにカードを全部貼りつけていました。それでも息子を取り上げられてしまいました。けれど，私は彼らがよくなることを願っています。

　両親に対するアンの敬意のある見方と態度により，彼女は薬物依存症の両親と彼らの離脱症状のある子どもとの悲しい結果を覚悟させたり，観察したり，対応することに力を注ぐといった目に見えない難しい仕事をやりとげている。彼女は楽観主義者ではない。彼女は赤ちゃんがどのように不快な経験をしているのか，赤ちゃんには何が必要なのか，そして薬物を相当利用している両親に可能性がないことをよくわかっている。しかし，彼女は人間性，つまり何がよいことなのかについて明確な展望をもっており，将来の家族への可能性を作り出すための役割や機会をもっている。アンは希望を手放すことなく，誠意のある言い方で両親に率直で現実的な希望をもたせている。というのも，両親には回復までに長くてつらい道のりがあるからである。愛情には力があり，アンは赤ちゃんと両親にとって依存症の痛みの克服途中であっても，その力についてよく考えている。アンの責任とケアの倫理，よい看護師とはどうあるべきかについての彼女の考え，彼女の敬意をもった批判的ではない倫理的なふるまい，これらはいずれも熟練看護師の証であり，優秀で道徳的なクリニカルリーダーシップの基本である。ここでは，優秀なリーダーシップは両親の精神的なギャップを埋めている。彼女はブライアンが確実に両親の望む世界で，かわいらしい服を着せられ，彼らの愛情と安全を示す環境にいられるようにしている。また，アンは両親の生活上のギャップも埋めている。彼女は，彼らがつながりをもち続けて，いつか家族になれることを望みながら，失った息子の大切な思い出を両親に贈っている。

　両親の"よい"ところと一方の悲しい状況を把握する感覚的な鋭さを身につけているため，アンは倫理的な判断ができ，絶妙なケアリングの実践を行うことができている。アンの円滑な実践によりこの状況の多くの課題を克服しているが，彼女が広範囲に及ぶ知識（生理学的，情緒的，社会文化的，法的，精神科的，経験に基づいた）を得て柔軟に活用し，明らかに臨床推論と

倫理的推論を統合している。アンが現実的で思いやりのある援助ができるのは，このような多くの知識体系を統合しているからである。

　驚くのは，子どもに苦悩が降りかかっているにもかかわらず，アンがこの両親に特別によくしたり特別なやり方で"関わって"はいないことである。アンはレベルの高い関わり方を身につけているため，両親がどのくらい苦悩や不安を感じて耐えているのかを想像しながら感じとり，結果的に両親の社会的状況がどのように依存症をもたらしたのかが理解でき，そのために共感することができている。彼女は時間をかけてすぐれた道徳的，倫理的な視点と態度を身につけてきたからこそ，習慣的なやり方でよいと考えていることを彼らに具現化している。また当然のことながら彼女は，この作業を通して臨床把握と先を見通すことを発揮している。夫婦はかなり依存状態であるが，安全への配慮を提起できる愛情あふれる親として行動しており，それを絶えず，鋭く，継続して把握していることから，デビーとスキップに対するアンのケアとコーチングはすばらしい展開を見せている。また，彼女はいつも彼らが次に何を必要とするのか，精神的に法的にどんな覚悟をすべきなのかなどについても先を考えている。

　アンのような優秀なクリニカルリーダーは，ギャップがあることを十分理解しているし，彼らが作り出す違いは生理学的なものだけではない。すぐれた実践では，患者や家族の生活世界がかなり重要であり，熟練看護師は必要に応じて行動する。しばしば，看護師が唯一行動できる存在となることもある。ときには，父親が赤ちゃんを抱っこするのを手助けするといった非常に簡単なはずの介入が，それほど簡単ではないばかりか，生涯にわたる重要事項となる可能性もある。単純な行動が世界を変える可能性もある。コリーヌ・シル・プライアーはNICUの看護師で，父親の情緒と不安が突出していることを感じとり，自分の印象が正しいことを確かめ，危険を冒し，優秀なクリニカルリーダーとして離れている状態からつながりをもてるようギャップを埋めるためにうまく行動している。

　　看護師1：私はドミニカ共和国からやってきた家族の世話をしました。あなたはいつも家族と親密に関わっていますね。そうあるべきなんです。素敵なご夫婦ですが，とても不安がっていました。あなたにちょっとした過去の話

をしましょう。数年前に，あの夫婦にはもう1人早期産児がいました。32週目で産まれましたが，元気になって現在6歳になります。母親が再び妊娠したとき，彼女はハイリスク状態でした。彼女はどうしたものか米国で28週目のときに出産しました。その赤ちゃんはひどく状態が悪く，900gくらいしかなくて，夫婦はとても驚き呆然としていました。

母親は泣いていました。彼女はほとんど英語が話せませんが，私たちは英語とスペイン語とフランス語に関連性があることを知っています。当初，彼女はとても不安にしていました。父親はたくましい男でいようとしましたが，できませんでした。私は彼が赤ちゃんに会いに来たとき，気持ちがやわらいでいることに気づきました。彼はおそるおそる赤ちゃんに触れていました。そして，彼は私に，「私は実際のところ息子が丸1歳になるまで抱けませんでした」と言いました。私は「そうね，それはとても大変なことでしたね！ 私はあなたがこの子を抱きたがっているように見えるのですが」と言いました。「とんでもない！ いいえ，いいえ，そうじゃない！」母親は後ろに立っていましたが，どんどん英語が理解できるようになっていて，「そうね，そうね，そうよ」と言いました（父親に赤ちゃんを抱くべきだという身ぶりをしながら）。NICUで私たちは肌と肌を接触させるカンガルーケアを行っています。そのケアはコロンビアのボゴタで始まりました。そこでは十分な数のアイソレット（保育器）がなかったため，赤ちゃんをお母さんの肌に触れさせて，赤ちゃんの体を温めるために始められたのです。私たちは今，それ以上につながりの体験のためにそのケアを行っていますが，私たちは父親にも参加してもらっています。

数日経過したころ，赤ちゃんの状態は悪化し，脳内出血が生じました……もちろん夫婦は非常にショックを受けました。母親は泣いていましたが，父親は泣こうとしませんでした。そこで私は彼らに「あなたがたにとって非常に大変な状況ですね」と言いました。彼らがその知らせを受けたとき，私は彼らと一緒にいました。私たちは家族で話し合えるよう別の部屋を用意しました。医師は夫婦に中程度の出血であると告げました。私たちはそのことについて話してから（部屋に）戻りました。私は話をしながら，「とても不安ですよね」と言いました。私は彼らに通訳者をつけ，母親が専門的なことが理解できるようにしました。それから私のフランス語と彼女のスペイン語で話

を進め，(理解を)促そうとしました……「あなたにとってはとてもつらいことだと思います。あなたが赤ちゃんのそばにいて抱きたいと思っていることもわかっています」と私は言いました。彼女は「そうです」と答えましたが，彼女は夫の後ろに立って，赤ちゃんに目を向けていたので，私は「わかっていますか？（父親のほうを見る）今日はあなたの番ですよ」と言いました。父親は「いや，いや，いや」と続けたので，私は(陽気な声で)「そう。今日はあなたの番ですよ！　すぐに椅子をもってきます。ここに座ってください！　ほかに何もしなくてもいいのです。ただ座っているだけで。あなたがしなければいけないのはここに座っているだけです」と言いました。「そんな，とんでもない！　だめですよ」「いいえ，そうなんです。ただ座って，気を楽にして」。彼らは居心地悪そうで，気を楽にして椅子に座ろうとしましたが，できませんでした。彼らは気を悪くしていました。

　男性はたいてい椅子を使ってテレビのリモコンを手にします。彼らは自分たちの胸の上に小さな赤ちゃんを置いて眠り込みます。ですので，私は父親を座らせ，彼が考える暇もなく，アイソレットを開けて赤ちゃんを取り出し，彼の胸の上に赤ちゃんを置きました。私は父親のシャツの中に赤ちゃんを入れました。当然ながら，「息をしてください。あなたが息をすることが大切なんです！」と言いました。すると彼は呼吸をし，泣き始めました。言うまでもなく私も泣き，母親も泣き，彼の気持ちがやわらぐのがわかりました。最終的に彼は赤ちゃんを1時間半抱いていました。その後，彼は1日おきに赤ちゃんを抱きました。彼はいつも赤ちゃんを抱きたがりましたが，母親も赤ちゃんを抱きたがったので，毎日はできませんでした。私たちは赤ちゃんがあまりにも小さいときは1日1回以上外へ出すことはしていませんので，夫婦は交代で抱かなくてはなりませんでした。父親は私に何度も感謝の言葉を述べました。とてもすばらしい話でした。とても素敵でした。

　それは起こるべくして起こったように思いませんか？　私は父親を無理やり引き込んだのですが，それは必要なことでした。父親は最初にこのように(背筋をまっすぐに伸ばして)座っていたので，赤ちゃんは小刻みに動いて自分に適した場所を見つけました。父親は落ち着くと眠りにつきました。男性はあなたも知っているように私が呼吸するよう言い続けたので，息をして，それからただ泣いていました。それは……彼が必要としていたことだったの

でしょう。その家族が必要としていたことだったのです。母親も本当に，だから彼女はとても幸せに感じています。私は（状況を）変えたのです。

看護師2：このことはNICUに広まりましたか？

看護師1：そうですね，いいことは私たちが繰り返し利用することです。肌と肌との接触は私たちの標準的なケアの1つです。家族にいつも強要するわけではありません。誰かが「だめだ」と言ったら，私たちは「いいえ，大丈夫です！」と言います。

インタビュアー：では，特にあなたがだんだん難しいと感じていることは何ですか？

看護師1：まずはどのように告げればよいか，ですね。父親は赤ちゃんを手にしたいと思っていますが，赤ちゃんの死を恐れています。申し上げたように，私たちは父親たちの多くは赤ちゃんが壊れてしまうのではないかと不安に思っています。けれど，赤ちゃんは爪より丈夫です。赤ちゃんは私たちが考える以上にうまくこなして，その後生き延びて元気にさえなっています。私たちはしょっちゅう彼らの手をとって，赤ちゃんをその上に乗せています。そして，「これがあなたのできることですよ」と言います。彼らはなでることもできません。（新生児には）あまりに刺激的なことですから……私は赤ちゃんの手の上に自分の手を重ねて，赤ちゃんを父親の中に入れます。赤ちゃんの足を入れて，それから頭の上に父親の手を添えます……。この父親の場合，衝撃的な知らせを受け，夫婦にとってはつらい状況でしたので，父親は自分から手を添えました。それが重要でした。彼がそうしたのです。彼は赤ちゃんに手で触れたかったのです。それから私は（父親にしっかりと目を向けながら）後ろにいて目を向けながら頭を横に振っていた母親にもそうさせました。彼女は私より父親のほうが上手にやっていることを知っていたのです！

看護師2：あれはすばらしかったわ。

看護師1：結局，赤ちゃんは2か月間そこにいました。私は彼の世話をしていたので，愛着がありました。赤ちゃんは最終的に元気になりました。彼らは退院するとき，とても感謝していました。彼らは毎日私たちに感謝の言葉を述べていました。

父親が赤ちゃんのベッドサイドに近寄ったとき，コリーヌはすぐさま父親の"(気持ちが)やわらいだ"ことに気づく．感情的に同調することで，彼女は父親が赤ちゃんを抱きたがっていることを理解する．しかし，尋ねると，父親は頑に「だめだ」と抵抗し，抱こうとしなかった．このクリニカルリーダーの鋭い感性により，自分が的確に把握していることを確信し，彼女はその後別の提案をする．自らの判断に自信があるにもかかわらず，彼女は言葉や後ろに立って待つのが当然とする文化の違いと折り合いをつけなければならなかった．彼女は父親の表出された願いに従って倫理的にふるまっている．しかし，早期産児である息子の2度目の衝撃的な状況と父親の生活上のギャップを示すさまざまな要素が出てきたことから，看護師は危険を冒し，父親の感情的な手がかりに従い，ついに父親が赤ちゃんを抱けるよう"援助"した．彼女は的確でタイムリーな道徳的判断を下したのである．この行動を承認するものは言葉では言い表せないが，父親は明らかに気持ちを和ませていた．あっという間にこのギャップは消えてしまった．

入院期間中，その背後でコリーヌは，心配して2度目の大きなギャップに備えていることを打ち明けている……赤ちゃんは家に帰って適切なケアを受けられるのかということである．赤ちゃんのプライマリ看護師として，彼女は赤ちゃんの世話について両親を十分指導し，赤ちゃんは元気に家に帰っていった．

患者の退院が早くなる一方で疾患が重症化しているため，病院と家庭でのケアの境界はこれまでよりも流動的になっている．状況によっては，在宅ケア施設のケアのほうが便利であり，ほかではできないことができたりすることもある．生命維持装置をつけて退院する患者もいるため，患者のニーズを満たすために家族や家庭環境の準備が必要となる．誰かがそのための役割を期待され，調整し準備しなければならない．患者ケアのギャップを埋めるよい例は第8章に記した，高度実践看護師が患者と家族に人工呼吸器の準備を指導した例である．高度実践看護師が退院の準備を明確にする際のギャップとして述べたことは，以下のとおりである．

高度実践看護師：……調整を必要とする院内教育，つまり在宅ケア施設との調整を担当するとき，医療機器会社と協力して人工呼吸器を手配します．実

際に患者が帰宅するまでに資源と支援がすべて整っているという気持ちを患者がもてるような計画を立てるようにするのです。

　そのようなケースはどれも結構やっかいなものばかりです。その理由は，特にほかのケア提供者がいると，看護師たちと関わり，教育スケジュールを立てて，技術や要領を教えるといった調整など，ケアの多様な面があるからです……そういうことは看護の計画にありがちなことだと思います。その技能は，経管栄養であろうと，吸引であろうと，皮膚や創傷の処置であろうと，いずれも家庭でする必要のあるものばかりだからです。

　それに人工呼吸器の器具は実に小さく分かれているため，家に行って安全性をチェックし，電気系統がうまくいっていることを確認してくれる医療機器会社を探す必要があります。優先順位のリストに載せてもらうために，消防署や電力会社に手紙を書かなければなりません。緊急事態が発生したり，電気料金を支払えなかったりした場合に，電気を切られないようにするためです。

　このような状況では，患者の安全は看護師が想像力を働かせてケアのギャップを考え，埋めてくれるかどうかにかかっている。看護師は緊急や過誤の場合の臨時計画も準備しなければならない。人工呼吸器に依存していても身体的に可能な患者は，携帯式呼吸器を自分で使えるように指導されることがある。慢性状態にある重症患者に対して，患者ケアに関わる人材をそろえ，必要とされる複数の在宅ケアサービスを用意し，環境が適切に準備され安全であるかを確かめるまでには数週間を要する。このギャップを埋めるために必要な臨床判断や予測，技能は膨大な数であり，今後も研究が必要である。

　高度実践看護師が指摘したように，患者の長期ケアには看護の関わりが多くなるので，概して看護師がギャップを埋めるために必要とされる立場となる。看護師はこの要求に応じているが，卓越した判断と技能は明確にされないままである。

　以下の話で高度実践看護師は，この仕事に対する強力な支持と合法化は，看護師が今後も継続的にケアのギャップを埋めていくことを保証するために，絶対に必要なものであると強調している。このような看護師たちは，自

分がギャップを埋める援助をしたこと,特に境界領域の人々について述べている。

> **インタビュアー**:私が驚いたのは,あなた方がその患者に親密で継続した全人的ケアを提供したからです。そのことが施設管理者に明らかにされているのかどうかを知りたいのです。
>
> **高度実践看護師1**:私の病院の管理者について話しましょう。その頃,病院の経費削減が始まっており,私たちの名前はいつもあがっていました。そして私たちに削減の申し出があったときはいつも抵抗を続け,それが年中行事のようでした。医師たちは管理者のところへ行き,「私たちは辞職します。このプログラムはナースプラクティショナー(NP)がいなければ存続できません」と言ってくれました。このように私たちは一緒に仕事をしている医師たちや,直属の管理者に認められ感謝されていましたが,普通の病院ではおそらくそうではないでしょう。病院管理者もそうではないでしょう。
>
> **インタビュアー**:医師は理解してくれるけれど,病院管理者が理解してくれない看護とは,どのようなものですか? この両者の理解には違いがあるのですか?
>
> **高度実践看護師1**:そうですね。病院管理者が私たちのしていることをわかっているとは思えません。彼らに「NPは何をしていると思いますか?」と尋ねても,彼らは私たちが言っているようなことを答えられるかどうかわかりません。私たちのしていることをまったく知らない管理者もいます。けれど,一緒に働いている医療スタッフは,私たちが継続的なケアを提供していることを知っているし,実際に目にしています。彼らは,私たちが取り上げなかったら明らかにならなかったような問題を私たちが取り上げているのを知っています。そのため彼らは非常に感謝しているのです。
>
> (インタビューが進むにつれて,高度実践看護師たちは再びこの問題について述べた)
>
> **高度実践看護師2**:この施設の「特別な患者集団」は大きな影響をもつ存在です。いつも入院ベッドの8~15%は(この特別な)患者集団や,この患者集団から派生した人たちで占められていました。けれど,実際このサービスで

は，いついかなるときも30～50人の患者と話をしています。病院は450床で，それほど大きくないので，病院全体のために多くの意思決定が必要となります。もしシステムが作動しなくなったら，すべてに影響が及びます。もし（この特別な）患者集団がうまく移動できなければ，そうしたら私たちにはやることが多くなります。医師たちがかつてほどには再入院患者を診ようとしないことは事実です。彼らはきちんとやっていける状態にある退院患者を診ています。それは重要なことです……。私たちは医師の基本的な考え方を知っており，彼ら一人ひとりが行う患者へのケア方法を知っています。でも，病棟の研修医はそのことを理解していないので，私たちが一貫していなければいけません。彼らは私たちに助けを求めます。それは実によいことです。彼らは「このことで私たちは何をすればいいですか？」と尋ねます。それはまさに継続教育ですが，実際にはそんな正式のものではなく，非公式に「このことで何をすればいいですか？」「そうですね，これは○○医師に一緒にやってもらったらどうでしょう」「この医師は今週その患者をフォローしています。彼にあまり早く食事を与えてはいけませんし，経管栄養もだめです，と伝えてください。これはあなたが最初に行うべきだからです。けれど，これについてはこう考えます」といった感じです。それは実によいことです。威圧的にならず非常に協力的だからです。

インタビュアー：あなたは一部の医師があなたを支持したと言いましたが，それは再入院率が低くなったからですか？

高度実践看護師2：私がよい方法と言ったのは，それが彼らに安心感を与えるからだと思います。私たちは医師たちの信頼を得ていると思っています。彼らは私たちを信頼し，私たちは誰からも操作されないけれど，患者が早期に退院しても賃金は増えないし，減りもしない。患者を適切な状態で退院させるから，患者は私たちを信頼するのです。長すぎず，短すぎず。私たちは安全弁です。この言い方のほうが適切だと思います。

高度実践看護師1：その結果，再入院は減りました。それで彼らは評価されたのです。合併症率を下げたのですから。

高度実践看護師2：（信頼について）それはつい先日のことです。H氏は(ICUから)病棟に戻らなければなりませんでした。まったく「彼は調子が悪そう」でした。通常実施されるはずのことがすべて実施されていないの

高度実践看護師1：すでに決定されていたのです。
高度実践看護師2：外科ICUの研修医は厳しい口調で，「H氏はいつ退室するの？」と言いました。それで，「あの…，胸部X線と血液ガスを調べる予定だったのですが」と答えると，「心配ないよ，さあ彼を上に送ろう」と研修医は言いました。
高度実践看護師1：「最初に患者を診たいと思わないのですか？」「いや，ともかく彼を送るんだよ。あなたが彼を診ただろ。あなたが関わるなら，とにかく彼を上へ連れて行ってよ」と。
高度実践看護師2：そうでしたね。でも，それがすべてです。私たちが一緒に働いている同僚たちは驚くほど優秀です。とてもすごいことだと思います。細かいことに煩わされずにのびのびしていると思います。彼らが外来患者にケアを提供していないというわけではありませんが，相当多くの患者がいるため，ICU患者と同じくらい密接に外来患者を知ることはできません。また，患者をケアする環境のなかで未熟な（経験が少ない）研修医を抱えているけれど，だからといってケアに対する責任があることや，それにとらわれることからくるストレスからは解放されています。
インタビュアー：そうですか。いちいち細かいことに目を向けていられませんね。
高度実践看護師2：細かいこと，そう，私たちはセーフティネットの外にいるのです。

　このNPたちと仲間の医師たちは，患者ケアに日々生じている多くのギャップを理解している。観察によるインタビューでは，患者の健康と回復力に影響をもたらすケアの別の側面だけでなく，このNPたちが患者の身体面のフォローとケアも行っていることを示している。医師たちは過去何年間もこのクリニックで診療しているため，彼らはNPがケアのギャップに密接に関わり，それを追跡し，広範囲にわたって把握していることを理解している。医師たちはNPが入院患者を研修医と協働でケアしている際，ケアの大きなギャップを埋めていることも理解している。NPは医師の診療の傾向を知っているので，ケアしている患者について研修医を具体的に指導すること

ができる(Hooper, 1995)。ほとんどの患者に対して，このNPたちは見逃されやすいケアの側面のセーフティネットとして機能しているため，医師は断固として，このような臨床家の業績を価値あるものとして擁護し，守っている。

　この研究での高度実践看護師の実践は，患者ケアのギャップを埋めることがどれほど浸透しているかに焦点をあてている。彼らはケア提供システムの限界や，患者や家族がケアを求めるときに障害となることを知っているので，任されている以上のことを行っている。次の話のなかで，高度実践看護師は経済的に追い詰められたシステムで，緊急性はあるのに優先されていない基本的な安楽ケアにどのように対応しているのかを述べている。

> **高度実践看護師**：脳腫瘍の子どもの母親は，子どもの痛みが抑えられなくなり，薬が必要になった場合，3日間も待つ必要なくシステムを通して受け取ることができるのです。彼らはすぐに必要としているのです。そのような母親は私に連絡をとる方法を知っているので，ケアを受けることができますが，この人たちはそれを必要とする特別な人々なのです。この人たちはシステムの本来の方法では援助を受けることができません。あまりにも時間をとられすぎるのです。私は終末期の子どもの母親を目に留め，ポケットベルの番号を教えました。それで彼女は実際に電話をかけてきました。私はC医師に電話をかけ，処方を新しくしてもらいました。C医師は実に快くそうしてくれました。なぜなら彼が母親からの電話に対応できるようなシステムではなかったからです。(観察に基づくインタビュー)

　この高度実践看護師は，患者への安楽ケアでの不当な遅れを避けるため，24時間直接患者との関わりがもてるように，患者や家族に自分のポケットベルの番号を教えた。終末期の患児と取り乱した母親が必要なケアを受けるためには，やっかいな医療システムに働きかけなければならなかったからである。

　今日，医療のギャップは拡大し，不当な遅延が増えて身動きができなくなっている。慢性状態だがかなり悪化している患者や複雑な慢性疾患患者は，適切なケアを受けるために苦闘している。このような患者にとって，このギャップは非常に大きい。しかしケアのギャップは，ほとんどあるいは

まったくケアを受けておらず，軽視されている複雑な慢性疾患患者の場合，最も痛ましい(Malone, 1995)。やりとりに込められた倫理によって，高度実践看護師は地域保健に戻って，もっとケアを増やし，不十分な公共サービスのギャップと密に関わって働くように強いられている。研究者の観察記録には，このようなギャップを埋めるために必要とされる臨床判断や技能，リーダーシップが，HIV患者のケアを例に記されている。HIV患者はケア提供者から深刻な病人と見なされないが，この病気はある時点で深刻になる，あるいは重症化する。彼らが経験するケアのギャップは，慢性期よりもむしろ急性期のケア提供で最も大きな社会的偏見の例と見なされる(Jennings, 1996)。

> **インタビューメモ**：私たちはとても雑然としていて散らかった部屋に住んでいるHIV患者の青年を訪問しました。彼女(高度実践看護師のジーン)は，部屋のドアから60 cmほど離れたところで彼と会いました。彼は私たちを中に入れたくないようでした。ジーンは気軽にすばやく「あなたが私たちを部屋に入れたくないことはわかります。でも，あなたのリンパ節を診させてほしいのです」と言いました。彼女はリンパ節を診て，それから会話を始めました。患者は猫を飼っていて，その猫にキスをしました。ジーンは彼がまだ新しい薬，プロテアーゼ阻害薬を続けたいと思っているかどうか尋ねました。彼は「はい」と答えました。それから彼女は「少し中に入って話してもいいかしら？」と聞きました。彼は部屋の中に入り，ジーンも続いて中に入りました。彼はベッドに横になり，ジーンはテーブルの端に座りました。
> 　彼女は，薬やそれまでの養生を中断すると新しい抵抗株が形成されるので，プロテアーゼ阻害薬は彼にとって危険である，と説明しました。それは彼に問題をもたらすだけでなく，ほかの人々にも感染する新しい抵抗株を伝播させる危険性がありました。そのため最初に彼がその治療を継続できるかどうかを確かめることが重要でした。彼は薬を飲むことを拒み，ジーンはこのことが定かではないと後で付け加えました。彼女は彼にコンビビル®(HIV感染症治療薬：ジドブジン・ラミブジン合剤)ともう1つの薬が開始される予定であることと，彼がコンビビル®を飲んだことがないので，彼のウイルス負荷反応を調べる必要があることを話しました。この薬でよくなれば，プロテアーゼ阻害薬の投与に進むことができます。彼はもう1度その新しい薬

に挑戦したいと言いました。彼は1年間ほとんどＴ細胞なしに生きてきました。

　ジーンは私に彼が急性腎不全，急性肝不全であったこと，そしてどちらも回復したことを説明してくれました。彼が非常に苦しみ，混乱していたので勤務先の看護師が彼のために救急車を呼ぶことになりました。彼は救急車が到着するまでに意識が完全に回復し，病院に行くことを拒否しました。ジーンは彼が回復したいと思うなら，薬のチャンスを与えたかったのです。その後，彼女は保健所に行き，治療を中断するかもしれない人々にプロテアーゼ阻害薬を投与し続けると，抵抗株が発症し，人々に伝播するという倫理的問題を取り上げました。彼女はこの(独自の文化をもつ)患者母集団が排除されるべきではないと強く感じています。彼女は，自分がここでやったように，個々の事例を個別に扱うことを基本として配慮されることを望んでいるのです。(観察に基づくインタビュー)

　ジーンはHIV患者のクリニックでケアを提供しているが，彼女は家庭訪問も行っている。たとえば，市内の宿泊所に住み，衰弱してクリニックに来ることを躊躇している人々に対してケアの倫理を実際の行動で示している。同時に，効果的な治療とウイルス抵抗株の形成と伝播の悪化を予防するといった，バランスのとれた賢明で責任ある投薬が行われるよう提言している。慢性状態の厳しい複雑な合併症をもつ患者ケアのギャップを埋めることは，途方もなく大変なことである。

　このことは，患者が自分のケアに主体的に参加できるよう働きかける，全国的な展開とも連動している。患者とのパートナーシップは，ケアのギャップを埋めたり，ギャップが生じないよう予防したりすることも意味する。マネジドケアによる医療費抑制が進むなかで，看護師は患者への革新的なケア方法を開発している。

　たとえばWalter (1997)は，米国心臓協会学術集会で，彼女とクリティカルケア看護師たちが，術後2日目に退院した心臓手術患者に集中的な在宅ケアを実践したことを報告した。身体的問題(例：開放創，呼吸の問題)が継続していても，患者は安定していれば歩くことができる。また，病気の悪化の徴候や症状を知っていて，誰に助けを求めたらよいかがわかっていれば，在

宅ケアサービスのケアのもとで退院することができるのである。在宅ケア専門看護師は，集中的なアセスメントと"行動しつつ考えること"，すなわち患者や家族に在宅中や，患者と一緒に実際の日常ケアをしているときの継続的なケア（例：投薬，活動）について教えて，フォローアップしている。Walterの報告では，50人の患者のうち再入院したのは1人だけであった。彼女は「（成功への）秘訣は患者と家族への術前教育である」と述べた。家族の準備状態を確認することは必須である。たとえ多くの合併症を抱えていたとしても，患者と家族が心臓手術後2～3日で退院することを希望し，準備できていれば，彼らの対応によって患者は快方に向かうことができる。

　これは従来の意味の患者教育から，患者の"自己管理"という意味に変わったという数多くの例の1つである。自己管理の前提には，医療者が患者に自分自身で体の反応を"読む"方法を教えることが必要となる。患者は自分の病気や状態（例：心不全）を毎日評価することを教えられ，境界線内に含まれる自分のケア（例：薬，食事）に順応する方法を学ぶ。ほとんどの患者は，多くの糖尿病患者のように，自分の体の反応にうまく調子を合わせることができてはじめて，疾患をよりよく管理することができる。たとえば心不全患者の場合，十分な利尿を得るために毎日体重を測定することから，実際のケアができるようになるまで教育される。それは医療者から孤立するという意味ではなく，彼らと真の意味でのパートナーシップが築けることを意味する。

　Dracup（1997）は，このような変革では臨床家が新しい技術を必要としている，と報告している。医療者は患者に問題が生じたときにはまず耳を傾ける。最初に患者・家族が知るべきことややるべきことを話すより，むしろ必要とされるときに指導するほうが自己管理という観点からはうまくいく。結果として，Dracupの報告により，再入院はほとんどなくなった。自己管理を正しく倫理的に理解するには，臨床家との協働関係，つまりパートナーシップが必要になる。

　"管理（management）"という言葉が，筆者らが以前使っていた"ケア"という言葉に徐々に取って代わってきているため，"自己管理"という用語は患者や家族を見放し，彼らに対するケアを本人たちに任せてしまうかのように誤解され，間違った方法で取り上げられやすい。自己管理は誤解されや

すく，単にケアの負担を医療提供者から患者・家族に移すことにもなりかねない。患者の病気によって家族の相互作用パターンや安定性，機能は悪くなりやすく，元に戻すのが困難なことも多い。新しいケアモデルを完全に導入する前に，このような新しい動向を短期間だけでなく長期間にわたって研究していく必要がある。しかし，この概念を体得している看護師たちは，患者が自らのケアのギャップを埋めるよう患者に権限を与える形で，患者と共にケアを行うような流れに向かっている。

■ 怒っていたり要求の多い患者や家族との対立（コンフリクト）に折り合いをつける：管理からつながりや理解へ

実践の最も静かな領域の1つが，例外的な仕事でありケアであるが，それは優秀な道徳的リーダーが対応してきた患者や家族の最もやっかいなことである。何でも記録しろ，記録しろ…と言ったり，決して激怒したりしない人も含む"困った"患者に対応するための"戦略"や"技術"やスタンスを示すガイドラインや手続きについての文献は数多くある(Bryan & Childers, 2004; Haas, Leiser, Magill, & Sanyer, 2005)。制限を設けたり，そのような人に対処する基本として権威を利用するなど，攻撃的なふるまいを抑える方法や対処したり制圧したりする方法に関しても，多くの文献が存在する(Manos & Braun, 2006; Morrison, Ramsey & Synder, 2000)。

しかし，そのような患者や家族を支援したり，気持ちをやわらげたりする方法について取り上げたものはほとんどない。行動の抑制は相手を労わるよりも勝とうとしているように見える。反対に，熟練看護師はとても重要な視点や実質的に結果を改善する別の方法を筆者らに教えてくれた。そのような優秀な道徳的リーダーの日常業務におけるナラティヴでは，彼らが患者や家族に共感し，対立に折り合いをつけ，有意義なやり方で介入することで，怒りや攻撃性，非協力を解消するために情緒的に訴えたやりとりをいかに行ったかを明らかにしている(P. H. Kyriakidis, 2007年5月4日，研究記録より)。

道徳的クリニカルリーダーの1人であるジュリー・シャポーは内科病棟の看護師で，"望ましくない人物"へのケアをするにあたり，同僚に助力を求

められた。Halpern (2007b)は「彼らの怒りやそれ以外の否定的な感情を引き起こし，対立しているときに医師(あるいは看護師)がどのように患者に共感するのかについて取り上げた，医学(あるいは看護学)の文献は実際，皆無である (p.696)」と述べている。その一方で，熟練看護師たちは相当緊張した状態のさなかでどのように共感するのかについて道徳的想像力を駆り立てて，多くのことを語っている。

> 看護師：私はこの3年間，サンディーのケアをしました。彼女はAIDSで死を間近に控えていました。彼女はとても難しい患者というレッテルを貼られていて，家族との共依存関係にありました。サンディーは母親に対する態度が悪く，「自分の母親」なのだから，それでいいと思っていました。その一方で，父親のことを敬愛しており，自分のためになんでもしてほしいと思っていました。
>
> 　サンディーの担当看護師になることは難しいことでした。というのも，サンディーは20歳代後半で，恐ろしい病で命の瀬戸際にいたからです。私が初めてサンディーに会った日，彼女はひどい下痢をしていて，お漏らしをどうすることもできませんでした。私は彼女の体を洗う手伝いをし，ハウスキーピング(掃除係)のいない週末は，私自身が床の掃除をしました。私はポータブル便器がいい対処案であることをサンディーに説明しました。サンディーは周りの人を守ろうとし，手袋を使うよう主張していました。彼女はAIDSを広めたくなかったのです。
>
> 　サンディーの病気が進行するにつれ，彼女は頻繁に入院しました。近頃は自分自身の面倒をみられず，とても要求が多くなっていました。最初，私は指を交差させて，彼女が私の患者にならないよう祈りました。看護師たちはみんなスケジュール表に「サンディー以外」と書き込みました。サンディーは頼むのではなく，指示をするのです。
>
> 　私が彼女のケアをしているとき，彼女は汚い言葉を使いました。体の向きを変えたとき，「あなたは自分がしていることをわかっていないじゃないの！」と彼女は言いました。サンディーの殿部と踵部はステージⅡの褥瘡で傷ついていて，かなりの痛みがあったはずです。そのせいか，彼女は体の向きを変えることも殿部をきれいにすることも望みませんでした。サンディー

は身体的にも精神的にもやっかいな人でした。サンディーのケアをするときはいつでも，私は多くの忍耐と思いやりの態度が必要でした。

　彼女はさまざまな瀕死の緊急事態に陥りましたが，そのたびにすぐに回復しました。彼女は生きることをあきらめるつもりはなかったのです。時間の経過とともに私たちはいい関係を築いていきました。彼女は私を信頼するようになりました。「今日，あなたが私の担当でよかったわ」と彼女は言いました。それでも私がたびたび彼女の体位を変えなければいけないとき，彼女は罵ったり大声で悪口を言ったりしました。私は彼女がわめいているのは個人的なことではないとわかっていました。彼女と口論になり，彼女のケアを拒否する看護師もいました。私は彼女が病気や死に直面している事実に怒っていることに気づいていました。彼女は自分の命をなんとかコントロールしようともがいていました。私は彼女が身につけてきた人格を変えるつもりはありませんでした。彼女が罵ったりわめいたりしたとき，私は彼女に自分がそれを快く思っていないこと，彼女に必要なことを私はしていることを話しました。私は氷や食べ物，鎮痛薬など彼女の欲しいものを予測しようと努力したため，彼女はやたらにナースコールを押すことはなくなりました。また，私は家族を彼女のケアに関わらせたため，家族は頻繁に彼女のベッドサイドにいるようになりました。

　サンディーは両親に自分の墓石と墓地の希望場所について話しました。私にとってそれは堪えがたいことでしたが，サンディーにとっては重要な話でした。でも両親は彼女の死を受け入れる覚悟ができていませんでした。彼女は退院して自宅にいるつもりで，そのことについて懸命に主張していました。彼女はナーシングホーム（養護施設）へは行きたくありませんでした。彼女が退院するとき，私は休みであることをわかっていました。そのため勤務時間の最後にさよならを言いました。私はサンディーを抱きしめ，頬にキスをしました。その日，サンディーはとりわけ態度が悪く，私がしたことは彼女を驚かせたようでした。彼女は私を見て，こう言いました。「あなたが私みたいな，あなたにあんな扱いをした人をどうして大切にしてくれるのかわからないわ。でも，それがあなたが看護師である理由なのね」。私は目を潤ませました。なぜならサンディーにとって，これが最後の入院になるかもしれなかったからです。彼女は最後の帰宅を実現させ，わずか数日後に亡くな

りました。

　この3年間サンディーをケアしたことで私は今までよりもいい看護師になれたと思います。私はありふれた体位変換の作業の裏にあるものを見ることができますし, 思いやりの気持ちを求めている患者の心や魂の中を見ることができます。社会的なレッテルは知っていましたが, サンディーを1人の人間として見ることができました。

　悪態をついて言葉による暴力を行使する患者にどのように共感したのかについては何も語られていないが, 臨床知は熟練看護師の実践のなかに埋め込まれており, 容易に目にでき示すことができる。共感的なケアの中心には, サンディーが絶望し自暴自棄になっているというジュリーの理解がある。彼女は死の間際にいて, 覚悟ができていない。この猛烈に勝気な若い女性は完全に依存していて, 最も基本的な身体機能をコントロールできず, 看護師が何度も床の掃除をすることに屈辱を感じ, 身近にいる人に自分の境遇についての怒りをぶつけている。サンディーの痛みの表出が反感をもったり悪態をついたりすることであったとしても, 苦しんでいて"闘って"いるのであり, ジュリーはとても自然な態度であると心から理解をしている。

　激しい怒りは病気に対してであり, 個人的なものではない。ジュリーにはその区別ができる十分な成長と智恵があるため, 自らの無力に苦悩していると思われる相手に対して思いやりをもってケアをすることができる。しかし, 優秀な道徳的リーダーであることは, とりわけ対立が絶え間ないときに, 看護師がそれと折り合いをつけるために必要な精神的努力や疲れの影響を受けないということではない。それでも看護師は「思いやりの心を必要とする患者の心や魂の中を見る」能力を身につけながら, 再生し回復する(患者とともによいことを得ることもある)。彼らはその人の怒りだけでなくその人自身を見る目を身につけている。また, 患者・家族の怒りや悲しみを苦悩の表れや, 無力や無力感への抵抗の表れとして理解している。

　このような2, 3の説明では, 道徳的リーダーは患者にとっても看護師にとっても少しの制限や限度を設けることが役に立つことを知っている。制限の設定は求められる状況ではあるが, 患者や家族, そして彼らの行動を"抑制"する第一の方略として, あるいは力や権威を行使するやり方として, い

かに多くの制限を実施するのかとはまったく対照的に，道徳的リーダーが制限を設けたやり方が有効である状況がある。ここでは，ジュリーが自分への罵りを快く思っていないことをサンディーにはっきりやさしく明言している。ジュリーが怒ったり強要したり横柄ではなくむしろしっかりと敬意をもった態度であることに注意したい。制限を設けることで患者の攻撃的な態度の激化をあおるのではなく，このような道徳的なリーダーは一般的に潜在的な怒りをもっと友好的なやりとりにうまく変えている。結果的に，道徳的なリーダーは医療チーム内だけでなく，患者や家族にも期待を高めるのである。

　注目に値することは，優秀な道徳的リーダーが過去に患者にレッテルを貼っていたことをわかっていたり，不安を打ち明けたり，思いやりをもって患者に対応したりすることでいかによい看護師になるのかを一貫して述べていることである。それは道徳的な大成功であり，彼らもそのように認識している。看護師が通常，このような道徳的な能力をどのように身につけるのかは明らかではないが，さまざまな成長段階にいる数多くの看護師が，多くの怒りや要求の多い態度から傷つきやすさや不安，無力を見つけ出している。

　遠隔医療病棟の看護師であるキャサリン・キャメロンは，以下で自らの発見について語っている。

　　看護師：ジョージは胸痛と CHF（うっ血性心不全）と息切れで入院しました。彼は 135 kg を超える肥満で，髪は乱れ，服は汚れていました。そして，がさつで理屈っぽく怒っていました。彼は糖尿病で，以前に心臓発作を起こしましたが，彼の体重からは彼が糖尿病食や心臓によい食生活を守っていたとは思えませんでした。彼は病歴についての質問に答えることを拒み，「明日はここを出るぞ！　今夜限りしかここにはいないからな！」とわめき続けました。妻と娘はベッドサイドにいて，彼を落ち着かせようとほんの少しだけ努力をしました。彼はだらしなく見えるだけでなく，スタッフに非協力的で不満そうで，いわゆる"困った"患者でした。

　　ジョージは毒づきながら病院にやってきました。たとえば，彼は世話されることを望みませんでした。質問に答えることも家族に問診を委ねることも望みませんでした。ジョージと妻は"単純な"，つまり教養がなく洗練され

ていない人たちでした。妻は私に対して多くの医学的な質問をしなければなりませんでしたが、それはとても難しいことでした。

　私は彼の気持ちをやわらげようと、こう尋ねました。「今、ご都合が悪いならのちほど伺いましょうか？」すると彼は「いいや！」と怒鳴りました。私は医学的な質問を続けましたが、私が話しているのを遮るため「わからん！」と声を張り上げました。彼は糖尿病なので、血糖値が下がっているか、お腹がすいているためいら立っているのかもしれないと私は考え、「まずは夕食を召し上がっていただいて、その後でまた伺いましょうか？」と尋ねましたが、それに対しても彼は「いいや！」と大声で言いました。私は問診を続ける決心をし、自宅で服用した薬について尋ねましたが、彼は「知らん！」と怒鳴り返しました（どんなふうに尋ねても、彼は怒鳴り返すだけでした）。彼の病歴を見て、私は彼が薬物治療中であることを知りました。自宅での服薬をすべて列挙するのが私の仕事でしたが、彼は協力することを拒みました。私は彼が私にいてほしくないけれど、いなくなってほしくもなく、ただ質問に答えたくないだけであるとわかりました。

　同時に、ジョージは詳細に説明をしても採血を拒み続けました。もう1度ジョージが爆発した後、私は我慢ができなくなってきました。"このような感じ"の患者を複数ケアした後、私はジョージをそのなかの1人とみなしました。彼は私に対して怒っていて、私の努力は役に立たないと思いました。彼は次から次へと処置を拒み続け、私は最良の社交辞令として、「あなたがそのような検査をすることを望んでいらっしゃらないのであれば、構いません。ここにいる必要はありません」と言うことでした。

　私は彼にAMA（米国医師会）の書類を渡し、病院にいなければならない多くの理由をていねいに説明し、それでも彼に選択権があると述べた。彼は低いうなり声で答えただけでしたが、書類に署名して出て行くことはしませんでした。妻と娘は私のデスクまでやってきて、「彼を引き止めてくれないですか？」と頼んできました。私は彼が援助を求めていないのであれば、私が強制してとどまらせることはできないと説明しました。私はこれまでのように彼を励まし、指導するために最善を尽くすことはできますが、ここは刑務所ではありません。2人は彼が出て行こうとすることに明らかに困惑していて、私にはそれがよくわかりました。

彼の家族と話してからまもなく，彼らは帰っていきました。ジョージはナースコールを鳴らしましたが，私は応じたくありませんでした。彼が私と口論をしようとしていると感じたからです。ところが私が彼の病室に入ったとき，彼は「あなたにすまないと言いたいんだ」と言いました。私はびっくりしましたが，彼の謝罪を受け入れました。彼は謝罪に続いて，断固たる声で「でも，明日ここを出なきゃならないんだ！」と言いました。私は彼が一晩ここにいることについて気持ちが変わったのなら，すべての検査を終えるまで入院することに応じるだろうと考えました。そこで，私は「明日あなたを家に帰すまでに検査をしますが，1日いっぱいかかるので，あなたの具合が……」と言いました。彼は再び私の話を遮って，「明日にはここを出なきゃならないんだ！」と言いました。

私はなぜ彼がすぐ翌日に退院するとこんなにも主張するのか不思議でした。彼が私に話してくれたことは予想外の，とても悲しいことでした。彼はガソリンスタンドで新しい仕事を始めたばかりでした。しかし，彼は糖尿病による合併症のため，すでに数週間仕事を休んでいて，これ以上欠勤することはできなかったのです。彼は完全に職を失う危険性がありました。私は彼の上司宛に病院のレターヘッドのついた用紙に自分がここにいる必要があることを書くよう提案しましたが，ジョージは欠勤した日数分の給料が受け取れないだろうし，日給を取り損ねる可能性がありました。

私は家族介護休業法を調べました。会社は病気による欠勤を承諾しなければならないが，無報酬でよいということでした。とても不公平です。ここに合法的に病気で入院が必要な男性がいます。けれど，支払い能力はありません。彼の家族は経済的な問題を多く抱えていて，彼は絶対翌日には出勤しなければなりません。そのため，彼は私と口論をしてきたのでした。当初，ジョージの態度で私は不満を感じ，怒りやいら立ちを感じましたが，なぜ彼がそのようなふるまいをしたのかがわかったとき，私は困惑しました。

私はその夜，彼のケアの方向性を変えました。彼にCHFの情報をたっぷりと提供しました。心疾患や糖尿病のパンフレットをあるだけ見つけて，ジョージや妻や娘のために複写しました。彼らはこれまでCHFについて何も聞かされてこなかったため，悪化しないためにはどうすればよいのかわからなかったのです。患者教育は看護の喜びの1つで，私は患者が心疾患をコ

ントロールできるように教えることができることに喜びを感じています。私は短時間でできることをすべてジョージと妻と娘に教えることに全力を尽くしました……看護師は糖尿病，心不全，心疾患など，教えるべき要点をすべて取り上げました。その夜，私はジョージを教育資料攻めにしましたが，これが私が彼に指導できる唯一の機会であることを知っていたので，2度目の時間を割こうという気持ちはありませんでした。そして彼が食事療法を守れば，病院から出て行けることを話しました。彼は翌日帰っていきました。私はそれ以来，彼を見かけていません。私の指導が彼を守っていることを，そして彼が健康でい続け，家族を養うことができていることを望んでいます。

　新人看護師として，私はどんな困った患者も変えることができると思っていましたが，その考えは叩きつぶされました。ほとんどの困った患者は理屈っぽくて，AMAでは論争となっています。けれど，ジョージとの経験は私に別のことを教えてくれました。今後，"困った"患者についてどのように考えて対応するのか，彼は私のやり方を変えたのです。おそらく彼らは勤勉な父親で，自分たちの疾患についてケアと教育を必要としています。今では，私は"困った"患者に対してずっと我慢強くなっています。彼らがなぜ不安であったり喧嘩腰になったりするのかを，時間をかけてよく調べ，怒りを鎮めようとしたり彼らに働きかけたりします。ジョージは確かに私がケアをした初めての"困った"患者ではありませんでしたが，初めて患者が変わったことを目にした例でした。その代わりに，彼は私の実践を変えましたし，私の態度も変えたのでした。

　キャサリンの率直で誠実な考えから，自らの苦境を改善したり健康を保持したりすることにまったく関心を示さないように見える"非協力的な"患者に，私たち看護師はどのようにつきあうべきなのかについて深く知ることができる。ジョージはキャサリンにどんな薬を服用しているのかさえ話してくれなかったため，キャサリンがジョージに安全にケアを提供することは不可能であった。
　ひどくもどかしく時間を消耗したが，ジョージは"困った"患者に対する彼女の道徳的想像力を完全に変えたのであった。ジョージには当初想像した以上に切迫した状況であった。彼が立ち向かおうとしていることを考えると

(別の大きな医学的問題や莫大な経済的負担，生計を失うことへの不安など)，食事療法は実際重要なことなのだろうか？　彼ははかりしれないほど大きな心配事を抱えていたため，何度も同じ問診(ERで答えたことと同じ質問)に答えることは些細なことであった。キャサリンは善意にあふれているので，制約を示し，そのため彼を入院させることにストレスを感じ，その結果，対立した。キャサリンは多くの時間をかけて，当初自分が問題だと感じたことにタイミングをはかることで折り合いをつけようとしたが，それは失敗に終わった。

　この例は，熟練看護師が動揺している患者にどのようにうまくやりとりをしたのかについて際立っていること，つまり患者や患者の態度を"管理"することとははっきりと異なることを明らかにした点ですぐれている(P. H. Kyriakidis, 2007年5月4日の研究記録より)。転機は，キャサリンが十分精神的に関わり，ジョージが自分の心配事として口にしていることに心から同調したときであり，彼女はこれまで以上に多くのことを認識した。彼女は彼の話を聞いたが，彼の心配事の情緒的な本質により重要なことについては明確ではなかった。2番目に重要な行動は，彼女が患者の話，患者の精神的な心配事を聞き，ありのままに共感したことである。これはHalpern (2001, 2003, 2007b)が臨床的共感とよんでいる。つまり，別の視点を知りたいと思うようになる情動調律(emotional attunement)であり，この事例の場合，患者が実際に抱えている事柄であった。もっと知りたいという好奇心は，筆者らが述べた，展開する状況における臨床的問題解決と臨床推論である(第2章を参照)。本書のいたるところで詳細に示されている個別の技能を獲得することが，専門性を高めることとは断言できない。ただし臨床家が特定の患者や患者の状況に十分精神的に関わり，知覚の鋭さや思考，推論，判断，行動を導いていれば別である。明らかなことは，キャサリンが十分に関わり心から関心を寄せたとき，ジョージは同情ではなく，心配をしてそばによりそってくれる人間だと感じたことである。彼女は自らを信頼に足る存在であると示した。そして彼も彼女を信頼できる人だと認め，不安や無力感を打ち明けた。この例は典型的な効果を示した話とはまったく共通点はなく，予想どおり残念ながら優秀な道徳的リーダーシップがないため，手に負えない状況に陥っていることに注目したい。さらに，看護師は方略や技術を"駆使"

しているが，それよりはむしろ心から関心を示し，患者の心配事に導かれ，それによって状況にうまく関われるようになった。

ひとたびジョージの職を失う不安が明かされると，キャサリンは自分自身を含めて使えるだけの資源を使って対応し，患者の時間の制約のなかで健康を確保し個人的なニーズを満たした。受け入れられない状況でとてもやっかいで，コンプライアンスが低く（非従順で），非協力的な患者と1度精神的に緊張した対立関係になると，次は患者の身体的・社会的な安寧を確保するために患者-看護師はチームとなって無我夢中で取り組むことになる。前記の例では，理解が表裏一体となって，適切な臨床的および道徳的判断が行われ，結果的に介入にいたった。

時折，とても共感的な看護師がすでに人生においても社会のなかでも問題を抱え，取り残されてしまった患者にしつこく救いの手を伸ばそうとするが，たとえ臨床家の意図や努力が無言で理解されたとしても，患者の怒りの反応を変えるのは相当厳しくなる。しばらくの間，思いやりのこもった努力が気づかれなかったり歓迎されなかったりすることもある。しかし，血液腫瘍クリニックの看護師であるサリー・カーチナーは，強力で粘り強い道徳的リーダーシップがどのように患者の不安を軽減し，患者の若い人生のなかで完全に失われていたつながりを復活させたのかを示した。サリーはジャックがもち続けている疎外感を受け入れることをそっと拒否した。

> **看護師**：ジャックは15歳で，脚の骨肉腫の治療を受けています。彼は法的トラブルを起こしてそこから抜け出した10歳代の非行少年たちのためのグループホームで暮らしていました。彼の家族はまったく無関心でした。おそらく彼は暴力団とも関係をもっていたようでした。
> 　ジャックは体が大きく，がっしりしていて，高慢な態度でした。それは，「頑で，俺が悪いんだから干渉するなよ」というものではなく，「1人にしてくれ，誰も必要じゃないし誰もまったく信用していないからな」という態度で，家族も友達も，今では将来もないと思っている10歳代の子どもに予想される類のものでした。彼はクリニックへやってくるたびに新しいケア提供者を伴っていました。というのも，彼はグループホームから児童養護施設へ移ったためであり，いつも新しい施設に変わっていました。彼の生活のなか

で唯一変わらないことは，彼がクリニックへ通い，入院することでした。

　数か月が経って，ジャックはときおり体を動かし，スポーツや学校について話しましたが，精神的には距離を置いていました。彼は「吐き気がしますか？　痛みはありますか？　熱はありますか？　食欲は？」といった健康についての質問には答えました。しかし，骨肉腫についてどのように感じているのかを尋ねると，彼は首をすくめるだけでした。彼は自分がガードをゆるめていると気づくと，急に心を閉ざし，無口になり，アイコンタクトを嫌がるようになります。彼のほうから微笑んでくれると，私はいい日だと思いました。彼の笑顔はすばらしく，私は彼にそう話しました。彼は私の言葉を軽くあしらうだけでした。

　ある日，ジャックはCRC（濃厚赤血球）輸血を2単位受けました。その日の終わりに，私は早番の看護師から引き継ぎました。私はジャックの輸血が終わったら，彼を施設に送り届けるつもりでした。彼は2単位目を受けていて，看護師はすべて順調だと報告しました。彼女は15分かけてバイタルサインをとり，ポンプを準備し，ジャックは暗い場所に座って携帯ゲームをしていました。彼の養母は学校から別の子どもを迎えに行っていて，しばらくして戻ってくる予定でした。ジャックのパーテーションはカーテンで仕切られていました。ほかに患者はいなくて，携帯ゲーム機からの音だけが聞こえていました。私は彼のパーテーションに近寄ってカーテンを少しだけ開けて言いました。「ジャック，あなたと私だけなの。何か必要なことがあったら教えてね」。彼は決して私のほうを見て応答することはありませんでした。私は点滴室を掃除し，その日の作業をやり終えようとしました。

　私はジャックが咳をするのを耳にしました。数分後，再び咳が聞こえました。あれ……またしばらくすると咳が聞こえました。私は「ねぇ，ジャック，どこでそんな咳をしているの？」と彼に呼びかけました。返事はありません。私はパーテーションの中に入り，カーテンを後ろにして，彼に再度尋ねました。今度はもっと直接的に。「ジャック，今日ここに来たときから咳をしていたの？」彼は「違うよ」と言いました。彼はまた少し咳をしました。「気分はどうなの？　息苦しくないの？」「ああ，大丈夫。君がしていることは僕を殺そうとしているんだ！」私は手を伸ばしてポンプを止め，同時に明かりをつけました。ジャックは赤くはれぼったい目をし，腕をひっかき

始めていました。「僕に何をしようとしているの？」彼はとても興奮していました。

　私は聴診器をつかみ，彼の肺の音を聞きました。そして，「ジャック，私はあなたを殺そうなんてしていないわ。あなたは輸血に反応しているのよ。できたら深呼吸をしてみて」と言いました。ジャックの呼吸音は問題ありませんでした。彼はもう咳をしていませんでしたが，問題がなくなったわけではありませんでした。私がパルスオキシメータをつなぐと，彼の酸素飽和度は94％でした。「大丈夫よ，ジャック。肺の音も問題ないし，酸素飽和度も大丈夫だから，呼吸に問題はないでしょう。私は電話のところへ行って，医師に連絡します。たぶんあなたに何か薬を投与することになるでしょう。それでよくなります」「わかった！」と彼は言いました。「本当にジャック，この件で私を信じて大丈夫よ。何も心配することはないわ」。

　私は医師に連絡し，新しいチューブのついた生理食塩水の袋とジフェンヒドラミン（抗ヒスタミン薬）とヒドロコルチゾンをつかみました。私が生理食塩水の袋を吊るし，薬の投与量を調整していたとき，医師がやってきました。「ジャックが2単位目の輸血に反応を示しました。蕁麻疹が出て，目は赤く腫れぼったくなり，乾いた咳をしていました。気道はクリアで，喘鳴はありません」。医師は了解し，生理食塩水とともにジフェンヒドラミンとヒドロコルチゾンを彼に投与しました。1時間以内に彼は正常に戻りました。

　その1時間，ジャックと私は話をしました。本当に話をしたのです。彼は再び，「ねぇ，君は僕を殺そうとしたんだよね」と言いました。私は「あなたにそう感じさせたのね。あなたが輸血に反応したため，気道が少し狭くなり呼吸ができないように感じたのよ」「そうだよ，どうして僕にあんなことをしたの？」「ねぇ，私はあなたに何もしていないわ。あなたの体があの血液に反応しただけよ。私がしたことは輸血を止めて，あなたがあの反応を克服できるよう助けるために処置をしたのよ。私が最初にあなたに，"ジャック，あなたと私だけよ"と言ったことを覚えている？　本気で言ったのよ。あなたと私，私たちはチームで，すべてあなたの回復のためなのよ」。彼は私を見て微笑みました。「わかったよ，君が僕を再び殺そうとしない限り」。私は彼に微笑み返し，「それで十分だわ」と言いました。

　ジャックと私はその夜，お互いの間にあった壁を越えたのです。彼はその

夜，必要なときに誰かを頼ることができました。また，自分には友達がいる，信頼できる人がいる，クリニックにやってきて，「ある晩，俺を殺そうとした看護師がいるんだぜ」と言うたびに，それがただの冗談だと理解してくれる人がいるということに気づきました。

　サリーのように賢明な道徳的リーダーは生活から膨大な実践的知識を引き出す。したがって彼らの臨床知識には際限がない。見捨てられたり罪を犯したりした10歳代の子が何に直面し，どんな経験をし，どんなことに対処しなければならないのかを知ることで，サリーはジャックを理解し彼とうまく関わるようになった。注目したいのは，彼女がジャックを"管理"したり"扱った"りするのに我慢する必要がない点である。彼女は最初から彼の人生がいかに厳しかったかに共感し，気持ちをあわせていて，彼の態度から攻撃性よりもむしろ孤独感や傷つきやすさといった違いを感じとっていた。また，彼女は彼がどのようにうまく対処しているのかをそっと見つけたり，彼の目から見た世界を理解するために必要な好奇心を表出していることにも注目したい。

　彼の無反応は，彼女の継続的なケアや気配りを感じられないことと同じではない。当初2人のやりとりは限られていたが，サリーは熟練の臨床家である。十分関わっているため，ほかのことをするのに忙しくても，咳のような手がかりにいつも細かく気づいている。合併症の初期の警告に，この例では命にかかわる反応に気づくためには関わりや同調(attunement)を必要とする(Benner, Tanner, & Chesla, 2009)。サリーの共感や敬意をもったふるまい，信頼感，巧みなやりとりは際立っている。対立状態になっているという報告や，臨床家の否定的な感情(嫌悪，不満，怒り，逃避，反感)が自らの注意力や判断，対応を鈍らせたり遅らせたりしたという報告とは対照的である。ジャックが「君は僕を殺そうとしている」と繰り返しても，サリーは不安を聞きとって，扇動するような言葉や非難の言葉よりも彼の不安に対応している。彼女は彼の意図を十分受け取って，彼の話し方に惑わされていない。これは熟練者が倫理的なふるまいをするとはどういうことかを伝えるすばらしい例である。

　サリーにとってやっかいな患者のケアをすることは珍しいことではない。

彼女は経験によって，同調の技能や患者の言語的・非言語的手がかりを"読みとる"能力，否定的な感情で満たされている状況でうまくやりとりする能力を磨いている。サリーはジャックの非言語的コミュニケーション（逃避や口調，態度など）から，彼が気になっていることを打ち明ける準備ができていないことを理解している。それに応じて，彼女は自分が心配していることや自分たちがチームであることを言語的・非言語的コミュニケーションによって伝え続けている。

　成長中の看護師や教育者，プリセプターやありとあらゆる指導者にとって，共感や好奇心，巧みな関わりがすべて教えたり学んだりすることのできる技能であると認識することは重要である。ロールプレイやグループ討論など，実際の状況に基づいた実践は技能の練習に非常に有効である。今このときの，すなわち怒っている患者や家族のケアをしているときのコーチングは反応性に基づく文脈を指導することができ，柔軟なスタイルややりとりを身につけることができる。状況の後のふり返りと報告会は看護師が最も深く関わったとき，学習を大きく強化することが可能となる。

　筆者らは優秀な倫理的リーダーのナラティヴに広範囲な状況の詳細を意図的に含めてきたため，リーダーが想像力を駆り立てて状況に入り込み，できる限りニュアンスや曖昧なところを抱えつつも，熟練看護師がどのように巧みに対峙し対応したのか，どのように患者の不安や絶望感をやわらげたのかといった背景を理解することができる。そのため，ジャックの場合，"態度"や回避行動はもはや判断基準ではなかった。

　それぞれのナラティヴは学生や実践中の看護師にとって学習やふり返り，グループ討論の資料となりうる。優秀な倫理的リーダーの声は多くの文献とは異なる。なぜならば，その語り（ナラティヴ）は状況のなかにいて関わった立場からのものであり，倫理的な推論や判断，やりとりから導かれているからである。追加の安全策を知っておくことは，すべてのことが失敗したり，状況が暴力的になった場合にバックアップとして（第一選択よりも）重要である。しかし，優秀な倫理的リーダーが，そのような状況のさなかに入り込まない限り，自らの実践でそのような状況を起こすことがないということは驚くべきことである。この特定のグループのケアで，臨床知は，方略や技術，ガイドラインや心理的，薬理的，身体的コントロールの方法に焦点をあてる

昨今の"科学"よりもすばらしい学習指針となる。

　怒っていたり攻撃的な患者や家族をケアしているとき，いかなる人物のケアと同様，優秀なリーダーは信頼性だけでなく患者の感受性に応じたさまざまなスタイルやふるまいによって柔軟に対応している。同時に，熟練看護師は特定の患者との初めてのやりとりの仕方について多くの知識をもっているだけでなく，実際に試している。わかっていることは，臨床家の情緒的な関わりがさらに信頼感をもたらし(Frankel, 1995; Halpern, 2001/2003/2007b)，コミュニケーションを改善し，患者の怒りを軽減し，よりよい結果を導く(Halpern, 2007b; Ptacek & Eberhardt, 1996)ということである。このことは，成人病棟の優秀な倫理的リーダーであるアマンダ・サベージによる次のナラティヴに示されている。彼女は荒々しくて困った患者についてのあまりにもありふれた報告を受けた。

> **看護師**：私はたくさんの要求と身体的ケアと同時に精神的なケアを必要としていた，とてもやっかいな患者のケアをしましたが，K氏は私にすばらしい贈り物を与えてくれました。
>
> 　カーリーは新人看護師で，電話に出た後，私に下の階の病棟から移動してくる人がいると言いました。報告してきた看護師は患者がカーリーの言うことをまったく聞かず，不満だらけで，必要なことすらしようとしないと言いました。私がカーリーにほかに報告はないか尋ねたところ，彼女はこう言いました。「患者の血糖値は高く，脳卒中を起こしたそうです。血圧も高く，彼は階下の人たちに，自分がここを出たらもう構うもんか，やりたいことをやるんだと言ったそうです」。私は「おそらく話はそれだけでは済まないわね」と彼女に言いました。そして患者の高血圧に対して彼らが何をしていたのか，最後の数値はどうだったかを尋ねました。彼女は「尋ねるのも忘れてましたし，報告もありませんでした」と答えました。さらに私は最後の血糖値について尋ねましたが，彼女は知りませんでした。
>
> 　病棟に到着した患者(K氏)は大柄な男性で，中背のがっしりした体をしていました。彼はかなり長い間，髭をそっていませんでしたし，しばらく髪も切っておらず，総体的に手入れされていないようでした。彼の顔色は悪く，疲れていて悲しそうでしたが，動揺しているようにも見えました。私は自己

紹介をし、「クラブメッド（内科病棟）へようこそ」と入室を歓迎するジョークをいいました。1人の紳士がK氏に付き添って私たちの病棟にやってきました。私はK氏にすばやくフィジカルアセスメントを行い、バイタルサインをとってから、処方薬を受け取りに行くことを説明しました。私はそれらを行ってから彼のカルテを見に行きました。

　患者のカルテを確認したところ、話はそれだけでは済みませんでした。実際、K氏は72歳で、血糖値が500 mg/dL以上で新たな脳卒中のため入院しました。彼のこれまでの既往歴は、彼が"医者のところへ行きたがらない"ため、よくわかりませんでしたが、"血圧に軽い症状がある"ようでした。彼の血圧は一貫して上が170台で、下が90台でした。もちろん私はこの男性が最悪の気分だったため、そのように見えたのだとわかりました。（さらにカーリーと議論するなかで）私は「もしあなたの血糖値が500で血圧も非常に高く、脳卒中があると言われなかったとしたら、自分でケアしたいと思うかしら？」と言いました。私はきっとものすごく怒った顔をしていたに違いありません。なぜならカーリーは私を見るなり、「怒っているのですか？」と尋ねたからです。私は「いいえ、あなたに怒っているんじゃないわ。無神経な人たちに腹が立っているのよ」と言いました。

　私はK氏の病室に戻りました。彼には私を"必要とする"事柄がありました。彼は私が感じたように見えました。私は中に入り、再び挨拶をしました。私はベッドに座り、「あなたには大変な数週間だったのですね」と言いました。彼は「そうです」と答えました。それから彼はどのくらい病院にいなければいけないのか尋ねました。私は（冗談ぽく）「それはあなたがどのくらい関心があるかによります」と言いました。そして、「私は廊下を隔てた向こう側にいる興味深い男性のケアをしていて、彼にはここにいてほしいと思っています。なのであなたが興味深い人でなければ、すぐにご自宅に帰っていただけるわ」と言いました。彼と彼の友人は笑いました。

　彼は私にその男性のどんなところが興味深いのか尋ねました。「あなたがご自身のことを私に話してくれたら、私はあなたをそう思うでしょうね」と答えました。そこで彼の友人はこう言いました。「K氏は10年間、私の保証人でした」。私がK氏にどのくらいお酒を飲んでいないのか尋ねたところ、彼は40年間と答えました。そして、「いいわ、それよ。あなたはここにいな

ければいけないわ。あなたは興味深い人だわ」と言いました。2人は笑いました。私は彼らの禁酒を褒め称えました。K氏と友人は同時に少なくとも3，4人の保証人をしていること，そのことにどれほど満足しているかを話し続けました。K氏は自分がそれを続けることができるかどうか尋ねました。私は「もちろん，ただほんの少し調整が必要ですけど」と言いました。K氏は懐疑的な表情をしました。カーリーは病室に入ってきて，ずっと会話を聞いていました。私はK氏が陸軍にいて，1960年代にフォート・ディックスに駐在していたことを知りました。彼はそこに勤務することは好きだったが，あまりいい気分になれなかったと話しました。

ついに彼は，「君はあの男のどこがそんなに興味深いのか，一言も話してくれなかったぞ」と言いました。私はこう言いました。「そのことなら伝えられます。彼は第二次世界大戦の間，南太平洋にいて，硫黄島の戦いに参戦し，彼の乗った船が故障して沖縄にたどり着けなかったそうです。けれど，それが最も興味深いことではありません」。すると彼は「わかった，聞かせてくれ」と言いました。「彼はすてきな男性で私と話すのが好きなんです」と私は言いました。K氏は「君は私を決して放っておいてくれないんだね」と言いました。私は「そのつもりですよ。でも，あなたがいる限り，私たちは会話ができますよね？」と言いました。勤務の終了時刻となったため，私はK氏に明日会いましょうと告げました。カーリーは私と一緒に病室を出ました。私は彼女を見て，彼女が何を感じたのか尋ねました。彼女は「患者が十分いい人に見えました」と答えました。

翌朝，K氏は再び悲しげな表情でベッドに横たわっていました。私が彼に必要としていることがないか尋ねたところ，「シャワーを浴びたいと強く思うのだが」と彼は答えました。私は「私と一緒に立ち上がって行ってみましょう。あなたがどのくらい安定しているのか調べさせてください」と言いました。彼は自力で立とうとしましたが，とても不安定な状態でした。しかし，1度立ち上がると彼は大丈夫でした。私はシャワー中に疲労することを懸念し，彼にシャワーを浴びることはできるけれど，シャワー室に椅子を準備する必要があると伝えました。私は椅子のあるシャワー室へ行きましたが，シャワーヘッドが壊れていました。そこで，廊下を隔てた向こう側へ行き，2つのシャワー室に椅子を準備しようとしました。私は彼にシャワーを

浴びさせることに気が気でなかったのですが，彼がひどく望んでいることも知っていました。

そこで，私は病室に戻って，私が彼を車椅子でシャワー室に連れて行き，シャワー室に入るのを手伝うが，私もそこにいなければならないことを彼に告げました。彼は了解してくれました。そのため，私は車椅子で彼をシャワー室まで連れて行き，1Lの酸素ボンベを取り外し，仲間に手伝ってもらって彼にシャワーを浴びさせました。それは危ういことでしたが，K氏と私とで髪や体をなんとか洗い，わずか数分ですが彼を吹き出してくるお湯の中に立たせました。それから私は緊急ボタンを押して，彼をシャワー室から出して体を拭いて車椅子に座らせるのに手伝ってくれるよう仲間に協力を求めました。まったく優雅ではありませんでしたが，私たちはユーモアを忘れませんでした。私はびしょぬれになりましたが，やった甲斐はありました。

それから私は彼を車椅子に乗せて病室へ連れて行き，その髭を気に入っているかどうか尋ねました。彼は髭が嫌いだけど，具合が悪すぎて剃れなかったと言いました。そこで私は30分かけ，5本のかみそりを使って，彼の髭をきれいに剃りました。髭剃りの後，私は彼の髪をとかしながら，長くなったその髪について彼に尋ねました。彼は床屋へ行けるほど気分がよくなかったのだが，通常は短くしているのだと言いました。「私を信頼してくれますか？」と私は尋ねました。彼は間を置いて，「ああ，たぶんね」と答えました。そして私はこう言いました。「私の長男が2〜3歳の頃，私は節約したかったので私が息子の髪を切っていました。まあ，とりあえずそれ以来誰の髪も切っていませんし，髪にかなり接近してもハサミを手にしません，とだけ言っておきましょう。けれど，あなたに対しては……またやってみようかと思っています」。そこで，私は彼の髪を切りそろえました。私がやったにしては，それほど悪くありませんでした。

私が髪をすべてきれいにし終えて，彼のほうを見たとき，彼の目には涙が浮かんでいました。彼が何か言う前に，私は「今日，あなたのお世話をさせていただきありがとうございました。あなたは私をとても楽しませてくれました」と言いました。彼の涙は決して流れず，私も涙を流しませんでしたが，彼はうなずいて，「私は自分の糖尿病と血圧が悪いことを理解したよ」と言いました。「そうよ。あなたは急いで指導を受ける準備ができています

か？」と私は尋ねました。彼は「ああ，できるよ」と言いました。
　私はベッドに座り，K氏と私は糖尿病や高血圧，脳卒中について話し合いました。私は食事療法士がやってきて彼に説明し，食事療法についても理解できるよう援助してくれることを彼に伝えました。食事療法士はパンフレットを用意してくれるでしょう。それから，糖尿病の治療食を守っていれば高血圧に役立つし，脳卒中の危険性も下がるでしょうと話しました。患者は「それらは関連しているの？」と尋ねました。私は「そうです」と答え，続けてどのように関連しているかを彼に説明し，血圧管理を含めた脳卒中の手引き書を渡しました。そして，彼に食事療法を守り，インスリンを使い，服薬することができるかどうか尋ねました。「あなたが昨日尋ねていたら，私はいいえと答えたでしょう。けれど今日，私は思いやりを感じました。だから，はい，できると思います」と彼は言いました。私はうなずきました。
　K氏は翌日退院しました。PTと介護サービスの提供を受けるために，すべてのコンサルテーションを終え，在宅サービスが準備されました。私はお別れの言葉を述べるために病室に行き，彼がまたほかの人の資源になり得ることもできると彼に知らせました。
　私はカーリーを見て，「どうか，いつか彼女もK氏のような患者を担当し，心から感謝する日が訪れますように」と思いました。そして，わざわざカーリーにこう言いました。「報告は大事ですが，ときに物事は報告どおりにはいかないのです。この男性はまったく言うことを聞かないわけでも，不満だらけでもありませんでした。彼は不安で，自分がどう見えるのか，どのくらい具合が悪いのかということに動揺していたのです。K氏は"思いやり"を感じたとき，聞く耳をもったのです。あなたがまたK氏のときのような報告を受けたとき，このことを思い出してくださいね」。

　すべての看護師がアマンダのようなやり方やユーモア，ふるまいをもっていないし，必要としていないが，この例は，患者の気持ちや対処についてユーモアとやさしさ，関係性や理解によってどんなことが可能となるのかに対して，人の考えや臨床的・倫理的想像力，理解力を強調している。看護師というものは誠実で礼儀正しいものである。アマンダは慰めたり操作したりしていない。人は十分に洗練されたユーモアを必要としていないが，患者固

有の軽妙な反応により状況を感情的に"読みとれ"れば，患者がその善意に気づいた後に防御体制を軟化させることができる。ユーモアは問題を避けるために使われているわけではなく，最初のつながりをもたらしているのである。K氏は難なくアマンダの善意を感じている。

　彼女は病室に入って彼のベッドに座って話している間，彼をまっすぐ見て，彼を知ること以外大事なことは何もないというふうに見せている。彼女の倫理的判断やふるまい，行動は，患者が移動せざるを得なくなる前に感じた疎外感とはかなり対照的であった。K氏や彼の責任，成功に対する心からの関心は，これまでの患者の入院生活が厳しかったことを素直に理解することとあいまって，患者が通常の状態に戻り，シャワーを希望することを促した。K氏にとって，シャワーは体を動かせず，何もすることができない状態を終わらせる象徴である。アマンダはこの機会をフルに活用して，患者の髭を剃り髪を切り，それによりK氏は生まれ変わったように感じた。この優秀なクリニカルリーダーは，K氏がライフワークを続ける希望をもちながら，自らのケアに再び関われるようにした。

　アマンダが指摘した最も重要な教訓は，認識の実践，すなわち相手を人として見る倫理的関わりが，それをわかっていたとしても，失いかけた世界を取り戻すことができるということである。K氏は世間から取り残され，絶望感のなかにこもって，やけになっていた。そして，彼がしなければならないことを"指示"したり，人としての彼に生じていることについてほとんど関心を示さずに，"彼にすべき"ことをしている医療提供者が絶え間なく押し入ってくることを拒絶した。

　尊敬に値する人として認識されることで，患者はどん底から救われる。患者が単にスタッフによい行動をすることだけが目的ではなく，人としてあり続けることが身体的にも精神的にも守るに値することであるからである。病気になった患者は，一時的であっても自立やアイデンティティを失い，同時に相当弱くなったと感じたり，実際にそうなったりする。疾患や"問題"としてではなく人として認識されることは，解放感であり，可能性を生み出す。このナラティヴは卓越したケアと，患者や家族が怒っていたり荒れていたり扱いにくくなっているときに，ケア実践をどのように変えることができるのかを示したすばらしい例である。

苦痛や苦悩，喪失やときには動揺に共感し素直に認めることにより，患者は治療を強要したりすでに負担のある生活の変容を強制したりするのではなく，すすんで"一緒に立ち向かい"心から支援してくれる相手がいることを理解する。特にひどく見捨てられ感を抱いている人に対しては，ケアをその人に合わせたものにするにはときには時間が必要になる。しかし，管理者は，手に負えない状況に陥ったときに怒っている患者に対処するために時間や資源が消耗されるよりも，アマンダの事例のように，怒っていたり要求の多い患者をケアするのに必要となる時間をかけることがときには効率的で効果的，そして温かみがあることを理解しなければならない。
　「おそらく話はそれだけでは済まない」ということから学び得た経験的・道徳的な知は，アマンダがすぐになぜ患者が相当不快で多くのことを拒否するのかをわかった後で怒りを駆り立てた。さらに彼女は道徳的なリーダーとして行動し，影響を受けやすい新人看護師の経験と理解と思考を方向付けた。このようなリーダーシップは他者の実践のなかで指導され成長するのだが，今後はストレスのある態度を示す患者が不安や絶望感を打ち明けて解消させる可能性を秘めている。優秀な道徳的リーダーシップはさらに，彼女が指導する看護師が，感情的に患者を見放し，表出した不安を悪化させながら，怒っている，あるいは要求の多い患者から撤退する可能性を防ぐ。その代わりに彼女は患者の話を聞き，患者の心配事に対応(上記のケースではユーモアを使って)することで役割モデルを示し，患者を"楽し"ませ，好奇心を駆り立て，患者がケアしたり自らのケアを学んだりできる世界に戻れるようにしている。このような変容は事例で示されているほど容易ではないが，多くの人が想像しているほど難しいものでもない。勇気，献身，ケア，共感はいずれも必要な技能であり，身につけることのできる技能である。このようなナラティヴは，ふり返りやグループ討論にとって，またケアや責任の文化や倫理を作り出すうえで貴重な資源である。このような患者は，しばしば1人の看護師を変えることになる。
　今日の非常に忙しいケア場面では，話の別の側面があることを見落としやすい。次の例では，成人病棟の看護師のロビン・ワトソンが，事情が十分わからないために，チームや患者に対して鈍感になったり消耗するという出来事が何度か起こった後に道徳的な怒りを感じていることに気づいた。

Halpern（2007b）は，患者に対する臨床家の否定的な感情がどれほど感じとられているのか，どのくらいすべての人に影響するのか，対立を悪化させかなり緊迫した状況へとあおるのかを示している。この優秀な道徳者やリーダーは繰り返しケイトの立場に立っている。ケイトは自らの生活のコントロールを失い，少なくとも敬意や尊厳をもった患者として扱われていない。

> **看護師**：ケイトはハンチントン舞踏病です。彼女は路上生活者になって症状が現れた後，私たちの病棟に入院してきました。ERは彼女を精神科施設へ送ろうとしましたが，うまくいきませんでした。ハンチントン舞踏病は遺伝性の疾患で，神経系に影響を及ぼします。それにより精神面の退行性変化，情緒障害，自制心の喪失，重度の行動問題を引き起こします。完治はせず，唯一薬物療法が行動を抑えるのです。
>
> 　ある日，ケイトはタバコが欲しくなりいらいらしていました。彼女は病棟が彼女と一緒に取り決めようとした時間や制限についてまったくわかっていませんでした。彼女は気にとめていなかったのです。彼女はタバコを欲しがりました。それは今でもそうです。スタッフは彼女なら30分我慢できるはずだと説明しました。彼女の行動は悪化し始め，彼女は看護師にコーヒーを投げつけ，"コード・ホワイト（患者の暴力や暴言への緊急対応）"が発動されました……ケイトは自らの行動の結果，抑制され薬を投与されました。私がケイトと始めて出会ったのは，その"コード・ホワイト"のときでした（ケイトはどこにも退院できないなかで，35日の入院期間中ずっと1対1の付添い人が必要でした）。
>
> 　ケイトとの会話を通して，私は彼女が教授になるための勉強を終えていたことを知りました。彼女は50歳代前半で，母親と兄の2人がハンチントン舞踏病で亡くなりました。彼女はその病が引き起こす荒廃を直に目にしており，遺伝性疾患であることから息子のことを心配していました。ケイトは自分に何が待ち受けているのかも，この疾患から逃れることができないことも，見通しが暗いことも直接体験をして知っていたので，彼女は疾患への怒りを表出していました。ケイトは冷静なとき，知的でとても感じのいい人でした。そうでないときは，彼女は攻撃的で口汚く罵りました。ケイトをケアするうえでの私の欲求不満はケイトが原因ではありませんでした。それはあ

る出来事が起こることによるものでした。とりわけケイトがある日3本のタバコを吸った後，外から戻ってくるのを拒んだときがそうでした。

　私はコード・ホワイトを発動し，私たちは彼女の周りを囲みました。私は彼女を落ち着かせようと話しかけたところ，警備員が「さぁ，彼女を抑制して片づけてしまおう」と言うのをふと耳にしました。私はふり返って，「すみませんけど，その言葉は余計ですよ」と言いました。私たちが彼女を病室へ連れて行った後，私は看護管理者と話をし，さらに看護部長（Associate Chief Nursing Officer）にまで私の懸念を伝えました。私は警備員の共感のなさにあきれました。もし彼女の耳に入ったら，彼の言葉によって私たちの手におえないほど状況はさらに困難になったでしょう。

　数週間の間に，ケイトは病状が悪化し続け，さらに攻撃的で口汚く罵るようになりました。ある日，別のコード・ホワイトが発動されました。私たちは彼女の部屋の近くに集まったとき，ケイトはメロディにのせてスタッフの名前を歌い，リズムにのせて汚い言葉を使っていました。スタッフが止めるよう彼女に言えば言うほど，彼女の声は大きくなりました。私たちは薬の効果が出るまで待ちながら，複数名の同僚がケイトについて話していました（彼らは彼女を抑制（拘束）することを望んでいました）。別の看護師が同意し，ケイトに対処しなければならないことに対する怒りを口にし続けていました。（ひそかに考えながら）最初に私はこう言いました。「ここにいる看護師や私の同僚，友人たちがそんなにも共感できないなんて信じられません。彼女はこの病気をコントロールできないんですよ。私はケイトに会うたびに心の中でこう思うのです。『私や私の知人や私の愛する人がこの病気でないことを神に感謝します』と。私の同僚はどうしたらそんなに残酷になれるのでしょう？　彼女はどうすることもできないのですよ」。私は彼らの双方を見て，やさしく言いました。「明らかにあなたがたはハンチントン舞踏病がどのような疾患なのかわかっていませんね。そうでなければ，そんな会話はしないでしょう。その疾患についてもっと調べてくることを提案します。彼女はどうすることもできないのです」。2人は私を見て，何も言いませんでした。この件についてそれ以上何も言いませんでしたが，それ以来，スタッフ看護師は我慢強くなり，ケイトについてほかのスタッフ看護師に怒りを口にすることが少なくなったことに私は気づきました。

私は看護師として疾患にかかわらずどの患者も尊厳と敬意をもって扱う義務があると信じています（大きな欲求不満はこの病棟に精神科患者がいることです。ここの看護師はさまざまな行動問題についてあまり準備ができていません。その看護師もスタッフがケイトと彼女の病気の進行にまったく共感しないことに失望していました）。私は精神科リエゾンナースと話をし，患者への対応方法だけでなく，その患者に対する同僚の反応の不満や懸念についても話し合いました。精神科リエゾンナースはこの疾患について，それからもっと重要な対処が難しい行動問題について教育するため，できるだけ多くのスタッフと話をしました。彼女はなぜスタッフではなく私にそのような態度をしたのでしょうか？　時間が経つにつれ，私は同僚のなかに，そして彼らのケイトへの対応の仕方にとてもよい変化が出てきたことに気づきました。

　　私の欲求不満は，同僚たちがケイトを人として見ていないと感じたためでした。私は彼らがその事実を見落とし，ケイトを人としてではなく，つまり自分でコントロールできない疾患を抱えた人としてではなく，疾患を扱っていたと感じていました。私たちはスタッフとして，またチームとしてケイトに対してもっと効果的なケアをする方法について一緒に学び始めました。同僚とともにこのような経験をしたこと，そしてその経験によって全員がよい看護師だけでなくよいケア提供者になれたことを誇りに思っています。

　チームメンバーに対するロビンの怒りは，すぐれた道徳的行動をとり，さらに高い期待にとりくみ，チームの責務に道徳的な態度を確保することに彼女を駆り立てている。このような極端な状況では，いつまで続くか検討もつかず，うまくケアしたり対処したりするのに必要な技能もないため，感情的な緊張や不満が生じるのも仕方がない。しかし，能力の低下は，患者の，とりわけ精神的な能力がなく，我慢ができず威嚇をするような患者の拒絶を受けやすかったり，議論になったりする。力関係の争いは予想どおり，無力感や闘う必要性，看護師が必要としていることに対する激しい抵抗を促しながら，誰もケアしてくれない，誰も信じられないという患者の不安を増幅させる。ケアを受けたことのある人であれば，ケアの目的が見失われたとき，対等な立場で闘えないことや不安，心配があることを理解できる。抑制は予想

通り，「困った」「やっかいな」「怒っている」といったレッテルを貼った多くの行動を引き起こす。

　ロビンは恐ろしい不治の病についてスタッフを教育するため，知識豊富な資源を活用することによって，ケイトの行動に対するスタッフの誤解をとりなしている。それは臨床判断だけでなく道徳的判断でもある。ケイトは希望を失い，すでに彼女の社会的・精神的生活を破壊したこの耐え難い疾患に怯えている。ロビンの共感はまさに彼女がチームメンバーに表出したことであり，同じことを想像するよう強く求めている。彼女は意識を高め，病棟のケア文化や実践に対する期待を高めている。行動上の境界とともに職業上の境界もある。その両方が侵害されたのである。彼らは全員，ケイトのためにもっとよいケア環境を学び，作り上げた。このような個人レベルやチームレベルでの経験的学習により自己改善が可能となる。

　自らの個人的な背景を考えると，怒っていたり思いどおりにしようとしたり，敵意をもつ患者や家族という課題を特に抱えている臨床家が時々いる。彼らは自分が必要なケアを提供できないと感じている。なぜならば彼らにとって，怒りが不安や絶望，無力の表れであると思えないため，怒りを本当に恐れているからである。そのような臨床家は多種多様な人々の役に立つケアをするのに必要な技能を身につけるうえで，同僚の援助が必要である。

　ブレイクダウンのもっと極端な状況として（第11章を参照），道徳的リーダーが勇敢な行動をとっていても，状況は好転せず，患者や家族からの信頼が回復不可能になり，壊れることも当然となり，一貫した集中的で継続的な共感をもったやりとりでないと受け入れられなくなる。極端ではあるが，このような状況は残念ながら珍しくはない。

　前述の例で，ロビンは弱っていて精神的な問題をもつ患者へのみっともない対応に道徳的に腹を立てていた。そのような人は想像力を駆り立てて次のトビーの祖母の例に加わることができる。トビーが誤薬による被害を受けた後，祖母がこれまで以上に激しく抵抗したことが理解できるはずである。NICUの看護師であるローラ・オールターは困った患者や家族へのケアについての多くの話のなかの1つを打ち明けてくれた。彼女の同僚はその祖母とよりよい関係性を築こうとしたが，この状況をうまく切り抜けたのは専門知識にほかならなかった。

看護師：私の親友のディーが自宅にいる私に電話をしてきて、「お願いがある」と言いました。彼女は新生児をケアするチームへの私の支援を求めたのでした。今回は複雑な家庭の状況があり，管理者はできるだけ早くケアチームを作りたいと考え，ディーがその子のプライマリ看護師になる予定でした。その子(トビー)は NICU から移ってきました。彼の家族はロナルド・マクドナルド・ハウス(慈善団体施設)から追い出されました。申し立てによると，彼の父親が大画面テレビやそのほかのものを盗んだからということでした。祖母のバーバラが主介護者で，彼女も NICU で RT と口論したことがありました。現在，祖母は1日24時間ベッドサイドにいます。私は内心，びくびくしていましたが，その挑戦を受けて立ち，承諾し，すばやく祈りを捧げました。

　金曜日に私はトビーに初めて会いました。その子には内反足や先天性心臓欠陥(両大血管右室起始症)を含む多発性の先天性の障害がありました。その子はすでに BT シャント(体肺動脈短絡術)や気管切開，胃瘻チューブなど多くの外科的処置を受けていました。さらに心臓手術が必要で，この時点で人工呼吸器を外すことができませんでした。報告によると，彼は CPAP (持続的陽圧呼吸器)をつけて NICU から自宅へ帰る準備をしていましたが，その途中で"呼吸停止"になり，そのため再び人工呼吸器をつけていました。コードの後に NICU での口論が起こり，当然，祖母と母親はまったく満足していませんでした。夜勤の看護師は私に，祖母の態度は適切だったが，トビーが熱を出したため今は神経がピリピリして気ぜわしくしていると話しました。

　私は初めて家族に対応するときのいつものやり方で祖母に対応しました。私は率直に，心を開き，誠意をもって接します。私は祖母に自分がしていることをすべて伝え，トビーの基準値について彼女に意見を求め，彼女がどれほどトビーをケアしたいと思っているのか尋ねました。私はいつもそれぞれ相手のよいところを見て，自分の意見をまとめようとします。私はこれまで"悪夢のような"家族が単に"怯えていたり，不安になっていたり"していることが判明したとき，嬉しい驚きをしたことを思い出しました。この数年のうちに私は早まった判断をしないということを学びました。このことを念頭において，私は部屋に入って自己紹介をしました。

バーバラは私よりもそれほど年が上ではありませんでした。彼女は両手を腰にあてて私に挨拶をしました。彼女はトビーの熱を心配し，私がそれに対して何ができるのかを知りたがりました。トビーは丸々と太った5か月の子で，自分の体と同じくらい大きなアフロヘアでした。彼はドン・キング*に似ていました（*訳註：アメリカのプロボクシングプロモーター）。彼は少ししわくしゃな顔で，しかめっ面をして顔をゆがめていました。トビーと祖母のどちらが怒っているのかわかりませんでした。私はバーバラにトビーにとって正常であることについて話しました。彼女はトビーの具合が悪いというほかの徴候に気づいていたのでしょうか？「トビーについて私たちはまだよく知りません。あなたが一番彼のことを知っているんです。彼を知るうえで役立ちそうなことは何でも私に話してください」。私は彼をチェックしながら彼女に何をアセスメントしているのか説明しました。一方，彼は熱が上がり（39℃），顔に赤みがさしていましたが，酸素飽和度は問題なく，呼吸しにくそうでもありませんでした。「熱のせいで心拍数が上がっていますが，私が注意していますし，医師に知らせておきます。私が研修医に熱のことを知らせたら，医師は感染症を除外するためにいくつか検査をしようとするでしょう」と私は説明しました。

バーバラは満足しているように見え，私は彼女が少し気持ちをゆるめたことに気づきました。そして，私はバーバラに，採血をしている間部屋にいたいかどうか尋ねました。彼女はそうしたいと答えたので，トビーを抑えておくのを手伝ってもらえそうでした。彼女は私が役に立つのかどうか尋ねたので，私は1〜2回やってみてできなかったらほかの人に頼むが，たいていはうまくいくと伝えました。検体を送った後，トビーはアセトアミノフェンを処方され，体温が安定しました。その日の残りの時間は問題なく過ぎていき，バーバラは友好的な雰囲気のままでした。私はトビーとバーバラが大丈夫なことを確かめるために，頻繁に病室に立ち寄り，彼らの様子を確認しました。その日の遅くに，私は同僚と一緒に従業員援助会議に出席しました。私は自分がすでに信頼関係を築き，敬意をもって接するという哲学を確立していると感じていましたが，会議はスタッフのために役立つと考えていました。

このような状況で，多くの病棟スタッフに我慢の限界を強い，まだ看護師

でいたいのかどうかと自問させるような関係が始まりました。大変興味深いことに，それが私の最も実り多かった患者と家族との体験だったのです。今考えると，バーバラへの対応には相当な我慢が必要であったことを認めます。彼女は要求が多くいつもいらいらし，ときにはスタッフに意地悪をしました。

どの看護師にもニックネームをつけ（私のニックネームは聞いたことがありませんでしたが，私の彼女に対する印象は変わりません），ほんの些細なことで口論になりました。たとえばディーがトビーの気管から血液の混じった分泌物を吸引したところ，"ブリーダー（出血性素因者＝嫌なやつ）" と名づけられました。身長計測板でトビーの身長を隔週で計測していた栄養士は "ボード・レディ（計測板の女）" として覚えられました。ニックネームのリストは増え続けました。スタッフの多くは憤りを感じ，多くの諍いを生じながらも，トビーのケアを続けていました。ディーですら飽き飽きしてしまい，私に彼のプライマリ担当を交代したいと連絡してきました。彼女はバーバラの態度に恐れをなしていたのです。私はバーバラとうまくやっていたし，トビーにはまったく問題はなかったので同意しました。同僚には見えていないのかもしれないことが私には見えていました。

私は，当初バーバラの突飛な行動を我慢しました。なぜなら彼女がいかに孫を愛しているか，そして彼女だけが孫の代弁者であろうとしていることを知っていたからです。誰も彼女ほど彼をケアできませんでした。私は彼女が細心の注意を払って孫を清潔に保ち，彼の世話をなんでもうまくこなし，適切な質問をしていたことをわかっていました。そのため，私は彼女に敬意を払い，お互いにそうだと思っていました。彼女が実際にトビーのそばにいて，結論としてはそれが重要なことだとわかるには，「こんなこと，取るに足らないわ」といった彼女の感情的な言葉の演出の先を見なければなりませんでした。彼女は心の奥底では落ち込んでいました。彼女は自分に対して誠実で率直な人には敬意を表し，要求もしました。

私の同僚たちはほとんどが，バーバラを満足させる方法がわからなかったため，親しみを込めて "洞窟" とよんでいる病室を避けているようでした。バーバラは遅くに就寝し，トビーを彼女のスケジュールに合わせたいと思っていました。このことが，コントロールすることに "慣れ" ている多くのス

タッフと異なる点でした。スタッフは，彼のミルクをどのように温めるのか，どのようにおむつを変えるのかといったささいなことでバーバラと争っているようでした。私はバーバラにそのような状況をコントロールさせていました。なぜなら心の底からトビーの具合がとても悪いと思っていて，そういったことが彼女がコントロールできる唯一の事柄だったからです。私は自分の考えにスタッフを巻き込もうとしましたが，彼らは相当彼女を嫌っていたため参加できませんでした。彼女と私はチームになりました。彼女はトビーのベッドサイドから決して離れず，いつも彼を守ろうとしていましたが，私たちは一緒にケアをしました。

　ある午後，私はトビーを抱いて揺らしてもいいかと尋ねたことがありました。たいていバーバラか娘のアンバーしか，そうすることができないからです。バーバラは孫への思いがとても強く，めったにトビーを渡してくれませんでした。彼女は，私が尋ねてくれたこと，そして自分が一休みしている間，トビーをあやしてくれることに喜んでいると言いました。私は復活祭など，彼が新しい服を着たときや髪を編んだときに撮影会をするためにカメラをもってきていました。祖母と母親は喜んで自分たちの小さな子どもにおめかしをさせました。

　アンバーはしばしば夜にトビーの父親を連れて見舞いに来ていました。トビーの父親はやさしくて大柄な人でした。彼はトビーと同じ髪型をしていて，私はよく似ていると思っていました。彼らとも関わりましたが，バーバラのようではありませんでした。バーバラは明らかに主要なケア提供者で，コントロールしていました。バーバラとアンバーとの家族力学を観察するのは面白かったです。彼らはお互いに小言を言い合っていましたが，強い女系家族でした。バーバラはよく自分の母親のことを話し，家族のなかであんな生意気な口を利く女性はほかにいなかったと言いました。ときどき彼女は電話で，バーバラと同じくらい活気ある曾祖母と話してほしいと私に言いました。

　バーバラと私はトビーのケアをしながら何時間も話して過ごしました。ある日，彼女はついに私にNICUでの出来事について話してくれました。トビーは緊急事態に陥る前にもたくさんの問題を抱えていましたが，人工呼吸器から離脱し，まもなく自宅に帰るところでした。ある日，NICUの看護師

がトビーにカリウムの過剰投与をしてしまい，彼は心停止になりました。バーバラはミスに気づいていましたが，誰も何が起こったのかについて彼女に正直に話してくれないと感じました。そのときから彼女は今後，孫のそばから離れず，スタッフのしていることをすべて監視しようと決意したのでした。私は，彼女にはほかの人を信用してトビーのケアをさせることがいかに難しいか，そしてトビーは彼女のような祖母がいるので幸せだと話しました。私は心からそう伝えました。

彼女の"頑な態度"が本当はどういうことなのかについて私に多くの話が打ち明けられるにつれて，私に対するバーバラの信頼感は大きくなっていったと言えます。彼女が自分の気持ちを私にすすんで打ち明けてくれたことから，彼女が私を信頼していることがわかりました……スタッフのなかにある憤りは相変わらずわだかまっていました。スタッフは(私が)彼らをひそかに批判している(と信じた)ため，まもなく私に対する風当たりが強くなりました。本当のバーバラを理解しているスタッフが数名しかいないことに私はとても悲しく思いました。バーバラは私が彼女を楽しませたり同僚を見くびったりすることに一切関与していないことを早くから知っていました。彼女は話をするのをやめました。もし彼女が話し始めたら，私は彼女をちらっと見るだけで，「わかった，わかったわ。黙っていましょう」と彼女は言ったでしょう。私はチームの支援をしていることを同僚にわかってもらいました。

ある週末，バーバラは私が日勤かどうかを尋ねてくれたのですが，それは嬉しいことでした。実際，バーバラは日中に帰宅したのです。「好きなだけ彼を甘やかすことはできます。彼が信頼できる人に任せられることを私はわかっています」と彼女は言いました……私は彼女が初めて帰宅したことを嬉しく思いました。

数か月後，トビーはついに帰宅の準備ができました。バーバラとアンバーはキャスターつき人工呼吸器を後ろに従えて彼を車で迎えに来て，外の世界に向かっていきました。私はその日がついに家族に訪れたことを幸せに感じました。病棟のスタッフは単に彼らがいなくなることで気持ちがやわらぎました。ほどなくして，バーバラが在宅看護のエージェントを解雇し，自分たちだけでトビーの世話をしていることを聞きましたが私は驚きませんでした。しかし，医師やスタッフにバーバラがトビーにすばらしいケアをしてい

ると伝えて安心させました。事実，彼女はそうでしたから。
（バーバラはクリニックに来るたびにローラを呼び出し，連絡を絶やしませんでした。でも悲しいことに，トビーは最後の大きな手術を乗り越えることができませんでした。ローラはトビーの死後も家族の主要な支援者を続けたそうです）

　ローラは明らかに怒っていて，要求が多く，手強い患者や家族へのケアの熟練者となっていた。ほかの熟練した道徳的リーダーと同様，彼女はそのような患者にすすんでケアをしている。そのため仲間は決まってそのような患者を彼女のほうへ"追いやって"，学ぶ機会を失っている。ローラは多様な"困った"患者へのケアの経験が豊富であるため，その対応の専門的技能を身につけていた。ローラは患者や家族にケアする際，心から関心を示していて，家族が赤ちゃんに細心の注意を払ってケアしていることを鋭く認識することで，対応を強化していた。とても深く愛している人や愛する人に深く献身している人に嫌悪を抱くのは難しい。バーバラの心や気持ちに気づくことで彼女は共感し，バーバラは彼女の敬意や関心に気づいていたので，強いつながりを築くことになった。
　ローラのバーバラに対する道徳的な態度には内省が求められる。善意があったにもかかわらず，臨床家の誰一人トビーの部屋で歓迎されず信頼されていなかった病棟では，ローラが提供したケアと明らかに何が違っていたのだろうか？　ローラはバーバラに対して敬意を払い折り合いをつけていたので，バーバラやトビーの部屋に迎えられたと述べている。この道徳的リーダーはバーバラを理解し，まるでバーバラが自宅でトビーの世話をしているように，彼女が孫に必要とするケアをコントロールできるようにした。ローラはバーバラが得た信頼すべき知識を認め，そのことを伝えたため，バーバラはトビーが日常的に必要とするケアの方法を正確に判断できる立場を得ることができた。つまり，トビーの人生にとってバーバラが重要であることをローラが認識していたことがキーポイントなのである。
　怒っていたり敵意をもっていたり，困った患者とやりとりするうえでの専門技能を身につけることは，看護診断の「非効果的コーピング」というラベルによって抑えつけられてきた。そのラベルが的外れではなかったとして

も，非効果的というのは，問題はそもそも行動にあると推測するよう看護師を間違って誘導する。それに応じて，看護師は患者が自らの強みを見つけ出し，必要な生活様式の変容について自らの態度を見つめ直し，目標を設定し，不適切な行為を指摘するなどを支援するよう教えられている。前記の例で，信頼していたケア提供者がトビーにカリウムを過剰投与し，その結果トビーが心停止になった後，これ以上衰弱するような危害を加えられないようトビーを激しく擁護しているバーバラを，非効果的コーピングだなどとどうしていえるのだろうか？

　事故があろうとなかろうと，ごまかそうとする雰囲気やトビーの合併症のなかで，バーバラが対処しようとしていることを当然認識すべきであろう。多くの患者や家族と同じように，彼女はさらなる脅威に備えて極端な行為をせざるを得ないというさまざまな負担に対処することを強いられている。彼女は愛する人の人生のために闘っているのである。"洞窟"という表現は，バーバラが対処していることを明確に描き出すのに役立ち，新しい考え方を啓発し，この"困った患者"の問題を見直し，新しい介入方法を促すことを，暗に求めているのかもしれない。もっと正確な診断は，「どうしようもない不安やストレスや過剰な負担，極端に弱っていることに対処しようとしている状態」になるだろう。言葉はそれ自体，思考や判断，介入を有効でもっと正確な方向に見直したり，向け直したりする。すべての状況がうまく，都合よく折り合いがつくわけではないが，"困った"（どうしようもないほどのストレスを受けている，過剰な負担を背負っている，不安を感じている，ひどく弱っている）患者や家族の大多数と対立することは改善の余地がある。

　Halpern（2009）は，極端な行為によって逃げたい，患者のケアをほかの人に回したい，状況をおさめたいという欲望が当然引き起こされると同意している。しかし，臨床家が患者に対して反感を抱いた場合，その嫌悪感がかえって問題のある攻撃的な行為を促進してしまう（Degnin, 2009; Halpern, 2009）。臨床家によっては，激しい対立の間，あまりにも困難すぎて患者に共感することができない人もいる。それでも，臨床家は通常の日常ケアのなかで他人の気持ちを理解できるようになり，「絶えず探究心をもちながら実践することを育むことができ」（Halpern, 2007, p.698），そのため対立していて

も，身についた反応や習慣となって共感を示すことができるようになる。

　やっかいな患者は必ずしもいつも怒りや頑固さ，攻撃性を示すわけではない。思い通りに操ろうとする行為や依存，不安，妄想行為により臨床家をいらいらさせる，ある特定の精神障害の患者もいる。それぞれがさまざまな情緒的要求と臨床的要求を臨床家に起こす。

　腫瘍クリニックの看護師であるローズマリー・メルトンは，彼女がかつてケアをした最も複雑な患者の1人との対応について打ち明けている。

看護師：私は70歳の肺癌患者のケアをしました。その経験は普通とは異なる印象的なものでした。メアリーと夫のジョンは長年連れ添った夫婦で，子どもはなく，ほかの人との交流は限られており，夫婦以外の支援はまったくありませんでした。メアリーが腫瘍クリニックへやってきたとき，肺に多くの結節が見つかりました。そのため，彼女の状態は深刻でした。問診の間，メアリーは自分が強迫性障害（OCD）であることを医師と私に打ち明けました。彼女は「通院以外に家を空けない」と言いました。また，彼女は帰宅すると，「身につけていたものをすべて着替えて，全身を洗わなくてはなりません。そのために私は非常に疲れるのですが，そうしなくてはならないのです…」ということでした。

　医師は化学療法の計画について要点を説明しました。彼女はその効果に対する懸念を表明しましたが，私は彼女がOCDのためにその治療をやり終えられるのかどうかを気にかけていることに気づきました。彼女はその（消耗するような）治療が「なんだかんだ言っても何の役にも立たない」のではないかと心配していました。夫のジョンは彼女の心配を理解し，彼女が（治療に）挑戦することに同意するなら，OCDに伴う必要な手助けするために"いつもしているように"自分がそばにいることをメアリーに伝えました。この時点で，私はジョンがメアリーの治療の一部となることを知りました。私はメアリーに，「たとえすべての治療工程が行われたとしても」ジョンが彼女のそばにいることができることを話しました。私はかなり狭い空間であるにもかかわらずジョンが治療室にいられるように工夫しました。メアリーはその治療が彼女の寿命を延ばす唯一の方法であることを受け入れていました。医師はいつでも都合のよいときに治療が始められることを彼女に説明

し，出て行きました。

　私たちが予約を取るために部屋を出たとき，私はメアリーを治療に専念させるために自分が大きな課題に直面していることを理解し始めました。患者をケアするために，私は彼女の通常とは異なるニーズの多くを予測しなければなりませんでした。そうでないと，彼女は治療を完了できないかもしれませんでした。これまでも夫婦だけで支え合ってきたので，メアリーは頑に外からの支援を断り，私はメアリーとジョンの関係性が彼女の治療計画をうまく実施させるために欠かせないことを知りました。また，メアリーとジョンを援助する方法をもっとよく知るためにはOCDについてさらに勉強しなければならないことにも気づきました。

　彼女がやってくる前の日，私はOCDのことを調べることに時間を費やしました。調べたことでメアリーが感じている特別な不安についてさらに理解が増し，彼女が癌のコミュニティの一員になれるような治療を強化することにしました。メアリーの最初の治療予約に先駆けて，私は彼女の通院計画をたて始めました。彼女の精神的，身体的支援のために夫がそばにいられるようにする必要がありました。彼女は誰かが触ったものに触れることができないため，彼女が腰掛けられるように治療用の椅子を"非接触型"にしなければなりませんでした。つまり，椅子は新しいリネンで全体を覆いました。そうしなければ，メアリーは座ろうとしないのです。また，彼女は治療中，昼食を摂ったりトイレを使用したりする必要があることに気づきました。それぞれの問題は独特な課題でした。私はメアリーからどのようにトイレを使用するのかについての提案を引き出しました。私がそのような要求に応じられなかった場合，メアリーは治療を拒否し，数週間あるいは数か月以上生き延びるチャンスを逃してしまうことになるため，私は不安を感じました。

　メアリーの最初の治療のため廊下を歩きながら，私はこの先どうなるのか，もう1度考えました。多少気がかりではありましたが，私たちが直面するであろう問題を予測し，計画したことに満足していました。メアリーはOCDによる不安を表明しました。"椅子に座れないわ。トイレが使えないわ。そのお皿や食器で食事はできないわ"と言いました。私は別の看護師にメアリーが到着するまでに治療用の椅子を完全に覆うよう伝えていましたが，フットレストが覆われていませんでした。メアリーは再び動揺し，気が

動転して不安の言葉を並べ立てました。すぐに私は彼女が境界線を侵されると必ず「ほら，そんなことはできないわ」と言うことに気づきました。その1週間，私はたびたびこのフレーズを耳にすることになりました。

「椅子全体にきれいなリネンで覆うのはどうでしょうか？　それで大丈夫ですか？」と私は尋ねました。彼女は「もちろん洗いたてですよね？」と反応しました。私たちが決してリネンを使いまわさないことを彼女に伝えて安心させました。彼女は私の提案を受け入れ，注意深く椅子に腰を下ろしました。治療を始める前に，トイレの使用について試すために彼女はトイレに行く必要がありました。シートの上に座らないでどうやって用をたすのか，どうやって彼女の衛生のニーズに対応するのか，私たちは話し合っていましたが，IVポール（点滴スタンド）を押せないことは予想していませんでした。彼女は「ねぇ，そんなことはできないわ」と言いました。私は夫にポールを押してもらい，ドアを開くよう頼みました。中に入ると，メアリーはトイレを使用しましたが，トイレットペーパーに触れることができなかったため，私が手伝いました。トイレに行くことはまもなく習慣になりました。私が要求していた使い捨てのお皿と食器ではない状態で彼女の昼食が運ばれてきたとき，問題が再び表面化しました。すぐにカフェテリアへ行き，問題に対応しました。

ついに，実際の治療が始まりました。私が予想したような問題もなくIVが開始されました。私が身につける必要のある使い捨ての手袋や機材のセットをメアリーに見せると，彼女は安心しました。（IV輸液のために）彼女の"大静脈"が確保されたときは，胸をなでおろしました。輸液中，メアリーは血圧や肺のチェックが必要でした。私がそのことを彼女に説明したところ，彼女は夫のサポートを求めました。「ジョン，私は何をしているの？」初めから終わりまで，ジョンの対応は笑顔で，「メアリー，看護師さんにそれをさせてあげなくてはいけないよ」と言ってくれました。血圧測定のカフは洋服の袖の上から，聴診器はジャージの上からでよいからと提案したところ，彼女は同意しました。治療中，私はメアリーのOCD反応で何度となく繰り返される「ねぇ，そんなことできないわ」という言葉を聞きましたが，絶えず私たちが可能なやり方を考えなければいけないことに気づかされました。

私たちはこのような同じパターンの行動で，第1回目と第2回目の治療をうまく終えました。しかし3回目の最中に，私たちは驚くほどの展開を経験しました。しばらくすると，ジョンが「少しの間，廊下で座っていようと思うのだけど，君は大丈夫かな？」と言いました。すると，メアリーは「そうね，大丈夫だと思うわ」と返答したのです。メアリーは夫を部屋から出して，彼女のケアを私だけにさせたのでした。私は奇跡が起こったと感じました。彼女が私に全幅の信頼を寄せてくれたことに感動しました。とても光栄に思いました。

　メアリーは化学療法を完了しました……ひと月後，メアリーとジョンは1か月検診のため戻ってきました。私はメアリーに会ったとき，「メアリー，会えて嬉しいです」と挨拶しました。私はそう言いながら，彼女を抱きしめようと歩み寄りました。驚いたことにメアリーの手が上がり，抱きしめ返してくれたのでした。彼女の手は彼女が留まる前に実際に私に触れました。そして案の定，彼女は「できないわ」と言いました。私は「わかっていますよ」と言いました。ジョンは私に感謝の言葉を述べました。私たちの誰もが完全に理解できたかどうかは不確かですが，自分がすばらしいことを体験したと感じました。そのときのことを考えると，もし自分がメアリーの状態について一方的に判断していたら，どれほど事態は違っていただろうかと思います……また，この体験が自分にとっていかに重要なことかも認識しています。患者は個別性や独自のニーズ（そしてその調整）により私たちに挑んできます。メアリーは私がケアしてきたなかで最も複雑な患者の1人です。彼女は私にOCDとその影響についての新たな理解をもたらしました。癌の診断によって引き起こされるほかの疾患とは異なり，OCDは基礎疾患であることを私は学びました。

　患者の気持ちを無力にさせる最もつらい課題には，疾患が患者の精神的，社会的，身体的生活を支配している状況がある。このケースでは，患者は好戦的ではないが，彼女の問題を推論する可能性はない。メアリーは社会からすべて閉め出されるのではないかという相当大きな不安に対処できないだけであった。このような状況では，患者へのケアの一番難しいところは，最新の治療の根拠とはほとんど関係がないことである。その代わり，ローズマ

リーは絶えず熱心にとりくんで，メアリーが必要とするあらゆることを予測し，すべてを準備することで，メアリーは"汚いもの"に触れる必要がなく，快適な環境にいることができ，治療に専念して完了させることができた。問題が生じたとき，ローズマリーの創意工夫と冷静さが試されたが，対立に折り合いをつける必要性はなかった。

　ローズマリーが述べた詳細を掲載しているため，読者あるいは学習者は，ローズマリーが解決したり工夫したりした困難や調整，困惑を，想像力を駆使して感じとることができる。このような話やここで紹介するナラティヴのどれもが成長中の臨床家にとって"リハーサル"のための豊富な資源となっている。それにより別の状況や，具体的な障害をもった患者にどのような処置やケアを行えば，患者がわかってもらったうえでケアされていると感じ，ケア提供者との率直で友好的なやりとりができるのかを想像することができる。

　本項では臨床の道徳的リーダーに焦点をあてたが，ほとんどがスタッフ看護師で，自らをヒーローや聖人だと誤解してはいない。しかし，彼らは強い善行やケアや責任の倫理観をもつ洞察力のあるクリニカルリーダーである。また，好奇心をもって関わり続け，困難な時をしのいでいる人に働きかける技能を向上させるための方法を学んでいた。さらに，怒りや脅威，不安や多くを要求する態度の重要性や意味を学び，解明し，気づくことをおそらくせざるを得なかった。それぞれの看護師が患者や家族のどうしようもない弱さや恐怖，疎外感から見いだしたことにより，対立の本質を認識することができた。そして，そのような看護師は新しい観点で自らを理解し，人々がサポートや快適さ，問題解決やケアのパートナーとしての価値を求めていることを理解した。

　それぞれのなかに組み込まれた臨床知は内省や学習にとって豊富な説明となる。しかし，このようなナラティヴは規範的であることを意図していない。その代わり，ある具体的な状況における特定の患者へのケアや気配りを個別化する方法を提示している。しかし同時に，ナラティヴは，「不安でストレスがあり，負担を抱え，弱っている」患者や家族をケアしている看護師の熟練した実践の広がりがよくわかる。そのような看護師は，誠実で，心からの，信頼に足る，共感性のあるケアや気配りを認識していて，受け入れて

いる．対立を克服する最善の方法はないが，方法自体はたくさんある．しかし，それぞれの方法の中心には，価値のある人間として他者と対峙し，心から敬意をはらい，恐怖心や無力感は普通のことであるととらえ，共感的に関わり，好奇心をもって理解や洞察が得られるように傾聴し，思いやりのある反応を導き出すための理解がある．優秀な道徳的クリニカルリーダーというのは変われる人のことをいう．

　理解は，過渡期や混乱，喪失のさなかでのすばらしい才能である．そのような優秀な道徳的リーダーのそれぞれが示してきたように，理解には変える力がある．同様に，患者や家族の視点から見ると，理解されるということは新しい環境にいることがわかってもらえた，認識されたという気持ちになり，新しい状況での可能性に心を開くようになる．結局，拒絶し不安になる状況で生じるのは混乱や孤独感であり，それにより「もう可能性はない」と不可能だと感じさせるだけでなく，今何が可能なのかに目を向けないようにさせるのである（Benner & Wrubel, 1989）．

■協力関係を築き，維持させること

　前述の章やBennerとTanner, Chesla（1996）で述べられているように，対応の倫理は卓越した看護実践の本質である．通常，集積された英知は個々人の英知よりも多大である．したがって意見を交換することや，意見を交わして他者の成長を支援することで，集積された英知を身につけることができる．Covey（2004）の説明によると，すぐれたリーダーは多様性から生じる相乗効果の重要性を理解し，一貫して互いに信頼し助け合う習慣をもっているという．したがって，クリニカルリーダーは卓越性が高まるにつれ，たとえ自分の知識と経験知がチームの方向性に影響を与えたとしても，必ずしもチームリーダーとしてではなく，チームの一部として自らを認識するようになる．さらに卓越したクリニカルリーダーは，患者の利益になることはあえて行わせる．つまり，最高の実践の特徴とは，他者との協働であり，他者同士の協働を押し進めることである．

　次の話では，高度実践看護師が，協働（日々の回診）の仕組みは適切であるが，スタッフ看護師の表現能力が未発達であったために，彼らの重要な貢献

と関与が十分理解されていないことを認識している。看護師の貢献なしに，新生児への最高のケアは不可能である。

高度実践看護師：私はNICUで働いています。私たちは毎日仲間や研修医，病棟医と仕事をしています。ここで働き始めた1年の間で，私は看護師の多くが患者ケアに対するすばらしい考えをもっているのに，彼らが「赤ちゃんが元気ないの」というように曖昧な表現をすることに気づきました。それで，いつも「それで，何が言いたいの？」と尋ねるのですが，時々，看護師たちは「"それで，何が言いたいのか"と聞かれることにうんざりするわ」と怒ることもありました。

そこで，私は患者をケアしている看護師たちのチームを作り，グループ分けをする企画を立てました。彼らは患者についてとても詳しく知っていました。実際「私は患者のことをわかっています。特にこの患者の変わったところなのですが，毎日3時に斑点が出ます。彼に見られるのはそれだけで，感染対策は必要としません」と述べました。私は彼らを1年間支援して，彼らと一緒に事前に回診し，「あなたの今日の計画はどれですか？」と尋ねると，彼らは患児のことをすべて把握していました。それで私は「今日なぜ輸血しようとしたのですか？」と尋ねました。彼らは「そうですね，それは」と言って，「ヘマトクリット値はこれです。そのために症状が出ているのです」と説明し始めました。以前の彼らなら，そのようなことは決してできませんでした。

でも私にとっての最高潮は，回診で彼らから計画を聞いたり，医師の「それは実にいい考えだ，すばらしい」というスタッフへの誉め言葉を聞いたり，彼らがとてもうまく答えている場面を見ることです。

彼らがここまで来るために1年を費やしました。1年かけてその自信がつきました。病棟を回る準備をするためや実践のレベルを上げるために，X線写真に目を通すようになるまで1年かかりました。以上がこのプログラムで実際に私がやったことです。彼らの実践レベルは研修医の何人かを超えており，今では研修医は数値を見る代わりに看護師に向かって「今日は何をすべきですか」と聞きます。また，私たちは，医師がなんらかの見落としを恐れて患児を検査漬けにすることをなくし，医療費削減にも貢献しました。彼ら

は以前，看護師がうまく結果を言えなかったので，あまり看護師を信頼していませんでしたが，今では看護師と彼らのアセスメントを信頼しています。
　「赤ちゃんは元気がありません」というのが，私たちの病棟でごく普通の言い方で，看護師は正確に理由を言うことができませんでした。看護師たちは，医師とうまくベッドサイドで働くことができるようになり，私の役割はまさに彼らを支援することでした。当初「医師は私を怒鳴るでしょうね。私はチームの一員になれませんから」という彼らの言葉を懸念しながら働き始めました。しかし，すぐに彼らがうまく説明しているのを耳にし，そこから彼らはよい看護師となり，患児はよいケアを受けることができ，そして協力関係が生じるようになりました。
　今では医師たちは，看護師が1日12時間ベッドサイドにいることを尊敬していますが，それは私たちにとって実に心強いものとなりました。私は看護師たちが，家族にもよりよい指導ができるようなったと感じています。以前のただの情報提供者であったときに比べて，さまざまなレベルで家族と関わっていると感じるのです。私は彼らがより高いレベルの実践者であると思います。それは彼らが自分のアセスメント能力や自分の見立てを医療チームやソーシャルワーカー，RTたちに示すことができるからです。それはギャップを補足し，ほかの事柄を動かすことができるのです。

　この高度実践看護師は，スタッフ看護師がケアしている新生児を本当に「わかる」ように支援するために1つの方策をたてた。新生児をわかることによって，看護師は特異的な変化や微妙な事柄，質的な違いに気づくようになり，自分の考えと選択したケアの支持を得るために，気づいたことを他者に述べることができるようになった。さらに，高度実践看護師がスタッフ看護師たちと練習して，彼らの役割モデルとなることで，彼らは具体的にどのようなことを知り見分けることができれば役立つのかがわかった。また，同僚に対して自分の見解を明確に述べるという経験を何の支障もなく得ることができた。1年以内に，スタッフ看護師はすべてのチームメンバーとよりよい協力関係を形成することができた。高度実践看護師による最も重要で強力な介入は，まず看護師に患児を理解させ，彼らの臨床的卓越性の育成を促したこと，次に彼らの観察と見通しを実証して支援し，彼らの卓越性にこれま

でよりも大きな信頼感をもたらしたこと，の2つであった。

　クリニカルリーダーシップのもう1つのすぐれた特徴は，可能な限り他者を惜しみなく敬意をもって援助することである。このクリニカルリーダーはコーチや指導者(メンター)として一歩下がって，未熟な臨床家や若いリーダーが表に出るようにした。高度実践看護師は，新進のリーダーたちが毎日の回診で自分たちの見通しを明確に述べていることに，非常に満足した。彼女は「仕事がなくなる」ことを喜び，それによって彼らはチームとして「別の事柄」に着手できるからである。このようにチームを成長させることは，強力なクリニカルリーダーシップの中心的役割である。目的はケアの質の改善であるため，注意と変化を必要とする「大きな事柄」は数限りなくあり，結果的にスタッフと高度実践看護師のリーダーシップの役割は発展し続ける。

　多くの医療の場での協力関係にはまだ基準がないので，協力的な実践を支援するために必要な，より包括的な変化を援助する公的なクリニカルリーダーがいないこともある。しかし，患者に合併症の危険性が高い場合や，患者の危機的な状況が経験的知識からの意見を必要とする場合，概してスタッフ看護師のリーダーが徐々に変貌を遂げ，確固とした立場をとるようになる。以下の話は，先述した人工呼吸器装着中の延髄梗塞患者についての続きである。先の抜粋では，ICU看護師が研修医に人工呼吸器の設定の違いを指導し，次に，彼がこのケースに対して先輩医師が好むものとは違う換気モードを選択したことを伝えた。

　以下の抜粋では問題がいくつか継続していたので，この成長中のリーダーは虚弱な患者の人工呼吸器離脱の間違いを最小限にするため，同僚やRTと協力した。

> **看護師**：私たちは患者の換気設定を変えたので，患者に「今から(人工呼吸器が)サポートする換気量を下げるので，一所懸命に呼吸してくださいね，もしあまりにも負担が大きければ，教えてください。でも今後の数時間は少しつらい呼吸になると思ってください」，さらに「あなたが大変なことがわかっていますので，夜間はこれまでの設定に戻しますので，楽になるでしょう」と説明しました。それでも，人工呼吸器のモードのことやその働きについて全員が知るようになるには数日かかりました。そして私は毎晩，ほかの

看護師は日勤で彼をケアしました。私たち全員が一致して決めたことは，研修医に対しては厳しい態度で臨むということでした。私たちは間違った換気指示を拒否し，もし研修医が変更することに固執したら，すぐにRTを呼び，変更前に話し合うことにしました。私たちはできるだけ離脱が順調に進むよう業務に集中しました。私たちの主眼は患者の心理状態を良好に保ち，離脱過程を進めていくことでした。

インタビュアー：人工呼吸器を外していく観点からすると，彼のような特殊な梗塞患者を理解するうえで，あなたが多くの経歴を有しているという印象をもちました。どのようにして経験を積んだのですか？

看護師：ただ仕事の経験を通してだけです。私は以前から脳神経病棟で働いていたので，モニターから呼吸の波形を見ることができます。速度やパターンが変われば，脳の自己調節機能の障害が原因なのかどうかを確認します。ただ患者の臨床像を見て障害のすべての部位を知るのです。それは患者から何かを予測するようなものです。患者の損傷を見て，障害や問題を予測します。その部位に問題があると確信するための根拠をすでに得ているのです。離脱を行うときは必ず私は患者とそのように関わりますが，医療チームが早期の離脱を期待しているのもわかっています。けれど，私は1か月単位で時間がかかるかもしれないということを，これまでの経験から知っているので，少し我慢すれば誰も傷つかずに済みます。

　この成長中のリーダーは，早すぎる離脱や不適切な換気の設定変更による，わずかではあるが，壊滅的なぶり返しから患者を身体的にも心理的にも守るために，行動を起こす必要があることを認識している。そのためには，この種の神経系の損傷のある患者の問題や「予測される具体的な障害を知っている」チームの「経験豊かな」メンバーの注意力や協働が求められる。この場合，同僚や呼吸療法士から支援を得ることで，この患者をケアする際，各メンバーがリーダーシップの役割をとるよう促され，役割を果たす。

　協働関係を最も築きやすいのは，チームメンバーが，①特殊な患者についての知識があるとき，②理解可能な論理的方法によって，見通しを明確にできるとき，③患者のためを第一に考え，他者の貢献と見通しに心を開いているときである。この3つの技能は基本であり，これらが効果を発揮す

るのは協力関係が築かれ，よい結びつきで協力が得られているときである。高度実践看護師は，本章の最初に示した原発性肺高血圧患者の話を続けた。ここでは，高度実践看護師は次のように説明している。

> 高度実践看護師：(先の話の)重要な点は，CNS が医師の決定を支援し，やりとりを交わすことがいかに多くあるかということです。
>
> インタビュアー：さて，私にははっきりわからないのですが，あなたがそこにいなかったら，何が起こらなかったのでしょうか？ なぜこのようなことを尋ねるかというと，前にあなたは挿管された患者のことと，血液ガス値がよく思えないことを同僚に話していたからです。あなたが「私たちは」「私たちがこれをして，あれをした」と言っていたからです。それであなたの役割が私にははっきりしませんでした。
>
> 高度実践看護師：基本的には，私たちがしたことは私の提案のもとでなされました。つまり同僚と私は，何ができるかについての案を出し合いました。それで，私たちがやってみた案は，2人ともがおそらく効果があるだろうと同意したものです。私が提案したものが実施された理由は，なぜ私が(生理学的に)そのようなことをしたいと思ったのかを話し合うことができたからでした。ただ単に効果があるだろうと思ったからでも，また以前に効果があることを目にしたことがあるからでもなく，(私の考えの)背後にある生理学的根拠が確固としたものだったからです。
>
> それで，たとえば，私たちが最初にしたことの1つが，患者のカプノグラフィをとることでした。そして，測定した呼気終末の CO_2 によって，自分たちのケアが換気に効果をもたらしているかどうかがわかりました。その後，私たちは設定を変え，吸気流量を増やし，吸気時間を増やしました。それが効果を示しているかどうかは，すぐにわかりました。

この高度実践看護師は，患者の生理的変化を論理的に述べたり，提案したケアの利点の生理学的事項を理解したりするよう同僚を支援できた。さらに彼は治療上の変更への患者の反応を，ただちに評価する具体的なケア方法を明らかにした。看護師の科学的で経験に基づく知識によって，権威ある，信頼のおけるクリニカルリーダーとして認識されるようになった。彼の協働的

なやり方は，他者の臨床的背景や経験的知識，職種の観点を尊重し認めることで，あるいは他者を指導し教えることで，平等な立場を維持した。状況によって，それがより適切な教師-学習者関係へと変わっていくことがある。このような場合は，どちらの臨床家も背景として十分な科学的知識をもっていたので，協働的な対話と計画が可能となった。

インタビューでは，彼が「私」の観点から話をしたので，高度実践看護師がもたらした治療上の変化の具体的な影響が明らかである。しかし，いったん明確になると，看護師はすぐに「私たち」の対話に戻った。「私」ではなく「私たち」という言葉を使ったことは，彼が自分をチームの一員として理解していることを反映している。しかし，彼の「私たち」という言葉は，名前を明かさなかったり，事実を表に出さないことを好む臨床家の話のなかにみられる「私たち」という曖昧な表現とは著しく異なる。彼は自分の貢献したことを明らかに示し，自ら協働作業を選びとっていることも明らかにした。

すべての協働作業に教育が必要なわけではない。時々チームのメンバーたちは，信頼できる仲間に自分の臨床推論や判断，ケアの必要性を明確にするために相談する。このような協働には，じっくりと対話することから軽くうなずくまで，同僚の存在や状況の理解によって幅広いものが含まれる。以下に示す話は，2人のフライトナースが予測できなかった状況について述べている。

> **看護師1**：あなたが南病棟でやった輪状甲状間膜切開術を思い出します。その男性を覚えていますか？
> **看護師2**：ええ，私があなたに任せた人ですね？
> **看護師1**：いいえ，最終的に，私たち2人で(その手順を)やったと思っています。でも，私が頸部を切開したとき，かなりの出血をさせてしまいましたね。
> **看護師2**：すごかったわ！　確かにそれは少しじゃなくて，相当な量でした。
> **看護師1**：動脈ではなかったけど，血管を切ってしまったのです。ちょうど輪状甲状間膜に沿って静脈があったからです。そこにある人とない人がいます。そんなことにならないように私たちはいつも注意していましたが，明らかにその男性がそれで，静脈が蛇口のように見えました。そして(看護師2

は)それを見て，一瞬呆然としたみたいですね．
看護師2：そうです．私は看護師1に向かって「どうしよう！」と言って，(看護師1は)「とにかくあなたがなんとかしなさい」と言いました．
看護師1：そうです，なんとかしなければならないと思いました．ガーゼを当てると，すぐに出血は止まりました．そして，気道を確保しました．
看護師2：ただもう病院に引き返したいと思いました．
看護師1：けれど，最初にそれを見たときは面食らいました．なぜなら，輪状甲状間膜切開でまったく出血しない場合もあるからです．今まではきれいなところばかり見てきましたが，ひどく出血したものも目にしたことはあります．今回は後者のほうで，出血が多くびっくりしました．
看護師2：そうですね．
看護師1：そして，私たちはあれこれ気さくに話し合い，それについて議論しましたよね．「ねぇ，私たちは，とにかくそれをしなければならないの．途中でやめるわけにはいかないのよ．彼は出血しているのだから」と言いました．
看護師2：私がただ覚えているのは，とてもたくさん出血していたのですが，看護師1を見て，私は「どうしたらいいの？」と尋ね，看護師1が「やはり輪状甲状間膜切開をやるべきよ，たとえ出血していても」と言ったのです．それで私は「そう，そうですよね」と答えました．私たちがそのことについて話をしたのはほんの数秒ほどでした．
看護師1：私たちはこのことが正しいことであり，当然のことであること，そして今は次に移らなければならないことをお互いに確かめたのだと思います．誰かほかの人から「それでいい，こんなことは時々あることだから」と言ってもらえるとほっとします．
看護師2：そうですね．
看護師1：私がこの職業について思うことは，自分の人生ではまったく見たことがなかったことを，数多く目にするということです．それで，それを以前に見たことがあり，そこに以前いた誰かが一緒にいれば，助けになります．

　この状況は2つの異なる方向から解釈することができる．1つ目は，看護師1のほうが経験が少なくても，手順を滞りなく実施し気道確保をする自信

を得るのに，短時間の再確認で十分であった。2つ目は，2人の看護師がともに経験を有しているなら，この例は最初の時点で予測される困難や危険を伴う実施について，相手を支援しあう協働作業になったであろう。

協働には時間をとられるが，日々の実践で即座に協働が生じる例は数多くある。リーダーシップの文献では，しばしば相手の貢献をほめることが奨励されている。筆者らは，強力なクリニカルリーダーが専門領域内外の同僚の仕事を理解するために多大な努力を払い，積極的に共同チームを作っているのがわかった。

その代表例を「危機のなかでチームを編成し，チームメンバーの行動を調整すること」(第5章を参照)で示した。フライトクルーのパイロット(ナン)は，広範囲の熱傷患者の処置をはじめとして，救命処置を行う看護師を支援するきわめて重要な役割を担った。職責を超えて，彼女のチームは努力し対処したので，2人の看護師はそのパイロットが受賞されるよう推薦した。

> **看護師1**：彼女はその……賞を受けました。
> **看護師2**：そう，リタと私が彼女を推薦し，彼女は受賞したのです。

看護師たちはパイロットの受賞をとても誇りに思うことを伝え，パイロットがどれほど頻回に多くの場面で看護師たちを支援し続けたのかを述べている。このような同僚を理解する多大な，並はずれた努力は，報賞に値する以上のものがある。それは確立された身分保証の枠を超え，それ以上の強い協働の文化を作り上げている。

■ケア提供システムを作り変えること

本書全体で示されているように，日々の実践で問題がもち上がると，必ず看護師がその状況の問題を解決するために対応している。システム自体の問題によって繰り返される問題を取り除くためには，目に見えにくいものに目を向け，うまく介入する必要がある。システムの問題とは，たとえば，そのシステムのほかの部分の円滑な機能を障害したり崩壊させたりするものである。忙しい病棟の物品が午後に補充され，ほとんどの処置が午前に行われて

いる場合，スタッフは道具や備品を必要とするときに，空の棚を見るはめになる。増大するシステムのもう1つの問題は，あるタイプの電子記録である。それは何度も重複するデータの入力を強いたり，浸透している実践の論理に従えなかったり，途方もない時間が消費されたり，コンピュータの台数があまりにも少ないため使用が制限させられている臨床家に非常に多くのことを求め，入院後の所定時間内にデータ入力の完了を命じるのである。クリニカルリーダーは問題の再発に注意し，問題を解決するために他者と協働する。

　病院は多様な医療提供者の実践を保証しているため，組織の実践やシステム，基幹施設がよい看護や医療，調剤や社会福祉事業などの実践に"適している"ことを確保するうえで重要な役割を担っている。実践は社会的に組織された知識体系であり，実践に内在する善意を有する実践者のコミュニティである(MacIntyre, 1984; Weiss, Malone, Merighi & Benner, 2002)。本書で強調しているように，施設は社会的に組み込まれた知識や善行を保護すると同時に，よい実践を形成し維持するうえでの役割を担っている。すぐれたシステム工学や効果的な情報システムは重要であるが，病院や医療センター，外来手術，外来診療の施設などのすぐれた実践を確保するうえで必ずしも不可欠ではない…。

　臨床プロトコルやガイドラインが，熟練した安全ですらある臨床的思考や判断に置き換えることができると間違って信じられてきているが，管理主義はすぐれたリーダーシップの判断に取って代わることはできない。すぐれた判断の代わりに，管理主義は一般的な技能や技術，解決策や規則，人材をまるで"フリーサイズ"のようにすべての組織に適応させる。この場合も，経験と実践による知識はあまり価値がないと考えられている。残念ながら，管理主義は，どんなに効率的であろうとも，現場での実践的な知識の必要性に取って代わることはできない(Sullivan & Benner, 2005)。病院は専門的なものや官僚的なもの，組織的な構造や経過，流れの緊急事態にすら対応しなければならない雑多な組織である(Benner, 1973)。今に始まったことではないが，官僚的な組織はすぐれた実践の結果や観念を，構造や経過に置き換えがちである(Merton, 1968; Weber, 2008)。それが，看護部長がすぐれた実践のための組織的な構造や仕組みの障害について相談するために，なぜ熟練した看護実践家

や優秀なクリニカルリーダーを捜し求めなくてはならないのかの理由となる。

　看護の統括責任者は，施設を質の高い患者ケアや患者の安全，費用効果といった重要な目標に向かわせるために自分たちの組織のなかで熟練した看護クリニカルリーダーを明確にし，特定する必要がある。質の悪い臨床看護ケアは患者の命やケア提供の費用において途方もないほどの犠牲が伴う。質の高さは実際，このスローガンを最初に掲げた自動車産業よりも病院産業のほうが一番の仕事となっている。

　システムを変容させるためにクリニカルリーダーの行う方法には，特定の患者集団のクリティカルパスや実践ガイドライン，成功事例，エビデンスに基づく実践といったものを開発することや，経費を操作しながらケアの質を改善するため患者成果を評価することがある(AHCPR, 2010; Wojner, 1996)。このようなパスやガイドライン，実践例や患者成果から情報を得て，これから生じる臨床的推移を判断したり，似たような状況で適切に対処を行ったりするようになる。

　しかし，わずかではあるが，パスや実践ガイドライン，基準やエビデンスに基づく実践，そして患者成果データの使用と限界への理解には重大な誤解がある。ガイドラインや患者成果データは，実践しているケアを裏づけたり促したりするが，特別な状況，特に患者の状況が予測された規準から逸脱している場合の患者へのケアや，それらの適用規準を示していない。看護師のやり方やケアには経験でしか得られない卓越したノウハウがある。臨床実践では，経費をやりくりしながらケアを改善するのは，パスやガイドライン，患者成果データや特定の状況での問題と危険に関する彼らの推論であり，他者と協働する彼らのリーダーシップである。また，ある患者に対する最善のケアを導くのは，卓越したクリニカルリーダーの関わりであり，支援用具としてのデータとエビデンスに基づく実践の使用である。

　パスやガイドライン，エビデンスに基づく実践や患者成果データを使うことによって，臨床家は患者の状況変化に注意し，ケアに対するよりよい意思決定ができるようになるが，それらは決して臨床知に置き換わるものではない。実践の標準化やガイドライン，パスや患者成果マネジメントは，標準以下のケアを改善することはできるが，そのような「患者経験の技術」(Ellwood, 1988, p.1549)では，特別な患者のケアに含まれる問題に焦点を合わ

せることはできない。それゆえ，あらゆる状況にあるすべての患者の必要性に十分合わせることも，適度に合わせることすらできない(Bliton & Finder, 1996; Frankford, 1994; Halpern, 1995)。熟練者の推論と判断は，最善の実践のために必要とされている。「すでに非熟練者がベッドサイドにいると患者や組織の安全や質が脅かされる危険性があり」(Burritt & Steckel, 2009, p.479)，その非熟練者が判断力を身につけるまでにまさにガイドラインに頼るような臨床家であればとりわけそうである。

　患者成果データからの知識は，問題の現れている特定の患者集団の熟練者に相談するよう，スタッフ看護師に注意を喚起する。しかし，熟練者の卓越した判断と実践は，患者や家族のケアにおける最低限の期待や水準を超えることのできる基準やデータではない。たとえば，革新的で，患者の基準や患者の成果基準を超える患者成果をもたらすすぐれた実践では，基準に達するためにガイドラインに従うことが，かえってすぐれた実践をないがしろにしてしまう。しかし，基準値以下に陥った状況では，基準を遂行することが患者ケアのレベルを上げることになる。

　クリニカルリーダーや臨床家は概して，実践ガイドラインやエビデンスに基づく実践，患者成果データの限界を誤解している。思考と推論を行わずにパスやガイドライン，プロトコルに示されている，すでに定められたケアを採用することは危険である。患者成果データあるいはパスやガイドラインに頼りすぎると，患者成果が不十分になり，結果的に単純作業になってしまう。パスやガイドラインにケアの選択を任せたり，個々の状況での思考や判断をパスやガイドラインに置き換えてはならない。臨床ガイドラインやエビデンスに基づく実践をうまく賢く利用するためには，実践のなかでそれを最もうまく取り入れる方法とタイミングをスタッフに教える必要がある。したがって，このような技術の価値は，ほかの技術と同様，技術それ自体ではなく，それを活用する臨床家の卓越性にある。「技術」の知的な利用は，臨床家の知と卓越性をどのように中心におくかにかかっている。Wojner(1996)によると，このような患者ケアの技術が成功するかどうかは，その技術を使い，その使用方法を教えているクリニカルリーダーの卓越性にかかっている。情報システムや患者ケアのガイドラインは，すぐれた臨床推論や状況における判断に代わるものだと間違って理解されるのではなく，医療専門家の

意思決定や知識の使用を促したり増補したりするために必要なのである。

特定の患者群に繰り返し起こる問題のほうが注目されがちだが，クリニカルリーダーは患者が不必要な，予防可能な合併症にかかっているときは，重要な意味のある1つの出来事に気づくことができる。

以下の話では，スタッフ看護師が患者ケアのブレイクダウンをどのように認識するのかを述べている。たった1つの出来事をもとに，彼女はチームの現在の技術ではブレイクダウンが繰り返されると予測した。そのため彼女は救急処置の手順と設備，早期にハイリスク患者を移送することを全員に教えるためにチームとともに働いた。

> 看護師1：翌日，緊急事態の後，私たちは話をしました。私は心臓病専門医とよい信頼関係にあり，患者は緊急事態の翌日ICUに入りました。私は起こったことと，この患者が心室頻拍になった理由を見直していました。その日中に続いていた何かが，この出来事を知るきっかけとなりました。可能であればその病棟のどんな緊急事態でも予防できるように，将来の患者のために行えることをしようとただ努力していました。そして，私たちは状況を通して多くの情報を見つけ出しました。患者が一日中頻拍を起こしていたことは間違いありません。それが最初に発生したとき，午前7時半に患者をICUに移送させるべきでした。そのことが検討され，その後看護師と医師との合同会議で討議されました。この出来事から実に多くの事柄がわかりました。
>
> 看護師2：患者はその日の早朝に急変したのですか？
>
> 看護師1：そうです。短い期間でその状態に陥り，発症しました。
>
> インタビュアー：その患者は遠隔監視病棟にいたのですか？
>
> 看護師1：遠隔監視病棟にいました。前日にその病棟で除細動の処置を受けましたが，どういうわけか夜間は消失していました。でも，その日の朝にICUに移送すべきでした。心停止の起こった夜6時ではなくて……
>
> インタビュアー：それでどのようにシステムの変化につなげたのですか？それをあなたは実践すべき基準とみなしていますか？
>
> 看護師1：ええ，（CNSと）ほかに2人のICU看護師，そして私が（継続教育コースで）遠隔監視病棟の看護師に電気的除細動や心室細動，緊急事態の

講義をする予定です。それは彼らが備品に慣れ，緊急事態に実践できるようにするためです。ICU では，備品のチェックリストも作る予定です。それはいわばスタッフのためで，彼らは格段に備品に慣れてきました。緊急チームでは ICU 看護師が院内での緊急事態に対応すべきかどうかを判断します。その結果，多くのことが起こりました。

インタビュアー：そして，これをどのように新人教育に導入したのですか？
看護師1：私が自らやりました。私は(CNS に)私の懸念を伝えました。

この状況では，その患者が日中に何度となく「緊急事態に近い状態」を示していたが，直接ケアをした誰もが，不吉で危険な徴候であるトルサード・ド・ポアンツ*(torsades de pointes)の連続を理解していなかったので，彼は継続的な観察と即座の介入が可能な ICU に移送せざるを得なかった(*訳注：心室頻拍の一種．心電図の基線を中心にねじれた状態が起こること)。この患者の経過に対する関心が高まり，将来同様の発症を予防する方法を見つけようと，看護師はほかのチームメンバーと詳細に状況をふり返った。問題探索の過程で多くの一般化された問題が見つかり，それがブレイクダウンをもたらす危険性を内包していることが明らかになった。それに応えて看護師たちは同僚を募り，ハイリスク患者に対するケア方法を変えるようなケアを規定し，実行するために CNS と協働した。

同じように深刻で組織ぐるみの問題が，熟練看護師たちを経験の浅い，あるいは準備不足の補助職員に置き換えるという今日の医療環境で生じている。管理者や経営者は臨床実践に触れていないことが多く，結果的に彼らは"業務"をこなしデータを解釈するために必要な技術を見落としてしまう。卓越した臨床知識が見落とされると，基本的な思考と推論から離れ，すべてが流れ作業的な"業務"と見なされてしまう。さらに"業務"であれば，経験の浅い，あるいは専門教育を受けていない"労働者"にすぐ委託することができるように思われてしまう。委託に頼っていると，特に個々の患者に関して収集したデータを分析しなくてはならないときに，患者に破滅的な結果をもたらすようなシステムエラーを知らず知らずに作り出してしまうことになる。

高度実践看護師は，実践例としてこの増大しつつある問題に焦点をあて

た。そして，システムの問題の修復をするクリニカルリーダーとしての役割を示した。

高度実践看護師：ある患者に冠動脈ステントの挿入が滞りなく実施され，遠隔監視病棟に入室し，回復していきました。それでもいろいろあって，必ずしもいいことばかりではありませんでした。しかし，そこからいくつか肯定的な学習もありました。患者はプライマリ看護師にケアを受けていましたが，バイタルサインの測定のようなことを支援する看護助手(CNA)もいました。そして，その夜，私はたまたま夜勤に出ていて，この遠隔監視の階で緊急事態のコールを聞いたことをはっきり覚えています。それは私の病棟の1つで，私は急いで駆けつけ，コールの2〜3分後に到着しました。私はそのとき，実施すべきことをすべてしました。心臓病専門医の1人が患者に挿管し，看護師たちはその部屋で落ち着いて行動していました。私はさらに援助が必要かどうか尋ねました。そこにいたICU看護師たちが，「いいえ，私たちがいるので大丈夫です。ICUのベッドの準備ができているかどうか，確かめておいてください」と言いました。「わかりました」と答えて，私は戻って，この患者の受け持ち看護師と話をしました。彼はクリティカルケアの経験が2年あってすばらしい看護師ですが，学ぶ必要は常にあります。

　彼は患者を受け入れる準備をしていました。30，40，45分，ほとんど1時間が過ぎようとしていました。患者は来ませんでした。何の連絡もありません。何かあったのだと思いました。私は遅れた理由を知るために上がっていきました。そこで部屋を出ようとする医師に遭遇しました。彼は起こったことを教えてくれました。それは彼の患者に起こったことでした。彼はたまたま救命救急室にいたので，私に記録を見せてくれました。記録を見ると，バイタルサインのグラフには，ショック状態を示す非常に重大な変化がありました。そうか，これが原因だったのだと思いました。それは勤務が変わるときに起こっていました。当初，私は，「CNAにバイタルサインを書かせていたために，看護師はそのバイタルサインの記録を見る機会がなかった。それで看護師は変化に気づかなかったのだろう」と考えました。

　彼の記録をふり返ってみて，私たちはこの患者が鼠径部の痛みを訴え続け，それも大変強く痛みを訴えていた状況を思い出しました。1度医師が患

者を診るためにやってきたのですが，患者が鎮痛薬を要求する回数は増えるばかりでした。患者は後腹膜に出血を起こしていました。非常に悪い状態で，クリティカルケア病棟に運ばれ，挿管されました。彼はまさに11種類の点滴や治療を受けていました。別の看護師と私は患者をケアしましたが，それで十分ではありませんでした。この患者はおよそ48時間後に亡くなりました。ある時点で手術も行われましたが，回復することはありませんでした。

　今ではリスクが高い患者に関して，CNAは遠隔監視病棟でのバイタルサインはとらないことになっています。また，そのような患者の場合，バイタルサインと特別な身体指標の経過報告が行われるようになりました。それは確かに多くの人々に非常に大きな教育の機会を与えました。それはクリティカルケア領域のどこででも起こりうる事態です。それは（経験からの）教訓であっただけではなく，手をピシャリとたたかれるような経験で，「事が生じる可能性はあり，だからこそ患者をケアするために看護師やコーディネーターを活用するのである」ということも学びました。これが，看護師が看護助手の行動を把握する責任を有する理由なのです。今，私たちはCNAに「100/60の血圧がどの人にも正常というわけではない」ということを教えています。この患者の値はだいたい150〜170/80〜90で，100/60は低すぎて，いつもと違いすぎました。これは一目瞭然です。このことから多くのことを学ぶことができ，ほかの患者に有益なものが見いだされたことはよいことです。けれど，補助職員と働くことが，とても怖くなることもあります。

　上記の高度実践看護師の話は，いつもの患者のデータを熟練臨床家が解釈しなかったことから発展した悲惨な状況を詳しく述べている。外部から状況を見ると，患者の経過記録を見る機会を失した看護師の責任を追及することになる。また，内部から状況を見ると，特に勤務帯が変わるとき，数少ない熟練臨床家が仕事量の多い重症患者の管理に奮闘していることがわかる。これだけの理由から，看護師が患者に行うべき実践やそれに関連する思考の種類，手段の種類を理解せずに，システムの臨床的側面を開発したり，変えたりしてはならない。上記の話では，高度実践看護師は仕事の構造を検討しながら，バイタルサインと同時に経験の浅い看護助手に託された臨床判断と思

考の程度を認識した。高度実践看護師やそれ以外の人が臨床システムの構造をよく見て，重要情報をタイミングよく入手できるようシステムの構造を変えた。それによってスタッフは協働するうえでの自分たちの役割と責務について，よりよい教育が受けられるようになった。システムを計画したり変えたりする際，業務とともに臨床判断や思考を委託しないよう，最大の注意が必要である。看護ケアは仕事の反復ではない。看護ケアは，臨床判断と行動しつつ考えることと，卓越したケアの集合体である。業務を分割し，経験の浅い補助職員に託せば，患者ケアは危険にさらされることになる。

本書(第2版)では，経済状況により未熟な補助職員を使わざるを得ないため，上記のような話が何度も繰り返されている。このような明るみに出た仕組まれたシステムの危機への対応として，マサチューセッツ州出身のがん看護の優秀なクリニカルリーダーであるクララ・レーガンは，たとえば患者データを収集し記録するうえでの極めて重要な役割について，新人補助職員にじっくりと準備をさせるため，教育の時間を取り決めた。補助職員たちは，患者データが通常の範囲を超え，患者の担当看護師に"赤旗(警告)"を発する緊急事態となったときに，臨床家がいかに自らの識別力と判断力に頼るのかについて教えられた。このようなとりくみにより患者の危機は減り，さらにチームの協力体制が改善された。

今日，医療の変化から派生している問題とは対照的に，ケア提供を熟慮のうえで構築し直したことで，患者ケアに多くの改善がもたらされている。有益な変化にスタッフが適応していくことは決して容易なことではないが，多くの変化は患者ケアを改善する。次の高度実践看護師の話はケア内容の変容の例である。

> インタビュアー：なぜ，3歳の子どもがここ(小児ICU)に来るのですか？
> 高度実践看護師：(先天性異常の)心臓手術後の患者は全員，年齢にかかわらずこの病棟に運ばれます。先天性心疾患の成人も全員，私たちが引き受けます。早期産児から成人まで全員です。
> インタビュアー：常々感じていることですが，検査の指標値を知ること，早期産児と高齢者や若い成人との生理学的違いについて知ることなど，ここでの仕事はとても大変ではないでしょうか。

高度実践看護師：大変です。それは教育の観点と，スタッフからの支持という点で非常に困難です。なぜなら彼らが成人のケアをしたがらないからです。小児ICUでは成人のケアをしないので，非常に抵抗感が大きいのです。彼らは何をすべきで，どのようにケアするのかがわからない，と言いました。けれど，多くのアセスメントや情報収集をした後，実は彼らはどのようにケアをするのかを知っていたことがわかりました。彼らは小児術後患者の専門家ですから。彼らは完全な熟練者です。成人は生理学的に，私たちが受け入れている子どもとは異なりますが，障害は同じですし，治療も同じです。術後合併症も同じです。それらは手術によってすべて解決しているので，ICUでは起こらないのです。

　でも，私は実に多くのストレスがあることに気づきました。それはただ，成人の患者とコミュニケーションをしたり，彼らと情緒的・心理的に関わったりすることがストレスだったのです。彼らは患児の親しか知らないので，配偶者ではない成人に働きかける関わり方や話しかけ方，協働の仕方を知らなかったのです。それで私はそれに関して多くの教育を行い，その結果，今までよりも改善されました。（観察に基づくインタビュー）

　高度実践看護師が述べたように，小児ICU看護師が，子どもと同じように成人をケアできるようにするには困難が伴った。しかし，高度実践看護師はスタッフ看護師と協働して，成人とその家族のケアの類似している点と違いについて教育するために，密接にスタッフと関わった。実践の論理にそってシステムを形成することにより，患者は特別な患者集団に対する臨床判断と知識のある看護師からケアを受けることができる。

　医療における大きなシステムの変革によって，臨床家や患者・家族は，病院外の激しい状況に適応し，管理せざるを得なくなっている。これには慢性重症患者も含まれる場合もある。在宅ケアの看護師は，在宅で療養している患者のために，常に自分たちの実践やシステムを変えている。場合によっては，患者はICUから直接家庭へ戻ることもある。新しい患者ケア技術の多くは，患者へのケア提供にとりくんでいる看護師によってもたらされるが，患者自身もこの変容に貢献している。

高度実践看護師：だいぶ前のことになりますが，私はICUとERで管理者をしていました。10年あるいは15年前には，ICUやERで実際に働いていました。今は在宅ケアの領域で，特にHIVケアに関わっていますが，実際，在宅ケアの視点から見ると，どんどん境界線が侵食されていることがわかります。私は2年前に退院した患者を受け持ちました。彼には日和見感染が見られませんでした。T細胞値は約600でしたが，HIVにより二次的な心筋症にかかってしまいました。私は患者のところへ行き，心臓の薬や彼が飲んでいるそれ以外の薬の名を告げました。彼は誰もが想像できる状態で，ミルリノンの点滴をICUで受け，それを滴下しながら退院しました。私たちは彼の余命が限られており，しかもあとわずかだと考えました。もちろん，私たちは在宅ではまったくミルリノンを使いません。それは常にICUの薬だからです。私たちは患者を家に連れ帰り，それを準備しました。そして患者教育を行いました。私が訪問した最初の日，彼はベッドに横になっていました。指と口唇にはチアノーゼが見られ，呼吸をしながらとぎれとぎれに話をしていました。そのとき，およそ13L以上の輸液過剰でした。そこでミルリノンを増量しました。

　かいつまんでお話しすると，私はこの2週間，毎日「どうすればよいかわからない」と悩んでいました。そして，薬剤師や医師など，いろんな人に何度も電話をかけました。この件については，誰もが即答できませんでした。この男性は以前何度も目的もなく歩き回り，定期的に郊外まで外出していました。そして何度も心不全を繰り返し，CCUに担ぎ込まれては治療を受け，退院するということを繰り返していました。けれど彼の予後から判断すると，実際のところ再度自立した生活が送れるのはわずかな日数でした。それで，私たちはミルリノンの滴下を上げたり下げたりしました。患者は自分で点滴を調節することを学習しました。そう，彼の名をラザラス*と呼んだのは，彼がこれまで4度も死に直面したからです（*訳注：ラザラスとは新約聖書のヨハネによる福音書に出てくる，イエスがよみがえらせた男の名）。それで，ミルリノンの量を上げ続けなければならなかったのです。そして今では，私たちはその通常量をはるかに超えて投与しています。T細胞値はすでに500となっていましたが，日和見感染は起こっておらず，この人は私たちが今まで対処してきた人たちの範囲を超えていました。かなりすごいケースでした。けれど，これ

が今日，私たちが在宅で行っている看護のレベルなのです。HIV 患者の在宅ケアでは先端技術を行うほどの技能が必要で，仮想 ICU あるいは ER レベルに達しています。それで，状況が非常に複雑なときには，高度な技術のもとで働いた経験のある高い技術をもつ看護師に依頼します。

　研究調査からこの患者の状況は，患者が自分のケアを臨床家と一体となって管理する方法を学習できたときに到達した，ケアの質と患者成果に焦点をあてている。この状況では，看護師のミルリノン滴下調節のように，患者は自分の体の反応を読むことを学習している。彼はきちんと学習したので，自分で調節できるようになり，生理学的に安定した状態が得られ，人生の質と量が改善した。本書の初版の発行以降，看護師はドブタミンとともにミルリノンのような多数の血管作用薬で，慢性の，そしてかろうじて安定している心不全を管理する方法を患者に教え始めたばかりである。十分な研究が行われなければ，このような高度治療をどの程度，在宅で実施したらよいかを検証できないため，明らかにはならない。経過のなかの各段階で判断する必要がある。このような個々の成功に基づいて，すべての患者に対するガイドラインを作ることは危険であるが，これはケアのパターンと構造の変化に基づいた新しい臨床知識を身につけた1つの例である。

■まとめ

　能力のあるクリニカルリーダーには数多くの本質的な共通点がある。
　第1に，彼らは科学的知識と，実践での幅広い知識に基づいた信頼のおける知識をもっている。最高の実践は卓越したクリニカルリーダーによって具現化されるのである。第2に，卓越したクリニカルリーダーは，教育や指導のような対人関係に関わるリーダーシップ技能に精通していて，それによって他者を精力的に，また永続的に支援することができる。このことは，継続的によい実践が行われることを保証する。さらに，クリニカルリーダーこそが個人や集団，コミュニティのケアに影響を与えているのである。最終的に，熟練看護師に求められていることと彼らの限られた活躍の場との広がり続けるギャップを縮めるために，優秀なクリニカルリーダーが重要であり，

その可能性があることを管理者や部長が認識すれば、経験不足の臨床家の実践を育成するうえで、それらを基礎教育に織り込むことができるが、実際は提供できないことを教えるための強化と揺るぎない支援が注ぎ込まれることになる。

病院は新しい手技や技術、規則について看護師に教えるために膨大な時間を費やしている。しかし、進行中の臨床実践の育成や特定の患者ケア病棟で身につけられる明らかに新しい臨床知識について、スタッフの育成に費やす資源や時間は極端に少ない(Frenk et al., 2010)。看護教育を向上し、臨床研修期間や新しい卒後移行プログラム(Benner, et al., 2009)を設置するために看護研究や専門看護組織からのプレッシャーが増すなか、臨床実践での育成や実践における経験的学習が臨床現場の看護教育部門の第一線で求められている。どの実践現場も、専門的な知識をもつ労働者(看護師や医師)が臨床実践に関する新しい臨床知識と洞察力を日々身につけながら働いている複雑な学習の場なのである。臨床家の一部となっているその臨床での経験知の育成は、明確に言語化され、公表され、検討される必要と、試される可能性があり、それらは蓄積されていくことになる。アン・ベンソンの例を言い換えると、優秀な道徳的クリニカルリーダーを認識し、彼らから教育されることによって、私たち看護師は「決して希望を失いたくない」と思い続けられるのである。

●参考文献

Agency for Healthcare Research and Quality (2010). *Evidence-based practices*. Retrieved from http://www.ahrq.gov/clinic. Accessed, March 20, 2010.

Benner, P. (1984/1999). *From novice to expert: Excellence and power in clinical nursing practice*. Menlo Park, CA: Addison-Wesley.
　井部俊子(監訳):ベナー看護論　新訳版―初心者から達人へ、医学書院、2005.

Benner, P. (Ed.). (1994). *Interpretive phenomenology: Embodiment, caring, and ethics in health and illness*. Thousand Oaks, CA: Sage.
　相良-ローゼマイヤーみはる(訳者代表):ベナー解釈的現象学―健康と病気における身体性・ケアリング・倫理、医歯薬出版、2006.

Benner, P., Tanner, C. A., & Chesla, C. A. (2009). *Expertise in nursing practice: Caring, clinical judgment, and ethics*. New York, NY: Springer Publishing Company.

Bennis, W. (1997). *Why leaders can't lead: The unconscious conspiracy continues.* San Francisco, CA: Jossey-Bass.
　　千尾　将(訳)：リーダーはなぜリードできないのか，産業能率大学出版部，1977．
Bennis, W. (2009). *On becoming a leader.* New York, NY: Basic Books
　　伊東奈美子(訳)：リーダーになる　増補改訂版，海と月社，2008．
Black, J. S. & Gregersen, H. (2008). *It starts with one: Changing individuals changes organizations* (2nd ed.). Upper Saddle River, NJ: Wharton School Publishing.
Bliton, M. J., & Finder, S. G. (1996). The eclipse of the individual in policy (where is the place for justice?). *Cambridge Quarterly of Healthcare Ethics, 5,* 519-532.
Bourdieu, P. (1980/1990). *The logic of practice.* (R. Nice, trans.). Stanford, CA: Stanford University Press.
Byham, W. & Cox, J. (1997). *Zapp! The lightning of empowerment.* New York, NY: Ballantine Publishing Group.
　　土屋尚彦(訳)：ZAPP(ザップ)！―誰でも「やる気」になる魔法の一撃，講談社，1991．
Bryan, R. & Childers, L. (2004). *Handling difficult patients: A nurse manager's guide.* Marblehead, MA: HCPro Inc.
Covey, S. (1992). *Principle centered leadership.* New York, NY: Simon & Schuster.
　　フランクリン・コヴィー・ジャパン(訳)：7つの習慣―原則中心のリーダーシップ，キングベアー出版，2004．
Covey, S. (2004). *The seven habits of highly effective people: Restoring the character ethic.* New York, NY: Simon & Schuster.
　　川西　茂(訳)：7つの習慣―成功には原則があった！　キングベアー出版，1996．
Daly, L. A. (2009). *Humans Being: Creating your life from the inside out.* Bloomington, IN: AuthorHouse.
Degnin, F. D. (2009). Difficult patients, overmedication, and groupthink. *Journal of Clinical Ethics, 20*(1), 70-74.
Dracup, K. (1997, November). *Preventing readmission: Integrating complex medical therapies in the outpatient setting.* Paper presented at the American Heart Association's 70th Scientific Sessions, Orlando, FL.
Ellwood, P. (1988). Outcomes management: A technology of patient experience. *New England Journal of Medicine, 318,* 1549-1556.
Frankel, R. M. (1995). Emotion and the physician-patient relationship. *Motiv Emotion, 19,* 163-173.
Frankford, D. M. (1994). Scientism and economism in the regulation of health care. *Journal of Politics, Policy and Law, 19*(4), 773-799.
Frenk, J., Chen, L., Bhutta, Z., Cohen, J., Crisp, N., Evans, T., ... Zurayk, H. (2010). Health professionals for a new century: Transforming education to strengthen health systems in an interdependent world. *The Lancet, 376,* 1923-1958.
George, B. (2004). *Authentic leadership: Rediscovering the secrets to creating lasting value* (J-B Warren Bennis Series). San Francisco, CA: Jossey-Bass.
　　梅津祐良(訳)：ミッション・リーダーシップ―企業の持続的成長を図る，生産性出版，2004．
Greenleaf, R. K., Spears, L. C., & Covey, S. R. (2002). *Servant leadership: A journey into the nature of legitimate power and greatness.* New York, NY: Paulist Press.
　　金井壽宏(監訳)：サーバントリーダーシップ，英治出版，2008．
Haas, L., Leiser, J., Magill, M., & Sanyer, O. (2005). Management of the difficult patient. *American Family Physician, 72*(10), 2063-2068.
Halpern, J. (1995). Can the development of practice guidelines safeguard patient values? *Journal of Law, Medicine & Ethics, 23*(1), 75-81.
Halpern, J. (2001). *From detached concern to empathy: Humanizing medical practice.* New York,

NY: Oxford University Press.
Halpern, J. (2003). What is clinical empathy? *Journal of General Internal Medicine, 18*(8): 670-674.
Halpern, J. (2007b). Empathy and patient-physician conflicts. *Journal of General Internal Medicine, 22*(5): 696-700.
Halpern, J. (2009). Groupthink and caregivers' projections: addressing barriers to empathy. *Journal of Clinical Ethics, 20*(1), 75-78.
Hegg Davis, T. (personal communication. March 24, 2010)
Hooper, P. L. (1995). *Expert titration of multiple vasoactive drugs in post-cardiac surgical patients: An interpretive study of clinical judgment and perceptual acuity.* Doctoral dissertation, University of California at San Francisco, San Francisco. School of Nursing.
Kyriakidis, P. H. (research field notes, May 4, 2007)
Kyriakidis, P. H. (research field notes. September 23, 2007)
Kyriakidis, P. H. (research field notes. October 1, 2007)
Kyriakidis, P. H. & Vitello, J. (in progress). *Applying Benner's research to entry level registered nurses: An investigation of development and retention.* (Unpublished research, Nashville, TN. & Boston, MA.)
MacIntyre, A. (1984). *After virtue.* (Second edition). Notre Dame, IN: University of Notre Dame Press.
篠崎　榮(訳):美徳なき時代. みすず書房, 1993.
Malloch, K., Benner, P., Weeks, V. (2010). *Nursing Pathways to Patient Safety.* National Council of State Boards of Nursing, Elsevier International Press.
Manos, P. & Braun, J. (2006). *Care of the difficult patient: A nurse's guide.* New York, NY: Routledge.
Merton, R. K. (1968). *Social Theory and Social Structure.* New York: The Free Press.
森　東吾, ほか(訳):社会理論と社会構造, みすず書房, 1961.
Morrison, E. F., Ramsey, A., & Synder, B. A. (2000). Managing the care of complex, difficult patients in the medical-surgical setting. *Medsurg Nursing, 9*(1), 21-26.
Ptacek, J. T. & Eberhardt, T. L. (1996). Breaking bad news: A review of the literature. *Journal of the American Medical Association, 276*(6), 496-502.
Sullivan, W. & Benner, P. (2005). Challenges to professionalism: Work integrity and the call to renew and strengthen the social contract of the professions. *American Journal of Critical Care, 14*(1), 78-84.
Walters, J. (1997, November). *Post-discharge follow-up: Home health critical path.* Paper presented at the American Heart Association's 70th Scientific Sessions, Orlando, FL.
Weber, M. (2008). *The Protestant ethic and the spirit of capitalism.* New York, NY: BN Publisher/ BNpublisher.net
Weick, K. E. (2009). *Making sense of the organization: Volume 2: The impermanent organization.* Chichester, West Sussex, Wiltshire, England: John Wiley & Sons, Ltd.
Weick, K. E., & Sutcliffe, K. M. (2007). *Managing the unexpected: Resilient performance in an age of uncertainty.* San Francisco, CA: Jossey-Bass.
Weiss, S. M., Malone, R. E., Merighi, J. R., & Benner, P. (2002). Economism, efficiency, and the moral ecology of good nursing practice. *Canadian Journal of Nursing Research, 34*(2), 95-119.
Wheatley, M. (2007). *Finding our way: Leadership for an uncertain time.* San Francisco, CA: Berrett-Koehler Publishers.
Wojner, A. (1996). Outcomes management: An interdisciplinary search for best practices. *AACN Clinical Issues, 7*(1), 133-145.

第13章
教育方法と提言

　実践の場において救命と生命維持の知識で重要なことは，その知識をただもっているだけでなく，必要なときに活用できるということである。実践での教育が効果的であるためには，臨床家がグループ全体だけでなく，個々の患者や家族に対してもすぐれたケアを提供すること(具現化された知識をもって実践すること)ができるようになるような教育と学習が最も重要になる。知的かつ倫理的な方法で熟練した実践を行うには，知識(自然科学，看護科学，社会科学，人文科学など)と，それらの知識を用いる能力，積極的な臨床・道徳的推論，臨床的想像力，臨床的判断力，熟練した介入，倫理的態度を習得し発展させる必要がある(Benner, Sutphen, Leonard & Day, 2010; Sullivan, 2004)。知識を実践の場で活用するには，認知の具現化(Gallagher, 2009; Lave & Wenger, 1991)，すなわち目の前の状況に関連して生産的に思考し知識を引き出すことが必要である。

　言葉に表されない，経験に基づく知識の多くは，それらの知識を用いた過去の経験と似たような状況のなかで引き出される。同様に，科学的，理論的な知識や情報も，それらを必要とする状況のなかで，質問やその状況の本質を通して思い起こされる。たとえば，二次救命処置(ACLS)の資格を取得すると，心停止や無呼吸の極限状態によって，二次救命処置の知識が使用され，巧みな具体化された実践が発揮される。具体化された実践とは，経験の浅い臨床家が部分的に考え，どのアルゴリズムに従うかを意図的に判断する認知的探索とは明らかに異なるものである。むしろ，巧みな具体化された実践とは，その人の体が流れるように深く考えることなく反応しながら，それまで学習し，繰り返し予行練習し，成功してきたことを行うものである。た

とえば創傷治癒の問題が，すでに習得した知識を呼び起こす。その人が実際の経験によって，あるいは他者との経験の共有によって得られる経験的知識をもたない場合，不慣れな問題は，文献や他者との協働からベストプラクティスを認知的に探索することになる。

■看護師への知能的・技術的・倫理的実践の教育の課題

　すぐれた日常的実践は，大学や短大で強調される多大な認知能力よりもはるかに広く，深く，複雑である(Sullivan, 2005)。知識の習得と状況に基づく知識の活用が基本的に統合され吸収されなければ，臨床家は卓越したケアを提供することはできないし，場合によっては安全な患者ケアすら提供することはできない。今日の組織には，実践の場に長年いるにもかかわらず，十分に能力を伸ばせずに成長が止まってしまっている臨床家が急増している(Kyriakidis, 研究メモ, October 1, 2007)。科学的事実や最先端の知識を学ぶ厳しい学業は，成長中の臨床家がそれらの知識を活用したり，実践で的確に用いるための教育にはならなかった。さらにこのような看護師たちのなかには，新しい知識を得る努力を続け，最先端の科学を知り，技術的にはすぐれた能力をもっている者もいるが，習得した知識を実践で的確に用いるようになるために，過去の似たような状況や異なる状況にあてはめて状況の本質を見極める方法について独自に発見したり，他者からコーチングを受けたりしていない(Kyriakidis, 研究メモ, October 1, 2007)。病院での観察とその結果は残念なことに，BennerやSutphen, Leonard, Day (2010)によって詳しく書かれている。看護教育の延々と続いてきた問題点の結果(Burritt & Steckel, 2009)を映し出している。それは，今日の看護師たちが，習得した膨大な知識を巧みに用いる能力がないまま実践を始めていることから，現場で必要とされる臨床推論や判断と，実際に看護師たちが持ち合わせている，すぐれたケアのために必要な専門性とのギャップは広がり続けているということである。

　臨床家の問題の最大の原因は，際立った感覚を身につけていないため，看護師が臨床状況から刺激を受け，関連した知識の探索や活用につながらないことにある。教育の場においても実践の場においても，状況に基づいて知識

を使う能力や際立った感覚を身につけることなく，暗記や知識の習得を強調していることが多い。熟練者やすぐれた臨床知識の名人的活用者になろうとする臨床家は，臨床経験から学び，多くの場合，有能な同僚から(潜在的，または明示的に)指導を受け，日常業務のなかで，また自らの専門領域の継続教育を求めながら，積極的な学習者であり続ける。

　実践と実践能力の発達について調査した研究者たちは，実践者の教育のあり方を，成人が学習するのに最適な方法をもとに変革することの必要性を強く主張した(Benner, 2000; Benner, Tanner & Chesla, 2009; Benner, Hooper-Kyriakidis & Stannard, 1999; Benner, Sutphen, Leonard & Day, 2010; Brown, Collins & Dugiud, 1989; Hooper, 1995; Kyriakidis & Vitello, 出版準備中 ; Lave & Wenger, 1991)。

　学習機会の多くは，実践の場であっても，抽象的な知識(科学的事実，状況から切り離された情報，プロトコルなど)を，求められている臨床実践の背景とは関係なく提示される講義へと移されていて，臨床家たちは刻々と変化していく現場で必要となるたびに，いつどのように認知的にそれらの知識にアクセスし使うのかを知ってさえいればいいと考えられている。その一方で，最も学べるときというのは，知識が臨床家の関心事を対処するときであり，問題を熟慮し解決するために知識が必要とされるときであり，知識を得たうえで変化する状況のなかでその知識を使って介入するときなどである。すなわち知識が特定の状況でのその人の行動(実践的行動)のなかに組み込まれたときである。現場での経験に基づく学習こそ，「臨床家は変化し続ける状況のなか，知識を用いて考え行動する」(Benner, Sutphen, Leonard & Day, 2010, p.13)ようになるのであり，それは状況下での学習(Lave & Wenger, 1991)と，行動しつつ考えることと称されている。臨床家が現場で知識を統合しながら実践できるようになると，その知識はその人の内に埋め込まれ，いつでも利用でき，臨床家が継続して専門性を培うことを可能にする。教育者，指導教員，コーチ，指導者(メンター)たちに突きつけられている課題は，実践のための知識をどのように教えるかである。同様に，経営者や管理者に託されているのは，教育者の役割を見直し，彼らが状況下での指導者へと変わることを確実にサポートすることである(状況下での学習については次項を参照)。

　教育者やスタッフ教育の担当者が，講義室で方針や規制情報，オリエンテーション(説明会)や毎年恒例の勉強会を提供することに縛られていては，

成長中の看護師たちに知識の活用を教えることはできない。たとえ教えられた知識を記録することができても，その知識を習得して用いたり，臨床推論や実際の臨床現場での行動に結びつけたりできるとは限らない。

　需要が高まり，供給源が減少しても，筆者らはもはや準備のできていない臨床家たちに，危険を伴うが彼らの能力を超える責任を負わせ，彼らが試行錯誤しながら学ぶのを待つという疲弊した方法で教育することはできない。そこで，本章は実用的な内容にすることを意図した。本章の目的は，効果的な状況下での臨床学習（状況のなかでの学習）と日常的な臨床探究を拾い上げ，計画された教育の活動やプログラムに導入することである。臨床家を育てるには，成人が学ぶのに最も適した方法で，かつ彼らの日常的活動に沿った基礎教育と継続教育が必要である。日常的活動には，曖昧な状況に直面すること，知識を使うこと，万一の事態に備えること，刻々と変化していく状況のなかで考え判断すること，患者が介入にどう反応するかによって柔軟に対応すること，特定の状況の内省によって学ぶこと，毎日の学習形式から倫理的姿勢を養うことが含まれる(Benner, Sutphen, Leonard & Day, 2010)。結果的に本章の目的は，いくつかの統合教育と学習の教育方法を提言することになる。そのような教育方法とは，講義と実習教育の統合，知識の習得と利用の統合，時間とともに明らかになっていく臨床状況の推移とそれに伴って変わっていくアセスメントデータと介入の妥当性についての臨床推論の教育，万一の事態とそれに巧みに対応することに臨床的・倫理的想像力を働かせること，状況下で判断と行動を示すことである。

　本章では，実践の論理に基づいた2つの代表的な統合法を説明する(Bourdieu 1980/1990)。実践の論理（臨床家が実践と仕事の内容を整理するのを助けるもの）は，熟練看護師の日常での状況に密着した推論や判断，行動に沿ったものであるため，通常，切り離された分析的推論である科学の論理よりも好ましい。初めに，具現化された知識やすぐれた知的実践能力を身につけるうえで有効であると証明された，実践の場での状況下での学習の指導方法についていくつかの例を挙げる。それに加え，筆者らは各章で多数の状況下での学習の例や提言を配してきた。そのような提言を個々のナラティヴの背景にあてはめることで，熟練したノウハウの具体的な側面の指導の仕方をよく理解することができる。次に，講義室と臨床での指導を統合するための

行動しつつ考えるアプローチは，豊富な科学的，技術的，理論的な知識を，刻一刻と変化し明らかになっていく患者の状況（ナラティヴの説明を用いて）のなかで用い，その一方で想像力をかき立てて状況下にいる患者のさまざまなニーズや要求に答えることを，学習者たちにどのように教えるかのよい例となる。1年目の新人看護師は，このアプローチを用いた学習目標により，複雑な臨床状況のなかの単純な側面に焦点をおくことができる。そして，学習者が講義室と臨床の統合された知識を習得するに伴い，より高度で複雑な側面に目が向けられるようになる。効果的な臨床家になるには，学生や成長中の看護師は，全体の臨床状況の本質を把握できるようになり，経験に基づく際立った感覚を身につけ，患者とその家族中心のケアを取り囲むさまざまな枠組みを使えるよう成長しなければならない。

■状況下での学習：患者とその家族のケアをするさなかでの学習

実践の場においては，小規模ではあったが，これまでにも状況下での教育と学習は行われてきた。そのような例は，筆者らの研究の観察に基づくインタビューのなかで，熟練看護師がオリエンテーリング参加者を指導する際や，成長中の看護師と協働する際に見られた。しかし，最近，現場では熟達者の育成が欠如しつつあることから，すぐれた指導者である看護師たち（教育者，CNS，経験豊富な看護師など）からのサポートを別のものに換えたり，完全に排除するという経営決断に対する懸念が浮き彫りにされた。教育者たちは，臨床推論や判断を実践の現場で指導するのではなく，講義室で繰り返して方針やオリエンテーション，一般情報などを提供するよう強いられている。知識を提示しても，それが多くの臨床状況にあてはまり活用できるものなのか，関連性があるのかさえ確かではない。教育者の多くは，パワーポイントを使ったプレゼンテーションによる「型にはまった」講義しかしないため，どのように臨床で推論し，習得した膨大な知識をどのように臨床の場で使うのかを学ばなければならない新人や成長中の看護師たちにとって，役立つ存在にはなっていない。その結果，求められている熟練者と育成された人材とのギャップは深まり，多くの看護師が現場で熟練者になれないまま

である。さらに，驚くほどの数の看護師が，実践の最も基本的な側面，すなわち，問題や，1人の人間としての患者に積極的に関わるということが身についていないのである。積極的に関わるには，綿密に準備した重要な方法で情緒的につながりをもち，そのうえですぐれた臨床家の把握や考察，推論，判断，介入，やりとりを導く方法について学ぶ（または教わる）必要がある。状況に積極的に関わらないと，臨床家は有意義で重要な手がかりや変化，出来事を見落としてしまうため，患者を適切にケアすることができなくなる。

　では，積極的に関わることを学ぶ，または教えるにはどうしたらよいのだろうか？　当然のことながら，積極的な関わりは，熟練看護師の善の概念やケアの倫理が日常的に見られ，考察や判断，やりとり，介入が示されている実際の現場で最も目にすることができ，最も学習に適している。実際の患者の状況における学習がほかの教育法よりもすぐれているのは，技術的ノウハウ，知識の利用，素人が看護師として形成される過程などのさまざまな側面を同時に学ぶ豊富な機会になるからである。マルチナ・スキボラという4年生の看護学生の経験は，平凡で日常的な現場に積極的に関わることで，看護師として形成されていく，最も効果的で永続的な方法を表している。彼女のナラティヴは，ほかの方法では説明の難しい，素人から看護師への驚くべき変化をとらえている。

> 学生：「看護師は患者を全人的に看る」というフレーズを今日ほど本当だと感じたことはありません。この貴重な事例に関わった，すべての看護師の方々のすばらしい働きを見ることができてとても光栄でした…ある女性が，治療の中止と臓器提供のために脳外科ICUから運ばれてきました。彼女は，担当の脳外科ICU看護師と呼吸療法士，実質的に移植手術を推進する臓器バンク・コーディネーターに付き添われて（手術前検査室に）到着しました。気管チューブの抜管後，モニターが厳重に監視され，呼吸が注意深く測定されました。患者は長い間，心室頻拍の状態に留まっていて，腎臓が生存不可能になる1時間の時間制限以内に患者が亡くなるかどうかが疑わしくなっていました。ICU看護師のサムは，彼女の呼吸からしか情報が得られない苦痛の度合いを，すばらしい判断力で見極めていました。彼は，モルヒネの多量投与によって非倫理的に死を早めることなく，患者の苦痛を取り除

くのに必要な分だけを投与する微妙な境界線について説明してくれました。私たちはその場に立って，永遠のように感じる時間を待っていました…患者が誰かの腎臓に新しいチャンスを与えることができるように，それと同時に，彼女の傍らで最後の別れを告げている家族を慰めながら。制限時間の1時間が経過する数分前に患者は息を引き取り，私たちは手術室に駆け込むことができました。

　腎臓の摘出後，各部分のサイズ，形，色の測定と評価がなされました。移植までの間新鮮さを保つための特殊な容器に腎臓を入れながら，臓器バンク・コーディネーターは，これから何時間ものテストを経ないと，この腎臓が移植可能かさえもわからないということを説明してくれました。私は，この女性の体をそっとしておくこともできたのに，これだけの努力が無駄になってしまうかもしれない，と考えずにはいられませんでした。私たちは，誰かの命を助けたいという患者の強い思いによって，死んだ後も彼女の一部分が見事に乗り越えることを願うしかありませんでした。

　手術が終わる頃，2人の大切な家族が，亡くなる前に患者と会うことができなかったことを知らされました。彼女はこの後火葬されるので，私たちが術後，手術前検査室に彼女を連れ戻さない限り，家族は彼女に会うことができない状況でした。このとき，私は最も美しい看護ケアの1つを見ることができ，なぜこの職業がとても特別なのかということに気づかされました（今でも繰り返し思い出します）。手術中熱心に働いていた看護師たちが，術後そこに最後まで残っていました。そして突然，今度はこの患者を，家族に会わせられる状態にすることが共通の目標になったのです。私たちは彼女の髪の毛や体についた血を拭き取り，清潔なガウンを着せ，毛布でくるみ，そして彼女の頭や手の角度にまでこだわりました。1人の看護師が祈りを捧げ，この患者が他人の命を助けるために，これだけのプロセスに耐えてくれたことに感謝しました。私が，一歩下がってこの状況をよく見たとき，そこには看護師しか残っていなくて，そのうちの何人かは勤務時間が終わっていたにもかかわらず，この患者が亡くなった後もケアを施すために多くの愛情と時間を喜んで捧げている姿に気づいたのです。

　私と手術担当の看護師たちが，彼女が息を引き取った手術前検査室に連れ戻って来ると，そこには重苦しい空気が流れていました。そしてこの女性

が，35年間小児科のNPとして働いていたことを聞かされました。彼女は，他人のために自ら犠牲を払ったすばらしい人というだけでなく，私たちの同志なのだという気持ちが突如湧いてきました。家族の到着に備えて，彼らが最後の別れを言うときに患者に触れても温かいようにと，私たちは患者の手の上に温めた毛布を置きました。家族が到着したとき，その人たちが実は患者の友人と娘，そして視覚と聴覚に障害のある女性で，長年このNPに担当してもらっていたことを知り，私たちは心を動かされました。私たちは皆，目に涙を浮かべて，思いやりと慰めの言葉をかけながら彼らの周りに立っていました。

　この特別な日に私は，看護師としての心構えをさまざまな形で見ることができました。初めに，自らの死後も病人を助けるための犠牲を惜しまなかったNPでもあった患者。患者が最期を迎えるまで，慎重にその患者の苦痛を見極めていたICU看護師。手術室の職務を超えて，もう患者と2度と会うことができなくなってしまう家族に患者を会わせた手術室看護師たち。患者の家族が到着したときのためのスペースと椅子を確保し，愛する人を失い悲しむ彼女たちのサポート・グループのようにふるまった手術前検査室の看護師たち。今日いた看護師たちは，「病院」ではそれぞれ違う役割を担っていました。お互い面識のない人たちもいたかもしれません。けれど，この患者と家族に施されたケアの質の高さが，彼らを1つにしていたのです。彼らが果たした私心のない務めは，看護師という職務についている人すべてがもち合わせていると思われる，深く根付いた他者への思いやり（慈悲心）からきています。私はあと3日で学校を卒業し，就職申込書やNCLEX（看護師国家試験）の勉強への戸惑いが暗い影を落としていますが，1つだけ確かなことがあります。私が今話したような人たちが，看護師になることをとても誇りに思わせてくれたのです。

　看護師たちの意図的な指導がなくても，マルチナは直接体験的な学習を通して，有能な看護師として成長することに積極的に関わった。つまり，社会に埋め込まれた善の概念や，看護師たちの倫理的態度のなかに彼女が見たケアの倫理を学んだのであった。マルチナは，看護師一人ひとりが，看護師の文化とコミュニティのなかで神聖とされてきた伝統と理解によって形成され

ていることを認識している。また，看護師一人ひとりが亡くなった看護師とそこにいる自分以外の看護師たちに敬意を払い，看護師とは何かという自己認識を共有している姿を見た。さらに，人々のために尽くして亡くなった患者の命に敬意を払うため，共同で患者の家族やほかの看護師たちの空間をどのように作ったらよいのかを看護師たちが知っていたことにも感銘を受けた。マルチナは，その日の早い時点で，死をもっと安らかに迎えられたかもしれない寛大な患者から，切実に必要とされている人々のために，命を救う臓器の摘出を成功させるという課題に深く関与した。その後彼女は，称賛に値し，慈悲深く，人々に愛されていた人として患者とより深く関わることを学び，熟練看護師たちが亡くなった患者の体を調えるのに手を尽くしたことにより強く印象付けられた。これらは，感情的に重みのある学びで，学習者の倫理観，自己認識，責任感，関心，発動力のなかで具体化されていく。この状況では，深い関わりと倫理的態度，形成は暗黙のうちに非言語的に伝えられている。マルチナは，状況のなかに身をおくことで，即座にこの仕事において最も重要かつ基礎的な知識や巧みなノウハウをつかみ，身につけた。すぐれた看護師たちの間で学ぶことによって，学習者たちは刺激され，どうしたら自分たちの想像を超えるようになるのかを知る。

　看護師の誰もが，深く関わることや倫理的態度を学ぶためにこのような状況下に置かれたり，1つの出来事によって力強く形成されるわけではない。一般的には，学習者はいくつもの状況のなかで，すぐれた看護師，指導者，あるいは教員が同じような倫理的態度を示す姿に遭遇する。他者の倫理的態度に気づくよう指導され，それを感じとるようになったとき，成長中の看護師や学生の学習は飛躍的に伸びる。倫理は，医療や教育，聖職など，ほかの職種でもそうであるように，看護師の日々の仕事のなかに埋め込まれている。善の概念はそのような実践のなかに社会的に埋め込まれており，学生や成長中の臨床家たちは，新しい能力とともに専門家としての新しいアイデンティティを身につけ，物事を見て行動することを学ぶ。実践に基づいた倫理は，型どおりの原理に従って実践のブレイクダウンを解決したり意思決定したり，単に患者や専門職の権利を守ったりするだけのものではない。実践に基づいた倫理は，臨床家が善の概念をどのように実際の日々の実践の状況のなかで例示化するかを学ぶことを必要とする。学生や成長中の臨床家は，順

応できる，思いやりのある看護師へと形成されていくことが求められている。そのため，倫理的態度に欠ける状況に遭遇することも避けられない。しかし，個々の状況での態度の違いについての対話は，学ぶためのすばらしい機会になる。それは，何かが欠けている事例は，本当に大切なこととは何かを正確に示すことができるからである。

　学生や成長中の看護師たちとって，このような具体的なナラティヴは，深く関わることと看護師として形成されることに加え，善の概念（患者と看護師の），倫理的態度，死が近づいた人にモルヒネを投与する際の相反する物事の重要性を比較検討すること，家族の前での延命処置の停止，家族への適切な対応，想定外の状況への対応，亡くなった後の患者を"人間"らしい状態で家族に見せること，道徳的主体性などを学ぶために活用できる。Kyriakidisと Vitello（出版準備中）は，これと類似した力強い倫理的態度，深く関わること，熟達したケアの実践を描写するナラティヴについての新人看護師との対話は，問題との関わり方や看護師としての形成を促しただけでなく，技術的能力においても，これまでの研究結果より実務の早い段階で著しく向上したことを発見した。

　筆者らは"社会化"という表現よりも，形成されることと倫理的態度という表現を用いることを選んだ。それは，これらの言葉が，役割の発信するメッセージや，医療関係者や患者の社会的コミュニティが与えるプレッシャーだけを指すのではなく，臨床家が個々の状況のなかですぐれた看護師へと形成されていく過程に積極的に関与していることも示しているからである（Benner, Sutphen, Leonard & Day, 2010）。実務を始めて間もない，まだ情緒的関与の仕方を学んでいない成長中の看護師たちには，類似したナラティヴに加え，想像力を膨らませてその状況に関与することを導く質問を用いるとよいだろう。

　実務経験の長い臨床家が情緒的関与の仕方を学んでこなかった，あるいは教えられる機会がなかった場合，教育者は彼らの自己認識は形成されているが，卓越した看護師たちのそれとは異なっていることを念頭においておかなければならない。同じナラティヴを用いての教育でも，形成の一定期間を過ぎると，その看護師に与える影響力はごくわずかか，まったくない。その看護師は，ほかの看護師がしていることに気づいたとしても，深く関与するこ

とへの意欲や能力が引き出されない場合が多く，その看護師のなかですでに形成された自己認識や判断を劇的に変える確率は低い。実務経験の長い看護師たちには，むしろ同調し関与することを状況下で指導することが効果的である。

深く関与することと形成されることに加え，知識の巧みな活用によって生み出される卓越した実践の大半は，刻々と明らかになっていく状況のなかで最も効果的に学ぶことができる。状況下での学習に対する指導方法を示し，習得した知識がある特定の状況によってどのように呼び起こされるのかを認識するために，読者は想像力をかき立てながら，語り手であるマリー・ノッティングハムという看護師のナラティヴのなかに入り込み，この乳児と家族のケアを担当する経験の浅い看護師の教育者，実習指導者，または教師として指導していることを思い描くよう促される。想像しながら現場に身をおくことで，緊急事態，乳児に差し迫っている死，親の代わりに行動する責務，状況に合わない規則による妨害，生命維持装置を外す苦悩，そしてポールの双子の兄弟を抱くという喜び，を経験することができる。

また，難しい要望，刻々と変化していく状況下でのマリーの推論，不明確さ，危険性，時間的制約に直面したときに介入する複雑な判断などを実感することもできるだろう。この事例は，刻一刻と変化する状況のなかで，経験の浅い看護師をどのように指導するのかを考えながら読み進めることができるよう，いくつかに分けて記載する。

> **看護師**：ポールは生後2か月で，ピーターという双子の兄弟と，マリーという2歳の姉がいました。ポールの母親は午前4時の授乳を終えて，ポールをソファに寝かせました。不運にも，ポールはうつぶせで寝る子でした。ポールの母親が3時間後に様子を見に行ったときには，ポールは息をしていませんでした。こんなことに遭遇するなんて，誰にとっても，特に母親にとってはなんという悪夢でしょう！　救急車が呼ばれ，ポールは蘇生しました。しかし，ポールがどれくらいの時間無呼吸の状態だったかは，誰にもわかりませんでした。ポールは正午頃，直接PICU（小児集中治療室）に運ばれ，ポールの親も間もなく到着しました。CTでは，脳に著しい酸素欠乏障害が見受けられました。仮にポールが一命を取りとめたとしても，彼の生活の質は最

低限のものになるでしょう。入室1日目のポールは四六時中最大限の生命維持装置につながれていました。ポールがこの障害を生き延びるのは不可能だというのは明らかでした。私がポールとその家族を担当したのは2日目でした。ポールは PICU にすでに20時間ほどいました。私は点滴（彼はドパミン，ドブタミンの最大投与量に到達していて，ノルエピネフリンについても，同様の状態に向かっていた），輸血〔20 mL/kg の FFP（新鮮凍結血漿）と CRC（濃厚赤血球）〕，そして神経学的状態（彼の瞳孔は固定，散大していた）についての申し送りを聞きました。

　申し送りの直後，指導者は学習者に対し，状況についての考察や推論を行うような，また状況認識を促すような質問をする。このような学習は，学習者が何を考えるべきか，またはどのような知識が必要かを教える教育とは明らかに異なる。また学習者の経験のレベルによって，質問の特異性は変わってくる。関連性，理解，考察，直感，予測，判断などを引き出す質問は，学習者が状況に参加する姿勢を保つことができ，事実としての情報を引き出すため，学習者の心が状況から離れ客観視するようになってしまう"なぜ"に関する分析的な質問よりもすぐれている。すぐれた対話や学習を活性化させるよい質問は，次のようなものである。

　この状況であなたが懸念するのは，どのようなことですか？　この状況のなかで，あなたにとって特に際立っていたこととは何でしたか？　親御さんたちへの懸念について話してください。あなたは彼らにどのように接しますか？　彼らがここへ来たとき，どんな言葉をかけ，何をしますか？

　これらを前もって考えることは，この新人看護師がこの先遭遇するより困難な対話の予行練習になる(Kyriakidis & Vitello，出版準備中)。

　"著しい酸素欠乏障害"の意味について話してください。このことはポールの生活の質とどのような関わりがありますか？　固定し散大した瞳孔の意味と重要性は何ですか？　この状況で，あなたはどのような介入を優先的にしますか？　あなたは，この乳児がどうなると予測しますか？　それはどれくらいで生じますか？　私たち看護師は何に注意するべきですか？　この乳児の容態が悪化する前に，何が必要ですか？　前もって予測し，計画を立てておきたい親御さん特有のニーズは何ですか？　それらに対する計画とはど

のようなものですか？

　すぐれた指導者は常に，早くて正確な答えよりも，学ぶことが目的であることを認識している。あなたにはどんな質問があるか，これが，学習者にとって最も大切な質問の1つである。

　このような質問には，参加する姿勢，関与の仕方，把握，臨床的先見性，臨床推論，臨床判断の指導が組み込まれている。ある程度経験を積んだ学習者には，これほど詳細にわたる指導は必要ないかもしれないが，実践の具体的な側面について助けを必要としている場合もある。たとえば実務経験が1，2年の看護師たちは，わが子を失いかけている親への対応については学んでいないかもしれない。あなたはどんな言葉をかけますか？　助けとなるために何をしますか？　どんなことが慰めになりますか？

　すぐれた指導者は，学習者のニーズに合わせて，どの程度の指導をするかを調節する。指導者は学習者から聞いたり，学習者を観察したりすることで，彼らが何をすでに習得しているかを把握し，その手がかりに従う必要がある。消極的な学習者には，何をするか，どのようにするかを提案することが最も適切だろう。不安を抱いている学習者には，実践のさまざまな側面での模範を示すことが有益かもしれない。指導者は何が必要かを感じとり，その後できるだけ早い段階で学習者に仕事を任せられるよう，身を引かなければならない。

　よい指導者は，学習者に"答え"を"教える"ことが，学ぶことや持続可能な実践には決して結びつかないことを悟っている。誰かに指摘されて何かを見ることは，最初に見たときに気がつくこととは違う。課題は，問題の本質を認識すること，何が重要で何がそうでないかを見分けること，異常であっても全体像には支障のないものもあるすべてのデータや検査結果の意味を理解することである。

　緊迫した状況のなかで即座には必要ないが，後で話し合う際に発する，学習を定着させるのによい質問は以下のとおりである。

　3つの血管作用薬のそれぞれの使用法について説明しなさい。これら3つの薬が似た作用をするなら，組み合わせて服用する意味と効果は何ですか？　固定し，開いた瞳孔と一致するどのような神経学的評価結果が得られると予測しますか，または得られましたか？　重度の酸素欠乏脳障害と一致する神

経学的評価の結果は？　複数の血管作用薬を，同時にそれぞれ投与可能な最大量を，長期にわたって点滴投与した場合は？　この乳児に対する血液製剤の適用疾患と使用について説明してください．うつぶせで寝る乳児のリスクについて説明してください．

このように例に挙げた質問の答えに対し，すぐれた指導者は，主に聞き役となり，学習者が関連する必要な知識を引き出すのを助ける質問を追加しながら，さらに指導を続けていく．学習者の推論や知識の使用についての理解が不明確な場合，対話はもう１つのすぐれた学習手段となる．影響力のある学習機会を促す質問には，学習者を追い詰めたり，"テスト"を受けているような空気を作ってしまわないような配慮が必要である．質問は，熟練の臨床家が施すケアを決めるために，臨床状況について考えるような内容に忠実であるべきである．

指導者が学習者とともに病室に入る際，重要な質問は，「あなたはどのようにこの乳児に接しますか？」である．異なる患者たちの状況で繰り返されるこの質問は，学習者の思考や推論，予測の習慣，あるいは熟練した臨床家の習慣を作る．マリーのナラティヴを続けよう．彼女は申し送りを終えてこう考えていた．

看護師：でも，私が（申し送りの間）ずっと考えていたことは，一番大切なのは，家族が息子との充実した時間をできる限り長くもつことだということでした．私はポールに会いに病室に入りました．大き過ぎる頸部カラー，腫れぼったい目，むくんだ舌にも関わらず，彼はかわいらしい子でした．私が最初に思ったのは，「どうしたらこの赤ちゃんを，昨日この病院に来たときの様子に近づけてあげられるかしら？」ということでした．

　私はまず，頸椎に異常がないことを確認して頸部カラーを外せるよう，X線写真を撮れるかを聞きに行きました．もしこれを外すことができれば，彼の目と舌のむくみをいくらか軽減させることができるからです．私は，両親にとって，息子のかわいい青い目を最後にもう１度見ることがどんなに大切なことかわかっていました．不運にも，研修医は，ポールの頸椎に異常がないことを確認するのに適切なX線写真を撮ることができないので，カラーを外すのは無理だと言いました．私は即座に，廊下の先にいた主治医を見つ

けて，同じ質問をしました。彼女もまた，外すことはできないと言いました。私は，彼らがプロトコルに従わなければならないことはわかっていましたが，この小さな男の子が生き延びることはないことは明らかでした。私はこのことをあきらめようとしませんでした！

状況下でのすぐれた指導には，以下のような質問や対話が含まれるが，それに限定されるものではない。

状況とこれから予測されることを考慮すると，今のあなたにとっての最優先事項は何ですか？　ポールがひどく悪い容態でも，彼の本来の姿に少しでも近づけるためにできる最優先事項について話してください。親御さんたちにとって，最も大事なことは何だとあなたは予測しますか？　彼らとまだ会ったことも話したこともないとして，あなたが予測する，彼らにとって最も大切なことについて話してください。頸部カラーを外すことについて，医師にどのように申し立てをしますか？　研修医ではなく，主治医に同じ質問をすることの理由について話してください。X線写真を撮って頸部カラーを外さないことの問題の本質は何でしたか？　あなたは，医師たちに頸部カラーを外す提案をしていたとき，どのように感じていましたか？　その会話の結果を変えるような影響を及ぼすものとは何ですか？　プロトコルは，安全な診療を確保するためのものであるが，プロトコルから外れるという臨床知について説明してください。プロトコルから外れることの倫理的側面について説明してください。この状況で説得力のある仲介に必要なことは何ですか，また何が危機に瀕していますか？　より説得力のある仲介はどんな形であるべきですか？　あなたはどうしたらより説得力のある申し立てができますか，そしてあなたはそうするべきですか？

このような指導での質問は，学習者がある特定の患者の状況に積極的に関与し続け，変化のなかで必要な推論を導くことを助ける。指導者とのリハーサルは，一般的に不安を生じさせるようなやりとりの前には非常に役に立つ。すぐれた指導者は，医師たちのことをよく知っていて，その後のやりとりのために学習者の準備を万全にすることができる。医師たちが必ずしも協力的でない分野では，看護師は山のように証拠をもって何度も交渉を重ねることを習慣づける必要もある。経験の少ない学習者にとっては患者とその家

族のために申し立てをし，頼りになる仲介者として行動することは，とりわけ困難である。強気で行動する前に欠かせない経験知や自信が乏しいと，思い切った行動をすることは難しい。とりわけ単独行動を余儀なくされる場合は困難である。これは，気遣う看護師長，信頼のおける同僚，または指導者が臨床推論や申し立ての練習のセーフティネットとして必要とされる重要な領域である。また成長するのに時間を要し，もっと経験のある同僚や指導者が，どのように相反する観点を交渉するかを模範的に示す必要がある実践領域でもある。通常，医師たちに対する申し立てや交渉は，非常に精神的な負担が大きく不安を生じさせるものだと感じられているため，対話型セッション（リハーサル，ロールプレイ，コンフリクトマネジメント）は，新人看護師がより効果的に交渉できるようになるために，具体化された技術や受け答えを学ぶのに非常に効果的である。個々の状況で，たとえ最も気難しい同僚とであっても，学習者がどのように今後の対話の"可能性を残しておく"かを指導者は教えなければならない。どのように信頼を築き，信頼を得るかを学ぶことは，協働における大切なレッスンである。

　重ねて言うが，緊迫したポールの状況を考えると，その後の話し合いにもっと適した質問もある。それは次の通りである。ポールの頸椎についての懸念は何でしたか？　X線写真で，あなたは何を探していましたか？　あなたはどのようなX線写真の結果を予測していましたか？　頸部カラーを外すことが，どのようにポールの目と舌のむくみを減らすことにつながりますか？

　マリーのナラティヴに戻ろう。

看護師：間もなくポールの両親が部屋に入って来ました。睡眠不足で，涙ぐみ，運命の日の朝，幼いポールをベッドに置いたときと同じ洋服を着て。私は自己紹介をし，ポールの容態についての最新情報を伝えました。母親は落ち着いて（ほかの多くの母親たちがそうであるように）質問をしていて，父親はポールに向かって自分がどんなにポールを愛しているか，恋しく思っているかを話しかけていました。私は彼らに，ポールを抱きたいか尋ねました。それは，ポールをベッドから動かす際に血行動態の急変を招くリスクの伴う行為でしたが，私は彼らが今この時をポールとともに過ごすことが必要だと

感じたのです。彼らはこれほど自分たちの息子が危機的状態なのに，この提案をされたことにひどく驚いた様子でしたが，はいと答えました。ポールの血圧を薬によって保つことができなくなるまであとわずかの時間しかないことを，彼らは心の奥底で理解していたのです。私は医師たちと話すために部屋を出て，ポールの両親が彼を抱き上げることを許可してほしいと伝えました。私は，両親がポールをDNRもしくは生命維持装置を外すことを決断するまで(彼らがポールを抱いている間)，自分には血圧を上げる点滴を調節する自由な裁量の余地が必要だということを知っていました。私は，医師たちにはまだ彼らに話してほしくありませんでした。ポールを抱きしめている間は，彼らに小さな望みをもっていてほしかったのです。ポールに話しかけ，愛情を注ぐために。母親と父親はそれぞれポールを抱きしめる時間をもちました。母親は，ポールは彼女の勇敢な小さな戦士だったと伝えました。父親は，ポールに戻って来てくれるよう懇願していました。何て絶望的な状況なのでしょう！　私は，指をパチンと鳴らして，彼をすっかり治せたらと心から願いました。彼をベッドに戻したとき，彼らに休憩が必要なことが見てとれました。父親は部屋を行ったり来たりしていました。私は，彼らに何か食べに行くよう促しました。私は彼らにPHSをもたせ，状況が変わったらすぐに知らせると伝え，階下に送り出しました。私は，彼らに自分の番号も教え，必要なときにかけてよいことを伝えました。

両親がやってきたことは，新人や成長中の看護師の注意や思考，推論，行動が求められる状況に新たな複雑さを加えている。この特定のナラティヴの説明では明白ではないが，実際の状況ではっきり見える点は，ポールの多臓器不全を管理するために必要な生理的，薬理学的処置の継続である。指導者は，熟達していない学習者にのしかかる相反する要求を容易に見てとることができる。親ができる限り近くで，できる限り長い間，ポールとともにいることを優先するのか，極めて重要な課題が解決するまでの間，不安定なポールの容態を保つのか。経験の少ない学習者にとっては，どちらの優先事項も1つで精一杯である。ではどう指導すれば，学習者が最善を尽くし，同時に学ぶことができるようになるのだろうか。学習者が何を最も必要としているかによって，2つの全く異なるタイプの質問が状況下での学習を促すことに

なる。親と対話をしたり，刻々と変化する網渡り的な状況のなかで臨床的に推論するうえで役立つ，その時，もしくは後に聞くべき質問は以下のようなものである。

　親御さんが到着した際，あなたはどんなことに気がつきましたか？　できるだけ具体的に答えてください。あなたはどんなことを予測していますか？　あなたの懸念は変わりましたか？　それはどのように変わりましたか？　あなたが現在把握している親御さんの状態をもとに，あなたはどのように行動しますか？　あなたは，親御さんの言動から，彼らへの支援の必要性を示すどのような手がかりを得ていますか？　親御さんはポールの状況と可能性について，どのように理解していますか？　今の状況にいる親御さんについて，あなたはどのようなことを考えていますか？　あなたはこの乳児をケアしながら，どのように感じていますか？　親御さんのケアをしながら，どのように感じていますか？　この家族のために何をしたいと願っていますか？　親御さんがDNRの決断を下す前に，ポールとの時間をもたせてあげたいということについて話してください。あなたはどのようなことから父親のニーズが変化していることに気づいたのですか？　彼が必要な休息をとり，なおかつ予測しているよりも早く何かが起こってしまったときのため，密接な連携をとり続けることをどのように保証しますか？

　これら一連の質問は，この状況全体の重要な関心事に焦点をおいているが，もちろん乳児のケアを中心に考えなくてはならない。

　状況下での学習において，展開の１つの側面だけに焦点をあてることはめったにない。それは，個々の状況が複雑であるため，状況の認識，熟達したノウハウ，倫理的態度の複数の側面を，多くの場合，同時に必要とするからである。熟練した実践の多くの側面は，特定の状況に結びついているが，どの状況にもあてはまるわけではない。ここでは，両親とのやりとりは，把握，深い関与，時間とともに展開される推論，判断，介入，そして予測と結びついている。したがって，なぜ成長中の臨床家が熟達した実践をするためのルールやガイドラインがないのかは明白である。彼らは，常に変化し，毎回違う状況において，行動しつつ考えることと，柔軟に対応することを学ばなければならない。

　２つ目のタイプの質問は，苦しい決断を下し，ポールの両親が家族として

の時間を過ごす間のポールの生理的サポートに焦点をおくものであり，それらは以下を含む．

　ポールは現在どのような身体的状態ですか？　あなたはポールのどのような反応に気づいていますか？　ポールはあなたの行うケアにどのように反応していますか？　この状況で行動するなかで，あなたはどのようなリスクに直面していますか？　あなたは，いつポールをベッドから動かし，両親に抱かせてあげますか，また，あなたは何に注意しますか？　これらのリスクは，過去にあなたが直面したリスクと比較してどのようなものですか？　あなたは何を予測し，どのような介入が必要なことを見込んでいますか？　あなたは，ポールを動かすときに必要であれば点滴を調節することを，医師にどのように申し立てますか？　あなたは，どの点滴を優先的に調節しますか？

　質問や疑問を用いて指導することのポイントは，学習者が考え，知識を特定の背景のなかで使うことを学び，難題を解決し，認識の関連性を見出し，習慣のなかで学び，すぐれた臨床家が毎日の実践のなかで行うような仕事ができるようにすることである．すぐれた臨床家は質問を思考し内省するという1つの形としてとらえ，それが彼らを生涯に渡る学習者にする．

　もし新人や成長中の看護師がストレスを感じたり，気が滅入ったり，もっと狭い範囲に集中する必要があったり，状況の要求によって学ぶことができなくなったり，同時に多くの管理・介入をしようとしたために支障が出てしまったりした場合，状況下での学習として，役割モデルを用いるのはとても有効である．さらに，急速に変化する状況では，成長中の看護師が状況を論理的に考えるのに，必要以上に長い時間を要する場合，指導者は，求めに応じて提案，指示，答えを示すことで支援することができる．これらすべてが，経験に基づいた，背景のなかに居合わせることでできる学習なのである．

　マリーのナラティヴでは，両親は差し迫るDNRや生命維持装置を外す決断の重荷を感じることなく，ポールを抱く時間をもつことができた．彼らはしばらくの間病室を出て，軽食をとりに行くことにした．

看護師：両親がいなくなるやいなや，私は医師とポールの容態について話しました．今までの1時間半の間，私はノルエピネフリンを200から750 ng

まで増量させていました。私たちのケアは終盤に近づいていて，もしDNRが得られなければ，もうすぐ蘇生処置を施さなければならなくなることを私は恐れていました。医師たちは，両親が戻り次第話をすると言いました。私はその時両親が，落ち着いていることを願っていました。私は，ポールの血圧が危険な数値にまで下がってしまっているときにこのことを話したくはありませんでした。両親には，適切な決断をするのに十分な時間があったと感じてほしいのです。(ポールが入院するに至った)事情が事情だけに，私は，自分たちの決断について何の後悔も抱いてほしくありませんでした。

　両親が戻って来たので，私は医師たちを呼びに行きました。医師たちは，ほかの患者の回診を済ませたら戻ると言いました。私は待ち続けました。待っている間，気が遠くなるほど時間が長く感じられました。私は10分待った末，とうとう病室を出て医師を呼びに行きました。「申し訳ない。忘れていました」「何ですって！」。私は心の中で"これからの5分少々の話し合いに赤ちゃんの命がかかっているというときに，一体どうしたら忘れたりできるのだろう？"と思いました。私は彼らに，私たちが"この大切な赤ちゃんの心臓マッサージを行うことになってしまう"時が差し迫っていること，そして今すぐにでもこの家族と話をするべきだということを言い聞かせました。私は自分の言葉が刺々しく聞こえることに気づきましたが，家族の所に来てもらうことに必死でした。

　医師たちが来て，家族と話しました。両親は，生命維持装置を外すか，DNRにして自然の成り行きに任せるかどうかの決断を下す前に，このことについて2人で話し合いたいと言いました。私は彼らが2人だけで話せるよう病室をあとにし，研修医のところへ行ってもう1度頸部カラーについて聞きました。研修医は検視官の承諾がない限りカラーを外すことには気が進まないようでした。これは多少複雑なケースで，ポールの外傷について"疑いのある"状況であるため，疑義の書類が提出されたからです。子どもの外傷のいきさつについて事故ではない可能性が疑われる場合は，必ず児童福祉が関与し疑義の書類が提出されるのです。もしその子どもが死に至った場合，その子はただちに検視の対象となります。研修医は，頸部カラーを外すことが，検視官のアセスメントを変えてしまうおそれがあることを懸念していました。今回の状況は純粋に事故による外傷でしたが，研修医はルールを曲げ

たくなかったのです。そこで私は主治医に同じ質問をし，研修医はようやく折れてくれました！

　ポールの容態が悪化し，状況の複雑さが増すにつれ，すぐれた指導者は学習者がポールとその親に対し何が必要かを予測し，準備を整え，柔軟に対応するために，引き続き多くの悪化していく推移を論理的に考えることを促した。緊急性と複雑さは，同調，探索的思考，次々と展開されていく状況での論理的思考，臨床的判断，思いやりのある医療，感情の役割，そして発動力を必要とするため，指導者の質問は，学習者がそれらの実践の側面を身につけられるよう促すことになる。そのような質問は以下を含む。

　あなたはどのようにノルエピネフリンを増量したのか，そして増量に対する乳児の反応について説明してください。どのようなことからポールが蘇生処置を必要とするときが近づいていることに気がつきましたか？　あなたの懸念する事柄は変化しましたか，もしそうであれば，どのようにですか？　あなたは医師たちと何について話し合いますか？　この状況でポールのためにできる最善のこととは何だと考えますか？　医師たちがポールの親と話すときに，あなたが望むこととは何ですか？　医師たちが来てポールの親と話すのを待つ間，あなたは何を思い何を考えていましたか？　医師たちが10分待っても来なくて，その後あなたが医師たちを呼びに行ったとき，あなたにとってその10分がどのような時間であったかを話してください。あなたは，医師たちが忘れていたことに対して，怒りを表していましたね…そのことについて話してください。医師たちにこの家族の所に来てもらうことに必死になっていたとき，どんなことが危険にさらされていたのですか？　ポールの外傷が事故であったと自信をもって言うために，研修医には見えておらず，あなたには見えていた事柄とは何ですか？　あなたは主治医に何と言いましたか，または，何が起こって，頸部カラーを外すことになったのですか？

　この時点で，臨床家としての学習者が一瞬でもこれらの質問に答えたり考えたりする時間があったかどうかは疑わしい。ほとんどの学習者は，必要とされるケアの緊急性と要求に注意力を使い果たすだろう。しかし，指導のための質問は，後の報告会(反省会)や，状況をふり返るときに，実質的な対話

を引き出す。学生であれ実践の場にいる臨床家であれ，看護師は専門性を高めるために自分の仕事を内省することを学び，臨床経験に基づく学習から何を学んでいるかを明確に述べることができるようにならなければならない。臨床探究と知識開発はすべての臨床実践に必要であるため，実践から直接学ぶ必要のない臨床家は1人もいない。

　マリーのナラティヴでは，両親は座り，ポールにとって最善なことを決断しようとしていた。

> **看護師**：私は，両親に何か質問はないかと尋ねるため，病室に戻りました。私たちは生命維持装置を外すシナリオについて話し合いました。私は彼らにさまざまな選択肢を提示しました。点滴を徐々に減らしていくこと，点滴を完全に止めること，そして抜管することです。どの方法をとってもポールの命が長くないことはわかっていましたが，私はポールが可能な限り安らかに息を引き取ったと家族が感じられるようにと願っていました。私は頸部カラーを外し，ポールを母親の元に連れて行きました。そして間もなく家族の心の準備が整ったときに点滴を止め，モルヒネを投与し，抜管しました。数分のうちに，ポールは息を引き取りました。私は両親がポールを抱きしめている間，その場を離れました。そして彼らが休憩をとりに行っている間に，私はポールに清拭を施すための準備をしました。父親はチャプレン(牧師)と一緒に病室を出て行ったので，私は母親に一緒に清拭をしたいかを尋ねました。私は清拭のためのお湯を取りに行きました。戻って来ると，父親が戻っていました。私は彼にも清拭を一緒にしたいか尋ねました。彼の目に涙がこみ上げました。彼は今まで1度もポールをお風呂に入れてあげることができなかったと言いました。これが父親にとって初めてのお風呂になりました。
> 　私たちはポールとピーターが産まれたときのこと，2人がどのくらい違っていたか，どのように似ていたのかについて，その後30分という時間を過ごしました。両親は息子たちのNICUにいるときの，ベビーベッドの中で"手をつないでいる"写真を私に見せてくれました……その写真はある晩，NICUの看護師が"お膳立て"してくれたものでした。
> 　チャイルド・ライフ*(サービス)が，昨夜石膏でポールの足型をいくつか取りましたが，出来がよくなかったので，取り直しに来ました(*訳注：病気の子

どもとその家族に，社会心理的な支援を提供する組織）。母親はどうしても，両手，両足の型を1つずつ欲しがっていました。彼女はポールのどんな物でも持って帰れる物は持ち帰りたいと言いました。そしてそれらを，皆に見えるよう棺の傍らに置きたかったのです。私は，渡せる物は何でも彼らに渡すことの大切さを感じていました。あいにく石膏が固まるまでには時間がかかります。私は家族が帰るまでに型が完成しないことを知っていました。そこで私は，葬儀までにその小さな足を届ける約束をし，家族が帰る前に患者情報シートから彼らの電話番号を書きとめました。

　帰り際に，両親は感謝の気持ちを伝えに私の所に来てくれて，私は2人と抱き合いました。彼らは自分たちにとっての本当につらいときを，私が少し耐えやすいものにしてくれたと言ってくれました。このような状況にいる家族からの感謝の気持ちは，とても受け取りにくいものです。しかし，彼らは知らなかったでしょうが，たった6時間の間に彼らもまた，私の人生に大きな影響を及ぼしたのです。私も，ポールの人生を分かち合わせてもらえたことを彼らに感謝しました。それから，私があの小さなかわいい足型を届けに彼らの家に行ったとき，すばらしい驚きがありました。ポールの双子の兄弟であるピーターを抱かせてもらったのです。ピーターには，今は天国にかわいい足をもった特別な天使の兄弟がいるのです！

　この6時間という短い間に，新人や成長中の看護師は途方もない課題を経験した。ふり返る時間が必要だが，指導者は，何が，いつ，どれだけ役立ったのかを見極めなければならない。経験の浅い看護師たちはよく，家に帰って1人で泣くと言う。対照的に，悲しい状況を同僚と分かち合った熟練看護師たちは，その人たちと話し一緒に泣くことが多い。臨床家たちの最も上手な対処方法にはいろいろあるので，指導者はそれぞれの状況を読み，最も役立つと思われるものは何かを判断する必要がある。それには出来事からある程度時間が経ってから，以下のような質問でふり返ることが効果的である。

　ポールの両親と話し合う必要のあった生命維持装置を外す選択肢について話してください。もし彼らにあなたなら何を勧めるかと聞かれたら，何と答えますか？　生命維持装置が外された後，どのようなことを予期するべきかと聞かれたとき，あなたは彼らにどのように説明しますか？　生命維持装置

が外された後，あなたがポールにモルヒネを投与する際，投与する量をどのように見極めますか？　あなたはそれについてどう思いますか？　あなたが，乳児の点滴を完全に止める準備をどのようにしたか話してください…どのタイミングで，両親は彼を抱き上げましたか？　あなたが，両親と一緒にポールの清拭をしたことについてもう少し話してください。"ポールとピーターが産まれたときの話"はどのように始まったのですか？　ポールの死後，彼の両親と一緒にいたことについて，あなたはどのように感じましたか？　教えられた職業上の境界線と，ポールの自宅に彼の小さなかわいい足型を届ける行為を比較してください。あなたが，幼い患者の死に対してどのように対処しようとしているか，その方法をいくつか話してくれますか？　あなたが対処するために，何か必要なものやサポートはありますか？

　指導をしているそれぞれの状況の終わりに，すぐれた指導者は通常，ふり返る習慣，すなわち継続的な学習の習慣をつけさせるためいくつかの追加質問をする。そのような質問は以下のとおりである。

　もしあなたがもう1度やり直すことができるとしたら，別のやり方にしようと思うところはありますか？　この状況について最も困難だったことは何でしたか？　最もやりがいのあったことは？　同じ状況にいる看護師に，何かアドバイスしたいことはありますか？　この状況のなかで，あなたにとって最も"重大，重要，印象的"だったことについて話してください。この状況から，あるいは患者や家族から，何か特別に学んだことはありましたか？

　状況下での学習で提示される質問は，たとえ理想からはかけ離れていても，学習者が自分自身との対話のなかであげることもできるし，また同僚との協働のなかであげることもできる。効果の程度は研究されていないが，臨床推論と状況の認識が身についていれば，学ぶことは可能である。

　前に述べたように，筆者らが統合的に教えるための重要な方策として状況下での学習を提示する目的は，状況のなかでの指導と学習の例を提供することである。ここで提供した状況特有のいくつかの質問は，さまざまな状況のなかで生じる可能性のほんの一部を紹介しただけに過ぎない。質問のタイプは，学習者の経験が非常に浅い場合は広範囲でシンプルなものに，より高いレベルの育成段階や熟練した実践の特定の側面，状況の認識について指導するときは少し焦点を絞る。そして学生が新人から熟練者へと成長するに従

い，教育者はより複雑なレベルのものを取り入れていく(Benner, 2000)。

　状況下での学習の目的は，新人や成長中の臨床家が，実際の臨床状況のなかで状況の認識と，行動しつつ考えることができるようになることである。実際の場面で実際にとりくんだり，働いていることを想像すると，その状況によって引き出される知識の多様性と広大さが明らかになるということを，筆者らは表そうと努めた。そして，臨床家がこれまでに得た膨大な知識をどのように生かし使わなければならないのか，状況によってしばしば過去には必要のなかったさらなる専門的知識をいかに習得する必要があるのかを実証している。状況下での学習は，毎日の実践の臨床推論と状況認識の本質を具体化するものである。それにも関わらず，臨床家の教育法として取り入れられても認められてもいない。もし教育者や経営者，看護師が新人と熟練者のギャップを埋めたいと望むなら，毎日のすぐれた実践で用いられているように，臨床家たちが知識を使えるようになるための十分な指導とサポートが必要である。

■行動しつつ考えること：講義と臨床教育の統合

　筆者らは「行動しつつ考える」というアプローチを，モニタリングと管理の講座を受講している救急看護と外傷ケアの修士課程の学生のクラスで試験的に取り入れた*〔この授業の詳細は Benner, P., Stannard, D., & Hooper, P. (1996) より引用。A "tninking-in-action" approach to teaching clinical judgment: A classroom innovation for acute care advanced practice nurses. Advanced Practice Nursing Quarterly, 1(4), 70-77.〕。これはレベルの高い講座であったが，学部教育では，類似していてもそれほど複雑でない状況に適用できる。まず講座の初めに，どのように想像力を駆り立てながら臨床のナラティヴのなかに入り込むか，そのなかでどのように「歩き回る」のかについて学生たちに説明することに焦点をあてた。筆者らは，学生たちが最終的に，自分自身の実践内容をふり返り，彼ら自身の臨床経験を作り出し，それをほかの学生たちと分かち合ってほしかったため，ていねいな傾聴と理解に欠かせない，徹底した，または深く関与する(一人称の)姿勢の大切さを強調した。毎回の授業では，1つか2つの適切なナラティヴが与えられ，学生たちは議論と臨床課題の解決に絞ってとりくんだ。筆者らは2つ

の思考習慣，（多数あるなかの）2つの実践領域，そして筆者らが本書において常に指し示してきた1つの共通する要素を選んだ。それらは以下のようなものである。臨床把握と臨床探究，臨床における先見性，生命維持のための生理的機能の診断と管理，複数の観点からの対話と交渉，そして一連の熟練したノウハウと技術的手腕と技能である。

　学生たちは，授業の前にそれぞれ与えられたナラティヴを読んできていた。さらに毎回の授業には，割り当てられたナラティヴに関連した科学的知識や調査研究の必読文献と推薦文献を提示した。臨床エキスパートによって作成された質問内容は，ナラティヴで示されている熟練した臨床知識と，文献で提示されている科学的原理との対話を促すようデザインされていた(Benner, Stannard & Hooper, 1996)。そのため授業の前から学生たちは考察し，学んだ知識を使い，難題を解くことを始め，臨床家が実際の仕事でするような実践的な介入を想像しながら予行練習をしたのである。

　授業では，それぞれのナラティヴを学生たちが一部分ずつ声に出して読み，一部分が終わるごとに議論がもたれた。授業での議論は，明らかになっていくナラティヴのなかで行われた。臨床での行動しつつ考える状態に近づけるため，学生たちは自分たちが臨床状況のなかに入っていくことを想像し，彼らが文献や実践から集めたナラティヴに関係のない内容（状況のなかに入っていこうとしない姿勢）を提示するのを防ぐため，議論の焦点を臨床のナラティヴのなかで直面する課題やリスクに合わせるよう指示された。言い換えれば，単に背景から切り離された事実を述べるだけでは足りないのである。議論の中心は，ナラティヴで説明されている目の前の状況に直結した情報である。学生たちはさまざまな解釈や行動計画を推測することはできるが，状況に深く関与した思考を模倣するには，状況そのものと関連させる必要があった(Benner, Stannard & Hooper, 1996)。ナラティヴは議論を位置づけ，学生たちに関連した科学的知識や理論を選ぶことを求めた。また，ナラティヴには実務で直面する曖昧さや欠けている情報もあった。学生たちは，曖昧ではっきりしない臨床状況に対する不安について時々ふり返ることがあるだろう。この教室の中で自然に起こる不安は，臨床家が確定できないデータや未決定で結論の出ない臨床状況にどう対処し推論していくかに焦点をあてるのに使われた。ナラティヴはさらに，課題の明確化や主要な問題（たとえ

ば，なぜある問題がほかよりもより適切であるか）について話し合う可能性を開いた。情報過多，長時間の要求，高い危険や確定できないデータへの対処法は，実践についてふり返ることの一部分となり，経験による臨床学習の項目の1つとなった。加えて，倫理的態度と探索の体験学習の一環として，物事がうまくいかなかった場合のブレイクダウンの状況も含まれ，学生たちがどのような臨床的・倫理的行動を，どのように，誰ととるべきかについてふり返る機会とした。

　活発かつ参加型の倫理的推論を培うため，学生たちは手元のナラティヴと彼ら自身の実務経験とを結びつけて考えることを奨励された。彼らは，熟練の臨床家が毎日の実際の業務と学習においてそうするように，それぞれの状況を比較対照するように促された。このように結びつけることは，実践的推論と実践に対する継続的内省の核となる。学生たちは，ナラティヴの臨床家に自分を重ね合わせて，その人が抱えるリスク，可能性，そしてチャンスについて考慮した。また学生たちは，自分たちも間もなくその臨床家と同じ状況におかれることを想像しなければならなかった。この教育・学習法は，学生たちに一定のレベルの積極的な関わりの機会を与え，それにより臨床・倫理的推論の課題を記憶する学生の能力を伸ばすことができると筆者らは仮定した（この試験的講座ではテストしなかったが）。筆者らが呼びかけている学習原理は，状況に対する情緒的関与が，現在かつ未来の類似した臨床課題や特徴に対する認識と識別に密接に結びついているというものである（Benner, Tanner & Chesla, 2009; Damasio, 1994）。初版以来，KyriakidisとVitello（出版準備中）は，新人看護師が他人の臨床・倫理的推論の課題から学んだだけでなく，それらの課題についてどのような行動をとるべきか，また，どのような力強い倫理的姿勢が必要であったのかを学んだことを示した。卒業したばかりの新人看護師たちは実際，過去の経験がなくても，初めての患者の状況のなかで適切な行動をとることができ（ナラティヴの分かち合いによる体験的学習をもとに），大きな不安を抱えていたにも関わらず，それを道徳的にせざるを得ないと感じ，重要な科学的知識を用いて彼らの行動を実証したのである。

　それぞれの授業では，実習指導のエキスパートが，積極的な関わりによる推論，すぐれた実践領域についての対話，倫理的態度，そして十分な議論を

主として促す教員たちとともに授業を進めた。これはモニタリングと管理について，病態生理学に重点をおいた講座だったため，エキスパートと学生たちは，ナラティヴのなかの看護師のモニタリングや管理の科学的根拠について話し合い，たびたび質問を通して学生たちの必読文献と授業の議論の統合を促進していった。

　学生たちは，文献の通読に基づいた授業への準備と参加，教室での参加の質，そして3つのレスポンス・シートへの回答によって評価された。3つの評価方法では，それぞれ学生の知識の統合，熟練したノウハウ，そして倫理的態度が求められた。それぞれのレスポンス・シートは，授業で提示された事例について言及し，積極的な関わりによる推論を要求した。学生たちはその選択された事例のなかの決定的な時点，または岐路について述べ，その状況でのモニタリングと管理の主要な課題について説明することを求められた。これは患者の推移についての考察，推論，そして判断を促した。学生たちは文献を自分たちの回答に統合し，提示された質問に対して簡潔かつ学術的に回答することが期待された。加えて学生たちは，選ばれた事例と比較対照して，2～5ページの自分自身の実践例を挙げることも求められた。それはしかし，肺疾患の事例と"ぴたりと一致"した，肺疾患患者について述べることを求められたのではない。むしろ状況がどのように明らかになっていったかを考慮し，自分自身の実務での臨床事例と選ばれた事例とにつながりをもたせるよう指導された。そして選ばれた事例と学生が書いた事例とをもとに，2つの追加質問が提示された。1つ目は，2つの事例のうちの1つについて，自らの実践スタイル，新しく得た科学的，体験的知識，事例の内容に関連した技術を踏まえて，今ならその状況にどのように反応するかを尋ねた。この質問は学生たちに習慣的，積極的に自分の仕事をふり返ることを促した。2つ目は，2つの事例のうちの1つのなかに顕著に表れている，主要な臨床判断，または，すぐれた思いやりのある実践について説明し，もし彼らがこの状況のなかにいる高度実践看護師（彼らが修士課程において学んでいた役割）であったとしたら，何をしたかを明確にするよう求めた。最後に筆者らは，2つの事例のうちの1つについて，今後に向けて変えるべき点，または実践の幅を広げるべき点について述べるよう求めた。この質問は，高度実践看護師としての将来の役割の予行練習と役割演習を促すもので

あった。

　3つのレスポンス・シートで，学生たちに自らのナラティヴを作成することを課したことによって，授業での議論と自らの実践とを結びつけることを促した。さらに，学生たちのナラティヴは，彼らの実践についての教師との対話の基盤となった。学生と教師の合意により，学生たちのナラティヴは，学生自らが作成した臨床の体験的学習と臨床知のテキストとなった。

　これは試験的な方法であったため，筆者らはこの教育・学習法を正式には評価しなかった。しかし，学生による授業評価や講座が進むにつれ，授業での議論やレスポンス・シートにおいて多数の学生たちが見せた成長から，筆者らはこの革新的な方法が，刻々と変化する患者の状況のなかで，実際に熟練看護師が考え推論することに極めて似た形で臨床判断と科学を教えることができると確信した。ナラティヴに関与する姿勢での学習は，学生たちに安全でなおかつ現実味をもった想像のなかで，リスクの高い臨床・倫理的課題を経験することを可能にした。また学生たちが自らの実践についてほかの学生たちと対話することで，毎日の実践から学ぶようになった。最後に，実践の論理を用いて講座の開発と実施を導いたことで，筆者らは学習の過程と内容を融合させることに成功した。実際の患者の病気は常に状況のなかで理解するため，学生たちは最善の科学知識を統合しつつ，不明確さや不確定さを抱える状況のなかで考えることを教えられた。

■実践についての内省

　ある特定の状況について臨床的考察や推論を引き出す質問は，実践から学ぶことを促すすばらしい方法である。前述したレスポンス・シートが，学生たちの学習ツールとして使用された。臨床学習のためのレスポンス・シートは，臨床学習の9つの側面，思考と行動の習慣，本書で説明されている領域をもとに作成することができる。学習者は臨床判断の9つの側面を用いて，自分の臨床・倫理的推論をより明白にすることができる。①際立った感覚を身につけること，②状況下での学習と，知識の習得と利用の統合，③積極的に推移を見通すこと，④熟練したノウハウ，⑤反応に基づく実践，⑥発動力，⑦鋭敏な知覚と患者との関わりの技能，⑧臨床推論と倫理的推論

の統合，そして最後に，⑨臨床における想像力を身につけることである。思考と行動の習慣——臨床把握と臨床における先見性は，臨床課題の計画にも，臨床課題の後にそれをふり返るときにも有効である。たとえば，学生たちは臨床における先見性と起こりうる事態のために自らが行った環境の準備や，理論や臨床文献に基づく自らの予測を明らかにすることができる。その後，彼らはその患者のケアをしたことのある臨床家や，似たような患者のことを熟知している臨床家に，これからの4～8時間，あるいはこれからの2日間に，どのようなことが起こると予測するかを尋ねることができる。自分と他者の予測を比較することにより，臨床学習をより明白にし，熟練看護師が身につけるような学習習慣，すなわち同僚とのコミュニティのなかで学ぶようになる。

　推移を見通すことと臨床把握は，レスポンス・シートを通して，学生たちに過去と現在の患者の推移について尋ねることで向上させることができる。患者の推移は，その患者をケアしている臨床家がどのように推移に気づいたか，または気づかなかったかについて評価される。そして技術の確かさを評価し，生徒が習慣的に熟練したノウハウをあまりもっていないか，まったくもっていない領域の実践を用意することができる。また熟練したノウハウと，特定の患者への技術介入時に求められる，行動しつつ考えることとを区別することもできる。初心者の学生たちに患者の反応による介入の調節を求めることはできないが，反応に基づいた実践を彼らに指示することはできる。そして，鎮痛薬や活動レベルなどの処置に対する患者の反応に基づいて介入を判断したり変更することを心に留めて培っていくことができる。

　学生たちは，臨床状況のなかで自分自身と他者のレベルや臨床での発動力についてふり返ることができる。何が患者やその家族とのつながりを容易に，または難しくしたかなどのレスポンス・シートの質問は，学生の対処能力や関与のスタイルを明らかにする。学生たちが自分自身の家族関係のスタイルを知り，患者と家族のそれとを比較することも有効である。どのような徴候によって学生たちが患者の状況に過剰に関与し，感情移入していることがわかるのか？　どのようなことから彼らの関与の仕方が軽薄であることがわかるのか？

　善の概念がどのように臨床推論に影響するかについて，早い段階でふり返

りを促す質問は，倫理的推論と臨床推論が実践の場で関連していることを早い段階で理解し予測することを向上させる。学生たちは，実践において倫理的ジレンマや倫理違反に直面しながら，彼ら自身の倫理基準の形成についてふり返る。これを通して彼ら自身の倫理的，臨床的発動力が形成されていくのを，実践のレベルが変化していくなかで見ることができる。

　臨床状況での主な懸念と，これらの懸念がどのように介入や注意力を要するかを認識することは，学生の行動しつつ考える能力を高めるであろう。臨床状況の理解がどのように看護師と患者とその家族との関係を築くのかという実用的な論理を理解していれば，臨床状況の把握が欠けていても，問題の認識と解決の方法によって臨床把握と状況認識を得ることができる。最初，学生たちは課題の識別と解決のもととなる臨床状況の本質を認識するのに十分な経験をもっていないが，臨床判断と行動しつつ考えることの位置づけを理解することで，臨床状況（危機管理，家族のケア，血行動態の不安定な患者のモニタリングと管理などの難しい状況）の本質を認識するようになる。目的は，学生たちが似たような状況と異なる状況を識別する能力を身につけられるようにすることである。

■看護のナラティヴを書く際のガイドライン

　臨床のナラティヴを用いた教育は，2つの大きな前提に基づいている。1つは，人間の専門知識には，2種類の知識，すなわち実用的知識（やり方を知っていること）と，形式的あるいは理論的知識（それを知っていること）があるということである。このような2つの知識は関連しているが，その関係は一方向でも直線的でもない。「やり方を知っていること」のほうが"それを知っていること"よりも先に来ることもある。実際，「やり方を知っていること」の大半が，背景や状況のなかのものであるため，形式的で理論的な用語ではとらえきれないこともある。

　現実世界は常に，形式的で理論的なモデルでとらえられたものよりも複雑である。だからと言って，現実世界が完全に乱雑で，移り気で，無秩序なわけではない。無秩序で偶然な出来事でさえ，それらの出来事に対する人々の反応によって，すばやくパターン化されていく。実際の日常世界は習慣，技

術，実践，共通の意義，文化，慣習によって成り立っているため，常にパターン化されてしまう。人間の熟練技能は，状況を読み，パターンを認識・理解する能力を特徴としている。形式的な専門的システムとは異なり，人間の熟練家は，曖昧な類似点やパターンを読みとることができる。患者の反応パターンには常に人間的なバリエーションがあるため，優秀な臨床推論が熟練した実践の中心であり続ける。

　2つ目に，どのような分野の世界においても，人が有能になると，状況をリスクとチャンスに満ちたパターンとして見るようになり，世界をもっと識別するようになる。人がある分野に堪能になると(ドレイファスの技能習得モデルによると)，過去にあった状況の全体から状況を見るようになる(Benner, 1984; Dreyfus & Dreyfus, 1986)。この観点のなかで用いられる経験とは，常に以前もっていた考えを変えていく，または状況に対するこれまでの理解にニュアンスを加えていくことを意味し，ただ時間を経るというものではない。実践を，よく見られるような理想的なもの(すなわち，冷静で，理性的で，距離をおいた，感情的でない)として理解するのではなく，よい結果を生み，悪い結果を避けるための，感情を覆い隠しているのである。実践者は熟達すると，計画や視点を選ばなければならず，1つの計画や視点を選択することでほかのものを排除することに気づく。それらはリスクとチャンスを伴い，実践者は結果のために力を注ぐ。望ましい結果は深い満足を与え，悪い結果は失意を招く(Benner et al., 1996)。

　では，人はどのようにして"実用的知識"や日常的理解，または"ノウハウ"を獲得するのであろうか。それは，リスクやチャンス，懸念や意義，出来事の順序，変化する適合性，問題の解決などの感情を含むナラティヴ，または"ストーリー"の形のなかで最もよくとらえられる。この方法によって「それを知っていること」，すなわち理論的知識が不完全であったり，まったくなくても，"ノウハウ"を表すことができる。それゆえ，ナラティヴは語り手に，重大な出来事(事例)を，本人の懸念，直感，対話，時間を経て変化する理解，介入，そして難題を含めて，一人称で話すことを促す。また，語り手は，自分の実践的知識や状況の読みを明らかにするために，恐怖，リスク，チャンス，そして満足感を踏まえてストーリーを完全にすることを促される。

■ 事例の選別

　実のところ，ある意味で事例が語り手やナレーターを選ぶようなところがある．特定の状況がその人の心にはっきりと認められるのは，重要なことがいっぱい詰まっているからである．それは，重要な知識や意味を表していたり，その人の考えるすぐれた実践，またはブレイクダウンを表したりする．最高の事例は，それら自身が選ぶ．なぜなら事例は，語り手が何度も繰り返し考える状況だからである．通常，語り手は傑出した状況を一般化したり分類したりして覚えているのではなく，直接的に，思い出に残る出来事，貴重な時間，または結果に誇りや喜びをもって覚えているのである．語り手の記憶を呼び起こしうるフレーズは次のようなものである．

- すぐれた看護の真髄が顕著に表れていた状況
- あなたに何か新しいこと，看護の新しい方法や新たな疑問を与えてくれた，または新しいことに気づかせてくれた状況
- あなたに新しいことを教えてくれた印象的なやりとりや出会い
- あなたが明らかに改善させた状況
- 臨床家としてのあなたに課題や問題を突きつけた，印象的なブレイクダウンやエラー，または道徳的ジレンマの状況

　たいていの場合，状況のカテゴリーや種類よりも，特定の状況を考えるほうが容易である．状況が際立つのは，さまざまな面で，また数々の違うレベルで意義があったからだということができる．

■ 事例を書く

　事例は話し言葉による説明として提示されなければならない．語り手は，臨床状況を伝えるために，一般的な略語や簡潔明瞭な"臨床報告"（申し送りのときのように）を使うかもしれないが，事例は一人称での報告スタイルのストーリーでなければならない．実際，語り手はまずテープレコーダーに自分のストーリーを"話し"，テープを文字に起こし，編集し，簡潔にして，さらに必要な箇所を詳細に補うことが有用であると気づく．事例の口頭での報告が有効であるのは，口頭の様式は文書よりも直線的でなく，頭によぎっ

た考えや関連する感情や懸念までも含むことができるからである。事例の長さは検討すべきであるが，まず最後までストーリーを話し，それから要点を押さえたナラティヴにしていく。できればパソコンで，ダブルスペースで4～5ページの長さになるよう編集するのが望ましい。

　語り手が自分の事例を編集する際，注意すべき点がいくつかある。実際に何が起こったかを伝えない要約する発言や，一般的な言い回しは避ける。たとえば，「私は，損失の可能性を分析し，それらを最小限にとどめるため，行動を起こしました」などのフレーズは避ける。代わりに，あなたがどのように損失の可能性に気づいたか，どのようにそれらを最小限にとどめたのかについて読み手に話し，できれば実際の結果についても説明する。もう1つの例は，「私は患者を慰めました」である。代わりに，あなたが患者と，または患者に何をしたのか，そして患者はどう反応したかについてを詳細を述べる。可能な場合は，読み手に明らかになっていく状況の臨場感を与えるために，対話を取り入れる。特定の行動をとったときのあなたの懸念や，予測していたことを加えると，あなたの判断の仕方を垣間見ることができる。関係者のプライバシー保護のため，組織，病院，診療科やそのほかの個人情報を変えても構わない。あなたが事例として選ぶ状況を講義や集会などで公開し，他者と分かち合うことができれば有益である。

■ナラティヴを評価する

　看護のナラティヴは，実践で臨床質問を提示する可能性を広げる。たとえば，教員と学生たちがある授業で提示されたナラティヴの主題分析をしたいとする。ストーリーのなかで顕著にみられる看護の知識や技術，知識のギャップに加えて，そのストーリーを形成する臨床的・倫理的懸念も明確にすることができる。看護の研究論文などでは明確に伝えられることのない臨床知識が含まれた内容豊かなストーリーが分かち合われ，教員と学生たち双方に実践のふり返りが行われる。

　一人称で語られるまるで経験しているようなナラティヴ（刻一刻と変化する状況について書かれたもの）は，学生の側にも教員の側にも，リスクを負うことと信頼とを必要とする。学生は彼らが提示した経験による学習を，教

員が尊重することを要求する権利をもっている。そのため看護のナラティヴの評価基準は，記録であれ事例の記述であれ，以下を含む。正直さ，誠実さ，説明の鮮明さ，明確さと一貫性，そして対話や一人称の発言などのナラティヴの文体の有効な活用である。失敗やブレイクダウンをふり返る巧みに語られたストーリーは"A"を得ることができるが，完璧な実践を提示する事例や漠然としていて内省的でない事例は，より慎重に評価されなければならない。目的は，誠実な探究を奨励することである。

　語り手はたいていの場合，ストーリーを語るなかで，自分で気づいている，または意図しているよりも多くのものを提示する。それゆえ学生たちは，自らのナラティヴについてふり返る機会をもつことが重要となる。また学生たちは一人称の経験に基づくナレーションと，その後の内省的解釈とを区別しなければならない。実際のストーリーを語り書くことと，そのストーリーの内省について書く間にある一定の時間をおくことは効果的かもしれない。教師は，学生が自分自身の考えを表すことを尊重しつつ(学生たちは一般的に，「なぜあなたは…しなかったのですか」のような質問をされると，尊重されていないと感じる)，学生の状況の理解度に関する対話に入らなければならない。質問はしばしば，学生の内省を広げる。

　しかし，この探究と内省の仕方で教育する方法が，すべての場合において最も適して入るわけではない。この教育・学習法は経験的学習に最も適しているが，情報提供や事実情報の説明については，テキストや双方向的学習ガイドによるものが最も効果的と言えよう。授業での内省的な教育を成功させるには，信頼と尊敬の雰囲気が不可欠である。しかし，すぐれた実践に表れている知識をより明白にすることは，やりがいのある経験である。

■学問としての講義と臨床学習との統合の提案

　本書の初版以来，Patricia Benner 博士は，カーネギー財団全米看護教育研究プログラムを指揮してきた。専門教育についての大規模な研究プログラムのなかで，看護は5つの主要職業(工学，聖職，法律，医学と並んで)の1つである。包括的な枠組みの1つとして，すべての専門教育で少なくとも3つの徒弟制教育が必須であった。"徒弟制教育 apprenticeship"という言葉

は，仕事の構成モデルとしてではなく，実践を学ぶということの象徴として用いられた。すべての専門教育で，専門的実践で必要とされる知識や科学に加え，状況の認識（すなわち，背景から切り離すことのできない，人，行動，文化の認識があること）(Lave & Wenger, 1991)，指導，どのように実践を進めていくかの助言が必要である。すべての専門教育の中心となる3つの徒弟制教育は以下のようなものである。

- ■「認知的徒弟制」とは，看護師のように考えるためには，どのように科学的知識や理論，人文学を用いるかについて学ぶことを指す。たとえば知識に富んだ指導者が，学生と一緒に患者のケアにあたりながら，思考や推論，疑問を目に見えるようにして，自分の考えを説明することである。
- ■「実践的徒弟制」とは，専門家が自分の分野で効果的な実践を行うことを学ぶことである。たとえば，科学技術の系統的な活用に加えて，熟練したノウハウ，実践的・臨床推論，状況認識，複雑で不明確な状況での知識の利用を学ぶことである。
- ■「倫理的姿勢（形成）の徒弟制」とは，専門家が善の概念と実際の状況での最高の実践を把握し実行することを学ぶことである。

これら3つの徒弟制教育は，『Educating nurses: A Call for radical transformation（ベナー　ナースを育てる）』(Benner, Sutphen, Leonard, & Day, 2010／早野ZITT真佐子・訳，医学書院，2011)のなかで説明されている。医師も同様であるが，学生や看護師への実践教育を革新的に改革することへの提案(Frenk et al., 2010)は，学問の場でこれまで何十年にもわたり，言われてきた通りに科学論理を教えてきた教育者たちにとって，最も難しい課題である。つまり，彼らは科学や人文学などを純粋な形で，客観的に，あるいは直接的に関与しない科学的な立場で教えてきたということである。3つの徒弟制教育の統合には，実践に直接的に関わるという立場から教育することが求められる。そこでは，実践の論理に従って臨床的に推論し状況に特有の判断をすることを学ぶ。その結果，学習者は優秀な臨床家の知識の活用とすぐれた実践の習慣を身につけることによって，状況認識を習得するのである。結果的に，臨床家はすぐれた知識労働者であり医療提供者として考え，ふるまい，

行動するようになる。すべての知識労働に，知識の活用と，問題や対人関係に関する事柄，明らかになっていく状況に対する情緒的同調が必要とされる。これは，正式な基準としての論理というより，むしろ直接的に関わることによる実践的，あるいは臨床的な論理である。筆者らは，知識の習得と活用と，時間とともに変化する状況のなかで積極的に関わり，同調した推論とを統合させたという，成功を収めた刺激的で革新的な教育方法を説明することで，教育者に変化をもたらすことを願っている。

Benner と Sutphen, Leonard, Day (2010)は，3つの徒弟制教育を学業に取り入れる方法を説明し，際立った感覚を養うこと——それは学生たちが実際の臨床状況で，最も重要なこととそうでないこととを見極められるようにすることを提言している。教育者たちはカリキュラムを考え直す際に，このような統合法が役立つことに気づくだろう。本書では，特定の臨床状況における熟練看護師の臨床把握と臨床における先見性を示すことによって，看護師の臨床状況での際立った感覚を繰り返し説明してきた。本書の臨床事例は，臨床知識の多くの側面に加えて臨床把握と臨床における先見性が日常の臨床状況でどのように活用されるのかを示すために，多くの方法で講義室での教育に取り入れることができる。また，それぞれのナラティヴによって，相当な知識を想像しながら活用するとともに，対話を通して豊富な臨床学習を提供することができる。

個人でも集団でも，ナラティヴは，理論的な教育方法を使って学習されるものを超えた要求と願望として，専門的実践に期待されるものを指し示している。患者と家族への熟達したケアのナラティヴは，学生や成長中の看護師の，優秀な看護師とは何か，どうしたらそうなれるのかについての理解を形づくり，看護師としての形成に強い影響を与えるすぐれた実践的視点を提供する。可能ならば，現役の看護師も3つの専門的徒弟制教育(認知的な理論と科学，実践的なすぐれたノウハウと臨床推論，倫理的姿勢)を統合する方法を用いて，教育を受ける必要がある。筆者らが詳述してきた教育手法は統合された方法を提案するものであり，筆者らは，学生や成長中の看護師が患者やその家族のケアをする際に，必要とされるその時に適切な知識をよく考えて巧みに用いることができるようになるために，3つの徒弟制教育を統合するさらに新しい方法が生み出されることを願っている。

■まとめ

　自らの実践からストーリーを惜しみなく分かち合ってくれた看護師たちに，深い感謝の意を表し，本書を締めくくりたい。彼らのストーリーが，信憑性のある内容での教育と学習を引き起こし，ストーリーの1つ1つに開示されているものが，専門知識の獲得だけでなく成長中の看護師や学生の実践に広がることを願っている。また，学生や成長中の臨床家，臨床指導者や学校の教員，指導の立場にある熟練看護師，そして管理者が，本書のストーリーを読み，看護実践に隠された人間の驚くほどの可能性に，臨床的・道徳的想像力を膨らませることを信じている。

●参考文献

Benner, P. (2000). *From novice to expert: Excellence and power in clinical nursing practice.* Menlo Park, CA: Addison-Wesley.
　井部俊子（監訳）：ベナー看護論　新訳版―初心者から達人へ，医学書院，2005．
Benner, P., Stannard, D., & Hooper, P. L. (1996). A "thinking-in-action" approach to teaching clinical judgment: A classroom innovation for acute care advanced practice nurses. *Advanced Practice Nursing Quarterly, 1*(4), 70-77.
Benner, P., Sutphen, M., Leonard, V., & Day, L. (2010). *Educating nurses: A Call for radical transformation.* San Francisco: Jossey-Bass and Carnegie Foundation for the Advancement of Teaching.
　早野 ZITO 真佐子（訳）：ベナー　ナースを育てる，医学書院，2011．
Benner, P., Tanner, C. A., & Chesla, C. A. (2009). *Expertise in nursing practice: Caring, clinical judgment, and ethics* (2nd ed.). New York, NY: Springer Publishing Company.
Berkow, S., Virkstis, K., Stewart, J. & Conway, L. (2008). Assessing new graduate nurse performance. *Journal of Nursing Administration, 38*(11): 468-474.
Bourdieu, P. (1980/1990). *The logic of practice.* (R. Nice, trans.). Stanford, CA: Stanford University Press.
Collins, A., Brown, J. & Holum, A. (1991). Cognitive apprenticeship: Making thinking visible. *American Educator,* Winter; 1991, pp. 1-18.
Damasio, A. R. (1994). *Descartes' error: Emotion, reason, and the human brain.* New York, NY: Avon.
　田中三彦（訳）：デカルトの誤り―情動，理性，人間の脳，筑摩書房，2010．
Dreyfus, H. L., & Dreyfus, S. E. (1986). *Mind over machine: The power of human intuition and expertise in the era of the computer.* New York, NY: Free Press.
　椋田直子（訳）：純粋人工知能批判―コンピュータは思考を獲得できるか，アスキー出版局，1987．
Frenk, J., Chen, L., Bhutta, Z., Cohen, J., Crisp, N., Evans, T., ... Zurayk, H. (2010). Health professionals for a new century: Transforming education to strengthen health systems in an interdependent world. *The Lancet, 376*, 1923-1958.

Gallagher, S. (2009). Philosophical antecedents of situated cognition. In P. Robbins & M. Aydede (Eds.). *The Cambridge Handbook of situated cognition* (pp. 35-52). Cambridge, England: Cambridge University Press.

Kyriakidis, P. H. (2007). Research field notes, Social and Environmental Conditions that Support or Impede the Development of Expertise, September 2, 2007.

Kyriakidis, P. H., & Vitello, J. (in progress). *Applying Benner's research to entry level registered nurses: An investigation of development and retention.*

Lave, J., & Wenger, E. (1991). *Situated learning: Legitimate peripheral participation.* New York, NY: Cambridge University Press.
佐伯　胖(訳)：状況に埋め込まれた学習—正統的周辺参加，産業図書，1993.

Montgomery, K. (2006). *How doctors think: Clinical judgment and the practice of medicine.* New York, NY: Oxford University Press.

Sullivan, W. M. (2004). *Work and integrity: The crisis and promise of professionalism in America* (2nd ed.). San Francisco, CA: Jossey-Bass.

Sullivan, W. M. (2005). Markets vs. professions: value added? *Daedalus, 134*(3), 19-26.

付録

■研究デザインおよびデータ分析について

　この2段階の研究は記述的，解釈的かつ自然主義的である。第1段階のデータは1990～1991年に収集され，8か所の病院の130人のクリティカルケア看護師への小グループインタビューと，そのうちの48人からなる下位集団を対象とした観察と個別インタビューによるものである。第2段階のデータは1996～1997年に収集され，高度実践看護師の事例まで広げるとともに，クリティカルケアのほかの領域を含めるため，第1段階のデータを拡大させた。第1段階のデータは，①クリティカルケア看護の技能習得と臨床判断について記述する，②治療的介入と臨床・倫理的推論に関するクリティカルケア看護実践の内容を明確にするという2つの主な目標のもとで収集され分析された。著書『看護実践における専門性：ケアリングと臨床判断，倫理 (Expertise in Nursing Practice: Caring, Clinical Judgment, and Ethics)』(Benner, Tanner & Chesla, 1996/2009) は第1段階のデータに基づいたものであり，臨床判断に関する重要な知見や専門技能の発展について示している。(第1段階と第2段階のデータに基づいた) 本書の初版の焦点は，クリティカルケア看護実践の本質を明確に述べることに向けられていた。第2版の狙いは初版と同じであるが，急性・クリティカルケアと交わる専門領域を含めた看護実践を明確に表現している。

■対象集団

　第1段階では，4つの看護師グループを慎重にサンプリングした。4つのグループとは，①その実践が同僚や上司からすぐれているとみなされ，5年以上の実務経験がある看護師；同僚や上司に，臨床問題を解決するときに相談する人やすぐれたプリセプターとみなしている人を選出してもらった，②2～3年の経験があり，優秀な看護師とみなされている者，③看護経験が1年未満の看護師，④5年以上の経験はあるが，通常プリセプターには選ばれ

ず，すぐれた実践者ともみなされない看護師，である。この分類によって，それぞれの病院での小グループインタビューでも4つのクラス分けを行った。しかし，グループ分けにかかわらず，物語（ナラティヴ）は技能習得レベルとして評価された。

　第2段階での対象者の選択には雪だるま方式が用いられた。ここでは研究参加者を2つのグループ，すなわち，①同僚や上司から高いレベルの臨床専門技能があるとみなされた経験豊富な臨床看護師で構成されたグループと，②高度実践看護の役割を臨床で経験した看護師で構成されたグループとに分けた。グループ①と同様にグループ②の参加者は，同僚や上司から高いレベルの臨床能力があるとみなされていた。この分類によって，小グループインタビューも2つのクラスに分けられた。研究の第2段階の臨床看護師の基準は，直接的な患者ケアに主として携わっていること，また高度実践看護師は看護学修士の学位をもち，患者ケアの責任を担っていること，とした。グループ③は，彼らの専門性と役割を経験し，実践の発達段階が解釈チームの合意のもとで認証された看護師で構成されていた。グループ③に入るためには，看護師として，直接的なケア提供者として，同時にケアの優秀なクリニカル・リーダーとして，あるいは状況下におけるコーチとして患者ケアに責任を有することとした。

■手順

　この研究の第1段階，第2段階の参加者には同意書に署名してもらい，少なくとも1回，多くて3回の1時間の小グループインタビュー（**表1**）に参加してもらった。それぞれの参加者の発言が傾聴されるように，またインタビューの雰囲気が形式張ったものにならないよう注意した。それぞれの小グループインタビューでは，一貫した傾聴と追従する質問を行うため，また質を高めるため2人のインタビュアーを配置した。参加者はインタビュアーに対してよりも，直接自分たちの同僚に説明を求めたり，話しかけたりするよう促された。参加者たちは日常的な言葉を使って，なんらかの理由によって印象に残った自分たちの実践から物語を話すよう求められた（Benner, Tanner & Chesla, 1996/2009, Appendix A）。

表1 インタビューでの質問と調査：印象的であった臨床状況*

- 患者のケアであなたが重要と感じた最近の状況について述べていただけますか？
- 私(たち)が患者を把握できるよう，簡単に患者の経歴について話していただけますか？
- その事象の前後関係(勤務帯，日時，支援者など)について述べてください。
- 何が起こったかについて，できれば対話部分を含めて詳細に述べてください。
- なぜ，この状況があなたにとって重要だったのですか？
- そのときのあなたの関心事は何ですか？ 何が問題となりましたか？
- その状況が展開されるにつれて，あなたはどのように考えていましたか？
- この状況であなたは何に注意しましたか？
- その事象が起こっている間，そしてその後，あなたは何を感じましたか？
- あなたがその患者／家族について感じたことは何ですか？
- そのとき，あなたにとって優先されるものは何でしたか？
- あなたにとっての優先順位はその状況で変わりましたか？ どのように変わりましたか？
- この状況のなかでの意外性はあなたに何かをもたらしましたか？
- 以前に似たような患者を担当したことがありますか？
- あなたは，この患者・家族を担当している間，何か特別な事例が思い浮かびましたか？
- この特殊な状況に対処することについて，あなたが学習する主な情報源は何ですか？
- この状況であなたの手引きとなるような本や講義から学んだものがありましたか？
- あなたはこの状況に対処するために，ほかの看護師たちにどのような指針を示しますか？
- 未熟な看護師との関わりであったなら，その状況は変わっていましたか？ 熟練看護師ではどうですか？
- この状況で，あなたが最も満足を感じたものは何ですか？
- 患者やその家族をケアする方法を変えた臨床状況について述べていただけますか(上記の質問を用いて)？

*Patricia Benner によるものを改作

『看護実践における専門性：ケアリングと臨床判断，倫理』(Benner et al., 1996/2009)の研究での独自の民族誌学的な分類を用いて，筆者らはかつて分析されたことのない，診断的介入と治療的介入のカテゴリーに分類した第1段階のインタビューのデータをすべて分析した。また，この研究の第1段階の参加者から出されたすべての談話を分析するとともに，ケアに関連した観察内容，熟練した「ノウハウ」や「推移を見通すこと」についても分析した。特にクリティカルケア看護の主要な領域を明確にすることと，このよう

なケアが特殊な臨床状況でどのように臨床・倫理的推論と関係するかを記述することに努めた。第2段階と第2版で収集したナラティヴやインタビューのうち，インタビューは第1段階の診断と治療の解釈から初期の主題的所見によって導かれた。この分析は，第1段階から公刊された別の研究（Benner, Tanner & Chesla, 1992; Benner et al., 1996/2009; Tanner, Benner, Chesla & Gordon, 1993）とはまったく別のものである。

Patricia Benner はこのどちらの研究チームにも関与した唯一のメンバーである。この分析によって抽出された同じデータのなかには，初期の研究で抽出されたものもある。どちらの研究においても，口語を書き言葉として容易に解釈できるようにするため文章を編集した。また明瞭で読みやすくするために，できるだけ簡潔に編集するよう努めた。同様に，新たに収集されたナラティヴについては，参加者の意図や関心事，意味や内容を変えず，明確さや読みやすさを高めるために少し編集を施している。さらに，編集作業はそれぞれ別々に，また先に出版されたものに触れずに進められたので，先に出版されたものと本書では編集上の違いが多少あるかもしれない。しかし，本質的な違いはない。また，先に出された出版物と同じインタビュー資料を用いた事例をすべて参照することを試みた。ナラティヴは意味が曖昧であることが多く，またこの研究の観点は技能習得のレベルではなく，治療的介入や臨床・倫理的推論と関連する実務そのものの内容を明確に表現することであるため，この研究での本文解釈には独自な視点がある。しかし，解釈が矛盾しているとは思わない。本文の別の側面に焦点をあてたため解釈が異なっただけであると信じている。筆者らは小グループインタビューや観察に基づくインタビューで明らかとなった，臨床看護師や高度実践看護師の日常実務で用いられる実践論理を詳細に説明することに努めた。

第1段階のデータに基づいて，筆者らは思考と行動の習慣，すなわち臨床における先見性と臨床把握と，さらにここで明らかにされた9つの分野を明らかにした。この研究の第2段階で収集されたデータをコード化するにあたっては，広範なテーマがあった。それぞれの筆者は主要な分類のそれぞれの側面を修正し精練した。広範なカテゴリー間で重複や冗長があった場合は，そのナラティヴの解釈やそれらが最も適合する実践分野について話し合い，合意に達した。また叙述が複雑なときは，相容れないカテゴリーに分類

表2 臨床観察法の質問と調査

- この患者についてのあなたの関心事は何ですか？
- この状況であなたが留意していることは何ですか？
- 現時点で起こっていることは何ですか？
- この患者についてあなたが直観することは何ですか？
- この患者についてあなたが予期することは何ですか？
- あなたにとって現時点で優先されるものは何ですか？
- この(勤務)報告からあなたは患者ケアに役立つ何かを学びましたか？
- あなたがしたことについて話していただけますか？
- この状況は，あなたがこれまでに経験したこととどのように似ていますか？
- それはどれくらい違いますか？
- この状況をあなたはよくわかっていますか？ どのように？
- あなたはこの状況で何を考えていますか？
- あなたはこの状況で何に気をつけていますか？
- あなたはこの状況で何を感じていますか？
- この状況はあなたの予想どおりに進展していますか？
- あなたは出来事を知るためにどうしたいのですか？
- このような患者に対する典型的なケアとは何ですか？
- あなたはこの患者に必要なケアとして何を予想しますか？
- この状況でこの患者には何が必要だと思いますか？
- あなたにとってこの状況で優先されるものが変わりましたか？ どのように？
- このような状況について学ぶための主な情報源は何ですか？
- この状況であなたの手引きとなった本や講義から学んだものがありましたか？
- あなたはこの状況に対処するために，ほかの看護師にどのような指針を示しますか？
- この状況についてあなたが最も満足を感じたことは何ですか？
- あなたがこのことを再度行わなくてはならないとしたら，何か別のことをしますか？

(申し送りのなかで熟練した知識の実践状況に変化がないか観察する)

せず，その叙述の主要な構成課題にそって分類した。

　第1段階でも第2段階でも，参加者の実践状況を少なくとも1回，多くて3回，それぞれ1〜2時間観察した(**表2**)。現場での看護師の行動に対する質問への応答を録音し，逐語録としたので，これらは「観察に基づくインタビュー」と称した。観察に基づいた質問をすべて分類するために，看護師らは観察直後にインタビューされた。インタビュアーが観察したことについてのフィールドノートも作成された。日常実務で看護師を観察する目的は，看護師が小グループインタビューで述べた実践をさらに明確にするためである(Benner et al., 1996/2009, Appendix A)。観察に基づくインタビューと小グループ

インタビューは，すべて正確に記録するために，関わった研究者によって見直しが行われた。

■ データの分析

解釈学的現象学の目的は，背景や個人歴，課題を配慮しながら，2つの研究で見られた意義や行動のパターンを理解することにある(Chesla, Martinson & Muwaswes, 1994)。この目的は，彼ら自身の言葉で語られた人間や出来事，実践を探究することによって達成される(Benner, 1994)。解釈学的な研究でのデータ分析は，データ収集と同時に開始され，記述の過程にいたるまで継続される。したがって解釈学的現象学は対話形式である。この方法に関連するデータ分析は3つの相互関係のある解釈的な戦略，すなわち，規範事例，主題分析，および事例分析から構成されている(Benner, 1994)。この方法に関連したデータ分析や評価をさらに詳しく検討したものは，BennerとTanner, Cheslaの著書の付録A(1996/2009)を参照されたい。

● 参考文献

Benner, P., Tanner, C., & Chesla, C. (1992). From beginner to expert: Gaining a differentiated clinical world in critical care nursing. *Advances in Nursing Science, 14*(3), 13-28.
Benner, P., Tanner, C. A., & Chesla, C. A. (1996/2009). *Expertise in nursing practice: Caring, clinical judgment, and ethics.* New York, NY: Springer Publishing Company.
Chesla, C., Martinson, I., & Muwaswes, M. (1994). Continuities and discontinuities in family members' relationships with Alzheimer's patients. *Family Relations, 43*(1), 3-9.
Tanner, C. A., Benner, P., Chesla, C., & Gordon, D. R. (1993). The phenomenology of knowing the patient . *Image, 25*(4), 273-280.

用語解説

- **印象深い状況　strong situation**：状況の特徴（例：出血を伴う急性期の外傷患者）に基づく優先的理解。この理解により処置の優先性や注意点が導かれる。
- **エートス　ethos**：道徳的な価値を反映する，個人やグループ，地域もしくは文化の特徴的な精神や態度。（例：善の概念と有害なものの概念，神聖なものと神聖さを汚すものの概念）
- **関わりの技能　skill of involvement**：看護師と患者・家族との相互の対人関係，もしくは結びつきを指す。関わりの技能は，形式的に教育されるだけでなく時間をかけて経験的に身についていく。人間関係や問題に関与する技能によって，臨床状況の本質に注意したり気づいたり理解したりすることが可能になる。人間関係や問題に関与する技能は，自己の課題と自己ではなく他者の問題とを区別する"境界"を作る技能に勝る建設的な方法である。
- **格率　maxim**：指示の意図が理解できる人にとって便利で熟練したやり方，すなわち「経験則」の簡潔な特徴。たとえば，多くの熟練看護師は，重症患者の治療に際して1度に1つだけしか変更しないことを習得しているので，彼らは特定の処置に対する患者の反応の経過を追うことができる。
- **関心　concern**：状況や人と関わる際の1つの方法。気にかけ，心配する関わりの形。関心は人がその状況において意味のあるように方向性づけられ，その人にとって重要なことで構成される。ナラティヴにおいては，人の関心と善の概念が物語をつくる。
- **関与　engagement**：人や問題，状況との感情的な関わりや結びつき。
- **規範事例　paradigm case**：これからの臨床状況を理解し感知する方法を変えうる臨床の出来事。印象深いあるいは意義深い学習の一例。1つの規範事例は，臨床実践での新たな理解と可能性を広げる。規範事例は実践の共通パターンや熟練したノウハウ，常識的な意味，善の概念になる。
- **経験　experience**：結果として方向性を変えたり，ニュアンスを加えた

り，先入観や状況の認識を修正したり変えたりすることをいう。状況の理解を変えるような実践場面に遭遇したときに生じる。

- **経験的学習** experiential learning：状況を展開することによって洗練され，喚起され，反証されることを素直に期待することでなし遂げられる臨床での学習。
- **形式主義** formalism：ある状況の要素や属性を，アルゴリズムのように，形式的な性質や数理的な公式で詳細に述べ，明確にしようとする考え方や実践。
- **形式的な基準となる（もしくは断片的な）推論** formal criterial (or snapshot) reasoning：ある個別の時点での関連基準や本質的な特徴をすべて詳細に述べること。状況の理解の推移とともに変わる発動力によって獲得されたり失われた知識や理解と対比することができる。
- **形成** formation：看護師になるうえで，また看護師であるうえで，専門職者が道徳的，倫理的に方向付けられたり従事させられたりすること。実際の日常業務のなかで，また患者や家族，同僚との関わりの技能のなかで，善の概念を具体例を挙げて説明するようになる。
- **顕著な事項** salience：ある様相が，ある状況で比較的重要である，あるいは，さほど重要でないとして目立つ状態。
- **行動しつつ考えること** thinking-in-action：患者や家族に対応することと，変わっていく状況で求められることとを直接結びつけたり，臨床的な仮説と期待が合致しないことに気づいたりする思考や行動のパターンや習慣。
- **思考と行動の習慣** habit of thought and action：典型的なアプローチややり方となる実践，思考，および行動の形式。
- **姿勢** stance：その人がその状況にもち込む習慣，実践，関心事および技能。臨床家の，ある特定の状況における自分の位置を見定めた展望がその一例である。
- **実践** practice：善の概念を伴い，社会的に定着し，歴史的に位置づけられ，共有化された活動のこと。たとえば，看護や医療，司法などは，このような実践の一例である。
- **実践知** practical knowledge：技能を習慣的に使い実践に従事しながら

得られた知識。臨床看護実践のような，特異な人間世界で行動する「方法を知っていること」。すぐれた実践では，理論的あるいは形式的な知識に関連する「ことは知らず」に，「方法を知っている」場合がある。同様に，どうすればよいか，もしくはいつそれを使うのかを知らずに，理論的な知識を知っている場合がある。方法を知っていることは，理論的に逸脱してしまうこともあるが，理論的な発展に遅れをとるものであってはならない。

- **実践的推論** practical reasoning：時間をかけた"史実に基づく"推論。具体的で状況に即したものである。患者の状態や回復の傾向や軌道を考慮に入れている。臨床推論は実践的推論の１つの形であり，すなわち患者の状態の変化や患者の状態に対する臨床家の理解の変化について，過去に基づいて推論することである。

- **実践的な技術アセスメント** practical technology assessment：ある患者に行われた技術的な処置に伴う得失を評価するために，実在および潜在する副作用や起こりうる続発症についてアセスメントすること。

- **実践領域** domain of practice：行動や思考，実践的な論理が定まった印象深い状況として考えられる，臨床的関連事項やケアの方向性の集合体。

- **質的な識別** qualitative distinctions：特定の状況や文脈的状況，歴史的状況でしか生じない意味深い差異。質的な識別を認識するには，状況の理解が不可欠となる。たとえば，ある患者集団に精通し熟知することで，看護師はある状況の特定の患者の意識レベル，睡眠と覚醒，混乱状態について識別することができる。

- **重要性の変化** changing relevance：臨床データの意味や治療目標を変える臨床状況での分岐点，過渡期，および変化。たとえば，患者や家族がこれ以上積極的な治療をしないと決心したり，患者が死に瀕していると判断される場合，臨床データと処置の関連性は変わる。

- **熟練したノウハウ** skilled know-how：すぐれた出来栄えや体現された知性をさす。何をすべきか，いつそれをすべきかを知っているだけでなく，必要とされていることをどのようにするのかがわかることである。反応や能力をうまく体現する必要がある。

- **主張すること** making a case：介入案の臨床的視点や根拠の提案を理解

してもらうために，状況の顕著かつ特異な様相を強調しながら，関連する臨床情報を実践者や患者・家族に提示すること．
- **準備状態**　set：特殊な状況で，ある方法により理解し行動するための前処理．たとえば，外傷を負った患者へのケアに精通し熟知している看護師は，大量の体液や血液製剤の補給の必要性について予測できる．
- **状況**　situation：特定の人物（たち）によって経験される，一定の時または場所での関連事項や問題点，制約や資源のこと．状況の性質を名付けたり，理解することは，行動しつつ考えることや実践的推論の出発点である．
- **状況下での学習**　situated learning：実際の状況や文脈に関わりながら学ぶこと．たえず変化する状況において行動しつつ考える一方で，知識を活用するようになること．
- **状況に基づく認識**　situated cognition：目の前で常に変化する状況における特定の具体的な環境によって引き起こされたり，関係したりする生産的な思考や知識の修正．状況に基づく認識は形式的な知識だけでなく状況に基づく巧みなノウハウに依存しており，状況の本質の認識に基づいている．
- **慎重な合理的行動**　deliberative rationality：理にかなった判断と対比される場合がある．そのような状況は，最も小さな要素に細分化される．慎重な合理的行動には，全体的な解釈や直観を用いること，状況の理解を一歩引いて見たりふり返ること，そしてほかに可能な理解や視点を慎重に評価することが必要とされる．現在の理解から一歩踏み出すことで，視野が狭くなることを防ぐ．現在の状況から過去の経験との関連性を熟考することで，不適切で機械的な対応を防ぐことができる．
- **推移を見通すこと，臨床推論，実践的推論**　reasoning-in-transition, clinical reasoning, practical reasoning：実践的な推論のこと．その際，臨床家は状況の変化を理解するうえで，利益と損失を考慮している．たとえば全身麻酔からの回復過程の患者をケアしている看護師は，患者の高血圧は痛みによるもので，低体温や麻酔ガスによるものではないと認識する．それが，「当初，患者の高血圧は麻酔の影響によるもので，震えているのは寒いからだと考えました．今は，適量のモルヒネで血圧はコントロールされており，高血圧は痛みに由来したものであったに違いないと考えています」という言葉に反映される．

- **対応の倫理** ethic of responsiveness：患者や家族の関心事やニーズ，好みや傾向にタイミングよく応じること．
- **体現化** embodiment：意味，予測，熟練性，やり方，習慣がふるまいや行動によって表現されること．実践領域における熟練したノウハウは体現化され状況に埋め込まれる．
- **探索的思考** modus operandi thinking：確立された推論法の1つ，一連の事象で，出来事の関連性や影響を予測するにあたり演繹的に推定すること．難問追究の思考と同じ．
- **知覚的な気づき** perceptual awareness：「見てわかる」技能のことで，問題にも人にも巧みに関与できることが必要とされる．認識や視覚による識別，比較対比の技能を意味する．
- **直観** intuition：意識的な熟考や認識，もしくは意見の表明がなく，状況の意図や特徴を直接的に理解すること．超感覚的知覚や精神内部の技能ではない．
- **同調** attunement：患者・家族の苦境を含む非言語的・言語的不安やニーズを的確に知覚するために精神的に関わり，互いに通じ合うこと．看護師-患者または看護師-家族の間に十分な把握や理解があるとき，明らかに同調し，互いに応じあう関係が可能となる．
- **濃密な記述** thick description：Clifford Geertzによって考案された文化人類学の表現で，文脈上で理解されるように意義を包含する記述をさす．このような記述は，方法論的あるいはプロセスの説明以上のものとなり，これには行動，事象，もしくは徴候の意義がそれらの前後関係に含まれる．
- **発動力** agency：必要とされていることや本人の行動力についての理解をもとにした，状況に影響を及ぼすような行動感覚や行動能力．また，その行動力量．これには意思決定が含まれるが，それだけに限ったものではない．
- **範例（事例）** exemplar：実践に共通する関連事項や意義，知識や技術を伝える個人の実践からのナラティヴや臨床での物語．1つの範例は，臨床的な論点やパターンを例証する単一の臨床状況である．範例は質的な特異性や物語的な理解の背景を示す．
- **ふるまい** comportment：行動ややりとりの仕方．ジェスチャー，姿

勢，立場を含む。物理的な存在や行動と融合した思考や気持ち。口調やタッチ，近づきやすさ，機転など患者や家族とともにいて，臨床状況に心を開き，好奇心をもち続ける，そのあり方を含む。

- **ブレイクダウン** breakdown：状況が行きづまり，物事が円滑に，あるいは最適に進まない状況。
- **臨床探究** clinical inquiry：問題の探索や明確化の，あるいは臨床理解を広げる形式的および非形式的なプロセスのこと。それがしばしば新しい知識の習得になる。
- **臨床的・道徳的想像力** clinical and moral imagination：患者の状況のなかにいること，患者の生理的・人間的ニーズに直面していること，競合している事柄を認識すること，危険や不確実さを感じること，展開している状況の流れに内在している制限や可能性を感じること，などを思い描く能力をさす。臨床的・道徳的想像力によって看護師は，結論の出ない確定していない臨床状況のなかで適切な行動と方策をとることができる。臨床的・道徳的想像力は，患者や家族，ほかの実践家からの直接的な経験的学習により，時間をかけて養われる。
- **倫理的ふるまい** ethical comportment：他者の心配事に対して敬意をもって，迅速に，支えるように関係をもつ，状況に応じた巧みなノウハウのこと。経験的に身につくものであり，特定の文脈や移行のなかで具体的な人間の心配事を状況的に理解することによって導かれるものである。

略語一覧

■ 臨床病棟の略語

CCU　冠疾患集中治療室	OR　手術室
CVICU　心臓血管集中治療室	PACU　術後回復室/麻酔後回復室
ED　救急部	Peds　小児科
eICU　電子集中治療室	PICU　小児集中治療室
ICN　集中ケア新生児室	Rehab　リハビリテーション
ICU　集中治療室	SCN　特別治療新生児室/集中ケア新生児室
L&D　分娩・出産	
Medsurg　内科外科	SICU　外科集中治療室
MICU　内科集中治療室	

■ クリティカルケアで使用される一般的な医療略語

A-fib　心房細動	CABG　冠動脈バイパス(術)
A-line/Art Line　動脈経路	CBC　全血算
ABC　(蘇生のための)気道，呼吸，循環	CHF　うっ血性心不全
ACLS/ALS　二次救命処置	CNS　専門看護師/クリニカルナーススペシャリスト
APN　高度実践看護師	CO_2　二酸化炭素
ARDS　急性呼吸窮迫症候群	COAG　血液凝固時間
Bicarb　重炭酸ナトリウム	COPD　慢性閉塞性肺疾患
Biox　パルスオキシメータ(パルス酸素濃度計)	CPAP　持続的気道陽圧法
	CPR　心肺蘇生(法)
BLS　一次救命処置	CRC　濃厚赤血球
BP　血圧	Cric　輪状甲状間膜切開
BPD　気管支肺異形成症	CRNA　麻酔看護師
Bronch　気管支鏡検査	CSF　脳脊髄液
CA　癌(悪性腫瘍)	C-section(C/S)　帝王切開

CVP 中心静脈圧
CVVH 持続的静静脈血液濾過法
CXR 胸部X線
Defib 除細動
DEX 尿糖計DEX
DIC 播種性血管内凝固(症候群)
DNR(DNAR) 蘇生処置を行わない/蘇生処置拒否/心肺蘇生はしない
Dopa ドーパミン
DT 振戦せん妄
Echo 心エコー図
ECMO 膜型人工肺
EKG(ECG) 心電図
EMT 救命士
Epi エピネフリン
ET tube(ETT) 気管チューブ
$ETCO_2$ 呼気終末二酸化炭素/呼気終末レベル
FFP 新鮮凍結血漿
FiO_2 吸気酸素濃度
Gases 動脈血ガス
GI 胃腸
HIPAA 医療保険の相互運用性と説明責任に関する法律
HR 心拍数
IABP 大動脈バルーンパンピング
ICP 頭蓋内圧
I:E ratio 吸気時間と呼気時間の比
IMV 間欠的強制換気
INT インタビュアー(面接調査者)
INT notes インタビュアー・メモ
I & O 摂取量と排泄量
iSTAT 血液検査
IV 点滴,静脈注射/静脈ライン
K^+ カリウム
KCl 塩化カリウム
KUB 腎臓・尿管・膀胱
Levo レボフェド(ノルエピネフリン)
Lytes 電解質
MAP 平均動脈圧
Meds 薬物療法
Mets 転移
MI 心筋梗塞
Mics per kilo 1 kg あたりのμg(マイクログラム)
MOF 多臓器不全
MUGA マルチゲート収集法
Neo ネオシネフリン
Neuro 神経科
NG tube 経鼻胃管(チューブ)
Nitro ニトログリセリン
NP ナースプラクティショナー
NPO 絶食
NS 生理食塩水
O_2 酸素
PA line 肺動脈ライン
$PaCO_2$ 動脈血二酸化炭素分圧
PaO_2 動脈血酸素分圧
PCWP 肺動脈楔入圧
PEEP 呼気終末陽圧換気
PIP 最大気道圧/最高気道圧

Pneumo	気胸
PRN	必要に応じて
PT	プロトロンビン時間
PTT	部分トロンボプラスチン時間
Pulse Ox	パルスオキシメータ
PVC	心室性期外収縮
RDS	呼吸窮迫症候群
Resus	蘇生
RT	呼吸療法士
SaO_2	動脈血酸素飽和度
SvO_2	混合静脈血酸素飽和度
SVR	全身血管抵抗
TBI	外傷性脳損傷
TPA (t-PA)	組織型プラスミノゲンアクチベータ
TPN	完全静脈栄養
Trach	気管切開
VAD	補助人工心臓
Vent	人工呼吸器, 人工呼吸器を装着された
V-fib	心室細動
VSD	心室中隔欠損症
V-tach(VT)	心室頻拍

索引

■欧文索引

■ A

advanced practice nurse　15
AEDの操作　547
agency　25, 680, 921
AHRQ　505
APN　15
apprenticeship　905
attunement　823, 921

■ B

Benner　770, 780
Bourdieu　4, 35, 36, 119, 768
breakdown　922
burnout　708

■ C

changing relevance　919
Charles Taylor　377
clinical and moral imagination　922
clinical forethought　109
clinical grasp　47, 109
clinical inquiry　922
clinical judgment　43
clinical reasoning　920
coaching　742
collaboration　102
comfort　357
comportment　921
concern　917
CPOE　536

■ D

deliberative rationality　920
DNAR　561
DNAR指示　594
domain of practice　919
Dreyfus　30, 293
────の技能習得モデル　902

■ E

EBM　648, 649
ECRI　505
eICU　543
Elizabeth Spichiger　558, 560
embodiment　921
emotional attunement　819
engagement　917
ethic of responsiveness　921
ethical comportment　922
ethos　917
exemplar　921
experience　917
experiential learning　918
expert　15

■ F

formal criterial reasoning　918
formalism　18, 918
formation　918

■ H

habit of thought and action　918
HIPAA　353, 354, 451

I

ICU症候群　392, 395, 396
ICUでの看護師と家族との相互作用　483
intuition　921
IOM　554, 586, 729

J

JCAHO　673
Judith Wrubel　588

L

Larry Blum　28
Levinas　29
Logstrup　6, 115, 689, 708, 728

M

making a case　919
management　810
maxim　917
mentoring　742
modus operandi thinking　47, 921
moral agent　741

P

paradigm case　917
Patricia Benner　914
perceptual awareness　921
pharm code　582
practical knowledge　918
practical reasoning　919, 920
practical technology assessment　919
practice　918
preceptorship　103

Q

QOL　60

qualitative distinctions　919

R

Rapid Response Team　734
reasoning-in-transition　19, 920
reflection　5
reflection-in-action　14
RRT　734

S

salience　918
SBAR　627, 628
Schon　13, 14
set　920
Sharon Kaufman　563
situated cognition　920
situated learning　920
situation　920
skill of involvement　917
skilled know-how　919
snapshot reasoning　918
stance　918
strong evaluation　58
strong situation　917
「SUPPORT（サポート）」研究　619, 621

T・V

Taylor　58
teaching　741
the body's lead　780
thick description　921
thinking-in-action　1, 918
torsades de pointes　861
Vetleson　32

■和文索引

■あ

アート　755
安全確認　534
安全システム　533,535
安全措置　526,528,530,531,554
　——の主な目的　533
安全なケア　775
暗黙知　43
安楽　357,358,361,365,404,421
　——の技能　360
　——の実践　374
　——の方法　357-360,365,406
　——の本質　374
　——への働きかけの関係性　367
　——と休息のサイクル　436
安楽ケア　365,526,589,594,807

■い

医学　34,35
医学研究所　729
医学的な意思決定の推移　577
医学的な説明　619
怒り　814,815
生きること　588
意思決定　562,610
医師によるコンピュータへの指示入力
　　　　536
移送　123,180
痛み　427
　——を伴う処置　410,421
イメージ想起法　430
医療技術と介入の臨床的効果　505
医療研究・品質調査機構　505
医療
　——のギャップ　807
　——の質の6つの目標　554
　——の倫理　31
医療保険の相互運用性と説明責任に関する
　法律　353,451

インシデント　539
印象深い状況　917,919
インタビューでの質問と調査　913

■う・え

ウィーニング　90,259,501
鋭敏な知覚　26,47
エートス　917
エビデンスに基づく実践　859
エンパワメント　689

■お

オーバードライブペーシング　159
親子の結びつき　488
オリエンテーション　751

■か

カーネギー財団全米看護教育研究
　　　　627,634,735,905
解釈学的現象学　916
　——の目的　916
回診　509
ガイドライン　777,857-859
科学　115,500,670
　——に基づいた臨床実践　627
科学技術　500,526,539
科学的根拠に基づいた医療　648
科学的知識　200,325,389
関わり　777,823,879
　——の技術　171
　——の技能
　　29,30,342,384,403,427,452,742,917,918
　——のリーダーシップ　741
　——のリーダーシップ技能　742
格率　917
仮想面会　465,466,469
家族　441,782
　——の関わり　484
　——のコーピング　470
　——の存在　450,458
　——の訪室　450
　——の面会　450,451,458

家族ケア　442, 443, 448, 450, 452, 469
語り(ナラティヴ)による説明　213
葛藤　671
体の導き　780
考える習慣　294
カンガルーケア　382
環境を整えること　282, 295
関係づくり　484
看護学　34, 35
看護過程　145
看護教育　735
看護教育者　2, 23
看護ケア　864
看護師の役割　653
看護診断　841
看護の知識　530
看護のナラティヴ　904
　──の評価基準　905
観察　226, 509
　──に基づくインタビュー　915
観察技能　206, 215
監視システム　533, 534
患者
　──と家族の結びつき　484
　──と家族へのコーチング　778
　──とのパートナーシップ　809
　──の安全　232, 501, 648, 673, 803
　──の生きる意志　60
　──の家族へのケアリング　442
　──の家族をケアすること　441
　──の経過　768
　──の指導　267
　──の選択に従うこと　780
　──の変化　768
　──の利益　655
　──を知ること　103, 267
患者教育　810
患者記録　634
患者ケア　676
　──の技術　859
　──のギャップ　791
　──のブレイクダウン　860

患者成果　858
患者成果データ　858, 859
感情　195
感情的
　──葛藤　230
　──な関わり　448
　──な結びつき　462, 463
関心　917
陥没呼吸　202
関与　917
管理　810
管理主義　857
緩和ケア　558, 559
　──への移行　562

■き

危機　152, 167, 201, 277, 316, 319, 355
　──での臨床における先見性　168
危機管理　282, 316, 341
　──における機転　355
危機状況　342
危機状態　378
機器を安全に管理すること　543
技術　499, 500, 520, 536
技術依存　509
技術的介入　522
技術的環境での危険防止　501
技術的な処置　524
技術の使用　516
　──に関連した安全な実践　504
気遣い　559, 588
気道確保　124
気晴らし　389
規範事例　917
救急ケア領域　499
急性期ケア施設から自宅への移行　479
急性期の重症患者への安楽の方法　365
休息　389, 391, 392, 394
教育　741
教育者　873, 875
共感　812
共感的なケア　814

索引　931

共通感覚　110, 111
協働　102, 854, 856
協働関係　662, 765, 852
協働的なチーム　255
協力関係　850
議論　896
際立った感覚　17, 872
　——を養うこと　907
緊急移送　124
緊急医療研究会　505
緊急事態　321, 323
筋弛緩薬　413

■く
具体化された実践　871
クリティカルケア　2, 649
クリティカルケア看護　8, 285
クリティカルケア看護師　16, 227
　——の活動　366
クリティカルケア看護実践　1, 143, 500
クリティカルケア実践　168
クリティカルケアの場　403, 463, 527, 557
　——での家族の立ち会い　464
クリティカルケアの領域
　　　　　　　　　441, 499, 519, 540
クリティカルケア病棟　396
クリティカルケア領域の対人関係　484
クリティカルパス　858
クリニカルリーダー
　　　741, 742, 768, 775, 778, 782, 848, 857, 867
クリニカルリーダーシップ　789, 851
　——の技能　742
グループ討論　824

■け
ケア　709
　——のギャップ　808
　——のスケジュール調整　488
　——の優先順位　61
　——の優先づけ　297
　——の優先度　241
　——の倫理　876, 878

ケアリング　267, 516
　——の実践　24
ケアリング行動　459
経験　917
　——に基づく学習　753, 873
　——に基づくリーダーシップ
　　　　　　　　　　309, 312, 316
　——に基づく臨床理解　688
経験則　917
経験知　130, 200
経験的の学習　1, 16, 25, 27, 33, 38, 92, 94, 304,
　　　548, 679, 835, 918, 922
経済状況　864
形式主義　18, 918
　——の限界　16, 21
形式的知識　901
形式的な基準となる推論　918
形成　6, 876, 879, 880, 918
　——の従弟制　906
継続教育　736
ケーススタディ　20, 21, 37
血管形成術　48
決定の倫理　728
顕著な事項　918

■こ
航空輸送　553
交渉　885, 886
行動原理　262, 263, 265
行動しつつ考える（こと）
　　　1, 4, 14, 69, 109, 120, 252, 274, 295, 296, 316,
　　　412, 505, 582, 674, 777, 873, 895, 918, 920
行動しつつ内省する　14
行動習慣　152
高度実践看護師　15, 47, 182
　——に必要な能力　186
　——の存在　734
高度な医療技術の提供　729
コーチング　6, 18, 76, 193, 741, 742, 744, 753,
　　　770, 778, 789
　——の焦点　28
コード・ホワイト　832

ゴールデンタイム　290
子どものケア　484, 486-488
困った患者　811, 815, 825, 841, 842
コミュニケーション　559, 629, 636, 645, 689
コミュニケーションスキル
　　　　　　　　　489, 577, 652, 734

■ さ

罪悪感　689
サイエンス　755
最高の看護実践　730
在宅ケアでのクリニカルリーダーシップ
　　　　　　　　　　　　　　768
在宅死　610
在宅ホスピスケア　610
先を考えること　116, 122
先を見通すこと　798

■ し

死　557, 562, 597, 599
ジェネラリストの知識　696
視覚化訓練　430
刺激　389, 391
思考習慣　152
思考と行動の習慣　3, 918
自己管理　810
自己防衛モード　174
市場原理モデル　735
システム
　――の欠陥　715, 719, 722, 729, 730
　――の再設定　731
　――のブレイクダウン　721
　――の問題　856
姿勢　918
事前指示　616
実践　918
　――における積極的な内省　13
　――の論理　35, 874
実践ガイドライン　859
実践者の教育　873
実践知　680, 918
実践的推論　19, 22, 897, 919, 920

実践的知識　279
実践的従弟制　906
実践的な技術アセスメント
　　　　　　　504-506, 510, 520, 524, 554, 919
実践領域　919
質
　――の改善　731
　――のモニタリングと改善　733
質的(な)識別　51, 56, 58, 59, 126, 416, 919
質的な違い　753
失敗　38
質問　882, 884, 905
実用的知識　901, 902
指導　267, 333
　――の技能　268
指導能力　489
死と向き合うこと　606, 621
死にゆく患者に対するケアの実践　575
死にゆく患者のケア　589, 590
死にゆくこと　598
シミュレーション教育　543
社会化　880
社会的尊厳　586
社会的な技能　347
集計データ　648
重症患者搬送　288
重症度　144
重症度判定スコア　565
重篤状態での生命維持機能の管理　258
終末期　560
終末期医療　575
終末期ケア　559, 618
終末での意思決定　619
重要性の変化　919
熟練　15
　――の証　23
　――のクリティカルケア看護師　22
　――の臨床家　22, 24, 303, 328
　――を要する危機管理能力　278
熟練した監理　244
熟練したケア実践　293
熟練した知識　741

熟練したノウハウ　22, 23, 751, 896, 919, 921
熟練者の実践　221
主張すること　919
準備　279, 288, 290, 294
準備状態　920
状況　920
状況下での学習
　　　　　242, 753, 873, 874, 888, 895, 920
　──で提示される質問　894
　──の目的　895
状況下でのコーチング
　　　　　28, 209, 698, 734, 736, 759
状況的コーチング　543
状況に埋め込まれた学習　4
状況に応じたクリニカルリーダーシップ
　　　　　743, 744, 768
状況に基づく知識の活用　872
状況に基づく認識　920
状況の緊急性　144, 196
小グループインタビュー　912
情動　28, 32
情動感覚　27
情動調律　819
情動反応　27
情報技術　507
情報提供　491
職場作り　699
職場での負担の重さと混乱の大きさ　715
助言　742
事例　903, 921
　──の選別　903
　──を書く　903
　──を編集する　904
事例報告会　175
神経筋遮断(弛緩)薬　413, 415
人工呼吸器　563
　──からの離脱　501
心室頻拍　158
新生児集中治療室　65
身体的ケア　366, 368, 375, 404
　──による安楽のケア　368
身体抑制　521

心タンポナーデ　157
慎重な合理的行動　920
心停止　178
人道的な終末期医療　565
信任関係　655
信頼　479, 481, 482
心理社会的な支援　357

■す
推移を見通すこと
　　　　　19, 29, 60, 65, 577, 900, 920
睡眠　392
スキンケア　376
すぐれた実践　8
すぐれた指導者　883, 885
ストーリー　902-905

■せ
正確な問題把握　189
生活世界　588
正期産児と早期産児の相違　84
制限の設定　814, 815
正式な技術アセスメント　504, 505
正常圧水頭症　181
生命維持のための治療　563, 564
生命倫理の原則　31
セーフティネット　234, 235, 758, 886
積極的な関わり　876
善　249
前救急状態　321, 324
　──の危機管理　323
善の概念　31, 577, 598, 618, 876, 878, 879,
　　900, 917, 918
専門的達人　14
専門領域を超えたコミュニケーション
　　　　　630

■そ
早期産児を安楽にすること　373
早期対応チーム　734
蘇生ガイドライン　124
尊厳　586, 597

尊厳を保持する能力　587
尊厳死　597

■た

退院　232
退院指導　478, 491
体液バランス　76
対応の倫理　921
体現化　921
体験的な臨床学習　6
対人関係　29
対人関係スキル　27, 346, 347, 652
タイムアウト　535
卓越したクリニカルリーダー　768
卓越した実践　5, 24, 165
他者　29
　──の苦しみ　708
達人　14
タッチ　375
多発性外傷　203
ダブルチェック　535, 536
探索的思考　47, 60, 65, 67, 71, 89, 105, 921
断片的な推論　918

■ち

チーム　301, 654
　──の調整　304, 667
　──を構築すること　653
チーム構築　679, 699, 731
チーム編成　302
チームリーダー　303
チームワークの改善　628
知覚的
　──な気づき　921
　──な認識　110
知識　871
　──の獲得　18
　──の習得　872
　──の使用　18
知識労働　907
仲介者　680
　──の役割　680, 715

調整能力　354
直観　109, 921
鎮静　394
鎮静薬　406
鎮痛薬　405, 406

■つ

ツール　274
つながり　377
強い評価　58

■て

低出生体重児の吸引　135
出来高払い制のシステム　735
デブリドマン　172, 751
電気的除細動　159
電子集中治療室　543
伝達　628
点滴漏れによる薬剤の浸潤　691
転棟　231, 561

■と

道義的怒り　731
道義的役割　730
透析　133
同調　823, 921
疼痛管理　75, 76, 429
道徳的葛藤　585
道徳的苦悩　577
道徳的行為者　741
道徳的ジレンマ　354
道徳的推論　577, 585
道徳的想像力　812
道徳的知覚　28
道徳的リーダー　811, 814, 841
投薬ミス　536
同僚へのコーチング　783
従弟制教育　17, 905-907
トルサード・ド・ポアンツ　861
ドレイファスの技能習得モデル　902

■ な

内省　5,15,897
ナイチンゲール　365,392
ナラティヴ　21,29,32,33,36,37,65,175,
　316,351,543,751,824,847,880,896,902,
　907,912,914,917,921
　── な記憶　16
　── による内省　21

■ に

日常的活動　874
人間関係　377
人間的牽引力　31
人間的なつながり　516
認識力　325
認知的従弟制　17,906
認知の具現化　871

■ ね・の

熱傷　55,56,70,172,751
熱傷患者　55
熱傷専門看護師　53
濃密な記述　420,559,921

■ は

バーンアウト　33,708
破綻　329
発動力　25,29,32,921
反応に基づく実践　241,511
範例　921

■ ひ

非協力的な患者　818
非効果的コーピング　841,842
人手不足　715
皮膚温　22,54,55
皮膚の色調　90,92
病院組織認定合同委員会　673
標準的な処置　565

■ ふ

ファーム・コード　582,584
不安的な状態　201
フィジカルアセスメント　206
フォローアップ　483,719,789
フライト看護　288,305
フライトナース　92,168,172,223
プライバシー　463
プリセプター方式　103
ふるまい　921
ブレイクダウン　47,254,304,341,532,673-
　675,689,712,835,897,922
　── の管理　255,679,733
フローシート　635
プロトコル　777,857,885

■ へ

兵士のケア　81
ペットの面会　459
変化　221

■ ほ

暴力　347
母子の結びつき　491
母性感情　461

■ ま

麻痺状態　416
慢性疾患　735

■ む・め

無菌操作　23
瞑想法　430

■ も

燃えつき（バーンアウト）　33,708
モニタリング　206,218,221,225,689
モニタリング機器　261
物語　912,921
問題探索　861
問題の同定　187

問題への関わり　29
　──の技能　27

■や

薬物依存の新生児　83
役割モデル　333, 346, 744, 758, 831, 850, 889

■ゆ

ユーモア　435, 830
雪だるま方式　912

■よ

幼児のケア　492
予後点数化システム　565
予測　334
予防　529
予防措置　527
与薬ミス　691

■ら・り

ラポール　479, 481, 482
リーダー　848
リーダーシップ　304, 309, 319, 667
　──の技能　743, 744
理解　848
離脱　259, 265, 267, 272
　──の成功　259
離脱プロセス　263
リラクセーション法　430
理論的知識　901
臨床解釈　638
臨床観察法の質問と調査　915
臨床経過　129
臨床経験　389
　──に基づく意思決定　17
臨床研修　736
臨床指導者　27, 741
臨床状況　901
臨床推論　3, 4, 19, 30, 65, 416, 628, 638, 646, 777, 797, 900, 919, 920

臨床探究　874, 896, 922
臨床知　8, 15, 33, 121, 140, 814, 824, 847, 858
　──の蓄積　679
臨床知識　79, 669, 671, 734
臨床的共感　819
臨床的重要性の変化　76
　──を認識する技能　78
臨床的想像力　8, 430, 432, 759
臨床的・道徳的想像力　34, 922
臨床的なナラティヴ　5
臨床における先見性　3, 109, 110, 114, 116, 120, 126, 127, 140, 218, 282, 334, 528, 896, 900, 907
臨床能力　328
臨床把握　3, 47, 48, 51, 92, 94, 105, 109, 126, 187, 334, 798, 896, 900, 907
臨床判断　8, 30, 43, 76, 389, 406, 449, 629, 638, 717, 777, 787
　──を高める方法　59
臨床評価の共有　628
臨床報告・勉強会　776
倫理　879
倫理観　333
倫理的価値観　526, 528
倫理的葛藤　65
倫理的原則　585
倫理的姿勢の従弟制　906
倫理的ジレンマ　194, 726, 727
倫理的推論　4, 30, 798, 897, 901
倫理的態度　878-880
倫理的な関係づくりの技能　475
倫理的（な）ふるまい　823, 922
倫理的判断　176, 406

■れ・ろ・わ

レスポンス・シート　898-900
ロールプレイ　824
論理的思考　524
論理的に述べること　628
別れの儀式　605